W0260495

METHODEN DER PATHOLOGISCHEN HISTOLOGIE

VON

FRÉDÉRIC ROULET

A. O. PROFESSOR FÜR PATHOLOGISCHE ANATOMIE
PROSEKTOR DER PATHOLOGISCHEN ANSTALT DER UNIVERSITÄT BASEL

MIT 20 TEXTABBILDUNGEN

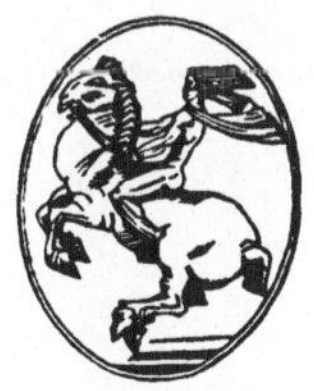

SPRINGER-VERLAG WIEN GMBH 1948

ISBN 978-3-7091-3934-9 ISBN 978-3-7091-3933-2 (eBook)
DOI 10.1007/978-3-7091-3933-2

URSPRÜNGLICH ERSCHIENEN BEI SPRINGER-VERLAG IN VIENNA 1948

MEINEM HOCHVEREHRTEN LEHRER

HERRN PROFESSOR DR ROBERT RÖSSLE

ZUM 70. GEBURTSTAGE

IN GROSSER DANKBARKEIT GEWIDMET

Vorwort

Das vorliegende Buch soll, nach dem Wunsch des Springer-Verlages, das bekannte Werk von G. Schmorl „Die pathologisch-histologischen Untersuchungsmethoden" ersetzen, welches aus verschiedenen Gründen nicht mehr verlegt wird. Infolgedessen wurde mein Buch zum großen Teil in Anlehnung an Schmorls Werk geschrieben. Viele Abschnitte sind allerdings nach anderen Gesichtspunkten verfaßt worden; die Fortschritte der letzten Jahre auf dem Gebiete der histologischen Untersuchungsmethoden brachten es mit sich, daß eine große Zahl neuer und zuverlässiger Methoden berücksichtigt werden mußten. Ich habe mich bemüht, nur solche Methoden zu beschreiben, die mich im Laufe der Jahre befriedigt haben und mit denen man unter optimalen Bedingungen brauchbare Ergebnisse erhalten kann. Diesbezüglich wird sich allerdings in Zukunft manches noch ändern müssen, weil die verschiedenen Farbstoffe, mit denen gearbeitet wurde, zur Zeit nicht immer erhältlich sind. Es wird sich zeigen, inwieweit die neuen Produkte der chemischen Industrie die uns bekannten Farbstoffe zu ersetzen vermögen. Aus diesem Grunde ist es möglich, daß die eine oder andere Methode den Untersucher nicht sofort befriedigen wird; er sollte nicht von vorneherein eine solche Methode verurteilen, sondern aus eigenem Antrieb versuchen, mit den ihm zur Verfügung stehenden Mitteln, auf Grund der Angaben dieses Buches, ein brauchbares Verfahren herauszuarbeiten. Eine Prüfung aller neuen Farbstoffe war mir schlechterdings noch nicht möglich; so besitze ich beispielsweise keinerlei Erfahrung mit amerikanischen Farben.

Allen, die mir mit technischer Hilfe beigestanden haben, sage ich herzlichen Dank. Dem Springer-Verlag in Wien und ganz besonders seinem Inhaber, Herrn Otto Lange, danke ich für seine Bereitwilligkeit, daß er dieses Buch unter den gegenwärtigen schwierigen Bedingungen herausgebracht hat. Möge es ein gutes Omen für die Neugestaltung Österreichs darstellen im Sinne der Verbundenheit zwischen unseren beiden befreundeten Nationen.

Basel, Anfang 1948 | Fred. Roulet

Inhaltsverzeichnis.

Allgemeiner Teil

Spezieller Teil

Berichtigungen.

S. 309, 4. Absatz, 3. Zeile von oben, lies: Pankreatin, statt: Pankration.

S. 398, 2. Absatz, 4. Zeile von oben, lies: S. 399, statt: 391.

S. 544, rechte Spalte, 10. Zeile von oben, lies: Molybdän-Hämatoxylin, statt: Hämaetoxylin.

S. 548, rechte Spalte, 18. Zeile von oben, lies: Formol, Formalin, statt: Formol-Formalin.

S. 558, rechte Spalte, 22. Zeile von oben, lies: —, B extra, statt: Bextra.

S. 561, linke Spalte, 6. Zeile von oben, lies: Pikrinsäuregemisch, statt: Pikrinsäuregemische.

S. 565. rechte Spalte, 31. Zeile von oben, lies: Triphenylmethanfarbstoffe, statt: Triphenlymethanfarbstoffe.

Roulet, Pathologische Histologie.

Allgemeiner Teil.

I. Einleitung. Instrumentarium.

A. Zweck der pathologisch-histologischen Technik.

In der pathologischen Anatomie spielt die makroskopische Diagnose von krankhaften Veränderungen der Organe und Gewebe eine sehr große Rolle; allerdings sind dieser Art der Diagnosestellung enge Grenzen gesetzt, zumal viele Krankheitsprozesse mit bloßem Auge nur vermutet oder gar nicht erkannt werden können. Zweck der pathologisch-histologischen Untersuchung ist also, Veränderungen zu studieren, die mit bloßem Auge in allen ihren Einzelheiten nicht festgestellt werden können. Nur durch den fleißigen, immer wieder vorgenommenen Vergleich der mikroskopisch festgestellten Befunde mit den mit unbewaffnetem Auge wahrnehmbaren Gewebsveränderungen ist die für uns so eminent wichtige makroskopische Diagnostik möglich. Sehr häufig ferner begegnet man Fällen, wo neben makroskopisch erkennbaren Krankheitsprozessen die mikroskopische Untersuchung noch eine weitere wichtige Krankheit entdecken läßt; erst durch die histologische Untersuchung erhält man Aufschluß über den etwaigen Zusammenhang solcher Erkrankungen, über ihre Ausdehnung, ihren Entwicklungsgang und vielfach auch über ihre Ätiologie.

Ich möchte mit Nachdruck betonen — und es werden wohl alle Fachgenossen darüber einig sein —, daß die Wichtigkeit der histologischen Diagnostik nicht zu überwerten ist und die durch sie gewährte größere Sicherheit in der Erkennung krankhafter Prozesse nicht dazu führen sollte, die Bedeutung der makroskopischen Diagnostik zu vernachlässigen. Diesem von Anfängern besonders begangenen Fehler muß entschieden entgegengetreten werden. Freilich ist es auch verkehrt, sich ganz und gar auf das mit bloßem Auge zu Erkennende zu verlassen und die mikroskopische Untersuchung gewissermaßen zu bagatellisieren. Ein Mittelweg ist hierbei einzuschlagen, den sich jeder mit der Zeit selber, je nach seinen Interessen, seiner Arbeitsrichtung und nicht zuletzt mit Hilfe seines Spürsinns wählen wird. Wir selbst sind der Ansicht, daß man besser zu viel als zu wenig mikroskopisch untersucht!

Die pathologische Histologie arbeitet im allgemeinen mit den gleichen Methoden wie die normale Histologie; immerhin sind ihre Ziele etwas verschiedene und es können für unsere Zwecke nicht alle Verfahren angewandt werden, die von den Anatomen als besonders wertvoll erkannt worden sind. Dies erklärt, weshalb in diesem Buch einige Untersuchungsmethoden der normalen Histologie nicht erwähnt worden sind oder gewisse Abschnitte bewußt nur sehr kurz gehalten wurden. Schließlich hat jeder, der sich mit pathologischer Histologie beschäftigt, Gelegenheit gehabt, normale Histologie zu lernen und sollte mit ihren Hauptmethoden vertraut sein. Ferner vergesse man nicht, daß der Pathologe im allgemeinen nur selten in der Lage ist, lebensfrische Gewebe zu untersuchen, was ohne weiteres erklärt, weshalb er nicht immer feinere zytologische Untersuchungsmethoden anwenden kann.

Noch ein Wort über die Untersuchungsart: im allgemeinen ist der Pathologe bestrebt, die krankhaften Gewebsveränderungen zu diagnostizieren; er muß dies meist an einem Material vornehmen, das keineswegs ideal ist. Um so mehr ist es vonnöten dieses Material vorsichtig und möglichst rasch zu bearbeiten, insbesondere unter den besten Verhältnissen zu fixieren. Aus diesem Grunde wurden einige Kapitel — z. B. die Fixierung — etwas eingehender behandelt. Immer wieder muß man in der pathologischen Histologie an die Möglichkeit von Artefakten denken, die in den Geweben nach dem Tode aufgetreten sind. Also gilt für uns die Regel: möglichst rasche und gute Fixierung! Der früher vielgeübten Untersuchung frischer Präparate wurde ein besonderes Kapitel gewidmet, weil sie unter Umständen praktisch, in vielen Fällen sogar unentbehrlich ist. Neben dieser Untersuchungsmethode, welcher viele Fehlerquellen anhaften, sollte man stets auch fixiertes Material untersuchen, denn besonders für Anfänger bleibt die Beurteilung frischer Präparate äußerst schwierig. Die Schnittmethode soll für den Pathologen die Methode der Wahl bleiben; gute histologische Schnitte stellen eigentlich die Grundlage für eine gute Diagnose dar, welche oft genug nicht einfach ist und sehr viel Übung voraussetzt; erst die fleißige mikroskopische Untersuchung der Schnittpräparate und der Vergleich mit solchen, die man in einer Sammlung aufbewahrt hat, führen zum Ziel, das heißt zur pathologisch-anatomischen Diagnose.

B. Instrumentarium.

Es ist nicht die Aufgabe dieses Buches, eine genaue Darstellung der Handhabung des Mikroskops und seiner Anwendung in der Histologie zu geben; wir setzen voraus, daß jeder, der sich mit pathologischer Histologie beschäftigt, vorher genaue Kenntnisse der normalen Histologie erworben hat und deswegen weiß, wie ein Mikroskop gebaut ist und wie man es zu benützen hat. Es gibt eine ganze Anzahl vorzüglicher Beschreibungen des Mikroskops und seiner Anwendung, auf die verwiesen wird (vgl. insbesondere ROMEIS, Taschenbuch der mikroskopischen Technik, SCHAFFER, Lehrbuch der Histologie, PETERSEN, Histologie und mikroskopische Anatomie).

Es mögen hier lediglich einige Hinweise auf besondere Punkte genügen; sie beanspruchen keine Vollständigkeit, denn jeder Histologe macht seine eigenen Erfahrungen, jeder hat seine Gewohnheiten und letzten Endes ist dabei vieles Geschmacksache.

Dies alles macht sich geltend in der Auswahl eines Mikroskops wie auch bei der Anschaffung der zahlreichen Nebenapparate. Für pathologisch-histologische Untersuchungen ist ein großes Stativ, an dem leicht alle optischen und sonstigen Hilfsapparate angebracht werden können, eine Notwendigkeit. In letzter Zeit haben die großen deutschen Firmen Apparate herausgebracht, die in jeder Beziehung vollwertig sind und mit denen sich ausgezeichnet arbeiten läßt. Die meisten dieser Instrumente sind mit einem Binokulartubus versehen, was entschieden von großem Vorteil ist, wenn man längere Zeit am Mikroskop arbeiten muß. Auch sehr zu begrüßen ist die Einführung einer eingebauten Lichtquelle, wie sie die Firma E. Leitz, Wetzlar, in ihrem „Ortholux“ und „Dialux“ (bzw. Panphot) eingeführt hat. Das Licht ersetzt das Tageslicht und ist stets gleichmäßig. Die Lichtquelle ist auch für mikrophotographische Zwecke ausgezeichnet anzuwenden. Benutzt man ein einfacheres Instrument, so mikroskopiert man bei Tageslicht, indem man nicht grelles Sonnenlicht, sondern diffuses Licht benutzt (z. B. das von einer weißen, durch die Sonne beleuchteten Wolke reflektierte Licht). Viel zweckmäßiger ist es, eine *Mikroskopierlampe* anzuwenden; viele ausgezeichnete Modelle werden heute von den einschlägigen Firmen geliefert. Die besten Erfahrungen haben wir mit der Mikroskopierglühlampe VI oder VII (Niedervoltlampe) von Zeiß gemacht, die sich entweder mittels einer Verbindungsschiene am Mikroskop befestigen läßt oder an einem kleinen Stativ angebracht werden kann. Bei diesem zweiten Modell kann die Lampe sowohl für Beleuchtung im durchfallenden wie im auffallenden Licht benutzt werden. Die Niedervoltlampen haben vor anderen Lampen den Vorteil, daß sie für mikrophotographische Zwecke und für Dunkelfeldbeobachtung ohne weiteres verwendet werden können.

Hat man keine Mikroskopierlampe zur Verfügung, so kann man eine übliche elektrische Glühbirne (40 bis 60 Watt) verwenden; zwischen die Lichtquelle und den Mikroskopspiegel stellt man einen Rundkolben von zirka 300 ccm Inhalt, der mit einer Blaufilterflüssigkeit gefüllt ist. Dieser Kolben hat den Zweck, nach dem Prinzip der Schusterkugel die Lichtstrahlen zu sammeln, um somit die größtmögliche Lichtintensität zu erhalten. Von den vorgeschlagenen *Blaufilterflüssigkeiten* ist für elektrisches Licht besonders das achromatische Lichtfilter zu empfehlen; in 400 ccm destilliertem Wasser löst man 0,1 g Anilinblau; von dieser Lösung gibt man 3 ccm in 9 ccm einer 20%igen Kupfersulfatlösung, die mit 0,5 bis 1 ccm Schwefelsäure angesäuert worden ist. Sodann bringt man das Volumen auf 300 ccm mit destilliertem Wasser (nach ROMEIS). Unter Umständen ist eine *Grünfilterflüssigkeit* notwendig, wie z. B. zur Beobachtung frischer ungefärbter Präparate; hierbei kann man das *Zettnow*-Filter verwenden, das jeweils mit Wasser zu verdünnen ist; es besteht aus Kupfersulfat 35 g, Kaliumbichromat 3,6 g, Wasser 300 ccm, Schwefelsäure 1 ccm.

Verschiedene *Zusatzgeräte und Hilfsinstrumente* zum Mikroskop sind im allgemeinen wünschenswert, da sie wesentlich dazu beitragen, die Arbeit des Histologen zu erleichtern und gleichzeitig eine exaktere Beobachtung gestatten. Wir möchten folgende Apparate und Zusatzgeräte empfehlen: Lupe, Polarisationsapparat, Zeigerokular, Okularmikrometer, Dunkelfeldeinrichtung, Einrichtung zur Auflichtmikroskopie, Einrichtung zur Fluoreszenzmikroskopie.

1. Lupe. Am Objektivrevolver des Mikroskops sollte eine Lupe oder ein schwaches Objektiv nie fehlen (z. B. Objektiv 8/0,20 von Zeiß, oder 1 g, 1 h von Leitz).

Meistens jedoch ist es notwendig, neben dem Mikroskop noch eine Lupe zu gebrauchen, so z. B. zur Beobachtung großer Übersichtsschnitte (Knochen, Zentralnervensystem, Lunge usw.) wie auch zu Präparierungszwecken. Früher wurden hierzu die kleinen Präparierstative (nach P. MAYER) gebraucht; man kann sie heute vorteilhaft durch bessere Instrumente ersetzen, so z. B. durch ein binokulares Lupenmikroskop oder eine binokulare Präparierlupe mit großem Sehfeld. Es werden von den großen Mikroskopfirmen verschiedene dieser Apparate geliefert, welche ausgezeichnete Dienste leisten; so lassen sich besonders empfehlen: das binokulare Lupenmikroskop XII von Zeiß mit Untersatz zur Schrägstellung (Untersatz B Nr. 125 172) oder ein binokulares stereoskopisches Präpariermikroskop nach Greenough, mit welchem auch stärkere Vergrößerungen erreicht werden. Leitz liefert eine ausgezeichnete, sehr handliche binokulare Präparierlupe mit großem Sehfeld. Auch von Reichert wird ein ähnlicher Apparat hergestellt. Für experimentelle Untersuchungen sind diese Instrumente oft nicht zu vermissen und können für Beobachtung in auffallendem oder durchfallendem Licht benutzt werden.

2. Polarisationsapparat. Die Polarisationsvorrichtung dient zur Untersuchung auf Doppelbrechung (Anisotropie). Man gebraucht hierzu zwei Zusatzteile: einen *Polarisator*, der bei Beobachtung im durchfallenden Licht über dem Spiegel unterhalb des Kondensors befestigt wird; ferner einen *Analysator*, der über dem Okular des Mikroskops angebracht oder als Analysatorokular an Stelle des Okulars eingesetzt wird. Diese Instrumente bestehen aus Kalkspatprismen (sog. Nicols) oder aus Herapathitschichten, die zwischen Glasplatten gekittet sind. Wenn die Polarisationsebenen des Polarisators und des Analysators parallel stehen, so ist das Gesichtsfeld hell; wenn diese Ebenen um 90° gegeneinander gedreht werden, was am besten durch Drehung des Analysators geschieht (gekreuzte Nicols), so erscheint das Gesichtsfeld dunkel. In diesem Falle leuchten die doppelbrechenden Elemente hell auf. Läßt man nun die Nicols in gekreuzter Stellung und dreht man das zu untersuchende Objekt um 360° (ein drehbarer Objekttisch ist hier notwendig), so wird ein doppelbrechender Gewebsteil viermal aufleuchten. Es kann ein Objekt jedoch unreine, sehr geringe Doppelbrechung besitzen; um diese trotzdem herauszuholen, ist es notwendig, sich eines Gipsplättchens zu bedienen. Dazu wird ein Gipsplättchen Rot I. Ordnung auf die Platte des Polarisators (oder mit Hilfe einer passenden sogenannten Pfanne) aufgelegt; man dreht sodann den Objekttisch langsam um 360° und beobachtet die Farbenunterschiede des Objektes. Ist dieses doppelbrechend, so wird es während der Drehung zweimal in der sogenannten Additionslage (violett), zweimal in der Subtraktionslage (braungelb) und viermal in der Farbe des Grundes Rot 1. Ordnung erscheinen.

Heute benutzt man vorwiegend statt Prismen Filterpolarisatoren und Filteranalysatoren aus Herapathit (Bernauer); sie haben den großen Vorzug, die Apertur der optischen Teile nicht einzuengen, besitzen eine hohe Lichtdurchlässigkeit und sind praktisch trübungsfrei. Ein weiterer Vorteil ist ihr relativ billiger Preis.

Schnitte, die auf Doppelbrechung untersucht werden müssen, dürfen nicht mit Carbolxylol behandelt werden, da Karbol die Doppelbrechung verändert. Benutzt man Paraffinschnitte, so ist die Entparaffinierung sehr sorgfältig durchzuführen, weil Paraffinreste infolge ihrer Doppelbrechung Fehlschlüsse veranlassen können.

(Einzelheiten über eingehendere Untersuchungen mit der Polarisationseinrichtung findet man in der Anleitung von Ambronn (1892) und in den zahlreichen Arbeiten von W. J. Schmidt, besonders in seiner 1924 erschienenen Anleitung zur polarisationsmikroskopischen Untersuchung.)

3. Zeigerokular, Doppelokular. Will man eine besondere Stelle in einem mikroskopischen Präparat demonstrieren, so bedient man sich am besten eines Zeigerokulars. Im Okular ist ein verstellbarer Zeiger angebracht, mit welchem man sehr bequem auf jede gewünschte Stelle des Präparates hinweisen kann. Ebenfalls sehr praktisch ist das von den meisten Mikroskopfirmen hergestellte *Doppelokular*, welches zwei Beobachtern die gleichzeitige Beobachtung an einem Mikroskop ermöglicht; bei diesem Instrument ist ebenfalls im Okularteil ein schwenkbarer Zeiger angebracht, so daß man dem durch das zweite Okular blickenden Beobachter besondere Stellen des Präparates demonstrieren und erklären kann. Dieser Apparat leistet bei der Abhaltung mikroskopischer Kurse nach meiner Erfahrung wertvolle Dienste.

4. Histologische Meßgeräte. Zum Messen histologischer Objekte bedient man sich meist eines *Objektmikrometers* und eines *Okularmikrometers*.

Als *Objektmikrometer* dient ein Objektträger, auf dem eine besondere Markierung eingraviert ist, z. B. ist darauf ein Millimeter in 100 Teile geteilt: Ein Teilstrich entspricht also zehn μ. Das Objektmikrometer dient als Vergleichsobjekt und kann auch zur Bestimmung der Vergrößerung des Mikroskops, einer Zeichnung oder einer Mikrophotographie verwendet werden. Im besonderen Fall der Messung eines histologischen Objektes benutzt man es zur Eichung des Okularmikrometers.

Als *Okularmikrometer* werden Glasplättchen bezeichnet, die mit einer Teilung versehen sind und die auf die Blende des Okulars gelegt werden. Die meisten Firmen liefern *Meßokulare*, bei denen das Okularmikrometer fest montiert ist. und überdies eine verstellbare Augenlinse besitzen, durch welche ein scharfes Einstellen auf die Mikrometerteilung möglich gemacht wird. Die Meßokulare geben im allgemeinen für sich keine absoluten Werte an, sondern es sind diese für jedes damit benutzte Objektiv und für jede Tubuslänge unter Benutzung des Objektmikrometers zu bestimmen. Die Messung besteht also darin, daß man ein bekanntes Objektmikrometer mit dem Okularmikrometer mißt und daraus feststellt, wie groß ein Skalenteil des Okularmikrometers ist. Man stellt die Einteilung des Objektmikrometers scharf ein und bestimmt, wieviel Teilstriche des Objektmikrometers von einem oder mehreren Teilungsintervallen des Okularmikrometers genau bedeckt werden. (Abb. 1). Man muß dabei stets auf die Übereinstimmung der Teilstriche vom Okularmikrometer mit der Mitte der Teilstriche des Objektmikrometers, die im Bild wesentlich dicker scheinen, beachten; je stärker die Vergrößerung, um so breiter erscheinen diese Striche. Stellt man z. B. fest, daß mit dem gewählten Objektiv 10 Teilstriche des Okularmikrometers genau 5 Teilstriche des Objektmikrometers, d. h. 50 μ entsprechen, so wird bei dieser Vergrößerung ein Teilstrich des Okularmikrometers 50 μ : 10 = 5 μ entsprechen. Diese Zahl ist der Mikrometerwert. Die bei einer derartigen Messung anzuwendende Formel lautet:

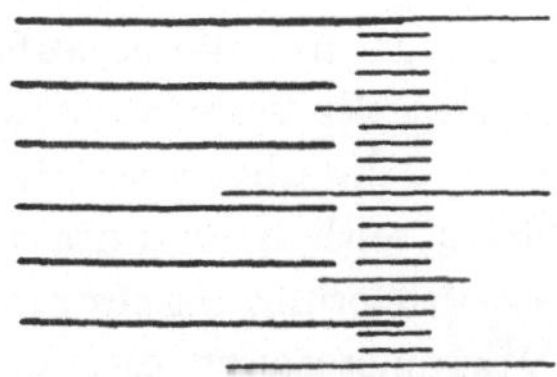

Abb. 1. Ausschnitt eines Blickfeldes bei 500facher Vergrößerung, in welchem die Teilungen des Okularmikrometers (dünne Striche) und diejenigen des Objektmikrometers (breite Striche) sichtbar sind. Im gewählten Beispiel entsprechen 7 Teilstriche des Okularmikrometers 2 Teilstrichen des Objektmikrometers (20 μ) (nach Langeron).

$m = \frac{a \times c}{b}$, wobei a die abgelesene Teilstrichzahl des Objektmikrometers, b die entsprechende Teilstrichzahl des Okularmikrometers und c die bekannte Größe eines Skalenteils des Objektmikrometers ist (meist 10 μ). Hat man ein Meßokular zur Verfügung, so empfiehlt es sich, für jedes Objektiv bei gleichbleibender Tubuslänge ein für allemal die Mikrometerwerte der Objektive seines Mikroskops zu bestimmen. Benutzt man als Okularmikrometer ein auswechselbares Glasplättchen, so ist zu beachten, daß die mit der eingeätzten Skala versehene Fläche nach unten gerichtet werden muß. Es ist in diesem Falle notwendig, auch für die verschiedenen Okular-Objektivkombinationen die Mikrometerwerte zu bestimmen und in eine Tabelle einzutragen. Neben dem einfachen Okularmikrometer mit strichförmiger Skala werden sogenannte *Kontrastmikrometer* (nach GEBHARDT) gebraucht, bei denen auf eine Ecke gestellte, schwarze oder rote Quadrate die Teilung bilden; die Teilstücke werden durch die freien und die aneinanderstoßenden Ecken ersetzt. Die Firma Leitz liefert ein äußerst praktisches *Stufenmikrometerokular* (nach METZ), welches so beschaffen ist, daß die Messung der Objekte ohne Rechnung erfolgen kann. Die Skala ist in die Blende eines Huyghensschen Okulars gefaßt und kann durch eine ausziehbare Augenlinse scharf eingestellt werden. Sie weist zehn gleich große Gruppen von Stufen auf; jede Stufe ist wiederum in zehn gleich große Stufen eingeteilt, die auf der einen Seite schwarz, auf der anderen weiß erscheinen. Der Vorteil dieser Skala besteht hauptsächlich darin, daß sich bei den Leitzschen Objektiven runde, einstellige oder zweistellige Zahlen ergeben; diese sind allerdings an eine bestimmte Tubuslänge gebunden. Dieses Instrument ist sehr handlich, es kann auch bei Dunkelfeldbeobachtung benutzt werden. Nach meiner Erfahrung ist es einer der praktischsten Meßapparate.

Legt man Wert auf genaue Messungen, so kann man ein *Okularschraubenmikrometer* verwenden; das sind Okulare, bei denen die Mikrometerplatte durch eine Schraube verstellt werden kann. Die Bewegung der Schraube wird auf einer seitlich angebrachten Trommel in $^1/_{100}$ Millimetern abgelesen. Für jede Vergrößerung bestimmt man hier, wie bei den gewöhnlichen Meßokularen, den Mikrometerwert mit einem Objektmikrometer. (Über Einzelheiten bezüglich Messung histologischer Objekte siehe bei KAISERLING.)

5. Dunkelfeldmikroskopie. Die Dunkelfeldmikroskopie wird bei der täglichen Arbeit im histopathologischen Laboratorium weniger gebraucht als in zoologischen oder botanischen Laboratorien. Immerhin ist eine Dunkelfeldeinrichtung für Forschungszwecke kaum zu entbehren, sie liefert auch in der bakteriologischen Diagnostik wertvolle Dienste, wenn es sich z. B. darum handelt, schnell und einwandfrei Krankheitserreger (Spirochäten, Trypanosomen u. dgl.) nachzuweisen. Bekanntlich besteht das Prinzip der Dunkelfeldmikroskopie darin, daß die zentralen Strahlen des Gesichtsfeldes ausgeschaltet werden, wobei die Objekte lediglich durch die Randstrahlen getroffen werden; diese Strahlen werden zum Teil reflektiert, zum Teil abgebeugt durch das Objekt, welches auf dunklem Grunde hell aufleuchtet.

Man erreicht ein Dunkelfeld in etwas primitiver Weise dadurch, daß man in den Blendenträger des Abbeschen Beleuchtungsapparates eine *Stern-* oder *Zentralblende* einlegt; dies genügt für viele Zwecke, es gestattet jedoch keine hinreichend genaue Beobachtung und wird heute im allgemeinen durch *Dunkelfeldkondensoren*, wie sie von den meisten mikroskopischen Firmen geliefert werden, ersetzt.

Bei der Benutzung eines Dunkelfeldkondensors, z. B. des *Kardioid-Kondensors* von Zeiß oder eines Spiegelkondensors von Leitz (mit welchem mittelstarke Trockenobjektive gebraucht werden können), sind einige besondere Punkte zu beachten:

Lichtquelle. Als Lichtquelle eignen sich besonders Lampen mit intensiv leuchtendem, möglichst gedrängtem Glühkörper, z. B. eine Niedervoltlampe oder eine Liliput-Bogenlampe. Die Lampe stellt man so vor das Mikroskop, daß der Spiegel gut zentrisch beleuchtet ist und die Öffnung des Kondensors voll ausgeleuchtet wird; ist z. B. eine Seite des Spiegels stärker beleuchtet als die andere, so werden im Bild starke Zerrungen entstehen. Man kann, wie es Ölze, empfohlen hat, die Beleuchtung der Kondensorenunterfläche leicht kontrollieren, wenn man einen Taschenspiegel so auf oder neben den Fuß des Mikroskops legt, daß die Unterfläche des Kondensors darin sichtbar wird.

Objektträger, Deckgläser. Verunreinigungen der benutzten Gläser sind peinlichst zu vermeiden, da jedes Staubteilchen im Dunkelfeld aufleuchtet. Ferner dürfen die verwendeten Objektträger eine bestimmte Dicke nicht überschreiten (maximal 1,2 mm). Diese Dicke wechselt je nach den Apparaten und wird von den Herstellerfirmen jeweils angegeben. Auch die Deckgläser sollten nicht über 0,01 mm dick sein.

Optik. Untersuchungen bei schwacher Vergrößerung werden mit den gewöhnlichen Trockensystemen durchgeführt. Man muß allerdings dabei beachten, daß bei Objektiven, die eine höhere numerische Apertur als 0,90 haben, die Randstrahlen abgeblendet werden müssen, damit scharfe Bilder entstehen. Zu diesem Zweck benutzt man Objektiv-Zwischenstücke, die mit einer Irisblende versehen sind, wie sie von Leitz hergestellt, oder man verwendet besondere Objektive für Dunkelfeldbeobachtung mit eingebauter Irisblende, wie sie von Leitz, Reichert oder Zeiß geliefert werden (über Einzelheiten orientieren die Spezialdruckschriften dieser Firmen).

Objekte. Die Objekte müssen in Wasser oder in Glyzerin liegen; Luftblasen sind beim Einschließen oder Zudecken tunlichst zu vermeiden. Das Wasser muß staubfrei sein. Die Schichtdicke zwischen Objektträger und Deckglas ist möglichst dünn zu halten.

Der *Trockenkondensor D 0,80 von Leitz,* der hauptsächlich für mittelstarke Trockensysteme bestimmt ist, leistet ausgezeichnete Dienste, wenn es darauf ankommt, große Reihen von Präparaten zu untersuchen, z. B. eine Reihe bakteriologischer Präparate (Ausstriche). Die Einstellung des Dunkelfeldes ist sehr leicht zu handhaben. Als Einführungsinstrument ist dieser Apparat sehr empfehlenswert (Objektive Achromat 2 (num. Ap. 0,20) bis 6 L (num. Ap. 0,65) werden dabei verwendet).

Bei allen Dunkelfeldkondensoren, mit Ausnahme der Trockenkondensoren von Leitz, muß endlich beachtet werden, daß ein Aufleuchten der Objekte nur möglich ist, wenn zwischen der Frontlinse des Kondensors und der Unterfläche des Objektträgers eine Verbindung mit einer Öl- oder Wasserschicht hergestellt worden ist. Am besten verwendet man dazu dünnes Immersionsöl oder Paraffinöl; das Öl muß klar sein und darf keine Luftbläschen enthalten.

Einstellung des Dunkelfeldkondensors. Mit jedem Apparat wird eine besondere Gebrauchsanweisung von der Herstellerfirma gegeben; diese Anleitungen unterscheiden sich nur wenig voneinander und wir können hierbei der sehr klaren Anweisung von Zeiß für den Kardioid-Kondensor (Zeiß, Druckschriftmikro 407) folgen, wie es übrigens auch ROMEIS in der letzten Auflage seines Taschenbuches der mikroskopischen Technik getan hat.

1. Objektiv, Okular und Kondensor herausnehmen und Lampe und Mikroskopstativ so gegeneinander ausrichten, daß bei kleiner Öffnung der Blende der Beleuchtungslampe das Licht auf die Mitte des Spiegels fällt.

2. Ohne Objektiv, Okular oder Kondensor einzusetzen, den Spiegel so verstellen, daß auf einem auf das obere Tubusende gelegten durchscheinenden Stück Papier oder auf einer Mattscheibe zentrisch zur Tubusöffnung eine gleichmäßig beleuchtete Kreisfläche erscheint. Der Spiegel darf nun nicht mehr verstellt werden!

3. Präparat auflegen, ein schwaches Objektiv (drei- bis achtmal) und ein schwaches Okular einsetzen und auf das Präparat einstellen.

4. Präparat zur Seite schieben, Beleuchtungsapparat etwas senken und vorsichtig (!), ohne den Spiegel zu berühren, den Dunkelfeldkondensor einsetzen.

5. Einen großen Tropfen Öl auf den Kondensor bringen und den Kondensor gesenkt halten, bis das Objekt wieder aufgelegt ist.

6. Den Kondensor hochkurbeln, bis der Öltropfen den Objektträger berührt und sich flach ausbreitet. Die Flüssigkeitsschicht muß sich gleichmäßig zwischen Kondensor und Objektträger ausbreiten und rund erscheinen. Breitet sich die Schicht nicht gleichmäßig rund aus, so ist zu wenig Flüssigkeit auf dem Kondensor.

7. Das auftretende Bild (Lichtring im Objekt mit dunklem Fleck in der Mitte oder mehr oder weniger großer Lichtfleck) durch Zentrieren des Kondensors in die Mitte des Gesichtsfeldes bringen.

8. Irisblende der Lampe (Leuchtfeldblende) eng schließen und den Kondensor in der Höhe so einstellen, daß der etwa vorhandene dunkle Fleck in der Lichterscheinung verschwindet und ein geschlossener Lichtfleck auftritt. Dieser soll möglichst klein sein und sich beim Heben und Senken des Kondensors erweitern. Durch Öffnen und Schließen der Leuchtfeldblende überzeugt man sich, daß die Größe des Lichtflecks durch die Blende begrenzt wird, dieser also ein Bild der Leuchtfeldblende darstellt.

9. Das Beobachtungsobjektiv zur Beobachtung einschalten, Immersionsöl auf das Präparat und an die untere Fläche des Objektivs bringen, den Tubus senken, bis das Objektiv in den Tropfen eintaucht und ihn dann langsam weiter senken, während man in das Mikroskop blickt, bis das Bild erscheint.

10. Zentrierung wie in 7. wiederholen, wenn das Leuchtfeld nach Einschalten des Immersionsobjektivs nicht mehr ganz zentriert ist.

11. Das schwache Einstellokular gegen das Beobachtungsokular austauschen und die Leuchtfeldblende so weit öffnen oder schließen, daß gerade das Sehfeld ausgeleuchtet ist.

6. Phasen-Kontrasteinrichtung. Das relativ neue Phasen-Kontrastverfahren (von ZERNICKE 1935 angegeben und von KÖHLER und LOOS 1941 weiter ausgebaut) ist dazu geeignet, frische ungefärbte sowie gefärbte histologische Präparate wesentlich kontrastreicher zu gestalten. Viele Einzelheiten schwach färbbarer Elemente werden dadurch viel deutlicher dargestellt. Über die Anwendung dieser Methode für pathologisch-histologische Zwecke hat sich in letzter Zeit v. ALBERTINI beschäftigt. Er unterstreicht besonders den großen Vorteil der Methode, der darin besteht, daß man Zellen und Gewebe ohne Fixierung und ohne Färbung, also ohne Kunstprodukte, untersuchen kann. Selbstverständlich ist es eine Übungssache, das erhaltene Bild, welches von dem üblichen, „fixierten Zellbild“ vollständig abweicht, zu deuten und es erscheint ratsam, vorerst Kontrolluntersuchungen vorzunehmen. Das Verfahren wird besonders für die pathologisch-histologische Diagnostik empfohlen; v. ALBERTINI verwendete bei seinen Untersuchungen vor allem Zellaufschwemmungen aus pathologischen Geweben in

Tyrodelösung sowie Exsudatflüssigkeiten. Die Untersuchung nimmt er mit Hilfe einer ad hoc konstruierten Kammer aus Glimmer mit viereckigem Ausschnitt vor, womit eine Kammertiefe von 40 μ erreicht wurde. Die Kammer muß mit einem möglichst dünnen Deckglas abgeschlossen werden, damit man auch mit der Ölimmersion untersuchen kann.

7. Fluoreszenzmikroskopie. Die Fluoreszenzmikroskopie (oder Lumineszenzmikroskopie) hat sich in den letzten Jahren derart entwickelt, daß sie im Begriff steht, in der histologischen Technik einen breiten Platz einzunehmen. Sie kann auf vielen Gebieten dem Pathologen von sehr großem Nutzen sein, ja manchmal ist ihre Anwendung sogar eine Notwendigkeit. Es liegen bereits eine Anzahl verschiedener Anleitungen über diese besondere Art der mikroskopischen Untersuchung vor (vgl. die Arbeiten von Dhéré, Hamperl, Haitinger z. B.); wir beschränken deshalb unsere Darlegung auf das notwendigste für den täglichen Gebrauch.

Im Gegensatz zur gewöhnlichen Technik der Mikroskopie, bei der mit sichtbarem Licht gearbeitet wird, benutzt man bei der Fluoreszenzmikroskopie ultraviolettes Licht. Durch diese unsichtbare Strahlung wird an besonderen Stellen des Präparats eine sichtbare Fluoreszenz (Lumineszenz) erzeugt, die man mit einem gewöhnlichen Mikroskop beobachten kann. Daraus ergibt sich, daß man bei dieser Methode zwei Hauptbedingungen erfüllt haben muß: es werden benutzt 1. eine *Lichtquelle*, die an Ultraviolettstrahlen reich ist, und 2. ein *Filter*, der die sichtbaren Strahlen zurückhält, die ultravioletten Strahlen hingegen durchläßt. Die neuen Fluoreszenzmikroskope, wie sie von Reichert, Leitz oder Zeiß geliefert werden, arbeiteten früher entweder mit Kohlen-, bzw. Metallbogenlampe (wie sie z. B. von Reichert geliefert wird), bei welcher der Bogen gleichmäßig und ruhig brennt und keiner Nachregulierung bedarf. Jetzt sind die Fluoreszenzmikroskope meist mit einer sehr handlichen und hellen kleinen Lumineszenzmikroskopierlampe versehen (Quarzquecksilberbrenner); sie ist billiger als die größeren Lampen der großen Fluoreszenzmikroskope, mit ihr kommt man bei gewöhnlichen Untersuchungen gut aus (Zeiß, Druckschrift Mikro. 550). Diese Lichtquellen sind im allgemeinen mit einem besonderen Kollektor versehen, der das einfallende Licht annähernd parallel richtet. Als Filter braucht man 1. eine Küvette, deren Wände aus ultraviolettdurchlässigem Glas bestehen; sie dient als Rotsperrfilter und verhindert eine zu starke Erwärmung des Objektes (Lösung von Zeit zu Zeit erneuern und zur Klärung einige Tropfen reiner Schwefelsäure zugeben); 2. Ultraviolettfilter (Uvetfilter); sie werden in verschiedener Dichte geliefert und sind an allen Apparaten auswechselbar; man kann sie auch gegen ein Opalweißfilter zur Mikroskopie in gewöhnlichem Licht auswechseln; dieses Filter dient besonders zur Einstellung des Lichtbogens. Empfehlenswert ist die Verwendung eines Quarzkondensors; notwendig ist ferner ein Okularsperrfilter (Euphosglas), durch welchen der Austritt von Ultraviolettstrahlen aus dem Mikroskop verhindert wird. Die Einstellung der verschiedenen Apparate ist jeweils etwas verschieden; ich verweise auf die entsprechenden Gebrauchsanweisungen der einzelnen Herstellerfirmen (Zeiß, Druckschrift Mikro 537, Reichert Lux 7568 d z. B.).

Als Objektträger und Deckgläschen können beim Fluoreszenzmikroskopieren die üblichen aus weißem Glas verwendet werden, sofern dieses Glas nicht fluoresziert (Prüfung unter der Lampe!). Sie dürfen nicht verkratzt sein und müssen vor Gebrauch in Bichromatschwefelsäure gereinigt werden. Anschließend werden sie in fluoreszenzfreiem Alkohol gespült (diesen erhält man, nach HAITINGER, JÖRG und REICH, indem man käuflichen Alkohol destilliert und den Vorlauf sowie den Rückstand ausscheidet). Quarzobjektträger sind im allgemeinen überflüssig.

Die histologische Untersuchung von Geweben im Fluoreszenzverfahren wird am besten an Schnittpräparaten vorgenommen. Vorteilhaft ist hier die Verwendung von Gefrierschnitten, aber es können auch Paraffinschnitte nach gründlicher Entfernung des Paraffins benutzt werden. Die Fixation der Gewebe soll in Formol vorgenommen werden. Wie HAMPERL gezeigt hat, verursacht das Formol an einzelnen Geweben (z. B. kollagenes Bindegewebe) sogar eine Steigerung der Fluoreszenz oder ruft dieselbe erst hervor (z. B. an den basal gekörnten Zellen). Eine zu lange Formolfixierung ist allerdings zu vermeiden. Alle Fixierungsmittel, die Metallsalze enthalten, sind ungeeignet (POLICARD).

Die Einbettung in Gelatine und Celloidin ist für die Untersuchung im Fluoreszenzmikroskop ungeeignet, da diese Einbettungsmassen eine ausgesprochene Eigenfluoreszenz besitzen. Gefrierschnitte dürfen nur mit Glasstäben (Glasnadeln) berührt werden; ebenso wie dies für Paraffinschnitte der Fall ist, darf man sie nicht mit Eiweißglyzerin aufkleben, weil dieser Stoff selbst fluoresziert. Paraffinschnitte sollen also lediglich durch Wasserattraktion am Objektträger befestigt werden (siehe S. 97).

Als Einschlußmittel kann reinstes Glyzerin dienen, oder, was bei Paraffinschnitten vorzuziehen ist, fluoreszenzfreies Paraffinöl. Wenn man letzteres verwendet, so muß selbstverständlich das Wasser entfernt werden, was durch sorgfältiges Abtupfen mit Filterpapier erfolgt. Besondere Aufmerksamkeit muß der Umrahmung der Deckgläser geschenkt werden, da es bei Verwendung von Paraffinöl leicht vorkommt, daß aus der Kittmasse fluoreszierende Stoffe in das Öl in Lösung gehen. HAMPERL empfiehlt die Verwendung von venzianischem Lack. Kanadabalsam, Dammarharz und Gelatine eignen sich nicht als Einschlußmittel wegen ihrer Eigenfluoreszenz. Gummi arabicum dagegen ist brauchbar (10 g klare und fast weiße Stücke werden in 10 ccm Wasser und 5 ccm Glyzerin aufgelöst; Zusatz von 1 g Chloralhydrat).

Eigenfluoreszenz und sekundäre Fluoreszenz. Seit langem ist bekannt, daß unbehandelte tierische Gewebe bei Bestrahlung mit ultraviolettem Licht Fluoreszenzerscheinungen erkennen lassen; die hierbei wahrgenommenen Farben sind weniger kontrastreich als bei botanischen Objekten. Diese Fluoreszenzerscheinungen nennt man die *primäre Fluoreszenz* (*Eigenfluoreszenz*). Gewebselemente, die keine solche Erscheinung aufweisen, können zum Leuchten gebracht werden, wenn man sie mit fluoreszierenden Flüssigkeiten behandelt; diese künstlich erzeugte oder angeregte Fluoreszenz nennt man die *sekundäre Fluoreszenz.*

Über die *Eigenfluoreszenz* menschlicher Gewebe besitzt man zur Zeit bereits wertvolle Aufschlüsse, und zwar besonders durch die Untersuchungen HAMPERLS. Vor ihm hatten unter anderen POLICARD, BOMMER, ERÖS v. QUERNER, BÖCK über Fluoreszenzerscheinungen am Ovar, an der Haut, am Knorpel, am Magendarmkanal und am Auge berichtet. HAMPERL gebührt das Verdienst, das damals neue Verfahren systematisch an menschlichem Material geprüft und ausgebaut zu haben. Im allgemeinen zeigen menschliche und tierische Gewebe nur eine schwache Eigenfluoreszenz; sie ist viel schwächer als diejenige pflanzlicher Objekte. *Kollagenes Gewebe* fluoresziert in sattblauem Farbton, elastisches Gewebe erscheint viel heller, weißlichblau; reifes Gallertgewebe (Plazenta, Nabelschnur) fluoresziert tief dunkelblau. Auch der *hyaline Knorpel* zeigt eine relativ starke Eigenfluoreszenz: die Grundsubstanz leuchtet verschieden stark bläulich, basophile Anteile erscheinen heller blau als die schwach basophilen Außenhöfe der Knorpelzellen; bei älteren Individuen sind die Kontraste stärker als bei älteren. Nach Formolfixierung leuchtet das *Neutralfett* blaßgelblich bis weißlichblau; nicht doppelbrechende Fettkörnchen, die man im allgemeinen als Lipoide bezeichnet, leuchten hellgelb bis bräunlich. *Abnutzungspigment* fluoresziert gelblich bis hellgelb, ebenso deutlich im Gefrier- wie Paraffinschnitt (besonders auch im Zentralnervensystem). *Melanin* fluoresziert dagegen nicht. In der *Haut* läßt sich ein Fluoreszieren der Hornschicht mitunter nachweisen; ziemlich regelmäßig wird an der Grenze zwischen Stratum granulosum und lucidum eine streifenförmige Zone von verschieden stark ausgeprägter Fluoreszenz gefunden (Hamperl); sie erscheint im formolfixierten Material ziegelrot und ist nicht an allen Hautstellen des Körpers in gleich starker Intensität vorhanden. Auch an Haaren und der Nagelwurzel lassen sich Eigenfluoreszenzerscheinungen beobachten (Einzelheiten siehe Hamperl). Interessant erscheinen ferner noch Befunde an *Drüsen mit innerer Sekretion:* im Pankreas können in den Langerhansschen Inseln älterer Individuen einige feine stark ockerbraun fluoreszierende Körnchen festgestellt werden. Die Epithelkörperchen lassen in den Epithelien älterer Individuen ebenfalls zahlreiche goldgelb fluoreszierende Teilchen erkennen, die wahrscheinlich Abnutzungspigment darstellen. Das gleiche gilt für die Schilddrüsenepithelien, wogegen das „basophile Kolloid" hellblau aufleuchtet. Außerdem finden sich darin noch reichliche wechselnde Einschlüsse (leuchtend gelbe bis blauweiße Farbe). Im Hypophysenvorderlappen fluoreszieren vor allem fettige Stoffe, wie auch im Nebennierenmark; in der Rinde fluoresziert das Abnutzungspigment der Zona reticularis. Im *Magendarmkanal* lassen sich bei Untersuchung im ultravioletten Licht besonders gut die gelben Zellen (Formolmaterial) untersuchen; sie leuchten schwach gelb auf, und zwar nur in ihrem basalen Teil; auch in Paraffinschnitten tritt diese Erscheinung auf (helles Zitronengelb). Der epitheliale Anteil von Carcinoiden zeigt dieselbe Eigenfluoreszenz.

Seit langem bekannt ist die Eigenfluoreszenz des *Porphyrins:* zu seinem Nachweis ist die Fluoreszenzmikroskopie ein unentbehrliches Hilfsmittel (Borst und Königsdörffer); die rote Fluoreszenz dieses Stoffes ist äußerst charakteristisch. Zum sicheren Nachweis von Porphyrin muß allerdings noch die Untersuchung des Fluoreszenzspektrums durchgeführt werden, wobei man sich eines Spektralokulars oder eines Taschenspektroskops bedient.

Als *sekundäre Fluoreszenz* versteht man Fluoreszenzerscheinungen, die dem Gewebe von Natur aus nicht eigen sind, sondern nach einer besonderen Behandlung der Objekte hervorgerufen werden. Hamperl hat zur Anregung einer sekundären Fluoreszenz dienende Mittel, sowohl selbst fluoreszierende wie nicht selbst fluoreszierende Stoffe, angegeben; diese Körper werden *Fluorchrome* genannt

(HAITINGER). Sie sind selbst nicht oder nur wenig gefärbt und können von bestimmten Teilen der Gewebe adsorbiert werden, so daß diese Teile im ultravioletten Licht fluoreszieren. Man verwendet stark verdünnte wässerige Lösungen (1 : 100 bis 1 : 5000000), um die Gewebe nicht zu schädigen. Als brauchbare Fluorchrome können angeführt werden:

Akridinfarbstoffe: Aurophosphin, Coriphosphin BS, Diamantphosphin R, Euchrysin 2 G NX, Flavophosphin BN und 550, Phosphin 3 R und 3 RB, Vitolingelb 5 G.

Tabelle 1

Gewebsbestandteile Gewebe bzw.	Fluorchrom	Konzentration	Färbezeit	Fluoreszenzfarben
Kerne	*Berberinsulfat*	1:50000	1 Min.	gelb
	Chelidoniumextrakt		1 bis 2 Min.	goldgelb
	Neutralrot B extra	1:1000	5 Min.	dunkelrot
Protoplasma	alle Akridinfarbstoffe			blaßgelb
	Thiazolgelb G	1:100000		blaßbläulich
Weiße Blutzellen	*Coriphosphin* 0	1:1000		orangerot
Mastzellen	Trypaflavin	1:10000	1,2 Min.	rot (Kerne gelbgrün, elast. Fasern und Schleim grün)
	Neutralrot B extra	1:1000	1 bis 2 Min.	schwarzrot
Schleim	*Aurophosphin*	1:1000	1 bis 2 Min.	grün-braun
	Coriphosphin 0	1:1000	1 bis 2 Min.	orangerot
Fett (Neutralfett der Fettzellen)	*Geranin*	konz. wäss. Lösung	1 bis 5 Min.	blau
	Chelidoniumextrakt	1:10	1 Min.	türkisblau
	Chlorophyll in Alkohol		2 bis 4 Min.	feurigrot
	Coriphosphin 0	1:1000	1 Min.	gelbgrün
	Phosphin 3 R	1:10000	2 Min.	grün
	Neutralrot	1:2000	5 Min.	gelbgrün
	Rhabarberextrakt		2 Min.	goldgelb
Kollagene Fasern	*Thiazolgelb*	1:1000	$^1/_2$ Min.	gelb
Elastische Fasern	*Thiazolgelb*	1:1000	$^1/_2$ Min.	gelbgrün
	Rosolrot	1:1000	3 Min.	rot
Quergestreifte Muskulatur	*Thiazolgelb*	1:1000	$^1/_2$ Min.	blau
	Aurophosphin	1:1000	$^1/_2$ bis 1 Min.	hellgrün
	Phosphin 3 R	1:1000	$^1/_2$ bis 1 Min.	gelb
	Rhabarberextrakt		2 Min.	hellgrün
Knorpel	*Coriphosphin* 0	1:1000	$^1/_2$ bis 1 Min.	rot
	Thioflavin S	1:1000	5 Min.	blau
Markscheiden	*Geranin* 0	konz. wäss. Lösung	1 bis 5 Min.	rosa bis rot
	Thioflavin S.	1:100000	30 bis 60 Min.	hellblau
	Brilliantdiamilgrün	1:100000		blau

(Es sind hier nur einige Fluorchrome angegeben, die besonders empfohlen worden sind. Für Einzelheiten vgl. HAMPERL und HAITINGER.)

Thiazolfarbstoffe: Geranin, Primulingelb, Thiazolgelb G, Thioflavin, Trypaflavin.

Quinoleinfarbstoffe: Berberinsulfat.

Azofarbstoffe: Azokarmin, Neutralrot.

Phenylmethanfarbstoffe: Auramin, Fluorescein, Rosolrot. Ferner kommen verschiedene *Pflanzenextrakte* in Betracht, die manchmal zwei oder mehrere fluoreszierende Körper enthalten und deswegen sich praktisch sehr gut verwenden lassen, weil man damit verschiedene Gewebselemente darstellen kann: Extrakt aus Wurzeln von Chelidonium majus und von Rhabarber (Rheum), Chlorophyllextrakt. (Alle diese Stoffe werden von der I. G. Farben A. G. und von Dr. K. Hollborn und Söhne, Leipzig, geliefert).

Über den *Anwendungsbereich der Fluorchrome* orientiert Tab. 1.

Wie für die Beobachtung der Eigenfluoreszenz verwendet man am besten hierbei Gefrierschnitte von Formolmaterial. Die Schnitte werden vom Messer in destilliertem Wasser aufgefangen und in die fast immer wässerige Fluorchromlösung gebracht (Ausnahme bei Chlorophyll!). Aus dieser Lösung bringt man sie in destilliertes Wasser und schließt in Glyzerin ein. Will man Dauerpräparate herstellen, so empfiehlt es sich, vor dem Einschließen die Schnitte für etwa zehn Minuten in Formol (1 Teil Formol + 10 Teile H^2O) einzulegen, wodurch bewirkt wird, daß das Fluorchrom an das Gewebe fixiert wird. Sind Paraffinschnitte verwendet worden, so bringt man am besten die Fluorchromlösung mit einer Pipette für die optimale Zeit auf den flach gehaltenen Objektträger, gießt ihn dann ab und wäscht in Wasser.

Für die Umrahmung der Deckgläser gelten noch in vermehrtem Maße die angeführten Vorsichtsmaßnahmen (venezianischer Lack, luftdichter Abschluß).

Präparate, die gut gewaschen worden sind und die man mit Formol in der angegebenen Weise nach der Fluorchromierung behandelt hat, halten sich mehrere Monate bis Jahre, wenn sie luftdicht und im Dunkeln aufbewahrt werden.

Es ist auch möglich, eine *Doppelfluorchromierung* durchzuführen, um damit kontrastreichere Bilder zu erzielen. Beispiel: Vorbehandlung mit Berberinsulfat 1 : 10000, waschen in Wasser. Behandlung mit alkoholischer Chlorophyllösung, bis das Neutralfett blutrot aufleuchtet (drei bis vier Minuten). Weitere Einzelheiten werden in der Monographie von Haitinger angegeben.

Die Fluoreszenzmikroskopie spielt heute in der *bakteriologischen Diagnostik* eine sehr große Rolle; die dabei angewandten Verfahren werden im Kapitel Bakteriologische Färbe- und Nachweismethoden besprochen.

8. Auflichtmikroskopie. Unter Umständen ist es notwendig, bei Untersuchungen frischer Gewebe diese nicht wie gewöhnlich im durchfallenden Licht, sondern im auffallenden Licht zu betrachten. Man gewinnt dadurch oft wertvollen Aufschluß über die Struktur der Gewebe namentlich von pathologisch veränderten Knochen, vom Bindegewebe u. dgl. Auch kann diese Art der Untersuchung im ultravioletten Licht mit einem Fluoreszenzmikroskop gelegentlich von Nutzen sein.

Die einfachste Apparatur besteht aus dem *Opakilluminator;* sehr viel besser arbeitet man heute mit dem von Leitz eingeführten *Ultropak* nach H. Heine, mit dem Epiobjektiv von Zeiß oder mit dem Universalilluminator von Reichert.

Der Vorteil des Ultropaks besteht darin, daß die Beleuchtungsstrahlen außerhalb des Aperturbereiches der abbildenden Strahlen auf das Objekt gelangen, so daß keine direkten Reflexionen am Objekt auftreten, was beim Opakilluminator lästig empfunden wird. Dieser Strahlengang wird durch ringförmig um das Beobachtungsobjektiv herum angebrachte und regulierbare Kondensoren zum Objekt geführt, was eine optimale Klarheit des Bildes gewährleistet. Durch Veränderung der Höheneinstellung der Ringkondensoren und durch Einsatz verstellbarer Sektorenblenden erzielt man die jeweils optimalen Beleuchtungseffekte. Da das Licht sehr kräftig ist, können stärkere Vergrößerungen ohne weiteres verwendet werden (Wasser- und Ölimmersion).

Diese Art des Mikroskopierens gebraucht man vorteilhaft zur Untersuchung von Objekten, in denen man z. B. Blutgefäße oder Luftgefäße mit Luft gefüllt hat, nach der Methode von E. Fischer (siehe S. 343), zur Betrachtung von Knochenschliffen oder Knochenscheiben, bei denen nach der gleichen Methode die Kanälchen mit Luft gefüllt sind. Leroux hat die Vorteile des Ultropaks für die Schnelldiagnose besonders hervorgehoben (s. S. 170).

9. Markieren besonderer Stellen im mikroskopischen Präparat. Will man eine besondere Stelle eines histologischen Präparates, die schnell wieder gefunden werden soll, kennzeichnen (Demonstration, Mikrophotographie z. B.), kann man sich verschiedener Verfahren bedienen. Am einfachsten ist es wohl, die zu bezeichnende Stelle ins Zentrum des Gesichtsfeldes zu bringen und mit Hilfe der Lupe durch einen Kreis oder durch Punkte, die man mit chinesischer Tusche auf dem Deckglas anbringt, kenntlich zu machen. Hat man einen Mikroskopiertisch mit Noniusablesung zur Verfügung, so notiert man auf der Etikette des Präparates die entsprechenden Zahlen; diese sind allerdings nur für ein und dasselbe Mikroskop gültig.

Praktisch sind die *Objektmarkierapparate*, wie sie von verschiedenen Firmen geliefert werden, die man am Objektivrevolver anschraubt. Sie tragen eine Diamantspitze, mit der ein kleiner Kreis auf dem Deckglas angebracht werden kann. (Der bequemste dieser Apparate ist derjenige von R. Winkel, Göttingen, mit welchem Kreise verschiedenen Durchmessers eingeritzt werden können).

Sehr genau arbeitet man auch mit dem *Finder nach* Maltwood; es handelt sich um einen Objektträger, der die photographische Wiedergabe eines Netzes von 900 kleinen Quadraten trägt; diese Quadrate sind der Reihe nach von 1 bis 900 numeriert. Hat man die zu kennzeichnende Stelle eingestellt (ein Kreuztisch ist dabei notwendig), so ersetzt man das Präparat durch den Objektträger und notiert die Zahlen der Quadrate, die im Feld erscheinen. Nach dem gleichen Prinzip ist der *Finder von* Kazeeff gebaut, der noch handlicher ist. Ein Objektträger von 76 × 26 mm ist mit der photographischen Wiedergabe von 3750 numerierten Quadraten versehen. Die Numerierung ist so angebracht, daß man bei Verschieben von vorn nach hinten die unmittelbar einander folgenden Zahlen abliest (z. B. 2001, 2002, 2003, 2004, usw.), während die seitliche Verschiebung die gleichen aber jeweils mit 50 addierten Zahlen erscheinen läßt (z. B. 2001, 2051, 2101, 2151, usw.). Auch hier werden die der interessanten Stelle entsprechenden Zahlen notiert. Will man nun die Stelle wieder finden, so stellt man im Zentrum des Gesichtsfeldes irgendeine Zahl ein, deren beide letzten Ziffern den notierten Zahlen entsprechen; sodann braucht man nur den Kreuztisch von links nach rechts oder von rechts nach links zu verschieben, um rasch die gesuchten Zahlen einzustellen. Der Objektträger wird dann durch das Präparat ersetzt.

10. Heizbarer Objekttisch. In der täglichen Praxis wird ein heizbarer Objekttisch selten gebraucht. Notwendig ist diese Einrichtung für spezielle Untersuchungszwecke, wie z. B. für den Amöbennachweis im Kot sowie für Forschungszwecke an lebenden Zellen. Die Firma Leitz liefert einen elektrisch heizbaren derartigen Tisch, der die gewünschte Temperatur automatisch reguliert. Viel gebraucht werden auch Wärmekästen, in welche das ganze Mikroskop gestellt werden kann; sie sind mit Armlöchern versehen, sind meist elektrisch geheizt und mittels eines Thermoregulators auf konstanter Temperatur zu halten.

11. Zeichenapparate. Zum Zeichnen mikroskopischer Präparate gehört einerseits Talent andererseits aber auch Übung und Geduld. Die zeichnerische Wiedergabe eines histologischen Bildes ist in vielen Fällen einer Mikrophotographie überlegen, sie ersetzt bei etwas komplizierten mikroskopischen Verhältnissen die besten Beschreibungen. Mit einem Zeichenapparat kann jeder, der Freude am Zeichnen hat, mit der Zeit sehr brauchbare Bilder herstellen. Der einfachste und vollkommenste dieser Apparate ist das ABBEsche Zeichenprisma, das mittels einer Klemmschraube am Mikroskoptubus befestigt wird; das Okular wird sodann eingeschoben. Ein an einem Seitenarm angebrachter Spiegel steht über der Mitte der Zeichenfläche und muß gegen diese unter einem Winkel von 45° geneigt sein; dadurch wird die Projektion des Bildes auf die Zeichenfläche erreicht. Der Beobachter sieht dabei gleichzeitig das Präparat und die auf der Zeichenfläche liegende Bleistiftspitze, so daß er den Umrissen der Teile, die gezeichnet werden sollen, mit dem Bleistift sozusagen mechanisch folgen kann. Die am Apparat befestigten und verstellbaren Rauchgläser gestatten die Beleuchtung so zu regulieren, daß die Bleistiftspitze deutlich gesehen werden kann. Es ist empfehlenswert die Zeichenfläche auf Objekttischhöhe zu haben, was durch eine entsprechende Unterlage (Bücher!) oder durch einen Zeichentisch bewerkstelligt wird.

Ein weiterer sehr handlicher Apparat ist das Zeichenprisma oder *Camera lucida*, von der es zahlreiche Modelle gibt: Leitz liefert ein Zeichenokular, das nach dem gleichen Prinzip gebaut ist. Ob nun dieser oder jener Apparat gebraucht wird, ist eine Angelegenheit der Übung und des persönlichen Geschmackes. Der Zeißsche Zeichenapparat nach ABBE ist auch bequem als Projektionsapparat zu verwenden, wenn man das Prisma durch ein rechtwinkliges Prisma vertauscht. Mit dem Leitzschen „Panphot" kann das Bild ebenfalls mit einem Prisma bequem auf Papier projiziert und direkt gezeichnet werden.

12. Sonstige Instrumente. In der pathologisch-histologischen Technik werden im großen und ganzen dieselben Instrumente und Utensilien wie für normalhistologische Zwecke verwendet. Man soll eine möglichst große Auswahl an Pinzetten, Scheren, Skalpellen, Spateln, Pipetten usw. zur Verfügung haben. Ein *Rasiermesser, Rasierklingen* sollten auf dem Arbeitsplatz nicht fehlen; sie dienen zum Zuschneiden frischer oder fixierter Objekte, und müssen stets scharf und sauber sein. Zum Abziehen verwendet man einen Abziehriemen; wenn möglich soll nicht derselbe Abziehriemen wie für die Mikrotommesser benutzt werden. Das Zuschneiden geschieht am besten auf einer Korkunterlage (Korkplatte von 20 mal 15 cm) (über das Zuschneiden der Objekte s. S. 32).

Vielfach sind besondere *Pinzetten* notwendig: Pattenpinzetten sind praktisch um die Objektträger aus Farblösungen herauszunehmen, welche die Finger stark beschmieren. Arbeitet man mit Lösungen von Metallsalzen (Silbernitrat, Sublimat u. dgl.), so sind Pinzetten mit Hornbranchen zu verwenden; die in der bakteriologischen Technik viel verwendeten Cornetschen Pinzetten leisten ebenfalls vielfach gute Dienste.

Als *Spatel* wähle man möglichst größere Instrumente von genügender Breite, mehrere Größen sind wünschenswert. Platinspateln kann man als überflüssig betrachten.

Präpariernadeln braucht man für vielerlei Zwecke (Frischuntersuchung, Behandlung der Gefrierschnitte u. dgl.). Sie sollen stets sauber sein (schärfen mit Schmirgelpapier). Sehr praktisch sind die auswechselbaren Stahlnadeln, die in einen Stiel eingeschraubt sind. *Glasnadeln* und Glashäkchen stellt man sich selbst aus Glasstäben her.

Eine große Anzahl von *Glasgegenständen* dienen zur Zubereitung von Lösungen und zum Färben. Außer gewöhnlichen *Medizinflaschen* aus weißem und dunklem Glas (verschiedene Größen von 50 ccm bis fünf Liter) braucht man *weithalsige Flaschen* und Konservengläser zum Fixieren der Objekte. Zum Färben dienen runde oder rechteckige *Glasschalen* mit senkrechten Wänden; von diesen sollte man eine große Auswahl besitzen. Womöglich soll der Rand geschliffen sein, damit man sie mit einem passenden Deckel luftdicht schließen kann. Rechteckige Färbeschalen aus Glas oder Porzellan mit Rillen für zehn bis zwanzig Objektträger sind oft empfehlenswert. Wir benutzen größere rechteckige Glaströge mit dazu passendem Einsatz aus Leichtmetall zur gleichzeitigen Behandlung von 10 bis 36 Objektträgern (vgl. S. 114), nach dem von Hauser angegebenen Verfahren. Hohe rechteckige oder zylinderische Farbtröge (Borrel-Zylinder) mit Überfalldeckel, die in einem ausgebohrten Holzblock eingelassen sind, dienen zur individuellen Behandlung der aufgeklebten Schnitte. Uhrschälchen sind äußerst unpraktisch, weil unhandlich und zu klein.

Selbstverständlich benutzt man zum Herstellen von Farblösungen, Fixierungsflüssigkeiten u. dgl. Erlenmeyer-Kolben, Bechergläser, Meßzylinder und Pipetten. Neben Meßpipetten ist es oft zweckmäßig auch eine Anzahl von Pasteurpipetten zur Hand zu haben; man kann sie selbst aus einem Glasrohr von fünf bis sechs Millimeter Durchmesser ausziehen. Auch einige passende Gummihütchen sollten nicht fehlen.

Weitere notwendige Utensilien und Apparate werden bei den einzelnen Verfahren, wo sie angewendet werden, erwähnt.

Literatur.

v. Albertini A.: Zur Anwendung der Phasenkontrastmikroskopie in der pathologischen Histologie. Schweiz. Zt. f. Path. 8 (1945) 298. Ambronn H.: Anleitung zur Benutzung des Polarisationsmikroskops bei histologischen Untersuchungen. Leipzig: 1892. Borst M. und H. Königsdörffer: Untersuchungen über Porphyrie mit besonderer Berücksichtigung der Porphyria congenita. S. Hirzel, Leipzig: 1929. Gebhardt: Über neue leicht sichtbare Mikrometerteilungen. Z. Mikrosk. **24** (1907), 366. Haitinger M.: Fluoreszenzmikroskopie. Ihre Anwendung in der Histologie und Chemie. Akadem. Verlags-Ges. Leipzig: 1938. Haitinger M. und P. Geiser: Über ein neues Fluorchromierungsverfahren und seine Anwendung. Virchows Arch. **312** (1944), 116. Haitinger M. und H. Hamperl: Die Anwendung des Fluoreszenzmikroskops zur Untersuchung tierischer Gewebe. Z. mikros. anat. Forsch. **33** (1933),

193. HAITINGER M., H. JÖRG und V. REICH: Über das Verhalten von Fetten und Ölen im ultravioletten Licht. Zt. angew. Chemie **41** (1928), 815. HAMPERL H.: Die Fluoreszenzmikroskopie menschlicher Gewebe. Virchows Arch. **292** (1934), 1; ders.: Fluoreszenzmikroskopie. Wesen und Anwendung in der Medizin. Medizinische Klinik 1943, Nr. 47/48. HEINE H.: Der Ultropak. Z. Mikrosk. **48** (1931), 450. KAZEEFF W.N.: Microviseur pour reperage microscopique. C. r. Soc. Biol. Paris **130** (1939), 722. KAISERLING K.: Mikrometer und Mikrometrie. Enzyklopädie der mikroskopischen Technik von R. Krause, 3. Auflage, S. 1435, 1926. KÖHLER A. und W. LOOS: Das Phasenkontrastverfahren und seine Anwendung in der Mikroskopie. Naturwiss. **29** (1941), 49. LOOS W.: Das Phasenkontrastverfahren nach Zernicke als biologisches Forschungsmittel. Klin. Wschr. 1941, II, 849. METZ C.: Das Stufenmikrometer mit vereinfachter Mikronteilung. Z. Mikrosk. **29** (1912), 72. POLICARD A.: Emploi de la fluoroscopie dans l'étude des tissus. Bull. histol. appl. **2** (1925), 167. SCHMIDT W. J.: Anleitung zur Polarisationsmikroskopischen Untersuchung für den Biologen. Bonn: 1924; ders.: Polarisationsmikroskopie in „Methoden der wissenschaftlichen Biologie", Bd. 1, 380, (1928); ders.: Über Paraffinreste in Zellkernen und anderen Gewebsanteilen bei Schnittpräparaten. Z. Mikrosk. **49** (1932), 84. SJÖSTRAND F.: Über die Eigenfluoreszenz tierischer Gewebe mit besonderer Berücksichtigung der Säugetierniere. Acta anatomica **1**, suppl. 1 (1945/46). (Ausführliche Literaturangaben.) ZERNICKE F.: Das Phasenkontrastverfahren bei der mikroskopischen Beobachtung. Zt. techn. Physik **16** (1935), 454.

II. Das histologische Präparat.

Zur Herstellung eines histologischen Präparates benutzt man Objektträger (Traggläser) und Deckgläschen; das Objekt (Frischpräparat, Schnitt) wird auf den Objektträger gebracht und mit dem Deckgläschen zugedeckt. Der *Objektträger* dient als Unterlage, er kann beliebige Dimensionen aufweisen, die sich nach der Größe des Objektes richten. Für die tägliche Arbeit verwendet man solche von 76 × 26 mm. Das Glas soll durchsichtig und von der Kante betrachtet nicht blaugrünlich sein; im allgemeinen verwende man Objektträger von 0,7 mm Dicke. Geschliffene Objektträger mit stumpfem Rand sind überflüssig.

Die *Deckgläschen*, die zum Zudecken der Objekte dienen, sollten nicht über 0,2 mm dick sein, da die starken Trockensysteme der mikroskopischen Optik im allgemeinen für eine Deckglasdicke von 0,17 mm korrigiert sind. Bei Objektiven, deren numerische Apertur 0,65 nicht übersteigt, spielt eine Abweichung von dieser Deckglasdicke keine besondere Rolle. Hingegen genügt bei Objektiven mit einer numerischen Apertur von 0,85 oder 0,95 eine Abweichung von nur wenigen hundertstel Millimeter der angegebenen Deckglasdicke um das Bild zu verschlechtern. Es ist daher gut, starke Objektive mit verstellbarer Korrektionsfassung zu wählen, die man für Deckgläser verschiedener Dicke einstellen kann. Die Dicke des Deckglases wird mit Hilfe eines Deckglastasters bestimmt.

Bei histopathologischen Untersuchungen braucht man verschiedene Größen von Deckgläschen; die meist verwendeten Größen sind 20 × 20, 21 × 26, 24 × 32. Bei der Untersuchung von Serienschnitten, die auf größere Objektträger montiert sind, ist die Verwendung entsprechend großer Deckgläser teuer; das gleiche gilt für große Schnitte. Statt Deckgläschen aus Glas kann man hierbei entweder *Glimmer*-Deckgläser verwenden oder, was wir vorziehen, *Cellophan*, das den Vorteil hat, relativ billig zu sein und so dünn gewählt werden kann, daß auch die Beobachtung mit Immersionsobjektiven möglich ist. Es ist wichtig, um eine absolut plane Fläche zu erhalten, das Cellophandeckgläschen mit einem entsprechend großen Glasplättchen zu bedecken und eventuell mit kleinen Bleigewichten zu beschweren. Gerade in Kriegszeiten, wo die Deckgläschen nur mit Mühe angeschafft werden können, hat sich die Verwendung von Cellophan (zuerst von LANDAU 1917 empfohlen) als außerordentlich praktisch erwiesen. (vgl. auch LENTZE).

Ein histologisches Präparat soll eine glatte saubere Oberfläche besitzen: verkratzte Deckgläschen oder solche aus trübem Glas müssen beseitigt werden.

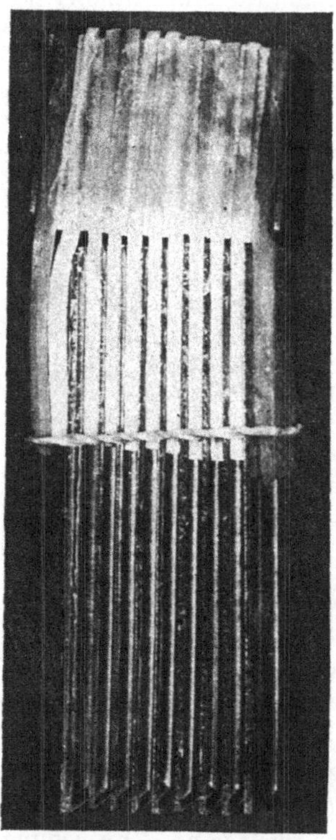

Abb. 2. Objektträgerhalter aus Gummiabfällen mit 2 seitlichen Metallplättchen; die Objektträger werden zwischen den Gummistreifen eingeklemmt und mit einem Gummibändchen zusammengehalten.

Jedes histologische Präparat muß ein Erkennungszeichen tragen, d. h. es muß mit einer Etikette versehen werden oder es muß der Objektträger beschriftet werden. Vielfach verwendet man zur vorläufigen Beschriftung von Präparaten Fettfarbstifte; wir sind von dieser Art der Beschriftung abgekommen, da die Schriftzeichen zu leicht mit dem Finger abgewischt werden. Zur vorläufigen Bezeichnung bedient man sich am besten chinesischer Tusche, die man mit etwas destilliertem Wasser verdünnt. Auch kann man, wie SCHMORL es angibt, folgendes Verfahren anwenden: man stellt eine dünne Lösung von Kanadabalsam in Chloroform oder Xylol her (drei Tropfen des gewöhnlichen Kanadabalsams auf 10 ccm Chloroform oder Xylol) und bestreicht damit die zu beschriftende Stelle des Objektträgers in ganz dünner Schicht. Diese trocknet sehr schnell; man kann darauf auch mit gewöhnlicher Tinte schreiben.

Zur fertigen Bezeichnung eines histologischen Präparates dienen Etiketten; jeder wähle nach seinem persönlichen Geschmack Größe und Form usw. derselben. Bevor man sie auf den Objektträger anbringt, ist es vorteilhaft die vorgesehene Stelle mit etwas Ammoniak zu reinigen; man vermeidet damit das so häufige und unliebsame „Abspringen“ der Etikette.

LANGERON gibt eine gute Vorschrift für Etikettenklebstoff an, den man auch zum Anbringen von Beschriftungen auf Flaschen vorteilhaft verwenden kann: 100 g Gummiarabicum werden in 250 ccm Wasser gelöst; sodann setzt man 2 g Aluminiumsulfat, die in 20 ccm Wasser aufgelöst worden sind, hinzu.

Auch kann man ein Ende der Objektträger mattieren, so daß die Bezeichnungen mit gewöhnlichem Bleistift anzubringen sind, was den großen Vorteil hat, daß die Schriftzeichen von Wasser, Alkohol oder Xylol nicht entfernt werden. Objektträger mit aufgezogenem Paraffinschnitt können sofort nach erfolgter Streckung der Schnitte z. B. mit Bleistift bezeichnet werden; man hat hierbei nicht zu befürchten, daß die Beschriftung in Alkohol oder Xylol verschwindet, was nach Benutzung eines Fettfarbstiftes unvermeidlich ist.

Zur sogenannten „*Mattierung*“ der Objektträger empfehlen wir folgendes Verfahren, das sich im Laufe der Zeit bewährt hat: Als Mattierungsbad verwenden wir nach verschiedenen Versuchen das „Schnellmattierungsbad Nr. 13673“ der Chemischen Fabrik Dr. Finckh u. Co. A. G., Schweizerhalle bei Basel. Es ist eine hochkonzentrierte Lösung von saurem Fluorammonium in verdünnter Flußsäure unter Zusatz anorganischer neutraler Salze, welche die feine Struktur der Mattierung bewirken sollen. Diese Flüssigkeit wird in Bleibehältern geliefert. Vor Gebrauch stellt man den Behälter in den Brutofen bei 56° bis die etwas eingedickte Masse verflüssigt ist. Sodann wird so viel davon in flache Bleischalen gegossen, daß die Höhe der Flüssigkeitsschicht der Höhe der zu mattierenden Fläche entspricht (etwa $1^1/_2$ bis 2 cm). Diese Bleischalen müssen auf der Heizplatte warm gehalten werden. Die Objektträger werden senkrecht für 30 Sekunden hineingestellt, wobei man sich zur Zeitersparnis eines kleinen, mit Gummiabfall oder Lederstückchen hergestellten Halters bedient (Abb. 2), der für zehn Objektträger genügt. Sodann stellt man die Objektträger für einige Minuten ins Wasser, schwenkt sie etwas, um den Überschuß an Mattierungsbad zu entfernen und legt sie dann in eine große Schüssel mit fließendem Wasser.

A. Reinigung der Objektträger und Deckgläser.

Neue Objektträger sollten nicht ohne vorherige Reinigung verwendet werden, da sie stets etwas fettig sind. Man reinigt sie durch Einlegen in ein Alkohol-Benzolgemisch (absol. Alkohol + Benzol $\overline{aa}$), oder, wie MASSON es empfiehlt, in ein Gemisch von 9 Teilen $90^0/_0$igen Alkohols + 1 Teil Salzsäure. Man wäscht sodann in fließendem Wasser und trocknet sie mit einem sauberen Leinentuch ab. Wird diese Reinigung im voraus vorgenommen, so kann man die Objektträger in weißes Papier einwickeln, staubfrei aufbewahren oder man packt sie in entsprechend große Pappschachteln ein.

Zur Reinigung schon gebrauchter Objektträger und Deckgläser, die mit Kanadabalsam, gefärbten Schnitten usw. beschmiert sind, werden verschiedene Verfahren angegeben. Weit verbreitet ist

a) das ZETTNOWsche Verfahren mit *Bichromat-Schwefelsäure* (nach SCHMORL). *Herstellung der Bichromat-Schwefelsäure.* In zwei Liter heißem Wasser löst man 200 g pulverisiertes Kaliumbichromat und fügt unter Umrühren mit einem Glasstab allmählich 200 ccm konzentrierte rohe Schwefelsäure hinzu. Diese Mischung nimmt man am besten in einem emaillierten Topf oder in einem Steinguttopf vor. Es ist vorteilhaft, die Deckgläser vor der Behandlung von den Objektträgern zu lösen, weil man mehr davon wiedergewinnen kann. Zu diesem Zweck erwärmt man die Unterfläche des Objektträgers, wo sich die Kanadabalsamschicht befindet, leicht über der Sparflamme eines Bunsenbrenners und zieht das Deckglas ab. Die abgekitteten Deckgläser werden in eine mit Bichromat-Schwefelsäure gefüllte Porzellanschale gelegt; man erhitzt die Flüssigkeit unter sorgfältigem Rühren ungefähr zehn Minuten, bis der geschmolzene, oxydierte Balsam als grünliche Masse an der Oberfläche schwimmt; man entfernt ihn leicht mit zusammengelegtem Papier. Nach Abgießen der Flüssigkeit spült man die Deckgläser mit kaltem Wasser ab und läßt sie für fünf bis zehn Minuten in verdünnter Natronlauge liegen. Diese wird abgegossen und das Kochen in

Bichromat-Schwefelsäure noch einmal durchgeführt. Nach nochmaligem Waschen und neuer kurzer Behandlung in Natronlauge wäscht man die Deckgläschen gründlich in fließendem Wasser, legt sie in Alkohol ein und putzt sie mit sauberem weichem Leinentuch. Die zu reinigenden Objektträger werden bei Zimmertemperatur zwei bis drei Tage in Bichromat-Schwefelsäure belassen; sie werden dann mit kaltem Wasser gut gespült (einzeln!), in Wasser eingelegt, dem etwas Ammoniak zugesetzt worden ist, um etwaige Säurereste zu entfernen, nochmals in fließendem Wasser gewaschen und mit einem sauberen Tuch getrocknet.

b) In der pathologisch-anatomischen Anstalt Basel wird seit vielen Jahren folgendes Reinigungsverfahren angewandt, das in wesentlich einfacherer Weise zum Ziel führt. Als Reinigungsmittel dient ein Gemisch von Natriummetasilicat und Trimetaphosphat, welches unter der Bezeichnung „P-3-S" von der Fa. Laborfac, Basel, Elisabethenstraße 44, vertrieben wird. Es ist ein weißes hygroskopisches Pulver, das unter leichter Schaumbildung in Wasser gut löslich ist. Zu Reinigungszwecken stellt man sich eine 5‰ige Lösung her, mit der ein großer Kochtopf (acht bis zehn Liter) gefüllt wird. Man erhitzt die Lösung auf 80°, bringt die Objektträger hinein und läßt den Topf über dem Feuer bei 80° Temperatur drei Stunden stehen. Sodann wird die trüb gewordene Flüssigkeit ausgeschüttet und durch heißes Schmierseifenwasser ersetzt, worin die Objektträger nach einer Stunde von Hand abgerieben und mit heißem Wasser gespült werden (man kann sie auch mehrere Stunden oder über Nacht in Schmierseifenwasser stehen lassen. Bevor man sie weiter behandelt, muß man das Wasser wieder erwärmen). Sodann legt man sie in 96%igen Alkohol und reibt sie sauber mit einem Leinentuch. Die Deckgläschen, die nach der Behandlung mit P-3-S am Boden des Topfes liegen, werden gesammelt und gesondert der gleichen Behandlung unterzogen. Dieses Reinigungsverfahren ist einfach und sehr billig; jeder Gehilfe oder jede Reinmachefrau ist imstande es durchzuführen.

c) *Reinigung mit Xylol im Soxhletschen Apparat nach A. Nagel.* Ein mit Xylol (oder Benzol [Romeis]) beschickter Soxhletscher Extraktionsapparat wird mit den zu behandelnden Präparaten mit oder ohne Extraktionshülse gefüllt. Bei einer lockeren Beschickung mit Präparaten ist die Reinigung in 40 bis 60 Minuten erreicht. Für kleinere Betriebe ist dieses Verfahren sicher zu empfehlen; es ist zu beachten, daß wegen Feuergefahr das Erhitzen auf einem elektrischen Sandbad erfolgen muß. (Ein Extraktionsapparat aus Metall nach diesem Prinzip liefert die Fa. Wagner und Munz in München).

B. Aufbewahrung histologischer Schnittpräparate.

Zahlreich sind die Methoden der Aufbewahrung histologischer Schnittpräparate zu Sammlungs- oder Demonstrationszwecken; eine ideale Aufbewahrungsmethode gibt es nicht und es lassen sich hierbei keine allgemeinen Vorschriften geben, denn jeder verfährt nach seinen eigenen Erfahrungen und nach seinem Geschmack. Für die einen stellen die Präparatenkasten, welche für 100 bis 200 Schnitte Platz bieten, die beste Art dar, histologische Präparate aufzubewahren, weil hier die Hauptbedingungen jeglicher Sammlung erfüllt sind: die Schnitte können vor Licht und Staub geschützt versorgt werden. Andere dagegen sammeln ihre Präparate in flachen Präparatenmappen, welche zwei-, drei- oder vierreihig sind und die Unterbringung von 20, 24, 32 oder mehr Objektträgern gewöhnlichen Formats (76 × 26 mm) gestatten.

Ich habe verschiedene dieser Systeme ausprobiert und fand letzten Endes

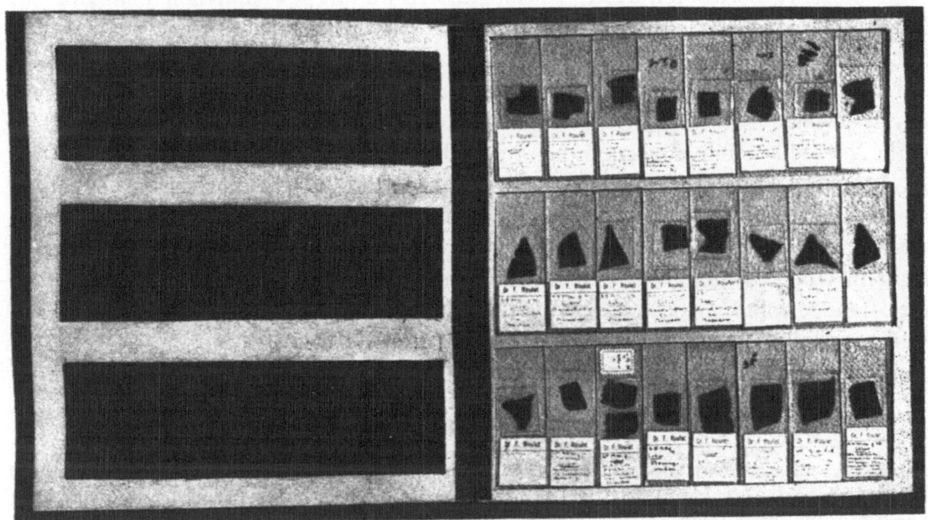

Abb. 3. Offene Präparatenmappe für 24 Objektträger; der gelochte Deckel ist nach links aufgeschlagen.

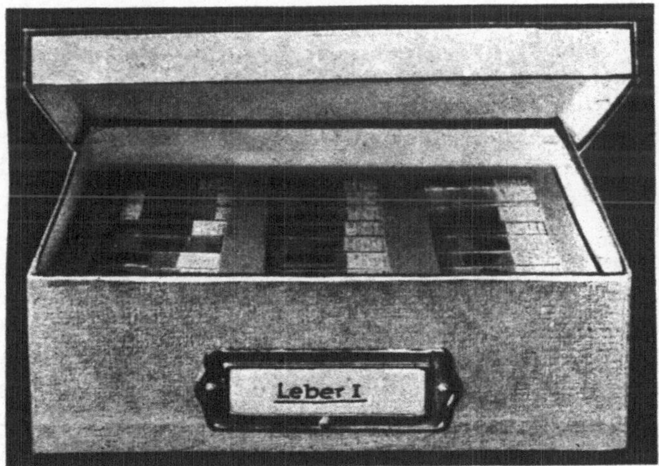

Abb. 4. Kasten aus festem Pappkarton mit Falldeckel; die vordere Wand läßt sich nach vorne abklappen.

folgende Methode außerordentlich praktisch: man bedient sich rechteckiger Präparatenmappen aus Pappkarton von 23 × 26 cm; diese Mappen sind dreireihig, in jeder Reihe können acht Objektträger untergebracht werden (Abb. 3). An der linken Kante der Mappe ist ein Deckel angebracht, der den Präparatenreihen entsprechend gefenstert ist, so daß man leicht die Schnitte und ihre Etiketten übersehen kann. Oben rechts wird auf dem Deckel die entsprechende

Beschriftung angebracht (Organ, Krankheit usw.). Zwölf dieser Mappen werden aufeinander gelegt (die Schnitte liegen flach) und werden in einer Schachtel aus steifem Pappkarton (9,5 bis 10 cm Höhe) mit Falldeckel aufbewahrt (Abb. 4). Man bewahrt sie übereinander geschichtet in einem gewöhnlichen Schrank auf. Diese sehr einfache und billige Art von Sammlung histologischer Präparate hat sich mit der Zeit sehr bewährt; wenn man genügend Spielraum für später einzureihende Objektträger läßt, so lassen sich ohne weiteres neue Mappen einschieben oder neue Präparate unterbringen. Es fallen also bei dieser Methode viele Nachteile einer sogenannten Schranksammlung fort.

Seifried hat eine sehr praktische Einrichtung zur Sammlung und Ordnung histologischer Präparate angegeben, welche nach Art einer Hängeregistratur ausgedacht worden ist. Die Objektträger kommen in Hängestreckkasten für je zehn Objektträger und werden auf zwei Schienen in einem Steckkasten wie für eine gewöhnliche Registratur in Schubfächern untergebracht. Auch dieses Verfahren dürfte nicht zu kostspielig sein und sich wegen der Übersichtlichkeit empfehlen.

Literatur.

Landau: La cellophane comme remplaçant les lamelles des coupes microscopiques. C. r. Soc. biol. Paris **69** (1917), 156. Lentze H.: Deckgläser für große histologische Schnitte aus Cellophan. Klin. Wschr. 1930, II, 1479. Nagel A.: Ein Verfahren zur quantitativen Wiedergewinnung von Deckgläsern und Objektträgern aus unbrauchbaren mikroskopischen Präparaten. Z. Mikrosk. **50** (1933), 181. Seifried O.: Neuzeitliche Sammlung und Ordnung histologischer Schnitte. Z. Mikrosk. **56** (1939), 367.

III. Die Untersuchung frischer Präparate.

Die mikroskopische Untersuchung am frischen Präparat ist die einfachste Art, die histologische Struktur eines Objektes festzustellen; sie bietet viele Vorteile, gestattet eine schnelle Orientierung und ermöglicht insbesondere die Gewebsstruktur wahrheitsgetreu, d. h. ohne Veränderung der Strukturverhältnisse durch künstliche Eingriffe, wie Fixierung u. dgl., zu studieren. Aus diesem Grunde wird von vielen Forschern empfohlen, eine Frischuntersuchung in jedem Fall vorzunehmen, da manche Einzelheiten der Zellstruktur, namentlich Protoplasmastrukturen, in pathologisch veränderten Geweben nur am frischen Objekt hervortreten. Immerhin besitzt diese einfache Methode viele Nachteile, die ihre Anwendung einschränken: die Deutung der beobachteten Bilder erfordert eine große Übung, weil die frischen Gewebe sich nicht so klar und deutlich wie fixierte und gefärbte Objekte darstellen lassen; ferner ist es nicht möglich, die Präparate längere Zeit zu untersuchen und aufzubewahren, endlich ist nicht jedes Objekt für eine derartige Untersuchung geeignet.

Bei allen histologischen Untersuchungen am frischen Gewebe sind einige allgemeine Vorschriften zu beachten, insbesondere Beleuchtungsvorschriften; da es sich hierbei darum handelt, ungefärbte Objekte zu untersuchen, ist es notwendig, die Beleuchtung so zu wählen, daß nur enge Lichtstrahlen das Objekt treffen, was man durch ein starkes Abblenden (enge Irisblende) erzielt. Die Untersuchung im Dunkelfeld mit dem Phasenkontrastverfahren oder mit den verschiedenen Auflichtverfahren (z. B. Ultropak) bietet vielfach große Vorteile.

A. Flüssigkeiten.

Die zu untersuchenden Objekte müssen in besonderen adäquaten, indifferenten Flüssigkeiten untersucht werden, durch welche die physikalisch-chemische Struktur der Gewebe möglichst unbeeinflußt bleibt. In den meisten Fällen, falls nicht besondere Zwecke verfolgt werden, genügt die *physiologische Kochsalzlösung:*

Kochsalz (Natriumchlorid)	0,95 g	für Warmblüter
dest. Wasser	100,0 ccm	
Kochsalz	0,65 g	für Kaltblüter
dest. Wasser	100,0 ccm	

Als weitere, viel gebrauchte Lösungen dieser Art sind zu nennen:

RINGER*sche Lösung:*

Natriumchlorid (NaCl)	0,85 g
Kaliumchlorid (KCl)	0,025 g
Calciumchlorid ($CaCl_2$)	0,03 g
Natriumbicarbonat ($NaHCO_3$)	0,02 g
dest. Wasser	100,0 ccm

(Calciumchlorid ist erst nach Lösung der anderen Salze zuzugeben). Die RINGERsche Lösung ist nicht lange haltbar und muß stets frisch hergestellt werden. STRAUB hat eine haltbare RINGERlösung angegeben, die sogenannte *Normosallösung* der Sächsischen Serumwerke Dresden. Das sterile Salzgemisch wird in Ampullen geliefert: zur Bereitung der Lösung wird der Inhalt einer Ampulle in der vorgeschriebenen Menge abgekochten, handwarmen destillierten Wassers durch Umschütteln gelöst; die Erwärmung über 50° ist zu vermeiden.

LOCKE-*Lösung:*

Natriumchlorid	0,85 g (für Kaltblüter 0,65)
Kaliumchlorid	0,042 g
Natriumbicarbonat	0,02 g
Calciumchlorid	0,025 g
dest. Wasser	100,0 ccm
(event. nach LEWIS	
Dextrose	0,01 bis 0,25 g)

Am besten bereitet man sich Stammlösungen der verschiedenen Salze auf Vorrat, die in den entsprechenden Verhältnissen vor Gebrauch vermischt werden, ohne daß man immer wieder durch das Abwägen Zeit verliert. Man benutzt folgende Lösungen.

NaCl	9%ig	benutzt	werden	20 ccm
KCl	1%ig	„	„	8 ccm
$CaCl_2$	1%ig	„	„	4 ccm
$NaHCO_3$	10%ig	„	„	0,4 ccm

auf 200 ccm destilliertes Wasser.

Ist es notwendig, die Lösung steril zu erhalten, so können die drei ersten Salzlösungen zusammen mit den 200 ccm Wasser gekocht werden; erst nach Abkühlen werden die 0,4 ccm der Natriumbicarbonatlösung hinzugefügt.

TYRODE-*Lösung:* (pH = 7,5 bis 7,8)

Natriumchlorid	0,8 g
Kaliumchlorid	0,02 g
Calciumchlorid	0,02 g
Magnesiumchlorid	0,01 g
Natriumbicarbonat	0,1 g
Mononatriumphosphat	0,005 g
Glucose (Traubenzucker)	0,1 g
dest. Wasser	100,0 cm

Diese Lösung darf nicht gekocht werden; sie wird durch einen Bakterienfilter durchgetrieben (Berkefeld, Seitzfilter, Bakterienglasfilter 1-G 5 auf 3[4] der Jenaer Glaswerke Schott u. Gen.).

Manchmal empfiehlt es sich die Frischuntersuchung im Serum, Ascitesflüssigkeit, Fruchtwasser, Hydrocelenflüssigkeit vorzunehmen; diese Flüssigkeiten eignen sich besonders für exakte Untersuchungen und müssen steril sein.

Gewebe, die sich nicht ausstreichen oder leicht abschaben lassen, müssen vor der Untersuchung zerkleinert werden. Am einfachsten schabt man von einer frischen Schnittfläche kleine Bröckel mit der Messerklinge ab und bringt diese in einen Tropfen einer der angegebenen Lösungen. Ferner kann man auch, wenn das zu untersuchende Gewebe eine festere Konsistenz besitzt, frisch entnommene Gewebestückchen in Kochsalzlösung zerzupfen. Zu diesem Zweck benutzt man Stahlnadeln (Präpariernadeln), die stets sauber und sehr spitz sein müssen (auf Sandpapier schleifen!). Zum Festhalten der Objekte kann man sich einer Pinzette bedienen, deren Enden fein auslaufen und leicht gebogen sind; die beste Pinzette dieser Art ist diejenige, die von den Zahnärzten benutzt wird; ferner kann auch hierbei eine Splitterpinzette (HOCHSTETTER) vorteilhaft verwendet werden.

Will man Gewebsschnitte untersuchen, so bedient man sich eines Gefriermikrotoms (s. S. 72). Das Messertiefkühlverfahren nach SCHULTZ-BRAUNS wird hierbei willkommene Hilfe leisten. Man kann auch in einfacher Weise mit einer sehr scharfen gekrümmten Schere dünne Schichten von Gewebe abtragen und in Kochsalzlösung untersuchen. Die Schnitte muß man gut von etwaigen anhaftenden Gewebsteilen durch Spülen in physiologischer Lösung befreien und auf einen Objektträger aufziehen.

Verwendung von Zusatzlösungen. Es ist vielfach notwendig bei der Herstellung von Zupfpräparaten von festeren Geweben Mittel anzuwenden, welche die bindegewebigen Bestandteile der Objekte erweichen oder auflösen, bzw. gewisse Teile schärfer hervortreten lassen. Dadurch können aber die Gewebe nicht am Leben erhalten bleiben, denn sie werden durch die Zusatzflüssigkeit bis zu einem gewissen Grade fixiert. Man nennt diese Flüssigkeiten *Isolations-* oder *Mazerationsflüssigkeiten.* Am einfachsten läßt man sie auf die Objekte in einem Blockschälchen einwirken, wobei nur kleine Gewebsstücke zu verwenden sind; die betreffenden Reagenzien sind so zu bemessen, daß ihr Volumen dasjenige des zu untersuchenden Objektes nur wenig übertrifft (SCHMORL).

Für die pathologische Histologie haben sich folgende Zusatzflüssigkeiten bewährt:

a) Der *Drittelalkohol* nach RANVIER (32,4$^{0}/_{0}$iger Alkohol), den man sich durch Mischung von 90$^{0}/_{0}$igem Alkohol 1 Teil, destilliertes Wasser 2 Teile bereitet. Die Objekte bleiben darin 24 Stunden liegen. Der Drittelalkohol wird für das Studium von Epithelien (Flimmerhaare) für Muskulatur und drüsige Organe empfohlen (auch kann man die Lösung mit Salizylsäure sättigen, was für die Untersuchung des Muskels von Vorteil sein soll. Einwirkungszeit 48 Stunden).

b) *30 bis 40$^{0}/_{0}$ige Natronlauge oder Kalilauge.* Die Lösungen müssen frisch bereitet sein, sie wirken rasch ein, so daß es sich empfiehlt, das Zerzupfen des Objektes und seine Mazeration auf dem Objektträger selbst vorzunehmen. Die optimale Einwirkungszeit beträgt zehn bis fünfzehn Minuten. Nach dieser Zeit läßt man am besten die überschüssige Lauge abtropfen oder saugt sie mit etwas Filterpapier ab, neutralisiert mit 50$^{0}/_{0}$iger Essigsäure, wäscht in Wasser aus und untersucht in Glyzerin. Mit Wasser dürfen die mit Laugen mazerierten Objekte nicht in Berührung kommen, da sie sonst vollständig aufgelöst werden. Gute Dienste liefert diese Mazerationsart für die Untersuchung der Muskulatur und des elastischen Gewebes.

c) *Chromsäure* in 0,01 bis 0,2$^{0}/_{0}$iger Lösung oder *Kalium-* bzw. *Natriumbichromat* in 0,1 bis 1$^{0}/_{0}$iger Lösung werden zur Isolierung der Ganglien- und Gliazellen gebraucht. Einwirkungszeit 24 Stunden bei Verwendung der Chromsäure, zwei bis vier Tage für die Salzlösungen. *Osmiumtetroxyd* in 0,2$^{0}/_{0}$iger Lösung gebraucht man um Zupfpräparate von Nervenfasern zu erhalten. In 1$^{0}/_{0}$iger Lösung wird Osmiumtetroxyd für die Untersuchung der Epithelien angewandt; Einwirkungszeit 24 Stunden, waschen und zerzupfen in Wasser oder in Glyzerin.

d) *Künstliche Verdauung.* Durch dieses Verfahren werden gewisse Gewebsteile zerstört, andere bleiben erhalten und werden dadurch besser sichtbar. Es ist keine für eine Frischuntersuchung sehr geeignete Methode, hingegen liefert sie sehr gute Ergebnisse für die Darstellung und Differenzierung besonderer Strukturen des Bindegewebes. Wir werden sie dort besprechen (s. S. 309).

B. Eindecken und Untersuchung frischer Präparate.

Das zweckmäßig vorbereitete Objekt wird in einem Tropfen der gewählten Zusatzlösung auf einen Objektträger gebracht und mit einem Deckglas zugedeckt; um die Bildung störender Luftbläschen zu vermeiden, bringt man vor dem Eindecken einen Tropfen der indifferenten Flüssigkeit auf die Deckgläschenunterfläche. Man vermeide hierbei die Flüssigkeitsmenge zu reichlich zu bemessen, weil sonst die feinsten Gewebsteile, isolierte Zellen (besonders bei Untersuchung von Flüssigkeiten, bzw. Bodensatz derselben) mit dem Flüssigkeitsüberschuß fortgerissen werden.

Man vermeide eine etwaige durch das Deckglas bedingte Zerquetschung empfindlicher Objekte durch das Anbringen kleiner Stützen an den Seiten des Deckgläschens. Vielfach genügen hierbei Deckgläschensplitter. Beliebt ist außerdem die Anfertigung sogenannter Wachsfüßchen. Man verwendet eine Mischung von weißem Wachs 2 Gewichtsteile und venetianischem Terpentin 1 Gewichtsteil, die am besten auf dem Wasserbad bei nicht zu hoher Temperatur bereitet wird. Von dieser Masse formt man mit den Fingern kleinste Kügelchen, die an den der Deckgläschengröße entsprechenden Stellen des Objektträgers angeklebt werden. Das Objekt wird in die Mitte des so abgegrenzten Feldes gebracht und mit dem Deckgläschen, das zuvor mit einem Flüssigkeitstropfen versehen worden ist, zugedeckt. Durch leichten Druck an den diagonal entgegengesetzten Ecken des Deckgläschens reguliert man die Höhe der auf diese Weise hergestellten Kammer.

Soll sich die Untersuchung über längere Zeit erstrecken, tut man gut, das Präparat mit Deckglaskitt abzuschließen (s. S. 166). Auch kann man, wenn besonders Zellaufschwemmungen untersucht werden sollen, eine feuchte Kammer nach dem Prinzip der RANVIERschen Kammer benutzen oder man verwendet einen hohlgeschliffenen Objektträger und untersucht im hängenden Tropfen. Sehr einfach kann man sich eine feuchte Kammer herstellen, indem man in einem Stück mitteldicken Pappkarton einen kleinen Rahmen ausschneidet, auf welchen das Deckgläschen zu liegen kommt. Um zu vermeiden, daß der Kartonrahmen durch die Flüssigkeit benetzt wird und diese adsorbiert, wird der Rand der Kammer (Objektträger und Deckglas) mit einer von PERRUCHE angegebenen *Aluminiumseife* umrandet. Diese Seifenlösung in Benzol wird mit einer dünnen Feder aufgetragen.

Zubereitung nach LANGERON. 15 g weiße Seife werden in 6 ccm destilliertem Wasser gelöst und mit 10 g reinem Aluminiumsulfat versetzt. Die Aluminiumseife fällt aus, wird im Exsikkator getrocknet und in einem gut schließenden Pulverglas aufbewahrt. Benutzt wird eine Lösung von 0,7 g auf 50 ccm Benzol.

Auch ein kleiner, nicht zu dicker Glasring, den man auf einen Objektträger aufkittet, und mit einem Deckgläschen zudeckt, kann zur Herstellung einer einfachen feuchten Kammer dienen.

Um Zellen im lebenden oder überlebenden Zustand längere Zeit zu beobachten, ohne daß sie dabei eintrocknen, hat ARNOLD ein sehr praktisches Verfahren angegeben: Aus Holundermark stellt man sich mittels eines Gefriermikrotoms möglichst dünne Scheibchen her und sterilisiert sie durch Kochen in 0,7%iger Kochsalzlösung (solche Plättchen können fertig von Fa. Jung, Heidelberg, bezogen werden). Nachdem sie getrocknet sind, bringt man sie auf ein sterilisiertes, größeres Deckgläschen und beschickt sie mit einem Tropfen der Zellaufschwemmung. Das Deckglas samt Plättchen wird sodann auf einen hohlgeschliffenen Objektträger gelegt, der zuvor in üblicher Weise mit Vaseline umrandet worden ist. Will man den Einfluß verschiedener Reagenzien auf die Zellen studieren, so befeuchtet man das Plättchen mit der betreffenden Flüssigkeit (Farbstofflösung, Kochsalzlösung u. dgl.), und bringt sodann die Zellaufschwemmung darauf.

Auch ist es möglich, das ganze Plättchen mit den aufgetragenen Zellen zu fixieren und zu färben. Vitalfärbungen sind ebenfalls leicht zu erreichen.

C. Färbung.

Vielfach ist es nötig, chemische Reagenzien auf die frischen Präparate einwirken zu lassen, wenn bestimmte Zellbestandteile schärfer hervortreten oder wenn chemische Reaktionen (Kalknachweis z. B.) ausgeführt werden sollen. Zu diesem Zweck empfiehlt es sich, zunächst die Längskanten des Deckgläschens mit Wachs zu verkitten, währenddem die Schmalseiten frei bleiben (Romeis). Der Zusatz von Chemikalien erfolgt von einer dieser Schmalseiten her, indem man die in Frage kommende Lösung mit einer dünn ausgezogenen Pasteur-Pipette an den einen freien Rand bringt, währenddem man die unter dem Deckgläschen befindliche Flüssigkeit von der gegenüberliegenden Seite absaugt, so daß ein Flüssigkeitsstrom entsteht. Man verwendet dazu Filterpapierstreifen, die auf Deckgläschenbreite scharf zugeschnitten worden sind und hält sie leicht geneigt. Auf diese einfache Weise können die verschiedensten Flüssigkeiten an das Objekt herangeführt werden, ohne daß man seine Lage verändert; der Eintritt der dadurch hervorgerufenen Reaktionen und ihr Ablauf können direkt unter dem Mikroskop beobachtet werden.

In der pathologischen Histologie braucht man im allgemeinen folgende Reagenzien (man muß dabei nicht vergessen, daß die Gewebe dadurch getötet, d. h. fixiert werden!):

a) *Essigsäure*, meist 2 bis 5%ig. Die Essigsäure bewirkt eine Schrumpfung der Kerne, die infolgedessen deutlicher hervortreten; das Cytoplasma und bindegewebige Strukturen (kollagenes Gewebe) quellen unter ihrem Einfluß auf und werden dadurch durchsichtiger. Schleim wird durch diese Säure gefällt. *Anwendungsbereich:* schnelle Orientierung über Zahl, Lage und Form der Kerne; Unterscheidung einer albuminösen Degeneration von einer Verfettung: die Eiweißkörnchen werden rasch aufgelöst, während die Fetttröpfchen unverändert bleiben; Unterscheidung zwischen kollagenen und elastischen Fasern: letztere bleiben unbeeinflußt.

b) *Kalium aceticum* in gesättigter Lösung läßt die Kerne deutlich auftreten und wirkt aufhellend.

c) *Laugen:* Natronlauge und Kalilauge in 1- bis 3%iger Lösung zerstören die meisten Gewebe; die elastischen Fasern, Knochen, Amyloid, Fett und einige Pigmente werden dagegen nicht beeinflußt, was differenzial-diagnostisch verwertet werden kann.

d) *Salzsäure* 3-bis 5%ig dient zum Kalknachweis; kohlensaurer Kalk (Kalziumkarbonat) wird unter Bildung von Kohlensäurebläschen, phosphorsaurer Kalk (Calciumphosphat) ohne Bläschenbildung aufgelöst.

e) *Schwefelsäure* 3%ig bewirkt das Auftreten von Gipskristallen an verkalkten Stellen.

f) *Osmiumtetroxyd* (Osmiumsäure) in 1- bis 2%iger Lösung benutzt man zum Fettnachweis: Fett färbt sich schwarz.

g) *Lugolsche Lösung* (Jod 1,0 g; Jodkali 2,0 g destilliertes Wasser 100 ccm) wird in drei- bis vierfacher Verdünnung gebraucht; sie dient zum Nachweis von Glykogen und Amyloid, die tiefbraun gefärbt werden. Die Kerne und Zellumrisse werden dadurch deutlicher dargestellt.

h) *Farbstoffe:* Sie dienen zur Supravitalfärbung. SCHMORL empfiehlt besonders *Neutralrot* (0,01 bis 0,1 auf 100 ccm einer 0,75% NaCl-Lösung oder Methylenblau 1 : 20000 in 0,75%iger NaCl-Lösung). Verfährt man nach ARNOLD mit Holundermarkplättchen, so befeuchtet man die Plättchen mit der Farbflüssigkeit und beobachtet auf einfache und eindrückliche Weise Eintritt und Verlauf der Färbung. Bemerkt sei, daß lebende Zellen lediglich eine Granulafärbung des Cytoplasmas aufweisen; eine Anfärbung des Kerns zeigt an, daß die Zellen abgestorben sind.

Auch eine 1%ige *Methylgrünlösung* in physiologischer Kochsalzlösung ist geeignet schöne Bilder hervorzurufen (Kerne grün); dasselbe gilt für das *Methylenblau nach* LÖFFLER (s. S. 140). Mit *Fuchsin-Essigsäure* oder *Bismarkbraun-Essigsäure*, die fixierend wirken, werden die Präparate aufgehellt und gleichzeitig gefärbt (gleichzeitige Bakterienfärbung); man verwendet eine 2%ige Fuchsin- oder Bismarkbraunlösung in destilliertem Wasser; zu 100 ccm werden 2,5 ccm Eisessig zugesetzt.

D. Vital- und Supravitalfärbung.

Die Methoden der Vitalfärbung spielen in der histologischen Technik keine so große Rolle wie in der experimentellen Biologie, dies aus dem einfachen Grunde, daß der Pathologe meist nur abgestorbene Gewebe untersuchen kann. Immerhin können die sonst üblichen Verfahren bei Experimentaluntersuchungen angewandt werden und wir wollen sie aus diesem Grund in großen Zügen besprechen.

Allgemeines: Man spricht von einer *Vitalfärbung*, wenn Zellen eines lebenden Tieres (oder einer Gewebekultur) mit Erfolg mittels bestimmter Farbstoffe angefärbt worden sind, ohne daß dabei nach längerer Zeit sichtbare Strukturveränderungen aufgetreten sind. Eine *postvitale* oder *supravitale Färbung* besteht in der Anfärbung von Zellen und Gewebsteilen durch Vitalfarbstoffe in frischen, jedoch abgestorbenen Geweben. Ein Vitalfarbstoff ist demnach ein Körper, der sich an lebende Zellelemente eines Organismus anlagern kann, ohne den betreffenden Organismus im allgemeinen oder seine Zellen im besonderen zu schädigen. Ohne hierbei die noch nicht geklärten Fragen über die Theorie der Vitalfärbungen berühren zu wollen, sei ausdrücklich betont, daß man es bei einer solchen Färbung mit einer Farbstoffspeicherung im Bereich besonderer Zellbestandteile zu tun hat, eine Erscheinung, die unter dem Einfluß zahlreicher Faktoren stehen dürfte.

Die *Vitalfarbstoffe* werden eingeteilt in basische und saure Farbstoffe; daneben kommen noch einzelne indifferente Farbstoffe in Betracht. Unter den meist gebrauchten sind zu nennen: *Basische Vitalfarbstoffe:* Neutralrot, Toluidinblau, Brillantkresylblau, Methylenblau, Nilblausulfat, Bismarkbraun (Vesuvin), Janusgrün. *Saure Vitalfarbstoffe:* Trypanblau, Pyrollblau, Lithiumkarmin, Alizarin. Die basischen (elektropositiven) Vitalfarbstoffe werden von fast allen Zellen aufgenommen; es wird der Farbstoff an vorbestehenden Protoplasmabestandteilen in Körnchenform gewissermaßen adsorbiert oder angelagert (vitale Granulafärbung), während die sauren (elektronegativen) Vitalfarbstoffe besonders von bestimmten Zellen, und zwar zuerst von den Elementen des reticuloendothelialen Systems, aufgenommen werden; die dabei auftretenden Körnchen im Protoplasma hängen nicht von vorbestehenden Strukturen ab. (Einzelheiten über

Vitalfärbung insbesondere bei KIYONO, SUGIYAMA und AMANO, ferner SCHULEMANN, v. MOLLENDORFF, GUTSTEIN, SEKI, PARAT, GUILLERMOND).

Grundsätzlich lassen sich zwei Methoden der Färbung lebender Objekte unterscheiden: 1. der Farbstoff wird entweder intravenös, subkutan, intraperitoneal einverleibt oder 2. man läßt ihn auf lebende Zellen im Frischpräparat einwirken. Auch kann man das lebende Objekt in eine stark verdünnte Farbstofflösung einige Zeit einlegen, oder es werden die Objekte, die vorher mit einer dünnen Schicht eines Vitalfarbstoffes bestrichen worden sind (alkoholische Lösung), auf Objektträger gebracht, das Präparat zugedeckt und untersucht (diese Methode leistet für die Untersuchung von Flüssigkeiten, z. B. von Blut sehr gute Dienste, vgl. Kapitel XVIII, F. Untersuchung des Blutes.

Methoden zur Vitalfärbung mit basischen Farbstoffen. Am häufigsten gebraucht wird:

1. *Neutralrot,* ein wenig giftiger Stoff der Azinfarbstoffgruppe, der intravenös subkutan oder per os eingeführt werden kann. Er ist in Wasser leicht löslich. Man gebraucht im allgemeinen stark verdünnte Lösungen (1 : 1000, 1 : 10000 oder mehr), die mit physiologischer Kochsalzlösung, Ringerlösung u. dgl. herzustellen sind. Bei Benutzung des Neutralrotes ist zu beachten, daß bei alkalischer Reaktion ein Farbumschlag in Gelb auftritt, bei saurer Reaktion in Blau.

Neutralrot wird vorteilhaft auch zur *Supravitalfärbung* verwendet (Zupfpräparate, Ausstriche) und zwar in Verdünnungen von 1 : 10000, 1 : 50000, Einwirkungszeit fünf bis zehn Minuten. Zur Fixierung der vital oder supravital gefärbten Objekte werden Formoldämpfe empfohlen (ARNOLD).

2. *Janusgrün* (Diazingrün) ist bekannt als Farbstoff zur Vitalfärbung der Mitochondrien (MICHAELIS), wozu die Farbe in physiologischer Kochsalzlösung aufgelöst wird: 1 : 5000 bis 1 : 50000. Das zu färbende Gewebsstück wird für zehn bis dreißig Minuten (je nach Objekt) in einen Tropfen Farblösung gegeben; man legt es dann in eine feuchte Kammer und kontrolliert von Zeit zu Zeit mit dem Mikroskop. Erst dann wird ein Deckgläschen aufgelegt. Eine empfehlenswerte Vorschrift gibt SEEMANN für die gleichzeitige Färbung von Mitochondrien und Sekretkörnchen; es werden zwei Stammlösungen verwendet, und zwar: 1%ige Janusgrünlösung (I) und 1%ige Neutralrotlösung (II) in *Ringer-Lewis*lösung (NaCl 90 g, $CaCl_2$, 0,25 g, KCl 0,42 g, destilliertes Wasser 1000,0 ccm). Vor Gebrauch werden zu 15 bis 20 ccm Ringer-Lewislösung ein bis zwei Tropfen I und zehn bis fünfzehn Tropfen II zugesetzt. Dünne Häutchen oder Zupfpräparate färbt man fünf bis zehn Minuten bei Luftzutritt, spült sie in Ringer etwas aus, zieht sie auf Objektträger und umrandet sie in üblicher Weise.

Nicht jedes unter der Bezeichnung „Janusgrün“ gelieferte Präparat ist für Vitalfärbung geeignet; das beste ist das Diazine Green der National Anilin and chemical Co. New York oder das Janusgreen B von Coleman and Bell Co. Norwood, U. S. A. (nach ROMEIS).

3. *Methylenblau:* es darf nur chemisch einwandfreies Methylenblau zur Vitalfärbung verwendet werden. Bekannt ist der Farbstoff besonders für die Vitalfärbung des Nervensystems, was für den Pathologen nur von beschränktem Interesse sein kann.

Für Supravitalfärbung benutzt man Lösungen von 1:1000 bis 1:10.000 in physiologischer Kochsalzlösung, in denen die Objekte untersucht werden (Näheres s. bei SCHABADASCH, ausführlich in ROMEIS' Taschenbuch).

4. *Brillantkresylblau* wird für die Vitalfärbung des Blutes, insbesondere der Reticulozyten verwendet und wird im Kapitel Blut- und blutbildende Organe (S. 344) besprochen.

Methoden zur Vitalfärbung mit sauren Farbstoffen. Zwei Methoden sind hier besonders zu erwähnen, die am meisten Verwendung finden:

1. Trypanblau, ein Farbstoff, der seit den klassischen Untersuchungen E. GOLDMANNS immer wieder gebraucht wird. Man stellt sich eine 0,5%ige Lösung in destilliertem Wasser her, filtriert und sterilisiert durch Aufkochen (mehr als vier Wochen alte Lösungen wirken giftig und sollten nicht verwendet werden!). Die Injektion kann intravenös, subkutan oder intraperitoneal erfolgen. Nach v. MÖLLENDORFFS Angaben rechnet man für die erwähnte Lösung:

	subkutan	intravenös
für Mäuse	0,5 bis 1 ccm/20 g Körpergewicht	0,1 ccm oder 0,2 bis 0,5 ccm täglich intraperiton
für Kaninchen	10 bis 15 ccm/1 kg Körpergewicht	3 bis 4 ccm
für Frösche	1 ccm/20 g Körpergewicht	

Will man außer den Elementen des Reticuloendothels weitere Zellen zur Darstellung bringen, so müssen die Injektionen wiederholt werden und zwar in vier- bis fünftägigen Abständen bis die Haut des Tieres blau gefärbt ist. (Mäuse vier- bis fünfmal, 0,5 ccm; Kaninchen fünf- bis zehnmal 10 ccm subkutan.)

Zur *Fixierung* der mit Trypanblau gespeicherten Gewebe werden besonders Sublimatgemische empfohlen: Susagemisch (S. 49), ROMEIS' Gemisch (S. 49), BOUINsche Lösung mit Sublimatzusatz (S. 45). Als Kontrastfärbung bedient man sich am besten roter Kernfarbstoffe, z. B. Kernechtrot (S. 143). v. MÖLLENDORFF empfiehlt kurze Formolfixation ohne nachträgliche Wässerung, direktes Übertragen in 90%igen Alkohol. Als Färbung: Pappenheim (s. S. 360).

2. Lithiumcarmin: Die vitale Carminspeicherung liefert ebenfalls schöne Bilder. Man stellt sich in passenden Kölbchen eine kaltgesättigte Lithiumcarbonatlösung in destilliertem Wasser her. In 100 ccm dieser Lösung werden 4 g Carmin (Carmin Nacarat II von Merck) gebracht und gut gerührt, bis alle Farbstoffklümpchen verteilt sind. Sodann wird die Lösung unter Schütteln zehn bis zwanzig Minuten auf dem Wasserbad erhitzt, allmählich abgekühlt und filtriert. Vor Gebrauch muß nochmals filtriert werden. Man injiziert täglich einmal während einiger Tage:

	subkutan	intravenös
für Mäuse	0,3 ccm	0,05 bis 0,1 ccm
für Kaninchen		10 ccm

(Etwas weniger giftig ist *Sodacarmin* nach MURATA: Lithiumcarbonat wird durch Natriumbicarbonat ersetzt.)

Die *Fixierung* der Organe erfolgt in Alkohol, Formol oder Sublimatgemischen. Kernfärbung mit Haemalaun, Haematoxylin.

Von MITAMURA sind besondere Methoden der *Fixierung der intravital einverleibten Farbstoffe* ausgearbeitet worden, welche wesentlich bessere Ergebnisse liefern. Auch KIYONO empfiehlt sie.

Für die Untersuchung des Feinbaus der Zelle benutzt man

a) Bleiacetat-Sublimat-Eisessig:

10%ige Bleiacetatlösung	50 ccm
Eisessig	1 bis 2 ccm
konzentrierte Sublimatlösung	50 ccm

Herstellung: Das benutzte Bleiacetat soll möglichst rein sein und nur wenig Bleicarbonat enthalten; das Salz löst man in destilliertem Wasser und beseitigt den etwa auftretenden Niederschlag durch Filtration. Die konzentrierte Sublimatlösung besteht aus: Sublimat 90 g, Natriumchlorid 6 g, destilliertem Wasser 1000 ccm. Bei der Mischung der Sublimatlösung und des Bleiacetats entsteht ein Niederschlag; er löst sich nach Zusatz von Eisessig wieder auf.

b) Bleiacetat-Formalin empfiehlt sich zur vollständigen Fixierung des Farbstoffes und zur Herstellung von Gefrierschnitten.

1%ige Bleiacetatlösung	50 ccm
Formol	25 ccm
destilliertes Wasser	15 ccm

Die möglichst kleinen Organstücke werden 12 bis 24 Stunden fixiert, in mehrmals zu wechselndem destilliertem Wasser, und schließlich 6 bis 24 Stunden in fließendem Wasser gewaschen. Einbettung in Paraffin. Der Bleiniederschlag wird am Schnitt entfernt; dazu taucht man die entparaffinierten Schnitte vor der Färbung in 0,1%ige Salpetersäure.

KIYONO hebt hervor, daß diese Art der Fixierung weit besser ist als Formol oder Sublimat für Gewebe, die mit Carmin, Trypanblau, Ismaninblau, Pyrollblau gespeichert worden sind.

Literatur.

ARNOLD J.: Über Struktur und Architektur der Zellen. Arch. mikr. Anat. 52 (1898), 535; ders.: Zur Technik der Blutuntersuchung. Cblt. Path. 7 (1896), 705; ders.: Über feinere Strukturen und die Anordnung des Glykogens im Magen und Darmkanal. Arch. mikrosk. Anat. 77 (1911). GUILLERMOND A.: Introduction à l'étude de la cytologie. Hermann et Co. Paris 1938. GUTSTEIN M.: Zur Theorie der Vitalfärbung. Z. exp. Med. 82 (1932), 479. KIYONO K., S. SUGIYAMA und S. AMANO: Lehre der allgemeinen Vitalfärbung. Acta scholae med. Univers. Kioto 20 (1937/38), 21 (1938). MICHAELIS L.: Die vitale Färbung, eine Darstellungsmethode der Zellgranula. Arch. mikrosk. Anat. 55 (1900), 558. MÖLLENDORFF W. v.: Vitale Färbungen an tierischen Zellen. Ergeb. Physiol. 18 (1920), 141; ders.: Methoden zu Studien über vitale Färbungen an Tierzellen. Hdb. biol. Arbeitsmeth. v. E. Abderhalden, Abt. 5, 2. T. Lieferung 21 (1921); ders.: Vitale Färbung in „Enzyklopädie der mikroskop. Technik", 3. Auflage, S. 712 (1926). PARAT W.: Les colorations vitales de la cellule animale. Paris 1927. PERRUCHE L.: Le savon d'aluminium en technique microscopique. Bull. Soc. franç. microsc. 8 (1939), 147. SCHABADASCH: Untersuchungen zur Methodik der Methylenblaufärbung des vegetativen Nervensystems. Z. Zellforsch. 10 (1930), 221 und 244; ders.: Theoretisches und experimentelle Studien zur Methylenblaufärbung des Nervengewebes. Acta morphologica H. 1, Staatsverl. Gorky. SCHULEMANN W.: Die vitale Färbung mit sauren Farbstoffen in ihrer Bedeutung für Anatomie, Physiologie, Pathologie und Pharmakologie. Biochem. Z. 80 (1917), 1. SEEMANN G.: Zur Technik der Supravitalfärbung. Z. Mikrosk. **47** (1930), 323. SEKI M.: Zur Kenntnis der intra- und supravitalen Färbung. Z. Zellforschg. **18**, 1 und 21; **19** (1933), 289.

IV. Die Untersuchung fixierter Präparate.

A. Entnahme und Zuschneiden der Objekte.

MASSON betont mit Recht, daß die Entnahme der Objekte, die mikroskopisch untersucht werden sollen, sehr sorgfältig durchgeführt werden muß; sie erfordert nicht nur Geschicklichkeit, sondern auch gute Kenntnisse in der makroskopischen Diagnostik und nicht zuletzt etwas Spürsinn!

Es wird im allgemeinen, von Anfängern besonders, vergessen, daß die Gewebe aus sehr empfindlichen Teilen zusammengesetzt sind, die sehr leicht durch Druck und Zug in ihrer Gestalt tiefgreifend verändert werden. Durch unzweckmäßige Eingriffe bei der Entnahme entstehen sehr leicht Kunstprodukte; jedem Pathologen sind z. B. die langausgezogenen Lymphozytenkerne bekannt, die man in den Gaumenmandeln nach chirurgischer Ausschälung oder gewaltsamem Herausreißen beobachtet. Man muß bei der Entnahme von Geweben schonend vorgehen, und insbesondere keine stumpfen Messer, Hakenpinzetten, schlecht geschliffene Scheren gebrauchen. Die Instrumente müssen sauber sein und von etwaigem Blut oder Gewebssaft peinlichst befreit werden. Zu empfehlen sind Rasiermesser, Rasierklingen, gut geschliffene Sektionsmesser, mit denen ein glatter Schnitt (ohne sägende Bewegungen!) geführt werden kann. Man hält dabei das Organ mit einer anatomischen Pinzette fest, ohne das Gewebe dabei zu zerquetschen. Ist dies geschehen, so soll man nicht zögern, die traumatisierten Stellen nachträglich abzuschneiden.

Es ist unter allen Umständen zu vermeiden, daß Gewebe, die mikroskopisch untersucht werden sollen, mit Wasser in Berührung kommen!

Wichtig ist auch die Stelle, von welcher die Gewebsentnahme erfolgt. Es ist selbstverständlich, daß das herausgeschnittene Gewebsstück nachträglich ohne Mühe orientiert werden muß und daß sich darin alle zu untersuchenden Bestandteile wieder finden (z. B. bei der Niere sowohl Rinde wie Mark). Die Schnitte müssen also der allgemeinen Gewebstopographie entsprechend geführt werden. Abweichungen von dieser Regel sind natürlich bei besonderen Fragestellungen gegeben. Hat man es mit pathologisch veränderten Stellen zu tun, was ja meist der Fall sein wird, so ist es gut die Entnahme so vorzunehmen, daß neben den krankhaft veränderten Stellen auch etwas gesundes Gewebe der Umgebung mitentfernt wird.

Im allgemeinen ist es zweckmäßig, scheibenförmige Gewebsstücke mit parallelen Flächen herauszuschneiden und nicht etwa dicke würfelförmige Stücke. Die Gewebsscheiben sollten womöglich nicht über 0,5 bis 1 cm dick sein (vgl. Fixierung der Objekte S. 35). Will man Veränderungen untersuchen, die sich an einer Oberfläche abspielen, so wird man den Schnitt senkrecht zur Oberfläche führen. Kleine Geschwülste schneidet man mittels parazentralem Schnitt durch, damit man im histologischen Schnitt die ganze Ausdehnung der Veränderung mit ihrem Zentrum untersuchen kann, usw.

Die Flächenausdehnung der entnommenen Gewebsscheibe kann beliebig groß gewählt werden, wenn man sich an die angegebene Dicke von 0,5 bis 1 cm hält. Es ist jedoch zu beachten, daß diese Dicke der Objekte je nach der anzuwendenden Fixierungsart schwankt; die Diffusionsgeschwindigkeit der Fixierungsflüssigkeit muß berücksichtigt werden: zur Fixierung mit Osmiumtetroxyd dürfen beispielsweise nur 1 bis 2 mm dicke Gewebsscheiben verwendet werden (vgl. hierzu die besonderen Vorschriften über die Fixierung).

Will man eine Fläche des entnommenen Gewebsstückes besonders kennzeichnen, was unter Umständen die spätere Orientierung wesentlich erleichtert, so legt man das Objekt mit der in Frage kommenden Fläche auf ein Stückchen glattes Papier und bringt es in die Fixierungsflüssigkeit. Die dem Papier anliegende Fläche bleibt ganz glatt und dient später zur richtigen Orientierung.

1. Häutchenmethode. Manchmal ist es vorteilhaft, von besonderen Geweben, wie seröse Häute, entzündliche Neubildungen, membranöse Gewebswucherungen (z. B. bei Pachymeningitis haemorrhagica interna) kleine dünne Häutchen herauszuschneiden und zu fixieren. Diese *Häutchenmethode* kann unter Umständen für die Untersuchung des Bindegewebes wertvoll sein (vgl. dort S. 280). Am leichtesten gewinnt man derartige Häutchen aus dem nicht zu fettreichen großen Netz, Bauchfell, Pleura aus subkutanem Bindegewebe oder aus Muskelfasern. Ein kleines Stück wird mit scharfer Schere abgeschnitten, auf einen sauberen Objektträger gebracht, wo man es mit Hilfe von Präpariernadeln hauchdünn ausbreitet. Man vermeide es, zu große Stücke zu bearbeiten, weil das Präparieren längere Zeit beansprucht und das Gewebe dabei eintrocknet. Diese Häutchen kann man frisch untersuchen oder auch auf dem Objektträger fixieren. Manchnal ist es sogar vorteilhaft, eine größere dickere (1 bis 2 mm) Gewebsfläche (z. B. Pleura) zu fixieren und sodann vom fixierten Präparat das eigentliche Häutchen herzustellen. v. Albertini hat dieses Verfahren mit gutem Erfolg in seinen Untersuchungen über die Pachymeningitis haemorrhagica interna angewandt; der zu untersuchende Durabezirk wird ausgespannt fixiert und in toto gefärbt. Erst nach der Färbung wird das Häutchen abgezogen und wie ein Schnitt behandelt.

Jasswoin hat eine ähnliche Technik angegeben: das frisch entnommene Material wird in Formol (neutralisiertes Formol 1 Teil, Wasser 4 Teile) fixiert; mit einer Schere schneidet man einen 1 cm langen, 1 mm breiten Streifen heraus, der mittels Nadel und Schere auf einen mit Eiweißglyzerin bestrichenen Objektträger herabgezogen wird. Der feuchte Streifen soll drei bis fünf Minuten angetrocknet werden. Sodann wird er ausgespannt, bis ein möglichst dünnes Häutchen ausgebildet ist. Das Auseinanderbreiten soll möglichst schnell vorgenommen werden, damit das Präparat nicht ganz austrocknet. Ist das Häutchen fertig hergestellt, gießt man 95%igen Alkohol darauf, bringt es in die absteigende Alkoholreihe und färbt es wie einen Schnitt (besonders empfohlen sind Eosin-Azur und Eisenhaematoxylin).

Nach der Fixierung muß das entnommene Material zwecks weiterer Behandlung unter Umständen verkleinert werden; man muß es zuschneiden. Dies geschieht am besten, nachdem die Objekte von der Fixierungsflüssigkeit befreit, d. h. gewaschen werden (vgl. hierzu S. 55). Zu diesem Zweck verwendet man eine Kork- oder Holzunterlage (Korkplatte, Holzbrett, harte Wachsplatte) und gut geschliffene Rasiermesser oder Rasierklingen. Bevor ein Schnitt angelegt wird, muß man sich immer von der richtigen Orientierung überzeugen und darauf achten, daß im Teil des Objektes, den man für die Untersuchung vorsieht, auch alle pathologischen Veränderungen, auf die es ankommt, enthalten sind. Gegebenenfalls wird man vom gleichen Objekt mehrere Scheiben zuschneiden. Diese müssen im allgemeinen dünn sein (nicht über 4 bis 5 mm) und parallele Flächen aufweisen. Hat man größere Objekte fixiert und ist es nicht möglich, die ganze Objektfläche in einem Block zu bearbeiten, so empfiehlt es sich sehr, vom Objekt eine kleine Skizze oder eine Photographie anzufertigen, in der die entnommenen Stellen genau bezeichnet (z. B. numeriert) werden.

2. Über den Versand von Präparaten zur histologischen Untersuchung. Jeder Pathologe wird die unangenehme Erfahrung gemacht haben, daß Probeexcisionen und sonstiges Operationsmaterial in unzweckmäßiger Weise verpackt und verschickt worden ist, so daß die Diagnosestellung oft stark beeinträchtigt wird. Es ist seine Aufgabe, dem Chirurgen gegebenenfalls die notwendigen Anweisungen zu geben, bzw. das zweckmäßigste Versandmaterial zur Verfügung zu stellen. Auf besondere Vorsichtsmaßnahmen ist dabei aufmerksam zu machen. Unter Berücksichtigung dessen, was bei Besprechung der Fixierungsmethoden noch ausgeführt wird, muß man darauf dringen, daß Operationsmaterial nicht in eine enghalsige Flasche hineingezwängt wird, sondern es müssen weithalsige Flaschen aus dickem Glas verwendet werden (z. B. 6 bis 9 cm hoch mit 4 bis 6 cm messender Halsöffnung). Kleine Gewebsstücke, Cürettagematerial z. B., kann man bequem in kleineren Flaschen, sogar in Reagenzgläser einlegen, sofern genügend Fixierungsflüssigkeit beigegeben wird. Die gut verschlossenen Flaschen sollten womöglich zugeschnürt und entsprechend vorsichtig verpackt werden. Viele pathologische Institute, die von auswärtigen Krankenhäusern regelmäßig Operationsmaterial zur Untersuchung erhalten, besitzen eigens dazu konstruierte Holzkisten mit Unterabteilungen für eine gewisse Anzahl Flaschen.

Sollen sehr große Operationspräparate versandt werden und stehen keine genügend großen Gefäße zur Verfügung, so kann das Material in dicke Gaze (nicht in Watte) oder Zellstoffschichten gewickelt werden, die mit Formollösung (1 Teil Formol, 4 Teile Wasser) durchtränkt werden; es ist vorteilhaft, das Päckchen noch in ein gummiertes Tuch einzuwickeln, um die rasche Verdunstung zu vermeiden.

Jedes Präparat soll etikettiert werden. Am zweckmäßigsten sollte die mit Bleistift oder Tusche beschriftete Etikette in die Flasche selbst eingelegt werden. Unter Umständen ist es zweckmäßig, daß der Chirurg eine Skizze der von ihm beobachteten Veränderungen mitschickt, so daß die richtige Orientierung der Objekte erleichtert wird.

Es ist Aufgabe des Pathologen, dem Chirurgen die notwendigen Anweisungen zu geben; er muß darauf dringen, daß mit dem Material auch einige klinische Angaben über Krankheitsverlauf, Art des Gewebes, Stelle, Zeit der Entnahme und dergleichen mitgeteilt werden. Fehlen solche Angaben, so wird man oft lediglich eine Beschreibung der histologischen Präparate vornehmen, ohne jedoch eine Diagnose stellen zu können. Das steht weder im Interesse des Chirurgen und noch weniger des Patienten. Zusammenarbeit ist hier die vornehmste Pflicht!

B. Fixierung und Härtung im allgemeinen.

1. Allgemeines zur Fixierung. Die Methode der Untersuchung frischer Objekte ermöglicht nur eine begrenzte Beurteilung histologischer Strukturen, und zwar insbesondere deswegen, weil die Elemente der lebenden Zelle und des lebenden Gewebes mit einzelnen Ausnahmen denselben Refraktionsindex besitzen. Es ist gesagt worden, daß mit besonderen optischen Einrichtungen allerdings mehr Einblick in die Struktur des lebenden Gewebes gewonnen werden kann, immerhin verändert sich die Struktur eines solchen Gewebes bald nach der Trennung aus dem Körper, so daß im frischen Präparat Kunstprodukte zu erwarten sind. Aufgabe der Fixierung ist es, die frischen Gewebe in einem möglichst „lebensgetreuen" Zustand gewissermaßen zu immobilisieren. Man tötet mit anderen Worten lebende Elemente, um sie in ihrer Anordnung zueinander so zu erhalten, wie sie während des Lebens oder im Moment des Absterbens vorhanden waren, ohne daß dadurch neue, künstliche Strukturen auftreten. Eine solche ideale Fixierung gibt es kaum, da die verschiedenen Fixierungsmittel die in der lebenden Materie enthaltenen kolloidalen Eiweißkörper strukturell verändern. Auch nach Behandlung mit sogenannten schonenden Fixierungsverfahren hat man Artefakte zu erwarten, welche auf Grund einer Gerinnung oder einer Ausfällung entstehen. Die in der histologischen Technik gebrauchten Fixierstoffe müssen im großen und ganzen folgende Eigenschaften besitzen: sie müssen die Zellen rasch töten und ebenfalls rasch in die Gewebe eindringen; sie dürfen die chemische Zusammensetzung der Gewebe nicht derart verändern, daß eine spätere Behandlung mit Einbettungs- und Färbemitteln gestört wird. Diesen Tatsachen muß man in der Wahl eines Fixierungsmittels besonders bei der Behandlung pathologischer Objekte Rechnung tragen, da hier viel mehr als in der normalen Histologie Artefakte auftreten können, welche manchmal grobe, nicht selten folgenschwere Irrtümer veranlassen können. Wie in der normalen Histologie ist also zu empfehlen in Zweifelsfällen stets auch frische Präparate aus demselben Gewebe vergleichsweise zu betrachten, um über den Grad der Fixierungsartefakte Aufschluß zu erhalten.

Eine allgemeine Regel der normalen Histologie will, daß die Objekte stets lebenswarm fixiert werden, da viele Organstrukturen, namentlich im Cytoplasma (z. B. in den Epithelien des Magen-Darmtraktes, in Pankreas, Niere, Hypophyse und nicht zuletzt in den verschiedenen Zellen des Knochenmarkes und des Zentralnervensystems) schon kurze Zeit nach dem Tode wesentliche Veränderungen erfahren. Wenn eine sofortige Fixierung nicht möglich ist, empfiehlt es sich, die Gewebsstücke bei niedriger Temperatur im Kühlschrank aufzubewahren (0° bis 4° C). Von dieser Tatsache ausgehend, hat man auch die Fixierung bei niederer Temperatur empfohlen (A. Policard); dadurch bewirkt man einen Stillstand der nach dem Tode sofort einsetzenden autolytischen Prozesse; die Fixierung im Kühlschrank (0° bis 4° C) ist sehr empfehlenswert. Auf alle Fälle muß man stets daran denken, daß eine möglichst bald nach dem Tode vorgenommene Fixierung allein brauchbare histologische Bilder liefern kann; dies ist ganz besonders der Fall, wenn es gilt feinere Zellstrukturen (Mitochondrien z. B.) oder Bakterien nachzuweisen[1]. Ist die sofortige Vornahme der Sektion nicht möglich, so empfiehlt es sich in besonderen Fällen bald nach dem Tode Fixierungsflüssigkeiten in die Körperhöhlen zu injizieren, beispielsweise durch die Nase und die Lamina cribrosa in die Subarachnoidealräume zur Hirnfixierung, in die Pleura, in die Bauchhöhle, in die Speiseröhre oder in die Luftröhre.

Eine gute Fixierung ist die Grundlage, die Hauptbedingung eines brauchbaren und aufschlußreichen histologischen Präparates!

Bei jeglicher Fixierung sind einige Punkte zu beachten, die ganz allgemein für jede Fixierungsflüssigkeit gültig sind:

1. Als Fixierungsgefäße benutze man stets weithalsige Flaschen mit flachem Boden oder verschließbare Schalen, aus denen die gehärteten Objekte mühelos herausgenommen werden können. Die Menge der Fixierungsflüssigkeit darf nicht zu karg bemessen sein, da sonst das im Gewebe enthaltene Wasser zu stark verdünnend wirkt, und dadurch die Fixierungswirkung geschädigt wird; im allgemeinen soll die Menge der Fixierungsflüssigkeit das 50fache Volumen des Objektes betragen. Man soll tunlichst die zu fixierenden Objekte in die schon mit einer entsprechenden Menge Fixierungsflüssigkeit gefüllten Gläser einlegen.

Um zu vermeiden, daß die Objekte am Boden des Fixierungsgefäßes haften bleiben, was eine uneinheitliche Fixierung bewirkt, ist es ratsam etwas Gaze, Filterpapier oder Glaswolle auf den Boden des Gefäßes zu legen. Empfindliche Objekte können auch in kleine Gazesäckchen gebracht und mittels Faden, den man am Kork befestigt, in der Fixierungsflüssigkeit aufgehängt werden. SCHAFFER hat zu diesem Zweck Körbchen empfohlen.

Während der Fixierung soll die Flüssigkeit hin und wieder umgeschüttet werden.

2. Wenn man ein Objekt fixieren will, muß man daran denken, daß es möglichst bald und von allen Seiten her von der Fixierungsflüssigkeit durchtränkt werden soll. Es spielt also die *Diffusionsgeschwindigkeit* des gewählten Fixierungsmittels eine maßgebende Rolle; deshalb ist es ratsam, aus den zu untersuchenden Objekten nicht zu große, insbesondere dünne (womöglich nicht über 5 mm dicke) scheibenförmige Stücke herauszuschneiden. Ohne Nachteil können auch von vielen Geweben Stücke beliebiger Flächengröße fixiert werden, wenn man sie genügend dünn geschnitten hat. Wenn dies nicht möglich ist, so bei weichen Geweben, so läßt man größere Stücke ein bis zwei Stunden in der Fixierungsflüssigkeit liegen, bis die Oberfläche angehärtet ist und zerlegt sie sodann in kleinere Stücke (sogenannte zweizeitige Fixierung). Ist eine Fixierung eines ganzen Organs erwünscht, so muß man es von den versorgenden Arterien aus mit einer Fixierungsflüssigkeit injizieren, nachdem vorher mittels physiologischer Kochsalzlösung das Blut ausgespült worden ist.

Durch die Fixierung erfolgt meistens eine Retraktion des Gewebes, insbesondere der heterogen aufgebauten Gewebe, wie Brustdrüse, Magen, Darm. Die

[1] Der Pathologe dürfte selten in der Lage sein, lebenswarme Organe fixieren zu können; sein Hauptmaterial, nämlich das Sektionsmaterial, ist von vornherein präjudiziert.

auftretenden Deformierungen sind oft unangenehm und sollen vermieden werden. Zu diesem Zweck werden derartige Objekte auf einer geeigneten Unterlage aufgespannt; frische Stücke des Magen-Darmkanals[1] z. B. legt man mit der glatten Bauchfellseite auf entsprechend zugeschnittene Kartonblättchen, die langsam in die Fixierungsflüssigkeit eingetaucht werden. Auch kann man dünne Gewebe, wie Netz, Hirnhäute und dergleichen auf einer Wachsplatte oder auf einer Korkunterlage mit Igelstacheln, zugespitzten Vogelfedern oder Hartholzstückchen befestigen (Metallnadeln sind zu diesem Zweck unbrauchbar, da sie von den meisten Fixierungsflüssigkeiten angegriffen werden, wodurch oft störende Metallverbindungen auftreten). Objekte, die an der Oberfläche der Flüssigkeit schwimmen (Lunge, fetthaltiges Gewebe) sollen entweder mit etwas Glaswolle oder Gaze bedeckt werden, damit sie untertauchen.

3. Von Bedeutung für die spätere Behandlung, besonders für die Färbung ist die *Dauer der Fixierung*. Diese hängt von der Art der gewählten Fixierungsflüssigkeit ab; in besonderen Fällen ist es sogar notwendig sehr lange zu fixieren, worauf bei der Besprechung der einzelnen Färbemethoden noch eingegangen wird. Im allgemeinen ist es ratsamer zu lange als zu kurz zu fixieren: die Fixierung ist erreicht, wenn die Fixierungsflüssigkeit nicht nur die Oberfläche, sondern auch das Zentrum der Objekte völlig durchsetzt hat. Die Konsistenz und die Farbunterschiede des Gewebes, die beim Durchschneiden mit scharfem Messer (Rasierklinge) beobachtet werden, geben hierbei die notwendigen Anhaltspunkte. In Formol- oder Pikrinsäuregemischen können im allgemeinen Gewebestücke längere Zeit ohne Nachteil liegen bleiben; für Sublimat- oder Osmiumsäure-haltige Flüssigkeiten, in denen die Gewebe leicht brüchig werden, gelten besondere Vorschriften (vgl. S. 47). Auch für das Aufheben der Objekte nach erfolgter Fixierung sind besondere Regeln zu beachten, die im Zusammenhang mit den einzelnen Fixierungsflüssigkeiten angegeben werden.

Die Dauer der Fixierung kann unter Umständen herabgesetzt werden, indem man die Diffusionsgeschwindigkeit der Fixierungsflüssigkeit erhöht; man kann z. B. in gewissen Fällen bei 37° im Brutschrank ohne größeren Nachteil dünne Organstückchen fixieren (Formalin) oder in kochende Fixierungsflüssigkeiten eintauchen (Sublimat-Gemisch).

4. Die meisten Fixierungsflüssigkeiten rufen gleichzeitig eine *Härtung* herbei, d. h. sie verleihen dem Gewebe eine erhöhte Konsistenz, die es ermöglicht, davon Gefrierschnitte anzufertigen. Hat man zu dicke Gewebsblöcke herausgeschnitten und fixiert, so bemerkt man beim Durchschneiden sofort, daß die zentralen Bezirke noch weich sind; die Fixierung muß in solchen Fällen verlängert werden. Es muß auf das ausdrücklichste betont werden, daß eine gute Fixierung und eine gleichzeitige Härtung nur beim Einlegen dünner Gewebsscheiben gewährleistet wird!

Eine nachträgliche Härtung zwecks Paraffineinbettung erfolgt durch Einlegen in Alkohol steigender Konzentration. Einzelheiten werden im Kapitel Einbettungsverfahren besprochen (s. S. 79).

[1] Die Retraktion der Muskulatur vom Magen-Darmschlauch vermeidet man bei Beachtung der Vorschrift von WOLF-HEIDEGGER (Kawa-Kawa-Methode). Siehe unter Darm S. 333.

2. Die Fixierungsflüssigkeiten. Bezüglich der Wahl einer Fixierungsflüssigkeit lassen sich keine allgemeinen Regeln geben; es gibt wohl keine derartige Flüssigkeit, die allen Wünschen entspricht, d. h. die in idealer Weise alle Zell- und Gewebsbestandteile in gleich gutem Maße konserviert. Daher ist es notwendig, bei histopathologischen Untersuchungen mit mehreren Fixierungsflüssigkeiten zu arbeiten, will man später oft unangenehme Überraschungen vermeiden. Man muß stets daran denken, daß manche Färbungen eine bestimmte Fixierung voraussetzen, und daß die Darstellung gewisser Stoffwechselprodukte nur unter geeigneten Fixierungsbedingungen erhalten bleiben. So empfiehlt es sich in Fällen, in denen man nicht von vornherein den Gang der Untersuchung überblicken kann, nebeneinander verschiedene Methoden der Fixierung anzuwenden. Es gibt kein alleiniges, ideales Fixierungsmittel! Am besten bedient man sich verschiedener Mischungen, die den Zweck verfolgen die Einwirkung eines Fixierungsmittels zu vervollkommnen, zu verstärken oder unangenehme Nebenwirkungen des gegebenen Fixierungsmittels zu neutralisieren. So kann die, von einigen an sich guten Fixierungsmitteln hervorgerufene Schrumpfungswirkung auf ein Minimum reduziert werden. Die zu erreichende Fixierung soll nicht eine augenblickliche und zerstörende Protoplasmafällung und -Gerinnung hervorrufen, was eine schwere Schrumpfung der meisten Gewebsbausteine bewirkt; die Gerinnung muß aber eine fraktionierte sein. So hat v. TELLYESNICZKY z. B. gezeigt, daß in den Essigsäuregemischen, die er als die besten Fixierungsmittel ansieht, die vollständige Eiweißgerinnung durch die Einwirkung der Essigsäure nur soweit vorbereitet wird, als dieser Stoff das Protoplasma ansäuert und teilweise zur Ausfällung bringt. Die anderen Bestandteile des Gemisches (Chromsalze, Osmiumsäure z. B.), welche langsamer diffundieren, vervollständigen sodann die endgültige Fixierung. (Tabellarische Zusammensetzung von Diffusionsvermögen der meisten Fixierungsflüssigkeiten bei v. TELLYESNICZKY.)

Man kann endlich darauf hinweisen, daß sich der Pathologe im Laufe der Zeit an bestimmte Fixierungsmittel gewöhnt hat; er weiß, was er mit ihnen erreichen kann und was nicht; er kennt dann auch die von diesen Mitteln hervorgerufenen etwaigen Nebenwirkungen und wird daraus keine falschen Schlußfolgerungen ziehen.

Für die pathologisch-histologische Technik kommen als Fixierungsmittel folgende Flüssigkeiten und Gemische in Betracht:

a) Formol oder Formalin. Formol oder Formalin stellt eine 30 bis 40%ige Lösung des gasförmigen *Formaldehyds* in Wasser dar; es ist das *Formaldehydum solutum* des Deutschen Arzneibuches und der Pharmacopoea helvetica. Wenn man gemeinhin von „Formol" spricht, so denkt man an die 30 bis 40%ige Formaldehydlösung des Handels, die gewissermaßen als Stammlösung dient und zu Fixierungszwecken verdünnt werden muß.

Das käufliche Formol ist eine wasserklare Flüssigkeit, welche unsichtbare, stark beißende Dämpfe abgibt; diese reizen die Augenbindehaut und die Nasenschleimhaut in oft unangenehmer Weise. Es ist ferner Vorsicht geboten, wenn man gezwungen ist, formolfixierte Objekte längere Zeit mit bloßen Händen zu manipulieren, weil die Haut sehr bald gehärtet und spröde wird. Bei vielen Menschen ruft das Formol stark juckende, trockene und schwer zu beseitigende

Ekzeme hervor (Formolekzeme). Am besten legt man vor dem Präparieren formolfixierte Objekte längere Zeit in fließendes Wasser oder läßt sie einige Zeit in schwach ammoniakalischem Wasser liegen.

Im handelsüblichen Formol ist stets etwas Ameisensäure und Methylalkohol enthalten; diese beiden Stoffe beeinträchtigen die Fixierungskraft nicht, sie können jedoch störend auf manche Färbungen (Silberimprägnationen z. B.) einwirken. Die Ameisensäure entsteht im Formol unter Einwirkung des Tageslichtes; es muß daher das Formol in Flaschen aus dunklem (braunem) Glas aufbewahrt werden. Zur *Neutralisierung des Formols* (neutrales Formol) empfiehlt ROMEIS das Formol ständig in brauner Flasche über einer 1 bis 2 cm hohen Schicht von gepulvertem Calciumcarbonat aufzubewahren. Nach mehrmaligem Schütteln läßt man die Flasche stehen, die Ameisensäure ist für gewöhnlich nach 24 Stunden neutralisiert. Auch kann man dasselbe Ziel mit 1%igem Natriumcarbonat erreichen. Die Prüfung der Reaktion erfolgt mit Lakmuspapier oder, was sicherer ist, mittels einer 1‰igen Neutralrotlösung (einige Tropfen auf einen Liter): karmoisinrote Farbe bei saurer Reaktion, orangegelbe Färbung bei alkalischer Reaktion (AGULHON).

Anwendungsbereich: Das Formalin ist für den gewöhnlichen Gebrauch eines pathologischen Institutes ein unentbehrliches Fixierungsmittel, welches viele Vorteile besitzt. Es erhält nicht nur fast alle Zell- und Gewebsstrukturen, und härtet gleichzeitig die Gewebe ohne zu starke Schrumpfung, sondern es ist in seiner Anwendung äußerst praktisch und einfach; es besitzt ferner den Vorteil der Billigkeit. Gute Dienste leistet es ferner, wenn es gilt, größere Organscheiben oder ganze Organe wichtiger Sektionsfälle z. B. für spätere Demonstrationszwecke oder für topographische Untersuchungen aufzubewahren. Dank seinem großen Diffusionsvermögen dringt das Formol verhältnismäßig rasch in relativ große Gewebsstücke ein (mehrmaliges Wechseln allerdings erforderlich; man benutzt hiezu große, runde oder viereckige mit geschliffenen Glasdeckeln versehene Schalen und Gläser, die womöglich in einem besonderen Raum mit gleichmäßiger, nicht zu hoher Temperatur [9 bis 15°] aufzustellen sind).

Ein weiterer Vorteil des Formols besteht darin, daß es kaum überfixiert; Gewebsstücke können ohne großen Nachteil längere Zeit darin verweilen, ohne stark zu leiden. Nach einigen Monaten werden jedoch feinere Strukturen angegriffen; immerhin bleibt nach unseren Erfahrungen die Färbbarkeit der meisten Gewebe auch nach jahrelangem Verweilen in Formol ohne Schädigung erhalten. Das Formol verleiht allen Geweben eine elastisch-feste Konsistenz, so daß sie leicht ohne nachträgliche Härtung im Gefrierverfahren geschnitten werden können; es erleichtert somit ein schnelles Schneiden und eine schnelle Diagnosestellung.

Das Formol löst weder Fette noch Lipoide; es erhält allerdings gewisse Phosphatide nicht in unveränderter Form, worauf besonders HAMMAR, WEIL, u. a. aufmerksam gemacht haben (Hydrolyse). Es ist aus diesem Grunde unzweckmäßig, Bestandteile des Nervensystems im besonderen, wie alle Gewebe im allgemeinen, die einer chemischen Untersuchung zugeführt werden sollen, in Formalin zu fixieren!

Fast alle Färbemethoden gelingen nach Formolfixierung gut; gründliches Wässern nach erfolgter Fixierung ist allerdings eine Vorbedingung. Auch läßt sich formolfixiertes Material fast mit allen anderen Fixierungsflüssigkeiten nachbehandeln (Nachfixierung), wie z. B. für gewisse Bindegewebsfärbungen und für viele Methoden der Untersuchung von Nervensystem (WEIGERTsche, GOLGIsche Methoden u. a.).

Es ist für den Anfänger wichtig, zu wissen, daß sich im handelsüblichen Formol mit der Zeit weiße Niederschläge oder Flocken entwickeln können, die sich nicht lösen lassen, oder es kann auch die ganze Flüssigkeit milchig trüb aussehen. Diese Erscheinung tritt bei starker Abkühlung (Winter) besonders auf (im Hochgebirge sehr häufig). Sie beruht darauf, daß im Formol drei Isomeren enthalten sind: Formaldehyd mit einem Molekül, CH_2O, Paraformol mit zwei Molekülen CH_2O und Trioxymethylen mit drei Molekülen CH_2O. Unter dem Einfluß der Kälte polymerisieren das Formaldehyd und das Paraformaldehyd; sie bilden wasserunlösliches Trioxymethylen.

Nachteile. Neben seinen mehrfachen Vorteilen weist das Formol als Fixierungsmittel auch gewisse Nachteile auf: so werden feinere Gewebsstrukturen, namentlich Kernstrukturen (Mitosen z. B.), nach längerem Verweilen des Materials in Formol, nicht ideal fixiert; auch lassen sich die Leukozytengranula (mit Ausnahme der eosinophilen Körnelung) nicht mehr sauber darstellen. Wie alle wässerigen Fixierungsflüssigkeiten löst das Formol Harnsäure, Cystin, Glykogen sowie feine Kalkniederschläge auf und kann in vielen Fällen nicht allein angewendet werden, was tunlichst zu berücksichtigen ist. Auch für den Eisennachweis ist es nicht sehr geeignet, da es die Eisenverbindungen mehr oder weniger aufzulösen vermag (SPATZ); es ist überhaupt unzweckmäßig die haematopoetischen Gewebe in Formol zu fixieren, dies allein auch aus dem weiteren Grund, daß in formolfixierten blutreichen Geweben sehr oft feine schwarzbraune kristallartige Niederschläge auftreten, die sehr störend wirken können. Bekanntlich trifft man diese „Formolniederschläge“ besonders dann, wenn das zu fixierende Material nicht mehr frisch ist oder wenn die Objekte von Leichen stammen, bei denen durch Krankheit eine Blutauflösung oder -zersetzung stattgefunden hat (Sepsis, Vergiftungen, Leukämien z. B.) (s. HUECK). Man erkennt allerdings sehr leicht, daß es sich um Kunstprodukte handeln muß, weil diese „Formolniederschläge“ ganz regellos verteilt im Bereich der mit Blut gefüllten Gefäße oft sehr dicht liegen. (BROWICZ führt ihre Entstehung auf Einwirkung des Formaldehyds auf das gelöste Haemoglobin der Gewebe zurück; nach HUECKS Untersuchungen muß es sich um einen methaemoglobin- oder haematinartigen Körper handeln, wie das Malariapigment.) Da diese Niederschläge oft zu Verwechslungen mit autochton entstandenen Pigmenten führen (nicht seltene intrazelluläre Lagerung), ist es ratsam, sie zu entfernen. Hierzu werden verschiedene Verfahren vorgeschlagen, von denen hier nur die beiden besten angegeben werden sollen.

Entfernung von Formolniederschlägen. VEROCAY: die ungefärbten Schnitte kommen auf zehn Minuten in folgende Mischung:

1%ige wässerige Kalilauge (das ist 1 g Kal. caust. fus. in 100 ccm Wasser)	1 Teil
80%iger Alkohol	100 Teile

Sie werden sodann fünf Minuten in zweimal gewechseltem Wasser ausgewaschen, für fünf Minuten in 80%igen Alkohol übertragen und schließlich in fließendem

Wasser nochmals gewaschen. (Die Methode ist für Schnitte, die zwecks Bakteriendarstellung mit der GRAMschen Methode gefärbt werden müssen, nicht anzuwenden [SCHMORL].)

KARDASEWITSCH empfiehlt das Eintauchen der ungefärbten Schnitte in 1- bis 5%ige Lösung von Liq. ammon. caustici (NH_4OH) in 70%igem Alkohol für fünf Minuten bis vier Stunden; anschließend gründliches Waschen in fließendem Wasser. Dieses Verfahren ist wohl heute das beste; man muß allerdings darauf achten, daß es außer den Formolniederschlägen auch das Malariapigment zum Schwinden bringt (die übrigen Pigmente, wie Lipofuscin, Haemosiderin, Melanin werden dagegen nicht angegriffen).

Anwendungsweise (*Verdünnungen des Formols*). In der mikroskopischen Technik wird das käufliche 40%ige Formol meist nicht rein verwendet; es ist zweckmäßig zu verdünnen. Es entstehen leicht Verwirrungen dadurch, daß man von 5-, 10-, 20%igem Formol spricht, ohne anzugeben, ob sich diese Prozentzahlen auf den Formaldehydgehalt oder auf die 40%ige Stammlösung beziehen. Für viele ist eine Mischung von einem Teil Formol 40% und neun Teilen Wasser eine 10%ige Lösung; andere dagegen sprechen von einer 4%igen Lösung, weil darin nur 4% Formaldehyd enthalten ist. Wir ziehen es vor, dem Vorschlag von ROMEIS zu folgen und keine Prozentzahlen, sondern die effektiven Mengen der Stammlösung anzugeben, insbesondere auch weil der Formaldehydgehalt je nach Lieferant schwanken kann. (Das beste Formol, frei von Methylalkohol und Ameisensäure, wird als 40%ig von Schering geliefert.)

Zur Verdünnung des Formols wird im allgemeinen Brunnenwasser verwendet. Die im täglichen Gebrauch angewandte Verdünnung ist die von BLUM angegebene Mischung: 1 Teil Formol und 9 Teile Wasser. Fixierungsdauer beliebig, durchschnittlich zwölf bis vierundzwanzig Stunden. Die Formollösung ist danach nicht mehr zu gebrauchen. Eine schnellere Fixierung (zwei bis drei Stunden) wird durch erhöhte Temperatur (Einstellen bei 37° in Brutofen oder Erwärmen im Wasserbad) erzielt. Unter Umständen kann auch eine stärkere Konzentration gewählt werden, z. B. 1 Teil Formol und 4 Teile Wasser, 24 Stunden. Danach Übertragen der Präparate zur Konservierung in schwächere Lösung.

Nach der Formolfixierung ist es vor einer weiteren Behandlung angebracht, die Präparate zu wässern. Dies ist unbedingt erforderlich, wenn man zuverlässige Fettfärbungen, Silberimprägnationen, Karminfärbung, Bakteriendarstellung und insbesondere eine Gelatineeinbettung durchführen will.

Unter allen Fixierungsmitteln ist das Formol für *Schnelldiagnosen* am Operations- oder Sektionsmaterial zu empfehlen; dünne Gewebsscheiben werden in Formol 1 Teil, Wasser 4 Teile in kochendem Wasserbad ein bis fünf Minuten fixiert und auf dem Gefriermikrotom geschnitten. (Über die histologische Schnelldiagnose s. S. 170.)

Endlich kann man für gewisse Zwecke eine Fixierung durch Formaldehyddämpfe erzielen; W. GROSS hat diese Art der Fixierung besonders zur Fixierung von Drüsengranula angegeben; wertvolle Dienste leistet dieses Verfahren in der pathologischen Histologie für die Fixierung von Gefriermikrotomschnitten, die mit dem Messertiefkühlverfahren (vgl. S. 76) hergestellt worden sind

(Schnelldiagnose), sowie für Ausstrichpräparate (u. a. Fettfärbung). Man stellt die Objektträger mit den aufgezogenen Schnitten bzw. mit dem trockenen Ausstrich in eine feuchte Kammer, die man sich mittels Exsikkator oder einer gerillten Färbeschale selbst herstellt. Die Wände der Kammer werden mit Filterpapier ausgelegt, das mit 40%igem Formol angefeuchtet worden ist. Für dünne Schnitte und Ausstriche reicht eine Fixierungsdauer von drei bis höchstens zehn Minuten aus. Solche Präparate können sofort gefärbt werden.

Überhärtung. Es kommt vor, daß nach langem Verweilen in Formol die Präparate sehr hart werden. Zur Enthärtung legt man sie (F. W. SCHMIDT) in 10%ige Zitronensäure oder in 1%ige Silbernitratlösung bis sie weich sind.

Vorteilhaft wird das Formol im Zusammenhang mit anderen Chemikalien angewandt; es ist ein Bestandteil vieler ausgezeichneter und viel gebrauchter Fixierungsgemische, wie ORTHsches Gemisch (S. 44), STIEVEsches Gemisch (S. 48), SUSA-Gemisch (S. 49), BOUINsche Flüssigkeit (S. 45), HELLYsche Flüssigkeit (S. 49).

b) Alkohol. Zu Fixierungszwecken verwendet man 96- bis 100%igen Alkohol (Aethylalkohol oder Isoprophylalkohol = Hartosol); allein in hochprozentigem Alkohol wird eine genügend rasche Koagulierung erzeugt. Schwächere Konzentrationen sind unbedingt zu vermeiden.

Anwendungsbereich. Der Alkohol ist ein Fixierungsmittel, welches gleichzeitig rasch härtet; es ist besonders dann zu empfehlen, wenn es gilt, so rasch wie möglich an einem Paraffinschnitt eine Diagnose zu stellen (kleine Probeexzisionen, Auskratzungsmaterial u. dgl.). Da der Alkohol ein chemisch indifferentes Fixierungsmittel ist, leistet er vortreffliche Dienste für viele histochemische Untersuchungen, die am fixierten Gewebe vorgenommen werden können. Folgende Stoffe bleiben nach Alkoholfixierung erhalten: Calciumsalze, Cystin, Eisensalze, Glykogen, Harnsäure und ihre Salze, Mucin. Untersuchungen, die sich mit dem Studium dieser Substanzen abgeben, setzen also eine Alkoholfixierung voraus. Ferner ist diese Fixierungsart zu empfehlen für das Studium der Plasmazellen und der Tigroidsubstanz der Ganglienzellen sowie wenn Verdauungsmethoden angewandt werden sollen.

Da bei der Fixierung die meisten Gewebestrukturen durch die rasche Wasserentziehung mit Schrumpfung stark verzerrt werden, ist der Alkohol außer den erwähnten Ausnahmen nicht zu verwenden. Er löst die Fette und Lipoide auf und zerstört die roten Blutkörperchen.

Anwendungsweise. Wenn man eine gute Alkoholfixierung erzielen will, ist es notwendig, nur kleine Stücke zu fixieren; die frisch herausgeschnittenen und mit Wasser *nicht* in Berührung gebrachten Gewebsstücke dürfen nicht dicker als 5 mm sein. Am besten legt man auf den Boden der Flasche eine Watte- oder Zellstoffschicht und legt das Material darauf. Will man sehr vorsichtig arbeiten, so bringt man zuerst auf den Boden des Fixierungsgefäßes eine Schicht von in Gaze eingehülltem, ausgeglühtem, weißem Kupfersulfat, legt eine dicke Watte- oder Zellstoffschicht darüber und füllt mit Alkohol auf. Auch werden vielfach kleine Drahtnetze gebraucht, auf die man die Gewebsstücke legt, und zwar so, daß sie die Kupfersulfatschicht nicht berühren. Das Kupfersulfat hält den Alkohol wasserfrei; wenn es blau ist, muß es ersetzt werden. Auf diese Weise kann man viel absoluten Alkohol sparen. Die Alkoholfixierung ist meist von kurzer Dauer: 5 mm dicke, kleine Gewebsstücke sind nach zwei bis drei Stunden fixiert; nach längerer Fixierung werden die meisten Gewebe sehr spröde.

In Alkohol fixiertes Gewebe kann in Paraffin und besonders in Celloidin eingebettet werden; unter Umständen, wie das für das Zentralnervensystem der Fall ist, kann man die Blöcke nach längerer Härtung auch direkt ohne Einbettung schneiden.

Verschiedene *Alkoholgemische* sind zur raschen Fixierung angegeben worden, unter welchen vor allem das CARNOY*sche Gemisch* zu empfehlen ist:

Absoluter Alkohol	60 ccm
Chloroform	30 ccm
Eisessig	10 ccm

Es handelt sich um ein rasch eindringendes Fixierungsmittel; es darf deswegen nur sehr kurz einwirken (kleine Stücke eine halbe bis eine Stunde, größere ein bis drei Stunden). Nach erfolgter Fixierung werden die Objekte in absol. Alkohol übertragen und in Celloidin oder Paraffin eingebettet. Dieses von den französischen Histologen viel benutzte Gemisch eignet sich besonders zum Studium von Kernstrukturen.

c) Aceton. Die Fixierung in Aceton, wie sie manchmal empfohlen worden ist, sollte vermieden werden. Durch die sehr energische Wasserentziehung entsteht eine zu starke Schrumpfung der Gewebe, so daß die erhaltenen histologischen Präparate oft unbrauchbar sind. Auch zu Fixierungszwecken vor einer Schnelleinbettung in Paraffin sollte es nicht verwendet werden; Aceton wird in der histologischen Technik besonders als Wasserentziehungsmittel (siehe Paraffineinbettung) gebraucht. Nur zur histologischen Darstellung einiger Fermente ist eine Acetonfixierung notwendig (s. S. 258).

d) Chromsäure und Gemische mit doppelchromsaurem Salz. Die Chromsäure wird allein heute kaum noch als Fixierungsmittel verwendet; sie ist ein Bestandteil des FLEMMINGschen Gemisches (siehe unter Osmiumsäure, S. 50). Sehr viel mehr Bedeutung im täglichen Gebrauch kommt den doppelchromsauren Salzen Kalium-, Natrium- und Ammoniumbichromat zu. Diese Salze bewirken, was seit BURCHARDT (1897) bekannt ist, eine ausgezeichnete Fixierung des Protoplasmas, wogegen die Kerne stark leiden (Bildung von Chromsalznetzen, Vakuolen). Diese unangenehme Wirkung wird durch den Zusatz anderer Chemikalien vorteilhaft korrigiert, z. B. mit Essigsäure, Sublimat, Formol u. a.

1. v. TELLYESNICZKY, dem man neben BURCHARDT diese Erkenntnis verdankt, hat aus diesem Grunde ein *Kaliumbichromat-Essigsäuregemisch* angegeben, welches einfach herzustellen ist und vorzügliche Fixierungen gewährleistet. Die Lösung besteht aus

Kaliumbichromat	3 g
destilliertes Wasser	100 ccm
Eisessig	5 ccm (erst unmittelbar vor Gebrauch zusetzen!)

Die nicht zu großen Gewebsstücke werden darin ein bis zwei Tage belassen und danach 24 Stunden in Brunnenwasser gewaschen. Anschließend Paraffin- oder Celloidineinbettung über die Alkoholreihe, wobei zu beachten ist, daß mit niedrigprozentigem Alkohol (15%) zu beginnen ist.

Nach dieser Fixierung gelingen fast alle Färbungen; in seiner Wirkung ist dieses Fixierungsverfahren dem ZENKERschen gleichzusetzen (vgl. S. 49).

2. ROMEIS empfiehlt ein von ihm modifiziertes HELD*sches Gemisch* (*Kaliumbichromat-Formol-Essigsäure*) mit folgender Zusammensetzung:

3%ige Kaliumbichromatlösung	85 ccm
Formol	10 ccm
Eisessig	5 ccm

Die erst unmittelbar vor Gebrauch herzustellende Lösung fixiert rasch (Objekte von 0,2 bis 1 cm Dicke sechs bis vierundzwanzig Stunden); die Stücke werden unmittelbar danach in eine 5%ige wässerige Lithiumsulfatlösung gebracht (mehrmals wechseln), um die Bindegewebsquellung zu vermeiden. Sodann folgt gründliches Auswaschen in Brunnenwasser.

3. Das *Kaliumbichromat-Formol* nach REGAUD (oder KOPSCH-REGAUD) ist ebenfalls eine einfach zu bereitende, sehr gute Fixierungsflüssigkeit, die besonders für cystoplasmatische Untersuchungen, z. B. für Mitochondriendarstellung verwendet wird. Sie besteht aus:

3%ige Kaliumbichromatlösung	80 ccm
Formol	20 ccm

4. Früher sehr viel gebraucht, von SCHMORL sehr warm empfohlen, ist die altbekannte *Kaliumbichromat-Natriumsulfatlösung* oder MÜLLER*sche Flüssigkeit:*

Kaliumbichromat	2,5 g
Natriumsulfat	1,0 g
destilliertes Wasser	100 ccm

Diese Mischung hat den großen Vorteil, daß sie nur geringgradige Schrumpfungen hervorruft und den Objekten (besonders bei Paraffineinbettung) eine ausgezeichnete Schnittfähigkeit verleiht. Immerhin besitzt sie auch erhebliche Nachteile (lange Fixierungszeit, Schädigung der Kernstruktur, Schimmelpilzbildung), so daß sie heute eigentlich kaum noch allein gebraucht wird. Man benutzt die MÜLLERsche Flüssigkeit vorteilhaft in Verbindung mit Formol (ORTHsches Gemisch), mit Sublimat-Eisessig (ZENKER) oder Sublimat-Formol (HELLY).

5. ORTH*sches Gemisch* oder MÜLLER-*Formol* besteht aus

Formol	1 Teil
MÜLLERsche Flüssigkeit	9 Teile

und ist stets frisch zu bereiten. Es ist für die allgemeine Technik ein vorzügliches Fixierungsmittel, welches dem Formalin vorzuziehen ist, weil keine Formolniederschläge auftreten. Man fixiert darin nicht länger als 24 Stunden (bei längerer Fixierung werden die Objekte leicht brüchig), wäscht in fließendem Wasser einige Stunden aus und konserviert in Formol (1 Teil Formol, 9 Teile Wasser).

Von derart fixiertem Material lassen sich sowohl Gefrier-, wie Paraffin- und

Celloidinschnitte leicht anfertigen. Nach meinen Erfahrungen ist die Schrumpfung sehr gering, die Schnittfähigkeit ausgezeichnet. Auch empfindliche Färbungen gelingen nach dieser Fixierungsart meist gut (z. B. Romanowsky-Färbung, Silberimprägnationen, die verschiedenen Mehrfachfärbungen für Bindegewebe), so daß man diese Mischung eigentlich der in den meisten pathologischen Instituten zu einseitig geübten Formolfixierung vorziehen sollte. Durch Einstellen in den Brutschrank bei 37° erreicht man ohne Nachteil eine raschere Fixierung (sechs bis zwölf Stunden, je nach Größe der Objekte). Die Fixierung in ORTHS Gemisch ist ferner angezeigt in allen Fällen, bei denen eine nachträgliche Chromierung der Objekte notwendig ist (z. B. Markscheidenfärbungen, chromaffines Gewebe): über die Nachchromierung vgl. S. 468.

Die in chromhaltigen Flüssigkeiten fixierten Objekte werden bei längerer Konservierung in Formol (Formol 1 Teil, Wasser 9 Teile) oder in 96%igem Alkohol mit der Zeit grünlich und lassen sich schwer färben, es leidet dabei besonders die Kernfärbbarkeit. Nach EDINGER behilft man sich dadurch, daß man die Schnitte mit verdünnter Salpetersäure (1 : 10) fünf Minuten behandelt und gründlich in Brunnenwasser auswäscht.

e) Pikrinsäure (Trinitrophenol). Die Pikrinsäure fixiert besonders gut das Protoplasma und gewährleistet vorzügliche Fixierungen zu cytologischen Zwecken. Allein wird sie nicht gebraucht, sondern stets in Verbindung mit Formol, essigsaurem Alkohol, Sublimat, Trichloressigsäure.

Die Pikrinsäure hinterläßt auf Stoff, besonders auf Seide und Wolle, kaum zu beseitigende gelbe Flecken. Auf der Haut können diese Flecken mittels Lithiumcarbonat (JELLINEK) oder mit chlorhaltigen Waschmitteln entfernt werden.

Das bekannteste und wohl am meisten angewandte Pikrinsäuregemisch ist

1. *Formol-Eisessig-Pikrinsäure* oder *BOUINsches Gemisch:*

gesättigte wässerige Pikrinsäurelösung	30 Teile
Formol	10 Teile
Eisessig	2 Teile

Es ist empfehlenswert, die drei Bestandteile erst vor Gebrauch zu mischen. Man fixiert darin, je nach Stückgröße, ein bis vierundzwanzig Stunden, doch können die Objekte ohne Nachteil längere Zeit im BOUINschen Gemisch liegen bleiben.

Die gesättigte, wässerige Pikrinsäurelösung hält man vorrätig: In eine Ein- bis Zwei-Liter-Flasche wird Pikrinsäure hineingeschüttet, bis eine zirka 1 cm dicke Schicht gebildet wird (zirka 50 g); man füllt mit heißem destilliertem Wasser auf, schüttelt durch und läßt erkalten. Fünfzehn Stunden stehen lassen. Wenn man davon gebraucht hat, so ersetzt man jeweils die abgehobene Menge mit destilliertem Wasser, das sich mit dem vorhandenen Pikrinsäureüberschuß wieder sättigt.

2. Mit gleich gutem Ergebnis kann die Modifikation von P. MASSON angewandt werden, welche noch einfacher zu bereiten ist:

Formol	10 Teile
Wasser	30 Teile
Eisessig	2 Teile
Pikrinsäure zur Sättigung	

Formol, Wasser und Eisessig werden zusammengeschüttet, sodann wird Pikrinsäure in starkem Überschuß zugegeben (hin und wieder schütteln). Die Lösung kann nach zwei bis drei Tagen gebraucht werden, sie ist unbegrenzt haltbar.

Die Formol-Eisessig-Pikrinsäure (in Frankreich nur Pikroformol genannt) dringt sehr rasch ein und ist für allgemeine Zwecke eine der besten Fixierungsflüssigkeiten; sie gestattet mitunter auch feinere cytologische Untersuchungen. Immerhin besitzt sie auch Nachteile: Fette, Lipoide und das haematopoetische Gewebe (besonders Erythrozyten und ihre Vorstufen) werden schlecht erhalten. Auch bietet die Celloidineinbettung nach Fixierung in Pikrinsäuregemischen gewisse Schwierigkeiten, weil das Celloidin infolge Diffusion der Säure während der Einbettung brüchig und wenig elastisch wird. Dem kann jedoch abgeholfen werden; man kann z. B. nach erfolgter Fixierung die Objekte mit einer Lithium-Carbonatlösung kurz behandeln (JELLINEK) oder (nach BOLCEK) die einzubettenden Stücke nach Durchführung bis zum 96%igen Alkohol in folgendes Gemisch für zehn bis achtundvierzig Stunden einlegen: Zedernholzöl 10 ccm, Origanumöl 20 ccm, absol. Alkohol 80 ccm, Salpetersäure 10 ccm. Danach kommen die Objekte wieder in 96%igen Alkohol zurück, den man zwei- bis dreimal wechselt; weitere Celloidineinbettung wie üblich. Für feinere cytologische Studien, bei welchen besonders Protoplasmastrukturen herausgeholt werden sollen, empfiehlt BOUIN die Essigsäure durch die gleiche Menge 2%iger Trichloressigsäure zu ersetzen. Unter Umständen werden damit auch die Plastosomen konserviert (man fixiert nur dünne Gewebsstücke, maximal 5 mm dick, Fixationszeit ein bis drei Tage).

3. Eine weitere Modifizierung der BOUINschen Lösung ist die *alkoholische Formol-Eisessig-Pikrinsäure* nach DUBOSCQ-BRAZIL mit folgender Zusammensetzung:

Alkohol, 80%ig	150 ccm
Formol	60 ccm
Eisessig	15 ccm
Pikrinsäure	1 g

Der Vorteil dieser von uns seit vielen Jahren im täglichen Gebrauch erprobten Mischung liegt in der sehr raschen und vorzüglichen Fixierung. Wenn man 5 mm dünne Scheiben einlegt, können sie unter Umständen nach einigen Stunden fixiert sein. Für das gewöhnliche Material vom Sektionssaal oder aus der Untersuchungsstation rechnet man zwölf Stunden.

Im allgemeinen sollen nach Pikrinsäurefixierung zwei Punkte beachtet werden:

1. die Objekte sollen nicht in Wasser gewaschen werden (da das Wasser die durch Pikrinsäure hervorgerufenen Fällungen auflöst und eine starke Quellung auftritt), sondern direkt aus der Fixierungsflüssigkeit in 80%igen Alkohol gebracht werden, wo man sie jahrelang konservieren kann;

2. die Pikrinsäure braucht für gewöhnliche Zwecke (Gefrierschnitte, Paraffin-

einbettung) nicht aus dem Gewebe entfernt zu werden, wie für Celloidineinbettung; ein Teil davon geht in der aufsteigenden Alkoholreihe in Lösung, der Rest verschwindet bald aus den Schnitten im ersten Wasserbad.

Die Fixierung in einem der angegebenen Gemische gestattet fast alle Färbungen durchzuführen, insbesondere auch Silberimprägnationen und Bakterienfärbungen; sie ist unentbehrlich für die ausgezeichneten Bindegewebsfärbungen nach P. Masson.

f) Sublimat. Das Quecksilberchlorid gehört zu den besten Fixierungsmitteln, zumal es stark eiweißfällend wirkt und rasch in die Tiefe dringt; dadurch wird jedoch eine mehr oder weniger dicke Gerinnungszone gebildet, die das weitere Vordringen in die Objekte verhindert. Es ist demnach notwendig, besonders bei Anwendung dieser Fixierungsart, nur dünne Gewebsscheiben einzulegen.

Mitunter entsteht am Rande der Präparate eine Randzone, innerhalb welcher die Kerne geschrumpft und wie pyknotisch aussehen. Um dies zu vermeiden, wird von Ingelmann-Sundberg empfohlen, die Objekte während der Fixierung in frisches Bauchfell zu wickeln.

Man fixiert am besten bei Zimmertemperatur und muß darauf achten, daß die Gefäße, in denen die Fixierung vorgenommen wird, peinlich sauber sind und gut schließen. Die Nachhärtung erfolgt in Alkohol; in Sublimat fixierte Objekte sollen für gewöhnlich nicht in Wasser ausgewaschen werden (Konservierung des Restmaterials in 96%igem Alkohol).

Es ist ferner zu beachten, daß sich bei Fixierung in Sublimatlösungen (und $HgCl_2$haltigen Gemischen) sehr oft amorphe oder kristallinische *Niederschläge* bilden. Um diese unangenehme und sehr störende Erscheinung zu beseitigen, kann man zwei Wege wählen: man entfernt sie gleich vor der Einbettung am Stück oder nach der Einbettung am Schnitt. Beide Verfahren müssen in gewissen Fällen angewandt werden.

Gleich nach der Fixierung werden die Objekte in 70 bis 80%igen Alkohol eingelegt, der mit einigen Tropfen einer alkoholischen Jodjodkalilösung (Jod 2,0, Jodkalium 3,0 in 100 ccm 90%igen Alkohols) versetzt wird; nach P. Mayer soll der Alkohol kognakbraun gefärbt sein. Eine 10% Jodlösung in 70%igem Alkohol, die man öfters wechselt, führt zum gleichen Zweck. Die Gelbfärbung der Objekte verschwindet beim Nachhärten in Alkohol. Auch kann die Entfernung von Sublimatniederschlägen erst im Schnittpräparat ohne erheblichen Nachteil vorgenommen werden.

Die Jodentfernung erfolgt im Schnittpräparat; sie ist unbedingt erforderlich, da im Objekt noch vorhandene Jodspuren die Färbbarkeit mit Haematoxylin und Anilinfarben stark beeinträchtigen. Zu diesem Zweck bringt man (nach Heidenhain) die Schnitte vor der Färbung einige Minuten in 0,25%ige Natriumthiosulfatlösung, wo sie gelblich werden, und wäscht sie mehrmals in Wasser aus.

Es kann vorkommen, namentlich nach zu langer Fixierung in Sublimatgemischen, daß sich die Sublimatniederschläge nur schwer entfernen lassen und daß sich die Schnitte schlecht färben. Dem wird nach Schmorl abgeholfen, indem man die Schnitte auf ein bis zwei Stunden in Jodalkohol einlegt, in 70%igem Alkohol wäscht und wie oben entjodet.

Bekanntlich werden Metallinstrumente vom Sublimat angegriffen; Rasiermesser oder -klingen müssen sofort nach dem Zuschneiden der Objekte gereinigt werden.

Anwendungsbereich. Da das Sublimat ein ausgezeichnetes Fixierungsmittel ist, welches so gut wie alle Strukturen konserviert, findet es überall dort Anwendung, wo cytologische Studien in Frage kommen; es eignet sich jedoch auch sehr gut für Übersichtspräparate. Ganz besonders sei es empfohlen für die Untersuchung der haematopoetischen Gewebe.

Anwendungsweise. In der Dermatologie und auch in der normalen Histologie verwendet man zur Fixierung kleiner Objekte (nicht über 3 mm) die

1. *gesättigte wässerige Sublimatlösung* (man löst 70 g Sublimat in einem Liter kochendem, destilliertem Wasser und läßt erkalten), welche vorteilhaft nach HEIDENHAINS Vorschlag zur Hälfte mit destilliertem Wasser verdünnt wird. Die Lösung ist unbegrenzt haltbar. Wie für andere Fixierungsflüssigkeiten schwankt bei der Sublimatfixierung die *Fixierungsdauer* je nach Größe der Objekte:

1 mm dicke Scheibchen	1 Stunde (im allgemeinen für Sublimatgemische gültig)
3 ,, ,, ,,	3 Stunden
5 ,, ,, ,,	5 bis 6 Stunden

Auch werden an sich schon konsistente Gewebe (Leber z. B.) langsamer fixiert als weiche (Knochenmark); die Fixierung ist beendet, sobald die Mitte des Objektes wie die Peripherie grauweißlich gefärbt aussieht.

Unter den zahlreichen *Sublimatgemischen* seien nur diejenigen erwähnt, die den Pathologen interessieren:

2. *Sublimat-Formol* (HEIDENHAIN):

Sublimat	4,5 g
Kochsalz	0,5 g
destilliertes Wasser	80,0 ccm
Formol	20,0 ccm

Diese Flüssigkeit wirkt weniger schrumpfend als die gesättigte wässerige Lösung und ist ihr auf alle Fälle vorzuziehen. Sie stellt das beste Fixierungsgemisch für das haematopoetische Gewebe dar; insbesondere erreicht man damit eine vorzügliche Fixierung des Knochenmarkes (kleine Bröckel schon nach ein bis zwei Stunden fixiert) und, was hierbei von großer Bedeutung ist, es lassen sich diese Präparate ohne weiteres nach der Romanowsky-Methode färben, besser noch als nach Fixierung in Kaliumbichromat-Sublimatgemischen (vgl. haematopoetische Gewebe, S. 358).

3. *Sublimat-Formol-Eisessig* (STIEVE):

Gesättigte wässerige Sublimatlösung	76 ccm
Formol	20 ccm
Eisessig	4 ccm

Dieses Gemisch dringt rasch ein, es wird auch für größere Objekte mit Vorteil verwendet.

4. ZENKERS *Gemisch* besteht aus folgender Mischung:

MÜLLERsche Flüssigkeit	100 ccm	(Kaliumbichromat	2,5 ccm
		Natriumsulfat	1,0 ccm
		destilliertes Wasser	100 ccm)
Sublimat	5 g		
unmittelbar vor Gebrauch dazu			
Eisessig	5 ccm		

Dieses Gemisch wird viel angewandt, weil es rasch eindringt und sehr gute Fixierungen gewährleistet. Nach 24 Stunden sind meistens auch größere Objekte gut fixiert; sie werden sodann gründlich in Brunnenwasser ausgewaschen (Ausnahme bei Sublimatfixierung!) und mit Jodalkohol nachbehandelt.

Die ZENKERsche Fixierung ist unentbehrlich für zuverlässige Ergebnisse einiger Färbevorschriften, so besonders für die Bindegewebsfärbung nach MALLORY (s. S. 285). Es gelingen sonst alle Färbungen, was auch für das folgende Gemisch gilt.

5. HELLYS *Gemisch:*

MÜLLERsche Flüssigkeit	100 ccm	= ZENKERS Stammlösung
Sublimat	5 g	
Formol	5 ccm	unmittelbar vor Gebrauch

Dieses Gemisch wird von HELLY besonders für haematopoetische Gewebe, für Fälle von Blutkrankheiten, kurzum überall, wo es auf die Darstellung von Leukozytengranulationen ankommt, empfohlen. Daneben ist es auch für allgemeine Zwecke, namentlich für feinere Bindegewebsfärbungen (Azan, MASSONsche Methoden) ein zuverlässiges, immer sicher arbeitendes Fixierungsmittel, welches sehr wenig schrumpfend wirkt. Man fixiert ein bis sechs Stunden, wässert gründlich und bettet in Paraffin ein. Fixiert man länger als 24 Stunden (zwei Tage z. B.), so erreicht man eine brauchbare Darstellung der Plastosomen (ALTMANN oder REGAUDsches Verfahren, s. S. 183).

6. Ein ausgezeichnetes, immer mehr mit Vorteil gebrauchtes Sublimatgemisch ist das *Susa-Gemisch* von HEIDENHAIN:

Sublimat	4,5	g
Kochsalz	0,5	g
destilliertes Wasser	80	ccm
Trichloressigsäure	2	g
Eisessig	4	ccm
Formol	20	ccm

Fixierungsdauer je nach Größe der Objekte ein bis vierundzwanzig Stunden, übertragen in 96%igem Alkohol, der mehrmals gewechselt werden soll.

ROMEIS hat die HEIDENHAINsche Formel folgendermaßen modifiziert:

gesättigte wässerige Sublimatlösung	25 ccm
5%ige Trichloressigsäure	20 ccm
Formol	5 ccm

Beide Gemische dringen rasch ein und fixieren ganz vorzüglich. Sie sind für alle zytologischen Untersuchungen (der Hypophyse z. B.), besonders auch für die verschiedenen Färbungen des Bindegewebes (Azanfärbung u. dgl.) empfehlenswert. Da sie leicht kalkentziehend wirken, kann man sie vorteilhaft auch für die Knochenmarkuntersuchung anwenden, bzw. für alle Objekte, wo kleine Kalk- oder Knochenspangen eingeschlossen sind. Ich habe vorzügliche Ergebnisse bei der Untersuchung von Knochen bei Kindern (Rippen, Sternum, Wirbelkörper) damit erzielt.

7. Noch angeführt sei endlich das Gemisch von MAXIMOW:

ZENKERsche Stammlösung	100 ccm
Formol	10 ccm

MAXIMOW empfiehlt weiter für manche Fälle, dieser Lösung noch 10 ccm einer 2%igen Osmiumsäurelösung hinzuzufügen. Fixierungsdauer bis zu 24 Stunden. Es wird danach gründlich in fließendem Wasser ausgewaschen. Das Fett ist durch die Osmiumsäure schwarz gefärbt; es gelingen alle Färbungen.

Als *Nachteil der Sublimatfixierung* ist auf die Schwierigkeiten einer späteren Silberimprägnation der Bindegewebsfibrillen aufmerksam zu machen. Sie gelingt nach unseren Erfahrungen nur nach Fixierung mit den chromhaltigen Gemischen von ZENKER oder MAXIMOW, schlecht nach Susa oder Sublimat-Formol.

8. Osmiumtetroxyd (oder Osmiumsäure). Dieser Stoff besteht aus gelblichen Kristallen, die in zugeschmolzenen Glasröhrchen mit 0,1 bis 1,0 g Inhalt geliefert werden (Wägungsfehler beachten!); er ist sehr flüchtig und entwickelt Dämpfe, durch welche die Schleimhäute in äußerst unangenehmer Weise gereizt werden (Bindehautkatarrh. Idiosynkrasien nicht selten!). Osmiumtetroxyd wirkt auf jegliche organische Substanz stark oxydierend und muß vorsichtig gehandhabt werden.

Anwendungsbereich. Da das Osmiumtetroxyd, ohne Schrumpfungen hervorzurufen, die Gewebe fixiert, ist es besonders für exakte cytologische Untersuchungen anzuwenden; eine große Rolle spielt es z. B. für Kernstudien, Plastosomennachweis u. dgl. Niederschläge werden (in Abwesenheit von Säuren) nicht hervorgerufen. Der Stoff besitzt nur ein geringgradiges Diffusionsvermögen, es sollten demnach nur kleine und dünne Gewebsstücke damit fixiert werden (nicht über 1 bis 2 mm). Die Fixierung im Dunkeln wird von vielen empfohlen, obschon das Licht keinen Einfluß auf Osmiumtetroxydlösungen ausübt.

Anwendungsweise. Es sind, zumal Osmiumtetroxyd sehr teuer ist, einige Punkte zu beachten, wenn man mit diesem ausgezeichneten Fixierungsmittel keine Enttäuschungen erleben will. Als Stammlösung bereitet man eine 2%ige Lösung in destilliertem Wasser. Die Flasche muß peinlich sauber, insbesondere staubfrei und mit geschliffenem Glasstopfen verschließbar sein (weißes Glas ist zulässig!). Man reinigt die Flasche am besten mit einer Kaliumpermanganatlösung, sodann mit Salpetersäure und wäscht sie mit destilliertem Wasser sorgfältig aus, bis alle Säurespuren entfernt sind. Das zugeschmolzene Glasröhrchen mit Osmiumtetroxyd wird gesäubert, die Etikette entfernt und alle Klebstoffspuren sorgsamst gewaschen. Sodann wird das Glas mit einer dünnen Feile geritzt und das Röhrchen in die vorbereitete Flasche hineingeworfen, die Flasche wird verschlossen und geschüttelt, bis das Röhrchen in Stücke geht. Man setzt dann die abgemessene entsprechende Menge destillierten Wassers hinzu. (Die Glassplitter des Röhrchens bleiben ohne Nachteil in der Lösung. Es darf kein warmes oder gar heißes Wasser verwendet werden!)

Da schon Spuren organischer Substanz das Osmiumtetroxyd reduzieren, sind im allgemeinen die Lösungen nicht lange haltbar. Nach P. MAYER kann man durch Zusatz von zehn Tropfen einer 5%igen Sublimatlösung auf 100 ccm osmiumhaltiger Lösung die Reduktion verhindern. Nach der Fixierung müssen die Objekte mindestens zwölf bis vierundzwanzig Stunden in fließendem Wasser ausgewaschen werden; sind sie ungenügend gewässert worden, so färbt sich der zum Nachhärten benutzte Alkohol (durch Niederschläge reduzierten Osmiumtetroxyds) bald schwarz.

Auch bei der Einbettung der Objekte ergeben sich einige Schwierigkeiten aus dem Umstande, daß die Fette durch das Fixierungsmittel schwarz gefärbt werden; es müssen also alle Stoffe vermieden werden, die das Fett rasch lösen, wie z. B. Alkohol, Äther, Xylol, Benzol, Toluol. Am besten verwendet man für die Paraffineinbettung Petroläther mit 100° Siedepunkt oder man braucht zur Aufhellung Zedernholzöl (nach dem Verfahren von O. SCHULTZE). Sehr vorteilhaft wird auch die Methylbenzoat-Celloidinmethode von PETERFI, wie sie ROMEIS empfiehlt, angewandt (Näheres darüber siehe Paraffineinbettung S. 84).

Im allgemeinen bedient man sich selten mehr der reinen Lösung von Osmiumtetroxyd, sondern wendet *Osmiumtetroxydgemische* an. Die gebräuchlichsten Gemische sind folgende:

1. FLEMMINGS *Gemisch* (Chrom-Osmium-Essigsäuregemisch):

1%ige wässerige Chromsäure	15 ccm	erst vor Gebrauch zu mischen!
2%ige wässerige Osmiumtetroxydlösung	4 ccm	
Eisessig	1 ccm	

Kleine Objekte fixiert man mindestens 24 Stunden (besser einige Tage) in dem fünffachen Volumen Flüssigkeit; sie werden 24 Stunden in fließendem Wasser gewaschen und in Paraffin eingebettet.

Diese Fixierungsmethode wird besonders für Kernstudien angewandt; zur Färbung wird Safranin, Gentianaviolett, weniger Haematoxylin empfohlen. Schlechte Resultate sind auf eine nicht ausreichende oder fehlerhafte Fixierungstechnik zurückzuführen (zu große Objekte).

2. HERMANNS *Gemisch:*

1%ige wässerige Platinchloridlösung	15 ccm
2%ige wässerige Osmiumtetroxydlösung	4 ccm
Eisessig	1 ccm

Fixierung ein bis vier Tage, Wässerung drei bis zwölf Stunden. Paraffineinbettung. Färbung wie nach FLEMMING-Fixierung. Nach dieser Technik werden auch die Protoplasmastrukturen ausgezeichnet konserviert.

3. ALTMANNS *Gemisch:*

2%ige wässerige Osmiumtetroxydlösung	zu gleichen Teilen gemischt
5%ige wässerige Kaliumbichromatlösung	

Möglichst frische dünne Stückchen werden 24 Stunden fixiert, gründlich gewaschen, in Alkohol nachgehärtet und in Paraffin eingebettet. Die Fixierung ist besonders zur Darstellung der Plastosomen geeignet. Ebenbürtige Ergebnisse liefern ferner

4. CHAMPYS *Gemisch:*

2%ige Osmiumtetroxydlösung	4 ccm
1%ige Chromsäurelösung	7 ccm
3%ige Kaliumbichromatlösung	7 ccm

oder

5. BENDAS *Gemisch:*

2%ige Osmiumtetroxydlösung	4 ccm
1%ige Chromsäurelösung	15 ccm
Eisessig	2 bis 3 Tropfen

Die kleinen Objekte werden acht Tage fixiert und eine Stunde in destilliertem Wasser gewaschen. Sodann werden sie in eine Mischung von 1%iger wässeriger Chromsäurelösung + Acetum pyrolignosum rectif. (Holzessig), zu gleichen Teilen für 24 Stunden gebracht. Man wäscht sie in destilliertem Wasser und bringt sie für ein bis drei Tage in 2%ige wässerige Kaliumbichromatlösung. Wässern 24 Stunden, Härten in Alkohol steigender Konzentration, Paraffineinbettung. Am besten gelingt die Plastosomenfärbung nach BENDA (s. S. 185) oder KULL (s. S. 184).

Die Fixierung in allen osmierten Gemischen soll in kleinen, mit Glasschliffstopfen versehenen Gläschen (Wägegläschen z. B.) vorgenommen werden.

Für sehr dünne Objekte, wie Membranen, Ausstriche oder Schnitte von frischem Material, die nach dem Messertiefkühlverfahren vom Gefriermikrom gewonnen worden sind, bedient man sich vorteilhaft der Osmiumtetroxyd-*Dampffixierung* (sogenannte *Osmiumräucherung*). Man gibt einige Tropfen der 2%igen Osmiumtetroxydlösung auf den Boden einer gut verschließbaren Glasdose und bringt die Objektträger in der Horizontalebene darüber, so daß sie, ohne mit der Flüssigkeit in Berührung zu kommen, der Dampfwirkung voll ausgesetzt sind. Nach ein bis drei Minuten ist die Fixierung erreicht. Es können die üblichen Färbungen angewandt werden. Diese Methode ist nach unseren Erfahrungen an Gefrierschnitten unfixierten Materials für die Schnelldiagnose äußerst wertvoll (s. S. 170, Schnelldiagnose).

Anhang:

1. Kochmethode. Zur Fixierung eiweißhaltiger, in dem Gewebe reichlich enthaltener Flüssigkeit, wie z. B. Lungenödem, Cysteninhalt, eiweißhaltiger Harn in Nierenkanälchen, werden kleine, möglichst ohne Quetschung (Schere nicht gebrauchen!) herausgeschnittene Gewebswürfel (1 bis 1,5 cm Kantenlänge) in kochendes Formalin (1 Teil Formol und 4 Teile Wasser) geworfen, ein bis zwei Minuten fixiert und darauf in Alkohol nachgehärtet.

2. Hellys Methode zur Aufweichung eingetrockneter Präparate. Es kommt nicht selten vor, daß Untersuchungsmaterial in unzweckmäßiger Weise verpackt wird und daß es mehr oder weniger eingetrocknet die Untersuchungsstelle erreicht. Solche Objekte kann man noch einigermaßen verwerten, ohne sie zu schädigen, indem man sie in eine 20%ige Antiforminlösung (20 ccm des käuflichen Antiformins und 80 ccm Wasser) einlegt, bis sie wieder aufgequollen sind. Die Färbbarkeit leidet nur wenig darunter.

C. Wahl eines Fixierungsmittels.

Wer noch nie oder selten Gelegenheit gehabt hat, pathologische Histologie zu treiben, wird zunächst ziemlich ratlos den zahlreichen, soeben erwähnten mehr oder minder komplizierten Fixierungsflüssigkeiten gegenüberstehen und nicht wissen, wann die eine, wann die andere anzuwenden ist. Es soll hier versucht werden, in kurzen Zügen einige Richtlinien zu geben, aus welchen sich jeder einzelne, je nach seiner Arbeitsrichtung und nach einiger Erfahrung, seine persönlichen Methoden ausarbeiten kann.

Es ist selbstverständlich, daß die Wahl des Fixierungsmittels von mehreren Faktoren abhängig ist, ganz besonders aber wird sie vom Zweck der Untersuchung bestimmt; ein allgemeingültiges Schema gibt es nicht, man ist meist gezwungen, nebeneinander verschiedene Fixierungsmethoden anzuwenden. Da es jedoch dem Pathologen im allgemeinen auf eine rasche Diagnosestellung ankommt und da für die meisten Fälle immer wieder dieselben drei oder vier verschiedenen Färbungen (Haematoxylin-Eosin, Fettfärbung, Bindegewebsfärbung, Elasticafärbung) zu diesem Zweck ausreichen, wird man sich im täglichen Gebrauch mit folgenden Fixierungsverfahren begnügen können:

1. Formol (1 Teil Formol zu 9 Teilen Wasser). Nach der Formolfixierung können die meisten Färbungen ausgeführt werden; unentbehrlich ist dies Verfahren für die Darstellung des Fettes und der verschiedenen Lipoide. Formol ist, trotz Bedenken seitens einiger Histologen, besonders der französischen Schule, das praktischste Fixierungsmittel. Ohne Nachteil, ja sogar mit gewissen Vorteilen, wendet man statt Formol Orths *Gemisch* an, in welchem sich keine Formolniederschläge bilden; auch sind die Blutzellen besser konserviert.

2. Neben diesen beiden Verfahren kann der Anfänger, ohne mit Versagern rechnen zu müssen, das *Pikroformol* nach Bouin anwenden, mit welchem ohne Schwierigkeit eine ausgezeichnete Fixierung gewährleistet wird. Für allgemeine und feinere zytologische Studien, so für die meisten Geschwülste, ist diese Flüssigkeit oder die Modifikation nach Dubosq-Brazil sehr zu empfehlen.

3. Wenn es auf eine saubere Darstellung der Blutzellen und ihrer Vorstufe ankommt (z. B. für Milz, Knochenmark bei Blutkrankheiten), so ist neben dem Formol ein Sublimatgemisch anzuwenden, am einfachsten *Sublimat-Formol*, Hellys *Flüssigkeit* oder Susa-Gemisch.

4. Für feinere zytologische Untersuchungen, wie z. B. für die Darstellung der Plastosomen, der Mitosen usw., sind nur einige spezielle Fixierungsverfahren anzuwenden; sie werden in den folgenden Kapiteln besonders angegeben.

5. Mikrochemische Untersuchungen erfordern eine chemisch indifferente Fixierung, d. h. sie darf die zu untersuchenden Körper nicht in Lösung bringen. In solchen Fällen fixiert man am besten verschiedene Gewebsstücke desselben Objektes nebeneinander in Formol und in absolutem Alkohol.

Literatur.

AGULHON et DE LOBARDY: Remarques sur l'emploi en hématologie des colorants complexes basés sur la méthode de Romanowsky. C. r. Soc. Biol. Paris **84** (1921), 120. ALBERTINI A. v.: Weitere Beiträge zur Pathogenese der idiopathischen Pachymeningitis haemorrhagica interna. Schweiz. Zt. Path. **5** (1942), 293. ALTMANN R.: Ein Beitrag zur Granulalehre. Verhdl. Anat. Ges. 6. Versammlung 220 (1892). BENDA C.: Die Mitochondrienfärbung und andere Methoden zur Untersuchung der Zellsubstanzen. Verhandlg. Anat. Ges. 1901; ders.: Die Mitochondrien. Ergeb. Anat. **12** (1903). BLUM F.: Das Formaldehyd als Härtungsmittel. Z. Mikrosk. **10** (1893); ders.: Über Wesen und Wert der Formolhärtung. Anat. Anz. **11** (1896). BOLCEK L.: Über die Celloidineinbettung des BOUIN-fixierten histologischen Materials. Zt. Mikrosk. **47** (1930), 334. BOUIN P.: Etudes sur l'évolution normale et l'involution du tube seminifère. Arch. d'anat. microsc. **1** (1897), 229. BROWICZ: Über die Einwirkung des Formalins auf das in den Geweben vorfindbare Haemoglobin. Virchows. Arch. **162** (1900), 373. BURCHARDT E.: Bichromate und Zellkern. La cellule **12** (1897), 337. CHAMPY CH.: Recherches sur l'absorption intestinale et le rôle des mitochrondries dans l'absorption et la sécrétion. Arch. d'anat. miscrosc. **13** (1911), 55. DI BIASI: Anmerkung zur Entfernung der Formolniederschläge nach Kardasewitsch. Z. Mikrosk. **43** (1926), 371. DUBOSCQ-BRAZIL: Arch. Zool. exper. **4** (1905), 74. FLEMMING W.: Zellsubstanz, Kern und Zellteilung. Leipzig: 1882; ders.: Mitteilungen zur Färbetechnik. Z. Mikrosk. **1** (1884); ders.: Über die Wirkung von Chrom-Osmium-Essigsäure auf Zellkerne. Arch. mikrosk. Anat. **45** (1895). HEIDENHAIN M.: Über die Haltbarkeit mikroskopischer Präparate. Z. Mikrosk. **25** (1908), 397; ders.: Über neuere Sublimatgemische. Z. Mikrosk. **33** (1917), 232. HELLY K.: Eine Modifikation der Zenkerschen Fixierungsflüssigkeit. Z. Mikrosk. **20** (1903); ders.: Wiederherstellung vertrockneter Präparate. Verhandlg. Dt. Path. Ges. 16. Tagung, 328 (1913). HERMANN F.: Technik. Methoden zum Studium des Archiplasmas und der Centrosomen tierischer und pflanzlicher Zellen. Ergeb. Anat. **2**, II. Abt. (1893); ders.: Notiz über die Anwendung des Formalins als Härtungs- und Konservierungsmittel. Anat. Anz. **9** (1894). HUECK W.: Pigmentstudien. Beitr. path. Anat. **54** (1912), 68. JASSWOIN G.: Eine zuverlässige Herstellungs- und Färbemethode der Häutchen des lockeren Bindegewebes. Z. Mikrosk. **49** (1932), 191. JELLINEK: Stabilit zum Aufkleben von Celloidinpräparaten. Z. Mikrosk. **11** (1892), 243. INGELMANN-SUNDBERG A.: Die Fixationsverhältnisse des Sublimatformalins. Z. Mikrosk. **55** (1939), 249. KARDASEWITSCH: Eine Methode zur Beseitigung der Formalinsedimente (Paraform) aus mikroskopischen Präparaten. Z. Mikrosk. **42** (1925), 322. KULL H.: Eine Modifikation der Altmannschen Methode zum Färben der Chondriosomen. Anat. Anz. **45** (1913), 153. MASSON P.: Diagnostics de laboratoire. Paris, A. Maloine et fils (1923). MAXIMOW A.: Über zweckmäßige Methoden für cytologische und histogenetische Untersuchungen am Wirbeltierembryo mit spezieller Berücksichtigung der Celloidinschnittserien. Z. Mikrosk. **26** (1909), 177. MÜLLER H.: Gesammelte und hinterlassene Schriften, herausgegeben von G. BECKER **1** (1859), 381. ORTH J.: Formalin. Berliner Klin. Wschr. 1896. REGAUD C.: Etudes sur la structure des tubes séminifères et sur la spermatogénèse chez les mammifères. Arch. d'anat. microscop. **11** (1910), 291. REGAUD C. et A. POLICARD: Sur la signification de la rétention du chrome par les tissus en technique histologique au point de vue des lipoïdes et des mitochondries. C. r. Soc. Biol. Paris **74** (1913), 649. ROMEIS B.: Experimentelle Untersuchungen über die Wirkungen innersekretorischer Organe. Z. ges. exper. Med. 6 (1918), 101. SCHMIDT F. W.: Die Aufhebung der Formalinhärtung. Z. Mikrosk. 27 (1910), 214. SCHRIDDE H.: Methoden zur Fixierung und Einbettung von embryologischem Material. Z. Mikrosk. 27 (1910), 360. SPATZ H.: Über Säurebildung bei Formolfixierung. Verhandl. Dt. Path. Ges. 19. Tagung, 1923, S. 222. TELLYESNICZKY K. v.: Über die Fixierungs- (Härtungs-) Flüssigkeiten. Arch. mikrosk. Anat. 52 (1898), 202; ders.: Artikel „Fixation" in Enzyklop. d. mikr. Technik von R. Krause, 3. Auflage, Bd. II, 750 bis 785 (1926). VEROCAY J.: Beseitigung der „Formolniederschläge" aus mikroskopischen Schnitten. Cblt. Path. 19 (1908), 769. ZENKER K.: Chromkali-Sublimat-Eisessig als Fixierungsmittel. Münch. med. Wschr. 1894. S. 532.

V. Die Nachbehandlung der fixierten Präparate.

Bevor man die fixierten Gewebsstücke schneiden und färben kann, muß man sie in den meisten Fällen einer Nachbehandlung unterziehen, welche je nach der Fixierungsart, je nach dem Objekt und je nach der beabsichtigten Schneidemethode wechselt. Diese Nachbehandlung hat den Zweck, das fixierte Objekt so zu gestalten, daß es mühelos in dünne Schnitte zerlegt werden kann. Es werden hier in drei Hauptabschnitten die verschiedenen Verfahren besprochen, mit welchen dieses Ziel der pathologisch-histologischen Untersuchung erreicht wird.

A. Auswaschen.

Das Auswaschen dient dazu, die Fixierungsflüssigkeit aus dem Objekt zu beseitigen, was in manchen Fällen notwendig ist, wenn man eine gute Färbung erzielen will. Die Art der Waschung hängt von der angewandten Fixierungsmethode ab; man kann in Wasser oder in Alkohol waschen (s. hierzu die Angaben des vorstehenden Kapitels). Im allgemeinen wird in Wasser gewaschen, wenn die Objekte in Formol, Bichromatgemischen, Osmiumsäuregemischen fixiert worden sind; nach Fixierung in Pikrinsäure, Sublimat- oder Trichloressigsäuregemischen wäscht man in Alkohol 70 bis 90% aus, was gleichzeitig die spätere Einbettung der Präparate einleitet.

Zum Auswaschen in fließendem Wasser (Brunnenwasser) kann man vorteilhaft verschiedene Apparaturen anwenden: Sehr einfach ist das von P. MASSON angegebene Verfahren, das zu gebrauchen ist, wenn z. B. kein fließendes Wasser zur Verfügung steht. Die Objekte werden in Gazestückchen eingepackt, welche mit einem Faden zugeschnürt und mit einer Etikette versehen werden. Die Säckchen werden in ein mit Wasser gefülltes Pulverglas eingetaucht, indem man den Faden zwischen Kork und Flaschenhals einklemmt. Sie müssen vollständig unter Wasser sein, jedoch möglichst an der Oberfläche bleiben, damit der Flüssigkeitsaustausch rasch vor sich geht. Das Wasser ist innerhalb 24 Stunden zwei- bis dreimal zu wechseln. Diese Methode eignet sich nach Bichromatfixierung.

SCHMORL bedient sich folgender, ebenso einfacher Vorrichtung: ein großes Pulverglas, das als Behälter dient, wird zur Hälfte mit Wasser gefüllt; hier werden die Objekte eingetaucht. Auf den kurzen Flaschenhals wird ein Glastrichter gesetzt, der durch Papierfilter hindurchgesteckt wird (Filter an der *Außen*fläche des Trichters!); der Stiel des Trichters soll bis nahe an den Boden des Pulverglases reichen. Der Apparat wird in ein Ausgußbecken unter dem Hahn der Wasserleitung gebracht (wobei vorteilhaft am Haupthahn ein Verteiler mit einigen Röhren montiert wird), und zwar derart, daß der Wasserstrahl nicht in den Stiel des Trichters einfließt, sondern auf seine Innenwand auftrifft. Der Wasserstrahl wird so reguliert, daß der Trichter stets ungefähr nur zur Hälfte mit Wasser gefüllt ist. Die im Glas eingetauchten Stücke kommen auf diese Weise stets mit neu zufließendem Wasser in Berührung, sie können nicht weggespült werden, da das am Hals des Pulverglases sich anschmiegende Filterpapier ihren Austritt verunmöglicht. Dieselbe Einrichtung kann vorteilhaft gebraucht werden, wenn man in destilliertem Wasser waschen soll (als Behälter dient dann eine hochgestellte Zehnliterflasche); auch ist sie zu empfehlen zur Wässerung von Schnitten.

Einfacher noch und sehr handlich sind die Wässerungssiebe nach FAIRCHILD, das sind größere oder kleinere, mit verschiedener Porenweite überall erhältliche Porzellansiebe, die mit einem großen Korkstopfen verschlossen werden, der gleichzeitig als Schwimmer dient. Es sollen nicht zu reichliche Objekte in ein Sieb eingelegt werden (etikettieren!); die Siebe werden in eine große Schale gebracht, die nur von einem Wasserhahn gespiesen zu werden braucht. Dieses einfache Verfahren ist äußerst empfehlenswert, wobei wir die guten Erfahrungen ROMEIS' bestätigen möchten. Gegenüber anderen Methoden bieten die FAIRCHILDschen Porzellansiebe viele Vorteile: einfache Handhabung, kein Zeitverlust, sicheres Arbeiten, keine Verwechslungsgefahr, wenn darauf geachtet wird, daß man in dem Sieb eine kleine Papiermarke (mit Bleistift oder Tusche beschriftet) samt Objekt einlegt. Ferner können diese Porzellanbehälter auch zur Vornahme einer etwaigen Entkalkung benutzt werden.

Ganz kleine Objekte werden am besten in einem großen, mit Wasser gefüllten Gefäß auf dicker Watteschicht oder in einem Gazesäckchen gewässert. Über das Auswaschen in Alkohol s. Einbettungsverfahren (S. 80).

B. Entkalkung. — Allgemeines.

Will man Knochen oder Gewebe, welche verkalkte Teile enthalten, histologisch untersuchen, ist es unbedingt notwendig, die Kalksalze zu entfernen, d. h. es müssen die Kalksalze *gelöst* werden. Chemisch betrachtet, besitzen die zahlreichen vorgeschlagenen Entkalkungsflüssigkeiten den Charakter von Säuren, welche die am Kollagen gebundenen Kalksalze verschieben und sich mit ihnen binden unter Herstellung löslicher Salze; diese werden sodann mit Wasser oder Alkohol leicht entfernt.

Eine gute Entkalkung erreicht man unter Beachtung folgender Punkte:

1. Da die säurehaltigen Entkalkungsgemische das frische oder unvollständig fixierte Gewebe schädigen, ist eine der Hauptbedingungen eines guten histologischen Bildes am entkalkten Präparat eine gründliche Fixierung. Es gibt allerdings Entkalkungsmittel, die zugleich fixierend wirken; auch kann man Fixierungsmittel wählen, welche bereits eine leicht kalkauflösende Wirkung besitzen, z. B. Formol, Trichloressigsäuregemische (Susa). Im allgemeinen empfiehlt sich die Formolfixierung, welche die im Prozeß der Entkalkung auftretende Quellung des Kollagens in sauren Lösungen herabsetzt.

2. Man vermeide es, zu dicke Objekte zu entkalken, weil bei dicken Stücken die Entkalkung in den innersten Schichten nur dann vollständig ist, wenn die äußeren Schichten bereits zu stark entkalkt und geschädigt worden sind. Übersichtspräparate von Knochen müssen vor dem „Entkalken“ demnach mit der Bandsäge in höchstens 1 cm dicke Scheiben zerlegt werden.

3. Nach der Fixierung sind die Objekte gründlich auszuwaschen (in Wasser oder Alkohol), weil manchmal im Laufe der Säurebehandlung Niederschläge auftreten können. (Ist eine Waschung in Alkohol notwendig, z. B. nach Pikrinsäurefixierung, bringt man die Objekte von 96%igem Alkohol über 70%igen Alkohol wieder in Wasser zurück, sodann in die Entkalkungsflüssigkeit).

4. Die Entkalkungsflüssigkeit soll stets reichlich bemessen und öfters gewechselt werden. Eine rasche Entkalkung erreicht man durch Rühren (Wasserrad nach Thoma) oder, was noch einfacher ist, durch Schütteln in einem langsam laufenden Schüttelapparat, in welchem mehrere Flaschen Platz finden können.

5. Der Zeitpunkt der vollständigen Entkalkung wechselt natürlich je nach der gewählten Entkalkungsflüssigkeit und je nach dem Material. Im allgemeinen ist der richtige Entkalkungsgrad erreicht, wenn die Objekte weich oder biegsam geworden sind, oder wenn man sie mit einer Rasierklinge leicht schneiden kann. Vor dem beliebten Einstechen mit einer Nadel möchte ich warnen! Grünwald hat ein Verfahren angegeben, mit dem es gelingt, den Endtermin der Entkalkung anzugeben. Er entkalkt mit 5%iger Salpetersäure und bedient sich zur Prüfung eines Reagens, bestehend aus 3 Teilen einer 3%igen Oxalsäurelösung + 1 Teil konzentriertes Ammoniak (spezifisches Gewicht 0,910). Zu einigen ccm der Entkalkungsflüssigkeit wird die halbe bis gleiche Menge des Reagens hinzugefügt. Wenn dabei ein weißer Niederschlag auftritt, so ist Calcium vorhanden (der Niederschlag entsteht erst nach einiger Zeit!); wenn kein Niederschlag auftritt, so will das heißen, daß keine Calciumsalze in den Objekten mehr enthalten sind. Dieser Zeitpunkt muß aber unterschieden werden von jenem, in dem die Entkalkung im histologischen Sinne beendet ist, d. h. wenn alle im Knochen z. B. enthaltenen unlöslichen Calciumsalze durch die Salpetersäure in lösliche Nitrate übergeführt worden sind. Ein häufiges Wechseln der Entkalkungsflüssigkeit mit regelmäßig durchgeführter Probe dürfte zum Ziel führen.

6. Ist die Entkalkung beendet, so muß unbedingt dafür gesorgt werden, daß die Objekte von der Säure rasch und vollständig befreit werden, ansonsten die Färbbarkeit und besonders die Haltbarkeit der Färbungen stark leidet. Im allgemeinen darf man zu diesem Zweck die entkalkten Objekte nicht in fließendem Wasser auswaschen, da sonst nach Schaffer, dem man sehr eingehende Untersuchungen über die verschiedenen Entkalkungsverfahren verdankt, Quellungen des Bindegewebes entstehen können. Um diesen Erscheinungen vorzubeugen, ist es erforderlich, vor dem Einlegen in fließendes Wasser die Objekte zur Entsäuerung in quellungshindernde Medien zu bringen; am häufigsten werden gebraucht

5%ige Kalialaunlösung
oder 5%ige Lithium- oder Natriumsulfatlösung,

wo die Gewebsstücke zwölf bis 24 Stunden liegenbleiben (bei größeren Stücken ist die Flüssigkeit einmal wenigstens zu wechseln), worauf sie 48 Stunden gewässert werden.

7. Wenn im Knochen oder in dem zu entkalkenden Gewebe reichlich Fett enthalten ist, empfiehlt SCHMORL vor der Entkalkung die *Entfettung* vorzunehmen:

Die Objekte werden nach Fixierung in steigendem Alkohol entwässert und in Äther, Chloroform, Benzin oder Trichloräthylen gebracht, wo sie 24 Stunden bleiben. Eine vollständige Entfettung wird durch Erhitzen dieser Substanzen (nicht auf Bunsenbrenner, sondern auf elektrischer Kochplatte mit Sandbad!) erzielt. Sodann werden die Objekte in Alkohol absteigender Konzentration und schließlich in Wasser zurückgebracht. Die Entfettung ist besonders nach Fixierung in kaliumbichromathaltigen Gemischen oder in Alkohol vorzunehmen, weil hierbei die Säure der Entkalkungsflüssigkeit störende Kristallbildungen auftreten läßt.

C. Entkalkungsflüssigkeiten.

Nach SCHAFFERS Untersuchungen (1902), die auf diesem Gebiete als grundlegend zu betrachten sind, muß eine Säure, die zur Entkalkung herangezogen werden soll, einer Reihe von Anforderungen entsprechen:

1. In der angewandten Konzentration darf sie keine Quellung des kollagenen Bindegewebes hervorrufen, auch die übrigen Gewebselemente nicht wesentlich verändern, womit die Färbbarkeit verbunden ist.

2. Sie soll ein großes Lösungsvermögen und eine große Lösungsgeschwindigkeit für Kalksalze besitzen.

3. Im Gewebsstück soll die Säure keine Niederschläge hervorrufen; man muß sie leicht, ohne wesentliche Quellungen entfernen können.

Für allgemeine Zwecke kommen folgende Entkalkungsflüssigkeiten in Betracht:

1. Trichloressigsäure. Diese, von PARTSCH 1895 zur Entkalkung empfohlene Säure wird in 5%iger Lösung angewandt; sie ist wohl das beste Entkalkungsmittel, weil sie gleichzeitig fixiert und entkalkt. Am zweckmäßigsten wird sie mit etwas Formol versetzt (10 bis 20 vol. %, also z. B. 5%ige Trichloressigsäurelösung 100, Formol 20). Nach vollzogener Entkalkung (wenige Tage, für kleine Objekte sogar Stunden!) wird in 90 bis 96%igem Alkohol gewaschen; man vermeide ausdrücklich Wasser, weil sonst eine sehr starke Quellung der kollagenen Fasern auftritt. Dieses einfache Entkalkungsverfahren ist für fast alle Zwecke der pathologischen Histologie die Methode der Wahl; es kann nach vorangehender Fixierung in den verschiedensten Flüssigkeiten mit Vorteil gebraucht werden (Formol, Pikrinsäuregemische, Sublimatgemische z. B.).

2. Salpetersäure. (Acid. nitricum conc. mit 68% Säuregehalt; 1,414 spez. Gewicht.)

Wie SCHAFFER gezeigt hat, bewirkt die *5%ige Salpetersäurelösung* eine rasche und schonende Entkalkung der vorher gut fixierten Präparate (Formol, Zenker-,

Orth-Gemische, Pikrinsäuregemische). Die allgemeinen Regeln der Entkalkung sind hier selbstverständlich zu beachten, wenn man sicher arbeiten will, also: reichlich bemessene Flüssigkeit, Schütteln oder Rühren, Einlegen in 5%ige Lithium- oder Natriumsulfatlösung für 12 bis 24 Stunden, gründliches Auswaschen. Die Entkalkung schreitet rasch vor sich, besonders wenn sie im Schüttelapparat vorgenommen wird (ROMEIS rechnet zehn Stunden für 0,4 g dichtesten Knochens). Bei Anwendung der Salpetersäure ist zu beachten, daß sich die Angaben über den Prozentgehalt nicht auf das Volumen, sondern auf das Gewicht beziehen. Die *konzentrierte Salpetersäure* enthält also in 100 Gewichtsteilen Flüssigkeit 68 g Säure (ist also 68%ig). In 1,5 ccm Flüssigkeit ist rund 1,0 g Säure enthalten. Will man eine 5%ige wässerige Salpetersäure herstellen, so mischt man 7,5 ccm der konzentrierten Säure mit 100 ccm Wasser. Die *offizinelle Salpetersäure* des Deutschen Arzneibuches ist nur 30%ig (spezifisches Gewicht 1,14 bis 1,15); um aus dieser eine 5%ige Lösung herzustellen, verdünnt man 16,5 oder rund 17 ccm der offizinellen Säure mit 100 ccm Wasser[1].

Von einigen wird das *Salpetersäure-Formol-Gemisch* bevorzugt:

Formol (1 Teil Formol + 4 Teile Wasser)	100 ccm
konzentrierte Salpetersäure (1,414 spezifisches Gewicht)	7,5 bis 15 ccm
(oder offizinelle Salpetersäure	16 bis 35 ccm).

Nachbehandlung wie nach 5%iger Salpetersäure; unter Umständen kann, wenn es sich nicht um empfindliche Objekte handelt, sofort nach der Entkalkung gewässert werden.

ROMEIS hat mit *alkoholischer Salpetersäure* für die Entkalkung von Objekten, die in Pikrinsäure oder Sublimatgemischen fixiert worden waren, gute Ergebnisse erhalten. Er bringt die Gewebsstücke nach Waschung in Alkohol aus dem 60%igen Alkohol in folgendes Gemisch:

60%iger Alkohol	100 ccm
Salpetersäure (spezifisches Gewicht 1,40)	7,5 ccm

Nach hinreichender Entkalkung wird in 60%igem Alkohol gewaschen.

3. Salzsäure (Acid. hydrochloric. mit 25% Säuregehalt; 1,127 spez. Gew.). Die offizinelle Salzsäure enthält 25 Gewichts-% Säure; als solche ist sie nicht zu empfehlen, da sie das Chromatin schädigt. Sie wird jedoch vielfach in Gemischen angewandt, von denen *die Kochsalz-Salzsäurelösung oder* EBNERsches *Gemisch* besonders bekannt ist:

kalt gesättigte wässerige Kochsalzlösung	100 ccm
destilliertes Wasser	100 ccm
offizinelle Salzsäure	4 ccm (für Zähne 10 bis 20 ccm).

Das Gemisch entkalkt relativ langsam. Es müssen der Lösung täglich 1 bis 2 ccm Salzsäure zugesetzt werden, um den annähernd gleichen Konzentrationsgrad

[1] Für die Pharmacopoe Helvetica V gelten folgende Prozentsätze: Die offizinelle Salpetersäure (Acid .nitric. dilut) mit 1,151 spez. Gew. enthält 25 Gew.% wasserfreie Salpetersäure; d. h. 1 g Säure ist in 4 ccm der offizinellen Säurelösung enthalten. Zur Herstellung der 5%igen Säurelösung sind also 20 ccm der offizinellen Salpetersäure mit 100 ccm Wasser zu mischen.

zu erhalten, bis das Objekt weich ist. Nach erfolgter Entkalkung werden die Gewebsstücke einige Tage (drei bis sechs Tage) in gesättigte Kochsalzlösung eingelegt. Durch Zusatz von verdünntem Ammoniak wird die allmählich auftretende saure Reaktion neutralisiert, und zwar so lange, bis das Gewebsstück keine Säure mehr abgibt (Lakmuspapier). Danach wird gewässert und in Alkohol nachgehärtet.

4. Ameisensäure. Mit dieser Säure dürfen nur Objekte behandelt werden, die lange in quellungshindernden Fixierungsflüssigkeiten gelegen haben (Osmiumsäure, Formol), eine Tatsache, die oft nicht berücksichtigt wird und viele Versager erklärt. Man verwendet Ameisensäure in 20 bis 25%iger Lösung. SCHMORL empfiehlt ein Gemisch von Ameisensäure mit Formol (Formol 1 Teil + Wasser 9 Teile) zu gleichen Teilen, in welchem die Entkalkung rasch und ohne Quellung vor sich geht. Nach vollendeter Entkalkung werden die Objekte auf zwei bis drei Tage in Formol (Formol 1 Teil + Wasser 9 Teile) eingelegt, welches öfters zu wechseln ist; es folgt ein gründliches Auswaschen in fließendem Wasser.

Diese Entkalkungsmethode ist besonders empfehlenswert, wenn man gute Kernbilder erhalten will; sie wird auch für besondere Objekte, wie Zähne z. B., anderen Säuren vorgezogen.

Die im Formol entstehende Ameisensäure wirkt selbstverständlich auch entkalkend; darauf ist es zurückzuführen, daß dünne Knochen (Knochen von Kindern oder von Versuchstieren) nach langem Liegen in Formol gut entkalkt werden. Die Färbbarkeit der Präparate ist eine ausgezeichnete. Früher wurde dieses Verfahren viel angewandt; es hat den Nachteil einer langen Wartezeit, da die Entkalkung sich nur langsam vollzieht.

5. Schweflige Säure. Sie wurde von ZIEGLER in die histologische Technik eingeführt und wird heute weniger gebraucht. Man wendet die gesättigte wässerige Lösung mit zirka 5% Säuregehalt an, nach Vorfixierung der Objekte in Formol. Gründliches Auswaschen in Wasser 24 Stunden nach der Entkalkung ist geboten. Diese Methode ist, wie die Ameisensäure, sehr schonend für Kerne und Zellstrukturen; sie arbeitet etwas langsamer.

6. Müllersche Flüssigkeit (s. S. 44). In besonderen Fällen, bei denen es auf ein sehr exaktes histologisches Bild und auf eine Differenzierung zwischen unverkalktem und verkalktem Knochengewebe ankommt (z. B. Rachitis, Osteodystrophia fibrosa, Geschwülste usw.), leistet die Entkalkung in Müllers Flüssigkeit nach vorangehender Formolfixierung vorzügliche Dienste. Die Entkalkung geht jedoch nur sehr langsam vor sich (mehrere Monate bis ein Jahr), die Flüssigkeit muß öfters gewechselt werden, die darin eingelegten Objekte müssen stets klein zugeschnitten sein. SCHMORL hat das Verfahren für kindliche Knochen besonders empfohlen.

Die Entkalkung vollzieht sich rascher, wenn man auf 100 bis 300 ccm Müller-Flüssigkeit 1 ccm Salpetersäure hinzusetzt oder wenn man, was weniger empfehlenswert ist, bei 37° im Brutofen entkalkt. Auswaschen in fließendem Wasser.

7. Flemmingsches Gemisch (s. S. 51). Wie die Pikrinsäure, entkalkt dieses Gemisch sehr schonend, jedoch nur langsam. Es ist für empfindliche Objekte anwendbar, da auch hier die Gewebsstruktur ausgezeichnet erhalten bleibt. Die Flüssigkeit ist öfters zu wechseln, danach wäscht man gründlich in Wasser aus. SCHMOBL empfiehlt das Verfahren für rachitische Knochen, ROMEIS für embryonales Material.

Entkalkte Objekte werden im allgemeinen in Celloidin eingebettet; für kleinere Stücke oder, wenn nur geringfügige Kalkmengen beseitigt werden mußten, kann man auch ohne Schaden in Paraffin einbetten. Das Gefrierschnittverfahren mit oder ohne Gelatineeinbettung kann ebenfalls in vielen Fällen gute Ergebnisse liefern.

Ohne Schaden kann man auch nicht entkalktes Material in Celloidin einbetten und es nach fertiger Einbettung im Block entkalken. SCHAFFER empfiehlt dieses Verfahren besonders für zarte Objekte, bei denen es sich hauptsächlich um die Erhaltung gegenseitiger Lagebeziehungen handelt (z. B. Gehörorgan, ganze Schädel kleiner Tiere). Er gibt folgende Anleitung:

Sorgfältiges Einbetten des gut fixierten Stückes in Celloidin; Übertragen des in 85%igem Alkohol gehärteten Celloidinblockes in Wasser zur Verdrängung des Alkohols und dann auf 12 bis 24 Stunden (für größere Stücke länger) in 3- bis 5%ige Salpetersäure im Thomaschen Wasserrad (auch Schüttelapparat). Aus der Säure werden die Blöcke in einmal zu wechselnde 5%ige Lithium- oder Natriumsulfatlösung auf 12 bis 24 Stunden gebracht; sodann werden sie in fließendem Wasser 48 Stunden gewaschen und in der steigenden Alkoholreihe bis zum 85%igen Alkohol nachgehärtet.

Literatur.

EBNER V. v.: Über den feineren Bau der Knochenmarkssubstanz. Sitzungsberichte Akad. Wiss. Wien 72 (1875), 1. FAIRCHILD D. G.: A preparated porcelain cylinder as washing apparatus. Z. Mikrosk. 12 (1896), 301. GRÜNWALD P.: Eine Methode zur Bestimmung des Endtermins der Entkalkung. Z. Mikrosk. 49 (1932), 238. HAUG R.: Die gebräuchlichsten Entkalkungsmethoden. Eine technisch-histologische Studie. Z. Mikrosk. 8 (1898), 1. JELINEK: Eine Methode zur leichten und schnellen Entfernung der Pikrinsäure aus den Geweben. Z. Mikrosk. 11 (1894), 242. PARTSCH: Entkalkung mit Trichloressigsäure. Verhandlg. Ges. d. Naturforsch. u. Ärzte Wien 1894. SCHAFFER J.: Die Methodik der histologischen Untersuchung des Knochengewebes. Z. Mikrosk. 10 (1893), 167; ders.: Versuche mit Entkalkungsflüssigkeiten. Z. Mikrosk. 19 (1902), 308. THOMA R.: Ein Apparat zum raschen Fixieren und Erhärten von Gewebsteilen. Z. Mikrosk. 14 (1897), 333.

VI. Die Konservierung von Organen; Injektionsmethoden.

Genaue Angaben über die Behandlung von Organen, die als Museumspräparate dienen, gehören eigentlich nicht zu diesem Buch; es kommt jedoch oft vor, daß gerade an solchen Präparaten noch eine histologische Untersuchung vorzunehmen ist und deshalb erscheint es mir angebracht, einiges über die üblichen Konservierungsmethoden hier einzuschalten.

Die meisten Verfahren der Konservierung makroskopischer Präparate verfolgen das Ziel, die betreffenden Organe in natürlichen Farben aufzubewahren und gleichzeitig so zu fixieren, daß eine nachträgliche mikroskopische Untersuchung noch möglich ist.

Es werden im allgemeinen bei diesen Verfahren zwei Lösungen gebraucht, ein Fixierungsgemisch und ein Aufbewahrungsgemisch. Die zu fixierenden Organe oder Gewebsscheiben müssen schon beim Einlegen in die Fixierungsflüssigkeit die Form und Lage besitzen, in welcher sie konserviert werden sollen. Wie für eine gewöhnliche Fixierung bemesse man hierbei die Flüssigkeitsmenge möglichst ausgiebig; jeder Druck (auch solcher durch Gaze z. B.) soll vermieden werden. Schwimmen die Organstücke an der Oberfläche der Flüssigkeit, so umgibt man die Stücke am besten mit Zellstoff, der sich allmählich durchtränkt; auch kann man am Präparat kleine Bleigewichte mit Fäden anbringen, so daß sie in die Flüssigkeit untertauchen.

In den pathologischen Instituten werden besonders zwei Methoden angewandt, die sich im Laufe der Zeit sehr bewährt haben:

1. Konservierungsmethode von Kaiserling.

Lösung I (Fixierung):

Formol	200 ccm
Wasser	1000 ccm
Kalium nitricum	15 g
Kalium aceticum	30 g

Die Präparate bleiben darin je nach Größe mehrere Tage und werden sodann in 80%igem Alkohol nachbehandelt, bis die natürlichen Farben wieder erscheinen (ein bis sechs Stunden). Sofort danach überträgt man sie in die

Lösung II (Aufbewahrung):

Wasser	2000 ccm
Kalium aceticum	200 g
Glyzerin	400 ccm

2. Konservierungsmethode von Jores. Dieses Verfahren arbeitet ohne Zwischenbehandlung mit Alkohol, was viele Vorteile hat und u. a. billiger ist.

Lösung I:

Karlsbadersalz	5 Teile
Formol	5 „
Chloralhydrat (konz. wässerig)	5 „
Wasser	100 „

Die Gewebsstücke verbleiben darin mehrere Tage bis Wochen (im Sommer am besten im Keller!) und werden danach sechs bis vierundzwanzig Stunden unter fließendem Wasser ausgewaschen. Hernach legt man sie in

Lösung II:

Kalium aceticum	300 g
Glyzerin	600 ccm
destilliertes Wasser	1000 ccm

Nach A. Schultz erreicht man eine bessere Konservierung der Farben, namentlich des Blutfarbstoffes, wenn man zur Fixierung die Lösung I von Kaiserling mit Leuchtgas sättigt (dadurch wird das Haemoglobin in CO-Haemoglobin umgewandelt). Präparate läßt man darin einige Tage bis mehrere Wochen und behandelt sie weiter, wie oben angegeben.

Injektion. Es ist manchmal vorteilhaft, die Fixierungs- oder Konservierungsflüssigkeit zu injizieren, was besonders dann in Frage kommt, wenn man ganze Organe konservieren will, von denen auch die Schnittflächen in ihren natürlichen Farben erhalten werden sollen, ohne daß das Organ vorher angeschnitten wird. (Herstellung von Lungenpräparaten, z. B. bei Lungentuberkulose.) Zu diesem Zweck wird die Flüssigkeit in die Arterie mittels einer Spritze oder eines Injektionsapparates eingeführt, wobei man beachten muß, daß so wenig Blut wie möglich das Organ verläßt. Vorteilhaft ist bei solchen Injektionen, etwas stärkere Konzentrationen der angegebenen Lösungen nach Kaiserling oder Jores zu verwenden.

Anders verfährt man dagegen, wenn man in einem Organ die Blutgefäße oder Drüsenkanälchen zur Darstellung bringen will. Diese künstliche Injektion der Gefäße kann in vielen Fällen wertvollen Aufschluß geben; sie ist allerdings in der Hauptsache eine Methode der normalen Anatomie und spielt in unserem Fach keine so große Rolle. Hingegen lassen sich diese *Injektionsmethoden* manchmal anwenden, wenn es gilt, die Gefäßverhältnisse an einer mißgebildeten Extremität oder in einem krankhaft veränderten Organ (Herzinfarkt bei Coronarsklerose, Extremitätengangrän u. dgl.) genau zu untersuchen. Die zahlreichen vorgeschlagenen Injektionsmassen sind entweder warmflüssige Gemische mit Gelatine als Grundmasse oder kaltflüssige Gemische. Einzelheiten darüber, insbesondere verschiedene Herstellungsvorschriften, finden sich im Artikel von Hoyer, „Injektion", in der Enzyklopädie der mikroskopischen Technik, in Romeis' Taschenbuch der histologischen Technik und in der makroskopisch-anatomischen Präparationstechnik von H. Voss. Die Injektionsmassen kann man sich leicht selbst herstellen oder bezieht sie von Dr. K. Hollborn u. Söhne, Leipzig.

Wir gebrauchen folgende Massen:

1. Warmflüssige Gelatine-Bariumsulfatmasse. Man stellt sich zwei Lösungen her:

a) 200 g in Stückchen zerschnittene Gelatine werden in destilliertem Wasser zur Quellung gebracht. Die Wassermenge wird sodann auf 1200 ccm gebracht und die Gelatine auf dem Wasserbad aufgelöst.

b) In 500 ccm destilliertes Wasser rührt man 500 g Bariumsulfat zu einem homogenen Brei und mischt diesen mit der noch warmen Gelatinelösung unter stetem Rühren, bis eine homogene Masse entsteht. Zur Gesamtmasse fügt man 2 g in Alkohol gelöstes Thymol hinzu. Die fertige Masse läßt sich längere Zeit im Kühlschrank vorrätig aufbewahren. Vor Gebrauch wird sie über dem Wasserbad erwärmt, bis sie flüssig ist.

2. Kautschukmassen „Revertex" und „Jatex". Die von Neumayer angegebenen Gummimassen „Revertex" der Kautschukgesellschaft Frankfurt a. M.,

Bockenheimeranlage 45 und „Jatex" der Fa. Klentze u. Co., G. m. b. H., Hamburg 1, Thomashaus, Schopenstehl 1, erstarren zur gummiartigen Masse und sind besonders für präparatorische Zwecke geeignet. Man kann sie mit Farbstoffen, z. B. Zinnober, versetzen, ohne ihre Eigenschaften zu verändern. (Bei der Mischung der milchweißen, etwas zähflüssigen Masse darf nicht zu lebhaft gerührt werden, damit keine Luftblasen entstehen.) Durch Zusatz von verdünntem wässerigem Ammoniak kann man die Masse dünnflüssiger gestalten, was besonders zur Injektion feiner Blutgefäße zu empfehlen ist (3- bis 10%ige Lösung).

Falls bei der Präparation Gefäße verletzt worden sind, kann man das Austreten dieser Injektionsmassen leicht vermeiden, indem man die lädierte Stelle mit Alkohol oder Formol benetzt, wodurch die Gummimasse sofort erstarrt und den Riß verschließt. Über weitere Einzelheiten berichtet NEUMAYER, auf dessen Artikel verwiesen wird.

Diese Massen (I und II) eignen sich besonders gut zur Röntgenphotographie, indem die Injektionsmasse die Röntgenstrahlen nicht durchläßt, so daß sehr schöne Kontraste erreicht werden.

3. Celluloidmassen für Korrosionspräparate. Unter den besten Massen für Korrosionspräparate ist heute noch die von STORCH angegebene Celluloid-Kaolinmasse zu nennen:

	Dicke Masse	Dünne Masse
Celluloid (in Aceton gelöst)	75 Gewichtsteile	85 Gewichtsteile
Kaolin	25 „	15 „

Dazu je nach gewünschter Farbe:

Zinnober
Ultramarin etwa fünf Gewichtsteile
Chromgelb

Am besten bedient man sich alter Filme, von denen die Gelatineschicht vorher mit warmem Wasser abgelöst worden ist. Sie werden klein geschnitten und in Aceton gelöst, und zwar so viel, daß eine ziemlich dicke, zähflüssige Masse entsteht. Diese hält man sich vorrätig und gibt der abgewogenen Menge die entsprechende Kaolinmenge zu, indem man vorsichtig rührt. Auch hierbei ist zu beachten, daß nicht zu reichlich Luftblasen entwickelt werden; vor der Injektion müssen sie durch Aufstoßen der Spritze entfernt werden.

4. Plastoid (für Korrosionspräparate). SCHUMMER hat diese vorzügliche Injektionsmasse zur Darstellung von Hohlräumen eingeführt; es wird insbesondere als Vorteil die Geschmeidigkeit, die Gleitfähigkeit und die Resistenz des Präparates im gehärteten Zustand gerühmt. Wir besitzen keine eigene Erfahrung mit dieser Masse und verweisen auf ROMEIS' Taschenbuch sowie auf die Originalarbeit von SCHUMMER.

Eine gute Injektion gelingt nur an frischen Organen; es ist zweckmäßig, vor der Einführung der Injektionsmasse das in den großen Gefäßen enthaltene Blut durch Auswaschung mit physiologischer Kochsalzlösung zu entfernen. Das zu injizierende Gefäß wird mittels Schere und Pinzette frei präpariert, wobei überflüssige Schnitte zu vermeiden sind; hat man kleine Gefäße verletzt, so muß man sie abbinden. Sofern das Gefäß (meist Arterie) nicht schon bei der Organentnahme (Amputationspräparat) eröffnet worden ist, so bringt man unter Wasser (um das Eindringen von Luft zu vermeiden) einen Längsschnitt an und bindet eine Kanüle von entsprechender Größe ein; es ist vorteilhaft, sich dabei eines gewachsten Seidenfadens zu bedienen.

Über Injektionsmethoden zu histologischen Zwecken s. S. 342 bei Gefäßdarstellung.

Als Injektionskanülen verwendet man solche aus Metall oder entsprechend geformte Glaskanülen. Sie sollen an ihrem Ende mit einer kleinen Olive versehen sein, damit man sie im Gefäß fest einbinden kann. Für manche Zwecke, wie für die Injektion größerer Gefäßbezirke, ist ein T-Stück vorteilhaft. Metallkanülen, die mit einem Hahn versehen sind, bewähren sich, falls man mit einer Spritze injiziert, weil dabei das Zurücklaufen der Flüssigkeit oder das Eindringen von Luft leicht vermieden werden kann. Sehr zweckmäßig ist es, zwischen der Spritze und der Kanüle ein Stück Gummischlauch einzuschalten, weil man auf diese Weise eine Zerrung des Gefäßes vermeidet und weil somit die Lage der Spritze von der Lage des Gefäßes unabhängig wird.

Eine brauchbare Injektion wird nur dann erzielt, wenn keine Luft miteingespritzt worden ist. Ferner soll der Injektionsdruck anfangs nur schwach sein; er darf nur ganz allmählich etwas gesteigert werden.

Nach beendeter Injektion wird das Zuflußgefäß (eventuell auch die Ausflußgefäße) unterbunden und das Präparat in die Kälte gebracht, wo die Injektionsmasse erstarrt. Das ist besonders empfehlenswert, wenn man mit einer Gelatinelösung gearbeitet hat; zur Fixierung verwendet man Formol oder Alkohol.

Es gibt zahlreiche *Injektionsapparate* (vgl. diesbezüglich Enzyklopädie der mikroskopischen Technik); meistens verwendet man Rekordspritzen verschiedener Größe (20 bis 100 ccm). Große Injektionsspritzen mit 300 bis 500 ccm Inhalt sind ebenfalls empfehlenswert, besonders solche, bei denen die Kanüle mittels Bajonettverschluß angebracht wird. Wird als Injektionsmasse eine Kautschukmasse gebraucht, so soll man eine Spritze mit lederdichtem Kolben verwenden.

Schmorl bildet in der letzten Auflage seiner Untersuchungsmethoden einen einfachen Injektionsapparat ab (nach Angabe von Toldt), den man sich selbst mittels einiger Flaschen, eines Trichters, mehrerer Glasröhren und Gummischläuchen herstellen kann (vgl. Abb. 5).

„Der auf einem Stativ befestigte, aber in seiner Höhe verstellbare Trichter A (man kann an seiner Stelle auch eine offene, am Boden mit einem Ausflußrohr versehene Flasche benutzen) ist mittels eines Gummischlauches, der durch einen Quetschhahn P verschließbar ist, mit der Flasche B verbunden. Der Hals dieser als Windkessel dienenden Flasche ist durch einen doppelt durchbohrten Gummistopfen verschlossen, in letzterem stecken zwei Glasröhren, von denen die eine, mit dem von A kommenden Schlauch verbundene, bis zum Boden der Flasche reicht, während die andere dicht unter dem Stopfen endet. Sie ist durch einen Gummischlauch mit einem in der Flasche C steckenden, dicht unter dem doppelt durchbohrten Gummistopfen endigenden Glasrohr verbunden. Die andere Durchbohrung des die Flasche C verschließenden Stopfens trägt ein bis zum Boden reichendes Glasrohr, das durch einen Gummischlauch F mit der Injektionskanüle in Verbindung steht. Letztere wird durch einen Quetschhahn q verschlossen.

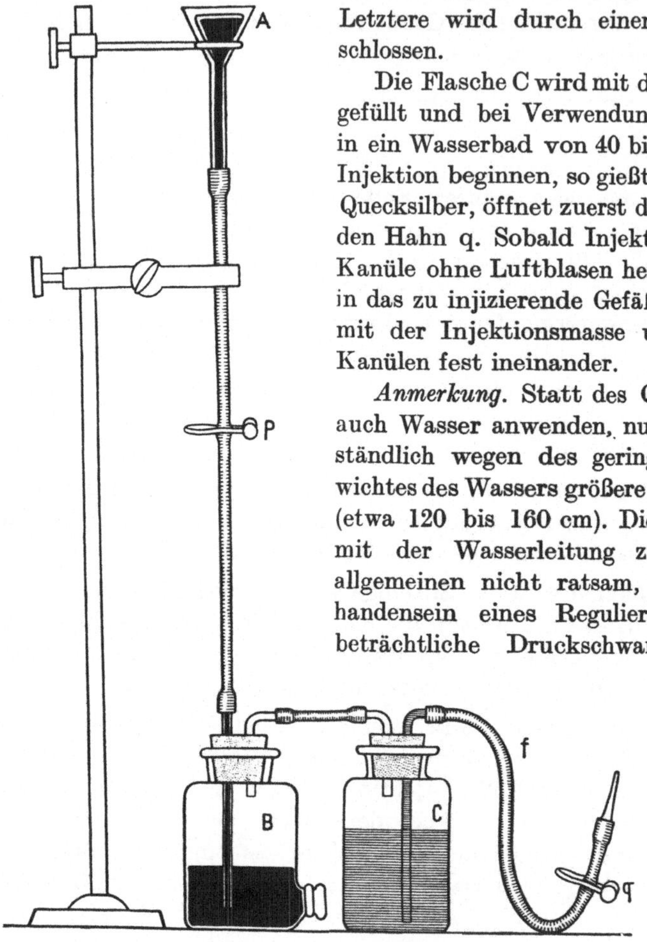

Die Flasche C wird mit der Injektionsflüssigkeit gefüllt und bei Verwendung warmflüssiger Masse in ein Wasserbad von 40 bis 50° gestellt. Soll die Injektion beginnen, so gießt man in den Trichter A Quecksilber, öffnet zuerst den Quetschhahn P und den Hahn q. Sobald Injektionsflüssigkeit aus der Kanüle ohne Luftblasen hervortritt, füllt man die in das zu injizierende Gefäß eingebundene Kanüle mit der Injektionsmasse und steckt nun beide Kanülen fest ineinander.

Anmerkung. Statt des Quecksilbers kann man auch Wasser anwenden, nur muß man selbstverständlich wegen des geringeren spezifischen Gewichtes des Wassers größere Druckhöhen anwenden (etwa 120 bis 160 cm). Die Druckstelle B direkt mit der Wasserleitung zu verbinden, ist im allgemeinen nicht ratsam, da selbst beim Vorhandensein eines Regulierhahnes doch ziemlich beträchtliche Druckschwankungen vorkommen. Durch Höher- und Niedrigerstellen des Trichters A kann man den Druck beliebig variieren oder regulieren und durch allmähliches Zugießen von Quecksilber konstant halten. Im allgemeinen genügt eine Quecksilbersäule von 40 bis 60 mm Höhe, doch müssen eventuell auch höhere oder niedrigere Druckwerte, je nach dem zu injizierenden Organ, angewendet werden".

Abb. 5. Einfacher Injektionsapparat (aus SCHMORL's „Pathologisch-histologischen Untersuchungsmethoden").

Literatur.

HOYER: Artikel „Injektion" in Enzyklop. d. mikrosk. Technik von R. Krause. 3. Auflage, 2 (1926), 1051. JORES A.: Demonstration einer zweckmäßigen Modifikation des Konservierungsverfahrens. Verhandlg. Dt. Path. Ges. 16. Tagung, 357 (1913). KAISERLING C.: Weitere Mitteilungen über die Herstellung möglichst naturgetreuer Sammlungspräparate. Virchows Arch. 147 (1897), 389; ders.: Rückblicke auf Theorie und Praxis der farbigen Konservierung. Virchows Arch. 237 (1922), 467. NEUMAYER L.:

Gummipräparate für Injektionszwecke. Z. Mikrosk. 49 (1932), 341. SCHULTZ A.: Über die Verwendung von Leuchtgas zur Herstellung anatomischer Präparate in natürlichen Farben. Klin. Wschr. 1931, II, 213. SCHUMMER C.: Ein neues Mittel („Plastoid") und Verfahren zur Herstellung korrosionsanatomischer Präparate. Anat. Anz. 81 (1935), 177. STORCH C.: Das Celluloid und seine Anwendung für Injektionen von Blutgefäßen. Z. Tiermed. 3 (1899), 173. VOSS M.: Makroskopische anatomische Präparationstechnik. Akad. Verlagsges. Leipzig 1939.

VII. Das Schneiden im allgemeinen und die Mikrotome.

Das Schneiden verfolgt den Zweck, die Objekte in dünnste Scheiben zu zerlegen, damit man sie im durchfallenden Licht untersuchen kann. Dieses Untersuchungsverfahren unterscheidet sich im wesentlichen nicht von den Methoden der normalen Histologie. Schnittpräparate können sowohl von frischen wie von fixierten und gehärteten Geweben gewonnen werden.

Früher brauchte man zur Herstellung histologischer Schnitte die Rasiermessermethode aus freier Hand, wobei oft sogenannte Doppelmesser angewandt worden sind. Diese Methode ist heute als veraltet anzusehen und wird kaum mehr gebraucht, denn sie ist in sehr vorteilhafter Weise durch das Schneideverfahren mittels *Mikrotomen* ersetzt worden.

Von diesen Apparaten gibt es heute sehr verschiedene Typen, die sich durch ihre Konstruktionsart unterscheiden. Mit allen ist es möglich, vollkommen gleichmäßige Schnitte, z. T. serienweise, mühelos herzustellen. Sie arbeiten, wenn sie sachgemäß benutzt und auch wie eine Präzisionsmaschine gepflegt werden, äußerst exakt. Die besten Mikrotome werden von den Firmen Jung, Leitz, Reichert, Sartorius, Stiassnie hergestellt.

In der pathologischen Histologie werden folgende Typen besonders gebraucht:

1. Schlittenmikrotome für Paraffin-, Celloidin- und Gefrierschnitte.

2. Gefriermikrotome für Gefrierschnitte.

3. Spezielle Mikrotome für Paraffinschnitte; Grundschlittenmikrotom von Leitz, Serienschnittmikrotom System Minot.

A. Die Schlittenmikrotome.

Das einfachste Modell ist das Jungsche Mikrotom, von welchem sich die anderen Typen mit wenigen Modifikationen ableiten lassen. Ausführliche Beschreibungen findet man in den Prospekten der Herstellerfirmen. Es seien hier lediglich einige Punkte grundsätzlicher Art angegeben. Das Mikrotom besteht aus einem Stativ mit zwei Schlittenbahnen: in der oberen, dreikantigen Bahn läuft der das Messer tragende Messerschlitten horizontal; die untere führt in schräger, aufsteigender Richtung den Objektschlitten, welcher durch eine Mikrometerschraube nach oben gehoben werden kann. In anderen Modellen (z. B. beim Schanzschen Mikrotom) wird der Objektschlitten senkrecht gehoben; beim Reichertschen Schlittenmikrotom wird dieser Objektschlitten durch eine entsprechende Vorrichtung nach jedem Schnitt automatisch gehoben.

Die Führung des Messers, welches am Messerschlitten durch einen Messerhalter befestigt wird, geschieht mit der Hand oder mit einer Kurbel. Das Objekt wird am Objektschlitten in einem Objekthalter fixiert; die meisten dieser Halter gestatten eine zweckmäßige Orientierung des zu schneidenden Objekts in einer bestimmten Schnittebene.

Von diesem Mikrotomtypus gibt es zahlreiche Abweichungen, wie z. B. ein Modell der Sartoriuswerke, das für Celloidinschnitte besonders zu empfehlen ist (Nr. 31a/40).

B. Spezielle Mikrotome für Paraffinschnitte.

Zu erwähnen sind hierbei besonders zwei Apparate, bei denen das Messer nicht bewegt wird, wie beim Schlittenmikrotom, sondern bei denen sich das Objekt gegen das Messer bewegt.

Im *Grundschlittenmikrotom* von Leitz wird das Messer in horizontaler Richtung befestigt; der Objekthalter läuft auf zwei parallelen Schienen und enthält eingebaut die Mikrometerschraube, mit welcher nach jedem Schnitt das Objekt gehoben wird. Der Objektschlitten wird horizontal gegen das eingespannte Messer geschoben. Mit diesem Apparat werden ohne große Mühe Serienschnitte hergestellt.

Beim *Serienschnittmikrotom* nach Minot (Modell Stiassnie; es werden auch von anderen Fabriken ähnliche, jedoch nicht ganz gleichwertige Apparate geliefert) wird das Messer gleichfalls nicht bewegt; es ist in einem auf zwei Schienen laufenden Messerhalter gut eingeklemmt, und zwar mit dem Schliff nach oben. Der Objekthalter wird mittels besonderer Vorrichtung durch eine schwere Kurbel gegen das Messer geschoben und bringt das Objekt von oben her auf das Messer. Dieser Apparat leistet vorzügliche Dienste nicht nur für Serienschnitte an Paraffinmaterial, sondern auch für gewöhnliche Untersuchungen. Er hat den großen Vorteil, daß beim Schneiden eine Beeinflussung der Schnittdicke durch manuelle Messerführung, wie bei Schlittenmikrotomen, nicht zu befürchten ist.

C. Das Gefriermikrotom.

Jedes Schlittenmikrotom kann unter Umständen als Gefriermikrotom gebraucht werden, wenn man die Objektklammer durch einen geeigneten Gefriertisch ersetzt. Das Prinzip des Gefriermikrotoms werden wir im nächsten Abschnitt ausführlicher beschreiben

D. Mikrotommesser.

Auch mit dem besten Mikrotom ist es unmöglich, brauchbare Schnitte herzustellen, wenn das angewandte Messer schlecht schneidet oder überhaupt nicht geeignet ist. Alle Schnittverfahren sind also in weitgehemdem Maße von der Qualität und der Pflege des Mikrotommessers abhängig. Das Mikrotommesser muß eine tadellos scharfe Schneide und die nötige Stabilität als ganzes besitzen. Es werden heute von einigen Firmen diesen Anforderungen voll entsprechende Messer geliefert (Jung, Walb in Heidelberg, Schweißgut in Straßburg z. B.), die in verschiedenen Typen erhältlich sind. Diese unterscheiden sich je nach der Schliffart: (Abb. 6) planhohl (Schliff A), plan-schwachhohl (Schliff B) oder beiderseits plan (Schliff C). Celloidinmaterial schneidet man am besten mit dem Schliff A, Paraffinmaterial im allgemeinen mit Schliff B, eventuell C (harte Objekte); Gefrierschnitte werden mit Schliff C angefertigt. P. MASSON, der sich für Paraffinschnitte fast ausschließlich des Minot-Mikrotoms bedient, gibt eine besondere Schliffart an; das von ihm empfohlene Messer ist beidseits plan, der Schliff besitzt jedoch auf der einen Seite eine steilere Facette.

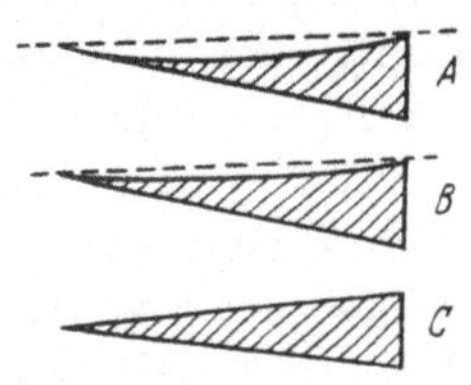

Abb. 6. Die verschiedenen Schlifftypen des Mikrotommessers: A. Planhohl (Celloidinmesser), B Plan-schwachhohl, (Paraffinmesser), C Beidseits plan (Gefriermesser)

Zum *Abziehen der Mikrotommesser* bedient man sich eines Abziehriemens und einer Abziehvorrichtung, die unter Umständen je nach Schliffart verschieden ist. Die Schneide des Messers ist im allgemeinen mit einem Facettenschliff versehen: die Lage dieser Schneidefacetten zur Schnittebene spielt für das Gelingen eines brauchbaren Schnittes eine große Rolle. Sie muß durch das Abziehen nicht verändert werden. Bekanntlich muß die günstigste Lage, die durch die Messereinstellung am Messerhalter des Mikrotoms mittels Schrauben reguliert werden kann, so bemessen werden, daß infolge der Messerneigung die Schnittfläche und die Facettenfläche einen Winkel von nicht über 2 bis 5^0 darstellen. (Über Einzelheiten vgl. Löw.) Dies Erhaltenbleiben der Schneidefacetten wird dadurch gewährleistet, daß beim Abziehen an das Messer eine Abziehvorrichtung befestigt wird. Diese muß fest an dem Messer liegen, stets die gleiche Stellung einnehmen und überall gleichmäßig so weit über die Klinge vorstehen, daß die Abzugswinkel richtig ausfallen (Löw). Die übliche Abziehvorrichtung besteht aus einem gezogenen geschlitzten Stahlrohr, welches klemmenartig an das Messer mittels einer Schraube, besser mittels Federn befestigt wird.

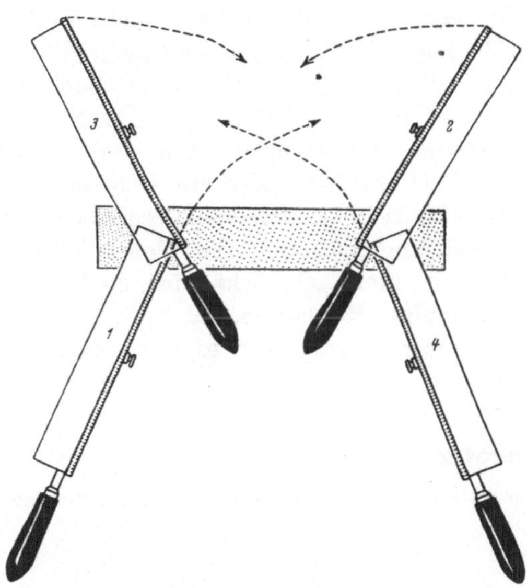

Abb. 7. Das Abziehen des Mikrotommessers.

Das gut gereinigte Messer wird an einem entsprechenden Handgriff befestigt, mit der Abziehvorrichtung versehen und steht nun bereit zum Abziehen. Dazu verwendet man am besten einen sogenannten Streichriemen. Empfehlenswert sind die vierkantigen Streichriemen, wie sie von verschiedenen Firmen geliefert werden. Die Seite, die mit Kunststein (Schmirgelstein) belegt ist, soll im allgemeinen nicht gebraucht werden, denn das Schleifen des Messers wird zweckmäßig dem Spezialisten überlassen. Man beginnt mit dem Abziehen auf der als 2 bezeichneten Lederfläche, die meist mit einer Mischung von Schmirgel oder Englischrot und Fett bedeckt ist. Das Messer wird Rücken voran bogenförmig über die ganze Fläche ohne Druck geführt, so daß die ganze Schneide abgezogen wird. Sodann wird das Messer über den Rücken umgedreht und die gleiche Bewegung in entgegengesetzter Richtung durchgeführt (Stellung 2 bis 1). (Abb. 7). Man ändert sodann die Grundstellung, bringt das Messer in Stellung 3, zieht wieder bogenförmig über die ganze Fläche bis zur Stellung 4 ab, dreht es über den Rücken um und führt es zurück zur Stellung 3. Die gleiche Prozedur wiederholt man auf der Seite 3 (schwarzes Leder) und 4 (weißes Leder ohne Paste) und achtet dabei genau darauf, daß man vor Gebrauch einer neuen Abziehfläche den Messerrücken mit einem sauberen Tuch abwischt. Der Streichriemen ist von Zeit zu Zeit vorsichtig abzuschaben und mit etwas frischer Paste zu versehen (Auftragen mit stumpfem Messer oder Spatel dünn und gleichmäßig).

E. Pflege des Mikrotoms.

Wie jegliches Instrument muß das Mikrotom gepflegt werden. Nach dem Schneiden soll es gesäubert, von Paraffin- oder Celloidinschnitzel, beim Gefriermikrotom von aufgetauten Gewebeteilen befreit und mit weichem Tuche sauber abgerieben werden; ab und zu wird es geölt. Besonders sorgfältig muß die Schlittenführung behandelt werden; bei Schlittenmikrotomen, bei denen die Schlitten regelmäßig und leicht laufen müssen, muß man regelmäßig alte Ölschichten mit etwas Xylol, Toluol oder Benzin entfernen und ölt mittels Pinsel in dünner Schicht frisch ein. Als Öl wird Mineralöl (Paraffinöl) oder ein Gemisch von Knochenöl (vier Teile) und Petroleum (ein Teil) empfohlen. Desgleichen ist der Objekthalter und insbesondere die Mikrometerschraube der Objektführung sauber zu halten. Wenn das Mikrotom nicht mehr gebraucht wird, so bedeckt man es mit einem Tuch oder einem passenden Holzkasten.

Auf weitere Einzelheiten über das Schneiden werden wir in den folgenden Abschnitten noch aufmerksam machen.

Literatur.

Löw W.: Bemerkungen über Messerstellung, Schnittbildung, Abziehvorrichtungen u. dgl. Z. Mikrosk. 48 (1931), 417.

VIII. Das Gefrierschnittverfahren.

A. Allgemeines.

Für pathohistologische Untersuchungen ist das Gefrierverfahren von sehr großer Bedeutung; es ermöglicht nicht nur ein sehr rasches Arbeiten (also schnelle Diagnosestellung), sondern es bietet den Vorteil, daß die zu untersuchenden Objekte keiner besonderen Vorbehandlung unterzogen werden müssen, d. h. es fallen alle Nachteile einer Behandlung mit Alkohol oder anderen wasserentziehenden Mitteln (Schrumpfung, Extraktion oder Veränderung wichtiger

Stoffe, wie Fette) dahin. Daher ist diese Methode für viele Untersuchungsmethoden geradezu unentbehrlich, sie gestattet insbesondere einen viel besseren Einblick in die Gewebsstrukturen lockerer, saftreicher Gewebe, welche erfahrungsgemäß nach Paraffineinbettung so stark schrumpfen, daß die dabei gewonnenen Bilder im allgemeinen nur Zerrbilder darstellen. Die Untersuchung der Fette und Lipoide, vieler Bestandteile des Nervensystems z. B. ist nur an Gefrierschnitten durchführbar.

Endlich ist es auch möglich, lebensfrische, unfixierte Gewebe mit dem Gefrierschnittverfahren zu untersuchen, wenn man mit dem Messertiefkühler nach Schultz-Brauns arbeitet. Diese Verbesserung der Gefriertechnik leistet hervorragende Dienste für die tägliche Praxis, ganz besonders für die Schnelldiagnose; aber auch für normale histologische Zwecke und histochemische Untersuchungen ist sie von großer Bedeutung (vgl. S. 187).

Zum Gefrierschneiden eignen sich alle Gewebe, die keine kalkharten Stellen enthalten; letztere wie auch Knochen müssen in der Regel vorerst durch entsprechende Behandlung entfernt werden (Entkalkung). Wenn man Objekte schneiden will, die leicht zerfallen oder aus unzusammenhängenden Stücken bestehen (Auskratzungsmaterial, weiche Geschwülste, Papillome z. B.), so empfiehlt es sich, dieselben vorher in Gelatine einzubetten (s. S. 109). Es ist überhaupt die Gelatineeinbettung empfehlenswert, wenn man sehr dünne Gefrierschnitte faltenlos herzustellen hat; immerhin gelingt es nach einiger Übung tadellose Schnitte auch ohne solche Einbettung von den meisten Geweben zu erzielen.

Eine Gefriereinrichtung läßt sich fast an jedem Schlittenmikrotom anbringen; von ten Berge wurde dazu ein Patentgefriertisch angegeben (hergestellt von den Sartoriuswerken in Göttingen), der sehr empfohlen wird. Für die Praxis eines pathologischen Laboratoriums ist es vorteilhaft, ein besonderes Mikrotom für das Gefrierschneiden zu benutzen. Verschiedene Firmen liefern solche Apparate; am empfehlenswertesten sind nach vielen Erfahrungen die Gefriermikrotome der Sartorius- und der Leitz-Werke, welche im allgemeinen mit flüssiger Kohlensäure arbeiten. Früher verwendete man statt dessen Äther; das Äther-Gefriermikrotom leistet aber heute noch unter Umständen (so bei Expeditionen, in kriegspathologischen Betrieben) gute Dienste.

Das Kohlensäureverfahren wird heute unter normalen Bedingungen wohl überall angewandt. Neben dem Arbeitstisch, wo das Mikrotom befestigt ist, wird eine Kohlensäure-Flasche, am besten auf einem dazu angepaßten Stativ, angebracht. Der Hals des CO_2-Behälters mit dem Ausflußventil wird nach abwärts gerichtet. Dieses Ventil wird mit der Gefrierkammer des Mikrotoms durch ein Metallrohr oder einen Stahlspiralschlauch (welcher mit den meisten Gefriermikrotomen mitgeliefert wird) verbunden. Man achte darauf, daß Kohlensäureflaschen niemals in unmittelbarer Nähe eines Ofens oder an einem Fenster, wo sie direkt von Sonnenstrahlen getroffen werden, aufgestellt werden dürfen, weil unter solchen Umständen eine Explosion erfolgen könnte. Wenn die Kohlensäure stark wasserhaltig ist, kommt es nicht selten zum Einfrieren der Ventile und des Verbindungsrohres zwischen CO_2-Bombe und Mikrotom und es versagt das Gefriermikrotom. Um diesen Übelstand, der sich hauptsächlich bei Anwendung frischer CO_2-Flaschen einstellt, zu vermeiden, läßt man zunächst die Bombe mit nach abwärts gerichtetem Ventil zwei bis drei Stunden stehen und öffnet dann das Ventil auf kurze Zeit, wobei das am Hals angesammelte Wasser mit der Kohlensäure herausgeschleudert wird. Erst dann wird die Bombe mit dem Mikrotom verbunden.

Man vergesse nie, nach Beendigung des Schneidens das Ventil der Bombe wieder zu schließen.

Wenn man die CO_2-Flasche wechselt, soll man das Zuleitungsrohr und das Zuflußrohr der Gefrierkammer mit Benzin reinigen, weil sich dort Schmieröl, welches nicht selten aus der Ventildichtung stammt, ansetzt und manchmal die Ventile verstopft.

B. Das Gefriermikrotom.

Das *Gefriermikrotom* besteht aus einem Stativ, das mittels Klemmschraube am Arbeitstisch befestigt wird; die meisten Modelle besitzen eine gebogene Messerbahn und eine senkrechte Objektbahn, an der die Gefrierkammer befestigt wird. Die Messerbahn ist so konstruiert, daß nach jedem Schnitt die Objektbahn automatisch gehoben wird, etwa wie beim Reichertschen Schlittenmikrotom. Die Einstellung der Schnittdicke erfolgt durch Verschiebung eines Hebels auf die entsprechend angebrachte Skala einer Scheibe, die zur groben Einstellung mit einem Griff versehen ist. Zum Schneiden mit diesem Instrument braucht es nicht nur Übung, sondern auch etwas Geschick. Es sind dabei verschiedene Punkte zu beachten.

1. Die zugeschnittenen und gewaschenen Objekte sollten in der Regel nicht dicker als 2 bis 5 mm sein: man drückt sie sanft an der Oberfläche des Gefriertisches an und läßt durch ein kurzes, ruckweise wiederholtes Öffnen des an der Gefrierkammer angebrachten Ventils (Schraube oder Hebel) die Kohlensäure ausströmen. Es ist unter Umständen gut, vorher zwischen das Objekt und den Gefriertisch ein Stückchen angefeuchtetes Filtrierpapier zu legen, was ein besseres Haften gewährleistet. Das Präparat soll möglichst ganz durchfroren werden, wobei es weiß und hart wird; ist es unvollständig durchfroren, so werden die Schnitte zerbröckeln; ist es zu hart, so werden kleinste Späne statt Schnitte entstehen. Es muß also der für das jeweilige Gewebe optimale Härtegrad erreicht werden, was mit einiger Übung leicht zu bewerkstelligen ist. Falls das Objekt zu hart gefroren worden ist, muß man einige Zeit warten, bis die Oberfläche aufgetaut ist. Das Auftauen wird beschleunigt, wenn man den Finger auf das Objekt legt. Man kann den Kohlensäureverbrauch vermindern und gleichzeitig das Gewebsstück schneller durchfrieren, indem man beim Öffnen des Gefrierkammerventils die Gefrierkammer und das Objekt mit einem Glasschälchen (am besten eine Färbeschale von 3 bis 4 cm Durchmesser) überdeckt; somit wird die entweichende Kohlensäure als Schnee an dem Objekt und der Wand der Glasschale niedergeschlagen.

2. Zum *Gefrierschneiden* benutzt man ein keilförmiges Mikrotommesser (Schliff C); es soll stets trocken bleiben.

3. Bevor man das Messer in Bewegung setzt, muß man sich davon überzeugen,

daß der gefrorene Objektblock nicht zu hoch steht; man bringt die Oberfläche des Präparates durch Drehen der an der Objektbahn befestigten Kurbel auf die gleiche Ebene wie die Schneide des Messers und stellt die gewünschte Schnittdicke ein. Sodann wird das Messer in Bewegung gesetzt; in raschen, möglichst gleichmäßigen Zügen wird es *ohne Druck* hin und her gezogen, wobei darauf zu achten ist, daß der Messerhebel bis zum Ausschlagen nach hinten geführt werden kann, damit das Objekt in die Höhe um die eingestellte Schnittdicke gehoben wird. Ist indessen das Objekt wieder aufgetaut, so muß man es frisch durchfrieren; mit einiger Übung erreicht man leicht die ungefähr für jedes Gewebe verschiedene optimale Konsistenz.

4. Die Schnitte werden entweder mit einem feuchten Pinsel oder mit der Fingerkuppe vom Messerrücken her, also von oben, abgenommen, und zwar dann, wenn das Messer nach vollbrachter Schnittbewegung vorne steht. Man bringt sie in eine Schale Wasser, die auf schwarzem Untergrund steht; praktisch ist auch ein Porzellanteller mit schwarz angemaltem Boden. Empfehlenswert ist zum Auffangen der Schnitte Thymolwasser (eine kleine Menge Thymol wird in auf 50° erwärmtem destilliertem Wasser aufgelöst und nach Erkalten filtriert), aus welchem sie in destilliertes Wasser kommen, wo sie sich sehr gut ausbreiten. Gefrierschnitte, die nicht zum Fettnachweis gebraucht werden, legt man sodann in 70%igen Alkohol, was die Färbbarkeit erfahrungsgemäß (Schmorl, Romeis) verbessert. Man muß dabei allerdings darauf achten, daß beim späteren Übertragen von Alkohol ins Wasser die Schnitte sich außerordentlich rasch an der Oberfläche ausspannen und vielfach zerreißen. Es ist gut, wenn man sie mit einem hackenförmig gebogenen Glasstab einige Male hin und her bewegt, um zu heftige Diffusionsströme zu vermeiden; auch kann man nach Knipping für kurze Zeit ein Stück Seife ins Wasser eintauchen. Gefrierschnitte können ohne weiteres in verdünnter Formollösung aufbewahrt werden.

5. *Bedeutung der Fixierung.* Für die Gefrierschnittmethode eignet sich besonders Material, das in Formol fixiert worden ist. Im allgemeinen werden die Objekte vor dem Schneiden in üblicher Weise gewässert. Mit solchem Material kann ein Erfahrener ohne weiteres 6 bis 5 μ dicke Schnitte erhalten. Die Formolfixierung ist unentbehrlich für den Fettnachweis, für die Oxydasedarstellungsverfahren. Gleich gute Ergebnisse erzielt man nach Fixierung in Orths *Gemisch.* Die Fixierung mit *sublimathaltigen Gemischen* (Zenker, Helly, Sublimatformol, Susa z. B.) gestattet im allgemeinen nicht, das Gefrierverfahren anzuwenden; man kann allerdings versuchen, durch Nachhärten in Formol die geeignete Konsistenz zu erzielen. Nach Fixierung in *Alkohol* muß man die Objekte zur Entfernung des Alkohols 12 bis 24 Stunden auswässern (warmes Wasser wirkt schneller!). Danach kommen sie für zwei bis vier Stunden in Formol 1 : 10, was die Schneidbarkeit in empfindlicher Weise verbessert.

Präparate, die in glyzerinhaltigen Konservierungsflüssigkeiten (wie Kaiserlingsche oder Joressche Lösung) fixiert worden sind, sollen vor dem Schneiden gut gewässert werden (drei bis sechs Stunden), damit das Glyzerin entfernt wird. Danach werden sie ebenfalls einige Stunden in Formalin nachgehärtet, kurz in Wasser gewaschen und geschnitten.

Ist zur Fixierung Osmiumtetroxyd und seine Gemische angewandt worden, werden die Präparate nach gründlichem Auswässern mit Alkohol (70%ig) behandelt, nochmals kurz ausgewässert und erst dann geschnitten.

6. Entfettung. Gewebe, die leicht zerreißen oder viel Fett enthalten, werden zweckmäßig in Gelatine eingebettet (s. S. 109). Will man aus fettreichen Geweben Gefrierschnitte herstellen, bei denen es nicht auf die Darstellung des Fettes ankommt, so kann man folgendes Verfahren anwenden: eins bis zwei mm dicke Scheiben des in Formol fixierten Materials werden auf 25 bis 30 Minuten in 90%igen Alkohol und sodann ebenso lange in Äther gelegt. Sie werden danach über Alkohol wieder ins Wasser zurückgebracht und lassen sich meist gut schneiden.

7. Aufkleben der Gefrierschnitte. Im allgemeinen leiden die Gefrierschnitte mehr oder weniger stark unter den verschiedenen Prozeduren, die sie bei der Färbung durchzumachen haben; dünne Schnitte reißen dabei ein und es ist schwer, sie falten- und rißlos auf Objektträger aufzuziehen. Wenn man dünne Gefrierschnitte färben will, ist es ratsam, sie vor der Färbung auf dem Objektträger aufzukleben.

Es gibt verschiedene Methoden, mit denen man mit mehr oder weniger Glück arbeiten kann; eine der bekanntesten ist die von Anitschkow: die Gefrierschnitte werden in 50%igen Alkohol gebracht und aus diesem auf Objektträger aufgefangen, die man frisch mit Eiweißglyzerin bestrichen hat (Herstellung S. 95). Der Alkohol wird abgetropft, der Schnitt mittels mehrfacher Fließpapierschicht geglättet und zur Gerinnung in 98%igen Alkohol eine halbe Minute getaucht; hernach Übertragung in 70%igen Alkohol. Ist eine Darstellung der Fette und Lipoide beabsichtigt, gebraucht man zur Gerinnung des Eiweißes ein Gemisch von 7,5 ccm Formol und 50 ccm 50%igen Alkohol, wo der Schnitt ein- bis eineinhalb Minuten bleibt.

Wir verwenden seit vielen Jahren ein Verfahren, das sich von der Iwanoffschen Methode abgeleitet hat und mit der wir noch nie Versager hatten. Man bestreicht Objektträger mit Eiweißglyzerin in dünner Schicht und fährt ein- bis zweimal mit der Flamme eines Bunsenbrenners darüber. Die Schnitte werden aus dem Wasser auf solche Objektträger aufgezogen und geglättet; man läßt das Wasser abtropfen und stellt die beschickten Objektträger in die Rillen eines ad hoc bereiteten Holzblockes; die Rillen sind leicht schräg eingesägt, so daß der Schnitt weniger leicht herunterrutscht, wenn noch einige Wassertropfen abfließen. Die Objektträger läßt man stehen, bis die Schnitte eben noch feucht sind. Sodann wird das Eiweiß zur Gerinnung gebracht. Auf jeden Schnitt wird ein zurechtgeschnittenes Blättchen glatten Filterpapiers (30 mal 30 mm) gelegt, mit dem Daumen der linken Hand festgehalten und darauf werden, bei schräg gehaltenem Objektträger einige Tropfen 40%igen Formols gegeben (es ist gut, das Formol vorher durch einen Bakterienfilter zu filtrieren und es in besonderer Flasche aufzubewahren). Die so beschickten Objektträger werden in die Rillen des Holzklotzes gestellt und ruhig stehen gelassen, bis sich das Filterpapier eben leicht abheben läßt (15 bis 30 Minuten, je nach Außentemperatur). Die Schnitte taucht man dann in 50%igen Alkohol und färbt sie, ohne Gefahr zu laufen, daß sie abschwimmen. Die Trocknung kann durch Einstellen in den Thermostaten bei 36° beschleunigt werden.

Über ein kompliziertes Verfahren mit Cellophanstreifen hat v. SZÜTZ berichtet, wir haben damit keine besseren Ergebnisse gehabt als mit der einfacheren, soeben beschriebenen Methode.

8. Zum Gefrierschneiden sehr großer Objekte, z. B. einer ganzen Niere, benutzt man das von CHRISTELLER angegebene Verfahren. Hierzu werden besonders große Gefriertische gebraucht.

CHRISTELLER gibt drei verschiedene Modelle an. Ein runder Gefriertisch von 9 cm Durchmesser eignet sich für Ovarien, Hoden, Prostata, Kehlkopf; ein Gefriertisch von 12 cm Durchmesser kommt für Scheiben von der Größe eines Herzquerschnittes, Uterus in Betracht. Endlich wird der viereckige Gefriertisch von 10 mal 14 cm für größere Objekte gebraucht. Die Gefrierapparatur kann mit einem passenden Stift an einem Paraffinmikrotom mit waagrechter Messerschlittenbahn angebracht werden (Schlittenbahnlänge von 30 cm erforderlich). Auch am Grundschlittenmikrotom von Leitz kann die Apparatur montiert werden.

Aus den in Formalin fixierten Organen werden zunächst Scheiben von 5 bis 3 mm mit einem flachen Messer (Hirnmesser) abgeschnitten und nochmals auf ein bis zwei Tage in Formol nachgehärtet. Sie werden dann gründlich (mehrere Stunden) in fließendem Wasser gewaschen. Wenn es sich um sehr weiche Gewebe oder zystische Gebilde handelt, so ist eine Gelatineeinbettung vorzunehmen. Auf den Gefriertisch legt man ein Blatt Seidenpapier oder Japanpapier, um das Abspringen des gefrorenen Blocks zu verhüten. Das Gefrieren soll langsam vorgenommen werden; im allgemeinen erfordert es 20 bis 30 Minuten; die Kohlensäure muß man also nur in kurzen Schüben austreten lassen und sich mit viel Geduld wappnen!

CHRISTELLERS Angaben über die Technik des Schneidens sind folgende: ,,Niemals soll die Abkühlung soweit getrieben werden, wie bei gewöhnlichen Gefrierblöcken kleinen Formats. Jedes Splittern des Eisblockes verhindert das gleichmäßige Schneiden. Die Haltung des Messers ist am besten schräg in einem Winkel von 45° zur Schnittrichtung. Das Messer wird also ähnlich wie bei der Celloidintechnik durch das Objekt hindurchgezogen. Will man das Objekt längere Zeit, etwa weil man die Arbeit vorübergehend unterbrechen muß, in gefrorenem Zustande halten, so kann man einen den neuen Modellen beigegebenen Holzkasten, der innen weiß lackiert, reflektierende Wände besitzt, über den Gefriertisch stülpen.

Die Schnitte gelingen von den meisten Objekten gleichmäßig und vollständig und in lückenloser Folge in einer Dicke von 20 bis 30 Mikron. Nur ganz ausnahmsweise ist darüber hinaus zu 35 bis 40 Mikron Schnittdicke gegangen worden.

Unmittelbar von der Messerschneide werden die Schnitte mit der ganzen Länge des befeuchteten Zeigefingers abgehoben und in eine große, schwarzglasige Schale mit Wasser gebracht. Mit einer Glasnadel werden sie flottierend auseinandergefaltet, auf Vollständigkeit geprüft und dann auf Glasplatten aufgezogen. Dazu bedient man sich eines Glasstabes mit gebogener Spitze und eines feinen Haarpinsels und richtet sich zur richtigen Ausbreitung des Schnittes nach der inzwischen wieder aufgetauten restlichen Organscheibe. Diese wird vom Mikrotom genommen, auf die Tischplatte des Arbeitsplatzes gelegt und die

Glasplatte, die den Schnitt trägt, so auf diese Scheibe gelegt, daß man mit Glasnadel und Pinsel alle Teile des reichlich mit Wasser bedeckten Schnittes genau nach dem darunterliegenden Vorbild ausrichten kann. Nun wird das überschüssige Wasser mit Fließpapier abgesaugt und Alkohol vorsichtig auf den Schnitt geträufelt, wobei man stets mit der Glasnadel etwaige Verschiebungen wieder ausrichten kann. Ist das Wasser durch den Alkohol genügend verdrängt, so wird ganz dünne alkoholisch-ätherische Celloidinlösung auf den Schnitt gegossen, wobei man mit dem Pinsel vorsichtig etwa vorhandene Luftblasen entfernen muß. Unter nochmaligem Korrigieren etwaiger Verschiebungen läßt man nun den Schnitt in waagrechter Lage unter dem dünnen Celloidinhäutchen, das sich durch Verdunsten ausscheidet, fast völlig trocknen und taucht ihn dann in Wasser. Von nun an gehen alle Färbeprozeduren in Glasküvetten bei senkrechter Schnittlage, nur Differenzierungen, bei denen die Schnitte geschwenkt werden müssen, in photographischen Entwicklungsschalen in waagrechter Schnittlage vor sich."

9. Das Gefrierschneiden unfixierter Gewebe. Das Verfahren der Messertiefkühlung nach SCHULTZ-BRAUNS bedeutet einen sehr großen Fortschritt in der Gefriertechnik; mit der im Anschluß daran ausgearbeiteten Weiterbehandlung der Schnitte ist es möglich, tadellose Gefrierschnitte von sonst sehr schwer schneidbarem Gewebe zu erhalten, z. B. Fettgewebe, myxomatöses Gewebe u. dgl. Für die patho-histologische Schnelldiagnose ist das Verfahren fast unentbehrlich. Einige Übung ist freilich notwendig, um wirklich tadellose Schnitte zu bekommen; der Anfänger sollte sich erst nach gründlicher Übung am gewöhnlichen Gefriermikrotom damit beschäftigen.

Der wichtigste Teil der Apparatur ist der Messertiefkühler. Er besteht bei der Leitzschen Konstruktion aus einem durch Hebel zu bedienenden Gefrierapparat mit breiter flacher Düse, die auf dem Messerhalter des Gefriermikrotoms befestigt wird. Es ist dabei ein Zweigstück für die Kohlensäureflasche notwendig, wenn man nicht zwei Kohlensäurebomben zur Verfügung hat. Durch die aus der Düse austretende Kohlensäure wird die Oberfläche des Messers in wenigen Sekunden abgekühlt, am Messer wird sich allmählich ein Reif ansetzen; dieser soll während des Schneidens niemals auftauen. Um das Messer nachzukühlen, muß man es ganz nach vorne ziehen, um das Objekt nicht zu beeinflussen. Die Sartoriuswerke (Göttingen) liefern heute eine Messertiefkühlungsapparatur, bei welcher kein Zweigstück für die Kohlensäurezuleitung nötig ist; die Kohlensäure gelangt von der Bombe bis unter den Gefriertisch und wird von hier in zwei Kanäle geleitet; der eine führt in die Gefrierkammer, der andere zur Düse des Messertiefkühlers. Beide Kanäle können mit einem besonderen Hebel geöffnet werden, so daß Messer und Objekt unabhängig voneinander gekühlt werden können. Bei dieser Apparatur erfolgt die Messerkühlung von unten her.[1]

Mit diesem Verfahren werden die Gewebe in frischem, unfixiertem Zustande

---

[1] Von ZETHRAEUS wurde eine Modifikation der Messertiefkühlapparatur angegeben, bei welcher eine Metalldose gebraucht wird, die sich direkt an das Messer anbringen läßt. Sie enthält eine Kältemischung (Kohlensäureschnee und Äther) und soll den Vorteil haben, eine gleichmäßige, langdauernde Messerkühlung bei etwa — 22° zu gewährleisten (s. Abb. 8).

geschnitten; es ist unzweckmäßig, sie vorher mit einer Flüssigkeit zu benetzen, da sonst die Schnitte nicht gut kleben.

Mit einiger Übung gelingt es verhältnismäßig leicht, die Temperatur des Objektes und die des Messers so einzustellen, daß der Gewebsblock gerade die günstigste Härte erhält. Am besten friert man das Objekt an der vorderen Seite des Mikrotomtisches, so daß die Vorderfläche des Präparates der Gefriertischvorderkante genau anliegt. Es wird im allgemeinen empfohlen, schnell durchzufrieren, und zwar Objekt und Messer zugleich. Die für jedes Objekt wechselnde optimale Schnitttemperatur muß ausprobiert werden; man überfriert zunächst den Block bis zum Splittern und versucht in kurzen Intervallen einige Schnitte zu erhalten. Ist die günstige Temperatur- und Härtebedingung erreicht, so kann geschnitten werden. Die Schnitte werden nicht bis zu Ende abgeschnitten, sondern es wird das Messer beim Schneiden etwa 1 mm vor dem Austritt der Messerschneide aus dem Gewebeblock angehalten. Der Schnitt liegt oft glatt an der Oberfläche des tiefgekühlten Messers oder er rollt sich dort auf; ist dies der Fall, so wird er mit einem trockenen Aquarellpinsel auf dem kühlen Messer abgerollt und ausgebreitet, was rasch zu geschehen hat. Der Gefrierschnitt ist bei diesem Verfahren steif, pergamentartig. Er wird direkt auf einen Objektträger aufgefangen und zwar so, daß man einen entfetteten trockenen Objektträger schräg von vorne oben mit seiner Schmalseite in den Winkel zwischen Düse und Messer einsetzt und unter Drehung um diese Kante behutsam von oben dem Schnitt nähert (Abb. 9); bei der ersten Berührung mit dem Glas wird der Schnitt auftauen und zieht sich ans Glas heran, wo er sich mit seinem eigenen Eiweiß anklebt. Der Objektträger darf nicht an das Messer

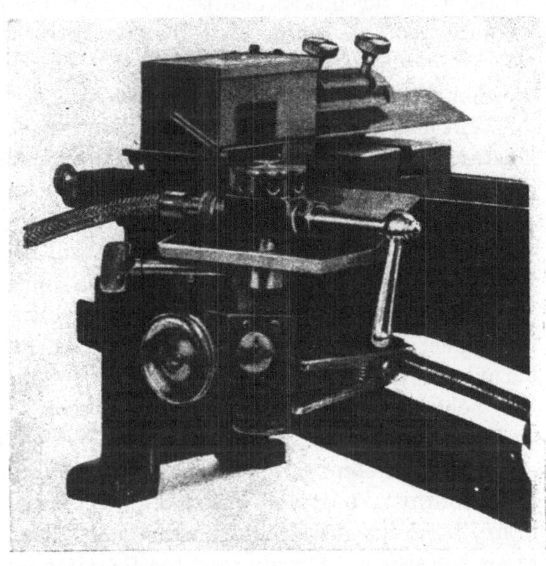

Abb. 8. Diapositiv von ZETHRAEUS zum Gefrierschneiden mittels Schlittenmikrotom; auf dem Messer wird eine Metalldose angebracht, die mit einer Kältemischung gefüllt wird. Der Objekthalter wird durch einen Gefriertisch ersetzt.

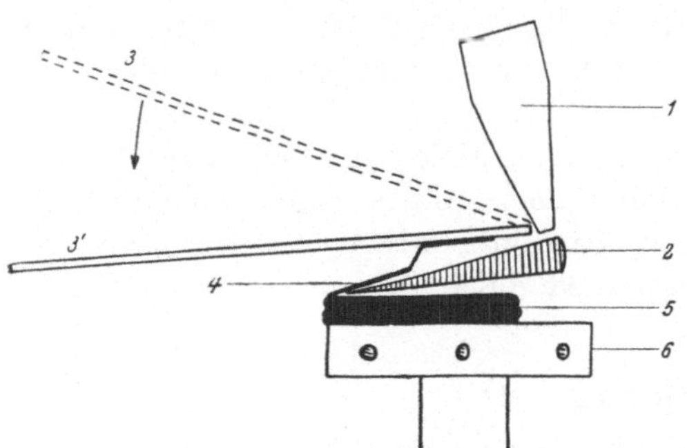

Abb. 9. Gefrierschneiden mit dem Messertiefkühler nach SCHULTZ-BRAUNS.
1. Messertiefkühler (Düse), 2. Mikrotommesser, 3. und 3'. Objektträger, 4. Schnitt, 5. Objekt, 6. Mikrotomtisch.

gedrückt werden, weil sich sonst das Messer erwärmt und es bleibt der Schnitt dort kleben.

Solche Schnitte können ohne weiteres fixiert werden, was selbstverständlich nötig ist, wenn man sie färben will, im Falle einer Schnelluntersuchung z. B. Werden sie für mikrochemische Zwecke (Schnittveraschung z. B.) gebraucht, so kann man sie einige Zeit trocken aufbewahren; man erwärmt den Objektträger in schonender Weise über der Flamme eines Mikrobrenners. Sodann werden die Objektträger staubfrei versorgt.

Will man dagegen die Schnitte fixieren, so bringt man sie in noch feuchtem Zustand für eine halbe Minute in Osmiumtetroxyddämpfe (in einem Rillenglas). SCHULTZ-BRAUNS empfiehlt eine Nachfixierung mit 60%igem Alkohol vorzunehmen (zwei bis fünf Minuten). Jede andere Fixierungsflüssigkeit ist allerdings hier anwendbar (Formol, absol. Alkohol, Bouin usw., je nach dem Zweck der Untersuchung). Wir fixieren im allgemeinen mit Formol nach.

Dank dieser Methode ist es möglich, auch Gewebe mühelos zu schneiden, die früher in Gelatine eingebettet werden mußten. Die Schnelligkeit, mit der sie arbeitet und schöne Präparate liefert, ist ein großer Vorteil, der sich namentlich bei Schnelluntersuchungen geltend macht.

Über die weitere Behandlung bei Schnelluntersuchungen s. S. 171.

Man kann ohne weiteres dasselbe Verfahren an fixiertem Material anwenden (SYMEONIDIS); es ist von besonderem Wert für Gewebe mit geringem Zusammenhang, beispielsweise Magen-Darmkanal, Plazenta, Tube, Geschwülste mit markiger Konsistenz. Die eingerollten Schnitte werden mit weichem Pinsel abgerollt und auf vorher mit Eiweißglyzerin bestrichenen Objektträgern aufgefangen. Den gut geglätteten Schnitt preßt man vorsichtig mit einer mehrfachen Lage von trockenem oder mit 50%igem Alkohol angefeuchtetem glattem Filtrierpapier an den Objektträger und taucht diesen entweder eine halbe bis eine Minute in absoluten Alkohol oder (für Fettfärbung, Oxydase u. dgl.) eine Minute in 40%iges Formol. SYMEONIDIS gibt an, daß er Schnitte, in denen nachträglich Fett dargestellt werden soll, auf eine bis eine halbe Minute in ein Alkohol-Formolgemisch nach ANITSCHKOW einstellt (50 ccm 50%igen Alkohols und 7,5 ccm Formol).

Selbstverständlich ist beim Schneiden von unfixiertem infektiösem Material besondere Vorsicht geboten! Man schützt sich mittels einer Gummischürze, Gummihandschuhen und reinigt nach beendigter Arbeit das Mikrotom mit besonderer Sorgfalt (Chloramin, Desogen od. dgl.).

Anhang:

Das Äther-Gefriermikrotom. An jedem Gefriermikrotom kann man unter Umständen eine Äther-Gefriereinrichtung anbringen. Gewöhnlicher Äthyläther wird mittels eines Gummigebläses in die Gefrierkammer eingeblasen, wo er verstäubt. Die dadurch erzielte Kälte bringt das auf dem Gefriertisch liegende Objekt zum Frieren. Sehr tiefe Temperaturen werden damit nicht erzielt, es tauen die Präparate leicht wieder auf. Man muß also schnell arbeiten und ferner darauf achten, daß man dabei nicht raucht und daß sich keine offene Feuerstelle (Bunsenbrenner!) im gleichen Raum befindet.

Literatur.

ANITSCHKOW N. N.: Über die Methoden zur Aufklebung von Gefrierschnitten auf die Objektträger. Z. Mikrosk. 27 (1910), 71. CHRISTELLER E.: Eine neue einfache Methode zur normalen und pathologischen Histotopographie der Organe. Virchows Arch. 252 (1924), 83. IWANOFF X.: Über das Aufkleben von Gefrierschnitten. Z. Mikrosk. 53 (1936), 48. KNIPPING H. W.: Ausschaltung von absteigenden Alkoholreihen durch Verminderung der Oberflächenspannung von Wasser. Z. Mikrosk. 39 (1923), 204. LAUCHE A.: Erfahrungen mit dem großen Gefriertisch nach CHRISTELLER. Verhandlg. Dt. Path. Ges. 1926, 313. SCHULTZ-BRAUNS O.: Die Vorteile des Gefrierschneidens unfixierter Gewebe für die histologische Technik. Cblt. Path. 50 (1931), 273; ders.: Die Methode der Schnittveraschung unfixierter tierischer Gewebe. Z. Mikrosk. 48 (1931), 161; ders.: Verbesserungen und Erfahrungen bei der Anwendung der Methode des Gefrierschneidens unfixierter Gewebe. Cblt. Path. 54 (1932), 225. SYMEONIDIS A.: Neue Anwendungsmöglichkeiten der Gefrierschneidemethode mit Messertiefkühlung bei fixiertem Gewebe. Cblt. Path. 63 (1935), 245. SZÜTZ A. v.: Eine Methode zum Aufkleben der Gefrierschnitte. Z. Mikrosk. 57 (1940/41), 420. ZETHRAEUS S.: Modifikation der Schultz-Braunsschen Gefrierschnittmethode. Z. Mikrosk. 54 (1927), 408.

IX. Das Einbettungsverfahren.

A. Allgemeines.

Mit wenigen Ausnahmen werden die fixierten Objekte auf dem Mikrotom geschnitten, wobei man besonderen Wert darauf legen muß, 1. daß möglichst dünne, gleichmäßige und vollständige Schnitte erhalten werden, 2. daß man sie unter Umständen in lückenlosen Serien gewinnen muß und 3. daß alle Gewebselemente intakt bleiben unter Schonung ihrer gegenseitigen Lagebeziehungen. Dieses Ziel kann in vielen Fällen mit dem einfachsten Schnittverfahren, der Gefrierschnittmethode (s. S. 70), erzielt werden. Vielfach jedoch genügt dies nicht und man muß die Gewebe auf andere Weise schnittfähig machen. Zu diesem Zweck müssen die Objekte von einer festen Masse durchtränkt werden, die sich in alle Lücken einschiebt, das ganze Gewebe durchsetzt und die verschiedenen Gewebselemente unter Erhaltung ihrer mikrotopographischen Anordnung untereinander verbindet; diese Masse muß sich ferner in dünnste Schnitte am Mikrotom zerlegen lassen, so daß sich die darin eingeschlossenen Objekte mit ihr zusammen leicht schneiden lassen, vorausgesetzt, daß sie nicht härter sind. Dieses Verfahren nennt man die *Einbettung*. Es ist überall dort anzuwenden, wo trotz ausreichender Fixierung die Objekte nicht die zum Schneiden genügende Beschaffenheit besitzen, zu weich oder zu klein sind, reichlich Fettgewebe enthalten und insbesondere auch dann, wenn die gegenseitigen Beziehungen unbedingt erhalten bleiben müssen.

Da die meisten Einbettungsmassen solide Körper sind, muß man sie zuerst verflüssigen, damit sie die Objekte durchtränken; sodann werden sie zum Erstarren gebracht und sollen dabei eine schnittfähige Konsistenz besitzen.

Als einfachste und gebräuchlichste Einbettungsmassen dienen heute *Paraffin*, *Celloidin* und *Gelatine*.

Es soll hier in kurzen Zügen der Anwendungsbereich dieser drei Einbettungsverfahren skizziert werden.

Die *Paraffineinbettung* ist ein rasch arbeitendes Verfahren, mit welchem ohne große Mühe dünne, lückenlose und gleichmäßige Schnitte hergestellt werden können. Es ist für die Histopathologie unentbehrlich; sie bietet ferner den Vorteil, daß die eingebetteten Objekte unbegrenzt lange erhalten bleiben und in einfacher Weise gesammelt werden können. Sie hat einige Nachteile, namentlich die nicht zu vermeidende Schrumpfung der meisten Gewebe.

Die *Celloidineinbettung* ist für alle Gewebe geeignet, die sich schwer nach Paraffineinbettung schneiden lassen, z. B. Knochen; sie eignet sich besonders gut für große topographische Schnitte, in denen verschiedene Gewebe mit verschiedener Konsistenz (Knorpel, Muskulatur, fibröses Gewebe, Hohlräume u. dgl.) vorkommen. Von Vorteil ist der Wegfall von Schrumpfungserscheinungen. Nachteilig ist die längere Einbettungszeit und die umständlichere Aufbewahrung des eingebetteten Materials.

Die *Gelatineeinbettung* leistet vorzügliche Dienste zur Herstellung von Gefrierschnitten aus nicht homogenem oder leicht zerfallendem Material. Sie gestattet die Darstellung von Fett und Lipoiden; sie besitzt im Gegensatz zur Paraffin- und Celloidineinbettung den großen Vorteil, daß keine Schrumpfung in den Geweben auftritt; aus diesem Grunde eignet sie sich auch für feinere Untersuchungen.

Sowohl Paraffin wie Celloidin sind im Wasser unlöslich, sie bedürfen besonderer Lösungsmittel; bevor man die Objekte mit diesen Mitteln in Kontakt bringt, muß man sie entwässern. Dieser Vorgang der Entwässerung ist derselbe, ob man nun in Paraffin oder in Celloidin einbetten will. Es erscheint aus diesem Grunde zweckmäßig, diesen Punkt der Einbettung in Paraffin und Celloidin gemeinsam zu beschreiben; die Durchtränkung mit dem Lösungsmittel und der Einbettungsmasse werden dann gesondert besprochen.

B. Das Entwässern.

Nachdem das Objekt gewaschen ist, wird es in eine Flüssigkeit gebracht, welche wasserentziehend wirkt. Am meisten gebraucht werden Alkohol, Aceton und Dioxan.

Wie bei der Fixierung ist es notwendig, daß alle Gewebsstücke möglichst einheitlich entwässert werden, d. h. es muß der Alkohol von allen Seiten gleichmäßig einwirken können. Da das Wasser oder die Fixierungsflüssigkeit, aus welcher die Objekte kommen, ein höheres spezifisches Gewicht als der Alkohol besitzt, legt man die Stücke beim Entwässern zweckmäßig auf Glaswolle, Gaze, Watte oder auch auf Filterpapier, das man zu einem kleinen Gerüst formt, so daß die Oberfläche, in der Nähe des Flüssigkeitsspiels zu liegen kommt. Der wasserhaltige Alkohol sinkt aus dem Objekt zum Gefäßboden. Vorteilhaft sind zum Entwässern weithalsige Flaschen oder zylindrische, gut verschließbare Behälter. Man kann die Gewebsstücke auch im Alkohol aufhängen. Im allgemeinen ist es vorteilhaft wenig Alkohol zu gebrauchen, ihn aber häufiger zu wechseln.

In den meisten Büchern über histologische Technik wird empfohlen, das Entwässern in niedrigprozentigem Alkohol zu beginnen, etwa 40 bis 60 bis 70%.

Seit Jahren entwässern wir lediglich mit 95 bis 96%igem und absolutem Alkohol, ohne daß wir bei Vergleichsuntersuchungen irgendwelche Nachteile, wie stärkere Schrumpfungen beobachtet hätten. Man bringt die Objekte, je nach ihrer Größe, für sechs bis zehn Stunden in einmal gewechselten 96%igen Alkohol und sodann für zehn bis zwölf Stunden in ebenfalls einmal zu wechselnden absoluten Alkohol. Dieses Verfahren lehnt sich an dasjenige von P. Masson an:

absoluter Alkohol gebraucht	8 Uhr	
absoluter Alkohol I	12 Uhr	total 24 Stunden.
absoluter Alkohol II	18 bis 8 Uhr	

Nach unseren Erfahrungen eignet sich folgende Zeittabelle vorzüglich. Die über Nacht gewässerten Objekte kommen

um	8 Uhr	in 96%igen	Alkohol	I
,,	12 ,,	,, 96%igen	,,	II
,,	14 ,,	,, absoluten	,,	I
,,	18 ,,	,, ,,	,,	II, wo sie bis zum nächsten

Morgen bleiben.

Im allgemeinen ist es besser, wenn irgend möglich, die Dauer des Alkoholbades zu verlängern; man richtet sich dabei nach der Größe der Stücke; während kleine Gewebsbröckel verhältnismäßig rasch (wenige Stunden) entwässert werden, müssen 5 mm dicke Objekte längere Zeit (mindestens insgesamt 18 bis 24 Stunden) behandelt werden. Die Regel ist: eine ungenügende Entwässerung schadet, eine längere Alkoholbehandlung ist nützlich!

Da der absolute Alkohol teuer ist, empfiehlt es sich, ihn gleich nach Gebrauch zu regenerieren. Zu diesem Zweck sind neben den bekannten Destillationsverfahren verschiedene Methoden empfohlen worden:

Am Boden des mit absolutem Alkohol gefüllten Entwässerungsgefäße bringt man eine zirka 1 cm hohe Schicht von ausgeglühtem Kupfersulfat; das wasserfreie weiße Pulver reißt das Wasser an sich und färbt sich allmählich blau. Es ist dann auszuwechseln.

Man kann sich auch in einer großen weithalsigen Flasche mit Glasschliffstopfen den absoluten Alkohol über Calciumcarbid halten; vor Gebrauch wird er in das Entwässerungsgefäß abfiltriert. Nach erfolgter Entwässerung schüttet man den gebrauchten Alkohol in die Flasche zurück und schüttelt kräftig. Mit der Zeit ist das Karbid gelöscht und muß ersetzt werden. Auch kann man bedeutende Mengen 96%igen Alkohol mit diesem einfachen und billig arbeitenden Verfahren sparen.

Will man gebrauchten Alkohol in größeren Mengen regenerieren, so ist zu berücksichtigen, daß er mit vielen Stoffen verunreinigt ist: Wasser, Fett, Bestandteile von Fixierungsflüssigkeiten wie Pikrinsäure, Sublimat, Kaliumbichromat, Formol usw. Die meisten dieser Stoffe können durch Behandlung des Alkohols mit Calciumcarbid eliminiert werden (das sich mit den etwaigen vorhandenen Säuren kombiniert und andererseits mit Wasser Acetylen bildet); nach der Carbidbehandlung wird destilliert.

Der zu reinigende Alkohol wird in großen Behältern gesammelt, in welchen Calciumcarbid in Gazesäckchen liegt; man rechnet ungefähr 2 kg Carbid auf 8 bis 10 Liter Alkohol. Die Gefäße dürfen nicht hermetisch geschlossen und zweckmäßig im Freien an einem geschützten Ort oder in einer Kapelle mit Abzug aufgestellt werden, wegen dem sich entwickelten Acetylen. Täglich müssen sie geschüttelt werden, damit das Carbid sich allmählich erschöpft, was ungefähr eine Woche in Anspruch nimmt (die Zeit wechselt selbstverständlich je nach dem Wassergehalt). Danach schüttet man den Alkohol mit frischem Carbid (oder mit dem noch nicht gebrauchten Rest) in einen Destillationskolben mit Rückflußkühler und bringt zum Sieden auf Sand- oder Wasserbad (eine elektrische Heizplatte leistet hier gute Dienste). Nach drei bis vier Stunden ist der Alkohol fast wasserfrei und kann destilliert werden. Das Destillat enthält jedoch unangenehm riechende flüchtige schwefelhaltige Substanzen, die durch Zusatz von einigen Gramm wasserfreien Bleicarbonats pro Liter (vier bis fünf Tage) leicht entfernt werden können (Masson). Zur Beseitigung von *Quecksilber* legt man in das Sammelgefäß einige Spiralen dünnen Kupferblechs. Um *Jod* zu entfernen bringt man beim Destillieren einige Gummischlauchschnitzel in den Alkohol (Romeis).

Dieser Alkohol kann jedoch lediglich zu Einbettungszwecken angewandt werden, nicht aber zur Schnittfärbung oder zum Bereiten von Farb- oder Reagenzienlösungen!

Die *Konzentration des Alkohols* wird am einfachsten mit einem Aerometer bestimmt; dabei ist stets die Temperatur zu berücksichtigen (meist 15°).

Will man sich schnell über den etwaigen Wassergehalt von absolutem Alkohol orientieren, bringt man in ein Reagenzglas oder ein Blockschälchen 4 bis 5 ccm Xylol oder Benzol und fügt einige Tropfen des Alkohols hinein; tritt eine milchige Trübung auf, so enthält der Alkohol mindestens 3% Wasser. Empfindlicher ist die Reaktion mit Calciumcarbid (Einwerfen einiger Körner Carbid in Alkohol), wobei sich in Anwesenheit von Wasser Acetylen entwickelt.

Reiner Alkohol soll eine neutrale Reaktion aufweisen; er darf sich bei Zusatz von Silbernitrat nicht trüben. P. Mayer hat ferner folgende Probe empfohlen: Man fügt dem Alkohol 1% folgender Mischung bei (nach Romeis ein bis zwei Tropfen auf 10 ccm Alkohol):

Haematein	1,0 g
Chloraluminium	1,0 g
Alkohol	100,0 ccm

Nach 24 Stunden darf, wenn der Alkohol rein ist, keine Fällung aufgetreten sein.

Eine bestimmte Konzentration des Alkohols wird am einfachsten mit Hilfe der Verdünnungstabelle nach Gay-Lussac vorgenommen (s. Anhang). Auch kann eine Verdünnungsformel einfacher Art angewandt werden, wie z. B. diejenige, die Romeis angibt: bekannt ist eine Lösung von a%; gewünscht eine solche von b%. Man nimmt b Teile der a%igen Lösung und fügt (a—b) Teile des Lösungsmittels zu. Ergebnis: a Teile der gewünschten b%igen Lösung.

Beispiel: aus 90%igem Alkohol soll 70%iger hergestellt werden. Es werden 70 ccm des 90%igen Alkohols genommen und (90—70) = 20 ccm destilliertes Wasser hinzugefügt, so daß man 90 ccm 70%igen Alkohol erhält.

Folgende Formel, die von Schmorl angegeben wird, ist für ähnliche Zwecke zu gebrauchen:

$$x = \frac{a.\,b}{c}$$

wobei a die gewünschte Menge des Alkohols geringerer Konzentration, b die gewünschte Konzentration, c die bekannte höhere Konzentration und x die Menge des zur Verdünnung gebrauchten Alkohols höherer Konzentration bedeutet. Um z. B. aus dem 90%igen Alkohol 100 ccm 70%igen Alkohols herzustellen, bedarf man $x = \frac{100 \times 70}{90} = 77{,}7$ ccm 90%igen Alkohols und 22,3 ccm Wasser.

Vergällung des Alkohols. Fast in allen Ländern wird vergällter Alkohol zu billigerem Preis als reiner Alkohol abgegeben. Die Vergällung erfolgt meist durch *Petrolbenzin* oder durch *Methylalkohol.* Der in Deutschland mit Petrolbenzin vergällte Alkohol ist für die meisten Zwecke der Histopathologie brauchbar, sowohl für die Einbettung der Objekte wie für die weiteren Färbeverfahren. Die Anwesenheit von Petrolbenzin ruft jedoch bei stärkerer Verdünnung (50 bis 55%) eine milchige Trübung hervor. In der Schweiz und anderen Ländern enthält der 96%ige Alkohol in der Regel 2,5% Methylalkohol; dieser vergällte Äthylalkohol ist ebenfalls für alle Zwecke zu gebrauchen. Romeis bemerkt allerdings hiezu, daß manche Färbungen mit Teerfarbstoffen (Toluidin z. B.) stärker angegriffen werden als durch reinen Äthylalkohol; diese Eigenschaft kann einen Vorteil bieten zur Differenzierung gewisser Färbungen (Nissl-Färbung, Schleimfärbungen z. B.). Neben dem Äthylalkohol wurde der *Isopropylalkohol* oder *Hartosol* (I. G. Farben) besonders von A. Dietrich empfohlen.

a) Einbettung in Paraffin.

Es gibt verschiedene Paraffinsorten, die im großen und ganzen nach ihrem Schmelzpunkt unterschieden werden; sie stellen eine mehr oder weniger feste, weiße, fettig anzufühlende Masse dar. Paraffin ist in Wasser und Alkohol unlöslich, es löst sich dagegen sehr leicht in Toluol, Xylol, Benzol, Chloroform sowie in vielen Essenzen.

Bevor ein fixiertes und entwässertes Gewebsstück in Paraffin eingebettet werden kann, muß das Entwässerungsmittel durch ein Paraffinlösungsmittel (Vorharz) ersetzt werden, mit anderen Worten, es muß das Gewebsstück von einem Stoff durchtränkt werden, welcher in Paraffin leicht in Lösung geht.

Sodann muß dieser Paraffinlösungsstoff ebenfalls entfernt werden, damit am Schluß der ganzen Prozedur das Objekt nur vom Paraffin durchtränkt wird; denn nur dann wird eine genügende Konsistenz gewährleistet, nur dann ist das Objekt schnittfähig.

1. Entspriten. Von sehr großer Bedeutung für das Gelingen der Paraffintechnik ist die Entfernung des Entwässerungsmittels, des Alkohols vor dem Einlegen der Objekte in das geschmolzene Paraffin. Diese Stufe der Paraffineinbettung nennt man das *Entspriten.* Wenn der Alkohol aus einem Gewebsstück ungenügend entfernt worden ist, so wird das Objekt bei der nachfolgenden Einbettung schrumpfen und hart werden; aus diesem Grunde kann nicht genügend betont werden, daß eine tadellose Einbettung in Paraffin nur unter der Voraussetzung gelingen wird, daß 1. die Entwässerung der Objekte regelrecht durchgeführt worden ist, und 2. daß das Entspriten vollständig gelungen ist. Dies wollen sich die Anfänger besonders merken! Die wohl am häufigsten gebrauchten Mittel, die zur Entfernung des Alkohols dienen, sind *Xylol, Toluol, Benzol, Chloroform, Anilin, Schwefelkohlenstoff, Terpentinöl, Cedernöl;* bei sachgemäßer Anwendung liefern sie ungefähr gleich gute Resultate. Eine langjährige Erfahrung hat mir aber gezeigt, daß Benzol und Toluol dem in vielen Instituten gebrauchten Xylol vorzuziehen sind, da die Objekte im Xylol leicht hart werden. Ferner läßt sich Xylol nur schwer aus Präparat und Paraffin entfernen. Hat man die Wahl, so ist das Benzol vorzuziehen.

Die aus absolutem Alkohol kommenden entwässerten Objekte kommen direkt ins Benzol oder Toluol; wenn sie vollständig entwässert worden sind, werden sie in kurzer Zeit durchsichtig; ist dies nicht der Fall, und trübt sich die Flüssigkeit, oder wenn am Objekt milchig trübe Stellen entstehen, so sind die Gewebsstücke ungenügend entwässert und müssen nochmals in absoluten Alkohol gebracht werden. Romeis weist mit Recht darauf hin, daß eine völlige Aufhellung der Gewebsstücke nicht zu erreichen ist, wenn zur Fixierung chrom-, osmium- oder sublimathaltige Gemische angewandt worden sind.

Zum Entspriten verwendet man am besten hohe Behälter, in denen die Objekte bequem Platz finden. Der Alkohol, der ein niedrigeres spezifisches Gewicht als Benzol oder Toluol besitzt, wird sich beim Herausströmen aus dem Objekt an die Oberfläche des Flüssigkeitsspiegels begeben, so, daß in der Tiefe das Objekt in relativ reinem Paraffinlösungsmittel liegt. Die Verhältnisse sind hier also genau umgekehrt als bei der Entwässerung. Dementsprechend beachte man, daß eine mindestens 5 bis 6 cm hohe Benzol- oder Toluolschicht die Objekte zu bedecken hat und daß während dem Entspriten die Behälter nicht geschüttelt werden dürfen!

Die Dauer der Durchtränkung mit Benzol oder Toluol wechselt naturgemäß je nach Größe der Objekte; eine längere Ausdehnung als unbedingt erforderlich soll im allgemeinen vermieden werden. Wir halten uns im großen und ganzen an das Schema von Masson:

Benzol I (oder Toluol I) 8 Uhr
„ II („ „ II) 12 „
„ III („ „ III) 18 Uhr über Nacht.

(Als Benzol I [Toluol] kann schon zweimal benutztes Benzol bzw. Toluol, als Benzol II solches, das einmal benutzt worden ist, ohne weiteres zur Anwendung kommen).

Eine vorzügliche Alkoholentfernungs- und Durchtränkungsmethode ist das *Methylbenzoat-Celloidinverfahren* von Péterfi, das von Romeis in Verbindung mit nachfolgender Behandlung in Benzol besonders empfohlen wird. Diese Methode liefert auch nach unseren Erfahrungen wohl die besten Ergebnisse und ist grundsätzlich immer dort anzuwenden, wo man Objekte von uneinheitlicher Konsistenz mit viel straffem Bindegewebe zu schneiden hat. Wir folgen hier den Angaben von Romeis:

Aus dem absoluten Alkohol werden die Gewebsstücke in Methylbenzoat-Celloidin übertragen (Herstellung s. unten); sie schwimmen zuerst an der Oberfläche der Flüssigkeit und sinken in ein bis vier Stunden, je mehr die Flüssigkeit den Alkohol verdrängt, zu Boden. Sie werden sodann in eine frische Methylbenzoat-Celloidinlösung übertragen, wo sich dasselbe wiederholt, und endlich in eine dritte, wo sie zwölf bis vierundzwanzig Stunden bleiben. Die Objekte sind völlig durchscheinend; sie werden aus der Lösung herausgenommen, das Methylbenzoat wird abgetropft. Nach kurzer Übertragung (20 bis 30 Minuten) in Benzol, das zweimal gewechselt wird, bettet man sie in Paraffin ein. Dazu bringt man die Objekte zuerst in eine gesättigte Lösung von Paraffin in Benzol, die bei zirka 30° auf dem Thermostaten steht (15 bis 30 Minuten), und schließlich in reines Paraffin (vgl. S. 87).

Herstellung der Methylbenzoat-Celloidinlösung. Methylbenzoat ist eine farblose Flüssigkeit mit süßlich durchdringendem Geruch, die an der Luft langsam und ohne Rückstand verdunstet. Zur Herstellung von einem Liter Lösung werden zunächst 400 ccm Methylbenzoat in einem Erlenmeyerkolben im Wasserbad erwärmt. Zum Schutz gegen Wasserdampf und zur Kondensierung von verdunstetem Methylbenzoat wird ein gut schließender, mit Siederohr versehener Stopfen aufgesetzt. Wenn die Flüssigkeit eine Temperatur von zirka 100° erreicht hat, läßt man 10 g getrocknete Celloidinwürfelchen hineinfallen. Von Zeit zu Zeit wird der Kolben aus dem Wasserbad herausgenommen und das quellende, in Lösung gehende Celloidin mit einem sauberen Glasstab umgerührt. Wenn die Lösung erfolgt ist, werden die restlichen 600 ccm Methylbenzoat zugesetzt; man läßt dann erkalten. (Eine Erhitzung auf über 100° ist zu vermeiden, da es bei höherer Temperatur leicht zur Zersetzung des Celloidins und zur Bildung schädlicher Säuren kommt). Dieses rasche, von Romeis angegebene Herstellungsverfahren ist praktischer als die Originalvorschrift von Péterfi (10 g getrocknetes Celloidin werden in 100 ccm Methylbenzoat gegeben; die Flasche wird gut geschüttelt. Die gut verkorkte Flasche wird nach zwölf Stunden auf den Kopf gestellt, worauf das aufgequollene und noch nicht gelöste Celloidin gegen den Flaschenhals sinkt. Nach weiteren zwölf Stunden wird die Flasche wieder auf den Boden gestellt usw. bis die völlige Lösung des Celloidins erreicht wird, was meist ein bis zwei Wochen in Anspruch nimmt).

Wie Benzol oder Toluol kann das Methylbenzoat-Celloidin mehrmals gebraucht werden; nach einiger Zeit wird die erste, am stärksten mit Alkohol verunreinigte Portion durch die zweite, diese durch die dritte ersetzt usw.

Die Methode hat den großen Vorteil, daß ein längeres Verweilen der Objekte in der Lösung nicht im geringsten schadet, was vom Benzol, Toluol und besonders Xylol nicht behauptet werden kann. Im allgemeinen genügen jedoch 12 bis 24 Stunden, für kleine Objekte weniger (drei bis vier Stunden). Der Aufenthalt in Benzol soll nur kurz sein, d. h. es soll die Hauptmenge des Methylbenzoats ausgewaschen werden (also nicht über 30 Minuten). Auch empfiehlt Romeis die Objekte vor dem Einlegen in Benzol gut abtropfen zu lassen, da sich an der Oberfläche sonst kleine, schwer schneidbare Celloidintröpfchen bilden.

Für besondere Methoden der feineren Histologie wird das Einbetten über *Terpentinöl* oder besonders *Cedernöl* (O. SCHULTZE) empfohlen. Obschon es eigentlich in der pathologischen Histologie selten gebraucht wird, sei es der Vollständigkeit halber kurz angeführt: dieses Verfahren kann gewisse Dienste leisten, wenn es sich um die Darstellung der Plastosomen oder um das einwandfreie Schneiden an sich dichter Gewebe handelt, bei denen man eine zu starke Schrumpfung vermeiden will.

Die Gewebsstücke kommen aus dem absoluten Alkohol in das Cedernöl, wo sie an der Oberfläche schwimmen; es ist deshalb gut, sie mit etwas ölgetränkter Watte, Gaze u. dgl. zu bedecken. Nach einiger Zeit sinken sie von selbst zu Boden und erscheinen nach vollständiger Durchtränkung mit dem Öl durchsichtig; nach SCHULTZE wird der absolute Alkohol mit Zedernöl unterschichtet; wenn die Objekte nach einiger Zeit (Stunden!) in das Öl eingesunken sind, wird der Alkohol abgesogen und man ersetzt das Öl durch frisches. Aus dem Ölbad werden die Objekte direkt in geschmolzenes Paraffin von 32° Schmelzpunkt gebracht und schließlich nur kurz in Paraffin von 45 bis 48° Schmelzpunkt, das zur Einbettung dient.

Das *Dioxanverfahren*, welches heute von vielen Histologen angewandt wird, kann dem Pathologen, der in möglichst kurzer Zeit an einem Paraffinschnitt eine Diagnose zu stellen hat, sehr gute Dienste leisten. Das Dioxan oder Diaethylendioxyd (von GRAUPER und WEISSENBERGER 1931 eingeführt) ist in jeglichem Verhältnis mit Wasser und Alkohol mischbar; ferner löst es Fette und kann mit Paraffin gemischt werden. Es kann demnach als Entwässerungsmittel und als Übergangsmittel zum Paraffin ohne weitere Zwischenschaltung eines besonderen Bades verwendet werden. Somit spart man Alkohol und Benzol, Toluol, Methylbenzoat od. dgl. und insbesondere auch Zeit! Nach meinen Erfahrungen, die sich mit denjenigen anderer decken, ist besonders ein Punkt zu beachten: da die Objekte unmittelbar aus dem Wasser (bzw. Alkohol nach Sublimat; Pikrinsäurefixierung) in das Dioxan kommen, müssen sie mindestens drei bis vier Portionen Dioxan durchlaufen. Als Gefäße dienen am besten Glaszylinder (z. B. Borrelgläser), welche gut verstopft werden müssen und deren Boden mit einer 1 bis 2 cm dicken Chlorcalciumschicht bedeckt wird; darüber wird eine doppelte Filtrierpapierschicht ausgebreitet. Das Chlorcalcium bindet das vom Objekt ins Dioxan übergehende Wasser (oder den Alkohol): es sind, wie bei der Entwässerung über Alkohol, die Objekte dabei möglichst nahe an der Oberfläche der Flüssigkeit zu halten (mit Sieb oder Aufhängeeinrichtungen, die sich jeder selbst leicht anfertigen kann). Innerhalb zwölf bis vierundzwanzig Stunden (je nach Größe der Gewebsstücke) werden die drei bis vier Dioxanbäder durchlaufen; danach kommen die Objekte in Dioxan-Paraffin: ein Drittel Dioxan, zwei Drittel Paraffin von 56 bis 58° Schmelzpunkt, wo sie ein bis zwei Stunden bei 58° bleiben; es ist hierbei zu beachten, daß das Dioxan-Paraffingemisch nicht offen stehen zu lassen ist, sondern daß gut verschließbare Gefäße (Glasschliff!), die man möglichst gut füllt, zu verwenden sind. Schließlich erfolgt die Übertragung in reines Paraffin. Für kleine Gewebsstücke, z. B. für Auskratzungsmaterial, kleine Probeexzisionen genügt im allgemeinen ein Aufenthalt von vier bis sechs Stunden in den drei bis vier Dioxanbädern.

Mit der Dioxanmethode kann man unter Umständen außerordentlich schnell arbeiten; so hat z. B. ESKELUND ein Verfahren angegeben, mit welchem es möglich ist, gleichzeitig zu fixieren und zu entwässern, ohne daß zu große Schrumpfungen auftreten; man kann dieses *Schnelleinbettungsverfahren* in vielen Fällen nur mit Vorteil anwenden. Die kleinen Objekte kommen in eine Mischung von 40 Vol. Aceton und 60 Vol. Dioxan, die einmal gewechselt wird. Je nach Dicke der Gewebsstücke sind folgende Zeiten einzuhalten:

Objekte von	1 bis 2,5 mm Dicke	2,5 bis 4 mm	5 mm
Aceton-Dioxan I	1/4 Stunde	1/2 Stunde	1 Stunde
Aceton-Dioxan II	3/4 „	2 1/2 „	4 „
Dioxan-Paraffin (1 : 3)	1/4 „	1/2 „	1 „
Paraffin 58°	3/4 „	2 1/2 „	4 „
			oder über Nacht.

Es ist mit diesem Verfahren ohne weiteres möglich, in drei bis vier Stunden einwandfreie Paraffinschnitte begutachten zu können, wenn es sich um kleine Probeexzisionen handelt.

2. Die Durchtränkung mit Paraffin. Die Konsistenz des Paraffins wechselt je nach seinem Schmelzpunkt; im Handel erhältlich sind Paraffinsorten, welche bei 45°, 48°, 50°, 55 bis 60° schmelzen. Im pathologisch-histologischen Betrieb wählt man am besten nur eine Paraffinsorte von 55 bis 58° Schmelzpunkt. Den Härtegrad kann man selbstverständlich mittels einem weicheren und einem härteren Paraffin selbst herstellen[1]. Vorteilhaft ist eine Mischung von Paraffin mit gelbem Bienenwachs (im Verhältnis von 5 Teilen Wachs auf 100 Teile Paraffin). Das Paraffin nimmt dabei eine beim Schneiden besonders angenehme Konsistenz an, es wird insbesondere weniger brüchig.

Für harte Objekte und zur Herstellung dicker Paraffinschnitte wird die Mischung nach ALTMANN empfohlen: Paraffin 60° 850 g; Stearin 100 g; Wachs 50 g.

Schon gebrauchtes Paraffin ist besser als frisches. Man halte sich stets Paraffinplatten von zirka 1 bis 2 cm Dicke vorrätig; das Paraffin aus Abfall, aus alten Blöcken wird mit dem frischen Paraffin eingeschmolzen und in viereckige, flache Behälter (sehr geeignet dazu sind Glasküvetten, wie man sie in der Photographie benutzt) gegossen. Die erstarrten Platten werden in trockenem Raum in Kisten aufbewahrt. Zum Gebrauch wird die notwendige Menge abgebrochen, klein zerschnitten und im Wärmeofen verflüssigt und filtriert. Es ist zweckmäßig, mit einem Wärmeofen zu arbeiten, in dem das Paraffin eben flüssig ist; man vermeide jede Temperaturerhöhung über 59°, da sonst Zerrbilder entstehen. In einem großen Betrieb, wo viel in Paraffin eingebettet wird, sollte man mehrere kleinere Wärmeöfen zur Verfügung haben oder, wie es MASSON empfohlen hat, man arbeitet mit einem Wärmeofen, welcher drei voneinander abgetrennte und gegeneinander abgedichtete Abteilungen besitzt. Das ist eine

---

[1] *Bestimmung des Schmelzpunktes:* Man zieht sich aus einem Glasrohr eine Kapillarpipette aus; damit saugt man etwas geschmolzenes Paraffin auf und läßt es erstarren. Das Kapillarröhrchen wird sodann neben dem Quecksilberbehälter eines Thermometers befestigt und man taucht das Ganze in ein Becherglas mit Wasser, das langsam über dem Bunsenbrenner erwärmt wird. Die Temperatur wird abgelesen im Augenblick, wo das Paraffin schmilzt und aus der Kapillarröhre ausläuft.

Vorsichtsmaßnahme, die folgenden Grund hat: Die Objekte kommen aus dem Vorharz (Benzol, Toluol u. dgl.) in ein erstes Paraffinbad; in diesem ersten Bad wird das Vorharz das Paraffin lösen, so daß das Objekt allmählich von einer Vorharz-Paraffinlösung durchtränkt wird. Mit der Zeit diffundiert das Vorharz in das Paraffin und wird auch verdampfen. Allerdings ist die Eliminierung des Vorharzes auf diese Weise nicht möglich und doch muß man es vollständig entfernen, ansonsten die Konsistenz des Paraffinblockes eine zu weiche sein wird. Um dies zu erreichen, bringt man die Objekte vom ersten Paraffinbad in ein zweites und sodann in ein drittes. Das Paraffin I enthält noch reichlich Vorharz, das Paraffin II wesentlich weniger; das Paraffin III muß absolut rein sein. Diese drei verschiedenen Paraffinbäder müssen getrennt voneinander, in besonderen Wärmeöfen oder Abteilungen, vorgenommen werden, damit man sicher sein kann, daß das Paraffin III, wo die Objekte letzten Endes eingeschlossen werden, kein Vorharz mehr enthält, wie es der Fall ist, wenn alle drei Paraffinbäder im gleichen Wärmeofen nebeneinander stehen.

Das zur Einbettung dienende Paraffin wird geschmolzen und filtriert; am besten hält man sich für jedes Paraffinbad zwei größere Behälter im Brutofen; in den einen Behälter (Pulverglas z. B.) wird das gebrauchte Paraffin zurückgegossen; aus diesem wird es in den zweiten Behälter filtriert. Als Paraffin III kann man ohne weiteres geschmolzene Abfälle von Paraffinblöcken benutzen, die ebenfalls zu filtrieren sind.

Die *Dauer der Paraffindurchtränkung* ist abhängig einerseits von der Größe der Gewebsstücke und anderseits von der Dichtigkeit der Gewebe. Für Objekte von 5 bis 10 mm Dicke empfiehlt es sich, eine längere Durchtränkungszeit zu wählen, z. B. 24 Stunden. Man bringt sie

in Paraffin I um 8 Uhr
„ „ II „ 12 „
„ „ III „ 18 „

sie bleiben darin über Nacht. Für kleinere Objekte können selbstverständlich diese Zeiten verkürzt werden, z. B. Paraffin I zwei Stunden, Paraffin II zwei Stunden, Paraffin III ein bis zwei Stunden. Wenn man sehr große Gewebsstücke einzubetten hat, muß man diese Durchtränkungszeit weit über 24 Stunden ausdehnen. Ein gut entwässertes, sorgfältig von Alkohol befreites Objekt kann ohne Schaden mehrere Tage bis Wochen bei 56° im Paraffinbad verweilen. Masson bestätigt hiermit die Angaben von Apathy und Romeis; ich habe große Lungenscheiben (ganze Spitzen mit narbigem Gewebe) $10 \times 8 \times 3$ cm zwei Wochen im Paraffinofen stehen lassen und davon tadellose Schnitte erhalten. Die schlechte Schneidbarkeit harter Gewebe oder das gekochte Aussehen der Paraffinschnitte sind Erscheinungen, die auf eine ungenügende Entwässerung, ein mangelhaftes Entspriten und oft eine nicht genügend lange Durchtränkung mit Paraffin zurückzuführen sind!

Als Behälter für die Objekte in den Paraffinbädern werden oft Glasschälchen oder kleine Flaschen benutzt; wir ziehen kleine Aluminiumbecher oder -töpfe (sog. Puppengeschirr) mit Griff oder Henkel vor. Mit jedem Objekt wandert die Etiquette mit! (Mit Bleistift oder Tusche beschriftet.)

3. Das Herstellen vom Paraffinblock (Einschmelzung). Ist das Objekt mit Paraffin vollständig durchtränkt, wird es als Paraffinblock gegossen und durch Erstarrenlassen richtig eingebettet. Die Konsistenz des Paraffins ist um so besser, je schneller das Erstarren vor sich geht. Es ist aus diesem Grunde angebracht, die eigentliche Einbettung in zweckmäßigen Formen vorzunehmen; die bequemste Form kann man sich leicht aus glattpolierten Metallstreifen von 20 bis 30 mm Breite und 2 mm Dicke herstellen lassen; ein 12 cm langer solcher Streifen z. B. wird rechtwinklig gebogen, und zwar so, daß die eine Seite des Winkels 4 cm, die andere 8 cm mißt. Durch Verschieben zweier solcher Winkel kann man ohne weiteres Größe und Form des zu gießenden Paraffinblocks wählen. Als Unterlage dient eine peinlich saubere Glasplatte, die man vorher mit einem Tropfen Glyzerin eingerieben hat, was die Ablösung des fertigen Blockes erleichtert. Stehen keine Formen zur Verfügung, so kann man sich leicht solche aus Papier herstellen. Man benutzt dazu ein starkes Papier, aus dem Stücke von $10 \times 6{,}5$ cm für größere Formen, 5×3 cm für kleinere Formen ausgeschnitten werden. Diese werden nach folgendem Schema gefaltet (Abb. 11 nach LANGERON).

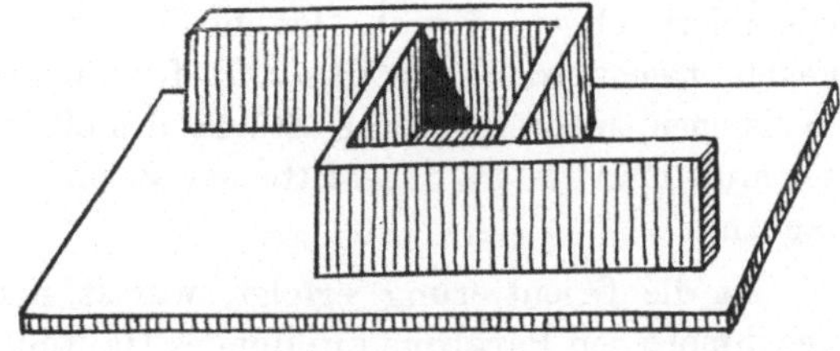

Abb. 10. Einfache, verstellbare Form zur Herstellung eines Paraffinblocks.

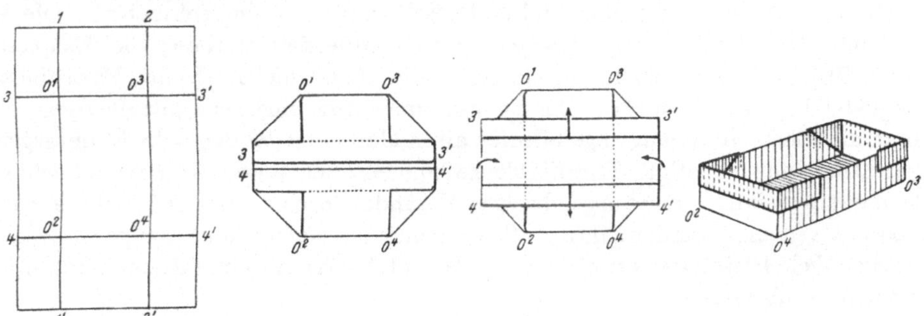

Abb. 11. Schema zur Herstellung einer Papierschachtel zum Eingießen eines Paraffinblocks (nach LANGERON).

Zur Einschmelzung des Objektes gießt man in die vorbereitete Form rasch geschmolzenes Paraffin III aus dem Reservebehälter (oder bei kleinem Objekt aus dem Behälter selbst, in welchem sich das Objekt befindet), entnimmt mit einer über dem Bunsenbrenner erhitzten Pinzette das Objekt aus dem Paraffinbad und bringt es so rasch wie möglich in die Form. Hierbei darf man nicht langsam vorgehen; wenn das Paraffin um das Gewebsstück während dieser Manipulation erstarrt, so wird das Objekt schlecht eingebettet. Sodann füllt man die Form mit Paraffin auf und orientiert das Objekt mit einer erhitzten Nadel oder bei größeren Stücken mit der Pinzette.

Wenn, wie das in einem pathologisch-histologischen Laboratorium oft der Fall ist, mehrere Stücke (eines gleichen Falles) z. B. im gleichen Paraffinbehälter durchtränkt worden sind, ist es oft vorteilhaft, diese Stücke in einen einzigen Block zu gießen; man wählt dann eine große Form und bringt die Objekte nacheinander hinein, wobei durch die immer wieder erhitzte Pinzette die an der Oberfläche des Paraffins sich bildende erstarrte Schicht zum Schmelzen gebracht wird, so daß eine Orientierung der verschiedenen Stücke leicht möglich ist. Man bringt die Objekte weit auseinander am besten in Reihen, falls man sie gesondert schneiden will. Ist im Gegenteil gewünscht, daß sie in einem Block geschnitten werden, wie das z. B. für Cürettagematerial, mehrere kleine Probeexzisionen, mehrere kleine Stücke desselben Organs u. dgl. der Fall sein wird, so muß man sie in der Mitte der Form versammeln, ohne daß sie sich überlagern.

Ist die Orientierung erfolgt, wartet man, bis sich an der Oberfläche des geschmolzenen Paraffins ein dünnes Häutchen gebildet hat (Anblasen fördert die Häutchenbildung). Wenn die erstarrte Oberfläche dick genug erscheint, so wird die Form horizontal langsam in kaltes Wasser eingetaucht, wobei zu beachten ist, daß das Wasser nur allmählich die Oberfläche des Blockes bedeckt, ohne das Häutchen einzudrücken. Nach fünfzehn bis zwanzig Minuten (länger für größere Blöcke) ist das Paraffin erstarrt; es ist zweckmäßig, das Wasser einige Male zu wechseln oder die Schale, wo die Formen liegen, unter fließendem Wasser zu halten. Die Form (Rahmen, Winkel oder Papierschachtel) wird entfernt (durch sorgfältiges Erhitzen oder besser durch Klopfen an einem Winkelstück), der Paraffinblock ist fertig. Er kann nun zurechtgeschnitten werden, indem das überflüssige Paraffin durch Beschneiden mit einem alten Skalpell so weit entfernt wird, daß ein 2 mm breiter Paraffinrand das eingeschmolzene Objekt umgibt. Der Block muß schließlich noch etiquettiert werden; die Etiquette (mit Bleistift oder Tusche beschriftet), die das Objekt bis ins Paraffinbad begleitet hat, ist oft spröde. Es ist deshalb besser, eine neue anzufertigen, die man am Block mit einem angewärmten alten Messer an der dem Objekt entgegengesetzten Seite befestigt. Paraffinblöcke können ohne weiteres in Pappschachteln aufbewahrt werden, ohne irgendwelche Veränderungen zu erfahren. Sie können bequem versandt werden, ihre Aufbewahrung ist einfach und versperrt keinen Platz. Viele Histologen empfehlen, die Schnittfläche mit einer dünnen Paraffinschicht zu überziehen.

Zusammengefaßt gestaltet sich die Einbettung in Paraffin folgendermaßen:

1. gründliche Entwässerung mit 96% Alkohol und absolutem Alkohol (eventuell mit Dioxan) — 24 Stunden
2. Entspriten mittels Toluol, Benzol oder Methylbenzoat-Celloidin — 24 „
3. Durchtränkung in drei verschiedenen Paraffinbädern bei 58° — 12 bis 24 „
4. Einschmelzen und Erstarrenlassen.

4. Die Einbettung von sehr kleinen Objekten und von Zentrifugatbestandteilen (Punktionsflüssigkeiten, Eiter, Blut usw.) stößt manchmal auf Schwierigkeiten. Es sind diesbezüglich verschiedene Methoden empfohlen worden.

Nach SCHMORL verfährt man folgendermaßen:

Man zentrifugiert, schüttet die überstehende Flüssigkeit sorgfältig ab, setzt ein Fixierungsmittel zu (Formol, sublimathaltige Mischung) und schüttelt gut durch. Man läßt das Glas eine Stunde oder länger ruhig stehen, zentrifugiert wieder, ersetzt die Fixierungsflüssigkeit mit Alkohol, schüttelt wieder durch und verfährt so weiter mit allen zur Paraffineinbettung nötigen Reagenzien. Die in Xylol, Benzol oder Toluol liegenden Teilchen werden sodann in einen kleinen Fließpapierfilter geschüttet, das Xylol läßt man abfiltrieren und bringt den Filter mit den darauf liegenden Teilchen aufrecht stehend in ein entsprechend großes Gefäß mit geschmolzenem Paraffin. Das letztere wird zwei- bis dreimal durch den Filter gewechselt, indem man das gebrauchte Paraffin im Paraffinschrank abfiltriert, was in wenigen Minuten geschehen ist, darauf bringt man den Filter in frisches Paraffin. Zur Einschmelzung filtriert man das Paraffin wie oben angegeben ab, faltet den Filter rasch auseinander, streicht das darauf befindliche Sediment mit angewärmtem Messer oder dünner Spatel in ein Blockschälchen mit geschmolzenem Paraffin und kühlt ab. P. Mayer überträgt kleine Objekte, die nicht orientiert zu werden brauchen, aus dem absoluten Alkohol in eine überall erhältliche kleine Gelatinekapsel, die mit dem konvexen Boden in eine flache Korkscheibe gesteckt wird. Die Objekte werden darin weiter behandelt, wie wenn sie in Glastuben wären. Das Paraffin wird mit angewärmter Pipette zugegeben und gewechselt. Zuletzt bringt man die Kapsel in kaltes Wasser und läßt erstarren. Dabei quillt die Gelatine auf und kann leicht abgelöst werden.

Zur Untersuchung von Sedimenten bewährt sich auch die verschiedentlich angegebene Methode des Venensäckchens: Eine mittlere subkutane Hautvene einer Leiche wird sorgfältig herauspräpariert, an einem Ende sowie im Bereich etwaiger Mündungsstellen von Seitenästen mit Faden abgebunden und mit Formol gefüllt. Durch Anbringen weiterer Abschnürungen erhält man nach erfolgter Fixierung relativ starre Säckchen, in welche das zu untersuchende Material gebracht wird. Mit einem Faden wird die Öffnung geschlossen und der ganze Sack samt Inhalt wird wie ein gewöhnliches Gewebsstück in Paraffin eingebettet. Vorzüglich eignet sich diese Methode unter anderem zur Einbettung von Knochenmarkspunktaten.

5. Schnelleinbettung in Paraffin. Neben dem oben angegebenen Schnellverfahren über Dioxan nach Eskelund (S. 87) kann man folgende Methode anwenden, die bei kleinen Probeexzisionen und sonstigem Material, das in nicht über 2 mm dicke Scheiben zugeschnitten worden ist, gute Dienste leistet:

Fixierung, am besten in einer alkoholischen Flüssigkeit (Carnoy, Duboscq-Brazil), 30 Minuten;

Absoluter Alkohol I	15	Minuten	
Absoluter Alkohol II	15	,,	
Toluol (Benzol) I	15	,,	
Toluol (Benzol) II	15	,,	
Paraffin I	15	,,	
Paraffin II	15	,,	
Block ausgießen und erstarren lassen	15	,,	; zusammen zweieinviertel Stunden.

Wenn es sich um Gewebe handelt, die viel Bindegewebe oder Blut (Thromben) enthalten und in Paraffin leicht spröde werden, können die entwässerten Objekte aus dem absoluten Alkohol zunächst in ein gut verschließbares Schälchen in Anilinöl gebracht werden, in welchem sie bei 56° (im Wärmeschrank) eine halbe bis eine Stunde bleiben. Danach werden sie auf eine halbe bis eine Stunde in Toluol oder Benzol übertragen, das mehrmals gewechselt werden muß, bis keine Gelbfärbung mehr eintritt. Anschließende Übertragung in Paraffin wie oben.

Mit dem von HENKE und ZELLER angegebenen Verfahren der gleichzeitigen Fixierung, Härtung und Entwässerung mittels reinem Aceton und unmittelbar daran angeschlossene Übertragung in Paraffin, ohne Zwischenschaltung von Benzol, habe ich keine glücklichen Erfahrungen gemacht. (Aceton ist übrigens in Paraffin fast unlöslich! Vgl. ROMEIS.)

Versager bei der Einbettung in Paraffin. 1. Im Paraffinblock finden sich Hohlräume; diese enthalten Wasser, wenn die gefüllte Form zu früh und zu schroff in kaltes Wasser eingetaucht worden ist. Oder es enthalten diese Hohlräume Luft, wenn der Block zu schnell in die Kälte gebracht wurde. In beiden Fällen ist es gut, die Löcher, nach vorheriger Entfernung etwaigen Wassers mit Fließpapier, mit flüssigem Paraffin auszufüllen oder neu auszugießen.

2. Der Block ist nicht fest genug und erscheint weißlich, etwas seifig; das kommt vor, wenn das Paraffin noch Spuren des Vorharzes enthält. Es muß neu eingebettet werden.

3. Die Objekte sind von einer weißlichen, mit der übrigen Masse des Blockes nicht gebundenen Paraffinschicht umgeben, wenn man das Objekt nicht rasch genug aus dem Paraffinbad in die Form gebracht hat. Der Block muß nochmals eingeschmolzen werden.

4. Die Objekte sind spröde und schneiden sich schlecht; dies beruht auf einer mangelnden Entwässerung und einem unvollständigen Entspriten.

6. Herstellung von Paraffinschnitten. Ein erstarrter Paraffinblock, der geschnitten werden soll, muß vorerst zugeschnitten werden; man gibt ihm am zweckmäßigsten die Form eines Rechteckes. Mit einem starken Messer wird von den vier Rändern so viel Paraffin abgeschnitten, bis das eingebettete Objekt nur mehr durch eine 1 bis 2 mm breite Paraffinschicht seitlich umgeben ist. Von der Basis des Blocks wird nichts abgeschnitten, diese Fläche dient zum Aufblocken. Beim Zuschneiden soll man nicht zu hastig vorgehen und soll ein scharfes Messer gebrauchen; es ist besser, die Ränder nach und nach zuzuschneiden als mit vier Messerschnitten den Block auf die gewünschte Form bringen zu wollen.

Enthält der Paraffinblock mehrere eingebettete Objekte, so ritzt man das Paraffin von einem Rand zum anderen mit dem schräg gehaltenen und zweimal geführten Messer zwischen den Präparaten ein; es kann sodann der Block wie eine Tafel Schokolade gebrochen werden. Jeder Paraffinblock soll beim Einbetten schon mit einer Etiquette versehen werden; da diese Etiquette beim Einklemmen des Blockes in die Objektklammer des Mikrotoms oft einreißt oder beim Aufblocken auf eine entsprechende Unterlage, verlorengehen kann, ist es angebracht, den Paraffinblock selbst zu markieren. Man ritzt auf den

Schmalseiten mit einer Nadel die entsprechende Nummer oder Erkennungszeichen ein und beschmiert die ganze Fläche mit einem Gemisch von chinesischer Tusche und Alkohol zu gleichen Teilen. Nachdem die Fläche trocken ist, wird sie auf Fließpapier leicht abgerieben, die Tusche bleibt in der Tiefe der angebrachten Zeichen (MASSON).

Je nach dem Mikrotomtypus kann der Paraffinblock direkt in die Objektklammer eingespannt werden oder, was im allgemeinen zweckmäßiger ist, man befestigt ihn auf einem entsprechend großen Holzklötzchen; es wird dann diese Unterlage in die Klammer eingespannt. Mit einem heißen Spatel wird das Paraffin an der Blockunterfläche geschmolzen und der Block mit leichtem Druck auf den Holzklotz gepreßt. Hat man eine Etiquette als Markierung, so wird sie an der schmalen Seite des Blockes zwischen Block und Unterlage eingeschmolzen. Als Unterlage verwendet man Holzklötze aus Buchs- oder Buchenholz; sie werden auf der einen Fläche geritzt, um ein besseres Haften des Blockes zu gewährleisten; es ist gut, reichlich derartige Blöcke in verschiedener Größe vorrätig zu halten. Für größere Objekte, die nicht in die Objektklammer eingespannt werden können, braucht man kleine Holzbretter (Sperrholz), an denen ein Fuß aus Hartholz festgeleimt wird (vgl. Abb. 12). (Ebensolche Klötze können auch zum Aufblocken großer Celloidinblöcke verwendet werden).

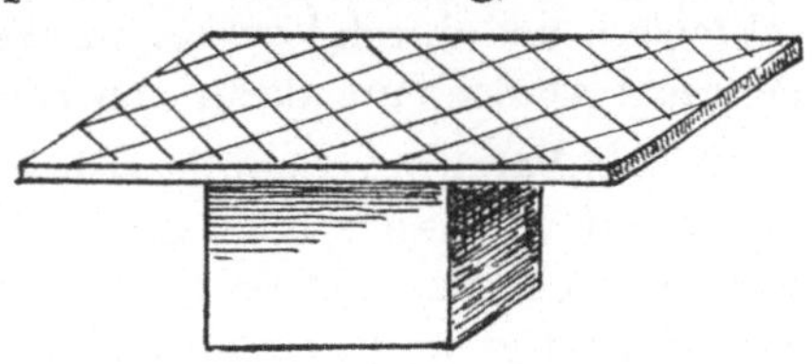

Abb. 12. Holzblock mit Sperrholzplatte für große Paraffin- und Celloidinblöcke.

Das Schneiden von Paraffinmaterial wird mit *trockenem Messer* vorgenommen. Wenn man an einem gewöhnlichen Schlittenmikrotom arbeitet, so wählt man im allgemeinen eine schräge Messerstellung; mit querer Messerstellung und richtig eingestelltem Neigungswinkel erhält man Schnittbänder (vgl. Serienschneiden S. 98). Bei allen Mikrotommodellen ist besonders auf die Einstellung eines geeigneten Neigungswinkels des Messers zum Objekt zu achten. Am Schlittenmikrotom wird der Messerschlitten mit der rechten Hand nach vorne gezogen (der Schlitten darf nicht von oben angefaßt werden, weil man sonst unwillkürlich einen gewissen Druck ausübt und ungleichmäßige Schnitte erhält). Dicke Schnitte (Scheiben) darf man mit einem Paraffinmesser unter keinen Umständen herunterschneiden; es dürfen höchstens 20 μ dicke Schnitte abgehobelt werden. Ist die gewünschte Schicht des Objekts vorgeschoben, werden die entsprechenden Schrauben (Objektschlitten, Objektklammer) fest angezogen und mit dem Schneiden begonnen.

Mit der linken Hand nimmt man den Schnitt, der sich bei richtiger Messerneigung und geeigneter Paraffinhärte auf dem Messer ausbreitet, mit einem leicht angefeuchteten Pinsel ab. Meistens beobachtet man, daß an der zuerst vom Messer erreichten Stelle des Blockes der Schnitt sich leicht aufwärts biegt, diese Stelle wird mit dem Pinsel festgehalten, ohne daß man den Schnitt an das Messer drückt, wo er sonst festkleben würde. Man beachte auch besonders, daß Pinselhaare nicht unter die Messerschneide geraten dürfen, weil sie die Schärfe des Schliffes beschädigen würden.

Nach jedem Schnitt wird der Messerschlitten durch die ganze Messerbahn nach hinten geschoben (beim Reichertschen Schlittenmikrotom wird dadurch die automatische Objekthebung gewährleistet) damit die Schienen der Messerbahn gleichmäßig gebraucht werden.

Das Schneiden von Paraffinblöcken erfordert wie das Gefrierschneiden Handfertigkeit und zudem eine gewisse Übung: die beste Beschreibung ersetzt nicht das praktische Arbeiten. Auf einige besondere Punkte und Fehler, aus denen sich Versager ergeben, soll hier noch aufmerksam gemacht werden:

1. Der Rand des Paraffinblockes schneidet sich gut, das im Paraffin gelegene Objekt bröckelt dagegen beim Schneiden; das bedeutet, daß das Objekt nicht genügend entwässert war, als es in das Vorharz kam. Der Block muß eingeschmolzen und durch Vorharz in absoluten Alkohol oder Methylbenzoat zurückgebracht werden, um dann von neuem eingebettet zu werden.

2. Das Paraffin schneidet sich bröckelig oder schmierig; das ist ein Zeichen dafür, daß es flüssige oder gasförmige Reste des Vorharzes enthält. Der Block wird in geschmolzenes Paraffin zurückgebracht, eingeschmolzen, sodann in frisches Paraffin gelegt und neu eingebettet.

3. Der Schnitt rollt sich oder splittert beim Schneiden auf: diese Erscheinung hat verschiedene Ursachen. Es kann das Paraffin zu hart sein: man kann dadurch abhelfen, indem man dünner schneidet und vor jedem Schnitt den Block anhaucht. Splittern und Einrollen beobachtet man auch im Winter, wenn die Zimmertemperatur zu niedrig ist. Ferner kann die zu steile oder zu flache Stellung des Messers hierfür die Ursache sein.

4. Der Schnitt schiebt sich zusammen und läßt sich nicht ausbreiten; das Paraffin ist zu weich. Man kann abhelfen, indem man den Block und das Messer kühlt, und zwar durch Einlegen des Messers in eisgekühltes Wasser und des Blockes auf Eis im Kühlschrank. Will man von einem solchen Block mehrere Schnitte herstellen, ist diese Prozedur zu wiederholen. Im Sommer wird diese Erscheinung relativ häufig beobachtet.

Beim Schneiden sehr dünner Paraffinschnitte macht sich oft auch das Elektrischwerden der Schnitte unangenehm bemerkbar; es bleiben die Schnitte an der Messerschneide kleben, oder sie schieben sich stark zusammen. Dem kann abgeholfen werden, indem man auf die Messerschneide einen großen Wassertropfen bringt und den Schnitt darauf schwimmen läßt (Klein).

Man hebt den Schnitt mit dem Pinsel vom Messer ab und breitet ihn auf dem Objektträger aus. Auch kann man in solchen Fällen die Schneide des Paraffinmessers mit einer dünnen Paraffinschicht überziehen; die Facette und die angrenzenden Teile werden mit einem Stückchen Hartparaffin mehr oder minder ausgiebig bestrichen (nach zirka 50 Schnitten erneuern).

5. Im Schnitt beobachtet man Streifen oder Risse; die Ursache dafür ist ein schlecht abgezogenes Messer, dessen Schneide kleine Scharten aufweist. Ferner kommt es vor, daß an der Unterfläche des Messers kleine Paraffinbröckel haften bleiben, welche ebenfalls Streifen verursachen; man muß sie mit dem Finger abstreifen. Endlich kann es passieren, daß im Objekt kleine verkalkte Stellen vorliegen, die nicht entkalkt worden sind und Scharten im Messer ver-

ursachen. Der Block ist in diesem Fall abzunehmen und muß entkalkt werden. Es kann dabei ohne Schaden der angeschnittene Paraffinblock, Schnittfläche voran, in die Entkalkungsflüssigkeit eingetaucht werden.

7. Aufkleben der Paraffinschnitte. Der fertige Paraffinschnitt ist ein empfindliches Gebilde, welches selten vollständig plan ist. Der Schnitt weist eine etwas rauhe Oberfläche und eine vollkommen glatte, leicht glitzernde Unterfläche auf. Auf dieser Unterfläche muß der Schnitt am Objektträger aufgeklebt werden, wenn man ihn sachgemäß weiter behandeln will. Dabei ist eine Hauptbedingung, daß die Objektträger sauber, insbesondere fettfrei sind. Es ist gut, sie vorher gründlich zu reinigen; viel gebraucht wird das Kaliumbichromat-Schwefelsäure-Verfahren (vgl. S. 19), oder man kann sie auch einfach in einem hohen Glas mit hermetisch verschließendem Stöpsel in folgender Lösung aufbewahren: Alkohol 95% 9 Teile, Salpetersäure 1 Teil. Vor Gebrauch werden sie herausgenommen und in einem gewöhnlichen Wasserglas unter dem Strahl der Wasserleitung gründlich gewaschen und unter Wasser zwischen zwei Fingern gut abgerieben. Ein Objektträger wird an einer Ecke herausgefischt und abgetropft. Sodann wird die Klebemasse ausgestrichen und der Schnitt gestreckt. Man benutzt hauptsächlich zwei Aufklebemassen: die eine mit Eiweiß, die andere mit Gelatine.

Aufklebemethode mit Eiweißglyzerin: Das als japanische Methode bekannteste Verfahren verwendet eine Mischung von Hühnereiweiß und Glyzerin zu gleichen Teilen. *Herstellung:* Es gibt zwei Möglichkeiten: Entweder verwendet man a) frisches Hühnereiweiß oder b) Albumin aus Hühnerei in Trockenform von Merck (Darmstadt).

a) Hühnereiweiß aus einem frischen Ei wird zu Schnee geschlagen und stehen gelassen, bis sich der Schnee allmählich in eine klare Flüssigkeit umgewandelt hat. Diese wird filtriert, was oft längere Zeit in Anspruch nimmt; es ist aus diesem Grunde dringend zu empfehlen, um bakterielle Einwirkungen und Fäulnis zu vermeiden, sowohl der zu filtrierenden Flüssigkeit wie zum Filtrat einige Thymolkristalle zuzusetzen. Danach wird die gleiche Menge reines Glyzerin beigemischt. Gut verschlossen ist dieses Eiweißglyzerin sehr lange haltbar. Man gebraucht davon nur geringe Mengen; ein Mikrotropfen, mit der Fingerbeere ausgestrichen, soll für einen Objektträger genügen, ansonsten sich der Klebestoff in verschiedenen Farblösungen stark mitfärbt.

b) Wir ziehen das zweite Verfahren vor, obschon zuzugeben ist, daß in stark alkalischer Lösung die Schnitte gelegentlich abschwimmen können, im allgemeinen jedoch sehr gut haften. Mit dem Albumin aus Hühnerei von Merck stellt man eine 1%ige Lösung in Aq. dest, her. Die abgewogene Menge wird in ein Meßglas geschüttet, die entsprechende Wassermenge zugegeben und das Glas in den Brutofen bei 37° zum Lösen aufgestellt. Man schüttelt einige Male um, gibt einige Thymolkristalle zu und filtriert in eine gewöhnliche Flasche nach Zusatz der gleichen Menge chemisch reinen Glyzerins. Dieses Klebemittel hat den Vorteil, daß es sich kaum oder gar nicht anfärbt. Man bringt einen Tropfen davon auf den gereinigten trockenen Objektträger und reibt ihn mit der Fingerbeere in dünner Schicht aus; es ist gut, die notwendige Menge Objektträger miteinander auf einmal mit dem Klebemittel vorzubereiten und sie nebeneinander in eine Präparatenmappe zu legen; sodann fährt man ein- bis zweimal mit der Flamme eines Bunsenbrenners darüber. Zum *Aufziehen der Schnitte* auf Objektträger, die auf diese Weise vorbereitet worden sind, kann man sich verschiedener Verfahren bedienen; zwei davon sind empfehlenswert:

a) es kann der Paraffinschnitt zuerst gestreckt und dann aufgezogen werden oder

b) er wird zuerst aufgezogen und nachträglich gestreckt.

a) Neben dem Mikrotom wird eine Schale mit warmem Wasser von 42 bis 50° (am besten auf einer regulierbaren elektrischen Heizplatte) aufgestellt. Die Paraffinschnitte, die mit dem feuchten Pinsel vom Messer genommen worden sind, bringt man mit der glatten, glänzenden Fläche auf die Wasseroberfläche. Hier strecken sich die Schnitte von selbst; mittels des Pinsels und einer Nadel wird nunmehr der Schnitt auf den vorbereiteten Objektträger aufgezogen und das Wasser mit einem weichen Läppchen abgesogen.

b) Auf den vorbereiteten Objektträger bringt man mit einer Pipette einige Tropfen destilliertes Wasser; der Paraffinschnitt wird mit dem Pinsel darauf gebracht. Zur Streckung der Schnitte verwendet man am besten einen Wärmetisch, z. B. die sehr praktischen kleinen Heizplatten von Couprie (Paris), auf welchen viele Objektträger Platz finden. Die Schnitte strecken sich langsamer, was den Vorteil hat, daß man etwaige gröbere Falten leicht entfernen kann. Steht keine solche Heizplatte zur Verfügung, kann man das Strecken mit warmem Wasser erzielen, indem man jeden einzelnen Objektträger mit einer Pattenpinzette an einem Ende faßt und ihn in waagrechter Stellung auf die Wasseroberfläche bringt. Schließlich ist auch als Heizplatte eine in jedem Laboratorium stehende Kupferschlange, die mit dem Bunsenbrenner erwärmt wird, anzuwenden.

Bei diesem Verfahren, das wir dem ersten entschieden vorziehen, weil das Strecken viel gleichmäßiger vor sich geht und gegebenenfalls korrigiert werden kann, muß man besonders darauf achten, daß keine Luftblasen unter den Schnitt geraten. Die Temperatur darf nicht zu hoch sein, sie soll nur gerade die Streckung gestatten; es darf also das Paraffin nicht schmelzen (die Optimaltemperatur liegt etwa 2° unter dem Schmelzpunkt des Paraffins). Etwaige Luftblasen können mit Hilfe des Pinsels oder einer sauberen Nadel an den Paraffinrand verdrängt werden; grobe Falten entfernt man mit zwei Nadeln, indem man den Paraffinrand an der entsprechenden Seite zerstückelt. Auch hierbei ist Übung und Geduld die Hauptsache!

Das unter dem Schnitt liegende Wasser wird wie oben angegeben entfernt und es können nun die Objektträger getrocknet werden. Dies muß sobald wie möglich geschehen, weil sonst das zwischen dem Klebemittel und dem Schnitt an den nicht glatt anliegenden Stellen liegende Wasser durch Luft ersetzt wird. Betrachtet man einen solchen Schnitt von der Rückseite, so zeigt sich eine spiegelnde Fläche an allen Stellen, wo kein Kontakt zwischen Schnitt und Glas besteht. Solche Schnitte schwimmen später immer ab. Wenn dagegen die Trocknung der Schnitte zwischen 40 und 50° vorgenommen wird, so wird das Paraffin weich und wird nach Ausdunstung des Wassers dem Glas glatt anliegen. Das Eiweißglyzerin wird trocken, der Schnitt erscheint halb durchsichtig, ohne spiegelnde Fläche an seiner Rückseite. Die Trocknung erfolgt am besten in einem Brutofen bei 45° oder in dem Trockenkasten, der an den meisten Paraffinöfen angebracht ist. Nach 15 bis 30 Minuten sind die Schnitte trocken und können gefärbt werden. Solche trockenen Paraffinschnitte können jahrelang staubfrei aufbewahrt werden; sie stellen eine wertvolle Reserve für spätere Bearbeitungen dar.

Aufklebemethode mit Gelatine: Aus einer Gelatinetafel wird ein Viereck von 0,5 cm Seitenlänge (= zirka 0,05 g) herausgeschnitten und in zwei bis drei ccm destilliertem Wasser im Reagensglas durch Erwärmen gelöst. Danach füllt man mit kaltem destilliertem Wasser auf 20 ccm auf und filtriert. Die gereinigten, in saurem Alkohol aufbewahrten und gewaschenen Objektträger tropft man ab und legt sie flach, ohne sie abzuwischen. Auf die Oberfläche tropft man etwas Gelatineleim (fünf bis zehn Tropfen) und bringt den Schnitt darauf. Das Strecken der Schnitte erfolgt auf der Heizplatte. Um den überschüssigen Leim zu entfernen, hebt man den Objektträger leicht schräg, hält den Schnitt mit der Spitze einer Nadel fest und bringt ihn dann in die gewünschte Lage. Der Rest des Leims wird mit trockenem Filterpapier abgesogen. Man trocknet wie üblich bei 40 bis 50°; dabei ist es ratsam, im Trockenschrank eine kleine Schale (oder Uhrglas) mit einigen Tropfen Formol aufzustellen; der Leim gerinnt und jegliche Bakterienvermehrung wird zudem vermieden. Auch nach dieser Methode sind die trockenen Schnitte unbegrenzt haltbar.

Aufkleben der Paraffinschnitte durch Capillarattraktion. Dieses Verfahren wäre ideal, wenn es in jedem Fall anzuwenden wäre; es kann jedoch nur in begrenztem Maße verwendet werden, da die Schnitte sehr leicht abschwimmen, namentlich dann, wenn sie in Chromsäuregemischen fixiert worden sind und reichlich Blut enthalten; auch ist das Risiko des Abschwimmens sehr groß, wenn man bei der späteren Färbung Lösungen verwendet, die eine Gewebsquellung verursachen (stärkere alkalische und saure Lösungen). Immerhin kann unter Umständen die Methode gute Dienste leisten.

Die unerläßliche Vorbedingung des Erfolges ist eine sorgfältige Reinigung der Objektträger (am besten mit Bichromat-Schwefelsäure, s. S. 19).

Es können die Schnitte zuerst auf dem stets auf einer Temperatur von 45 bis 50° gehaltenen Wasser gestreckt und hier mit dem Objektträger aufgefangen werden, oder was vorzuziehen ist, man bringt mit einer Pipette einige Tropfen destilliertes Wasser auf den Objektträger, und zwar so viel, daß der Schnitt bequem darauf Platz findet. Sodann erwärmt man vorsichtig auf dem Wärmetisch, wo sich der Schnitt streckt. Das überschüssige Wasser wird abgetropft, man läßt im Trockenschrank bei 40 bis 45° trocknen.

8. Beschriftung der Objektträger. Will man unliebsame und störende Verwechslungen vermeiden, so ist es unerläßlich, die Objektträger, auf welchen die Schnitte aufgezogen worden sind, noch vor dem Trocknen zu markieren. Man versieht sie mit der gleichen Beschriftung wie die entsprechenden Paraffinblöcke und kann dabei folgendermaßen verfahren:

a) Die notwendige Beschriftung kann mit einem Diamanten (Schreibdiamanten) an einem Ende des Objektträgers, und zwar auf der gleichen Seite wie der Schnitt, angebracht werden.

b) Wird die Bezeichnung vor dem Aufkleben der Schnitte vorgenommen, so wird eine von v. Apathy angegebene Methode empfohlen: flüssige schwarze Tusche wird mit Eiweißglyzerin zu gleichen Teilen vermischt; an fettfreien Objektträgern haftet diese Schreibflüssigkeit sehr gut. Das beschriftete Ende des Objektträgers wird über einer Flamme erhitzt, bis weißliche Dämpfe aufsteigen und es haftet die Schrift vorzüglich.

c) Seit einigen Jahren benutzen wir Objektträger, die an einem Ende auf etwa $1^1/_2$ bis 2 cm Länge mattiert worden sind; auf diese mattierten Flächen wird die Bezeichnung mit gewöhnlichem Bleistift angebracht. Die Gefahr, welche vielen Beschriftungsmethoden anhaftet (Fettschrift, Beschriftung auf dünner Kanadabalsamschicht usw.), daß die Schriftzeichen in Benzol, Xylol, Alkohol usw. sich auflösen, ist vollständig beseitigt. Das Mattierungsverfahren ist außerordentlich einfach und kann im großen vorgenommen werden (vgl. S. 18).

9. Serienschneiden am Paraffinmikrotom. Das Bänder- oder Serienschneiden erfordert einerseits eine besonders sorgfältige Einbettungstechnik, anderseits muß man, falls nur ein Schlittenmikrotom zu Verfügung steht, auf die Messerstellung achten; das Messer muß quergestellt werden (Quermesser). Sehr viel einfacher gestaltet sich allerdings ein solches Schneiden mit dem Grundschlittenmikrotom (Leitz) und ganz besonders mit dem Minot-Mikrotom, das vorzuziehen ist.

Wir beschreiben hier mit einigen Worten, wie sich das Bänderschneiden mit diesem Mikrotom gestaltet. Es muß zunächst der Paraffinblock am Objekttisch befestigt werden; der runde Tisch wird vom Mikrotom entfernt und einige Sekunden in die Flamme eines Bunsenbrenners gehalten; sodann preßt man den Paraffinblock mit der dem Objekt entgegengesetzten Seite darauf und taucht das ganze in eine Schale kaltes Wasser, wo der Block einige Minuten liegenbleibt. Der Block wird sodann mit einem scharfen Messer in die richtige Form zugeschnitten, und zwar ist es unbedingt notwendig, daß die obere und die untere Seite des Blockes parallel laufen; ist das nicht der Fall, so wird das Band nicht gerade, sondern bogenförmig ausfallen. Ist der Block aufgeklebt, so wird der Objekttisch eingespannt und die Blockvorderfläche so orientiert, daß sie mit dem eingespannten Messer einigermaßen parallel ist. Das Messer ist leicht gegen den Block geneigt zu befestigen, und zwar so, daß der Block bei seiner Auf- und Abbewegung den breiten Messerrücken nicht berühren kann. Sodann wird die Arretierungsschraube des Objektschlittens geöffnet und das Objekt vorsichtig bis über die Messerschneide gebracht; auf die parallele Lage von Blockfläche und Messerschneide ist nochmals genau zu achten. Man fixiert den Objektschlitten in einer Entfernung von $^1/_2$ bis $^1/_4$ mm von der Messerschneide, stellt die Schnittdicke auf 20 μ und schneidet nun die ersten dicken Schnitte, die sich einrollen, ab, bis man die oberflächliche Paraffinschicht abgehobelt hat. Sodann erfolgt die gewünschte Einstellung der Schnittdicke.

Zum Bänderschneiden benötigt man im allgemeinen einen breiten Spatel aus dünnem Metall, um große Schnitte abzunehmen, eine kleine Pattenpinzette für die kleinen Schnitte (hier kann auch ein Pinsel dienen), ein gutes Skalpell, um Schnitte aus dem Band herauszuschneiden. Sehr praktisch sind auch flache schwarze Pappschachteln, auf deren Boden die Schnittbänder ausgebreitet werden und die bei unvorhergesehener Unterbrechung des Schneidens geschlossen werden können, so daß die Schnitte bei etwaigem Durchzug nicht davonfliegen!

Im allgemeinen muß die Kurbel des Mikrotoms langsam gedreht werden, weil die Schnitte sich dabei weniger zusammenschieben. Mit dem Spatel oder der Pinzette bzw. einem Pinsel wird das Band in die Höhe gehalten; man entfernt es allmählich vom Messer im gleichen Tempo, wie die Schnitte sich bilden. Es ist gut, was MASSON auch empfiehlt, das Messer anzuhauchen, damit die Schnitte nicht elektrisch werden und sich nicht zusammenschieben. Das Band wird dann abgenommen und in die bereitliegende flache Pappschachtel gelegt.

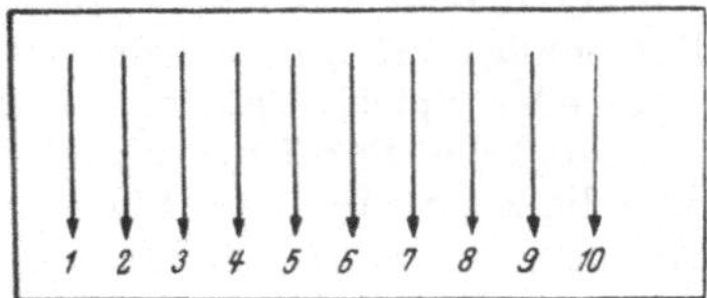

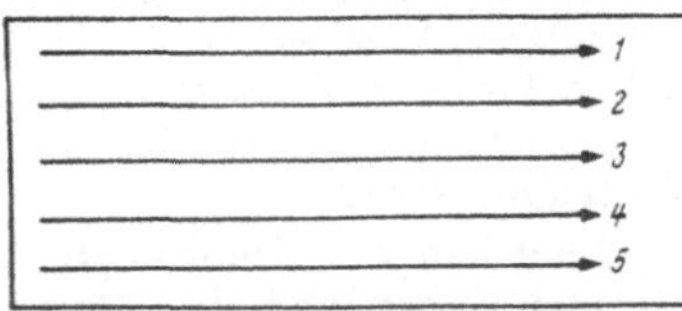

Abb. 13. Schematische Darstellung für die Aufklebeart der Paraffinserienschnitte.

Will man ganze Serien aufkleben, so wählt man größere Objektträger, auf welche, je nach Größe des Objektes, die Schnitte in zwei bis vier Reihen übereinander oder nebeneinander liegen können. Man muß dabei an die Ausdehnung des Paraffinrandes im Verlauf der Streckung der Schnitte denken! Die Markierung der Objektträger und eventuelle Numerierung der Schnittserien darf unter keinen Umständen vergessen werden. Für Kurszwecke ist das Bänderschneiden außerordentlich praktisch. Um später bei der Färbung einer großen Anzahl von Schnitten keine Zeit zu verlieren, empfiehlt es sich, die Serien auf große *Glimmerplatten* aufzukleben, die nach erfolgter Streckung und Trocknung beliebig lange aufbewahrt werden können. Sie können leicht in größeren Behältern in toto gefärbt und mit Schere in Bänder zerschnitten werden; davon kann man die Einzelschnitte aus dem Karbolxylol oder Xylol extempore austeilen.

Steht kein Glimmer zur Verfügung, so kann man das von SCHMORL angegebene Verfahren anwenden, das ebenfalls überall dort recht brauchbar ist, wo es gilt, zahlreiche Schnitte auf einmal gleichmäßig zu färben.

Man hält sich folgende Lösungen vorrätig:

Lösung 1:	Kandiszuckerlösung (1:1)	300 ccm
	Alkohol (von 80%)	200 ccm
	Dextrinlösung (1:1)	100 ccm

Die Zucker- und die Dextrinlösung werden in der Weise hergestellt, daß man die betreffenden Substanzen in kochendes destilliertes Wasser gibt.

Die Lösungen sind in der angegebenen Reihenfolge zu mischen, zur Dextrinlösung ist gelbes Dextrin zu benutzen.

Lösung 2:	Photoxylin oder Celloidin	10 g
	absoluter Alkohol	100 ccm
	Äther	100 ccm

Man kann dieser Lösung nach Belieben auch mehr Photoxylin oder Celloidin zusetzen, nur ist eine allzu dickflüssige Lösung nicht wünschenswert.

Man gießt Lösung 1 auf eine sorgfältig mit warmem Seifenwasser und Alkohol gereinigte und blank geputzte Glasplatte auf, deren Größe sich nach der Anzahl der zu bearbeitenden Schnitte bemißt (Objektträger, Glasplatte von 9×12 oder 13×18). Durch Neigen der Glasplatte verteilt man die Lösung gleichmäßig über die ganze Fläche und läßt den Rest in die zur Aufbewahrung dienende Flasche zurücktropfen. Die Lösung muß in dünner Schicht die ganze Glasplatte bedecken; ist dies nicht der Fall und zieht sich die Flüssigkeit von einzelnen Stellen der Glasplatte zurück, so ist entweder die Glasplatte nicht gründlich gereinigt, oder die Lösung hat durch Verdunsten an Alkoholgehalt eingebüßt oder ist verdorben. Abhilfe läßt sich demnach leicht schaffen.

Auf die noch feuchte Schicht legt man die Paraffinschnitte in der gehörigen Reihenfolge auf und erwärmt die Platte, wenn sie völlig beschickt ist, über einer Gas- oder Spiritusflamme, wobei sich die Schnitte glatt und faltenlos ausbreiten, ohne daß das Paraffin schmilzt. Nun bringt man die Platte in den Brutofen, in dem die Zuckerdextrinschicht durch Verdunsten des Alkohols innerhalb drei bis sechs Stunden vollständig erhärtet.

Hierauf wird die Platte in einer großen Schale (Glas oder Porzellan) mit Xylol oder Chloroform oder Terpentinöl übergossen. Nach zehn Minuten läßt man abtropfen und bringt sie in eine zweite Schale mit absolutem Alkohol, in dem sie bei einmaligem Wechseln des Alkohols fünf bis zehn Minuten verweilt. Nun läßt man den Alkohol wieder abtropfen und gießt Lösung 2 in dünner Schicht über die Schnitte, indem man durch vorsichtiges Neigen der Platte für eine möglichst gleichmäßige Verteilung sorgt.

Nachdem das Photoxylin oder Celloidin erstarrt ist (etwa nach ein bis zwei Minuten), ritzt man die dünne Photoxylin- oder Celloidinhaut an drei Rändern der Platte mit der Messerspitze ein und legt die Platte in lauwarmes Wasser, wo sich das die Schnitte umschließende Häutchen rasch von der Glasplatte löst. Nur an dem Rande, an dem die Schicht nicht geritzt wurde, bleibt sie mit der Glasplatte in Verbindung.

Die in dem Photoxylin- oder Celloidinhäutchen eingeschlossenen Schnitte kann man mit beliebigen Farbstoffen und Reagenzien behandeln, ausgenommen natürlich mit solchen, die das Photoxylin oder Celloidin lösen oder überfärben. Man gebrauche dabei die Vorsicht, daß man die Platte stets an dem Rande, an dem das Häutchen noch fest anhaftet, zuerst aus der Flüssigkeit heraushebt, dann breitet es sich stets gleichmäßig auf der Glasplatte aus. Nach erfolgter Färbung entwässert man in 96%igem Alkohol und hellt in einer das Celloidin oder Photoxylin nicht lösenden Substanz (Origanumöl oder Carbolxylol) auf. Schließlich schneidet man mit einer feinen Schere die einzelnen Schnitte heraus und bringt sie der Reihe nach auf die (bei Serienschnitten numerierten) Objektträger. Nach Entfernung des aufhellenden Mittels durch Fließpapier schließt man sie in Canadabalsam ein.

b) Einbettung in Celloidin.

Die Celloidineinbettung wird ohne Erwärmung der Objekte durchgeführt, was unter Umständen einen Vorteil bedeuten kann; sie besteht in einer Durchtränkung der Gewebsstücke mit Nitrocellulose, die in Alkoholäther aufgelöst ist.

Über den Anwendungsbereich der Methode sind die Ansichten sehr geteilt; viele ziehen sie der Paraffineinbettung vor, da die Schrumpfung des Gewebes auf ein Minimum herabgesetzt wird. Sie gestattet ferner besser als die Paraffineinbettung die Herstellung dicker Schnitte, hingegen erhält man nach Celloidineinbettung nur selten dünnere Schnitte als 10 μ, was unter Umständen von Nachteil ist. Das ganze Einbettungsverfahren ist komplizierter und empfindlicher als die Paraffineinbettung, ferner nimmt es auch längere Zeit in Anspruch. Es sei deshalb empfohlen, dieses Einbettungsverfahren für besondere Zwecke zu reservieren, z. B. für die Bearbeitung sehr großer Objekte, besonders von

Knochen und von Geweben uneinheitlicher Konsistenz (beispielsweise großer Übersichtsschnitte durch die Halseingeweide, großer Lungenschnitte u. dgl.); es ist ferner unentbehrlich für die histopathologische Untersuchung des Nervensystems; auch zur histologischen Untersuchung von Objekten, in denen Hohlräume bestehen (Cysten, Auge, ganze Darmquerschnitte usw.), ist das Verfahren sehr praktisch.

Wie bei der Paraffineinbettung, kann man beliebig fixierte Objekte in Celloidin einbetten; jedoch erscheint Fixierung in pikrinsäurehaltigen Gemischen nicht vorteilhaft, da die aus den Objekten kaum zu entfernende Pikrinsäure in das Celloidin diffundiert und es erweicht, so daß die unvollständig durchtränkten Objekte leicht bröckeln.

Bolcek hat folgendes Verfahren angegeben, welches gestattet, in Bouinschem Gemisch fixiertes Gewebe in Celloidin einzubetten. Nach dem 96%igen Alkohol werden die Gewebsstücke für zehn bis achtundzwanzig Stunden in folgendes Gemisch gebracht: Zedernholzöl 10 ccm, Origanumöl 20 ccm, absoluter Alkohol 80 ccm, Salpetersäure 10 ccm. Danach werden sie wieder in 96%igen Alkohol eingelegt, der zwei- bis dreimal gewechselt werden muß. Weiter werden die Objekte wie üblich behandelt (siehe unten).

1. Celloidinlösung. Celloidin ist in Tafeln erhältlich; am besten wählt man das von Schering gelieferte Produkt, auf welches sich unsere Angaben beziehen. Dieses Tafelcelloidin wird zunächst in kleine Würfel zerschnitten und an der Luft, vor Staub und Feuchtigkeit geschützt, auf Filtrierpapier ausgebreitet, getrocknet, bis es eine hornähnliche Konsistenz angenommen hat. Diese Stückchen, welche etwas gelblich erscheinen, können in gut verschlossener Flasche (Glasschliff) vorrätig aufbewahrt werden.

Die Celloidineinbettung erfordert drei verschiedene Celloidinlösungen: 2%ige, 4%ige und 8- bis 10%ige. Gelöst wird das Celloidin in einem Gemisch von Äther und absolutem Alkohol aa. Um ein Verdunsten des Äthers und eine Verunreinigung des hygroskopischen Gemisches durch Wasserdampf der Luft zu vermeiden, ist es notwendig, alle Celloidinlösungen luftdicht in Glasflaschen mit eingeschliffenem Glasstöpsel (sehr geeignet sind Kappenflaschen) herzustellen und aufzubewahren.

Am besten wird die abgewogene Menge der Celloidinwürfelchen in eine Flasche getan und mit absolutem Alkohol übergossen; das Celloidin quillt innerhalb 24 Stunden auf (mehrmals umschütteln) und wird sich nach Zusatz der entsprechenden Äthermenge verhältnismäßig schnell lösen; durch Schütteln und Schwenken der Flasche kann man die Auflösung beschleunigen.

Will man z. B. einen Liter eines 4%igen Celloidins herstellen, so braucht man 40 g Celloidinwürfel, die mit 500 ccm absolutem Alkohol überschüttet werden. Nach 24 Stunden werden 500 ccm Äther zugegeben.

Es ist empfehlenswert, wasserfreien Äther zu verwenden, ansonsten das Celloidin sich trübt und bei der Einbettung nicht gleichmäßig erstarrt.

Die Fa. Schering hat „Celloidin für histologische Zwecke, wasserfrei" geliefert, das aus Kollodiumwolle und absolutem Alkohol besteht und das den großen Vorteil besitzt, daß es nicht vor Herstellung der Lösung getrocknet zu werden braucht. Die in dünne Lamellen zerschnittene Tafel kann ohne weiteres im Äther-Alkoholgemisch gelöst werden, wobei jedoch zu beachten ist, daß die Alkoholmenge entsprechend dem Alkoholgehalt der Tafel verringert werden muß. Jede Tafel enthält 40 g Celloidin (Kollodiumwolle); durch Abzug dieser 40 g vom Gesamtgewicht der Tafel erfährt man den Alkoholgehalt derselben.

2. Vorbehandlung. Die Entwässerung der Objekte geht in derselben Weise vor sich wie für die Paraffineinbettung. Aus dem absoluten Alkohol werden sie in ein Gemisch von absolutem Alkohol und Äther (wasserfrei) zu gleichen Teilen übertragen, wo sie je nach Größe und Dicke sechs bis vierundzwanzig Stunden bleiben. Hierauf kommen sie in die 2%ige Celloidinlösung auf einige Tage, sodann in die 4%ige und in die 8- bis 10%ige Lösung, immer wieder mehrere Tage oder sogar Wochen, wenn es sich um schwer durchdringbare Gewebe mit dichter Struktur (Knochen) handelt. Ein längeres Verweilen der Objekte in Celloidinlösungen schadet nicht, es ist im Gegenteil vorteilhaft.

Um das Eindringen von Wasserdampf in die Celloidinlösungen zu vermeiden, empfiehlt Apathy, die Gläser mit den Präparaten und den verschiedenen Celloidinlösungen während dem ganzen Einbettungsverfahren in einem Exsikkator zu haben, das ein Gefäß mit geglühtem Kupfersulfat und Alkohol-Äther enthält. Romeis braucht für die Celloidindurchtränkung Kappenflaschen (erhältlich bei Wagner und Munz, München, Karlstraße 43).

Diese Vorsichtsmaßnahmen sind, wie die Erfahrung uns gelehrt hat, nicht unbedingt erforderlich; es kann die Vorbehandlung auch sehr gut in gewöhnlichen weithalsigen Flaschen mit Korkverschluß, wie man sie zum Fixieren braucht, ohne Schaden vorgenommen werden. Wir verwenden nur zwei Celloidinlösungen, eine zirka 4%ige und eine 8- bis 10%ige, in welche die Objekte eingebettet werden.

3. Einbettung. Von allen Teilen der Celloidineinbettung ist dies die wichtigste Manipulation. Zwei Verfahren kommen hier in Betracht, ein schnelles und ein langsames. Hat man genügend Zeit zur Verfügung, so wähle man das langsamere Verfahren. Nach einem mehrtägigen, bzw. für große Objekte mehrwöchigen Aufenthalt in der dickflüssigen Lösung wird das Objekt mit dem Celloidin in eine der Größe des Präparates entsprechende Glasschale mit flachem Boden (Glasringe können zum gleichen Zweck dienen) eingeschüttet und orientiert. Man deckt die Schale zu, bis etwaige Gasblasen aufgestiegen sind und lüftet vorsichtig den Deckel des Gefäßes, indem man zwischen Deckel und Schalenrand einen Streifen Papier anbringt. Von Zeit zu Zeit wird der Deckel für kurze Zeit abgenommen. Ist die Masse gallertig fest, so fährt man mit einem Messer dicht an den Wänden des Gefäßes hin und trennt die Masse von der Glaswand ab, wobei den Gasen aus den tieferen Partien ein Ausweg verschafft wird. Wenn das Celloidin ungefähr auf die Hälfte des Ursprungsvolumens eingedickt ist und eine feste Konsistenz aufweist (die Fingerkuppe hinterläßt kaum noch eine Eindellung), gießt man auf die Oberfläche 70%igen Alkohol. Nach einigen Tagen läßt sich die Masse als Block leicht herausnehmen, der dann in 70%igen Alkohol übertragen wird, wo er bald die gewünschte Konsistenz erreichen wird.

Einige Autoren empfehlen die Einbettung unter Luftabschluß vorzunehmen, indem sie die Schälchen in einen Exsikkator oder unter eine luftdicht verschließbare Glasglocke bringen, wo ein kleines Gefäß mit konzentrierter Schwefelsäure zur Bindung der Luftfeuchtigkeit steht. Wir haben mit dem oben angegebenen einfachen Verfahren keine nachteiligen Erfahrungen gemacht.

Will man die Härtung beschleunigen, so bringt man die Schälchen mit den in Celloidin liegenden Objekten in eine gut verschließbare Glasschale oder unter eine Glasglocke, wo ein Schälchen mit Chloroform aufgestellt wird. Es erstarrt hierbei das Celloidin gleichmäßig und rasch zu einer knorpelfesten Masse.

Steht weniger Zeit zur Verfügung, so kann folgendes Verfahren zum Ziel führen (nach SCHMORL): Das Objekt wird aus der dickflüssigen Celloidinlösung auf einen Block aus Buchsbaum-, Buche-, Pappel- oder Lindenholz gebracht; dieser muß der Größe der Mikrotomklammern entsprechen und muß zur Entfernung der harzigen und gerbsäurehaltigen Bestandteile besonders vorbereitet worden sein. Diese Vorbereitung nimmt man zweckmäßig mit einer großen Anzahl solcher Holzblöcke verschiedener Größe vor, so daß stets eine genügende Reserve zur Verfügung steht.

Die Holzblöcke werden zuerst mehrere Stunden in 2%iger Sodalösung ausgekocht, in Wasser gewaschen und wochenlang in ein Gemisch von Äther-Alkohol eingelegt. ENGELBRECHT empfiehlt zudem das nachträgliche Eintauchen in 2- und 4%ige Celloidinlösung, bis sie untersinken; sie werden sodann einzeln herausgenommen, mit einigen Tropfen 8%iger Celloidinlösung an der Oberfläche bestrichen und zum Trocknen aufgestellt. Die Aufbewahrung der entwässerten Blöcke geschieht mit oder ohne Celloidinbehandlung, vor Staub geschützt, in einem Glasgefäß. Will man nun ein Präparat aus der dicken Celloidinlösung aufblocken, so rauht man die Oberfläche mit einer Feile etwas an oder bringt mit der Kante einer Feile einige schräge und sich überkreuzende Ritzen an der Oberfläche an, damit das Haften besser gelingt. Man umgibt nun den Holzblock mit einem Streifen Papier, dessen Rand die Oberfläche des Blockes um 1—2—3 cm überragt, je nach Dicke des Objektes; das hat den Zweck, das Herabfließen des Celloidins zu vermeiden. Hierauf bestreicht man die Blockoberfläche mit einer Schicht von dickem Celloidin, setzt das Objekt darauf und umzieht es mit einem Mantel von dickflüssigem Celloidin, wobei man beachtet, daß sich keine Luftbläschen bilden; diese verhindern das gleichmäßige Erstarren und führen dazu, daß der Block beim Schneiden federt und daß aus diesem Grund sich keine gleichmäßigen Schnitte herstellen lassen. Haben sich Luftblasen gebildet, nimmt man das Präparat unter allen Umständen wieder ab, bringt es in Celloidin für sechs bis zwölf Stunden zurück und klebt es von neuem auf. Es ist besser etwas länger zu warten, als beim Schneiden unangenehme Überraschungen machen zu müssen!

Ist das Objekt nun in Celloidin luftblasenfrei eingeschlossen, so wird der Block einige Zeit an der Luft stehen gelassen oder man bringt ihn, wie oben angegeben, unter eine Glasglocke oder in einen Exsikkator, um die Verdunstung des Äthers aus dem Celloidin zu verlangsamen, was eine festere, zum Schneiden angenehmere Konsistenz des Celloidins bewirkt. Auch ist hier zu empfehlen, unter der Glasglocke ein Schälchen mit Chloroform aufzustellen. Ist das Celloidin fest geworden, so wird das eingebettete Präparat samt Holzblock in 70%igen Alkohol übertragen, wo es innerhalb 12 bis 24 Stunden die optimale Konsistenz erlangt. Vor dem Schneiden wird der Papierrand entfernt.

4. Zum Aufkleben von Celloidinblöcken, die nach dem langsamen Verfahren hergestellt worden sind, verwendet man ähnlich vorbereitete Holzklötze oder die von JELINEK empfohlenen Stabilitklötze. Stabilit ist eine rotbraune Masse, die im Handel in Plattenform erhältlich ist; daraus sägt man sich geeignet große Stücke und bringt an den Flächen, wo der Celloidinblock aufgeklebt werden soll, einige schräg sich überkreuzende Ritzen an. Im allgemeinen haften die Celloidinblöcke sehr gut am Stabilit; sie können jahrelang ohne Schaden aufgeblockt in Alkohol liegen bleiben, wogegen Holzklötze mit der Zeit den Alkohol durch Extraktivstoffe verunreinigen. SCHMORL, der mit Stabilitblöcken dieselbe Erfahrung gemacht zu haben scheint, verwendet *Glasblöcke* (nach FRESEMANN-VIËTOR), die man sich von einem Glasschneider aus 10 bis 20 mm dickem, angerauhtem Glase von beliebiger Größe schneiden läßt.

Auf den aus Ätheralkohol kommenden Holzblock oder auf den Stabilit- oder Glasblock wird ein großer Tropfen dicker Celloidinlösung (8 bis 10%) ausgestrichen. Den in Alkohol gehärteten und zurecht geschnittenen Celloidinblock beschickt man an der Unterfläche mit ein bis zwei Tropfen Äther und drückt ihn auf die Oberfläche des Holz-, bzw. Stabilit- oder Glasblockes an. Man entfernt sorgfältig das seitlich hervorquellende Celloidin und bringt es in einen Behälter, wo Celloidinreste gesammelt werden. Nach fünf bis zehn Minuten wird der aufgeklebte Celloidinblock in 70%igen Alkohol eingelegt, wo einige Stunden gehärtet wird.

Gute Dienste leistet zum Aufkleben der Celloidinblöcke das *Nelkenöl-Celloidin* nach v. APATHY, welches aus drei Teilen 10%iger Celloidinlösung und einem Teil Nelkenöl besteht. Diese Masse ist unbegrenzt haltbar (sie wird mit der Zeit braun, was nichts zu bedeuten hat!). Man reibt den Celloidinblock ab, bis er trocken ist, bestreicht seine Unterfläche sowie Oberfläche der gewählten Unterlage (Holz-, Stabilit-, Glasblock) mit etwas Nelkenöl-Celloidin, drückt und reibt beide Teile aneinander, um die Masse gut zu verstreichen. Nach zehn bis fünfzehn Minuten wird das Ganze in 70%igen Alkohol gebracht; hier trübt sich das Nelkenöl-Celloidin und erstarrt zu einer harten Masse.

Celloidinblöcke dürfen nicht trocken, sondern müssen stets in 70%igen Alkohol aufbewahrt werden!

5. Schnelleinbettung in Celloidin. Zu diagnostischen Untersuchungen ist manchmal eine Schnelleinbettung (innerhalb 24 Stunden) notwendig. Es können hierbei nur kleine Gewebsstücke bearbeitet werden, von höchstens 2 bis 3 mm Dicke. Nach gehöriger Entwässerung (Aceton kann hierbei sehr nützlich sein) werden die Objekte auf je drei bis fünf Stunden

1. in eine 1%ige Celloidinlösung (2%iges Celloidin mit gleicher Menge Ätheralkohol versetzt),
2. in eine 2%ige Celloidinlösung,
3. in eine 8%ige Celloidinlösung.

Sodann bettet man nach dem weiter oben angegebenen Verfahren (S. 103) mit Chloroformdämpfen ein.

6. Herstellung der Celloidinschnitte. Das Schneiden von Celloidinblöcken erfolgt am Schlittenmikrotom; es unterscheidet sich vom Paraffinschneiden insofern, als sowohl Messer wie Block beim Schneiden stets mit 70%igem Alkohol befeuchtet werden müssen, was am besten mit einem weichen Pinsel geschieht. Man benutzt ein möglichst breites Messer mit plankonkavem Schliff (Schliff A). Das Messer muß schräg gestellt sein und die Stellung ist dabei so zu wählen, daß die ganze Klinge möglichst ausgenützt wird. Die Schnitte werden auf dem Messer mit dem Pinsel aufgeglättet, sodann abgenommen und in 70 bis 80%igen Alkohol übertragen, von welchem sie dann wie Gefrierschnitte weiter behandelt werden.

Man muß sich daran erinnern, daß Celloidinschnitte den absoluten Alkohol nicht vertragen, weil sich darin das Celloidin löst.

Manchmal ist es notwendig, Celloidinschnitte aufzukleben. Es gibt verschiedene

7. Aufklebeverfahren. 1. Sehr einfach ist die sogenannte *russische Methode* (vgl. MAXIMOW). Die Schnitte werden auf dem Messer wie üblich ausgeglättet und mit möglichst wenig Alkohol auf einen Objektträger gebracht, den man mit einem Tropfen Eiweißglyzerin bestrichen hat. Hier preßt man den Schnitt mit glattem Filterpapier, in mehrfacher Schicht, an und übergießt ihn mit reinem Nelkenöl, wo er sich in fünf bis zwanzig Minuten aufhellt. Das Öl gießt man sodann ab und bringt den Objektträger für jeweils fünf bis zehn Minuten in drei einander folgende Bäder von absolutem Alkohol und löst endlich das Celloidin in Ätheralkohol vollständig auf. Sodann wird er in 70%igen Alkohol gebracht und gefärbt.

2. *Methode von* OBREGIA: Dieses Verfahren, mit welchem gute Ergebnisse erzielt werden, arbeitet mit der gleichen Dextrin-Zuckerlösung, die zum Aufkleben von Paraffinserienschnitten Verwendung findet, d. h.

150 g pulverisierter Kandiszucker werden in 150 ccm kochendem destilliertem Wasser aufgelöst (Lösung I): gleichzeitig werden gesondert 50 g gelbes Dextrin in 50 ccm kochendem destilliertem Wasser zur Lösung gebracht (Lösung II). Nach Erkalten der beiden Lösungen werden zur Lösung I 200 ccm 80%igen Alkohols gemischt und die Lösung II zugegeben. Mit dieser Dextrin-Zuckerlösung begießt man eine sauber gereinigte Glasplatte von geeigneter Größe und breitet durch Hin- und Herneigen eine dünne Flüssigkeitsschicht darauf aus. Die Schicht wird bei 37° im Brutofen drei bis vier Stunden getrocknet. Von solchen Glasplatten kann man sich einen Vorrat herstellen.

Die Celloidinschnitte nimmt man mittels Klosettpapierstreifen (glattes oder einseitig satiniertes Klosettpapier), deren Breite den Schnittdurchmesser um das Doppelte übertrifft, vom Messer ab. Den glatten Papierstreifen feuchtet man mit 70%igem Alkohol an, spannt ihn etwas und legt ihn auf den Schnitt, der sich in üblicher Weise auf dem Messer befindet; der Schnitt bleibt am Papier haften und man hebt sorgfältig den Streifen vom Messer ab. (Der Papierstreifen soll nicht zu feucht sein, da sonst der Schnitt nicht haftet). Der nächste Schnitt wird so vom Messer abgezogen, daß er an die rechte Seite des ersten zu liegen kommt, wenn man es nicht vorzieht, für jeden einzelnen Schnitt einen kleineren Streifen zu gebrauchen. Will man eine Serie aufkleben, so ist es einfacher, auf einem Streifen mehrere Schnitte aufzunehmen; in diesem Falle beginnt man mit dem Abziehen der Schnitte mit dem linken Rand des Papierstreifens.

Die Papierstreifen legt man auf eine neben dem Mikrotom vorbereitete mehrfache Filtrierpapierlage, die gut mit 70%igem Alkohol befeuchtet ist, damit die Schnitte nicht austrocknen. Es versteht sich von selbst, daß beim Serienschneiden die Papierstreifen der Reihe nach auf der Unterlage angeordnet werden müssen. Ist die Serie fertig geschnitten, so werden die Papierstreifen mit den Schnitten nach unten auf die vorbereitete Glasplatte übertragen; sobald alle Streifen in Reih und Glied angeordnet sind, bedeckt man die ganze Platte mit einem Stück Filterpapier und drückt fest an. Nach Entfernung desselben hebt man die Papierstreifen behutsam, wie bei Abziehbildern, von der einen Seite ab, es bleiben die Schnitte an der Oberfläche der Zuckerschicht haften. Diese wird nun vorsichtig mit einer dünnen Celloidinlösung (oder Photoxylinlösung) in dünner Schicht übergossen, die wieder durch Hin- und Herneigen der Platte gleichmäßig verteilt wird. (10 g getrocknetes Celloidin werden 24 Stunden in 100 ccm absolutem Alkohol zum Quellen gebracht und durch Zusatz von 100 ccm Äther aufgelöst.)

Wenn die Celloidinschicht erstarrt ist, bringt man die Platte ins Wasser, wo sich die Zuckerschicht löst, so daß die Schnitte nur noch an dem dünnen Celloidinfilm haften bleiben und nun bequem miteinander gefärbt werden können. Später kann der ganze Film, bevor man die Schnitte auf Objektträger montiert, mit der Schere entsprechend zerschnitten werden.

3. *Methode von v. Fieandt.* Dieses Verfahren lehnt sich an die Methode von Heringa und ten Berge zum Aufkleben der Gefrierschnitte an. Man kann Celloidinschnitte mit oder ohne „Entcelloidinieren" aufkleben.

a) *Aufkleben ohne Celloidinentfernung:* Dazu verwendet man den Chromgelatineleim I mit folgender Zusammensetzung:

Gelatine Heringa	0,5 g	(Aufklebegelatine der Delftschen Leim- und Gelatinefabrik)
Kaliumbichromat	0,1 g	
Eisessig	V Tropfen	
Aqua destillata	50,0 ccm	

Die Gelatine wird in einem Becherglas mit der abgemessenen Menge destillierten Wassers im Wasserbad erwärmt und aufgelöst. Sodann wird Kaliumbichromat zugesetzt und die Beleuchtung des Laboratoriums auf ein Minimum reduziert. Hierauf wird durch Warmwasserfilter filtriert und mit einer Pipette Eisessig zugegeben. Die Mischung wird geschüttelt und unter schwacher Erwärmung, vor Licht geschützt, auf dem Wasserbad stehen gelassen. (Sie ist nicht haltbar und muß jedesmal neu zubereitet werden.) Mit diesem Leim werden, wiederum bei reduzierter Beleuchtung, Objektträger bestrichen: mit einem Haarpinsel bringt man einen Tropfen Leim auf den Objektträger, breitet ihn mit dem Finger aus und schwingt das Glas einige Male hin und her zum Trocknen. In geschlossenen Schachteln, vor Licht und Staub geschützt, können solche Objektträger längere Zeit aufbewahrt werden.

Das Aufkleben der Schnitte soll ebenfalls bei minimaler Beleuchtung erfolgen; der Celloidinschnitt wird über 70%igen Alkohol in Wasser gebracht und von dort auf einem runden Filterpapier aufgefangen; man holt einen vorbereiteten Objektträger aus der Schachtel, befeuchtet die Leimschicht mit einem

Tropfen destillierten Wassers, den man mit einem Pinsel ausstreicht, und klatscht den Schnitt auf die Leimschicht. Sofort bedeckt man ihn mit zwei- bis dreifacher Schicht trockenen Filterpapieres, welches auf Objektträgergröße zugeschnitten worden ist, drückt fest an und ersetzt die Filterpapierschicht durch einen neuen Filterpapierstreifen. Hat man mehrere Objektträger, so bringt man sie in eine Spezialpresse (Fixierungsrahmen), die ungefähr wie das Heringasche Modell konstruiert ist (Abb. 14a). Der Fixierungsrahmen wird in den Brutofen bei 37° aufgestellt und dort 30 Minuten beleuchtet (Mattbirne 40 W.). Die Filterpapierstreifen werden entfernt und es werden die Objektträger ins Wasser gebracht.

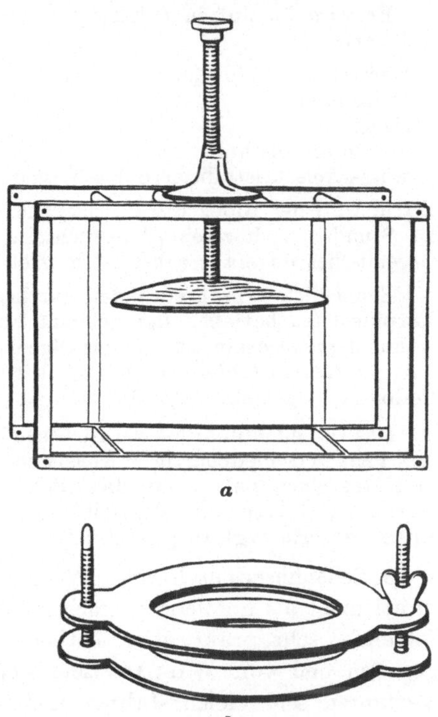

Abb. 14. a. Fixierungsrahmen nach HERINGA zur Pressung aufgeklebter Celloidinschnitte (aus Leichtmetall konstruiert).
b. Runde Klemme zum Zusammenhalten der mit Celloidinschnitten beschickten Papierrondellen. (nach HERINGA).

b) *Aufkleben nach „Entcelloidinieren"*. Aus dem 70%igen Alkohol (bzw. beim Serienschneiden vom Wasser) bringt man die Schnitte auf eine Filterpapierrondelle von passender Größe und schichtet die Rondellen übereinander. Am bequemsten sind Filterpapierstücke von 5 cm Durchmesser. Die Rondellen werden in eine einfache runde Klemme (Abb. 14b) gelegt, welche mit Hilfe von zwei Flügelschrauben die Papierrondellen zusammenhält. Die beschickte Klemme wird auf 48 Stunden in 90%igen Alkohol, sodann in absoluten Alkohol und schließlich in Ätheralkohol zum Entcelloidinieren gebracht; in jeder Flüssigkeit bleibt der Behälter 48 Stunden. Sodann werden die Schnitte über die absteigende Alkoholreihe ins destillierte Wasser gebracht. Zum Aufkleben benutzt man den Chromgelatineleim II:

Gelatine Heringa (für Aufklebezwecke)	1,0 g
Kaliumbichromat	0,2 g
Eisessig	X Tropfen
Aqua destillata	40 ccm

welcher in der gleichen Weise vorbereitet wird, wie der Chromgelatineleim I. Die weitere Behandlung (Abklatschen der Objektträger auf die Schnitte, Trocknen unter Belichtung usw.) ist dieselbe wie oben angegeben.

Beide Methoden arbeiten sicher und relativ schnell; sie sind ferner schonend.

8. Über das Trockenschneiden von Celloidinblöcken (Ölcelloidinmethode).

Das Schneiden von Celloidinblöcken mit feuchtem Messer ist unter Umständen unerwünscht; man kann den Celloidinblock trocken schneiden, wenn man ihn besonders vorbereitet, ihn z. B. mit einem Öl durchtränkt. Am besten verfährt man hierbei mit einem von v. APATHY angegebenen Verfahren: Der in gewöhnlicher Weise eingebettete Celloidinblock wird zunächst in 70%igem Alkohol gehärtet (*unter Vermeidung von Chloroform!*); sodann legt man ihn in 96%igen Alkohol für 24 Stunden.

Er wird hierauf in folgendes Ölgemisch übertragen (in brauner Flasche lange haltbar):

wasserfreies Chloroform	4	Gewichtsteile
Origanumöl	2	„
Zedernholzöl	4	„
absoluter Alkohol	1	Gewichtsteil
wasserfreie kristallisierte Karbolsäure	1	„

Darin wird der Block durchsichtig; ist dies eingetreten, so wird das Gemisch nach 24 Stunden noch zweimal gewechselt. Es ist zu beachten, daß das Volumen des Ölgemisches ungefähr zehnmal so groß sein muß als der Block.

Schließlich bringt man den durchsichtigen, entwässerten Block in wasserfreies Terpineol (zu beziehen bei Schimmel u. Co., Mietlitz b. Leipzig), welches ein- bis zweimal zu wechseln ist, bis das Ölgemisch vollständig entfernt ist. Der Block kann darin aufbewahrt bleiben. Ein solcher Celloidinblock wird am besten mit Nelkenöl-Celloidin aufgeklebt (vgl. S. 104) und trocken geschnitten.

Das Öl-Celloidinverfahren ist besonders dort anzuwenden, wo im Objekt Gewebe von ganz verschiedenartiger Konsistenz vorkommen (z. B. Knorpel, Knochen, Fett- und Muskelgewebe). Auch diese Schnitte können aufgeklebt werden; man benutzt hierzu am besten die ebenfalls von v. APATHY angegebene Spezialmethode mit Eiweißglyzerin (vgl. Originalarbeit).

9. Celloidinserienschnitte. Wenn man Celloidinserien schneiden will und es dabei nicht als notwendig erachtet, alle Schnitte zu färben, so kann man sich folgender sehr praktischer Methode bedienen, die von DARKSCHEWITSCH angegeben und von WALLART sehr empfohlen wurde; wir arbeiten mit diesem Verfahren seit vielen Jahren und konnten uns von seinen Vorteilen überzeugen.

Man benutzt ein zylindrisches Präparatenglas mit eingeschliffenem Glasdeckel; für die meisten Zwecke genügt ein Glas von 10 bis 15 cm Höhe und 5 cm Durchmesser. Aus einem Filterpapierbogen schneidet man sich Rondellen von 48 mm Durchmesser und ungefähr zwanzig Scheiben aus dünnem weißen Pappkarton (Visitenkarten); das Paket dieser Rondellen wird zwischen den Fingern gepreßt und über ein mit chinesischer Tusche imbibiertes Filterpapier gerollt, so daß der Schnitt der Rondellen sich schwarz färbt. Sodann numeriert man die notwendige Anzahl der Filterpapierrondellen mit Bleistift und legt sie der Reihe nach aufeinander neben das Mikrotom. Es werden nun die Celloidinschnitte vom Messer auf die entsprechenden Filterpapierrondellen übertragen, die zunächst in eine entsprechend große runde Färbeschale in 70%igem Alkohol übereinander geschichtet werden. Nach jedem zehnten oder zwanzigsten Schnitt wird eine Kartonscheibe dazwischengelegt. Ist der Block durchgeschnitten, so legt man den ganzen Stoß der Rondellen auf die Mitte eines Pergamentpapierstreifens von 30 cm Länge und 12 mm Breite; man faltet die beiden Enden derart, daß der Streifen bügelförmig um den Rondellenstoß verläuft und bringt das Ganze in das mit 70%igem Alkohol gefüllte Präparatenglas.

Dieses Verfahren ist einfacher als dasjenige von SCHARRER.

c) Kombinierte Celloidin-Paraffineinbettung.

Mit diesem Verfahren gelingt es leicht, sehr dünne Schnitte (z. T. auch von schwer schneidbaren Objekten) zu gewinnen; es kann für zarte Objekte mit Vorteil angewandt werden, wenn es gilt, Schrumpfungen des Gewebes zu vermeiden (z. B. Knochenmark, embryologisches Material). Von den verschiedenen angegebenen Methoden wird diejenige von v. APATHY als die zweckmäßigste empfohlen. Sie lehnt sich an die von ihm empfohlene Umwandlung eines Alkohol-Celloidinblocks in einen Ölcelloidinblock an. Die Objekte werden in üblicher Weise in Celloidin eingebettet; nachdem sie in Formen gegossen worden sind, wird das Celloidin mit Hilfe von Chloroformdämpfen in üblicher Weise gehärtet (wenige Stunden), der Block herausgeschnitten und auf 24 Stunden in Chloroform eingelegt. Sodann überträgt man ihn in folgendes Ölgemisch (zur Entfernung jeglicher Wasserspur):

wasserfreies Chloroform	4 Gewichtsteile
Zedernholzöl	4 ,,
Origanumöl	2 ,,
absoluter Alkohol	1 Gewichtsteil
kristallisierte Carbolsäure (wasserfrei)	1 ,,

(Dieses Gemisch ist in brauner Flasche unbegrenzt haltbar.) Darin bleibt der Block 24 Stunden (einmal wechseln), worauf er zum Entspriten und zur Entfernung des Ölgemisches in mehrfach gewechseltes Benzol gebracht wird (sechs bis acht Stunden). Nach Übertragen in Benzol-Paraffin (gesättigte Lösung von Benzol in Paraffin) wird in üblicher Weise in Paraffin eingebettet.

Weniger kompliziert und für nicht zu empfindliche Objekte sicher empfehlenswert ist folgendes von TSCHERNYECHINSKY angegebenes Verfahren: Die in Celloidin durchtränkten Objekte werden zwei bis vierundzwanzig Stunden in eine 2- bis 4%ige Lösung von Celloidin in Nelkenöl und sodann eine halbe Stunde in Chloroform gebracht. Man überträgt sie in Chloroform-Paraffin im Brutofen bei 40° und läßt sie dort, bis sie auf den Boden des Gefäßes gesunken sind (eine halbe bis eine Stunde) und bettet in reines Paraffin ein.

d) Einbettung in Gelatine.

Dieses von NICOLAS (1896) eingeführte Verfahren gestattet von lockeren, leicht zerreißlichen oder wenig zusammenhängenden Geweben Gefrierschnitte herzustellen, die ohne zu bröckeln oder sich in Falten zu legen, weiter behandelt werden können. Dieses Verfahren kann man für ödematöse oder retikulär gebaute Gewebe (z. B. Lymphknoten), für lockere Gewebe, wie Hoden, oder solche mit uneinheitlichem Bau, wie Magen-Darmkanal, vorteilhaft anwenden, wenn es auf die Darstellung von Fetten und Lipoiden ankommt. Wie beim Gefrierverfahren fallen hierbei alle Schrumpfungserscheinungen weg, die nach Behandlung mit Alkohol, Xylol und Erhitzung des Gewebes unweigerlich auftreten. Am besten eignen sich zur Gelatineeinbettung Objekte, die in Formol fixiert worden sind. Als Einbettungsgelatine bedient man sich am besten der von HERINGA angegebenen *Einbettungsgelatine* (bzw. Aufklebegelatine). Zwei Methoden seien hier besonders empfohlen:

1. Methode von GASKELL, *modifiziert nach* GRÄFF. Man braucht hierzu zwei Gelatinelösungen, eine dünne (12,5%ige) und eine dicke (25%ige). Die dicke Gelatinelösung wird folgendermaßen hergestellt: Auf dem Wasserbad bei 37° (oder im Brutofen) werden 25 g feinster, in Stückchen geschnittener (oder pulverisierter) Gelatine in 75 ccm 1%igem Carbolwasser in geschlossenem Gefäß geschmolzen. Aus dieser Lösung stellt man sich die dünne Gelatinelösung her: ein Teil der dicken Lösung und ein Teil von auf 37° erwärmtem Karbolwasser. Es ist zweckmäßig, kleine Portionen dieser beiden Lösungen in Reagensgläser zu füllen; jede Portion ist für eine Einbettung berechnet, da Gelatinelösungen nicht mehr als einmal gebraucht werden sollen (schlechte Gerinnungsfähigkeit und schlechte Härtung).

Die einzubettenden Objekte sollen im allgemeinen nicht über 3 mm dick sein; ihre Flächenausdehnung ist beliebig, jedoch sollte sie die Größe des Gefriertisches nicht überragen. Sie werden zuerst mindestens 24 Stunden in fließendem Wasser gewaschen, um möglichst jede Formolspur zu beseitigen. Sodann werden sie für drei bis vierundzwanzig Stunden (im Durchschnitt etwa 12 Stunden) in die dünne und mindestens ebensolange in die dicke Gelatinelösung bei 37° im Brutofen eingelegt, wobei darauf zu achten ist, daß die Gefäße zugedeckt bleiben. Sodann erfolgt die eigentliche Einbettung, die man zweckmäßig in Papierkästchen (vgl. S. 89) mit der dicken Gelatinelösung vornimmt; man bringt die Formen zur rascheren Erstarrung am besten in den Eisschrank (oder auf eine mit eisgekühltem Wasser gefüllte Schale). Nach ungefähr 30 Minuten ist die Masse fest geworden und es kann der Block aus dem Einbettungsgefäß gelöst, bzw. herausgeschnitten werden; man läßt ihn an der Luft trocknen, bis er ungefähr die Konsistenz eines mittelharten Radiergummis hat. Um die Härtung zu vervollkommen, bringt man ihn auf ein bis zwei Tage in Formollösung 1 : 4; falls das Material längere Zeit aufbewahrt werden soll, so ist die Aufbewahrung in Formol 1 : 10 empfehlenswert. Nach der Formolhärtung soll der Gelatineblock weder bröckelig noch glitschig werden; dies kann eintreten, wenn er vor der Formolbehandlung nicht genügend lang an der Luft gelegen hat.

Will man einen solchen Gelatineblock schneiden, so wäscht man ihn in Wasser kurz ab (eine Viertelstunde) und friert ihn langsam auf dem Tisch des Mikrotoms an. Die Gelatine friert langsamer als das darin eingebettete Gewebe, so daß es empfehlenswert ist, die Kohlensäure in längeren Abständen ausströmen zu lassen und länger zu warten als gewöhnlich, bis man mit dem Schneiden beginnt. Es kommt vor, daß der angefrorene Block am Mikrotomtisch schlecht haftet und beim Schneiden abspringt; man vermeidet es dadurch, daß man zwischen den Block und den Tisch entweder einige Tropfen dünnflüssiger Gelatinelösung ausbreitet oder ein Stückchen angefeuchteten Filtrierpapiers legt.

Mit dieser Methode lassen sich, bei richtiger Technik und nach einiger Übung, leicht 10 μ dicke einwandfreie Gefrierschnitte herstellen.

(Es wird auch angegeben, daß man die in Formalin gehärteten Blöcke ohne Gefriertechnik auf dem Schlittenmikrotom wie Celloidinblöcke schneiden kann. Sie werden mittels dicker Gelatinelösung auf Holzklötzchen aufgeklebt, zwölf bis vierundzwanzig Stunden in Formol 1 : 4 eingelegt; man schneidet unter Benetzung des Messers mit 30%igem Alkohol.)

Solche Schnitte sind besonders für Färbungen ungeeignet, die a) stärkere alkoholische Lösungen erfordern, wo die Gelatine schrumpft, oder b) bei welchen basische Anilinfarben zur Anwendung kommen, welche die Gelatine stark anfärben. Im allgemeinen ist es ratsam, mit verdünnten Farblösungen zu arbeiten und entsprechend länger zu färben. Sehr gut gelingt die Fettfärbung mit Sudan III nach Haematoxylin-Kernfärbung (S. 188). Es ist zu erwähnen, daß, wie es Romeis auch angibt, das Ehrlichsche Haematoxylin hierbei dem Haemalaun zur Kernfärbung vorzuziehen ist, weil die Gelatine bedeutend weniger mitgefärbt wird. Ist nach Haemalaun- oder Haematoxylinfärbung eine zu starke Anfärbung der Gelatine eingetreten, kann man in 5%iger Alaunlösung differenzieren. Gallocyanin, Kresylviolett geben ebenfalls schöne Kernfärbungen. Die fertigen Schnitte werden in üblicher Weise in Glyzeringelatine eingebettet.

Schmorl deckt auch in Kanadabalsam ein. Er bringt die Schnitte (z. B. nach Haematoxylin-Eosin-Färbung) in 90%igen Alkohol, wo allerdings eine Schrumpfung auftritt. Die dabei auftretende Kräuselung der Schnitte wird aber in der darauffolgenden Aufhellung in Karbolxylol fast völlig ausgeglichen.

Diese Methode der Gelatineeinbettung nach Gaskell-Gräff hat den Nachteil, daß die Gelatine infolge der Formolhärtung unlöslich wird; sie kann also nicht mehr aus den Präparaten entfernt werden, sie füllt alle Gewebslücken aus, so daß manchmal unschöne Bilder auftreten; insbesondere hat man Mühe, klare Mikrophotographien herzustellen. Böhmig hat wohl ein Verfahren angegeben, mit dem es gelingt, die Gelatine zu entfernen; er legt die Schnitte für zehn bis zwanzig Minuten (auf den Paraffinofen) in 10%ige Natron- oder Kalilauge und wäscht in mehrmals gewechseltem Wasser ein bis zwei Stunden aus. Aufgeklebte Schnitte schwimmen dabei immer ab, was manchmal von großem Nachteil ist.

Aus diesem Grund sei besonders die zweite Methode der Gelatineeinbettung empfohlen:

2. Methode von G. C. Heringa *und* S. ten Berge. Gebraucht werden wiederum zwei Gelatinelösungen, eine 10- und eine 15- bis 20%ige Lösung. Einwandfreie Ergebnisse erzielt man allerdings nur bei Benutzung der besonderen Einbettungsgelatine in Pulverform („Gelatine—en Lymfabriek te Delft“, Holland), welche in Thymolwasser gelöst wird.

Thymolwasser: Destilliertes Wasser wird auf 50° C erwärmt; darin löst man eine kleine Menge Thymol und filtriert nach Erkalten. Die Lösung setzt die Oberflächenspannung herab und wirkt desinfizierend. Romeis empfiehlt statt Thymolwasser Karbolwasser.

Gelatinelösungen: Die entsprechende, abgewogene Gelatinemenge wird zum Aufquellen zwanzig Minuten in Thymolwasser gebracht, sodann bei 37° C auf dem Wasserbad aufgelöst und durch einen Warmwasserfilter filtriert (Papier Nr. 520a von Schleicher und Schütt).

Einbettung: Die Objekte werden durch Auswässern (zwölf Stunden) in fließendem Wasser vom Fixierungsmittel befreit und in die 10%ige Gelatinelösung je nach Größe zwei bis fünf Stunden bei 37° C gebracht. Sodann werden sie in die 15- bis 20%ige Lösung übertragen, wo sie ebensolange bleiben. Daraufhin wird eingebettet. Das Einbettungsgefäß wird von möglichst kaltem Wasser umströmt, bis die Gelatine erstarrt, was nach einer viertel bis halben Stunde erzielt ist. Der Block wird herausgeschnitten und kann ohne weiteres Trocknen sofort auf dem Gefriermikrotom geschnitten werden.

Die Schnitte fängt man in Thymolwasser auf, überträgt sie mit einem dünnen gebogenen Glasstab in reines Wasser, wo sie sich an der Oberfläche faltenlos ausbreiten. Gelingt das Ausstrecken nicht, so muß das Wasser erneuert werden, weil sich allmählich an seiner Oberfläche eine dünne Thymolschicht gebildet hat. Sodann werden die gestreckten Schnitte auf einem Objektträger aufgefangen, der nach besonderem Verfahren vorbereitet worden ist. Mit einem Pinsel streicht man auf den Objektträger eine dünne Schicht einer 3%igen Gelatinelösung aus (Anklebegelatine) und läßt an der Luft trocknen. Sodann werden die Objektträger für zwei Stunden in eine 5%ige Na_2SO_4-Lösung eingelegt, wo die Gelatine weniger löslich wird. Nach gründlicher Spülung in Leitungswasser und destilliertem Wasser werden die Gläser an der Luft getrocknet und können beliebig lange staubfrei in Objektträgerschachteln aufbewahrt werden.

Die Objektträger können auch mit Eiweißglyzerin bestrichen werden, wie zum Aufkleben von Gefrier- und Paraffinschnitten (s. S. 95).

Sind die Schnitte aufgezogen, so legt man auf das Präparat einige auf Objektträgermaße zugeschnittene, mit Wasser ein wenig angefeuchtete Filtrierpapierstreifen. Mehrere so beschickte Objektträger werden übereinandergelegt und mit einigen kleinen Bleigewichten beschwert oder mit einem mehrfach herumgeschlungenen Faden leicht zusammengepreßt; sie kommen dann zum Trocknen für zehn Minuten bei 37° in den Brutschrank (Heringa empfiehlt dazu ein kleines, sehr zweckmäßiges Kompressorium, das jeder Feinmechaniker leicht herstellen kann).

Aus dem Brutofen werden die Objektträger, auf welchen die Papierstreifen liegen, senkrecht ins Wasser von 37 bis 40° gebracht, wo die Papierstreifen von selbst abgleiten und sich die Gelatine innerhalb ein bis zwei Minuten auflöst, wenn man einige Male eintaucht (Kontrolle durch Betrachtung des Schnittes gegen das Licht!). Weiter oben angegebene Färbungen sind möglich. Zum Einschluß der fertigen Präparate gibt Heringa einen besonderen *Gelatinebalsam* an, mit welchem der gewaschene, von Wasser möglichst befreite Schnitt bedeckt wird:

26 g kristallisierte Laevulose werden auf dem Wasserbad bei 55° C in 15 ccm destilliertem Wasser gelöst. Nach dem Abkühlen werden 1,125 g Gelatine zugesetzt; man läßt die Gelatine quellen, löst sie bei 50° auf, setzt 0,075 g Kalialaun zu und filtriert. Diese Masse kann vorrätig gehalten werden. Zum Gebrauch verflüssigt man eine kleine Menge (1 bis 2 ccm) bei 37°, fügt zwei Tropfen Formol hinzu, bringt einige Tropfen auf den Schnitt und legt das Deckglas vorsichtig auf. Daraufhin wird das Präparat für zehn Minuten in den Brutschrank bei 37° gebracht.

Diese Methode leistet vortreffliche Dienste, besonders zur Fettfärbung empfindlicher Objekte; Versager gibt es allerdings auch! Insbesondere schwimmen die Schnitte ab, wenn sie vor dem Trocknen mit zu nassen Filtrierpapierstreifen bedeckt oder wenn sie zu lang zur Entgelatinisierung ins warme Wasser gehalten wurden. SCHMORL gibt an, daß er die besten Ergebnisse in der Weise erhalten habe, daß er die Schnitte, nachdem sie nach dem Originalverfahren auf dem Objektträger aufgefangen worden waren, durch vollständig trockenes, vierfach zusammengelegtes Filtrierpapier an die Unterlage „mäßig fest — wie man die Schnitte vor dem Einlegen in Balsam vom Aufhellungsmittel befreit"— andrückte.

Aufbewahrung der Gelatineblöcke: HERINGA hebt die Gelatineblöcke in Paraffinum liquidum auf, dem reichlich Thymolkristalle zugefügt worden sind. Es ist natürlich auch möglich, sie in Formollösung 1 : 10 aufzubewahren, wobei man allerdings auf spätere Lösbarkeit der Gelatine verzichten muß.

Literatur.

APATHY S. v.: Neuere Beiträge zur Schneidetechnik. Z. Mikrosk. **29** (1912), 449. BOEHMIG R.: Zur Gelatineeinbettung. Cblt. Path. **41** (1928), 5. BOLCEK L.: Über die Celloidineinbettung des BOUIN-fixierten histologischen Materials. Z. Mikrosk. **47** (1930), 334. DANTSCHAKOFF V.: Zur Herstellung von Celloidinserien. Z. Mikrosk. **25** (1902), 32. DIETRICH A.: Isopropylalkohol für histologische Zwecke. Cblt. Path. **47** (1930), 83. ESKELUND V.: Eine Vereinfachung der gewebsdiagnostischen Technik. Z. Mikrosk. **57** (1940), 298. FIEANDT H. v.: Ein Verfahren zum Aufkleben von Celloidinschnitten. Z. Mikrosk. **48** (1932), 427. FICHEL L.: Zur Färbung von Gelatineschnitten. Z. Mikrosk. **49** (1932), 347. FRESEMANN VIËTOR G. H.: Glas als Material zum Aufkleben von Präparaten für das Celloidinmikrotom. Cblt. Path. **18** (1907), 435. GASKELL G. F.: A method of cutting frozen sections by embedding in gelatine. J. of Path. and Bacteriol. **17** (1912/13). GRÄFF S.: Gelatineeinbettung für Gefrierschnitte. Münch. med. Wschr. 1916, 1482. GRAUPNER H. und WEISSENBERGER A.: Über die Verwendung des Dioxans beim Einbetten mikroskopischer Präparate. Zoolog. Anz. **96** (1931), 204. HENKE F. und ZELLER E.: Aceton-Paraffin-Schnelleinbettung. Cblt. Path. **16** (1908), 3. HERINGA G. C. und TEN BERGE S.: Eine Gelatine-Gefrierschnittmethode für die Anfertigung mikroskopischer Präparate. Z. Mikrosk. **40** (1923), 116; ders.: Kleine Notiz bezüglich der Gelatinegefriermethode. Z. Mikrosk. **48** (1931), 79. JELINEK: Stabilit zum Aufkleben von Celloidinpräparaten. Z. Mikrosk. **11** (1894), 237. KLEIN K.: Wie vermeidet man das Zusammenschieben der Paraffinschnitte? Z. Mikrosk. **50** (1933), 5. MAXIMOW A.: Über zweckmäßige Methoden für cytologische und histogenetische Untersuchungen am Wirbeltierembryo, mit spezieller Berücksichtigung der Celloidinschnittserien. Z. Mikrosk. **26** (1909), 177. MAYER P.: Allerlei Mikrotechnisches. Z. Mikrosk. **33** (1916), 238. OBREGIA: Serienschnitte mit Photoxylin oder Celloidin. Neurol. Cblt. **9** (1890), 295. PETERFI I.: Eine beschleunigte Celloidin-Paraffineinbettung mit Nelkenöl- oder Methylbenzoat-Celloidin. Z. Mikrosk. **38** (1921), 242. RUBASCHKIN W.: Eine neue Methode zur Herstellung von Celloidinserien. Anat. Anz. **31** (1907), 30. SCHARRER E.: Celloidinserien. Z. Mikrosk. **50** (1933), 187. SCHULTZE O.: Über den Bau und die Bedeutung der Außencuticula der Amphibienlarven. Arch. mikr. Anat. **69** (1907), 544. WALLART J.: Coupes sériées à la celloïdine. Bull. histol. appl. **11** (1934), 334.

X. Die Behandlung der Schnitte bis zum Färben.

Gefrierschnitte bedürfen keiner besonderen Behandlung: hat man sie in destilliertes Wasser gelegt, so kann man sie direkt in die Farbe bringen. Für Paraffin- und Celloidinschnitte sind noch gewisse Manipulationen notwendig.

1. Paraffinschnitte. Es ist angegeben worden (vgl. SCHMORL), daß es nicht notwendig sei, vor dem Färben das Paraffin aus den Schnitten zu entfernen. Dieses Verfahren mag in besonderen Fällen einige Vorteile bieten, besonders dann, wenn man die entfärbende Wirkung des Alkohols nach dem Färben vermeiden will (Bakterienfärbungen, Untersuchung auf Metachromasie). Will man aber eine feinere Histologie treiben, so ist es unerläßlich, vor dem Färben das Paraffin aus dem Schnitt vollständig zu entfernen. Die trockenen Schnitte werden zur Entparaffinierung auf zwei bis fünf Minuten in Xylol oder Toluol eingelegt; man tut gut daran, zwei Xylol- bzw. Toluolbäder zu verwenden, die aber erst nach langem Gebrauch erneuert werden müssen. Im allgemeinen wird angegeben, daß man die Schnitte anschließend in absoluten Alkohol bringen

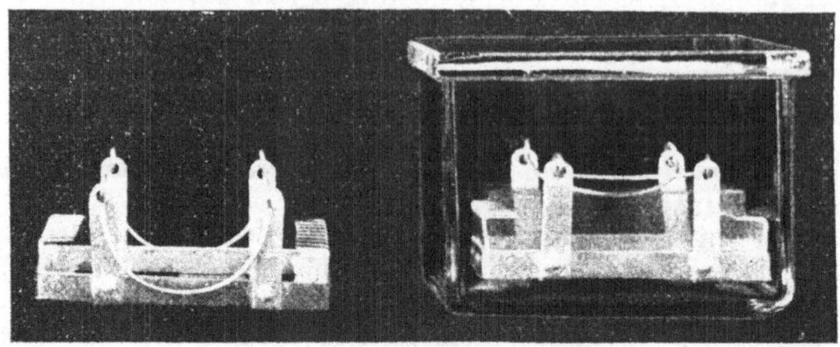

a

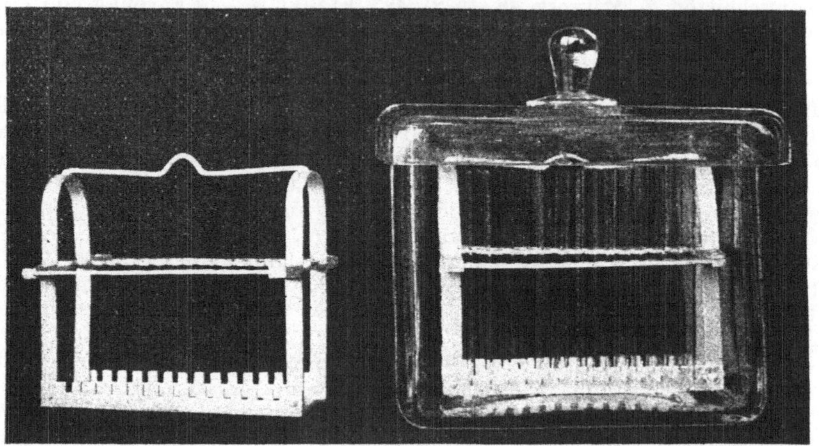

b

Abb. 15. Modelle für Objektträgergestelle (Pathologisch-anatomische Anstalt Basel).
a. Kleines Modell aus Aluminiumblech für 5—10 Objektträger.
b. Größeres Modell mit doppelter Reihe für 28 Objektträger (verwendet zur Herstellung von Kurspräparaten.

muß: die Erfahrung hat uns jedoch gelehrt (was übrigens auch von LANGERON hervorgehoben wird), daß dies nicht nötig ist und daß man sich beim Entparaffinieren den teuren absoluten Alkohol ersparen kann. Man kann ihn sehr wohl durch 96%igen Alkohol ersetzen, wenn man den aus Xylol oder Toluol herausgezogenen Objektträger gut abtropfen läßt und wartet, bis die überschüssige Menge dieser Flüssigkeiten etwas verdunstet ist. Taucht man nun den Objektträger mit dem durchsichtig gewordenen Schnitt vorsichtig in 96% Alkohol, so werden sich keine Trübungen ergeben. Hier bleibt der Schnitt fünf Minuten; er wird in ein weiteres Bad von 96%igem, dann von 70%igem Alkohol für je ein bis zwei Minuten und schließlich in destilliertes Wasser gebracht. Auch diese Alkoholbäder können für eine große Anzahl von Schnitten benutzt werden. Für diese

Behandlung der Schnitte stehen verschiedene Gefäße zur Verfügung: färbt man nur einen oder wenige Schnitte, so sind zylindrische Gläser oder rechteckige hohe Färbeküvetten zu empfehlen; sie werden in einen entsprechend ausgebohrten Holzblock oder in ein Drahtgestell nebeneinander gesteckt. Mehrere Schnitte (bis zu zwanzig) behandelt man in größeren hohen Färbekuvetten (nach HELLENDAL) mit acht Rillen und Überfalldeckel oder in Glas- oder Porzellantrögen mit Rillen.

Wir arbeiten seit langer Zeit mit folgender einfacher Apparatur, die sich für den allgemeinen Gebrauch sehr bewährt hat; nachdem man die aufgeklebten Paraffinschnitte gestreckt und das überschüssige Wasser beseitigt hat, stellt man sie in ein kleines Aluminiumgestell (Abb. 15) (zehn Objektträger finden bequem darin Platz), und bringt sie zum Trocknen. Sollen einzelne Schnitte trocken aufbewahrt werden (Testschnitte), so werden sie entfernt und mit dem entsprechenden Paraffinblock verpackt; die übrigen zu färbenden Schnitte entparaffiniert man, indem man das Gestell mit den Objektträgern in entsprechend große Glaströge bringt. Diese sind rechteckig, 9,5 cm lang, 5,5 cm breit und 5 cm hoch; man benützt zum Entparaffinieren fünf bis sechs solcher Tröge (zweimal Xylol, eventuell ein absoluter Alkohol, ein 96%iger Alkohol, ein 70%iger Alkohol und ein bis zwei Tröge Wasser). Die gleichen Glaströge werden auch als Färbeschalen verwendet und man kann in sehr einfacher Weise die in der täglichen Praxis durchzuführenden Färbungen (z.B. Haemalaun-Eosin) ohne weiteres mit einem ganzen Objektträgersatz in einem Aluminiumgestell vornehmen; die Objektträger bleiben also im gleichen Gestell, von der Streckung der Schnitte an bis zum Eindecken mit Kanadabalsam. Somit spart man sich unendlich viel Zeit und, wenn man gleichmäßige Schnitte hat, sind etwaige Unterschiede in der Färbung sehr gering.

Ist es wünschenswert, sich sogleich nach dem Schneiden darüber zu vergewissern, daß eine besondere Stelle im Paraffinblock schon getroffen ist oder nicht, so kann man eine *Untersuchung im gefärbten Xyloltropfen* vornehmen (O. BUCHER); man legt den Schnitt auf einen Objektträger, gibt mit einer Pipette ein bis mehrere Tropfen Xylol darauf, in welchem Eosin [oder Nilblau (MICHAELIS), Nachtblau] gelöst worden ist (man löst unter vorsichtiger Erwärmung so viel Farbstoff auf, als das Xylol aufnehmen kann; der Rest wird abfiltriert). Der Schnitt hellt sich auf und kann im Xyloltropfen mikroskopisch untersucht werden. Es sei bemerkt, daß der saure Farbstoff Eosin die Schnitte ungefähr gleich färbt, wie z. B. das basische Safranin: Kerne und plasmatische Strukturen sind angefärbt, da bei der Lösung in Xylol die verschiedene elektrostatische Ladung der Farbstoffe nicht zur Auswirkung kommt.

2. Celloidinschnitte. Celloidinschnitte, die unter Alkohol hergestellt worden sind, werden im allgemeinen wie Gefrierschnitte weiter behandelt; das Celloidin wird nicht entfernt, da es den Schnitten einen wertvollen Halt gibt. Vom 70%igen Alkohol überträgt man sie durch 50%igen Alkohol in destilliertes Wasser und von hier in die Farblösungen. *Bei Cellodinschnitten ist absoluter Alkohol stets zu vermeiden,* da sich das Celloidin darin löst. Zur Aufhellung nach dem Färben benutzt man Carbol-Xylol (oder Terpineol, Origanum-, Bergamott- oder Zedernholzöl, nicht Nelkenöl!), in das man die Schnitte aus dem 96%igen Alkohol überträgt. Hat man die Schnitte aufgeklebt und soll das Celloidin entfernt werden, was für besondere Färbungen (Anilinfarben) notwendig ist, weil sich das Celloidin zu stark mitfärbt, so stellt man die Objektträger in Ätheralkohol aa, wo sich das Celloidin auflöst („Entcelloidinierung"). Darauf folgen: absoluter, 96%iger, 70%iger Alkohol und Wasser.

Wie für Gefrierschnitte verwendet man zur Weiterbehandlung (und zur Färbung) von losen Celloidinschnitten runde Glasschalen; es ist gut, verschiedene Größen in genügender Menge vorrätig zur Verfügung zu haben, z. B. solche mit $5^1/_2$, $7^1/_2$, $9^1/_2$, 12 und 14 cm Durchmesser mit entsprechenden Deckeln.

3. Besondere Vorschriften. *Entsublimieren:* Bei der Besprechung der Fixierung wurde erwähnt, daß Gewebe, die man in sublimathaltigen Gemischen fixiert hat, in jodhaltigem Alkohol gewaschen werden müssen (Stückjodierung), um etwaige Sublimatniederschläge zu entfernen. Dadurch wird jedoch das gesamte Sublimat nicht entfernt und es ist immer gut, eine Schnittjodierung vorzunehmen. Ist der Schnitt entparaffiniert, bringt man ihn wie gewöhnlich in 96%igen und sodann in 80%igen Alkohol, dem einige Tropfen Jodtinktur zugesetzt worden sind; man läßt die Schnitte darin, bis bei mikroskopischer Kontrolle keine Niederschläge mehr sichtbar sind. Die Entfernung des Jodes (Entjodieren) ist notwendig, damit die Färbbarkeit der Schnitte für die meisten Anilinfarben und zum Teil auch für Haematoxylin nicht beeinträchtigt wird. Dazu verwendet man nach Heidenhain eine 0,25%ige Natriumthiosulfatlösung (Fixiernatron), welche die Schnitte in wenigen Minuten von Jod befreit; sie sind sodann gründlich in Wasser zu waschen. (Die 0,25%ige Natriumthiosulfatlösung wird aus einer 2,5%igen Stammlösung hergestellt.)

Im allgemeinen ist dringend zu empfehlen, keine sublimatfixierten Objekte in Paraffin einzubetten, ohne daß man vorher eine Stückjodierung vorgenommen hat, weil bei der Paraffineinbettung starke Schrumpfungen entstehen, die mit dem Gehalt an Kristallwasser der Sublimatniederschläge zusammenhängen; Kristallwasser kann durch den absoluten Alkohol nicht entfernt werden!

Färben von Paraffinschnitten ohne Entparaffinierung. Sowohl aufgeklebte wie nicht aufgeklebte Paraffinschnitte können mit wässerigen, besonders aber alkoholischen Lösungen gefärbt werden, ohne daß man das Paraffin aus dem Schnitt herauszulösen braucht. Schmorl hat insbesondere gezeigt, daß auch Doppelfärbungen, Fibrindarstellung, Bakterienfärbungen usw. nach diesem Verfahren möglich sind. Die einfachste hierbei zu befolgende Vorschrift ist folgende (Schmorl):

Man bringt die Schnitte in der Weise, wie es oben bei der Aufklebemethode durch Capillarattraktion beschrieben wurde, in eine geräumige Schale, die hier aber nicht mit warmem Wasser, sondern mit der erwärmten Farblösung, die man anzuwenden wünscht, gefüllt ist. Die Schnitte breiten sich hier tadellos glatt aus und bleiben je nach der Färbemethode, die in Frage kommt, verschieden lange auf dem Spiegel der Flüssigkeit schwimmend. Es empfiehlt sich, die Schnitte mindestens so lange auf der Farbflüssigkeit schwimmen zu lassen, bis letztere erkaltet ist, da sonst an den durch die Wärme erweichten Schnitten beim Übertragen (mittels eines Spatels oder Objektträgers) in kalte Flüssigkeiten leicht Faltenbildung eintritt.

Stets muß man aber die Farblösung, die in die paraffindurchtränkten Schnitte langsamer eindringt, etwas länger einwirken lassen als bei entparaffinierten Schnitten, ein Punkt, der auch beim etwaigen Differenzieren, Entfärben und Nachfärben im Auge zu behalten ist. Wenn die Färbung, Differenzierung usw. beendet ist, wird der Schnitt mit dem Spatel auf warmes Wasser (46 bis 50°) übertragen und vom Spiegel des letzteren mit einem Objektträger oder Deckglas aufgefischt, wobei er sich der gläsernen Unterlage glatt anlegt. Hierauf wird, nachdem man das überschüssige Wasser mittels Fließpapier abgesaugt hat, der Schnitt durch einen zwei- bis dreistündigen Aufenthalt im Brutschrank oder, wenn die Zeit drängt, durch sanftes Andrücken und vorsichtiges Erwärmen über einer Flamme auf der Unterlage fixiert und nun erst durch Xylol entparaffiniert. Durch die Behandlung mit Xylol wird der Schnitt zugleich aufgehellt und zum Einschluß in Kanadabalsam vorbereitet.

Nach SCHMORL liegt der Hauptwert dieses Verfahrens darin, daß es gefärbte Präparate in Kanadabalsam einzuschließen gestattet, ohne daß man sie, wie bei den sonst üblichen Verfahren, vorher mit Alkohol oder Anilinxylolgemischen zu entwässern braucht. Dieser Vorteil springt besonders da in die Augen, wo die entfärbende, bzw. umfärbende Wirkung des Alkohols vermieden werden muß, wie z. B. bei manchen Bakterienfärbungen, besonders aber bei gewissen auf Metachromasie beruhenden Färbungen, wie z. B. bei der Amyloidfärbung.

Dieses Verfahren ist in einigen Fällen sehr willkommen, besonders wenn es sich um Material handelt, das beim Aufkleben auf Objektträger schwer auszubreiten ist, wie Knorpel, Kallusgewebe, Aorta mit sklerotischen Herden. Empfohlen wird es auch bei der Behandlung von Schnitten mit Verdauungsmethoden (ROMEIS).

Literatur.

BUCHER O.: Mikroskopische Untersuchung im gefärbten Xyloltropfen. Z. Mikrosk. 57 (1941), 440. SCHMORL G.: Die pathologisch-histologischen Untersuchungsmethoden, 16. Auflage, 1934.

XI. Das Färben.

A. Allgemeines.

Das Ziel der histologischen Färbung besteht im allgemeinen darin, uns einen tieferen Einblick in den Aufbau der Gewebe zu ermöglichen und eine präzisere Differenzierung ihrer verschiedenen Bestandteile vorzunehmen. Moderne Färbeverfahren gestatten viele Gewebsteile elektiv darzustellen, so daß man sie in einem Schnitt mit aller erwünschten Klarheit in ihren Wechselbeziehungen untersuchen kann. Diesen tieferen Einblick in die Gewebsstruktur verdankt man dem Umstand, daß die durch Absorption des Lichtes in gefärbten histologischen Präparaten hervorgerufenen Bilder sehr viel einfacher zu deuten sind als ungefärbte Gewebsschnitte, weil in diesen die verschiedenen Gewebsbestandteile mit wenigen Ausnahmen einen annähernd gleichen Refraktionsindex besitzen und deswegen nur schwer voneinander zu unterscheiden sind. Wir werden noch in der Folge sehen, daß gewisse Farbstoffe besondere Affinitäten für ganz bestimmte Gewebeteile erkennen lassen und daß man sie bis zu einem gewissen

Grade mit chemischen Reagenzien vergleichen kann. Wenn man die bekannten auf diesem Gebiete vorliegenden Tatsachen und die verschiedenen diesbezüglichen Hypothesen überblickt, so stellt man fest, daß man noch weit davon entfernt ist, über die Frage einig zu sein, wie sich im allgemeinen die Wirkung der verschiedenen Farbstoffe auf die Gewebe vollzieht; über Wesen und Bedingungen der meisten histologischen Färbungsvorgänge stehen sich die individuellen Meinungen noch ziemlich schroff gegenüber: chemische, physikalische und physikalisch-chemische Hypothesen werden verfochten, ohne daß es bisher gelungen ist, sie zu verallgemeinern. Wahrscheinlich ist es überhaupt unrichtig, hierbei nach allgemeinen Regeln zu suchen, und es vertreten auch manche auf diesem Gebiete erfahrene Forscher die Meinung, daß es eine einheitliche Färbungstheorie nicht gibt und nicht geben kann. Es entspricht nicht dem Zweck dieses Buches, die verschiedenen Ansichten hierüber wiederzugeben; wer sich darüber informieren will, lese die betreffenden Aufsätze von S. Becher, Bechholdt, Eisenberg, Fischer, Gicklhorn, Heidenhain, Liesegang, Michaelis, v. Möllendorff, Pischinger, Unna, Zeiger.

Auch wenn es gelingt, mittels besonderen Färbeverfahren immer wieder ganz besondere Gewebselemente, z. B. elastische Fasern, basophile Zellgranula, Schleimtropfen u. dgl. darzustellen, so muß man stets daran denken, daß man daraus keine histochemischen Schlüsse ziehen kann. Der histologischen Färbetechnik stehen zahlreiche Mittel zur Verfügung, die uns einen tieferen Einblick in die Struktur der Gewebe ermöglichen. Diese Verfahren sind meistens empirischer Art, sie haben mit histochemischen Methoden im allgemeinen nichts zu tun. Trotzdem sind sie äußerst wertvoll, da man aus dem Ausfall solcher elektiver oder spezifischer Färbungen hinsichtlich der vergleichenden Histologie wichtige Schlüsse ziehen kann. Nur so ist es überhaupt möglich gewesen, die normale und pathologische Histologie zu entwickeln. Es ist aber bei allen Färbungen nicht außer acht zu lassen, daß ein gefärbtes Gewebe sich nicht immer so darstellt, wie es eigentlich der Wirklichkeit entspricht, da das Präparat einerseits während der Vorbehandlung fixiert und andererseits auch durch die Farbflüssigkeiten eventuell verändert worden ist; in vielen Fällen sind die im gefärbten Schnitt beobachteten Strukturen Kunstprodukte und deshalb sollte man es nie unterlassen, die Untersuchung zuerst am frischen, ungefärbten Material vorzunehmen, um eine Vergleichsmöglichkeit mit den gefärbten Schnittpräparaten zu besitzen. Die Hauptaufgabe derjenigen, die Histopathologie treiben, ist nicht die Färberei — sie sollen keine Färber werden —, ihre Aufgabe ist die mikroskopische Beobachtung! Wenn man färbt, muß man unter anderem beobachten, daß der Ausfall der Färbung oft von der angewandten Fixierungsmethode abhängig ist. Viele Färbungen, die in der pathologischen Histologie von großer Bedeutung sind, gelingen nur, wenn man das Objekt in entsprechender Weise sorgfältig fixiert hat; es ist z. B. unmöglich, ohne geeignete Fixierung eine befriedigende Färbung der haematopoetischen Gewebe, der Glia, der Ganglienzellen u. dgl. zu erhalten. Dieser sehr wesentliche Punkt der histologischen Technik wird oft vergessen und doch ist er maßgebend für das zu erstrebende Ziel, nämlich für die Herstellung eines einwandfreien histologischen Präparates. Der Anfänger muß den Einfluß der Fixierung auf die Färbung kennen, um sich viele Mißerfolge zu ersparen.

Von allen Fixierungsmitteln beeinträchtigt der *Alkohol* am wenigsten die Färbbarkeit der Gewebe; die Alkoholfixierung ist jedoch, wie wir gesehen haben, keine besonders glückliche Fixierungstechnik. *Sublimatgemische*, insbesondere solche mit *Tricholoressigsäure*, ergeben, was die Aufnahmefähigkeit der Gewebe für Farben anbelangt, fast gleich gute Ergebnisse. Man vergleiche nur einmal histologische Präparate ein- und desselben Materials nach Formol- und Susafixierung; auch die gewöhnliche Haematoxylin-Eosinfärbung fällt bei der zweiten Fixierungsart viel leuchtender und kräftiger aus! Auch das Carnoysche Gemisch (Alkohol + Chloroform + Essigsäure) ist empfehlenswert. Bekannt ist ferner, daß von allen Fixierungsmitteln das *Osmiumtetroxyd* die Färbbarkeit am stärksten herunterdrückt; nach Fixierung in Flemmingscher Lösung z. B. gelingt eine Haemalaunfärbung der Kerne nur schwer; sie ist gut mit Eisenhaematoxylin oder Safranin. Bekannt ist die oxydierende Wirkung der in *chromhaltigen Gemischen* fixierten Präparate, da sich in ihnen nach einiger Zeit Chromoxyd bildet; auch kann nach Anwendung von *Pikrinsäure* als Fixierungsmittel die Färbbarkeit des Haematoxylins beeinträchtigt sein. Nach Formolfixierung gelingen Haematoxylinfärbungen im allgemeinen gut, dagegen versagen die feineren Zytoplasmafärbungen und besondere Bindegewebsfärbungen sehr oft. Ein gutes Auswaschen nach der Fixierung ist notwendig, besonders wenn Säuren und Metallsalze angewandt worden sind, wenn man vermeiden will, daß die Fixierungsmittel auf die Farbstoffe chemisch einwirken.

B. Einiges über die histologischen Farbstoffe.

Ein Farbstoff ist ein gefärbter Körper, der die Fähigkeit besitzt, die verschiedenen Gewebe, Zellbestandteile usw. dauernd und fest zu färben. Damit jedoch eine brauchbare Färbung auftritt, ist es notwendig, daß der Farbstoff sich mit dem Gewebe fest verbindet, er darf nicht mehr durch die Behandlung mit dem Lösungsmittel, der zur Farbstoffzubereitung diente, herausgelöst werden.

In der Histologie gebraucht man verschiedene Farbstoffe, die man je nach ihrer Herkunft, nach ihrem chemischen Aufbau oder nach ihrem Anwendungsbereich klassifizieren kann; so kann man z. B. Farbstoffe, die den Kern besonders oder ausschließlich färben, von solchen unterscheiden, welche hauptsächlich, ja sogar elektiv das Protoplasma und die paraplasmatischen Substanzen zu färben vermögen.

Auch wird man zwischen sogenannten *basischen*, *sauren* und *neutralen* Farbstoffen unterscheiden: diesbezüglich muß allerdings ausdrücklich hervorgehoben werden, daß diese Bezeichnung nicht so zu verstehen ist, daß basisch etwa alkalisch bedeutet. Ein saurer Farbstoff ist eine Farbsäure oder ein Salz einer solchen Säure; in einem basischen Farbstoff ist das färbende Prinzip an eine Farbbase oder an das Salz einer solchen gebunden. Im allgemeinen zeigen basische Farben eine größere Affinität zu den Kernen, man nennt sie *Kernfarbstoffe*, wogegen die sauren Farbstoffe mehr diffus anfärben und somit Protoplasma und paraplastische Substanzen besonders färben (*Protoplasmafarbstoffe*). Die geeignete Mischung einiger saurer und basischer Farben läßt unter Umständen einen sogenannten *neutralen Farbstoff* entstehen, der sich durch Kombination der Farbsäure und der Farbbase bildet.

Je nach ihrer Affinität zu den sauren, basischen oder neutralen Farbstoffen bezeichnet man die verschiedenen Gewebs- und Zellbestandteile als azidophil, bzw. oxyphil, als basophil oder als neutrophil (EHRLICH).

In der histopathologischen Technik verwendet man am häufigsten folgende *saure Farbstoffe*:

Anilinblau, Azocarmin, Congorot, Eosin, Erythrosin, Lichtgrün, Nigrosin, Orange, Pikrinsäure, Säure-Fuchsin, Wasserblau.

Basische Farbstoffe. Bismarkbraun, Fuchsin (Rubin), Gentianaviolett, Malachitgrün, Methylenblau, Methylgrün, Methylviolett, Nachtblau, Neutralrot, Pyronin, Safranin, Thionin, Toluidinblau, Viktoriablau.

Weiter viel benutzte Farbstoffe, wie z. B. Haematoxylin und Brasilin sind Beizenfarbstoffe, welche mit Hilfe von verschiedenen Beizen (Aluminium-, Eisen-, Chromsalze) basische Eigenschaften erhalten.

Der Farbstoffcharakter eines chemischen Körpers ist durch das Vorhandensein besonderer Atomgruppen bedingt; das sind die *Chromophore* (z. B. die Nitro-Gruppe —NO_2, die Azogruppe —N = N—, die Ketogruppe —CO, usw.). Diese verleihen je nach ihrer Zahl und Natur den ungefärbten Kohlenwasserstoffen die verschiedenen Farben. Körper, welche ein- oder mehrere Chromophore enthalten, nennt man *Chromogene.* Andere wichtige Atomgruppen sind die *Auxochromen* (z. B. die Aminogruppe —NH_2, die Hydroxylgruppe —OH, die Sulfonsäuregruppe — SO_3H, die Carboxylgruppe — COOH), welche den Farbstoffcharakter verstärken und die Affinität zum Gewebe geben; diese Tatsache ist auf die salzbildende Eigenschaft der Auxochrome zurückzuführen.

Ein saurer Farbstoff besitzt saure chemische Eigenschaften, welche durch das Vorhandensein einer oder mehrerer saurer Gruppen bedingt werden, z. B. die Hydroxylgruppe, die Nitrogruppe, die Sulfonsäuregruppe, die Carboxylgruppe. Gebraucht werden im allgemeinen die entsprechenden löslichen Natrium- oder Kaliumsalze. Ein basischer Farbstoff enthält eine oder mehrere basische Aminogruppen — NH_2, welche frei oder durch verschiedene Gruppen substituiert werden können, z. B. Mono- oder Dimethylaminogruppe — $NHCH_3$, bzw. — $N(CH_3)_2$. Die Aminogruppe kann sich auch in einem Ring befinden, wie in den Azinfarbstoffen; man braucht im allgemeinen auch bei diesen Farbstoffen lösliche Salze, wie die Chlorhydrate, Sulfate usw.

C. Kurze Übersicht der Farbstoffe nach ihrem chemischen Aufbau.

1. Die *Nitrofarbstoffe:* Chromophore sind — NO_2-Gruppen.

   Pikrinsäure (Trinitrophenol)
   Naphtholgelb (Naphthalingelb)
   Aurantia.

2. Die *Azofarbstoffe:* Chromophore sind — N = N-Gruppen.

   Je nachdem ob die Chromophoregruppe einmal oder mehrmals im Molekül vorkommt, werden verschiedene Farbstoffe unterschieden. Die meisten dieser Klasse sind Monoazofarbstoffe, unter welchen die Aminoazofarbstoffe und die Oxyazofarbstoffe unterschieden werden.

   Aminoazofarbstoffe: enthalten Aminogruppen, sind also basischer Natur.

Bismarkbraun,
Chrysoidin,
Janusgrün.

Oxyazofarbstoffe: sie enthalten Hydroxylgruppen und meistens auch noch Sulfonsäuregruppen oder Carboxylgruppen und besitzen saure Eigenschaften. Es werden zahlreiche Farbstoffe dieser Klasse verwendet, die wichtigsten darunter sind:

Orange G,
Ponceau BS (Ponceau de xylidine),
Naphtholschwarz,
Chromotrop.

Unter den *Disazofarbstoffen* sind vor allem die Benzidinfarbstoffe zu nennen, wie Congorot, Benzopurpurin, Trypanblau.

Als *wasserunlösliche Azofarbstoffe* sind zu erwähnen:
Sudan III und Scharlachrot, die als Fettfarbstoffe bekannt sind.

3. *Diphenylmethanfarbstoffe:* Es spielen hier lediglich das Pyronin und das Auramin eine Rolle.

4. *Triphenylmethanfarbstoffe:* Chromophore sind $\begin{matrix} R_1 \diagdown \\ R_2 \diagup \end{matrix} C = \langle = \rangle = NH$-Gruppen.

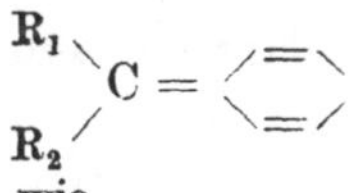

Hier finden sich sowohl *basische Farbstoffe*, wie

Fuchsin,
Malachitgrün,
Methylviolett,
Kristallviolett,
Gentianaviolett,
Methylgrün,
Viktoriablau
als auch *saure Farbstoffe*, wie
Säure-Fuchsin,
Anilinblau,
Wasserblau,
Lichtgrün, welche Sulfosäuregruppen enthalten.

5. *Phtaleinfarbstoffe:* Chromophoregruppe

```
\/ O \\/
 |     |
/\ C //\
   |
   R
```

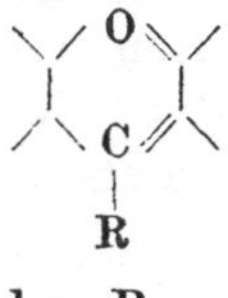

Hervorstehende Vertreter dieser Gruppe sind z. B.

Eosin (bromiertes Derivat),
Erythrosin (jodiertes Derivat).
Weniger gebraucht sind: Phloxin und Bengalrosa.

6. *Thiazinfarbstoffe:* Chromophoregruppe

```
\/ N \\/
 |     |
/\ S //\
   |
   R
```

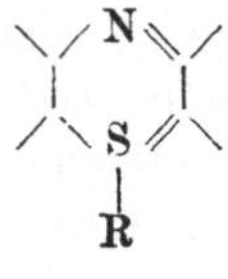

Besonders zu nennen sind:

Thionin,
Methylenblau,
Azur I,
Toluidinblau,

alles basische, progressiv färbende Stoffe. Azur I, Methylenblau und Eosin sind die Hauptbestandteile der bekannten Lösungen von *May-Grünwald* und *Giemsa*.

7. *Oxazinfarbstoffe:* Chromophoregruppe

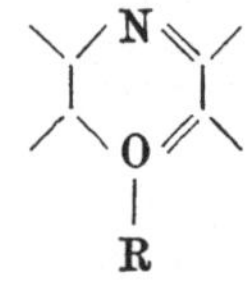

Diese Farbstoffe zeigen ebenfalls schwach basische Eigenschaften, oft mit Metachromasie verbunden:
Nilblau,
Cresylechtviolett.

8. *Azinfarbstoffe:* Chromophoregruppe

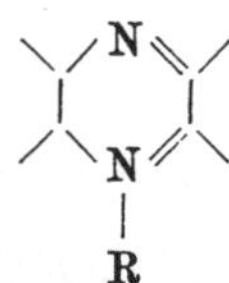

Das sind Farbstoffe mit deutlich basischem Charakter, wie z. B.
Safranin,
Azocarmin,
Neutralrot,
Janusgrün.

Ein schwach saurer Farbstoff dieser Klasse ist Nigrosin (sulfoniertes Derivat der Indulingruppe).

9. *Oxyketonfarbstoffe:* Chromophoregruppe

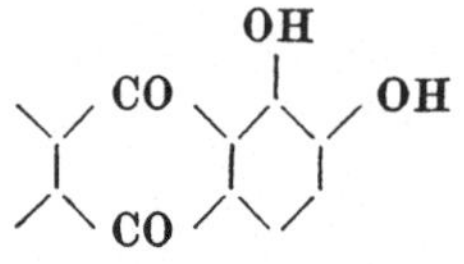

Durch das Vorhandensein von zwei Hydroxylgruppen besitzen diese Farbstoffe die Eigenschaft, sich mit Beizen zu verbinden und erhalten damit basische Eigenschaften. Sie sind wertvolle Kernfarbstoffe und liefern außerordentlich echte Färbungen. Die wichtigsten Vertreter dieser Klasse sind:
Haematoxylin,
Brasilin,
Carminsäure,
Alizarin,
Säurealizarinblau.

Endlich spricht man auch von *natürlichen Farbstoffen.* Darunter versteht man solche Farbstoffe, welche bisher nur durch Extraktion von Pflanzen oder Tieren gewonnen worden sind. Es gehören hierher: Haematoxylin, Brasilin, Carminsäure, Safran, Orcein usw.

D. Allgemeine Technik der histologischen Färbung.

Es gibt verschiedene Arten der histologischen Färbung: zunächst muß man trennen zwischen der *Schnittfärbung* und der *Stückfärbung*. Im ersten Fall werden die einzelnen Schnitte mit einer oder mehreren Farblösungen behandelt — das ist die übliche Methode — oder es wird das fixierte Objekt in toto vor dem Schneiden durchgefärbt. Zu diesem Zweck bedient man sich einer Färbemethode, die mit einiger Sicherheit erfolgreich ist (Haematoxylin-, Carminfärbungen). Die Stückfärbung ist im allgemeinen für pathologisch-histologische Untersuchungen wenig geeignet, da man meist am gleichen Objekt verschiedene Färbungen anwenden will, die zum Teil nach einer Durchfärbung des ganzen Stückes nicht mehr gelingen. Es ist höchstens dieses Verfahren für Kurszwecke, wo z. B. eine Haematoxylinkernfärbung allein in Frage kommt und wo man hunderte von Schnitten braucht, zu empfehlen; auch liefert es unter Umständen gute Dienste, wenn es gilt, Serienschnitte zu Rekonstruktionszwecken vorzunehmen.

Einleitend sei ferner bemerkt, daß man im allgemeinen bei der histologischen Färberei das Gewebe im Ton der gewählten Farblösung färbt, so rot, blau, grün, violett usw. Es kann jedoch vorkommen, daß einige — meist sind es ganz besondere — Gewebsbestandteile einen anderen Farbton annehmen, z. B. werden sie violett durch eine blaue Farblösung dargestellt. Diese Erscheinung nennt man *Metachromasie;* es handelt sich also hierbei um einen Farbumschlag besonderer Farbstoffe beim Hinzutreten zu besonderen Gewebselementen. So färben beispielsweise wässerige Thionin- oder Cresylechtviolettlösungen fast alle Gewebsbestandteile violett, dagegen Schleim und Mastzellenkörner rot. Unter diesen metachromatischen Farbstoffen sind zu nennen: Thionin, Methylviolett, Cresylechtviolett, Toluidinblau. Diese Art der Färbung wird in der pathologischen Histologie sehr viel gebraucht und gestattet mit relativ einfachen Mitteln besondere Stoffe im Gewebe darzustellen (Amyloid, Schleim und schleimähnliche Substanzen, besonders Lipoide).

Man hat viel über die Bedeutung der Metachromasie diskutiert und es sind viele voneinander abweichende und nicht befriedigende Hypothesen aufgestellt worden, bis es LISON gelungen ist, eine einheitliche Erklärung für diese Erscheinung zu finden. Durch LISONS Arbeiten ist erwiesen, daß die metachromatische Färbbarkeit für eine bestimmte chemische Struktur spezifisch ist, nämlich für Esterschwefelsäuren mit hohem Molekulargewicht, vom Typus $R - O - SO_2 = OH)n$. Allerdings werden an sogenannte metachromatische Farbstoffe gewisse Forderungen gestellt; ein solcher Farbstoff muß ein chemisches Individuum sein und darf nicht aus einer Mischung mehrerer Farbstoffe bestehen; er darf keine Verunreinigungen enthalten. So ist z. B. Methylenblau in reiner Form kein metachromatischer Farbstoff, es wird es lediglich durch den zufälligen Gehalt an Methylenazur oder Methylviolett. Alle basischen metachromatischen Farbstoffe besitzen in ihrer Struktur eine nicht vollständig substituierte Aminogruppe (NH2); sie haben auch die Möglichkeit, eine Iminobase zu bilden, welche in wässeriger Lösung eine andere Farbe aufweist als der Farbstoff selbst. Diese Ergebnisse sind durch die Nachprüfungen von B. SYLVÉN in vollem Umfange bestätigt worden (vgl. Schleimfärbung, Mastzellen, S. 211).

Es ist im allgemeinen wissenswert, daß die basischen metachromatischen Farbstoffe nur in wässeriger Lösung gebraucht werden müssen, will man den metachromatischen Ton der Färbung hervortreten lassen.

Im Hinblick auf die gewöhnliche Schnittfärbung kommen grundsätzlich zwei Färbungsarten in Betracht: die *progressive* und die *regressive Färbung*. Sie unterscheiden sich durch die Art, in welcher die Färbung vorgenommen wird. Bei der *progressiven Färbung* benutzt man dünne Farblösungen, die längere Zeit auf den Schnitt einwirken müssen. Man hat dabei bloß die Färbedauer zu kontrollieren und den Farbüberschuß durch einfache mechanische Waschung zu entfernen, denn es wird das Gewebe nicht überfärbt; aus der Farblösung herausgenommen, ist es fertig gefärbt, sowohl was den Ton wie die Intensität der Färbung anbelangt. Dieses Verfahren schaltet jedes subjektive Moment aus und gestattet am besten eine Analyse der tinktoriellen Affinität von verschiedenen Gewebselementen; allerdings kann man es nur in wenigen Fällen anwenden. Die meisten Carmin- und Haematoxylinfärbungen gehören hierher; auch die Kernechtrotfärbung ist eine progressive Färbung.

In den meisten Fällen aber ist es unmöglich, die Färbung auf bestimmte Gewebsbestandteile zu beschränken; man ist gezwungen, eine *regressive Färbung* anzuwenden. Hierbei wird der Schnitt stärker angefärbt als es zunächst notwendig erscheint; danach entfernt man wieder einen beträchtlichen Teil der Farbe durch entsprechendes Auswaschen mit einer geeigneten Flüssigkeit. Das nennt man *Differenzieren;* die dazu benutzte Flüssigkeit ist eine *Differenzierungsflüssigkeit.* Diese extrahiert den Farbstoff aus den Gewebselementen, die nicht absichtlich besonders hervorgehoben werden sollen. Selbstverständlich muß diese Differenzierung nach einer geeigneten Zeit unterbrochen werden, die Differenzierungsflüssigkeit muß sorgfältig und rasch ausgewaschen werden, damit die Gewebselemente, welche für den gewählten Farbstoff eine stärkere Affinität besitzen, nicht auch entfärbt werden. Bei einer derartigen Färbung kann der Histologe selbstverständlich unmittelbar den Färbungsprozeß beeinflussen und je nach Geschmack oder je nach Objekt variieren.

Die regressive Färbungsmethode wird in der pathologischen Histologie viel mehr angewandt als die progressive Methode. Mißerfolge vermeidet man im allgemeinen mit einiger Übung sowie unter Beachtung einfacher Regeln, welche eine allgemeine Gültigkeit für die histologische Färbung besitzen:

a) Die eine Grundbedingung für eine gute Färbung ist eine regelrechte Fixierung des Objekts; unfixierte Gewebe färben sich schlecht, oft gar nicht oder nur nach besonderen Vorsichtsmaßnahmen (vgl. Supravitalfärbung S. 28).

b) Oft ist es notwendig, daß man das Fixierungsmittel vor der Färbung aus dem Objekt entfernt; ein langes Liegenbleiben in der Fixierungsflüssigkeit schadet meistens (besonders Chromsäuregemische, Sublimat).

c) Eine andere Grundbedingung für eine gute histologische Färbung ist die Verwendung reiner Farbstoffe, die von zuverlässigen Firmen zu beziehen sind. Besonders bei Teerfarbstoffen ist zu beachten, daß die Eigenschaft eines Farbstoffes je nach dem Hersteller wechseln kann. Als beste Bezugsquellen für alle Farben und Farbstoffe, die in der histologischen Technik benutzt werden, seien folgende Firmen genannt:

Fa. Dr. Karl Hollborn u. Söhne, Leipzig, Hardenbergstraße 3, welche unter anderem die „standardisierten Farbstoffe Bayer-Meister Lucius" der I. G. Farbenindustrie vertreibt für Deutschland,

Chemische Fabrik J. R. Geigy A. G. Basel,
Gesellschaft für chemische Industrie (Ciba) Basel,
Laboratoires Microcolor Krall, Boulogne s. Seine.

d) Die Farbstofflösungen sollen nicht allzu konzentriert verwendet werden (Heidenhain); dies gilt sowohl für eine progressive wie für eine regressive Färbung. Es färben wohl konzentrierte Lösungen stärker und oft schneller, nach Differenzierung ergeben sich jedoch leicht unregelmäßige und fleckige Bilder. Mit einer stark verdünnten Eosinlösung kann man z. B. progressiv färben (zehn bis zwölf Stunden) und viel farbenprächtiger und feiner abgestufte Ergebnisse (Granula, Zelleinschlüsse usw.) erzielen als mit einer konzentrierten Lösung desselben Farbstoffes. Allgemeine Regeln lassen sich allerdings nicht geben, es sei hierbei auf die einzelnen Färbungsmethoden verwiesen.

Farblösungen bereitet man im allgemeinen durch Lösung des Farbstoffes in Alkohol oder in destilliertem Wasser. Das destillierte Wasser muß rein sein und neutral reagieren. Im allgemeinen empfiehlt es sich, die Farblösungen in einem Erlenmeyer-Kolben oder in einem Becherglas zu bereiten; sie werden sodann in eine saubere Flasche filtriert. Man tut gut, vor Gebrauch jede Farblösung zu filtrieren. Farblösungen, die sehr empfindlich sind (neutrale Farben z. B.) sollten stets in Flaschen aus einwandfreiem Glas aufbewahrt werden (Jenaer-Glaskölbchen). Auch kann man zu diesem Zweck, wie Romeis und andere, die Flaschen paraffinieren:

Zunächst muß man die Flasche erwärmen, bringt etwas geschmolzenes Paraffin von 58 bis 60° Schmelzpunkt hinein und schwenkt die Flasche herum, bis die ganze Innenfläche gut überzogen ist; den Überschuß läßt man ablaufen.

Jegliche Farbstofflasche ist mit einer Etiquette zu versehen, auf welcher die Herstellungsart und das Herstellungsdatum der Farblösung vermerkt wird. Auch auf einen guten Verschluß (Gummi-, Glasstopfen) ist zu achten.

e) Hat man eine regressive Färbung auszuführen, so soll auch bezüglich der Differenzierung beachtet werden, daß eine gute Differenzierung nur gelingt, wenn sie langsam vorgenommen wird. Eine regelmäßige Differenzierung erzielt man also nur mit verdünnt angewandten Differenzierungsflüssigkeiten; sie darf unter keinen Umständen forciert werden. Wenn man säurehaltige Differenzierungsflüssigkeiten benutzt (z. B. Salzsäurealkohol, s. S. 128) und will man sehr vorsichtig differenzieren, so kann man etwas Glyzerin zusetzen. Nach erfolgter Differenzierung muß das Differenzierungsmittel unter allen Umständen sorgfältig ausgewaschen werden.

f) Eine gute Färbung hängt natürlich auch von der Qualität des Schnittes ab, den man färben will. Ist der Schnitt ungleichmäßig, so wird das Ergebnis auch der sorgfältigsten Färbung unbefriedigend sein, da die dickeren Stellen stärker gefärbt aussehen werden als die dünneren. Im allgemeinen sollten dicke Schnitte nur progressiv gefärbt werden. Dünne Schnitte eignen sich für beide Methoden.

Bei der Färbung nicht auf Objektträger aufgezogener Schnitte (lose Schnitte), wie z. B. Gefrier- oder Celloidinschnitte, muß besonders darauf geachtet werden, daß die Schnitte in der Farblösung gut ausgebreitet und nicht übereinander liegen. Daher soll die Färbung in einer geräumigen Schale mit genügender Farbflüssigkeit vorgenommen werden.

g) Die Färbekraft einer Farbstofflösung kann man steigern, indem man

1. die Konzentration der Lösung erhöht;

2. die Farbstofflösung auf 30 bis 40° erwärmt, wodurch gleichzeitig eine Verkürzung der Färbedauer erzielt wird;

3. gewisse Stoffe zur Farbstofflösung zusetzt, die einerseits mehr Farbstoff zu lösen vermögen als Wasser oder Alkohol, so z. B. Anilin-Lösung des Farbstoffes in Anilinwasser: 5 bis 10 ccm reines Anilin (= Anilinöl oder Aminobenzol) werden mit 100 ccm destilliertem Wasser kräftig geschüttelt und durch ein angefeuchtetes Filterpapier filtriert).

Ferner kann man ein festeres Haften des Farbstoffes an gewisse Gewebsbestandteile bewirken, indem man sogenannte *Beizen* auf die Schnitte einwirken läßt, bevor man sie in die Farbstofflösung bringt. Diese Art zu färben nennt man auch eine *adjektive* oder *indirekte Färbung*, im Gegensatz zu einer *substantiven* oder *direkten* Färbung, bei welcher sich das Objekt in einer Farblösung unmittelbar färben läßt. Als Beizmittel kommen für gewöhnlich in Betracht: Alaun, Kupfer-, Chromsalze, Phosphormolybdän- und Phosphorwolframsäure, Tannin. Im allgemeinen muß man bei der Verwendung von Beizen vorsichtig sein, besonders wenn man mit den allgemeinen Methoden der Histologie noch nicht vertraut ist, weil meist eine Überfärbung erzielt wird, die sodann differenziert werden muß. Die Ergebnisse sind vorsichtig zu verwerten.

h) Eine histologische Färbung kann *einfach* sein, d. h. man wendet nur einen Farbstoff an; je nach dem Ergebnis, welches selbstverständlich vom Farbstoff abhängig ist (vgl. Kern- und Protoplasmafarbstoffe), spricht man von einer Kernfärbung oder von einer Protoplasmafärbung. Man spricht von einer *kombinierten* Färbung oder von einer *Mehrfachfärbung*, wenn man entweder gleichzeitig (*simultan*) oder nacheinander (*succedan*) mit mehreren Farben oder Farbmischungen färbt. Es sind dann die Gewebsbestandteile verschieden gefärbt.

Beispiel einer solchen succedanen Doppelfärbung: Haematoxylin-Eosin, bei welcher die Kerne mit Haematoxylin, das Plasma mit Eosin gefärbt werden.

Beispiel einer simultanen Doppelfärbung: van-Gieson-Färbung, bei welcher die Muskulatur, die Erythrocyten, der Schleim gelb, das Bindegewebe rot gefärbt werden.

Im allgemeinen verwendet man in der pathologischen Histologie Doppel- oder Mehrfachfärbungen.

Es sollen nun in den folgenden Abschnitten die gebräuchlichsten Färbungsverfahren angeführt werden, die wir in Kernfärbungen, diffuse Färbungen und Mehrfachfärbungen gliedern. Spezielle Vorschriften für die verschiedenen Gewebe, für die Darstellung pathologischer Stoffwechselprodukte u. dgl. werden in besonderen Kapiteln besprochen.

E. Kernfärbungen.

a) Haematoxylinfärbungen.

Haematoxylin ist einer der wertvollsten Kernfarbstoffe, ohne welchen man heute wohl kaum auskommen kann; sein Anwendungsbereich ist in der pathologisch-histologischen Technik außerordentlich vielseitig und die damit erzielten Ergebnisse sind in der Regel vorzüglich.

Haematoxylin ist ein farbloser oder gelblicher kristallinischer Stoff, der aus dem Blauholz (Haematoxylon campechianum) gewonnen wird. Die Kristalle lösen sich in Alkohol, Wasser und Glyzerin. Haematoxylin besitzt an sich keine Färbekraft, die es erst nach Oxydation und Umwandlung in *Haematein* erlangt. Es muß also eine Haematoxylinlösung zunächst oxydiert werden, bevor sie zur Färbung gebraucht werden kann. Man nennt dies „Reifung", weil vielfach die hergestellte Lösung längere Zeit an der Luft, bzw. in offener Flasche stehen gelassen werden muß, wobei das Haematoxylin oxydiert wird. Es ist mit anderen Worten das Oxydationsprodukt, das Haematein, der eigentliche Farbstoff aller Haematoxylinlösungen. Alle Herstellungsverfahren einer Haematoxylinlösung verfolgen also das Ziel, aus Haematoxylin Haematein entstehen zu lassen (vgl. O. L. ERDMANN, P. MAYER, UNNA, F. C. C. HANSEN). Heute werden Haematoxylinlösungen in der Regel künstlich zur Reifung gebracht, indem man kräftige Oxydationsmittel hinzufügt, z. B. Kaliumpermanganat, Kaliumjodat.

Es ist ferner bekannt, daß Haematoxylin und Haematein nur dann färben, wenn sie mit Tonerde, Eisen- oder Chromsalzen eine Verbindung, einen Farblack bilden. Eine derartige Reaktion kann z. B. nach Beizung des Schnittes in Alaunlösung und nachfolgender Färbung in Haematoxylinlösung auftreten. Man hat es hier mit einer succedanen Färbung, mit einer typischen Beizenfärbung zu tun. Bei der sehr viel mehr verbreiteten simultanen Färbung mit Haemalaun bringt man den fertigen Farblack mit dem Schnitt in Kontakt und färbt progressiv oder regressiv. Die simultane Färbung ist in der Regel schneller auszuführen und kann einfacher durch Differenzierung variiert werden.

Haematein kann im Handel gelegentlich erhalten werden; das beste Präparat liefert die J. R. Geigy A. G. chem. Fabrik in Basel, welche übrigens auch das zuverlässigste Haematoxylin herstellt. Im allgemeinen wird empfohlen, bei Haematoxylinfärbung nicht vom Haematein, sondern vom Haematoxylin auszugehen, da man gleichmäßigere Resultate zu erwarten hat, wenn man selbst die künstliche Reifung vornimmt.

Vor dem Gebrauch sind die Haematoxylinlösungen zu filtrieren, um die sich während des Reifungsprozesses bildenden unlöslichen Farbstoffniederschläge zu entfernen. In der pathologisch-anatomischen Technik werden hauptsächlich Alaun-Haematoxyline und Eisen-Haematoxyline, ferner Phosphorwolfram-Haematoxylin oder Molybdänhaematein gebraucht.

1. Alaun-Haematoxyline. Unter den zahlreichen Alaun-Haematoxylinen, die in der einschlägigen Literatur zu finden sind und in den meisten Büchern über histologische Technik angegeben werden, wird der Pathologe mit Vorteil nur einige bewährte Lösungen anwenden. Die einfachste, für den Anfänger besonders empfohlene Lösung dieser Art ist:

a) das saure Haemalaun nach P. Mayer. Diese Lösung färbt unmittelbar nach der Zubereitung und ist sehr beständig; sie überfärbt nur nach längerer Zeit, man kann mit ihr sehr schöne progressive Färbungen erzielen.

Herstellung: 1 g Haematoxylin wird in einem Liter destillierten Wassers gelöst. Dazu gibt man *genau* 0,2 g Natriumjodat ($NaJO^3$) (oder Kaliumjodat) und 50 g chemisch reines Kalialaun (das zuvor im Mörser verrieben worden ist). Die Salze werden durch mehrmaliges Umschütteln bei Zimmertemperatur aufgelöst, wobei die Lösung eine blauviolette Farbe annimmt. Darauf werden 50 g Chloralhydrat und 1 g kristallisierte Zitronensäure hinzugefügt, die Lösung wird dabei rotviolett. Gut verschlossen ist sie sehr lange brauchbar.

Dieses saure Haemalaun liefert exaktere Kernfärbungen als das ursprüngliche von P. Mayer angegebene Haemalaun (gleiche Herstellung ohne Zusatz von Chloralhydrat und Zitronensäure); man kann mit dieser Lösung auch eine einwandfreie Stückfärbung vornehmen (24 bis 48 Stunden färben, sodann in destilliertem Wasser und Brunnenwasser 24 bis 48 Stunden waschen).

Schnittfärbung: Die aus dem destillierten Wasser kommenden Schnitte werden für vier bis zehn Minuten in die Farblösung gebracht (bis man eingeübt ist, kontrolliert man die Kernfärbung unter dem Mikroskop!) und sodann in fließendem (oder mehrmals gewechseltem) Brunnenwasser mindestens zehn Minuten gewaschen, bis sie tiefblau gefärbt erscheinen. Hat man nur wenig kalkhaltiges Brunnenwasser zur Verfügung, so muß man die Schnitte in einer dünnen Natriumbicarbonatlösung (1%) auswaschen oder man fügt dem Wasser einige Tropfen einer konzentrierten Lithiumcarbonatlösung bei (drei bis zehn Tropfen auf 100 bis 200 ccm Wasser); das Bläuen der Schnitte tritt dann sehr rasch ein. Danach muß man allerdings die Schnitte gründlich in Wasser auswaschen (ein bis zwei Stunden), weil sie bei etwaiger Gegenfärbung mit einem sauren Farbstoff, Eosin z. B., die saure Farbe bei Behandlung mit Alkohol völlig wieder abgeben. Ist die Kernfärbung zu kräftig und haben sich Protoplasma- und Bindegewebe mit angefärbt (was bei älteren Lösungen auftreten kann), so muß man *differenzieren.* Es stehen hierbei zwei Mittel zur Verfügung. Am gebräuchlichsten ist wohl als Differenzierungsflüssigkeit der *Salzsäurealkohol.* Man verwendet ihn in 0,5 oder 1%iger Lösung (70%iger Alkohol, 99 Teile, officinelle Salzsäure 1 Teil) oder man braucht 0,1 bis 0,5%ige wässerige Salzsäure. Die Schnitte verweilen in der Säure bzw. im Salzsäurealkohol je nach dem Grade der Überfärbung einige Sekunden bis eine Minute; sie verlieren darin Farbe und werden rötlich. Sie müssen sodann *sehr gründlich* in Brunnenwasser ausgewaschen und gebläut werden.

Als anderes, etwas langsamer arbeitendes Differenzierungsmittel kann man eine *0,5 bis 1%ige Alaunlösung* anwenden. Vielfach wird diese Differenzierung für Stückfärbungen empfohlen. Nach dem Bläuen werden die Schnitte mit Glyzerin eingedeckt oder in steigendem Alkohol entwässert, in Xylol aufgehellt und in Kanadabalsam montiert.

Ergebnis: Die Kerne sind schön blau, Knorpel dunkelblau gefärbt; das übrige Gewebe bleibt ungefärbt oder nimmt einen leichten, graublauen Farbton an.

Haemalaun kann man, wenn es alt ist und leicht überfärbt, mit 2%iger Kalialaunlösung verdünnen.

Die Kernfärbung mit Haemalaun bleibt sehr lange Zeit beständig, wenn zur Aufhellung Xylol oder Toluol gebraucht worden sind; hingegen wirken Bergamottöl, Nelkenöl oder Terpentinöl schädigend und sollen vermieden werden. Bei Aufbewahrung in Glyzeringelatine bleibt die Färbung ebenfalls längere Zeit, vor Licht geschützt, unverändert!

Zur Gegenfärbung wird im allgemeinen Eosin oder Erythrosin benutzt (vgl. S. 144).

b) Saures Haemalaun nach P. MASSON. Dieses in Frankreich viel gebrauchte Hämalaun liefert ebenfalls eine äußerst scharfe Kernfärbung; es wird folgendermaßen zusammengesetzt:

Man erhitzt zum Sieden eine gesättigte Kalialaunlösung und fügt auf 100 ccm 0,2 g Haematein (J. R. Geigy, Basel) zu; nachdem die Lösung einige Minuten gekocht hat, läßt man sie erkalten und filtriert. Sodann wird soviel Eisessig zugegeben, bis der blauviolette Farbton der Lösung ins Rote umschlägt, was ungefähr nach Zusatz von 2 ccm Eisessig auf 100 ccm Haemateinlösung auftritt. In den ersten Tagen kann sich am Boden der Flasche ein Präzipitat bilden, was jedoch die Färbekraft nicht beeinträchtigt.

Die Färbung geht sehr rasch vor sich (einige Sekunden bei frisch bereiteter Lösung, einige Minuten bei älteren Lösungen).

c) Alaunhaematoxylin nach Hansen. Diese Mischung enthält weniger Alaun als das Haemalaun und färbt aus diesem Grund auch protoplasmatische Strukturen, wie z. B. Zellausläufer der Fibroblasten in graublauem Farbton, was manchmal von Vorteil ist (Granulationsgewebe, Tumoren u. dgl.). Man bereitet sich folgende drei Lösungen:

a) 10%ige Lösung von Haematoxylin in absolutem Alkohol	10 ccm
b) 10%ige Lösung von Kalialaun in Wasser	200 ccm
c) 1 g Kaliumpermanganat in 10 ccm destillierten Wassers	3 cm

Die Lösungen a) und b) werden gemischt, am besten in einer Porzellanschale und man fügt unter Umrühren die 3 ccm der Lösung c) langsam bei, was am besten mit einer Meßpipette zu geschehen hat. Dabei muß bis zum Sieden erwärmt werden. Die Mischung wird eine halbe bis eine Minute gekocht. Erkalten lassen und filtrieren (HANSEN hat nachgewiesen, daß 1 g Haematoxylin durch genau 0,177 g Kaliumpermanganat oxydiert wird).

d) Saures Haematoxylin nach EHRLICH. Das EHRLICHsche Haematoxylin kann mit Vorteil zur Färbung von Gelatinegefrierschnitten angewandt werden, weil es die Gelatine im Gegensatz zu anderen Haematoxylinlösungen wenig anfärbt. Mit ihm ist eine äußerst scharfe dunkelblaue Kernfärbung gewährleistet; wir möchten es aber auch für den täglichen Gebrauch sehr empfehlen. Die ursprüngliche Vorschrift sieht eine Reifezeit von einigen Wochen vor, die jedoch wegfällt, wenn man statt Haematoxylin Haematein verwendet oder wenn man Natrium- oder Kaliumjodat zusetzt.

Herstellung:

2 g Haematoxylin werden in 100 ccm 96%igen Alkohols gelöst, dazu gibt man

destilliertes Wasser	100 ccm
reinstes Glyzerin	100 ccm
Kalialaun	3 g
Eisessig	10 ccm

Die Lösung ist hellrot und wird mindestens zwei Wochen dem Lichte ausgesetzt, unter mehrmaligem Umschütteln stehen gelassen. Die Flasche ist während dieser Zeit lediglich mit einem Papierhütchen zu schließen. Nach dieser Zeit hat die Farbe einen dunkelroten bis leicht violettroten Ton angenommen.

Zur sofortigen Reifung setzt man zu den angegebenen Mengen 0,4 Natriumjodat ($Na\,JO^3$ oder $Ka\,JO^3$) hinzu.

Eine Überfärbung tritt selten auf; man muß jedoch darauf achten, daß man die nach der Färbung rot aussehenden Schnitte gründlich wässert, um die Essigsäure zu entfernen. Will man schnell arbeiten, so kann man sie in eine schwache Natriumbicarbonatlösung oder in schwach ammoniakalisches Wasser eintauchen, worauf ein rasches Bläuen auftritt, sodann muß man sorgfältig wässern.

e) In den meisten Büchern der histologischen Technik wird unter der Alaunhaematoxylinlösung noch das *Haematoxylin nach* Delafield angegeben. Diese Lösung braucht eine lange Reifezeit und konserviert sich überdies schlecht, was keinen Vorteil bietet. Langeron schlägt vor, diese Haematoxylinlösung durch das *Glyzhaemalaun* nach der Carazzischen Vorschrift zu ersetzen:

Haematoxylin	0,5 g
Kalialaun	25 g
Kaliumjodat	0,1 g
Glyzerin	100 ccm
Aqua destillata	100 ccm

Das Haematoxylin und die Salze werden kalt im Glyzerinwassergemisch aufgelöst.

2. Eisenhaematoxyline. Seit der Einführung von Haemateineisenlackmethoden in die mikroskopische Technik durch C. Benda (1886, 1893) und M. Heidenhain (1892) besitzt man eine ganze Reihe vorzüglicher Verfahren, um sehr schöne und äußerst scharfe Kernfärbungen herzustellen, die sich ganz besonders auch für cytologische Studien eignen. Der Haemateineisenlack ist allerdings nicht nur ein Kernfarbstoff, denn es lassen sich mitunter auch andere Gewebsbestandteile damit darstellen (Markscheiden, Centrosomen, Mitochondrien z. B.).

Diese Färbungen sind entweder succedan oder simultan vorzunehmen; jede besitzt ihre eigenen Vorzüge. Von den succedanen Methoden mit nachträglicher Differenzierung sei zunächst erwähnt

a) die Eisenalaun-Haematoxylinfärbung nach Heidenhain. Dieses äußerst wertvolle, besonders für cytologische Studien angewandte und sehr vielseitige Verfahren besteht in einer Beizung der aufgeklebten Paraffinschnitte mit Eisenalaun, die danach mit Haematoxylin gefärbt und schließlich mit Eisenalaun differenziert werden. Dazu eignen sich besonders dünne Paraffinschnitte, die mit sehr spärlichem Glyzerin-Eiweiß (synthetisches Eiweiß!) oder mit Gelatine aufgeklebt worden sind; Celloidinschnitte sind weniger geeignet, sie müssen vor der Beizung aufgeklebt und das Celloidin gelöst werden. Als Fixation kommen hauptsächlich sublimathaltige Gemische, aber auch Formol in Betracht.

Zur Färbung benutzt man folgende Lösungen:

Beizlösung: Eisenalaun (violette Kristalle) 3 g in 100 ccm destillierten Wassers durch Erwärmen gelöst.

(Gelbliche Kristalle dürfen nicht gebraucht werden; die großen violetten Kristalle können beliebig lange in gut verschlossenem Gefäß aufbewahrt werden. Vor Gebrauch wird mit einem Messer die erforderliche Menge abgesplittert und gelöst.)

Differenzierungsflüssigkeit:	Eisenalaun	1 bis 2 g
	destilliertes Wasser	100 ccm

Haematoxylinlösung (wir wählen hier die von P. MASSON angegebene Vorschrift von REGAUD, mit der man die besten Ergebnisse hat):

Haematoxylin	1,0 g
Absoluter Alkohol	10,0 g
Glyzerin	10,0 g
Destilliertes Wasser	80,0 g

Man löst zunächst Haematoxylin im warmen Wasser, läßt erkalten und fügt Alkohol und Glyzerin hinzu. Die zuerst gelbe Lösung wird nach einigen Tagen braun; sie bleibt sehr lange beständig, was nicht von jeder Haematoxylinlösung in Alkohol behauptet werden kann.

Im allgemeinen (vgl. u. a. ROMEIS, SCHMORL) wird folgende Lösung angegeben:

Haematoxylin	1,0 g
Absoluter Alkohol	10 ccm
Destilliertes Wasser	90 ccm

Reifezeit vier Wochen. Vor Gebrauch mit der gleichen Menge destillierten Wassers zu verdünnen.

Färbeverfahren:

1. *Beizung:* Die Schnitte kommen aus destilliertem Wasser in die 3%ige Eisenalaunlösung 1/2 bis 24 Stunden (vgl. unten) bei Zimmertemperatur, oder 1/4 bis 6 Stunden bei 50°. Sie werden sodann in destilliertem Wasser gut gespült.

2. *Färbung:* In der Haematoxylinlösung bleiben sie 1/2 bis 24 Stunden bei Zimmertemperatur oder 1/4 bis 6 Stunden bei 50°. Die Schnitte werden tiefschwarz (wie Tusche!).

3. *Differenzierung:* Dazu dient die schwächere Eisenalaunlösung. Aus der Farbe bringt man die Schnitte zuerst in destilliertes Wasser und dann in die Differenzierungsflüssigkeit. Die Entfärbung ist progressiv, von ihr hängt das Gelingen der Färbung ab. Zuerst entfärbt sich das Bindegewebe, sodann das Protoplasma und seine Strukturen und endlich die Kerne. Man muß also die Differenzierung im geeigneten Moment unterbrechen. Am besten verfährt man folgendermaßen: Der Objektträger wird in die schwache Alaunlösung gebracht; sobald der Schnitt etwas Farbe verloren hat, nimmt man den Objektträger heraus, schwenkt ihn in Brunnenwasser (Gefäß mit 1 bis 2 Liter) und

untersucht ihn mikroskopisch. (Die Vergrößerung muß eine Beurteilung der Kerne gestatten, unter Umständen kann hierbei eine Wasserimmersion gute Dienste leisten!). Ist die Entfärbung ungenügend, so wird der Schnitt in die Differenzierungsflüssigkeit zurückgebracht, wieder gewaschen und kontrolliert, bis der gewünschte Differenzierungsgrad erreicht ist. Man wäscht sodann in fließendem Wasser eine viertel bis eine Stunde, entwässert, hellt in Xylol oder Toluol auf (nicht in ätherischen Ölen, welche die Färbung angreifen) und schließt in Balsam ein.

Ergebnis: Hat man nur kurze Zeit gefärbt, so erscheinen die Kerne blauschwarz, das Protoplasma graublau oder ungefärbt. Nach längerer Färbezeit: Kerne, Centrosomen, Sekretionskörnchen tiefschwarz. Ferner färben sich an: Kittleisten, Muskelquerbänder und Erythrozyten. Protoplasma grau. Diese sehr genaue Färbung liefert in den Händen eines geübten Histologen außerordentlich schöne und klare Bilder; es haften ihr jedoch einige Nachteile an, weil sich mit ihr eben sehr verschiedene Zellenbestandteile darstellen lassen. So hat HEIDENHAIN selbst hervorgehoben, daß die Differenzierung oft ungleich vor sich gehen kann; es bleiben in einigen Teilen des Schnittes, die Erythrozyten z. B., noch gefärbt, während sie in anderen Teilen bereits entfärbt sind; das gleiche gilt für intrazelluläre Fibrillen. Daher erfordert dieses Verfahren eine große Übung und eine genaue Kritik in der Beurteilung der Ergebnisse. Für Anfänger ist es ganz ungeeignet.

P. MASSON hat diesen Nachteilen Rechnung getragen, indem er nach der Färbung die *Differenzierung in Pikrinsäurealkohol* vornimmt, wobei eine sichere und äußerst klare Chromatin- und Centrosomenfärbung erzielt werden kann.

Man bringt die Objektträger nach dem Haematoxylinbad in 95%igen Alkohol und überträgt sie in folgende Mischung:

Gesättigte Pikrinsäurelösung in 95%igem Alkohol	2 Teile
95%iger Alkohol	1 Teil

Die Entfärbung geht bei 15° langsam vor sich, schneller bei 20 bis 25°; sie muß wie oben unter dem Mikroskop kontrolliert werden. Sobald die gewünschte Intensität erreicht ist, wird gründlich in Wasser gewaschen, wo die Tönung sich noch etwas verschärft. Ist sie noch zu stark, so wird man noch eine kurze Zeit in Pikrinsäurealkohol differenzieren müssen, nachdem man vorher die Schnitte nach dem Wasser für fünf bis zehn Minuten oder länger in eine 0,1%ige wässerige Säurefuchsinlösung, Orange G-, Lichtgrünlösung bringt und danach in 50%igem Alkohol spült (ROMEIS). HEIDENHAIN empfiehlt eine Nachfärbung mit 1%iger alkoholischer (96%) Lösung von Benzollichtbordeaux.

b) Eisenhaematoxylin nach WEIGERT. Es ist gut, wie SCHMORL es in seinen „Untersuchungsmethoden" getan hat, ausdrücklich hervorzuheben, daß man es vermeiden sollte, schlechthin von „WEIGERTschem Haematoxylin" zu sprechen, weil WEIGERT sehr verschiedene Haematoxylinlösungen angegeben hat, die ganz verschiedenen Zwecken dienen. Um Irrtümer zu vermeiden, ist es zweckmäßig, wie SCHMORL es tat, die von WEIGERT angegebenen Lösungen mit der jeweiligen Bezeichnung ihres Zweckes zusammenzustellen.

Als Ausgangslösung wird eine 10%ige alkoholische Haematoxylinlösung hergestellt, also

Haematoxylin 1 g
Absoluter Alkohol 100 ccm

Sie kommt allein nicht zur Anwendung, sondern wird, je nach dem Zweck, mit verschiedenen Zusätzen versehen.

α) *Eisenhaematoxylin zur Kernfärbung.* Statt Eisenalaun verwendet WEIGERT Liq. ferrisesquichlorati und mischt vor Gebrauch die Beize mit dem Farbstoff. Die Färbung geht also nicht succedan, sondern simultan vor sich. Man verwendet die beiden folgenden Lösungen, die getrennt jahrelang haltbar sind:

Lösung A: Stammlösung 10 ccm
Absoluter Alkohol 90 ccm

(Diese Lösung sollte aus einer mehrere Wochen alten Stammlösung hergestellt werden.)

Lösung B: Liq. ferrisesquichlorati 4 ccm
Destilliertes Wasser 95 ccm
Officin. Salzsäure 1 ccm (spez. Gewicht 1,124, 25% HCl-Gehalt)

Unmittelbar vor Gebrauch wird die nötige Menge der beiden Lösungen zu gleichen Teilen gemischt; die Mischung ist tiefschwarz und ist etwa fünf bis acht Tage brauchbar. Man hebt sie am besten in einem Tropfgläschen auf. Zur Färbung eignen sich sowohl Gefrier- wie Paraffinschnitte; es empfiehlt sich, die Gefrierschnitte vor der Färbung aufzukleben. Die aus dem destillierten Wasser herausgezogenen Objektträger legt man auf eine Färbebank (oder auf eine Schale) und man überdeckt den Schnitt mit einigen Tropfen der Farblösung. Nach ein bis drei Minuten (bei Nachfärbung mit van-Gieson-Gemisch fünf Minuten) läßt man die Farbe abtropfen und wäscht in fließendem Wasser. Ist das Präparat überfärbt, so differenziert man in Salzsäurealkohol (eine Differenzierung fällt bei der van-Gieson-Färbung weg! Vgl. diese S. 146). Diese Methode der Kernfärbung ist einfach, rasch und zuverlässig; sie liefert ausgezeichnete Resultate; sie kann sowohl an Gefrierschnitten wie nach Paraffin- oder Celloidineinbettung verwendet werden; das Celloidin bleibt dabei fast ungefärbt, was unter Umständen von Vorteil ist. Die Kerne sind distinkt schwarz gefärbt, die Färbung ist progressiv. Man verwendet sie in der pathologisch-histologischen Technik hauptsächlich in Verbindung mit der Bindegewebsfärbung nach van Gieson oder nach MASSON. Sie findet jedoch überall dort Anwendung, wo es auf eine rasche und präzise Chromatinfärbung ankommt, oder wenn die gewöhnliche Haemalaun-Kernfärbung versagt, wie z. B. an schon angefaultem Material, oder bei Präparaten, die lange in Formol oder Chromsalzgemischen gelegen haben. Auch entkalktes Material, bei dem Haemalaunfärbungen versagen, läßt sich damit gut färben (ROMEIS).

β) *Eisenhaematoxylin zur Markscheidenfärbung.*

Lösung A: Stammlösung 10 ccm
Alkohol 90% 90 ccm

Lösung B: Liq. ferrisesquichlorati 4 ccm
Aqua destillata 96 ccm

Vor dem Gebrauch werden gleiche Teile von A und B gemischt. Anwendung s. S. 412 (Markscheidenfärbung).

WEIGERT hat zur Markscheidenfärbung auch ein *Lithiumhaematoxylin* angegeben: conc. wässerige Lithiumcarbonatlösung 7 ccm, Aq. dest. 92 ccm. Unmittelbar vor Gebrauch werden 9 Teile davon mit 1 Teil Haematoxylinstammlösung gemischt; das Gemisch ist nach 24 Stunden gebrauchsfertig und längere Zeit haltbar.*

c) Eisentrioxyhaematein nach HANSEN. Diese von den Pathologen wenig bekannte Methode verdient mehr verwendet zu werden; ihre Ergebnisse sind ausgezeichnet, die Kernfärbung äußerst haltbar und es werden dabei die protoplasmatischen Strukturen weit weniger mit angefärbt als bei der HEIDENHAINschen Methode, was manchmal sehr wünschenswert ist; ferner ergibt die Färbung eine schöne purpurviolette metachromatische Färbung des Schleims und der Knorpelgrundsubstanz. Sie gelingt auch nach Formolfixierung.

Die Farblösung wird in folgender genau einzuhaltender Weise hergestellt:

Lösung A:	Reines Eisenalaun (violette Ferriammoniumsulfatkristalle)	10 g
	Ammoniumsulfat	1,40 g
	Destilliertes Wasser	150 g

Die Salze werden unter leichtem Erwärmen gelöst.

Lösung B:	Haematoxylin	1,6 g
	Destilliertes Wasser	75 g

Ebenfalls durch Erwärmen gelöst.

Die beiden Lösungen läßt man erkalten; danach wird die Lösung B in eine Porzellanschale gebracht und die Lösung A unter stetem Umrühren hineingegossen (nicht umgekehrt!). Die Oxydation des Haematoxylins beginnt sofort, die Lösung wird braun (Haemateinbildung), dann blau und nachher dunkelviolett (Ferrohaemateinlackbildung). Um eine vollständige Oxydation des Haemateins in Trioxyhaematein zu erreichen, wird die Lösung allmählich zum Kochen gebracht und nur eine halbe bis eine Minute zum Sieden erhitzt; hierauf wird sie rasch abgekühlt, indem man z. B. die Porzellanschale auf kaltem Wasser schwimmen läßt. Die Lösung soll jetzt dunkelblau sein. Es ist unzweckmäßig,

* Häggquist hat eine Eisenhaematoxylinmethode angegeben, die sich an die Heidenhainsche Vorschrift anlehnt, aber als Beize Eisenchlorid anwendet. Das Chromatin erscheint violett statt schwarz, was das ganze Bild weicher gestaltet. Die Methode eignet sich besonders nach Fixierung in Susa oder Sublimat-Formol. Es werden zwei verschiedene Verfahren, ein progressives und ein regressives angegeben. Gebraucht werden drei Lösungen: eine 5%ige und eine 3%ige Eisenchloridlösung in destilliertem Wasser sowie eine frisch vorbereitete 1%ige Haematoxylinlösung in 96%igem Alkohol.

Progressive Methode: Beizen in 3- bis 5%iger Eisenchloridlösung fünf Minuten; Spülen in destilliertem Wasser. Färben in Haematoxylinlösung drei bis fünf Minuten; Spülen in destilliertem Wasser, Brunnenwasser, Alkoholreihe, Xylol, Balsam.

Regressive Methode: Beizen in 5%iger Eisenchloridlösung eine Stunde; Spülen in destilliertem Wasser. Färben in Haematoxylinlösung eine Stunde; Spülen in destilliertem Wasser. Differenzieren in 1- bis 3%iger Eisenchloridlösung, Auswaschen usw.

während des Siedens zu stark umzurühren, da sonst die Luftoxydation gesteigert wird.

Ohne Filtration gießt man die Farblösung in eine gut verschlossene Flasche aus braunem Glas (eingeschliffener und schwach eingefetteter Glasstöpsel!), welche nicht zu groß sein soll und womöglich der bereiteten Lösungsmenge gerade entspricht. Sie ist viele Monate haltbar; nach Gebrauch ist die Farbe in die Flasche wieder zurückzugießen.

Vor der Färbung wird die Lösung filtriert. Celloidin- oder Paraffinschnitte, die aus destilliertem Wasser kommen, werden darin ein bis zwei bis fünf bis zehn Minuten gefärbt; gewöhnlich genügt eine kurze Färbung ohne nachträgliche Differenzierung. Sodann wird mit destilliertem Wasser gespült und fünfzehn bis zwanzig Minuten gründlich in Brunnenwasser gewaschen. Sind die Schnitte zu intensiv gefärbt, so differenziert man in stark verdünnten Säuren, z. B. in $^1/_2$- bis $1\,^0/_0$iger Essigsäure oder 2- bis $3\,^0/_{00}$iger Schwefelsäure. Die Differenzierung wird durch Abspülen mit Wasser in üblicher Weise nach beliebig langer Zeit unterbrochen. Die Entwässerung erfolgt wie üblich in der Alkoholreihe. Aufhellung in Xylol, Einschluß in Xylol-Dammarharz.

Die Kerne zeichnen sich durch ihre tiefschwarze, scharfe Färbung aus; je nach der gewählten Färbedauer und Differenzierungszeit können noch die verschiedensten Plasmastrukturen zur Darstellung gebracht werden (Übung ist hierbei nötig), wie z. B. Bürstensäume, Cilien, Kittleisten u. dgl. Bei längerer Färbung können auch die Centrosomen dargestellt werden.

Als Gegenfärbung kann jede Protoplasmafärbung dienen (Eosin, Erythrosin usw.), sehr zu empfehlen ist die Nachfärbung mit Pikrofuchsin nach Hansen (s. S. 147).

3. Phosphorwolframsäure-Haematoxylin nach Mallory. Dieses von Mallory ursprünglich für die Darstellung der Neuroglia angegebene Verfahren ist von den Histologen viel zu wenig beachtet worden, obschon es in der täglichen Praxis ganz Hervorragendes leistet. P. Masson hat die ursprüngliche Methode leicht modifiziert und verfährt wie folgt:

Fixation in Bouins oder Hellys Fixierungsgemisch. Paraffineinbettung. Die Schnitte werden drei bis vierundzwanzig Stunden in Lugolscher Lösung gebeizt (Zimmertemperatur). (Lugolsche Lösung: 2 g Jodkalium werden in 300 ccm destilliertem Wasser gelöst; dazu wird 1 g Jod zugegeben.) Sodann bringt man sie zum Entjoden in $5\,^0/_0$ige Natriumthiosulfatlösung und wäscht sie in Wasser. Man färbt 24 Stunden bei Zimmertemperatur oder vier Stunden bei 50° in folgender Lösung:

Haematoxylin	1 g
$10\,^0/_0$ige wässerige Phosphorwolframsäure	20 ccm
Wasserstoffsuperoxyd	2 ccm
Destilliertes Wasser	800 ccm

(Die Lösung muß ohne Erwärmen vorgenommen werden; das Gemisch ist nach zwei bis drei Tagen brauchbar und hält sich mehrere Monate.)

Nach der Färbung wäscht man die Schnitte fünf Minuten in destilliertem Wasser, entwässert in der Alkoholreihe, hellt in Xylol oder Toluol auf und schließt in Zedernöl ein.

Ergebnis: Sehr auffallend ist die Polychromie: Das Chromatin ist blauschwarz, das Protoplasma mattblau bis violett, kollagene Fasern purpurrot; Fibrin, Neuroglia tiefblau bis schwarz, Schleim orange, Achsenzylinder rosa.

Vorbedingung für ein gutes Ergebnis ist eine entsprechende Fixierung. Formolfixiertes Material kann unter Umständen gebraucht werden, wenn man es nach PEERS und WASHINGTON behandelt; aus dem destillierten Wasser legt man die Schnitte in eine wässerige gesättigte Sublimatlösung bei 57° im Brutofen für drei Stunden. Sie werden kurz gewaschen, in Lugolscher Lösung entsublimiert und in Natriumthiosulfat entjodiert. Sodann bringt man sie in eine 0,25%ige Kaliumpermanganatlösung für fünf Minuten, wäscht sie und behandelt sie ebenfalls fünf Minuten in 5%iger Oxalsäure. Nach Entfernung der Säure in Wasser färbt man 24 Stunden in MALLORYS Haematoxylin und behandelt sie weiter wie in der soeben angegebenen Methode.

Das *Molybdänhaematoxylin*, wie es von HELD und von CLARA zur Darstellung der Neuroglia empfohlen worden ist, werden wir im Abschnitt Zentralnervensystem, Darstellung der Gliastrukturen besprechen (s. S. 426).

Die Kernfärbung mit Haematoxylin ist fast nach jeder Fixierungsart zu gebrauchen; sie ist elektiv, außerordentlich beständig und kann sehr leicht abgestuft werden. In Verbindung mit einer Eosinfärbung stellt sie die Grundfärbung der pathologisch-histologischen Technik dar und ist meist anderen Kernfärbungen bei weitem überlegen. (Über Theorie der Haematoxylinfärbungen vgl. insbesondere M. CLARA.)

Statt Haematoxylin kann auch *Brasilin* gebraucht werden, ein dem Haematoxylin verwandter Körper (aus Coesalpina brasiliensis extrahiert). Ein ausgezeichnetes Brasilin liefert die Fa. J. R. Geigy A. G., chemische Fabrik in Basel.

b) Kernfärbung mit Carmin.

Das Carmin ist der älteste in der Mikrotechnik angewandte Farbstoff, der gegenwärtig eigentlich nur in besonderen Fällen gebraucht wird; man zieht ihm heute vielfach die einfacher durchzuführenden Färbungen mit synthetischen Farben vor. Immerhin bleibt Carmin ein unersetzliches Mittel für viele Methoden, namentlich für Stückfärbungen sowie für Schnittfärbungen; in der pathologischen Histologie ist es zur Glykogendarstellung unentbehrlich.

Carmin ist ein roter pulverartiger Stoff, der aus Cochenille (pulverisierte Substanz von mexikanischen, auf Kakteen lebenden Blattläusen, Coccus cacti coccinelliferi L), gewonnen wird. Er stellt eine Verbindung von Carminsäure mit Aluminium, Calcium und Eiweißstoffen dar. Der Farbstoff ist nicht einheitlich und schwankt je nach der Bezugsquelle. Die meisten Firmen, welche Farbstoffe für histologische Zwecke vertreiben, liefern jedoch sehr brauchbare Präparate.

Über die Besonderheiten der Carminfärbung siehe SEKI.

Die Fixierung hat einen großen Einfluß auf den Ausfall der Carminfärbung, was der Anfänger leicht übersieht. Im allgemeinen eignet sich die Formolfixierung schlecht, wenn man vor der Nachhärtung in Alkohol die Objekte nicht gründlich wässert, um sie von Formalin zu befreien. Die Fixierung in Sublimat- oder Chromsalzgemischen liefert stets ausgezeichnete Resultate und ist entschieden vorzuziehen. In der pathologisch-histologischen Technik haben sich nur einige der zahlreichen vorgeschlagenen Carminlösungen erhalten, und zwar:

1. Alauncarmin (GRENACHER). Die Farblösung setzt man folgendermaßen zusammen: In 100 ccm einer 3- bis 5%igen Kali- oder Ammoniakalaunlösung wird 1 g Carmin durch Erwärmen gelöst und anhaltend zwanzig Minuten gekocht. Nach Erkalten filtriert man und setzt 1 ccm Formol hinzu. Die Farblösung ist meist nicht sehr lange haltbar.

Wird die doppelte Carminmenge (2 g) in 100 ccm der 5%igen Alaunlösung gelöst, so erreicht man eine stärker färbende Lösung (P. MAYER).

Färbung: Die Schnitte kommen aus dem destillierten Wasser eine viertel bis mehrere Stunden in die Farblösung und werden in mehrmals zu wechselndem destilliertem Wasser abgespült, bis keine Farbwolken mehr abgehen. Einlegen in Glyzerin oder Entwässern in Alkoholreihe, Xylol, Balsam. Eine Überfärbung tritt nicht ein; die Kerne sind scharf bläulich-rot gefärbt. Für Stückfärbung ist diese Vorschrift ungeeignet. Man benutzt sie als Kernfärbung nach Eisenreaktion, nach Oxydasedarstellung, nach Silberimprägnation des Bindegewebes z. B.

2. Lithiumcarmin (ORTH). 2,5 g Carmin werden in 100 ccm einer gesättigten wässerigen Lösung von Lithiumcarbonicum gelöst und zehn bis fünfzehn Minuten aufgekocht (Wasserbad). Die Farblösung wird nach Erkalten filtriert.

Färbung: Die Schnitte kommen aus destilliertem Wasser zwei bis fünf Minuten in die Farblösung und ohne gewaschen oder gespült zu werden, unmittelbar in 0,5- bis 1%igen Salzsäurealkohol 30 bis 60 Minuten differenziert. Sodann wäscht man sie gründlich in Wasser aus und schließt wie oben ein. Die Kerne sind tiefrot, das Protoplasma und die übrigen Gewebsbestandteile je nach dem Differenzierungsgrad blaßrosa bis farblos.

Das Lithiumcarmin färbt rasch und intensiv; es hat den Vorteil, daß auch formolfixiertes Material damit mit guten Resultaten gefärbt werden kann. Als Nachteil ist für Paraffinschnitte zu erwähnen, daß die stark alkalische Lösung die aufgeklebten Schnitte leicht zum Abschwimmen bringt (Quellung des Eiweißes).

Für Stückfärbungen eignet sich das Lithiumcarmin nicht, weil es leicht mazerierend wirkt. Man benötigt es zur Vitalfärbung (s. S. 30).

3. Alkalisches Borax-Carmin (GRENACHER). 2 bis 3 g Carmin werden in 100 ccm einer 4%igen wässerigen Boraxlösung gelöst und 30 Minuten lang gekocht. Nach Erkalten werden 100 ccm 70%igen Alkohols hinzugefügt, nach 24 Stunden wird filtriert.

Diese Farblösung eignet sich sowohl zur Schnitt- als zur Stückfärbung. Besonders klar gefärbt werden Gefrier- und Celloidinschnitte (Paraffinschnitte sind weniger geeignet, da sie leicht abschwimmen).

Färbung: Die Schnitte kommen aus destilliertem Wasser fünf bis zwanzig Minuten in die Farblösung und werden, ohne Abspülen in Wasser in 1%igem Salzsäurealkohol differenziert. Sodann wäscht man gründlich in Wasser aus, entwässert in der Alkoholreihe, Xylol, Balsam.

Stücke werden nach Fixierung und Auswaschen aus dem 70%igen Alkohol in die Farblösung gebracht, wo sie ein bis drei Tage bleiben. ROMEIS rechnet

24 Stunden für 5 mm dicke Gewebsstücke. Diese werden wie die Schnitte ohne jegliches Auswaschen direkt in Salzsäurealkohol gebracht (0,25 bis 0,5 ccm oder IV bis VI Tropfen chemisch reiner Salzsäure auf 100 ccm 70%igen Alkohols). Diese Differenzierungsflüssigkeit ist mehrmals zu wechseln, und zwar so lange, bis die Stücke keine Farbwolken mehr abgeben und bis sie eine schöne hellrote Farbe angenommen haben (ein bis drei Tage). Man wäscht in reinem 70%igem Alkohol und bettet in üblicher Weise in Celloidin oder Paraffin ein. Für diese Färbung ist sowohl sublimatfixiertes als formol- oder bichromatfixiertes Material geeignet. Besonders nach Sublimatfixation ist das Ergebnis ausgezeichnet.

4. Chromalaun-Carmin (FYG), Dieses Gemisch färbt die Kerne dunkelblau bis schwarz und das übrige Gewebe blauviolett; die Färbung gelingt nach Fixierung in Sublimat oder Pikrinsäuregemischen, aber ebenso gut nach Formolfixierung, wenn man die Objekte vor der Einbettung oder dem Gefrierschneiden gründlichst in fließendem Wasser gewaschen hat. (Fixierung mit Osmiumsäure ist wie für die Carminfärbung im allgemeinen ungeeignet!)

Herstellung der Farblösung: Man löst 6 g reines Chromalaun (Chromkaliumalaun) in 100 ccm heißem, destilliertem Wasser, fügt 1 g Carmin hinzu und kocht die Mischung eine Viertelstunde. Nach Erkalten wird filtriert. Zusatz einiger Thymolkristalle. Die Lösung ist dunkelblau und hält sich lange.

Färbung: Die Schnitte kommen aus destilliertem Wasser für eine halbe bis zwölf Stunden in die Chromalaun-Carminlösung (eine Überfärbung tritt kaum auf; wenn nötig, differenziert man in 0,5%igem Salzsäurealkohol). Nach Prüfung des Färbegrades wäscht man die Schnitte in destilliertem Wasser, entwässert und schließt in Balsam ein. Als Nachfärbung kann Eosin oder Orangeeosin dienen; nach FYG empfiehlt es sich auch, eine Gegenfärbung mit Säurefuchsin-Pikrinsäure anzuschließen.

5. Färbungen mit Carminsäure. P. MAYER hat an Stelle des Carmins die *Carminsäure* in die mikroskopische Technik eingeführt; von ihm sind besonders zwei Lösungen angegeben worden, mit denen schöne Kernfärbungen erreicht werden, nämlich das *Carmalaun* und das *Paracarmin.* Sie eignen sich sowohl zur Stück- als zur Schnittfärbung. Zu beachten ist, daß die zu färbenden Objekte nicht alkalisch reagieren dürfen; ferner soll man damit keine kalkhaltigen Objekte färben, ansonsten Farbniederschläge auftreten. Im allgemeinen wird das *Carmalaun* dem schwächer färbenden Paracarmin vorgezogen.

Herstellung von Carmalaun: 10 g Kalialaun werden in 200 ccm destilliertem Wasser warm gelöst, hierauf setzt man 1 g Carminsäure hinzu. Nach Erkalten wird filtriert; Zusatz von 0,25 g Salicylsäure oder 1 ccm Formol zur Verhütung von Schimmelbildung. Zur Färbung bringt man die Schnitte aus destilliertem Wasser für eine Viertelstunde in die Lösung und wäscht sie anschließend zwei bis drei Minuten in destilliertem Wasser aus. Vorteilhaft ist es, nach der Färbung die Schnitte einige Sekunden bis Minuten in eine 0,5- bis 1%ige Alaunlösung zu bringen, um die Mitanfärbung des Protoplasmas zu unterdrücken. Nach gründlichem Auswaschen in Wasser wird in der Alkoholreihe entwässert. Aufhellen und Einschließen wie üblich. Die Farblösung ist nicht sehr lange haltbar; Zusatz von 10% Holzessig erhält sie länger.

Die Carminsäure wird in der pathologischen Histologie nur wenig verwendet. Für weitere Einzelheiten vgl. ROMEIS' Taschenbuch der mikroskopischen Technik.

c) Kernfärbungen mit basischen Teerfarbstoffen.

Mit vielen basischen Teerfarbstoffen kann man sehr schöne teils progressive, teils regressive Kernfärbungen erzeugen. Die angewandten Vorschriften betreffen meist direkte Färbungen (substantive Färbungen), welche im allgemeinen wenig Zeit in Anspruch nehmen und relativ einfach auszuführen sind. Vielfach sind diese Färbungen weniger lange haltbar als Haematoxylin- oder Carminfärbungen oder sie beanspruchen eine besondere Sorgfalt im Differenzieren und Einschließen der Präparate. Einzelne der hierbei angewandten Farbstoffe zeigen metachromatische Eigenschaften, die mitunter sehr willkommen sein können.

Die Art der Fixierung ist für das Gelingen der meisten Kernfärbungen mit Teerfarben von Bedeutung: so sind Objekte, die längere Zeit in Chromsäuregemischen oder in Müllerscher Flüssigkeit gelegen haben, nicht geeignet. Formolmaterial ist unter Umständen nicht oder kaum zu gebrauchen (z. B. für Färbungen mit Safranin). Die besten Ergebnisse erzielt man nach Fixierung in Sublimatgemischen.

Am häufigsten kommen folgende Farbstoffe dieser Gruppe in Betracht:

1. Unter den Triphenylmethanfarbstoffen: *Fuchsin* (Rubin), *Gentianaviolett.*
2. Unter den Thiazinfarbstoffen: *Thionin, Toluidinblau, Methylenblau.*
3. Unter den Oxazinfarbstoffen: *Cresylechtviolett.*
4. Unter den Azinfarbstoffen: *Safranin.*

Von den meisten dieser Farbstoffe stellt man sich am besten nach MICHAELIS eine Stammlösung her; sie besteht aus gleichen Teilen einer gesättigten Farbstofflösung in destilliertem Wasser und 96%igem Alkohol, der erst nach ein bis zwei Tagen hinzugesetzt wird. Solche Lösungen sind haltbarer als gewöhnliche wässerige Lösungen, die bald schimmeln oder sich zersetzen. Zur Färbung benutzt man eine Verdünnung mit destilliertem Wasser (z. B. 1 ccm Stammlösung und 30 bis 50 ccm Wasser).

1. Thionin. Viel benutzt wird das Carbolthionin nach NICOLLE:

gesättigte Thioninlösung in 60%igem Alkohol	1 Teil
2%iges Carbolwasser	4 Teile

Färbezeit fünfzehn Minuten, in Wasser waschen; sodann nach MASSON in stark verdünnter Essigsäure (Eisessig 1,0, destilliertes Wasser 500 bis 1000 ccm) differenzieren; die Entwässerung in Alkohol muß sehr rasch vorgenommen werden, da die Thioninfärbungen gegen Alkohol sehr empfindlich sind. Es ist vorteilhaft, nach der Färbung bzw. nach der Differenzierung eine *Fixierung der Färbung* vorzunehmen, wie man sie bei Färbungen mit *allen basischen Teerfarbstoffen* durchführen kann: Hierzu verwendet man eine 5%ige Lösung von molybdänsaurem Ammonium (oder Phosphormolybdänsäure), in welcher die Schnitte fünf bis zehn Minuten bleiben. Man wäscht sie einige Minuten in destilliertem Wasser und bringt sie durch absoluten Alkohol (eine Minute, zweimal wechseln) in Xylol.

Auch kann man eine halbe bis vierundzwanzig Stunden in 0,5 bis 1%iger wässeriger Thioninlösung färben, und nachträglich wie oben differenzieren.

Die Kerne sind scharf blau gefärbt; Mastzellengranula, Knorpelgrundsubstanz, myxomatöses Gewebe und Schleim erscheinen metachromatisch rosa-violett.

2. **Toluidinblau:** Dieser Stoff ist wie Thionin zu gebrauchen und färbt ebenso kräftig; im allgemeinen sind die damit erzielten Färbungen etwas haltbarer. (Vgl. Dominici-Färbung S. 154, sowie Zentralnervensystem S. 392.)

3. **Methylenblau.** Dieser bekannte Farbstoff wird selten mehr allein zur Kernfärbung angewandt; er spielt aber eine sehr große Rolle in der panoptischen Färbung nach PAPPENHEIM (May-Grünwald-Giemsa); (siehe diese S. 351). Diese Färbung der Kerne ist auf zwei in Methylenblaulösungen sich bildende Farbstoffe zurückzuführen, nämlich *Methylenazur* (aus Methylenblau durch Abspaltung zweier Methylgruppen entstanden) und *Methylenviolett* (MICHAELIS). Die verschiedenen auf dieser Eigenschaft beruhenden Färbungen gehören zu den meist gebrauchten und schönsten der histologischen Technik; wir werden sie im Kapitel XVIII, F., Blut und haematopoetische Organe, S. 344, besprechen.

Hier seien lediglich zwei Vorschriften zur allgemeinen Verwendung des Methylenblaus als Kernfärbung angegeben:

Methylenblaulösung nach Löffler.

Gesättigte Methylenblaulösung in 96%igem Alkohol	30 ccm
Destilliertes Wasser	100 ccm
1%ige Kalilauge	1 ccm

Diese Lösung ist sehr lange haltbar und färbt rasch: Fünf bis zehn Minuten. Die Schnitte werden in destilliertem Wasser gewaschen und in Alkohol differenziert (dickere Schnitte, wie Gefrierschnitte, kann man vorteilhaft in stark verdünnter Essigsäure (0,5 bis 1‰) differenzieren). Die Entwässerung muß in absolutem Alkohol sehr rasch vor sich gehen, Aufhellung in Xylol, Balsam.

Polychromes Methylenblau nach Unna. Diesen Farbstoff, dessen Bereitung etwas schwierig ist, kann man fertig bei Dr. K. Hollborn u. Söhne, Leipzig, beziehen. Er enthält Methylenazur und Methylenviolett neben unzersetztem Methylenblau. Unter Umständen gelingt es, eine brauchbare Farblösung selber herzustellen:

Methylenblau	1 g
Destilliertes Wasser	100 ccm
96%iger Alkohol	20 ccm

Die Lösung wird mit 1 g Kaliumcarbonat versetzt und auf dem Wasserbad vorsichtig auf 100 ccm eingeengt.

Celloidin- oder Paraffinschnitte von sublimat- oder alkoholfixiertem Material (auch Alkohol-Formol nach SCHAFFER: 2 Teile 80%igen Alkohols und 1 Teil Formol) werden zehn bis zwanzig Minuten in der Farblösung belassen, sodann in destilliertem Wasser gewaschen und in verdünnter Glyzerin-Äthermischung nach UNNA (ein Teil Mischung und vier bis fünf Teile Wasser) einige Minuten differenziert, bis der Schnitt kornblumenblau erscheint. (Die unverdünnte Glyzerin-Äthermischung bezieht man am besten von Dr. K. Hollborn u. Söhne,

Leipzig.) Man wäscht ein bis zehn Minuten gründlich in Wasser aus, trocknet die Schnitte mit Filterpapier, bringt sie kurz in absoluten Alkohol, Xylol und schließt in Balsam ein. Paraffinschnitte müssen meist etwas länger gefärbt werden.

Ergebnis: Kerne blau, ebenso etwaige Bakterien. Mastzellengranula rot, Protoplasma der Plasmazellen blau.

Wegen der etwas schwierigen und langwierigen Differenzierung dieser Färbung verwendet man heute mit gleich gutem Ergebnis das

4. Cresylechtviolett. Dieser vorzügliche Farbstoff verdient mehr bekannt und angewandt zu werden; in der neurohistologischen Technik hat er sich vorzüglich bewährt (vgl. S. 392), aber auch zur Färbung anderer Gewebe als das Zentralnervensystem bietet dieser Stoff manche Vorzüge. Die damit erzeugte Kernfärbung ist äußerst exakt und in mancher Beziehung einer Haematoxylinfärbung sogar überlegen; ferner werden dank der metachromatischen Eigenschaften des Farbstoffes noch andere Gewebsbestandteile mitgefärbt,* so z. B. neben Schleim und schleimähnlichen Substanzen die Mastzellengranula, elastische Lamellen und Keratohyalin rot, Fibrin grünlich, Hyalin und Amyloid kobaltblau. Auch für die Darstellung von Muskelstrukturen ist die Färbung ausgezeichnet; daneben werden etwaige Bakterien sehr sauber dargestellt.

Nach unseren Erfahrungen ist eine Fixierung in Sublimatgemischen der Formolfixierung vorzuziehen.

Man benutzt eine konzentrierte wässerige Lösung, die man gut filtriert, und verdünnt sie nach ein bis zwei Tagen mit der gleichen Menge 96%igen Alkohols. Gefrierschnitte werden darin fünf Minuten, Paraffinschnitte zehn bis zwanzig Minuten gefärbt, rasch in destilliertem Wasser gewaschen und in 70%igem Alkohol differenziert, bis keine Farbwolken mehr abgehen (bei starker Überfärbung ist eine Differenzierung in stark verdünnter Essigsäure 1 : 500 bis 1 : 1000 angezeigt). Rasch entwässern, Xylol, Balsam.

Das gleichmäßige Differenzieren in 70%igem Alkohol ist der schwierigste Punkt dieser Färbung; hier braucht man etwas Übung, bis das gewünschte Resultat erzielt ist.

Die Darstellung der Nißl-Schollen erfolgt mit 0,5- bis 1%iger wässeriger Lösung (s. S. 392).

5. Safranin. Dieser von Flemming besonders empfohlene Farbstoff ist mit Erfolg an Objekten anzuwenden, die in chromhaltigen Gemischen fixiert worden sind, z. B. Flemmingsche Flüssigkeit. Das einfach herzustellende Fixierungsgemisch nach Sanfelice eignet sich besonders gut: 1%ige Chromsäure 160 ccm, Formol (40%) 80 ccm, Eisessig 10 ccm; 24 Stunden fixieren, 48 Stunden in fließendem Wasser auswaschen. Die Fixation im Flemmingschen Gemisch oder in anderen osmiumhaltigen Flüssigkeiten ist nicht unbedingt notwendig; man kann sehr wohl die Objekte nachträglich für einige Zeit

---

* Dr. K. Hollborn u. Söhne, Leipzig, liefern neben dem reinen Cresylechtviolett auch ein besonders stark metachromatisches Cresylechtviolett. Von anderen Firmen wird ein „Cresylechtviolett R extra" geliefert, das nach den gleichen Vorschriften gebraucht werden kann.

in 2%ige Osmiumtetroxyllösung bringen. Von den vielen vorgeschlagenen Safraninlösungen seien nur die gebräuchlichsten erwähnt; da das gelieferte Safranin nicht immer gleichwertig ist, so ist zu empfehlen, sich des Safranins G extra der Gesellschaft für chemische Industrie (CIBA) in Basel oder des Safranins 2221/A der J. R. Geigy A. G. in Basel zu bedienen, mit denen wir stets gute Ergebnisse hatten:

Safraninlösung nach v. WINIWARTER.

Safranin	10 g
Alkohol 95%	155 ccm
Destilliertes Wasser	145 ccm

Die Lösung ist lange haltbar; zur Färbung verdünnt man sie: 20 ccm Farblösung und 80 ccm 50%iger Alkohol. Die Schnitte färbt man 24 Stunden, wäscht sie mit destilliertem Wasser ab, differenziert sie in absolutem Alkohol (eventuell bei Überfärbung in schwach angesäuertem absolutem Alkohol: zehn Tropfen gesättigter alkoholischer Pikrinsäurelösung auf 100 ccm Alkohol, Nachbehandlung in reinem absolutem Alkohol!) und hellt in Xylol auf. Einschluß in Balsam. (Die Differenzierung in 0,5%igem Salzsäurealkohol ist weniger zu empfehlen.)

Ergebnis: Das Chromatin, besonders auch die Kernteilungsfiguren intensiv rot gefärbt; Schleim wird gelbrot, nach FLEMMING-Fixierung tiefrot.

Safraninlösung nach BABES. Diese gesättigte Safraninlösung in Anilinwasser färbt etwas rascher und gibt auch brauchbare Resultate nach Fixierung in BOUINscher Lösung oder nach Beizung der Schnitte in Lugolscher Lösung.

Herstellung von Anilinwasser: 5 bis 10 ccm chemisch reinen Anilinöls (Anilin, Aminobenzol) werden zusammen mit 100 ccm destilliertes Wasser kräftig geschüttelt und durch ein angefeuchtetes Filter filtriert.

Herstellung der Farblösung: Safranin wird unter Erwärmen auf 60° in Überschuß in Anilinwasser gelöst; man filtriert heiß durch ein mit Wasser angefeuchtetes Filter. Lösungen, die mit älterem Anilinwasser hergestellt worden sind, färben im allgemeinen kräftiger, ja sogar augenblicklich. Differenzierung wie oben, oder nach BENDA in einer 0,25- bis 1%igen Lösung von Lichtgrün in 96%igem Alkohol.

6. Fuchsin und Gentianaviolett. Fuchsin (Magenta oder Rubin) und Gentianaviolett werden als Kernfarbstoffe in der pathologischen Histologie nur wenig benutzt. Immerhin kann unter Umständen, wenn eine schnelle Anfärbung der Kerne erwünscht ist, eine 1%ige wässerige Lösung Verwendung finden. Diese beiden Farbstoffe werden, wie Methylenblau, in der bakteriologischen Technik viel gebraucht (vgl. Kapitel XIX).

d) Kernfärbungen mit künstlichen Beizenfarbstoffen.

Die von BECHER besonders untersuchten Farbstoffe dieser Gruppe bieten im allgemeinen keine besonderen Vorzüge gegenüber anderen Kernfarbstoffen, wenn man sie für die Färbung menschlicher Gewebe benutzt. Nach eigenen Erfahrungen können wir von der großen Reihe der hierher gehörenden Farben nur wenige Vorschriften empfehlen:

1. Gallocyanin. Man stellt sich folgende *Farblösungen* her: In 100 ccm einer 5%igen Chromalaunlösung löst man unter Kochen und öfterem Umschütteln 0,15 g Gallocyanin, bis der in der Kälte schwer lösliche Farbstoff gelöst ist (etwa zwei Minuten). Nach Erkalten wird die tiefblaue Lösung filtriert und mit destilliertem Wasser wieder auf das Ursprungsvolumen von 100 ccm gebracht; sie ist etwa ein Monat haltbar.

Färbung: Die Schnitte werden aus dem destillierten Wasser für 24 bis 48 Stunden in die Farblösung gebracht, sodann in destilliertem Wasser gut gewaschen (Entfernung des Chromalauns); wie üblich entwässert, aufgehellt und in Balsam eingeschlossen. Die Kerne sind tiefblau gefärbt.

Die angegebene Lösung kann auch zur Färbung von Gelatinegefrierschnitten empfohlen werden, da die Gelatinemasse nicht mitgefärbt wird (Krauspe); aufgeklebte Gelatineschnitte werden zwölf bis vierundzwanzig Stunden im Brutofen bei 37° gefärbt.

2. Gallaminblau. Es wird folgende Farblösung gebraucht (Romeis): In 100 ccm einer 5%igen Kalium- oder Natriumalaunlösung löst man unter Kochen 0,1 g der Farbe, läßt erkalten und filtriert. Die Lösung ist tiefblau, sie ist längere Zeit haltbar.

Färbung: Die Schnitte kommen aus dem destillierten Wasser für sechs bis vierundzwanzig Stunden in die Farblösung; sie werden sodann in destilliertem Wasser gewaschen, in Alkohol entwässert, wie üblich aufgehellt und in Balsam eingeschlossen. Die Kerne sind blau gefärbt, Knorpelgrundsubstanz metachromatisch rötlichviolett.

3. Naphthazarin. Dieser von Becher angegebene Farbstoff wird am besten nach der Vorschrift von Domagk angewandt:

Farblösung: 0,1 g Naphthazarin und 5 g chemisch reines Aluminiumchlorid werden in 100 ccm destilliertem Wasser fünf bis zehn Minuten lang gekocht. Nach Erkalten wird die Lösung filtriert und nach acht Tagen nochmals filtriert. Sodann fügt man etwas Thymol zu. Soll die Lösung sofort gebraucht werden, so verdünnt man sie vor Gebrauch mit der gleichen Menge 5%iger Aluminiumchloridlösung.

Färbung: Die Schnitte von Formol- oder besser Sublimatmaterial kommen aus destilliertem Wasser in die Farblösung, und zwar

Gefrierschnitte zehn bis fünfzehn Minuten,

Paraffinschnitte eine viertel bis vierundzwanzig Stunden (kontrollieren unter dem Mikroskop nach einigen Minuten, etwas Übung notwendig). Man spült sie in destilliertem Wasser ab. Eine Nachfärbung mit Eosin ist dabei sehr empfehlenswert. Zu diesem Zweck färbt man ungefähr eine Minute in einer 0,1%igen Eosinlösung, die zweckmäßig mit Eisessig angesäuert worden ist (ein Tropfen Eisessig auf 50 ccm Eosinlösung). Abspülen in destilliertem Wasser, Alkohol 96%, zweimal. Absoluter Alkohol, Xylol, Balsam.

4. Kernechtrot. Dieser von Domagk zuerst empfohlene Farbstoff ist ein Anthrachinon-Farbstoff, der sehr einfach anzuwenden ist und sehr wahrscheinlich mit der Zeit im pathologisch-anatomischen Laboratorium vorteilhaft das

Carmin ersetzen wird. Die damit erzeugten Kernfärbungen sind ebenso schön und lichtecht wie die komplizierten Carminfärbungen; der Anwendungsbereich ist überdies sehr viel größer, die Färbedauer erheblich kürzer.

Farblösung: 0,1 g Kernechtrot (standardisierter Farbstoff Bayer, von Dr. K. Hollborn u. Söhne, Leipzig, zu beziehen) wird durch Kochen in 100 ccm einer 5%igen Aluminiumsulfatlösung gelöst und nach Erkalten filtriert.

Färbung: Gefrier-, Paraffin- oder Celloidinschnitte von Formol-, Sublimat- oder Pikrinsäurematerial kommen aus dem destillierten Wasser für ein bis fünf Minuten in die Farblösung (Überfärbung tritt nicht leicht ein!); sie werden in destilliertem Wasser gespült und wie üblich weiter behandelt.

In Sublimatgemischen fixiertes Material färbt sich rascher in Kernechtrotlösungen als Formolmaterial.

Diese außerordentlich sicher und schnell färbende Farblösung kann man mit großem Vorteil als Kernfärbung in folgenden Fällen anwenden: Kernfärbung nach Eisenreaktion (S. 217), vor Gramfärbung von Schnitten (S. 492), nach Silberimprägnation des Bindegewebes (S. 293), Kernfärbung bei der Bindegewebsfärbung nach MALLORY (S. 285).

F. Doppelfärbungen, Mehrfachfärbungen. (Allgemeine Methoden.)

Es ist selten, daß man in der pathologisch-histologischen Technik diffuse Färbungen anwendet, d. h. solche, die mehr oder weniger alle Gewebsbestandteile anfärben; entweder führt man eine Kernfärbung aus oder aber, was entschieden häufiger ist, schließt man der Kernfärbung eine Gegenfärbung an. Damit verfolgt man den Zweck, die verschiedenen Gewebselemente durch einen mehr oder weniger scharfen Farbenkontrast besser voneinander zu unterscheiden; man wird also z. B. bei roter Kernfärbung eine gelbe, grüne oder blaue Grundfarbe wählen, bei blauer, violetter oder schwarzer Kernfärbung wird man sich einer roten, gelben oder grünen Grundfarbe bedienen. Zahlreich sind die angegebenen Doppel- oder Mehrfachfärbungen, welche zum Ziel führen; sie färben teils simultan, teils succedan; im letzten Fall wird die Kernfärbung in der Regel zuerst ausgeführt. Bei der simultanen Färbung bedient man sich eines Gemisches aus mehreren Farben, indem sich die verschiedenen Gewebsstücke je nach ihrer Affinität zu den in Frage kommenden Farbstoffen anfärben.

Es wäre müßig und würde zu weit führen, hier nun die verschiedenen Farben zu besprechen, die zur Gegenfärbung nach einer Kernfärbung in Betracht kommen. Ich ziehe vor, in diesem Abschnitt die gebräuchlichsten Doppel- und Mehrfachfärbungen anzugeben, wie man sie an Schnitten durchführen kann; Einzelheiten über besondere Färbungsvorschriften werden im speziellen Teil angegeben.

a) Haematoxylin-(Haemalaun)-Eosinfärbung.

Unter allen Färbeverfahren hat sich die Haematoxylin- (oder Haemalaun-) Eosinfärbung als Standardmethode in die pathologisch-anatomischen Laboratorien eingeführt, weil sie bei einfacher Durchführung klare und übersichtliche Bilder liefert. Es haften ihr jedoch Nachteile an, indem alles außer den

Kernen und einzelner basophiler Bestandteile rosarot bis rot gefärbt wird, ohne differenzierte Darstellung der verschiedenen Gewebsstrukturen. Zweifelsohne wird diese einfache Färbung für Übersichtsschnitte und nicht allzu komplizierte Präparate genügen; wir glauben jedoch, daß man sie heute vorteilhaft durch andere Methoden ersetzen sollte, die ebenso einfach durchzuführen sind und viel lehrreichere Bilder liefern, wie z. B. die Haemalaun-Erythrosin-Safran-Methode von Masson oder die „jaune-solide-Färbung“ nach Wallart (s. S. 150).

1. Kernfärbung mit Haemalaun oder Haematoxylin, fünf bis zehn Minuten.
2. Waschen in fließendem Wasser.
3. Eventuell differenzieren in Salzsäurealkohol.
4. Gründlich in fließendem Wasser waschen, bis die Schnitte blau sind.
5. Färben in 1%iger wässeriger Eosin- oder Erythrosinlösung ein bis fünf Minuten.
6. Rasches Auswaschen in destilliertem Wasser.
7. Differenzieren der Eosin-, bzw. Erythrosinfärbung in 70%igem Alkohol.
8. Entwässern in 96%igem und absolutem Alkohol.
9. Xylol, Balsam.

Ergebnis: Kerne, Knorpelgrundsubstanz, verkalkte Teile, Schleim blau, übrige Gewebsteile rosa, abgestuft bis rot, Erythrozyten und eosinophile Granula, Kolloid rot.

Bemerkungen: Eosin oder Erythrosin werden gewöhnlich in 1%iger wässeriger Lösung angewandt; auch wird gelegentlich eine 1%ige alkoholische Lösung empfohlen, was nach unserer Erfahrung mit keinem besonderen Vorteil verbunden ist. Die Dauer der Färbezeit wird von verschiedenen Faktoren beeinflußt, was sich der Anfänger merken sollte; im allgemeinen werden von Ungeübten die Schnitte mit Eosin überfärbt, wie Romeis richtig sagt „in der irrigen Annahme, dadurch eine schärfere Trennung der Strukturen erreichen zu können“. Der Punkt 7 unserer Angaben muß unbedingt sorgfältig beachtet werden, wenn man eine brauchbare Färbung erzielen will. Im 70%igen Alkohol wird ein Teil der Farbe dem Schnitt entzogen und somit kann man schön abgestufte Färbungen erhalten, wenn man die Behandlung in Alkohol überwacht. Einige Übung ist auch hierbei nötig.

Ferner hängt das Ergebnis auch sehr wesentlich von der Fixierungsart ab; im allgemeinen liefert die Formolfixierung gute Resultate; sehr schön und gut abgestufte Bilder erhält man nach Fixierung in Chromsalz- und Sublimatgemischen; Pikrinsäuregemische sind weniger geeignet.

Hat man zum Bläuen der Haemalaun- oder Haematoxylinfärbung die verdünnte Lithiumcarbonatlösung (oder Natriumbicarbonat) angewandt, so gelingt die Eosinfärbung oft schlecht, d. h. es wird in Alkohol die rote Farbe wieder vollständig herausgezogen. Es ist unbedingt zu beachten, daß in diesem Falle die Schnitte nach Behandlung mit Lithiumcarbonat mindestens 30 Minuten lang gewässert werden müssen. Will man die Erythrozyten allein rot färben, so bringt man die Schnitte nach dem Eosinbad (ein bis fünf Minuten) drei bis zwölf Stunden in Leitungswasser und sodann in 90%igen Alkohol, wo sie so lange liegen bleiben, bis sie wieder blau erscheinen. Sodann Alkoholreihe, Xylol, Balsam (SCHMORL). Durch diese Behandlung wird das Eosin aus allen Gewebsbestandteilen ausgezogen, nur die roten Blutkörperchen und die eosinophilen Granulationen sind leuchtend rot gefärbt; unter Umständen behält auch Osteoid oder hyalines Bindegewebe die Farbe.

Erythrosin liefert einen etwas leuchtenderen roten Ton, ist weniger gelbstichig als Eosin und wird deswegen vielfach dem Eosin vorgezogen.

ROMEIS gebraucht es in 0,1%iger, MASSON in 1%iger Lösung. Eine sehr zweckmäßige Ergänzung dieser Färbung für Gewebe mit reicher strukturvoller Gliederung hat MATHIS angegeben: *Haemalaun-Erythrosin-Orangefärbung:*

1. Kernfärbung mit saurem Haemalaun, sehr kräftig; gründlich in Brunnenwasser waschen.
2. Mit Eosin oder Erythrosin (1%) überfärben.
3. Unmittelbar danach in Orangelösung übertragen, die folgendermaßen bereitet wird: zehn Tropfen gesättigter wässeriger Orange-G-Lösung mit 10 ccm 96%igem Alkohol mischen. Die Schnitte bleiben ein bis zwei Minuten in dieser Lösung, wo sich die Eosindifferenzierung vollzieht.
4. Kurzes Abspülen in 96%igem Alkohol, Übertragen in zweimal gewechseltem Terpineol oder mit Filterpapier trocknen, Aufhellen in Xylol, in Balsam einschließen.

Das Verfahren ist für Celloidin- und Paraffinschnitte nach Formolfixierung und Sublimat- und Chromgemischen anzuwenden; eine gut gelungene Färbung ist gekennzeichnet durch eine saubere orangegelbe Tönung des kollagenen Bindegewebes, die elastischen Fasern erscheinen leuchtend zinnoberrot, Skelettmuskel karminrot, Erythrozyten kräftig rot bis rotbraun, Schleim (besonders nach Bouin-Fixierung) knallgelb. Als Färbemethode für Übersichtspräparate leistet dieses Verfahren ausgezeichnete Dienste.

b) Haematoxylin-Pikrinsäure-Säurefuchsin-Färbung (VAN-GIESON-Gemisch).

Dieses Verfahren ist das älteste der Dreifachfärbungen oder Trichromfärbungen, wie sie MASSON genannt hat; es wird sehr viel gebraucht und wurde öfters modifiziert. Diese Abänderungen verfolgen den Zweck, die Haltbarkeit zu verbessern; Präparate, die nach dem üblichen van-Gieson-Verfahren behandelt worden sind, blassen nämlich sehr rasch ab und sind nach wenigen Wochen unbrauchbar.

a) Am häufigsten wird folgende Vorschrift gebraucht (nach WEIGERT):

   1. Kernfärbung in Eisenhaematoxylin nach WEIGERT (s. S. 133) fünf Minuten auf der Färbebank.
   2. Abspülen in Brunnenwasser.
   3. Färben ein bis drei Minuten in folgendem Gemisch:
      kalt gesättigte filtrierte wässerige Pikrinsäurelösung 100 ccm
      1%ige wässerige Säurefuchsinlösung 10 ccm

4. Kurz in destilliertem Wasser spülen;

5. rasch in 96%igen, dann in absoluten Alkohol bringen, Xylol, Balsam.

Ergebnis: Kerne scharf schwarz, kollagenes Bindegewebe rot, desgleichen Hyalin; Muskelgewebe gelb, Neuroglia gelblich. Schleim, Kolloid, Amyloid können verschiedene Farbstufen von Gelb zum Orangerot annehmen. Das farbenprächtige Bild ist nicht immer leicht zu deuten, namentlich dann, wenn pathologische Veränderungen am Bindegewebe vorliegen; die Art der Fixierung, die Konzentration der Farblösung, die Färbezeit und die Nachbehandlung in Wasser und Alkohol sind Faktoren, durch welche das Ergebnis beträchtlich beeinflußt wird. SCHMORL ist deswegen der Meinung, daß wenig Geübte und Anfänger die Beurteilung solcher Präparate nur mit Vorsicht vorzunehmen hätten.

b) Eine vorteilhafte, sehr empfehlenswerte Abänderung der van-Gieson-Färbung ist die *Eisenhaematoxylin-Pikrofuchsin-Färbung* nach HANSEN.

Es wird dazu folgende Stammlösung gebraucht, die man sich in genügender Menge vorrätig bereitet:

Kalt gesättigte wässerige Pikrinsäurelösung	1000 ccm
2% wässerige Säurefuchsinlösung	50 ccm

Vor dem Gebrauch wird die benötigte Menge der Stammlösung mit Essigsäure versetzt: z. B. auf 60 ccm 0,25 bis 0,30 ccm 2%iger Essigsäure.

Färbung:

1. Kernfärbung in Eisentrioxyhaematein oder mit WEIGERTschem Eisenhaematoxylin fünf bis zehn Minuten.

2. Spülen in destilliertem Wasser, gut in fließendem Wasser waschen.

3. Einstellen der Schnitte in die angesäuerte Pikrofuchsinlösung fünf Minuten.

4. Sehr kurzes Eintauchen (einige Sekunden) in destilliertes Wasser, dem man vorher auf 60 ccm 2,5 ccm der angesäuerten Farblösung zugesetzt hat.

5. Schnitte mit mehreren Schichten von glattem Filterpapier abtrocknen und für eine Minute in 96%igen Alkohol einstellen, in dem man die Objektträger einige Male hin und her schwenkt; man überträgt sie danach ebenfalls für eine Minute in ein zweites Gefäß mit 96%igem Alkohol und bringt sie schließlich in absoluten Alkohol (einmal wechseln!) drei bis fünf Minuten.

6. Aufhellen in Xylol, einschließen in Balsam.

Diese Färbung ist zuverlässiger als die VAN-GIESON-Methode; auch sind die Präparate längere Zeit haltbar, wenn man das Auswaschen in Alkohol gut durchgeführt hat. Sie liefert für Übersichtsschnitte zu Demonstrationszwecken sehr gute Dienste.

Den beiden soeben erwähnten Färbeverfahren haftet der Nachteil an, daß die Schnitte mit der Zeit verblassen. Man kann sie vorteilhaft durch folgende Methoden ersetzen, mit welchen man nicht nur farbenprächtige, sondern lichtechte und dauerhafte Färbungen erzielt. Sie sind von P. MASSON angegeben worden und sind unter der Bezeichnung *Trichrommethoden* bekannt.

c) VAN-GIESON-Färbung mit Metanilgelb.

Es werden folgende Lösungen gebraucht:

A.	Metanilgelb	1 g
	Eisessig	1 g
	Destilliertes Wasser	200 g
B.	Kaliumbichromat	3 g
	Destilliertes Wasser	100 g
C.	Säurefuchsin	1 g
	Gesättigte wässerige Pikrinsäurelösung	100 g

daneben: Essigsäure 2‰ und Essigsäure 1%

1. Kernfärbung mit Eisenhaematoxylin nach WEIGERT fünf Minuten, gut in fließendem Wasser waschen.

2. Schnitte fünf Minuten in Lösung A bringen, waschen in schwacher Essigsäure (2‰) und

3. für fünf Minuten in Lösung B übertragen. Man nimmt den Objektträger aus der Farbe und ohne zu waschen, bringt man

4. einige Tropfen der Lösung C für zwei Minuten, auf den Schnitt

5. Eintauchen in 1%ige Essigsäure für fünf Minuten, um die Pikrinsäure zu entfernen. Wenn der Schnitt zu stark gelb gefärbt ist, schwenkt man ihn in 96%igem Alkohol, bis der gewünschte Farbton erreicht ist.

6. Absoluter Alkohol, Salicylbalsam.

Anmerkung: Salicylbalsam: Das Einschließen in Salicylbalsam ist notwendig, um alle Färbungen mit Säurefuchsin, Anilinblau, Lichtgrün, Ponceau in ihrer ursprünglichen Schönheit aufzuheben (MASSON) Man bereitet ihn mit gewöhnlichem Canadabalsam (s. S. 164), der mit durch Salicylsäure gesättigtem Xylol oder Toluol dünnflüssig gemacht worden ist: ein Teil Balsam, fünf bis sechs Teile Salicylxylol (oder Toluol). Zum Einschließen bringt man den Objektträger aus Toluol oder Xylol in ein Gefäß mit Salicylbalsam für ein bis drei Minuten, nimmt ihn heraus, läßt abtropfen und wischt die Rückseite mit einem Lappen ab. Sodann läßt man die dünne Balsamschicht eintrocknen (Objektträger einige Minuten flach legen, zudecken mit Schale, um vor Staub zu schützen). Sobald die dünne Salicylbalsamschicht sich mit dem Fingernagel eben noch einritzen läßt. schließt man dann in gewöhnlichen Balsam ein.

Die angegebene VAN-GIESON-Färbung mit Metanilgelb färbt sehr gut und kontrastreich das kollagene Bindegewebe, aber sie vermag es nicht, eine differenzierte Darstellung des Protoplasmas zu vermitteln. Man erreicht dagegen mit den weiteren Trichrommethoden von MASSON, ohne viel Mühe anzuwenden, so hervorragende Resultate, daß diese Färbeverfahren nicht genug anempfohlen werden können. Wir gebrauchen sie seit vielen Jahren als alltägliche Färbung, ohne je Versager erlebt zu haben. Die Hauptbedingungen sind wie für jede Färbung: eine exakte Fixierung, gleichmäßige, nicht zu dicke Paraffinschnitte (5 bis 6 μ). Im allgemeinen ist die Fixierung in Pikrinsäuregemischen (BOUIN, DUBOSQ-BRAZIL) oder ZENKERscher oder HELLYscher Flüssigkeit vorzunehmen;

nach Formolfixierung von Sektionsmaterial ist es gut, vor der Färbung eine Beizung der Schnitte in Sublimatlösung durchzuführen.

d) Haemalaun-Erythrosin-Safranfärbung (P. Masson).

Man benötigt folgende Lösungen:

A. Saures Haemalaun nach P. Mayer (s. S. 128);

B.	Erythrosin	1 g
	Destilliertes Wasser	100 g
	Formol	einige Tropfen
C.	Safran (frische Ware!)	2 g
	Leitungswasser	100 g

Im Wasserbad eine Stunde kochen, erkalten lassen und filtrieren.

Danach Zusatz von 1 ccm Formol und
1 ccm 5%iger wässeriger Tanninlösung.

Diese Lösung kann in dunklem Glas zwei bis drei Wochen aufbewahrt werden.

Färbung:

1. Kernfärbung mit Haemalaun (kräftig!), Schnitte in Wasser waschen.

2. Differenzieren einige Sekunden in schwachem Salzsäurealkohol (5 Tropfen HCl auf 100 ccm 96%igen Alkohol).

3. Lange in Leitungswasser waschen bis die Kerne blau sind; das Bindegewebe muß entfärbt sein; ist das nicht der Fall, muß man die Schnitte in HCl-Alkohol nachbehandeln und erneut bläuen.

4. Färben in Lösung B fünf Minuten; waschen in destilliertem Wasser.

5. Einige Sekunden in 80%igem Alkohol differenzieren; waschen in destilliertem Wasser.

6. Auf den Objektträger werden einige Tropfen der Lösung C (Safran) gebracht, fünf Minuten liegen lassen und in destilliertem Wasser waschen.

7. Der Objektträger wird auf seiner Rückseite und neben dem Schnitt vom Wasser befreit (mit Lappen trocknen) und mit absolutem Alkohol übergossen (Tropfflasche). Diese sehr rasch durchgeführte Entwässerung ist sehr wichtig, weil Safran sich in schwachem Alkohol löst.

8. Aufhellen in Xylol, einschließen in Balsam.

Ergebnis: Kerne violettblau; Protoplasma rosa bis rot, Muskelgewebe, Elastica, Fibrin, Nervengewebe lebhaft rot, kollagenes Bindegewebe goldgelb. Diese Färbung sollte im täglichen Gebrauch die gewöhnliche Haemalaun- (Haematoxylin) -Eosinfärbung ersetzen, da sie ohne viel mehr Mühe differenziertere Resultate gibt; sie ist ganz besonders zum Studium der Geschwülste geeignet. Die Präparate erhalten sich sehr gut.

Eine Kombination mit einer Darstellung der *elastischen Fasern* mit Fuchselin nach Weigert (s. S. 304) ist in vielen Fällen zu empfehlen; diese wird vor der Kernfärbung ausgeführt.

Als praktische Variante dieser Färbung haben wir seit einer Reihe von Jahren auch folgende Methode mit Erfolg angewandt:

Haematoxylin-Säurefuchsin-Tuchechtgelb („Jaune solide") nach WALLART und HOUETTE. In dieser Abänderung der MASSONschen Vorschrift wird der wenig beständige gelbe Farbstoff des Safrans durch das *Tuchechtgelb G* oder *GG* der Ciba, Basel, ersetzt. Das Kollagen färbt sich mehr strohgelb.

Man benutzt folgende Lösungen:

A.	Säurefuchsin	1 g
	Destilliertes Wasser	100 ccm
	Eisessig	1 ccm
B.	Tuchechtgelb G oder GG	3 g
	Destilliertes Wasser	100 ccm
	Eisessig	1 ccm
C.	1 % Phosphormolybdänsäure	

Zur *Färbung* bereitet man ein Gemisch der drei Lösungen zu gleichen Teilen.

1. Kernfärbung mit Eisenhaematoxylin nach WEIGERT fünf Minuten (für 7 μ dicke Schnitte nur drei Minuten).

2. Kurz spülen in Brunnenwasser und differenzieren in 1 %iger Essigsäure, bis das Bindegewebe ganz entfärbt ist (Kontrolle unter dem Mikroskop, in vielen Fällen besonders für Anfänger erwünscht!).

3. Schnitte gründlich in fließendem Wasser auswaschen.

4. Färben in Tuchechtgelb-Säurefuchsin-Phosphormolybdänsäuregemisch fünf Minuten; das Gemisch kann man entweder auf den flach gelegten Objektträger auftropfen oder man füllt damit eine Färbeschale und stellt die Objektträger hinein.

5. Kurz abspülen mit destilliertem Wasser und Einstellen in 1 %ige Essigsäure für fünf Minuten.

6. Wie bei der Safranmethode von MASSON entfernt man sodann das überschüssige Wasser durch Abwischen der Unterfläche und der freien Oberfläche des Objektträgers mit einem Stofflappen und bringt den Objektträger in absoluten Alkohol.

7. Aufhellen in Xylol oder Toluol, Einschließen in Salicylbalsam. Das *Ergebnis* ist dasselbe wie nach der unter d) besprochenen Färbung; die Fixierung spielt fast keine Rolle. Pikrinsäure-, Chromsalz- und Sublimatgemische liefern nach unseren Erfahrungen etwas kräftiger gefärbte Präparate als die Formolfixierung. Man kann unter Umständen diese Färbung an aufgezogenen Gefrierschnitten, sehr gut auch an Celloidinschnitten ausführen. Sie läßt sich ebenfalls mit einer Elasticafärbung kombinieren.

e) Trichromfärbung mit Haematoxylin-Säurefuchsin-Ponceau-Anilinblau (P. MASSON).

Diese farbenprächtige Färbung ermöglicht eine feinere Darstellung der Bindegewebsfasern, zum Teil auch der Retikulumfasern neben einer ebenso klaren Färbung von protoplasmatischen Substanzen und Kernen. Sie wird meist als Bindegewebsfärbung angewandt. Unerläßlich sind dünne Paraffinschnitte (5μ). Fixierung: BOUIN, DUBOSCQ-BRAZIL, HELLY, ZENKER, CARNOY, SUSA, Formolfixierung weniger geeignet.

A. Säurefuchsin 1 g
Destilliertes Wasser 100 ccm
Eisessig 1 ccm
B. Ponceau de Xylidine (KRALL)
oder Ponceau BS (GEIGY) 1 g
Destilliertes Wasser 100 ccm
Eisessig 1 ccm
C. Anilinblau (KRALL) 2,5 g
(oder Wasserblau oder Tintenblau (Geigy), s. unten *Anmerkung*)
destilliertes Wasser 100 ccm
Eisessig 2,5 ccm

Man bringt zunächst das Wasser zum Sieden, fügt den Farbstoff hinzu, nimmt die Lösung vom Feuer und versetzt sie mit Eisessig. Unter gutem Verschluß des Gefäßes läßt man erkalten und filtriert.

D. $1\,^0/_0$ Phosphormolybdänsäure
E. $1\,^0/_0$ige Essigsäure.

Färbung:

1. Kernfärbung in Eisenhaematoxylin nach WEIGERT fünf Minuten.

2. Kurzes Spülen in Brunnenwasser und Differenzieren in $1\,^0/_0$iger Essigsäure bis zur vollständigen Entfärbung des Bindegewebes; danach gründliches Auswaschen.

3. Einstellen für fünf Minuten in eine Mischung von einem Teil A und zwei Teilen B; kurz in destilliertem Wasser waschen.

4. Einstellen für fünf Minuten in $1\,^0/_0$ige Phosphormolybdänsäure, wo sich das Bindegewebe entfärbt.

5. Ohne zu waschen, gibt man einige Tropfen der Lösung C (Anilinblau) auf den flach gehaltenen Objektträger, der leicht hin und her geschwenkt wird, um die Farbe mit der überschüssigen Phosphormolybdänsäure zu vermischen; Färbedauer zwei bis fünf Minuten. (Anilinblau Krall zwei Minuten, Anilinblau Grübler fünf Minuten, Wasserblau und Tintenblau Geigy sieben Minuten.)

6. Waschen in destilliertem Wasser, sodann in $1\,^0/_0$ige Essigsäure einstellen für fünf Minuten, oder auch länger, wenn das Anilinblau zu kräftig gefärbt hat (besonders nach Anwendung des Grüblerschen Farbstoffes). Sodann entfernt man die überschüssige Flüssigkeit an der Unterfläche und an der freien Oberfläche des Objektträgers und bringt in

7. absoluten Alkohol, Xylol, Salicylbalsam.

Ergebnis: Chromatin schwarz, Protoplasma ziegelrot bis rosa mit Darstellung der feineren Strukturen, Erythrozyten, Fibrin, Muskelgewebe, Gliafasern rot, kollagenes Bindegewebe blau.

Anmerkung: MASSON gibt an, daß man unter Umständen mit $1\,^0/_0$iger Fuchsinlösung oder mit $1\,^0/_0$iger Ponceaulösung allein auskommt; immerhin gibt die Färbung mit dem Gemisch dieser beiden Farbstoffe eine bessere Abstufung der roten Tone. Als Ponceau ist eigentlich nur das Ponceau der Firma Krall (Boulogne sur Seine) anwendbar; alle anderen ähnlichen Farbstoffe liefern keine gleich warmen Töne. Hat man kein Ponceau-de-Xylidine von Krall zur Verfügung, so erreicht man annähernd gleich gute Ergebnisse mit dem Ponceau BS. 2227/A der Fa. J. R. Geigy A. G., Basel (2%ige Lösung in 1%iger Essigsäure). Dieselbe Firma stellt eine Anzahl blauer Farbstoffe her, die mit Vorteil das etwas violett schimmernde Anilinblau ersetzen können; nach vielen Versuchen möchten wir besonders das *Wasserblau* 2108/A (1%ig in 1%iger Essigsäure) und das *Tintenblau H* (4% in 1%iger Essigsäure) empfehlen, die das Kollagen in schön sattblauer Farbe, ohne irgendwelche violette Untertönung, anfärben.

Die von MASSON empfohlene Kernfärbung mit REGAUDschem Eisenhaematoxylin kann durch die in der hier gegebenen Vorschrift angeführte Eisenhaematoxylinfärbung nach WEIGERT ohne weiteres und ohne Nachteile ersetzt werden. Präparate, die mit dieser Trichromfärbung gefärbt worden sind, beobachtet man am besten bei künstlichem Licht.

WALLART und HOUETTE haben eine *rasche Trichromfärbung* mit Ponceau-Fuchsin-Anilinblau angegeben. Sie verfahren folgendermaßen:

5 μ dicke Paraffinschnitte kommen aus dem destillierten Wasser auf die Färbebank. Darauf tropft man 1 bis 3 Tropfen von WEIGERTschem Eisenhaematoxylin und sogleich 5 bis 10 Tropfen des Farbgemisches.

		für Geigy-Farbstoffe
Ponceau-Fuchsin nach MASSON (s. oben)	20 ccm	10 Teile
1%ige Phosphormolybdänsäure	10 ccm	5 ,,
Annilinblau Krall, gesättigt in 2,5%iger Essigsäure	1,5 ccm	1 ,, (Tintenblau 4%ig)

Man neigt den Objektträger hin und her und läßt ihn danach fünf Minuten stehen; sodann rasche Entwässerung in absolutem Alkohol, Aufhellen in Xylol, Salicylbalsam, Balsam.

Trichrommethode mit Lichtgrün. MASSON empfiehlt für besondere Fälle das Anilinblau durch Lichtgrün zu ersetzen. Man stellt sich folgende Lösung her:

Lichtgrün	1 g
destilliertes Wasser	100 ccm
Eisessig	1 ccm

und benutzt sie in der unter g) angegebenen Vorschrift an Stelle der Anilinblaulösung.

Will man die *rasche Trichrommethode* von WALLART und HOUETTE anwenden, so stellt man folgendes Farbgemisch her:

0,5%ige Säurefuchsinlösung, hergestellt durch Verdünnung der 1%igen Lösung mit der gleichen Menge 1%iger Essigsäure	20 ccm
1%ige Phosphormolybdänsäure	10 ccm
1%ige Lichtgrünlösung	10 ccm

und färbt wie oben angegeben.

Alle diese Färbeverfahren lassen sich in vielen Fällen anwenden; man wird sie mit Vorteil bei der Untersuchung von Geschwülsten z. B. verwenden, wenn es gilt, neben einer exakten Protoplasmafärbung, die Einzelheiten zur Darstellung zu bringen und eine genaue Bindegewebsfärbung zum Studium des Stormas zu erhalten.

f) Magenta-Pikroindigocarmin nach Ramon y Cajal.

Diese Vorschrift kann die früher angewandten Pikro-Carminmethoden nach P. Mayer und ihre zahlreichen Abänderungen (Friedländer, Neumann, Krause, Poll u. a.) ersetzen. Man kann damit an Paraffinschnitten sehr schöne Resultate erzielen, so z. B. für Übersichtspräparate nach Silberimprägnierung von Pigmenten (Lipofuscin, Melanin). Wir geben die von Masson empfohlene Färbevorschrift:

1. Nach Entparaffinierung kommen die Schnitte aus destilliertem Wasser für zehn Minuten in folgende Farblösung:

gesättigte Fuchsin- (Magenta-) Lösung in 95%igem Alkohol	1 Teil
Destilliertes Wasser	5 Teile

2. Waschen in Wasser.

3. Auf den horizontal gehaltenen Objektträger gießt man etwas 1%ige Essigsäure, wo die Differenzierung der Fuchsinfärbung beginnt, und durch welche die Wirkung des Indigocarmins vorbereitet wird.

4. Der Überschuß wird nach einigen Sekunden abgetropft.

5. Sodann tropft man auf den Schnitt frisch filtrierte Pikroindigocarminlösung folgender Zusammensetzung:

Indigocarmin	0,25 g
wässerige gesättigte Pikrinsäurelösung	100 ccm

Färbedauer: zehn Minuten.

6. Waschen in destilliertem Wasser und differenzieren zwei Minuten in 0,2%iger Essigsäure, um die Pikrinsäure aus dem Bindegewebe auszuwaschen, dieses wird dann blau.

7. Sofortiges Eintauchen in absoluten Alkohol, welcher gleichzeitig entwässert und differenziert. Sobald die blaue Tönung des Bindegewebes klar ist, taucht man den Objektträger in Toluol oder Xylol. Einschließen in trockenen Balsam oder Salicylbalsam.

Ergebnis: Kerne sind leuchtend rot, basophile protoplasmatische Substanzen rosa, acidophile protoplasmatische Substanzen gelb, Schleim orange, kollagenes Bindegewebe blau.

Für Objekte, die in Chromsalz- oder in Osmiumtetroxydgemischen fixiert worden sind, kann man folgende Vorschrift anwenden:

1. Schnitte in der oben angegebenen Fuchsinlösung bei 45° fünf Minuten.
2. Waschen in Wasser, 1%ige Essigsäure auftropfen wie oben.
3. Kalt färben 30 Sekunden in

Indigocarmin	0,4 g
wässerige gesättigte Pikrinsäurelösung	100 ccm

4. Weitere Behandlung wie oben.

g) Erythrosin-Orange-Toluidinblau-Färbung nach Dominici.

Diese besonders für das Studium der haematopoetischen Organe angegebene Färbung kann man auch für andere Zwecke gut gebrauchen, besonders für Objekte mit reicher struktureller Gliederung, wie Drüsen, Lungen mit großen Bronchien, Luftröhre, Schleimhäute im allgemeinen. Die Haltbarkeit ist beschränkt, wenn man die Originalvorschrift anwendet; sie ist tadellos dagegen (viele Jahre) nach Anwendung einer kleinen Abänderung, wie sie von Masson vorgeschlagen wurde. Eine Fixierung in sublimathaltigen Gemischen ist vorzuziehen (Helly, Susa, Formol-Sublimat). Die Färbung ist nur bei Paraffinschnitten anzuwenden.

1. Nach Entparaffinierung werden in üblicher Weise die Sublimatniederschläge entfernt (Lugolsche Lösung 30 Minuten, Natriumthiosulfatlösung usw.).

2. Färben zehn bis fünfzehn Minuten in einem Gemisch von

Erythrosin	0,20 g
Orange G	1 g
Destilliertes Wasser	100 ccm

Der Schnitt wird dunkelrosa.

3. Waschen in destilliertem Wasser.

4. Kernfärbung in 1%iger Toluidinblaulösung zwei Minuten.

5. Differenzieren in 0,2%iger Essigsäure, bis der Schnitt rosa erscheint.

6. Entwässern in absolutem Alkohol, Toluol, in Caedax einschließen (oder trockener Balsam nach Masson, s. S. 164).

Ergebnis: Kerne dunkelblau, basophiles Protoplasma, Schleim blau; eosinophile Granula rotorange; Erythrozyten orange; kollagenes Bindegewebe rot, Granula der Mastzellen metachromatisch violett. Etwaige Bakterien intensiv blau.

h) Methylblau-Eosinfärbung nach Mann.

Diese zu wenig angewandte Methode leistet nicht nur für Spezialzwecke, wie für die Untersuchung des Zentralnervensystems, Darstellung von Parasiten (Amöben) z. B., sondern auch als allgemeine Methode vortreffliche Dienste; man färbt damit das Chromatin in sehr prägnanter Weise und erreicht gleichzeitig eine überaus klare Darstellung verschiedener Sekretgranula.

Die Färbung gelingt nur an Paraffinschnitten von Sublimat- (Susa, Helly), Pikrinsäure- oder Alkohol- (Carnoy) Material oder an Ausstrichen.

Farblösung:

1%ige wässerige Methylblaulösung	35 ccm
1%ige wässerige Eosinlösung	45 ccm
Destilliertes Wasser	100 ccm

Diese Farblösung ist längere Zeit haltbar, erscheint violettrot und fluoresciert.

Färbung: a) Rasche Methode:

1. Aus dem destillierten Wasser kommen die Schnitte für fünf bis zehn Minuten in die Farblösung.

2. Waschen in destilliertem Wasser zur Differenzierung der Eosinfärbung.

3. Rasches Entwässern in absolutem Alkohol (zweimal wechseln), Xylol, Balsam.

b) Langsame Methode:

1. Die entparaffinierten Schnitte kommen aus dem destillierten Wasser für 24 Stunden in die Farblösung.

2. Man spült sie 20 bis 30 Sekunden in destilliertem Wasser und

3. entwässert sie in absolutem Alkohol; sie erscheinen blau.

4. Sodann werden die wasserfreien Schnitte in alkalischem absolutem Alkohol differenziert.

Zusammensetzung: Absoluter Alkohol 10 ccm
30%ige wässerige Natronlauge 0,33 ccm (genau!)

Zur Differenzierung gibt man von dieser Lösung 10 Tropfen auf 60 ccm absoluten Alkohol. Im alkalischen Alkohol werden die Schnitte innert zehn Sekunden bis zehn Minuten rot.

5. Sobald der gewünschte Farbton erzielt ist, wäscht man die Schnitte gründlich in reinem absolutem Alkohol, um die Natronlauge zu entfernen.

6. Differenzieren des Eosins in reinem destilliertem Wasser oder in Essigwasser (2 bis 4 Tropfen Eisessig auf 60 ccm destilliertes Wasser) einige Minuten, bis bei mikroskopischer Betrachtung die blaue Kernfärbung wieder erscheint.

7. Entwässern in absolutem Alkohol, Xylol, Balsam.

Ergebnis: Kerne blau, Kernkörperchen, Erythrozyten, eosinophile Granula, einzelne Sekretgranula rot; basophile Substanzen blau, Bindegewebe und Muskulatur zartrosa.

Bemerkung: Genaue Differenzierungszeiten lassen sich nicht angeben, da das Ergebnis von der Art der Fixierung teilweise abhängig ist. Ist nach Differenzierung des Eosins (6) die rote Farbe nicht genügend intensiv, so rührt es daher, daß man im alkalischen Alkohol nicht lange genug differenziert hat. Einige Übung ist hierbei nötig.

Neues Verfahren nach DOBELL. DOBELL hat die MANNsche Methode besonders zur Darstellung der Amöben empfohlen. Seine Abänderung der vorliegenden Methoden kann jedoch auch für allgemeine Zwecke angewandt werden:

1. Färben der Schnitte in der MANNschen Lösung zwölf bis vierundzwanzig Stunden.

2. Waschen in destilliertem Wasser einige Sekunden.

3. Differenzieren in einer sehr stark verdünnten Lösung von Orange G in 70%igem Alkohol.

4. Rasche Entwässerung in absolutem Alkohol, Xylol, Balsam.

i) Methylenblau-Eosinfärbung nach MALLORY.

Diese in Amerika sehr viel angewandte Färbung können wir nach langjährigem Gebrauch auch für Übersichtspräparate sehr empfehlen. Sie gibt allerdings nur an Sublimatmaterial, besonders nach ZENKER-Fixierung, gute Resultate.

1. Paraffinschnitte werden in einer 5%igen wässerigen Eosinlösung mindestens zwanzig Minuten gefärbt. Es muß die Färbung sehr intensiv sein.

2. Waschen in Brunnenwasser.

3. Auf den flach liegenden Objektträger (Färbebank!) tropft man etwas Boraxmethylenblaulösung nach SAHLI, die ein- bis fünfmal mit destilliertem Wasser verdünnt worden ist (Herstellung: Gesättigte wässerige Methylenblaulösung drei Teile, 5%ige wässerige Boraxlösung zwei Teile, destilliertes Wasser fünf Teile). Man färbt 30 Minuten bis eine Stunde, wobei die Farbe einige Male abgeschüttet und erneuert wird.

4. Waschen in Brunnenwasser.

5. Differenzierung in Alkohol-Kolophonium nach WOLBACH: Von einer 10%igen Kolophoniumlösung in absolutem Alkohol werden einige Tropfen in 96%igem Alkohol gelöst, so daß eine Kolophoniumkonzentration von 1 bis 5% entsteht. Die Differenzierung wird unterbrochen, sobald die Schnitte wieder rosa gefärbt erscheinen.

6. Schnelles Entwässern in absolutem Alkohol.

7. Aufhellen in Xylol, einschließen in Neutralbalsam, Caedax oder Cedernöl.

Ergebnis: Kerne intensiv blau, Erythrozyten rot, übriges Gewebe wechselnd hell- bis tiefrosa.

G. Wahl einer Färbemethode.

Von den soeben angegebenen Färbevorschriften wird sich jeder Untersucher diejenigen aussuchen, die ihm gewissermaßen zusagen, und er wird einige davon stets parallel zueinander am gleichen Objekt anwenden, um auf diese Weise eine strengere Analyse von pathologischen Gewebsstrukturen vornehmen zu können. Wenn man sich beispielsweise im täglichen Gebrauch der Haemalaun- bzw. Haematoxylin-Eosinmethode bedient, so ist es in vielen Fällen unentbehrlich, daneben noch eine VAN-GIESON-Färbung auszuführen, dank welcher viele Einzelheiten des Gewebsaufbaues (Unterschiede zwischen Muskulatur und Bindegewebe z. B.) hervortreten. Mit keiner der angeführten allgemeinen Färbemethoden kann man alles darstellen; mit den meisten dieser Vorschriften erhält man genügend klare Bilder, um eine Diagnose der pathologischen Veränderungen stellen zu können. Vielfach jedoch sind spezielle Färbeverfahren anzuwenden, über welche ich im zweiten Teil dieses Buches berichten werde.

In der Regel darf sich der Pathologe ebensowenig wie der Histologe mit einer einzigen Färbemethode begnügen, gleichviel ob er sich mit der diagnostischen Untersuchung von Sektions- oder Operationsmaterial beschäftigt, oder ob er sich experimentell betätigt. Wenn man sich auch bei der täglichen Arbeit mit der Zeit an eine bestimmte Methode gewöhnt hat, so muß man doch stets die Möglichkeit haben, seine Befunde und die Deutung derselben mit Hilfe anderer spezieller Methoden zu kontrollieren; MASSON sagt ganz richtig, daß die Anwendung spezieller Färbemethoden nicht eine Ausnahme sein sollte; jede dieser Methoden hat ihre Vorteile, jede hat auch ihren Anwendungsbereich.

Der Anfänger stößt oft auf Schwierigkeiten bei der Wahl einer Methode und er findet sich nicht gleich zurecht in der großen Zahl der Vorschriften. Hier wie überhaupt in der Technik gilt es zunächst nur einfache Verfahren zu gebrauchen und nicht gleich komplizierte Vorschriften anwenden zu wollen! Allgemeine Regeln lassen sich schwerlich geben. Es hat uns die tägliche Praxis gezeigt, daß der wenig Geübte mit folgenden allgemeinen Methoden relativ schnell zum Ziel gelangt:

1. Haemalaun- bzw. Haematoxylin-Eosin- (oder Erythrosin-) Färbung.
2. Haemalaun-Säurefuchsin-Tuchechtgelb- (jaune-solide) Färbung (WALLART).
3. VAN-GIESON-Färbung.

Eventuell

4. Erythrosin-Orange-Toluidinblaufärbung (DOMINICI).

Auch neigt der Anfänger dazu, an ein und demselben Objekt gleich alle ihm bekannten Färbevorschriften auszuprobieren. Das Ergebnis wird ihn vielfach enttäuschen, erstens weil nicht jede Färbung für jedes Objekt geeignet ist, und zweitens hauptsächlich, weil meistens die Fixierungsvorschriften nicht beachtet worden sind. In der Regel kommt man mit einer Haemalaun-Säurefuchsin-Tuchechtgelbfärbung nach WALLART (oder einer Haemalaun-Erythrosin-Safranfärbung nach MASSON) mit einem Schlage weiter, als dies mit der Haemalaun-Eosinmethode der Fall ist. Als allgemeine Methode für diagnostische Zwecke hat sie sich, seitdem wir sie anwenden (es sind jetzt vierzehn Jahre!), durchaus bewährt; auch der Anfänger kann sich ihrer nach kurzer Übung sehr wohl bedienen.

Literatur.

BABES K.: Über Safraninlösung mit Anilinöl. Z. Mikrosk. 4 (1887), 470. BECHER S.: Untersuchungen über Echtfärbung der Zellkerne mit künstlichen Beizenfarbstoffen und die Theorie des histologischen Färbeprozesses mit gelösten Lacken. Berlin 1921. BECHHOLDT: Die Kolloide in Biologie und Medizin. Dresden 1920. CAJAL, RAMON Y.: Manual de histologia normal y técnica micrografia. Valencia 1897. CARAZZI D.: Eine neue Haematoxylinlösung. Z. Mikrosk. 28 (1911), 273. CLARA M.: Beitrag zur Haematoxylinfärbung. Z. Zellforschg. 22 (1935), 318. DAVIDSOHN C.: Vorzüge der Cresylviolettfärbung. Verhandlg. Dt. Path. Ges. 1904, S. 150. DOBELL C.: The amoeba living in man. J. Bact. London 1919. DOMAGK G.: Ein Beitrag zu den Kernechtfärbungen und der Haltbarkeit empfindlicher Färbungen. Cblt. Path. 55 (1932), 248. DOMINICI M.: Sur une méthode de technique histologique appropriée à l'étude du système hématopoiétique. C. r. Soc. Biol. Paris 54 (1902), 225. EISENBERG: In Enzyklop. der mikroskopischen Technik von R. Krause, 3. Auflage, S. 687 (1926). ERDMANN O. L.: J. pract. Chem. 26 (1842) und 75 (1858). FISCHER A.: Fixierung, Färbung und Bau des Protoplasmas. G. Fischer, Jena 1899. FRIEDLÄNDER: Mikroskopische Technik. Berlin 1882. FYG W.: Über einige Carminfärbungen. Z. Mikrosk. 45 (1928), 442. GICKLHORN J.: Entwicklung und gegenwärtiger Stand einiger Probleme und Ziele der Vitalfärbung. Ergeb. Physiol. 31 (1931), 388. GRENACHER A.: Einige Notizen zur Tinktionstechnik, besonders zur Kernfärbung. Arch. mikroskop. Anat. 16 (1879), 463. HÄGGQUIST G.: Eisenchloridhaematoxylin. Z. Mikrosk. 50 (1933), 77. HANSEN F. C. C.: Eine zuverlässige Bindegewebsfärbung. Anat. Anz. 15 (1898), 151; ders.: Untersuchungen über die Gruppe der Bindesubstanzen. I, Der Hyalinknorpel. Anat. H. 27 (1905), 537; ders.: Über Eisenhaematein, Chromalaunhaematein, Tonerdealaunhaematein, Haemateinlösungen und einige Cochenillefarblösungen. Z. Mikrosk. 22 (1905), 45. ders.: Artikel „Haematoxylin" in Enzyklop. d. mikrosk.

Technik von R. Krause, 2. Auflage, **3** (1926), 958. HEIDENHAIN M.: In Enzyklop. der mikrosk. Technik, 3. Auflage, S. 680 (1926). (Allgemeine Methoden der histologischen Färbungen.) HINTZELMANN U.: Über die histologische Verwendbarkeit neuer Beizenfarbstoffe. Z. Mikrosk. **39** (1922), 216. KATZENELSEN Z. S.: Über die Methodik der Safraninlösung. Z. Mikrosk. **46** (1929), 177. KIHN B.: Über die Anwendbarkeit einiger künstlicher Beizenfarbstoffe in der Histopathologie des Nervensystems. Z. Mikrosk. **41** (1924), 39. KRAUSE R.: Kursus der normalen Histologie. Berlin-Wien 1911. LANGERON M.: Précis de microscopie. Masson Paris 1925. LISON L.: Sur les phénomènes de métachromasie. Bull. Classe sciences Bruxelles **19** (1933), 1332 und **20** (1934), 1160; ders.: La signification histochimique de la métachromasie. C. r. Soc. Biol. Paris **118** (1935), 821; ders.: Etudes sur la métachromasie. Colorants métachromatiques et substances chromotropes. Arch. de Biol. **46** (1935), 599; ders.: Histochimie animale. Gauthier-Villars Paris 1936. MALLORY B.: Phosphormolybdic acid haematoxylin. Anat. Anz. **6** (1891), 375; ders.: A contribution to staining methods. J. exper. Med. **5** (1900), 19. MANN O.: Physiological histology. Clarendon Press, Oxford 1902. MASSON P.: Diagnostics de laboratoire. Maloine Paris 1923. MATHIS J.: Schnittfärbung mit Haemalaun-Erythrosin-Orange. Z. Mikrosk. **54** (1937), 428. MAYER P.: Über Pikrokarmin. Z. Mikrosk. **14** (1897), 18; ders.: Über das Färben mit Karmin, Kochenille und Haematein-Tonerde. Mitt. Zool. Station Neapel **10** (1892), 488 und **12** (1896), 317; ders.: Über Haematoxylin, Carmin und verwandte Materien. Z. Mikrosk. **16** (1899), 214; ders.: Notiz über Haematein und Haemalaun. Z. Mikrosk. **20** (1903), 409. MICHAELIS L.: Der heutige Stand der allgemeinen Theorien der histologischen Färbung. Arch. mikrosk. Anat. **94** (1920), 580. MÖLLENDORFF W. v.: Untersuchungen zur Theorie der Färbung fixierter Präparate. 1. Arch. mikrosk. Anat. **97** (1923), 554; ders.: Untersuchungen zur Theorie der Färbung fixierter Präparate. 3. Durchtränkungs- und Niederschlagsfärbung als Haupterscheinung bei der histologischen Färbung. Ergeb. Anat. **25** (1924), 1; ders.: Zur kritischen Auswertung gefärbter Strukturen in fixierten Präparaten. Dermat. Wschr. 1923, 1417; ders.: und M. DÖRLE: Untersuchungen zur Theorie der Färbung fixierter Präparate. 2. Über die Färbung der elastischen Fasern des Nackenbandes. Arch. mikrosk. Anat. **100** (1923), 61; ders. und TOMITA: Durchtränkungs- und Niederschlagsfärbungen bei der Wirkung der Beizenfarbstoffe. Z. Zellforschg. **3** (1925), 1. NICOLLE M.: Methode de Gram modifée et méthode directe. Ann. Inst. Pasteur **9** (1895), 664. ORTH J.: Notizen zur Färbetechnik. Berliner Klin. Wschr. 1883, Nr. 28, 431. PEERS J. H. und C. M. WASHINGTON: A modification of Mallorys phosphotungstic acid-haematoxylin stain for formaldehydfixed tissue. Arch. Pathol. **31** (1941), 446. PISCHINGER A.: Die Lage des isoelektrischen Punktes histologischer Elemente als Ursache ihrer verschiedenen Färbbarkeit. Z. Zellforschg. **3** (1926), 169; ders.: Diffusibilität und Dispersität von Farbstoffen und ihre Beziehung zur Färbung bei verschiedenen H-Ionenkonzentrationen. Z. Zellforschg. **5** (1927), 347. ROMEIS B.: Artikel „Carmin“ in Enzyklop. d. mikrosk. Technik von R. Krause. 3. Auflage, Bd. 1, 1926; ders.: Taschenbuch der mikroskopischen Technik. 14. Auflage. München und Berlin 1943. RUPE H.: Chemie der natürlichen Farbstoffe. **1** (1900), **2** (1909). SAHLI H.: Über die Anwendung von Boraxmethylenblau für die Untersuchung des Zentralnervensystems und den Nachweis von Mikroorganismen. Z. Mikrosk. **2** (1885), 49. SEKI M.: Zur physikalischen Chemie der histologischen Färbung. Z. Zellforschg. 18 (1933), 1. SCHMORL G.: Die pathologisch-histologischen Untersuchungsmethoden. 16. Aufl. Leipzig 1934. SYLVEN B.: Über das Vorkommen von hochmolekularen Esterschwefelsäuren im Granulationsgewebe und bei der Epithelregeneration. Acta chirurg. scandinav. **86** (1941), suppl. 66. UNNA P. G.: Über die Reifung unserer Farbstoffe. Z. Mikrosk. **8** (1891), 475; ders.: Über weitere Versuche, Farben mit den Geweben zu erzeugen und die chemische Theorie der Färbung. Arch. mikr. Anat. **10**; ders.: Entgegnung auf Möllendorffs kritische Auswertung. Dermat. Wschr. 1923; ders.: Histochemie der Haut. Leipzig-Wien 1928. WALLART J. und CH. HOUETTE: Eine rasche Dreifachfärbung durch Abänderung der Massonschen Trichrommethode. Anat. Anz. **69** (1930), 43; dieselben: Une coloration trichromique rapide à l'hématoxyline, la fuchsine acide et le jaune solide. Bull. histol. appl. **10** (1934), 404. WEIGERT C.: Eine kleine

Verbesserung der Haematoxylin-van-Gieson-Färbung. Z. Mikrosk. **21** (1904), 1. Winiwarter H. v.: Technique de la triple coloration. Arch. d. Biol. **33** (1923), 329 und **24** (1908/09). Wollbach S. B.: The use of the colophonium in differenciating the eosin-methylenblue and other stains. J. amer. med. Assoc. **56** (1911), 345. Zeiger K.: Der Einfluß von Fixationsmitteln auf die Färbbarkeit histologischer Elemente. Z. Zellforschg. **10** (1930), 481.

XII. Die Aufhellung, der Einschluß und die Aufbewahrung histologischer Präparate.

Bei der Besprechung der verschiedenen Färbungen ist bereits vom Einschließen der histologischen Schnitte in Canadabalsam oder in Glyzerin kurz die Rede gewesen; hier sei darüber noch ausführlicher berichtet, denn von diesem Punkt der histologischen Technik hängt die Qualität und die Dauerhaftigkeit des Präparates weitgehend ab.

Von der normalen Histologie dürfte bekannt sein, daß die zum Einschließen der gefärbten oder ungefärbten histologischen Objekte (Schnitte, Ausstriche usw.) verwendeten Medien optische und chemische Eigenschaften besitzen sollen, durch welche die optimale Beobachtung ohne Beeinträchtigung der Objektstruktur und ohne Veränderung der Färbung gewährleistet wird.

Bevor man histologische Präparate einschließt, muß man sie aufhellen.

A. Aufhellung.

Zur *Aufhellung* dienen mehrere Stoffe, die je nach ihrem Lichtbrechungsvermögen in verschiedenem Grade aufhellend wirken:

a) Aufhellungsmittel für wasserhaltige Präparate.

1. Glyzerin. Das Glyzerin wird man vorteilhaft als Aufhellungsmittel verwenden, wenn die Struktur der Zellen in möglichst wenig veränderter Weise hervortreten soll. Man kann es für gefärbte und ungefärbte Schnittpräparate benutzen, allerdings eignet es sich wenig für unfixiertes Material (Frischpräparate), da die Zellumrisse in ungefärbtem Zustand infolge der aufhellenden Wirkung des Glyzerins fast unsichtbar werden. Schwimmende Schnitte bringt man zuerst in eine Mischung von Glyzerin und Wasser zu gleichen Teilen für zehn bis fünfzehn Minuten, zieht sie auf den Objektträger auf und saugt mit einem Fließpapier die Flüssigkeit sorgfältig ab. Sodann bedeckt man den Schnitt mit einem Tropfen reinen Glyzerins und deckt mit einem Deckglas (vgl. unten S. 162) ein. Aus Wasser bereits aufgezogene Schnitte werden in gleicher Weise behandelt; falls man sie in Kochsalzlösung untersucht hat und sie bereits zugedeckt sind, so läßt man vom Rande her etwas Glyzerin zufließen; „in dem Maße, wie das Wasser verdunstet, tritt Glyzerin zu dem Schnitt hinzu und imprägniert ihn allmählich“ (Schmorl).

Mit Anilinfarben behandelte Schnitte sowie osmierte Präparate können nicht in Glyzerin aufgehellt werden, weil die Färbung darin allmählich verschwindet.

2. Gesättigte wässerige Lösung von Kalium aceticum. Diese Lösung eignet sich gut zur Aufhellung und Konservierung frischer Präparate, da es weniger aufhellend wirkt als Glyzerin. Man wendet sie in der gleichen Art und Weise wie Glyzerin an. Sie greift Anilinfarben weniger an; SCHMOBL bemerkt, daß Färbungen nach GIESMA sogar recht gut, wenn auch nicht dauernd, erhalten bleiben.

b) Aufhellungsmittel für entwässerte Präparate.

Die hier in Betracht kommenden Stoffe sind mit Wasser nicht oder nur sehr wenig mischbar; aus diesem Grunde muß man die Schnitte vor der Aufhellung sorgfältig von jeglicher Wasserspur befreien, was durch die Behandlung in der aufsteigenden Alkoholreihe geschieht. Auch kann man die auf dem Objektträger flach ausgebreiteten Schnitte mittels dicker Filterpapierschicht durch sanftes Drücken vom Wasser teilweise befreien und den Rest des im Schnitt noch verbliebenen Wassers durch ein Aufhellungsmedium entfernen, das mit Wasser etwas mischbar ist (z. B. Anilinöl und seine Gemische, vgl. unten).

Als Aufhellungsmedien dieser Art werden *ätherische Öle* und *Kohlenwasserstoffe* verwendet; sie wirken maximal aufhellend und werden besonders zur Untersuchung kontrastreich gefärbter Präparate gebraucht. In der Regel muß man die Schnitte so lange behandeln, bis sie völlig durchsichtig erscheinen; die dabei etwa auftretenden weißen Trübungen zeigen an, daß der Schnitt nicht richtig entwässert worden ist; er muß nochmals in absoluten Alkohl zurückgebracht werden. Eine zu lange Aufhellung in einigen der hierunter angeführten Aufhellungsmedien kann unter Umständen die Färbung schädigen (Anilinfarben), was bei empfindlichen Färbeverfahren tunlichst zu berücksichtigen ist.

1. **Toluol** und **Xylol** sind die gebräuchlichsten Aufhellungsmittel in der pathologischen Technik. Gegenüber anderen ähnlichen Stoffen besitzen sie den Vorzug, daß sie die Färbungen am wenigsten angreifen; sie sind aber gegen die geringsten Wasserspuren sehr empfindlich, daher dürfen nur wasserfreie Schnitte darin aufgehellt werden. Schwimmend behandelte Gefrierschnitte werden in Xylol, weniger in Toluol, leicht brüchig oder kräuseln sich; man hellt sie deswegen besser in Carbol-Xylol auf.

2. Carbolxylol: Acid. carbolic. cryst. (Phenol) 1 Teil
Xylol 4 Teile

Dieses viel verwendete Gemisch ist gegen Wasser weniger empfindlich als reines Xylol oder Toluol (es kann auch mit Toluol statt Xylol hergestellt werden), weil die Carbolsäure etwaige Wasserspuren aufnehmen kann. Es ist daher bei der Entwässerung der Schnitte nicht unbedingt notwendig, den teuren absoluten Alkohol zu gebrauchen, sondern man kann die Schnitte aus dem 96%igen Alkohol unmittelbar in Carbolxylol bringen, nachdem man den Alkoholüberschuß hat abtropfen lassen. So kann man im großen Untersuchungsbetrieb oder bei der Herstellung von Kurspräparaten viel absoluten Alkohol sparen.

Besonders angezeigt ist die Aufhellung in Carbolxylol (bw. Carbol-Toluol) für Gefrierschnitte und Celloidinschnitte. Man beachte, daß manche Anilinfarben von der Carbolsäure angegriffen werden; für die Bakterienfärbungen ist Carbolxylol daher nicht zu gebrauchen. Auch muß man wissen, daß die Aufhellung in Carbolxylol die Doppelbrechung ändert; man vermeide also dieses Verfahren, wenn die Präparate im polarisierten Licht untersucht werden müssen.

3. Terpineol. Dieser von P. MAYER besonders empfohlene Stoff ist eine wasserhelle, angenehm riechende Flüssigkeit, die dem Carbolxylol entschieden vorzuziehen ist, weil sie keine Färbung angreift und Wasserspuren noch verträgt. Die Schnitte kommen aus dem 90- oder 95%igen Alkohol in Terpineol, wo sie zunächst an der Oberfläche schwimmen und später untersinken. Man kann sie danach eventuell in Xylol bringen. Wie Carbolxylol löst Terpineol das Celloidin nicht auf und ist daher zur Aufhellung von Celloidinschnitten sehr empfehlenswert. Ungefärbte Celloidinschnitte können darin weich und geschmeidig aufbewahrt werden (wasserfreies, chemisch reines Terpineol von Schimmel und Co. Miltitz bei Leipzig). Ungefähr die gleichen Eigenschaften besitzt der *Benzylalkohol.*

4. Ätherische Öle. Hier sind vor allem zu nennen *Origanumöl, Cedernöl, Bergamottöl, Lavendelöl, Nelkenöl.* Das *Origanumöl,* welches sich mit 90%igem Alkohol leicht und ohne Trübung mischt, wird besonders für Celloidinschnitte gebraucht, da sich das Celloidin darin nicht auflöst. Bei langsamer Aufhellung kann man ohne Nachteil dem Öl einige Tropfen absoluten Alkohol hinzusetzen. Vom *Bergamottöl* ist zu erwähnen, daß es Eosinfärbungen rasch entfärbt. *Nelkenöl* hat den Nachteil, Anilinfarbstoffe anzugreifen und Celloidin aufzulösen. Man ersetzt es besser durch Terpineol oder, falls das Celloidin gelöst werden soll, durch *Methylbenzoat.*

5. Anilinöl (Anilin) hat die gleiche Eigenschaft wie Carbolxylol, Terpineol und die ätherischen Öle einerseits, noch eine bestimmte Menge Wasser aufzunehmen und sich anderseits in jedem Verhältnis mit Xylol oder Toluol zu mischen. Es wird dann zur Aufhellung gebraucht, wenn die Schnitte, ohne mit Alkohol in Berührung zu kommen, entwässert und aufgehellt werden sollen, z. B. bei Bakterienfärbungen nach der GRAMschen Methode. Die aus Wasser herausgezogenen Schnitte werden vorsichtig mit einer dicken Filterpapierlage abgetrocknet (besonders empfehlenswert sind hierbei auf Objektträgergröße zugeschnittene und zusammengeheftete oder an einer Schmalseite aneinandergeklebte Filterpapierstreifen, die einen Abreißblock mit 50 Blatt oder mehr darstellen), worauf man sie mit Anilin übergießt. Man hat bei der Verwendung von Anilin zu berücksichtigen, daß es die Anilinfarben meist stark angreift, was unter Umständen wertvolle Differenzierungen gestattet. Anderseits ist es aber oft vorteilhaft, sich eines *Anilin-Xylol-Gemisches* zu bedienen, z. B. zwei Teile Anilinöl auf zehn Teile Xylol; es verläuft die Aufhellung etwas langsamer, die Färbung leidet dabei nicht. Gemische mit höherem Anilingehalt, wie z. B. Anilin zwei Teile, Xylol ein Teil, wirken aufhellend und differenzierend zugleich; man verwendet sie bei besonderen Färbeverfahren (Fibrinfärbung nach WEIGERT).

Die nach dieser Vorschrift aufgehellten Schnitte müssen sorgfältig in Xylol oder Toluol ausgewaschen werden, um vom Anilin befreit zu werden, weil es einerseits die Färbungen mit der Zeit angreift und anderseits den Canadabalsam, in welchem die Präparate eingeschlossen werden, bräunlich anfärbt.

B. Einschlußmittel.

Auch bezüglich der *Einschlußmittel* für histologische Präparate gilt die für die Aufhellungsmedien gemachte Unterscheidung zwischen solchen für wasserhaltige Präparate und für entwässerte Schnitte.

a) Einschlußmittel für wasserhaltige Präparate.

1. **Glyzerin** ist ein praktisches und weit verbreitetes derartiges Medium zur Aufbewahrung von Schnitten, die mit Alkohol, Xylol und sonstigen Kohlenwasserstoffen nicht in Berührung kommen sollen (Fettfärbungen, einige metachromatische Färbungen usw.). Es sind hierbei die gleichen Vorsichtsmaßnahmen zu beachten, wie bei der Aufhellung in Glyzerin, also zunächst Übertragung der Schnitte in eine Glyzerin-Wassermischung vor dem Eindecken mit reinem Glyzerin. Luftblasen sind beim Zudecken mit einem Deckgläschen zu vermeiden (der ganze Schnitt muß mit Glyzerin zugedeckt werden, Deckglas schräg ansetzen, langsam und gleichmäßig senken!). Will man ein solches Präparat aufbewahren, so muß man es luftdicht abschließen, was am besten durch Umrandung mit einem entsprechenden Lack (Umrandungsmasse) geschieht (s. unten).

2. **Glyzeringelatine.** Dieses von Kaiser eingeführte Gemisch hat den Vorteil, daß es gerinnt und somit das Deckgläschen mit seiner Unterlage befestigt. Man stelle es folgendermaßen her:

15 g Gelatine werden in kleine Stücke zerschnitten und einige Stunden in 100 ccm destilliertes Wasser zum Quellen gebracht. Sodann setzt man 100 g reines Glyzerin hinzu, erwärmt fünfzehn Minuten unter Umrühren auf dem Wasserbad und filtriert warm durch angefeuchtete Glaswolle. Zu 200 ccm des Gemisches werden zwei bis drei Tropfen Carbolsäure (Acid. carbol. liquefact.) zur Vermeidung von Schimmelbildung zugesetzt. Das erkaltete Gemisch ist fest und hat einen Brechungsindex von 1,47. Vor Gebrauch muß die Masse im Wasserbad oder durch Einstellen in den Paraffinschrank bis zur Verflüssigung erwärmt werden. Der aufgezogene Schnitt wird vor dem Eindecken vom überschüssigen Wasser durch vorsichtiges Absaugen mit Fließpapier befreit; sodann bringt man mit einem Glasstab einen Tropfen der flüssigen Glyzeringelatine darauf, deckt zu und läßt abkühlen. Auch wird empfohlen, um die Gelatine unlöslich zu machen, das fertige Präparat Formalindämpfen auszusetzen: man legt es für einige Stunden in eine gut verschließbare Glasschale, auf deren Boden man mit Formol getränkte Watte oder Fließpapier gelegt hat.

Sollen die Präparate längere Zeit aufbewahrt werden, so muß man sie mit Lack umranden. Es wird angegeben, daß sich mit der Zeit die meisten Färbungen insbesondere Haematoxylinfärbungen nicht halten, weil sie von der Carbolsäure angegriffen werden. Deswegen empfiehlt Gross eine Glyzeringelatine mit Boraxpufferzusatz nach Lohaus. Romeis hat dieses Verfahren mit Wüst zusammen verbessert und setzt, um ein Verpilzen zu vermeiden, der Boraxlösung etwas Sublimat zu. Er bereitet eine Lösung von 7 g Gelatine in 42 ccm einer m/5 Boraxlösung (1,24 g kristallisierte Borsäure werden in 10 ccm von NaOH gelöst und mit destilliertem Wasser auf 100 ccm aufgefüllt. Dazu 0,1 ccm einer konzentrierten wässerigen Sublimatlösung). Nach Quellen der Gelatine löst man im Wasserbad auf und fügt 42 ccm doppelt-destilliertes Glyzerin hinzu. Zu dieser noch warmen Lösung werden als Indikator zehn Tropfen einer Bromthymolblaulösung gegeben, wodurch sie eine gelbe Farbe annimmt (0,1 g Bromthymolblau in 3,2 ccm n/20 NaOH lösen und auf 250 ccm mit destilliertem Wasser auffüllen). Nun wird so lange tropfenweise n-NaOH zugesetzt, bis die gelbe Farbe deutlich nach Blau umgeschlagen hat (pH ungefähr 7,7). Die fertige Lösung ist mittels eines Heißwassertrichters zu filtrieren.

3. **Gelatinebalsam nach Heringa.** Bei der Besprechung der Gelatineeinbettung haben wir dieses Einschlußmedium bereits erwähnt. Es läßt sich auch für uneingebettete Schnitte (Gefrierschnitte) sehr gut verwenden und besitzt einen Brechungsindex von 1,464 bei 15°. Die eingedeckten Präparate werden kaum oder nicht angegriffen. *Herstellung:* In 15 ccm destilliertem Wasser löst man 26 g kristallisierte Laevulose auf, setzt nach dem Abkühlen 1,125 g Gelatine zu, löst bei 56° auf. Sodann gibt man 0,075 g Kalialaun hinzu und filtriert. Diese Masse hält man sich vorrätig. Zum Gebrauch verflüssigt man eine kleine Menge (1 bis 2 ccm bei 37° im Brutofen oder auf dem Wasserbad), gibt dazu zwei Tropfen Formol. Der Schnitt wird sofort damit zugedeckt und für zehn Minuten in den Brutschrank bei 37° gebracht, damit sich die Masse gut ausbreitet. Diese Präparate müssen ebenfalls mit einem luftundurchlässigen Lack umrandet werden, weil Auskristallisierungen leicht vorkommen, die die Beobachtung stören. (Beseitigung der Kristalle erfolgt nach Heringa durch Einlegen der Präparate bei 37° in eine mit feuchtem Filterpapier ausgekleidete Petrischale.)

Die Konservierung ist in diesem Balsam eine vorzügliche.

4. **Gummisirup** nach v. Apathy. Dieses Medium, mit einem Brechungsindex von 1,524, eignet sich zur Konservierung aller Objekte, die man nicht entwässern will. Es greift keine Färbung an, auch die empfindlichsten sind darin sehr beständig. Zur *Herstellung* wählt man reine farblose Stücke von Gummi arabicum, wiegt davon 50 g ab und schließt sie in ein Gazesäckchen ein, welches in etwa 30 ccm Wasser aufgehängt wird; man erwärmt auf dem Wasserbad bis zur Lösung der Gummimasse. Gesondert werden 50 g gewöhnlicher Rohrzucker in 20 ccm destilliertem Wasser gelöst und mit der Gummilösung vermischt. Um das Verpilzen zu vermeiden, fügt man 1 ccm Formol oder etwas Thymol (0,5 g) hinzu. Diese Masse wird an den Rändern des Deckgläschens bald hart; eine Umrandung ist nicht unbedingt notwendig.

5. **Laevulosesirup** wird besonders zum Eindecken von Amyloidfärbungen gebraucht; er wird in der Weise vorbereitet, daß man Laevulose (Fruchtzucker) mit etwas weniger als dem gleichen Volumen destillierten Wassers anrührt (Michaelis), z. B. 30 g Laevulose in 20 ccm destilliertem Wasser und zum Eindicken 24 Stunden im Brutschrank bei 37° stehen läßt. Der Sirup muß dickflüssig sein und wird allmählich ganz fest. Die damit hergestellten Präparate müssen mit Lack umrandet werden. Färbungen mit Carmin und Anilinfarben werden nicht angegriffen. Haematoxylinfärbungen sind dagegen empfindlich.

6. **Lactophenol** nach **Amann** ist in der pathologischen Anatomie wenig bekannt; erwähnenswert ist diese Einschlußmasse jedoch, weil man darin Frisch-

präparate von allen möglichen Objekten erhalten kann. Der Brechungsindex beträgt 1,44, was eine ausgezeichnete Beobachtung auch feinster Einzelheiten ermöglicht. Die Mischung besteht aus chemisch reiner Carbolsäure (kristallisiert 10 g, Milchsäure 10 g, Glyzerin 20 g, destilliertes Wasser 20 g. Frisch bereitet ist das Gemisch wasserklar, unter Lichteinfluß wird es bald braun und ist deswegen in einer Flasche aus dunklem Glas aufzubewahren.

Schnittpräparate werden aus dem Wasser mit Glyzerin-Wassergemisch $\bar{aa}$ behandelt und sodann eingedeckt. Frischpräparate (Wurmeier, kleine Parasiten) können direkt in Lactophenol übertragen werden. Gefärbte Präparate sollten damit nicht eingedeckt werden!

b) Einschlußmittel für entwässerte Präparate.

Entwässerte Präparate, die in der angegebenen Weise aufgehellt worden sind, werden mit Harzen oder Ölen eingeschlossen. Die gebräuchlichsten dieser Einschlußmassen sind bekanntlich:

1. Canadabalsam, der unter verschiedenen Formen erhältlich ist; am besten verwendet man den halbflüssigen Balsam ohne Xylolzusatz. Wegen seiner sauren Reaktion kann dieses Harz viele Färbungen schädigen, sie blassen ab. Aus diesem Grunde wird man vorteilhaft *neutralen Canadabalsam* oder den sogenannten *oxydierten, trockenen Canadabalsam* nach der Vorschrift von MASSON verwenden, mit der wir so gut wie keine Versager erlebt haben. Diese besteht darin, daß der Schnitt zuerst von einer dünnen Balsamschicht bedeckt wird, die durch Lufttrocknung oxydiert wird und die man danach mit gewöhnlichem Canadabalsam zudeckt. Man verfährt folgendermaßen:

Man stellt sich eine stark verdünnte Lösung von Canadabalsam in Toluol oder Xylol her, z. B. ein Teil Balsam, fünf bis sechs Teile des Lösungsmittels. Man läßt die aufgehellten Schnitte ein bis zwei Minuten in dieser Lösung stehen, tropft die Objektträger ab, wischt ihre Rückseite mit einem Leinentuch ab und legt sie horizontal unter Staubabschluß (z. B. unter eine große Glasschale) bei Zimmertemperatur oder bei 37° im Brutofen, bis die dünne Balsamschicht so hart geworden ist, daß man sie mit dem Fingernagel nicht mehr einritzen kann. Sodann gibt man einen Tropfen des dicken natürlichen Canadabalsams auf ein Deckgläschen und deckt damit den Schnitt zu. Ist der Balsam sehr dick, so empfiehlt es sich, die eingedeckten Präparate auf eine Wärmeplatte oder in den Brutschrank zu bringen, eventuell unter Beschwerung mit kleinem Bleigewicht (20 g).

Diese Methode ist ein wenig komplizierter, was allerdings durch die vorzügliche Erhaltung der Färbungen reichlich kompensiert ist.

2. Caedax ist ein synthetisch hergestelltes, neutrales harziges Produkt der J. G. Farbenindustrie und wurde von DOMAGK eingeführt. Es ist wohl heutzutage die bequemste Einschlußmasse für entwässerte Präparate, da es keine Färbung schädigt. Nachdem die Schnitte aufgehellt worden sind, bedeckt man sie rasch mit einem Tropfen Caedax, ohne sie anzuhauchen, und legt ein Deckgläschen in üblicher Weise darauf. Treten dabei in der Masse milchige Trübungen auf, so ist der Schnitt noch wasserhaltig und muß nochmals entwässert werden

(Einstellen in Toluol oder Xylol, Entwässerung in absolutem Alkohol). Caedax ersetzt auch den sogenannten neutralen Canadabalsam.

3. **Dammarharz** wurde früher viel mehr als heute gebraucht; es wird vorteilhaft durch Canadabalsam und besonders durch Caedax ersetzt. Will man aus dem käuflichen, meist unreinen Harz eine brauchbare Einschlußmasse bereiten, verfährt man nach ROMEIS' Angaben:

100 g gutes Dammarharz werden in einem Zweiliterkolben mit einem Liter reinstem Xylol übergossen und nach Beifügen einiger Siedesteinchen bei 140° eine Stunde lang unter Rückflußkühlung auf dem Sandbad gekocht. Nach Erkalten fügt man 3 bis 4 g gepulverte Tierkohle zu und schüttelt kräftig durch. Hierauf wird die schwarz gefärbte Flüssigkeit auf einige xylolbefeuchtete Faltenfilter (Schleicher, Schüll Nr. 588) verteilt. Die ziemlich rasch durchlaufenden Filtrate werden vereinigt und nochmals durch ein Filter gegeben. Die nun völlig klare, gelblich gefärbte Lösung wird unter entsprechender Vorsicht durch Abdestillieren des überschüssigen Xylols auf etwa 200 ccm eingeengt und nochmals filtriert. (Erhitzen auf dem Sandbad unter Vorlegen eines Kühlers, Einstellen von einigen Glaskapillaren in die Lösung zur Vermeidung von Siedeverzug. Das Xylol destilliert bei 132° über; der Vorlauf, der verschiedene Verunreinigungen enthält, wird verworfen). Falls weitere Einengung des Dammarharzes erwünscht ist, stellt man die Lösung noch einige Zeit in einen mit Paraffinschnitzeln beschickten evakuierten Exsikkator.

Alle diese Harze bewahrt man auf dem Laboratoriumstisch in geeigneten weithalsigen Flaschen, die mit einer übergreifenden, angeschliffenen Kappe versehen sind, auf. Es gibt davon zahlreiche Modelle; sehr praktisch ist der von Wagner und Munz, München, Karlstraße 43, nach ROMEIS' Angaben hergestellte Behälter. Der Balsam soll mit einem dünnen Glasstab aufgetragen werden und es ist dabei Sorge zu tragen, daß der Schliff der Flasche nicht beschmiert wird.

4. **Salicylbalsam** (nach P. MASSON) verwendet man zur Aufbewahrung aller Färbungen mit Säurefuchsin, Anilinblau, Ponceau u. dgl. Eine dünne Lösung von natürlichem Canadabalsam in Toluol (ein Teil Balsam, fünf bis sechs Teile Toluol) wird mit Salicylsäure versetzt (eine Messerspitze auf 10 ccm dünnen Balsam) und in gleicher Weise angewandt, wie die oben angegebene Vorschrift des oxydierten Balsams.

5. **Cedernöl.** Das eingedickte Cedernöl, wie man es als Immersionsöl verwendet, eignet sich ebenfalls sehr gut als Einschlußmittel. Es greift keine Färbung an, trocknet nur etwas langsam ein, was bei der Aufbewahrung der Präparate zu beachten ist (Brechungsindex 1,515).

6. **Paraffinöl** (Paraffinum liquidum) kann für empfindliche Färbungen als Einschließmittel verwendet werden, sofern kein neutraler Balsam, Caedax oder Cedernöl zur Verfügung steht. Die aufgehellten Schnitte werden in üblicher Weise zugedeckt, nur müssen die Präparate umrandet werden (Gummisirup nach v. APATHY, DU NOYERsche Masse oder Kopal-Emaillack). Paraffinöl verwendet man zur Aufbewahrung osmierter Präparate, deren Schwärzung erhalten bleiben soll.

c) Einschluß sehr dicker Schnitte.

Sehr dicke Celloidin- oder Gefrierschnitte, z. B. Schnitte ganzer Organe nach dem Verfahren von CHRISTELLER, werden am besten nach AURELLS Angaben behandelt; Entwässerung in aufsteigender Alkoholreihe, Aufhellung in Benzol, Abtrocknen mit Fließpapier, Einlegen in Anisöl. Zum Eindecken verwendet man eine Mischung von Kolophonium und Chininhydrochlorid in Anisöl; durch Veränderung des Chininhydrochloridzusatzes kann man den Brechungsindex beliebig variieren. Zunächst löst man Chininhydrochlorid unter Erwärmung in Anisöl, welchem man vorher ein paar kleine Stücke des abgewogenen Kolophoniums zugesetzt hat. Man läßt die Lösung bei Zimmertemperatur erkalten und dann erst wird der Rest des Harzes zugefügt. In einigen Tagen ist dieses vollständig gelöst. Folgende Gemischverhältnisse orientieren über die erreichte Differenz im Brechungsindex:

Kolophonium	95%	Chininhydrochlorid	5%	nD = 1,548
,,	90%	,,	10%	,, = 1,551
,,	75%	,,	25%	,, = 1,560
,,	50%	,,	50%	,, = 1,575

C. Umrandungsmassen.

Von den zahlreichen vorgeschlagenen Kittmassen zur Umrandung von Deckgläschen seien nur einige erwähnt, die sich im täglichen Gebrauch bewährt haben. Die Vorsichtsmaßnahmen bei der Umrandung eines in flüssigem Medium aufzubewahrenden Präparates sind für alle Kittmassen dieselben; die Einschlußflüssigkeit soll über den Deckglasrand nicht vordringen, das Präparat soll nicht durch Verschieben des Deckgläschens zerstört werden usw. Will man Präparate umranden, die in wässerigen Einschlußmitteln aufbewahrt werden sollen, so bedient man sich folgender Kittmassen:

1. **„Superiol-Emaillack“** der Fa. O. Fritze, Wien I, Hoher Markt 11, ist ein Kopalemaillack mit Zinkweiß, der von KAMPTNER eingeführt wurde. Man trägt den Lack mit einem Aquarellpinsel auf und beachtet, daß der Anstrich etwa 1 mm über den Rand des Deckgläschens ausgeführt wird. Nach zwei Stunden ist der Lack trocken, aber es ist empfehlenswert, am folgenden Tag den Anstrich zu wiederholen. Dieser Lack ist gegen Cedernöl, Benzin, gegen Feuchtigkeit und Sonnenwärme resistent; er kann daher sehr empfohlen werden.

2. **Kaliumbichromat-Gelatine nach RUIJTER** ist ebenfalls eine widerstandsfähige Umrandungsmasse, die eine Reinigung des Deckgläschens mit Benzin, Chloroform u. dgl. gestattet und die man sich leicht selbst herstellen kann.

20 g Gelatine werden in 100 ccm gesättigtes Thymolwasser auf dem Wasserbad verflüssigt; man setzt 10 ccm einer 50%igen Kaliumbichromatlösung in destilliertem Wasser hinzu und mischt gut durch. Dieses Gemisch erstarrt allmählich zum Gel und wird *im Dunkeln aufbewahrt* (Kaliumbichromat-Gelatine wird unter Lichteinwirkung unlöslich!). Vor Gebrauch wird die nötige Menge bei 37° verflüssigt und mit einem Pinsel aufgetragen. Man läßt am Licht bei Zimmertemperatur trocknen.

3. **Lanolin-Kolophoniumkitt nach R. du NOYER.** Diese Kittmasse ist wohl

die beste der älteren warm aufzutragenden Umrandungsmassen. Sie besitzt den Nachteil aller Wachs- und Harzgemische, daß sie gegen Cedernöl, Benzin, Chloroform usw. empfindlich ist. Trotzdem wird sie viel benutzt, weil sie sehr gut abschließt.

Zur Herstellung dieser Kittmasse bringt man 20 Teile Lanolin in eine Porzellanschale oder in einen emaillierten Topf und erwärmt langsam zur Vertreibung etwaiger Wasserspuren. Wenn der durch Wasseraustritt gebildete Schaum verschwunden ist, setzt man 80 Teile Kolophoniumstücke allmählich hinzu und rührt gut mit einem Glasstab um, bis die Masse homogen und klar erscheint; sie ist hellbraun. Zur Aufbewahrung wird sie in kleine Blechdosen gegossen, wo sie erstarrt.

Zur Umrandung verwendet man einen rechtwinklig gebogenen Metalldraht (etwa 2,5 mm Stärke) oder einen Umrandungsspatel (du Noyer hat ein sehr praktisches derartiges Instrument angegeben), den man erhitzt und in die Kittmasse bringt. Diese schmilzt, so daß man mit dem Metalldraht leicht an den vier Ecken des Deckgläschens je einen Tropfen Kitt anbringen kann. Man braucht dann nur noch die vier Kanten des Deckgläschens mit einem dünnen Kittrand zu versehen, der homogen und lückenlos sein muß.

Diese Masse ist sehr fest und haftet dem Glas ausgezeichnet an, auch wenn es noch leicht naß ist.

Literatur.

Apathy S. v.: Erfahrungen in der Behandlung des Nervensystems für histologische Zwecke. Z. Mikrosk. **9** (1892), 37. Ammann J.: Konservierungsflüssigkeiten und Einschlußmedien für Moose, Chloro- und Cynophydeen. Z. Mikrosk. **13** (1896), 18. Aurell C.: Kolophonium-Chininhydrochloridgemische als Einschlußmittel für sehr dicke Schnitte zu mikroskopischen Zwecken. Z. Mikrosk. **55** (1938), 256. Gross W.: Zur Technik der Fettfärbung. Z. Mikrosk. **47** (1930), 64. Heringa G. C. und S. ten Berge: Eine Gelatinegefriermethode für die Anfertigung mikroskopischer Präparate. Z. Mikrosk. **40** (1923), 116. Heringa G. C.: Kleine Notiz bezüglich der Gelatinegefriermethode. Z. Mikrosk. **48** (1931), 79. Kaiser E.: Verfahren und Herstellung einer tadellosen Glyzeringelatine. Biol. Cblt. **1** (1880), 25. Kamptner E.: Gehärteter Kopalöllack als Deckglaskitt für mikroskopische Dauerpräparate mit wässerigen Einschlußmedien. Z. Mikrosk. **53** (1936), 170. Kisser J.: Bemerkungen zum Einschluß in Glyzerin-Gelatine. Z. Mikrosk. **51** (1935), 372. Masson P.: Diagnostics de laboratoire. A. Maloine et fils, Paris 1923. Mayer P.: Über ein neues Intermedium. Z. Mikrosk. **26** (1910), 523; ders.: Über den Ersatz des Nelkenöls durch andere Intermedien. Z. Mikrosk. **33** (1916), 1. du Noyer R.: Nouveau lut pour préparations microscopiques. C. r. Soc. Biol. Paris **81** (1918), 741. Romeis B.: Taschenbuch der mikroskopischen Technik. 14. Auflage. 1943 (S. 270). Ruijter J.H.C.: Eine neue Methode zum Umranden von Präparaten. Z. Mikrosk. **51** (1934), 374 und Bull. histol. appl. **11** (1934), 410.

XIII. Einiges über die Fehler in histologischen Präparaten und deren Behebung.

Schon bei der Besprechung der verschiedenen Methoden, wie Fixierung, Herstellung der Schnitte, Einbettungsverfahren, Färben, Einschließen usw. wurde mehrmals auf Fehler aufmerksam gemacht und die Mittel angegeben, mit welchen sie zu beheben sind. Es ist überflüssig, dies noch einmal zu wiederholen, sondern was wir hier beabsichtigen, ist eine kurze Beschreibung der Fehler, die am fertigen histologischen Präparat bemerkt werden können, und der Verfahren, mit welchen man ein fehlerhaftes Präparat noch einigermaßen retten kann.

An einem fertigen histologischen Präparat gibt es zunächst Schönheitsfehler, die man nicht beheben kann. Wurde der Paraffinschnitt z. B. nicht in der Mitte des Objektträgers aufgezogen und angeklebt, so kann man ihn nicht mehr an den richtigen Ort bringen, was ja unter Umständen auch nichts ausmacht. Es sieht bloß das Präparat unordentlich aus. Falten oder Risse im Schnitt stören manchmal die Beobachtung ganz beträchtlich, insbesondere lassen sich auch derartige Präparate nicht photographieren; die Falten rühren von einer schlechten Ausbreitung her, die Risse von einer zu rohen Behandlung der Schnitte (z. B. kommen sie oft bei flottierend behandelten Gefrierschnitten vor). Eine sehr häufige Ursache der Risse ist eine Scharte im Mikrotommesser; ferner können sie auch davon herrühren, daß im Gewebe eine kalkharte Stelle gelegen ist, die sich nicht schneiden läßt und das Messer beschädigt. In solchen Fällen muß das Objekt nachträglich entkalkt werden. Risse und Falten kann man nicht korrigieren. Desgleichen sind die besonders in Paraffinschnitten beobachteten, streifenförmigen und abwechselnden Dickenunterschiede nicht zu beheben; sie entstehen durch Vibration des Messers beim Schneiden und werden oft durch eine schlechte Einbettung bedingt. In solchen Fällen muß man von vorne anfangen, den Gewebsblock neu schneiden, eventuell neu einbetten.

Weitere Fehler, die teilweise korrigiert oder ganz behoben werden können, stehen mit der Art der Einbettung, der Färbung und dem Einschließen in Zusammenhang.

Nach Fixierung in sublimathaltigen Gemischen entstehen leicht sogenannte Sublimatkristalle im Gewebe; wenn man die Objekte vor der Einbettung und die Paraffinschnitte nach der Befreiung von Paraffin nicht vorschriftsmäßig mit Jod entsublimiert hat, bleiben diese Niederschläge als schwarze, sehr störende Massen im Schnitt liegen. Hat man kein Material (Paraffinblock, Gewebsblock) zur Verfügung, so muß man das Präparat abdecken, den Balsam in Xylol oder Toluol entfernen und über die absteigende Alkoholreihe den Schnitt in Jodalkohol bringen, bis die Sublimatniederschläge entfernt worden sind. Sodann muß von neuem gefärbt werden. Man verfährt in ähnlicher Weise zur Entfernung von sogenannten Formolniederschlägen unter Benutzung der auf S. 40 angegebenen Methode. Komplizierte Färbungen gehen dabei meist verloren und können nicht wiederholt werden.

Es können die Gewebe wie gekocht aussehen; sie erscheinen kontrahiert, die Zellen manchmal wie ausgehöhlt oder leer, die Färbung ist zu diffus. Dieser Fehler, der in Paraffinschnitten von Anfängern gar nicht selten beobachtet wird, hängt in der großen Mehrzahl der Fälle von einer schlechten Entwässerung des Objektes vor der Paraffindurchtränkung ab; auch wird dieses Aussehen der Gewebe nach mangelhaftem Entspriten oder mangelhafter Entfernung des Vorharzes (Toluol, Xylol) vor der Einbettung festgestellt. Eine weitere Möglichkeit ist die, daß beim Strecken die Paraffinschnitte zu stark erwärmt worden sind. Dieser Fehler kann nicht behoben werden.

Selbstverständlich wird ein Schnitt nach Überfärbung der Kerne oder des Zwischengewebes dem Beobachter keine Freude bereiten; desgleichen ist ein zu schwach gefärbter Schnitt oft nicht brauchbar. Solche Fehler sind meist gut zu korrigieren: Entfernung des Deckglases durch sehr vorsichtiges Erwärmen auf der Sparflamme eines Bunsenbrenners, Einlegen in Xylol oder Toluol, bis der Balsam entfernt ist. Absteigende Alkoholreihe, neue Färbung, bzw. falls der Schnitt überfärbt war, entsprechende Differenzierung. Auch Gefrierschnitte, die mit Glyzeringelatine oder in Gummisirup eingedeckt worden sind, kann man wieder gewinnen und neu färben.

Eine Entfärbung von in Canadabalsam eingedeckten Schnitten hängt oft von der Beschaffenheit des Einschlußharzes selbst ab; eine saure Reaktion beeinträchtigt insbesondere die Haemalaun- und Hämatoxylinfärbungen; viele Anilinfarbstoffe werden dagegen durch eine alkalische Reaktion zerstört. Es muß also unter allen Umständen die Einschlußmasse neutral sein; deswegen ist der Einschluß in Caedax, neutralem Balsam oder nach dem MASSONschen Verfahren in trockenem Balsam angezeigt.

Große Schnittpräparate, die mit zu kleinen Deckgläschen zugedeckt worden sind, zeigen meistens nach einiger Zeit eine Entfärbung ihrer Randteile. Beim Zudecken ist deswegen Sorge zu tragen, daß die Ränder des Schnittes in einer Mindestentfernung von 2 mm vom Deckglasrand entfernt liegen. Diese Entfärbung ist durch eine Ansäuerung des Canadabalsams unter Lufteinfluß bedingt. Präparate, die man nach der MASSONschen Vorschrift eingedeckt hat, zeigen diesen Fehler nie.

Bei Färbungen mit metachromatischen Farbstoffen, die sich leicht oxydieren, ist das Einschließen in Paraffinöl empfehlenswert (Toluidinblau, Thionin, Methylgrün u. a.).

HEIDENHAIN hat sich besonders mit der Entfärbung der Schnitte nach vorangegangener Behandlung mit Jod eingehend beschäftigt; für Einzelheiten sei auf diese Arbeit verwiesen.

Es können die Schnitte weißliche, wolkige Trübungen aufweisen, die auf dunklem Grund milchig aussehen. Auf diesen Fehler wurde bereits bei der Besprechung der Einschlußmittel aufmerksam gemacht; er tritt auf, wenn die Schnitte vor dem Eindecken ungenügend entwässert worden sind. Das Präparat kann leicht gerettet werden, wenn man nach Entfernung des Einschlußharzes von neuem entwässert.

Sehr oft passiert es dem Anfänger, daß er beim Zudecken der Schnitte Luftblasen in den Balsam oder in Glyzeringelatine oder in eine ähnliche Einschlußmasse eindringen läßt. Sind solche Präparate noch frisch, entfernt man das Deckglas, bringt den Objektträger in Xylol und deckt von neuem ein. Es ist vorteilhaft, beim Zudecken das Deckgläschen zunächst mit einer Schmalseite, etwa 3 mm von dem einen Schnittrand entfernt anzulegen, wobei das Gläschen schräg gehalten wird; man senkt die gegenüberliegende Seite allmählich, damit die Einschlußmasse sich langsam und gleichmäßig ausbreitet. Eine Präpariernadel ist dabei eine oft willkommene Hilfe! — Luftblasen können sich aber auch später entwickeln, wenn nicht genügend Balsam verwendet wurde; meist liegen solche Blasen am Rande des Deckgläschens; in diesem Fall stellt man den

Objektträger für einige Zeit in Xylol oder Toluol, um den Balsam zu erweichen und fügt vom Rande her neuen Balsam hinzu, wobei das Deckglas etwas gehoben wird.

Dicke Wülste oder Tropfen des Einschlußharzes am Rande des Deckgläschens sind zu vermeiden; nachdem ein Präparat eingedeckt ist, muß man sich davon vergewissern, daß die Harzschicht nicht zu dick ist. Eine Beschwerung des Deckgläschens mit kleinen Bleigewichten (20 bis 50 g, viereckige Form) ist bei Celloidinschnitten, ganz besonders bei großen Übersichtsschnitten unbedingt erforderlich. Den überschüssigen Balsam entfernt man mit einem weichen Leinentuch, das mit etwas Xylol angefeuchtet worden ist.

Literatur.

HEIDENHAIN M.: Über die Haltbarkeit mikroskopischer Präparate, insbesondere über die Nachbehandlung jodierter Gewebe mit Natriumthiosulfat. Z. Mikrosk. **25** (1908), 397.

XIV. Die histologische Schnelldiagnose.

Der Pathologe ist oft gezwungen, Schnelldiagnosen abzugeben, sei es zur Abklärung eines Falles während einer Operation, sei es im Sektionssaal, wenn man beispielsweise eine Organveränderung, eine Geschwulst mit bloßem Auge nicht sicher diagnostizieren kann. Oft ist eine histologische Diagnose maßgebend für das weitere Vorgehen hinsichtlich der Konservierung, Fixierung oder der chemischen Aufarbeitung des Materials. Deshalb kommt man oft in die Lage, Schnelldiagnosen stellen zu müssen. Es sind verschiedene Verfahren vorgeschlagen worden, die zum Ziel führen sollen; sie sind in bezug auf das Ergebnis uneinheitlich.

a) Methode von TERRY.

Viel angewendet wird die *Methode von* TERRY, die besonders durch CHRISTELLER in Deutschland empfohlen worden ist. Die Originalmethode von TERRY wurde von SCHMORL in der letzten Auflage seiner pathologisch-histologischen Technik beschrieben; seither wurde sie durch LAAS vereinfacht. Aus der frischen Probeexcision schneidet man mit einer Rasierklinge ein planparalleles Stück heraus, so dünn, wie die Konsistenz es zuläßt (1 mm); man faßt es an einer Ecke mit einer anatomischen Pincette an und läßt über die senkrecht gehaltene Schnittfläche einen Tropfen UNNAschen polychromen Methylenblaus laufen (oder neutrales polychromes Methylenblau nach TERRY, bei Leitz zu beziehen). Man spült sofort in Leitungswasser ab und legt das Gewebsstück mit der gefärbten Seite nach oben auf einen Objektträger. Das Präparat wird am Mikroskop mit Durchlicht oder schrägem Auflicht betrachtet. Ein Deckglas ist nicht notwendig, wenn kein stärkeres Objektiv gebraucht wird.

Das Prinzip dieser sehr einfachen und schnellarbeitenden Methode (in 30 bis 40 Sekunden kann man eine Diagnose stellen!) besteht darin, daß mit dem stark färbenden polychromen Methylenblau nur eine dünne oberflächliche Gewebsschicht angefärbt wird, die dann bei Auflichtbeleuchtung wie ein histologischer

Schnitt aussieht. Das schnelle Arbeiten ermöglicht rasch hintereinander mehrere Stellen einer Probeexcision zu untersuchen, was unter Umständen für das weitere Vorgehen des Chirurgen von großer Bedeutung sein kann.

LAAS, der eine große Erfahrung mit diesem Verfahren gesammelt hat, gibt an, daß man sowohl unfixiertes wie fixiertes Gewebe in der angegebenen Weise behandeln kann; aus fixiertem Gewebe ist die Herstellung dünner Scheiben natürlich einfacher, was besonders für die Betrachtung bei Durchlichtbeleuchtung vorzuziehen ist. Als Lichtquelle wird eine an einem Stativ angebrachte Niedervoltlampe empfohlen, die je nach dem, ob Durchlicht- oder Auflicht-Mikroskopie angewendet wird, in ihrer Stellung verschoben wird. Eine Mattscheibe und ein Blaufilter sind überflüssig, hingegen ist ein Wärmeschutzglas nötig, weil die Färbung sonst fast augenblicklich vergeht.

Ein großer Nachteil dieses Verfahrens ist die geringe Haltbarkeit der Präparate, die schon nach einer Minute abblassen und verwaschen aussehen. Die Methode ermöglicht immerhin dem Pathologen gewissermaßen am Operationstisch eine Diagnose zu stellen; sie kann im oder neben dem Operationssaal mit sehr einfachen Mitteln durchgeführt werden. (Instrumentarium: Mikroskop, Niedervoltlampe, Korkplatte mit Nadeln, Rasierklinge, Objektträger, eventuell Deckgläser, Tropfglas mit Pipette, Stiftgläschen für die Farblösung).

b) Gefrierschnittmethode.

Hat man etwas mehr Zeit zur Verfügung, so empfehle ich vom unfixierten Gewebe *Gefrierschnitte nach dem Messertiefkühlverfahren* nach SCHULTZ-BRAUNS (vgl. S. 76) anzufertigen. Man bringt den unfixierten Gefrierschnitt in üblicher Weise vom Messer auf den Objektträger, fixiert ihn in Osmiumtetroxyddämpfen (eine bis zwei Minuten) und färbt mit polychromem Methylenblau oder Haemalaun-Eosin. Empfehlenswert ist ferner das Verfahren von KLEIN und KRUTINA, mit dem man schneller zum Ziele kommt: der am Objektträger haftende Schnitt wird mit destilliertem Wasser vollständig bedeckt; sodann bringt man in das Wasser einen Tropfen einer stark verdünnten Thionin-Weinsteinsäurelösung nach FEYRTER: als Stammlösung dient ein Gemisch von

Thionin	1	g
Weinsteinsäure	0,5	g
Destilliertes Wasser	100	ccm

Zur Färbung wird 1 ccm dieser Lösung mit 100 ccm destilliertem Wasser verdünnt. Nach fünf Sekunden wird der Schnitt mit einem Deckglas zugedeckt und kann sofort mikroskopisch betrachtet werden. Es ist zu beachten, daß sich die Einzelheiten des Gewebes wechselnd mehr oder weniger schnell herausheben; die Präparate liefern klare Bilder und dürften in den meisten Fällen eine Diagnose gestatten, sie sind jedoch nicht haltbar.

c) Ultropak-Verfahren nach LEROUX.

Das zu untersuchende Gewebsstück wird mit dem Rasiermesser in zirka 2 mm dicke Scheiben zerlegt; es können jeweils mehrere Scheiben untersucht werden. Man bringt ein möglichst glattes Gewebsstück für 30 Sekunden in Eisessigalkohol (Alkohol 95% 100, Eisessig 1,0), wodurch an der Oberfläche eine dünne Gewebsschicht fixiert wird; sodann wäscht man im Wasser und färbt eine halbe bis eine Minute in einer 1%igen Toluidinblaulösung, worauf wieder schnell in Wasser gewaschen wird. Nach Differenzierung in 1%igem Essigwasser (Eisessig 1,0 auf 100 ccm Wasser) wird die Scheibe in Wasser gewaschen. Man untersucht sie am Ultropak. LEROUX empfiehlt diese Untersuchung mit einer besonders zu diesem Zweck hergestellten Preßkammer vorzunehmen; man kann aber auch die zu untersuchende Fläche mit einem Deckglas bedecken. Die LEROUXsche Preßkammer hat den Vorteil, daß die beiden Objektflächen betrachtet werden können. Die dabei entstehenden Bilder sind denjenigen ähnlich, die man im durchfallenden Licht zu sehen gewohnt ist. Dieses Verfahren gestattet sehr schnell zu arbeiten (etwa zwei Minuten), aber es ist hierbei das relativ teure Ultropak und dazu noch viel Übung nötig!

Von allen diesen Methoden ist die Gefriermethode mit dem Messertiefkühler, mit Fixation in Osmiumdämpfen und nachfolgender Färbung mit Haemalaun-Eosin und Haemalaun-Sudan diejenige, die wir als zuverlässigste empfehlen möchten. Sie arbeitet etwas langsamer als die anderen erwähnten Verfahren; ein Geübter aber kann in fünf Minuten ausgezeichnete Schnittpräparate herstellen, die sich wie gewöhnliche Schnitte aufbewahren lassen. Über die Schnelldiagnose am Paraffinschnitt s. S. 91.

Literatur.

CHRISTELLER E.: Erfahrungen mit der verbesserten histologisch-diagnostischen Schnellmethode nach Terry. Klin. Wschr. 1928, 448. KLEIN H. und U. B. KRUTINA: Eine einfache Schnellmethode zur Anfertigung eines zuverlässigen Schnellschnittes. Cblt. Path. **79** (1942), 353. LAAS E.: Histologisches Schnellverfahren. Cblt. Path. **80** (1943), 369. LEROUX R.: Technique nouvelle pour examens histologiques rapides. Bull. Cancer **20** (1931), Nr. 9. TERRY B. T.: Rapid provisional microscopic diagnoses of malignancy without a microtom. J. Amer. med. Assoc. **83** (1924), 1127; ders.: Provisorische mikroskopische Diagnose in weniger als 60 Sekunden ohne Mikrotom. Med. Klin. **1924**, 1179.

Spezieller Teil.

XV. Die Färbung der Zelle und ihrer Bestandteile.

In der Zelle müssen verschiedene Bestandteile nachgewiesen werden, die bei Anwendung von einfachen Untersuchungsmethoden meist nicht erfaßt werden können; während man wohl mit Leichtigkeit immer eine brauchbare Färbung des Zellkerns erreicht, stößt eine Darstellung der Mitochondrien, der Golgisubstanz und vieler pathologischer Zelleinschlüsse unter Umständen auf große Schwierigkeiten. Die Methoden der feineren Cytologie wurden im allgemeinen für normalhistologische Zwecke ausgearbeitet und beziehen sich auf Objekte, die unter optimalen Bedingungen von Entnahme und Fixierung zur Untersuchung gelangen; und trotzdem erlebt man mit diesen Methoden auch an solchen Objekten oft genug Versager. Wie wir es in der Einleitung hervorgehoben haben, ist das uns zur Verfügung stehende Sektionsmaterial für feinere cytologische Untersuchungen in den meisten Fällen unbrauchbar oder es liefert nur sehr wenig befriedigende Ergebnisse. Die Beurteilung der Färbungen ist insbesondere dadurch erschwert, daß in der Zeit zwischen Gewebstod und Fixierung (meist einige Stunden) autolytische Prozesse eingesetzt haben, durch welche viele protoplasmatische Strukturen schwer gelitten haben und nicht mehr dargestellt werden können; dies beobachtet man z. B. in eindrucksvoller Weise am Knochenmark, wenn man Schnitte von intravital durchgeführten Knochenmarkspunktaten mit Schnitten des postmortalen Materials vergleicht. Weil nun die bei der Untersuchung verschiedener Zellbestandteile gebrauchten Methoden für lebendfixierte Objekte erfunden worden sind, müssen wir bei deren Anwendung am pathologischen Material von vorneherein kritisch sein und mit Versagern rechnen. Trotzdem erlangt man vielfach noch annehmbare Resultate, wenn man vorsichtig zu Werke geht und den Vorschriften der oft komplizierten Verfahren sorgfältig und peinlich genau folgt.

In den folgenden Abschnitten werden die Untersuchungsmethoden besprochen, die sich zur Darstellung folgender Zellstrukturen anwenden lassen: Kern, Zellgrenzen, Mitochondrien, Golgisubstanz, Zellgranula.

A. Darstellung von Kernstrukturen.

Will man bei der Darstellung von Einzelheiten in der Struktur ruhender Kerne oder in Kernteilungsfiguren keine Enttäuschungen erleben, so muß man die zu untersuchenden Objekte möglichst kurze Zeit nach dem Tode fixieren; gewiß gelingt es oft in Geschwülsten zum Beispiel noch zehn bis achtzehn Stunden post mortem Mitosen zur Darstellung zu bringen und es können manchmal die

Chromosomen noch deutlich färbbar sein; feinere Einzelheiten des Teilungsvorganges, wie z. B. Spindelfasern und Centrosomen, gehen meist verloren. Auch ist es ratsam, besondere Fixierungsgemische zu wählen, mit denen erfahrungsgemäß die Kerne besonders gut konserviert werden.

Zur *Fixierung* von Kernstrukturen sind zu empfehlen:

a) *Osmiumtetroxydgemische,* z. B. die *Flemmingsche* Flüssigkeit, und zwar besonders die von BENDA vorgeschlagene Modifikation (siehe S. 52). Darin werden auch viele Protoplasmastrukturen, namentlich die Mitochondrien, vorzüglich fixiert. Wichtig ist hierbei, wie für jede Osmierung, darauf zu achten, daß die zu fixierenden Stücke dünn sein müssen, keinesfalls über 2 bis 3 mm dick. Man fixiert 24 Stunden, wäscht 24 Stunden in fließendem Wasser und bettet in Paraffin ein.

b) *Sublimatgemische,* wie das Susa-Gemisch nach HAIDENHAIN (siehe S. 49), die ZENKERsche (siehe S. 49), die HELLYsche Flüssigkeit (siehe S. 49) u. dgl. ergeben gute Resultate in Fällen, bei denen eine besonders scharfe Chromatindarstellung erwünscht ist. Für manche Zwecke wird die Fixierung nach SANFELICE empfohlen, nach welcher die Brasilinfärbung ausgezeichnete Kern- und Mitosendarstellungen ermöglicht: 1%ige Chromsäure 160 ccm, Formol 80 ccm, Eisessig ,10 ccm. Fixierungsdauer 24 Stunden, 48 Stunden wässern, Paraffineinbettung.

c) *Pikrinsäuregemische:* auch die BOUINsche Flüssigkeit ist ein gutes, einfach zu bereitendes Fixierungsgemisch für Kernstudien (S. 45).

Man beachte hierbei sorgfältig die für diese verschiedenen Fixierungsmethoden geltenden Vorschriften und bemesse die Menge des Fixierungsmittels ja reichlich genug. Auch ist dafür Sorge zu tragen, daß die Entwässerung, das Entspriten und die Paraffineinbettung fehlerlos vor sich gehen; insbesondere ist auf die Paraffintemperatur zu achten.

Färbemethoden für ruhende Kerne. Zur Darstellung der Kerne in Schnittpräparaten eignen sich alle Kernfärbungen, die wir im Kapitel XI (S. 127) erwähnt haben. Besonders kontrastreiche Bilder erhält man mit der *Eisenhaematoxylinmethode* nach HEIDENHAIN oder REGAUD; der Ungeübte muß sich allerdings stets daran erinnern, daß sich mit dieser Färbemethode nicht nur Chromatin, sondern auch Plasmabestandteile anfärben; Vorsicht in der Beurteilung ist hierbei am Platze. Färbungen mit Haemalaun, mit dem Haematoxylin nach EHRLICH ergeben einfachere und oft leichter zu deutende Bilder. Auch kann man zur Kernfärbung *Brasilin* verwenden, wobei man am besten nach SANFELICE fixiert und zur Färbung der von ROMEIS empfohlenen Vorschrift von HICKSON folgt:

1. Schnitte für ein bis drei Stunden in eine 1%ige Lösung von Eisenalaun in 70%igem Alkohol einlegen; zuerst 1 g Eisenalaun in 23 ccm dest. Wassers lösen, sodann 77 ccm 90%igen Alkohol zugeben. Nur einige Tage haltbar.

2. Kurz in 70%igem Alkohol auswaschen.

3. Färbung in einer 0,5%igen Lösung von Brasilin (am besten von J. R. Geigy A. G., Basel, zu beziehen) 3 bis 16 Stunden.

4. Auswaschen in 70%igem Alkohol. Entwässern, über Xylol in Balsam einschließen. Die Kerne sind braunschwarz dargestellt, die Bilder sind äußerst zart, allerdings weniger kontrastreich als mit Eisenhaematoxylin.

Osmierte Objekte kann man mit *Safranin* färben und verfährt am besten nach den Angaben von v. WINIWARTER (vgl. unten S. 176).

Nach Sublimatfixierung (Susa, Sublimat-Formol, HELLYsche Flüssigkeit) eignen sich besonders die panchromatischen Färbungen nach ROMANOWSKY z. B. (S. 360) und die von v. MÖLLENDORFF empfohlene MANNsche Färbung mit Methylblau-Eosin (S. 154).

Die Kernkörperchen lassen sich fast mit allen Gemischen saurer oder basischer Anilinfarbstoffe zur Darstellung bringen; je nach der Fixierung erscheinen sie acidophil, basophil oder neutrophil. Im allgemeinen sind sie acidophil und man kann sie mit den Trichrommethoden von P. MASSON (S. 150) sehr schön leuchtendrot anfärben. SCHMORL hebt die Vorzüge der WEIGERTschen Fibrinfärbung mit Carmingegenfärbung hervor (oder Kernechtrot) (S. 143), bei welcher die Kernkörperchen sehr scharf tiefschwarz in gutem Gegensatz zur roten Chromatinfärbung stehen (Einzelheiten siehe bei GERSCH).

B. Darstellung von Kernteilungen.

Ist ein Objekt lebenswarm oder kurz nach dem Tode gut fixiert worden, so kann man mit allen erwähnten Färbemethoden die Kernteilungsfiguren darstellen. Bekannt ist die Tatsache, daß sich die Mitosen im allgemeinen meist intensiver anfärben als die ruhenden Kerne, was bei der histologischen Untersuchung von Geschwülsten z. B. immer wieder beobachtet werden kann. In vielen Fällen haben wir schon bei gewöhnlicher Formol- oder Müller-Formol-Fixierung und nachfolgende Kernfärbung mit dem sauren Haematoxylin nach EHRLICH sehr brauchbare Mitosenbilder darstellen können. Will man jedoch exakter vorgehen, so empfiehlt sich die Fixierung im FLEMMINGschen Gemisch (Chromosmium-Essigsäuregemisch S. 51) oder noch besser im HERMANNschen Gemisch (S. 51) vorzunehmen und eine *Kernfärbung* mit *Safranin* anzuschließen. Oft kommt man auch mit der einfachen Färbung in 1%iger wässeriger Safraninlösung aus:

1. Färben in 1%iger wässeriger Safraninlösung (Safranin-G extra der Ciba, Basel), 1 bis 24 Stunden.

2. Abspülen in Wasser.

3. Kurz in schwach saurem Alkohol entfärben (X Tropfen gesättigte, alkoholische Pikrinsäurelösung auf 100 ccm absoluten Alkohol).

4. Auswaschen in absolutem Alkohol, bis keine gröberen Farbstoffwolken mehr abgehen.

5. Aufhellen in Xylol, Toluol oder Bergamottöl, Einschließen in Balsam.

Die Kernteilungsbilder erscheinen intensiv rot gefärbt, die ruhenden Kerne blaßrot.

Eine etwas komplizierte, jedoch bei guter Fixierung zuverlässige Darstellungsvorschrift für Mitosen (Centrosomen, Spindelfasern, Polstrahlen usw.) verdankt man FLEMMING. der die *Safranin-Gentianaviolett-Orange-Färbung* angegeben hat. Dieses Verfahren ist von v. WINIWARTER modifiziert worden und man verwendet am besten seine Angaben:

1. Fixierung in FLEMMINGschem Gemisch mit nachfolgender 24stündiger Wässerung (ein längeres Liegenbleiben der Objekte im Fixierungsgemisch ist ohne Belang). Möglichst rasche Einbettung in Paraffin, am besten über Zedernholzöl. Die Paraffinblöcke sollen bald geschnitten werden, weil sich das Färbeergebnis an alten Paraffinblöcken wesentlich verschlechtert.

2. *Benutzte Farblösungen: Safraninlösung:* Die Farbe ist von der Gesellschaft für Chemische Industrie, CIBA, in Basel zu beziehen: 10 g Safranin G extra werden in 155 ccm 96%igem Alkohol gelöst, dazu gibt man 145 ccm destilliertes Wasser. Zur Färbung verwendet man eine Mischung von 20 ccm dieser lange haltbaren Stammlösung mit 80 ccm 50%igem Alkohol.

Gentianaviolettlösung: 1%ige Gentianaviolettlösung in destilliertem Wasser.

Orange-G-Lösung: 1 g Orange G wird in 200 ccm destilliertem Wasser gelöst. Zur Färbung verdünnt man 10 ccm dieser Stammlösung mit 100 ccm destilliertem Wasser.

3. *Färbeverfahren:* Aus dem destillierten Wasser bringt man die entparaffinierten Schnitte für 24 Stunden in die Safraninlösung, wo sie sich intensiv rot anfärben, aber durchsichtig bleiben sollen. Haben sie sich braun- oder schwarzrot gefärbt, so muß man die Farblösung eventuell mit 50%igem Alkohol verdünnen. Die Herkunft des Safranins spielt hierbei eigentlich die entscheidende Rolle.

Nach der Färbung spült man ca. ½ Minute in destilliertem Wasser und stellt die Schnitte für 24 Stunden in die Gentianaviolettlösung ein. Hier werden sie dunkelviolett; werden sie schwarz, muß die Farblösung verdünnt werden.

Sodann spült man in zwei- bis dreimal gewechseltem destilliertem Wasser und taucht die Schnitte schnell, etwa 30 Sekunden, in die Orange-G-Lösung. Hierauf bringt man sie für höchstens 2 bis 3 Sekunden in angesäuerten absoluten Alkohol (auf 100 ccm absoluten Alkohol sechs Tropfen einer Mischung von gleichen Teilen Salzsäure und absoluten Alkohols). Unter keinen Umständen darf man die Schnitte länger darin belassen; sobald eine violette Farbwolke aus dem Schnitt abgeht, taucht man sie in reinen absoluten Alkohol für ½ bis 1 Minute, um den Säureüberschuß zu entfernen.

Die Differenzierung erfolgt langsam in einer Mischung von Nelkenöl 50 ccm und absoluten Alkohol 5 ccm; (ROMEIS hat versucht, das Nelkenöl durch Terpineol zu ersetzen, ist aber zum Nelkenöl wieder zurückgekehrt!) Man kann den Prozeß durch Erhöhung des Alkoholgehaltes beschleunigen. Unter mikroskopischer Kontrolle wird die Differenzierung soweit gebracht, bis die kernreichen Teile des Schnittes blau, die kernarmen dagegen orangegelb aussehen. Man überträgt sie dann in reines Nelkenöl, läßt dieses abtropfen und wäscht es in mehrfach gewechseltem Xylol (durch Auftropfen) ab. Einschließen in Canadabalsam.

Ergebnis: Das Chromatin der ruhenden Kerne ist dunkelblau, in den Teilungsfiguren und in degenerierenden Kernen (Geschwülste) erscheint es braunrot bis violett. Die Kernkörperchen sind hellrot. Das Protoplasma und seine Strukturen sind in verschiedenen Abstufungen bräunlichgelb mehr oder weniger dunkel. Erythrozyten sind rot. Fett schwarz.

Neben den Osmiumtetroxydgemischen kann man auch zur Mitosedarstellung die Objekte in *Sublimatgemischen* fixieren; sie sind eigentlich alle brauchbar (siehe S. 47—50). Am besten färbt man mit Haematoxylin, vor allem nach der Eisenhaematoxylinmethode von HEIDENHAIN, bei der die Centrosomen und die Spindelfasern vorzüglich zur Darstellung gelangen. Auch kann man für Sublimatmaterial die BIONDI-HEIDENHAINsche Methode anwenden:

Dieses Dreifarbengemisch besteht aus Methylgrün, Orange G und Säurefuchsin und wird in Pulverform oder als Farbflüssigkeit von Dr. K. Hollborn und Söhne, Leipzig, geliefert; es ist besser, die fertige Mischung anzuwenden, als sie selbst zu bereiten. Man verwendet zur Färbung 1 Teil der Farblösung und 60 bis 100 Teile destillierten Wassers. Diese Verdünnung soll auf Fließpapier einen Fleck hinterlassen, der in der Mitte bläulichgrün, an den Rändern orange gefärbt ist; findet sich an der Peripherie noch ein roter Ring, so ist zuviel Fuchsin darin enthalten (SCHMORL). Die Schnitte kommen aus dem destillierten Wasser:

1. 24 Stunden in die Farblösung,
2. man wäscht sie 1 bis 2 Minuten in 90%igem Alkohol; und
3. entwässert sie rasch in absolutem Alkohol,
4. Xylol, Balsam (neutral!).

Ergebnis: ruhende Kerne bläulichgrün, Kernteilungen intensiv blaugrün, Erythrozyten orange, Nucleolen rot, Centriolen, Spindeln in verschiedenen Abstufungen. Ähnlich ist das Ergebnis der *Triacid-Färbung* nach Ehrlich. Wir haben diese Methoden zugunsten der *Dominici-Färbung* (S. 154) und insbesondere der panchromatischen ROMANOWSKY-GIEMSA-Methode verlassen, die einfacher und zuverlässiger sind (siehe S. 360).

Eine relativ einfache Methode nach *Formolfixierung* (Formol 1 Teil, destilliertes Wasser 10 Teile) hat LANDAU angegeben; etwa 5 μ dicke Paraffinschnitte werden mit destilliertem Wasser auf Objektträger geklebt. Nach Entparaffinierung stellt man die Schnitte für die Nacht in eine 2%ige Lösung von Ferrum sesquichloratum; nach flüchtiger Spülung überträgt man sie in eine 2%ige Tanninlösung, die dann 2 bis 5 Minuten erwärmt wird (statt 2 g Tannin kann man auch 1 g Tannin und 1 g Ac. gallicum auf 100 ccm destilliertes Wasser nehmen). Die Schnitte färben sich darin schwarz. Die Differenzierung erfolgt in einer 2%igen Lösung von Eau de Javelle; die Zeit wechselt je nach den Objekten; am besten kontrolliert man unter dem Mikroskop. Die Centrosomen, Spindelfäden und Polstrahlen sind distinkt dargestellt. Nach dem Differenzieren werden die Schnitte längere Zeit in destilliertem Wasser gewaschen. Vorteilhaft ist es, eine Vorfärbung der Kerne (z. B. mit Kernechtrot) vorzunehmen.

C. Darstellung besonderer Kernsubstanzen.

Hier ist besonders die *Nucleal-Färbung nach* FEULGEN zu erwähnen, welche eigentlich einer histochemischen Reaktion entspricht. Sie beruht darauf, daß nach leichter Hydrolyse in saurem Milieu die Thymonucleinsäure die Purinbasen Adenin und Guanin abspaltet; es bleibt ein Körper übrig, die Thyminsäure (KOSSEL und NEUMANN), welcher freie Aldehydgruppen besitzt. Diese Gruppen können sich mit fuchsinschwefliger Säure (SCHIFFsches Reagens) verbinden und bilden einen rotvioletten Farbstoff.

Diese relativ einfach durchzuführende Reaktion ist spezifisch für die Thymonucleinsäure und da dieser Stoff nur in den Kernen enthalten ist, darf man sie als spezifische Reaktion für das Chromatin ansehen.

Grundsätzlich können bei der Nuclealreaktion zwei Punkte unterschieden werden: eine saure Hydrolyse und die eigentliche Reaktion mit dem SCHIFFschen Reagens. Bevor wir das Verfahren beschreiben, seien einleitend einige Worte über den *Einfluß der Fixierung* vorausgeschickt.

FEULGEN und ROSSENBECK hatten angegeben, daß die Objekte nicht in Lösungen fixiert sein sollen, die ein Aldehyd enthalten oder später ein solches abzuspalten vermögen; sie haben die Sublimat-Eisessig-Fixierung empfohlen und benutzen: 6% Sublimatlösung 100 ccm, Eisessig 2 ccm; eine nachfolgende Jodierung sei nicht angezeigt. Spätere Untersuchungen haben aber dargetan (vgl. insbesondere BAUER), daß fast alle Fixierungsgemische, die von den Histologen ganz allgemein als die besten anerkannt werden, verwendet werden können: FLEMMINGsche Flüssigkeit ohne Essigsäure, ZENKERsche, HELLYsche Flüssigkeit, das Pikroformol nach BOUIN, das CARNOYsche Gemisch, *Sanfelice* usw. Die Nuclealreaktion kann sowohl am Gefrier- wie am Paraffinschnitt und auch an Ausstrichen ausgeführt werden; dabei ist zu beachten, daß man Gefrierschnitte und Ausstriche vor Beginn der Reaktion für etwa 24 Stunden in 96%igen Alkohol einstellen muß, um das Plasmal (siehe S. 200) zu eliminieren. Auch wurde von BAUER, VOSS u. a. festgestellt, daß die Jodierung nach Sublimatfixation keinen Einfluß auf den Ausfall der Reaktion ausübt.

Reaktionsvorschriften: a) *Hydrolyse:* sie wird am besten in einem geschlossenen Gefäß (Färbeschale z. B.) in einem auf 60° C eingestellten Brutschrank oder auf dem Wasserbad vorgenommen. Man bringt die entparaffinierten Schnitte aus dem destillierten Wasser in die auf 60° erwärmte normale Salzsäure (82,5 ccm HCl mit 1,19 spez. Gewicht auf 1 Liter destilliertes Wasser). Die Dauer der Hydrolyse beträgt nach FEULGEN genau vier Minuten; dazu ist zu bemerken, daß sie je nach Fixierungsart schwanken kann und am besten bei jedem Präparat ausprobiert wird (Schwankungen zwischen 5 und 15 Minuten). Man unterbricht die Hydrolyse durch Eintauchen der Objektträger in Wasser, wo die Salzsäure ausgewaschen wird.

b) *Reaktion:* dazu verwendet man das SCHIFFsche Reagens, welches folgendermaßen herzustellen ist (nach FEULGEN): 1 g pulverisiertes Fuchsin (Parafuchsin) wird in einen Erlenmeyer-Kolben mit 200 ccm siedenden Wassers überschüttet und gelöst; es ist gut, zur besseren Auflösung den Kolben einige Minuten zu schütteln. Man läßt auf 50° abkühlen, filtriert in eine gut verschließbare Flasche

(Schliffstopfen), fügt 20 ccm n-Salzsäure hinzu und kühlt auf 25° ab. Sodann wird in der Flüssigkeit 1,0 g wasserfreies Natriumbisulfit ($NaHSO_3$ sicc. pro analysi) aufgelöst. Die fertige Lösung bleibt 24 Stunden bei Zimmertemperatur stehen und entfärbt sich in dieser Zeit. Ist sie noch leicht rosa, muß sie neu hergestellt werden; im allgemeinen erscheint sie leicht gelblich und ist im Dunkeln längere Zeit haltbar. Nachdem die Schnitte gut gespült worden sind, stellt man sie bei Zimmertemperatur für 1 bis 1½ Stunden in das SCHIFFsche Reagens ein: sobald die Lösung sich rosa bis rötlich anfärbt, muß sie erneuert werden.

Danach wäscht man die Schnitte dreimal zwei Minuten in drei hintereinanderstehenden Färbeküvetten, die mit SO_2-haltigem Wasser gefüllt sind. Diese Prozedur ist sehr wichtig, weil dadurch alle Spuren von fuchsinschwefliger Säure entfernt werden sollen. Diese Spülflüssigkeit wird folgendermaßen hergestellt: zu 200 ccm Leitungswasser gibt man 10 ccm einer 10%igen Lösung des erwähnten wasserfreien Natriumbisulfits sowie 10 ccm n-Salzsäure. Die Mischung ist stets frisch zu bereiten und soll stark nach SO_2 riechen.

Nachdem man die Schnitte anschließend 5 bis 10 Minuten in Brunnenwasser gespült hat, bringt man sie in die aufsteigende Alkoholreihe und schließt sie über Xylol in Canadabalsam ein. *Ergebnis:* Die Nuclearsubstanzen (Thymonucleinsäure) sind rotviolett gefärbt, die übrigen Bestandteile bleiben ungefärbt. Es ist empfehlenswert, gleichzeitig vom gleichen Material Schnitte mit dem SCHIFFschen Reagens zu behandeln, ohne vorherige Hydrolyse, d. h. nach Vorbehandlung in kalter n-Salzsäure. An diesen Schnitten kommen andersartige Reaktionen zustande (vgl. *Plasmalreaktion* S. 200).

D. Darstellung von Protoplasmastrukturen.

1. Zellgrenzen. Oft ist es erwünscht, in Blut und Lymphgefäßen die Endothelgrenzen oder die Epithelgrenzen an den serösen Häuten darzustellen. Zu diesem Zweck verwendet man am besten eine *Silberimprägnationsmethode.*

Die frisch isolierten Membranen (seröse Häute, Mesenterium, Netz) werden am besten auf einem Glasring aufgespannt (Falten sind unbedingt zu vermeiden) oder man breitet sie mit Glasnadeln an der Oberfläche einer durchlöcherten Korkplatte aus. Röhrenförmige Gebilde wie Gefäße, Hohlorgane wie Lungen werden mit der Silbersalzlösung injiziert. Vor der Behandlung mit dem Silberbad müssen die Objekte mit destilliertem Wasser kurze Zeit gespült werden, damit etwaige Blut- oder Eiweißspuren von der Oberfläche möglichst entfernt werden, weil sich sonst störende Niederschläge von Silberalbuminaten bilden würden. Zur Imprägnierung verwendet man eine 0,5%ige Lösung von Silbernitrat in destilliertem Wasser, in welcher die Objekte liegen bleiben, bis sie weißlich opak werden; dies ist meist nach wenigen Minuten der Fall. Daraufhin überträgt man sie in reichlich bemessenes destilliertes Wasser und reduziert das Silber durch Belichtung, indem man die Objekte dem grellen Sonnenlicht aussetzt. Sobald die weißlichgraue Farbe ins Bräunliche umschlägt, wäscht man die Gewebsstücke nochmals in frischem, destilliertem Wasser gut aus und untersucht sie in Glyzerin. Man kann aber auch Dauerpräparate herstellen, wenn man die ausgespannten Membranen allmählich mit Alkohol entwässert, eine Kernfärbung (z. B. Kernechtrot, Haemalaun) anschließt und wie üblich über Xylol in Balsam einschließt.

Die Zellgrenzen erscheinen in gut gelungenen Präparaten als feine schwarze Linien, der Zelleib ist nur wenig oder gar nicht imprägniert.

O. SCHULZE hat diese von v. RECKLINGHAUSEN und RANVIER eingeführte Methode in Anlehnung an eine von R. und O. HERTWIG vorgeschlagene Modifikation in der Weise abgeändert, daß er gleichzeitig imprägniert und fixiert, was für eine nachträgliche Kernfärbung vielfach von Vorteil ist. Nach diesem Verfahren bringt man die Objekte zunächst für 30 Minuten in eine 20%ige Silbernitratlösung, die 0,1% Osmiumtetroxyd enthält; sodann spült man sie mit destilliertem Wasser und überträgt sie in 1% Hydrochinon- oder Pyrogallussäurelösung, wo die Reaktion im Sonnenlicht erfolgt.

Eine *färberische Darstellung der Zellmembran* kann schon nach Anwendung gewöhnlicher Färbeverfahren erfolgen; sehr gut gelingt sie beispielsweise mit den Trichommethoden nach P. MASSON (siehe S. 150).

Unter Umständen können die verschiedenen von GUTSTEIN angegebenen Färbevorschriften mit Tannin nützlich sein. Die besten Ergebnisse liefern Objekte, die möglichst frisch in Sublimat-Eisessig (z. B. Susa) fixiert wurden. Paraffinschnitte.

a) *Eosin-Soda-Tannin-Methylenblaumethode.*

Nach Entparaffinierung werden die Schnitte in einer gewöhnlichen Eosinlösung (1% wässerig) zwei bis fünf Minuten gefärbt, in destilliertem Wasser gewaschen und ein bis zwei Minuten in 2%iger Sodalösung differenziert. Sodann spült man sie gründlich in destilliertem Wasser und beizt sie fünf Minuten in 5%iger Tanninlösung. Nach gründlicher Wässerung werden sie eine halbe bis eine Minute mit Methylenblau (1%ige wässerige Lösung) gefärbt, abgespült und mit Filterpapier getrocknet. Entwässerung in Aceton, sodann Acetonxylol, Xylol, Balsam.

Ergebnis: Kerne und Zellmembranen sind blau, Erythrozyten gelblichrosa.

b) *Wasserblau-Soda-Tannin-Safranin-Methode.*

Vorfärbung in 1%iger wässeriger Wasserblaulösung drei bis fünf Minuten; abspülen in destilliertem Wasser, Differenzierung in 2%iger Sodalösung bis die Schnitte völlig entfärbt erscheinen (eine halbe bis eine Minute). Nach gründlichem Waschen beizt man sie mit 5%iger Tanninlösung zwei bis drei Minuten, wobei sie wieder blau erscheinen, spült in Wasser und färbt eine bis eineinhalb Minuten mit 1%iger wässeriger Safraninlösung, spült in destilliertem Wasser, trocknet wie oben; kurze Behandlung in Aceton, Acetonxylol usw.

Ergebnis: Zellmembran rot, Kerne blau, elastische Fasern blau, Bindegewebe rötlich.

c) Sehr schöne Färbungen, die besonders kontrastreich erscheinen, erhält man nach Vorfärbung mit basischen Kernfarbstoffen. z. B. *Carboltoluidinblau-Tannin-Fuchsinmethode.* Entparaffinierte Schnitte färbt man drei bis fünf Minuten in Karbol-Toluidinblau (oder Carbolmethylenblau) vor (Toluidinblau 10,0 g, 5%iges Carbolwasser 100 ccm), spült in destilliertem Wasser und beizt zwei bis fünf Minuten in 5%iger Tanninlösung. Die hellblau erscheinenden Schnitte spült man sodann gründlich in destilliertem Wasser und färbt sie eine halbe bis eine Minute mit 1%iger Fuchsinlösung (falls das Zwischengewebe nicht zu stark hervortreten soll, verwendet man statt Fuchsin Safranin in 1%iger wässeriger Lösung). Weiterbehandlung wie oben.

Ergebnis: Zellmembranen scharf rot gefärbt, Kerne und Nucleolen blau, Erythrozyten grünlich.

2. Mitochondrien (Plastosomen, Chondriosomen). Die Darstellung der Mitochondrien gelingt nur an lebensfrisch fixiertem Material; bei der Fixierung sollte man nur kleine Gewebsstücke wählen, die man sehr sorgfältig, ohne Quetschung oder sonstige Traumatisierung, mit scharfen Instrumenten entnimmt. In der pathologischen Histologie hat man selten Gelegenheit, Material in die Hände zu bekommen, das für die feine Technik der Plastosomendarstellung geeignet ist. Immerhin gibt es glückliche Zufälle, die man ausnützen kann und ferner wird man an experimentellem Material oder auch an Operationsmaterial gelegentlich in der Lage sein, feinere Protoplasmastrukturen studieren zu können.

Von den zahlreichen Färbemethoden für Mitochondrien seien hier lediglich diejenigen erwähnt, mit denen man ohne zu große Schwierigkeiten zum Ziel kommt. Mit besonderer Sorgfalt muß bei allen Darstellungsverfahren die *Fixierung* behandelt werden; verschiedene Fixierungsgemische gewährleisten tadellose Resultate mit der selbstverständlichen Voraussetzung, daß man einwandfreies Material einlegt.

Viele Forscher arbeiten mit *Osmiumsäuregemischen*, von denen verschiedene empfohlen werden können:

Gemisch von ALTMANN:

2%ige Osmiumtetroxydlösung
5%ige wässerige Kaliumbichromatlösung zu gleichen Teilen

Dauer: 24 Stunden, sodann gründliches Auswaschen in fließendem Wasser.

Gemisch von CHAMPY:

2%ige Osmiumtetroxydlösung	4 ccm
3%ige Kaliumbichromatlösung	7 ccm
1%ige Chromsäurelösung	7 ccm

Dauer: 24 Stunden, sodann Nachchromierung für ein bis drei Tage in 2%iger Kaliumbichromatlösung.

Gemisch von J. BENOIT:

2%ige Osmiumtetroxydlösung	5 ccm
5%ige Kaliumbichromatlösung	6 ccm
5%ige Sublimatlösung in phys. NaCl	5 ccm
4%ige Urannitratlösung	4 ccm

Dauer: 24 bis 48 Stunden am besten im Kühlschrank bei sechs bis acht Grad.

Alle diese Fixierungsflüssigkeiten sind Abweichungen des ursprünglich von BENDA angegebenen Verfahrens:

2%ige Osmiumtetroxydlösung	4 ccm
1%ige Chromsäure (wässerige Lösung)	15 ccm
Eisessig	II bis III Tropfen

Dauer: acht Tage, Waschen in destilliertem Wasser eine Stunde, Übertragen in Holzessig (Acetum pyrolignosum rectificat
1%ige wässerige Chromsäure) } $\overline{\text{aa}}$
für 24 Stunden, Abspülen in destilliertem Wasser und Nachchromieren ein bis drei Tage in 2%iger Kaliumbichromatlösung. Zum Schluß 24 Stunden in fließendem Wasser waschen.

Unter den *Fixierungsverfahren ohne Osmiumsäure* kann man folgende Gemische anwenden:

Gemisch von Regaud:

3%ige wässerige Kaliumbichromatlösung	80 ccm
Formol (40%)	20 ccm

(Die Mischung ist stets frisch vor Gebrauch zu bereiten.)

Dauer: vier Tage, wobei man gut tut, die Flüssigkeit täglich einmal zu wechseln. Eine Nachchromierung in 3%iger Kaliumbichromatlösung ist empfehlenswert (drei bis acht Tage).

Gemisch von Tupa:

3%ige Kaliumbichromatlösung	80 ccm
Formol (40%)	20 ccm
Urannitrat	1 g

Dauer: 18 bis 24 Stunden am besten im Kühlschrank wässern. Keine Nachchromierung. Mit dieser Vorschrift erhielten wir ausgezeichnete Ergebnisse; sie wurde in Frankreich sehr viel gebraucht (vg. Albot).

Die *Einbettung* der fixierten, eventuell postchromierten und gewässerten Objekte erfolgt in Paraffin und soll möglichst rasch durchgeführt werden. Langeron empfiehlt:

Alkohol 15%ig	10	Minuten
„ 40%ig	15	„
„ 50%ig	15	„
„ 70%ig	30	„
„ 90%ig	60	„
Alkohol absol.	2	Stunden bei einmaligem Wechseln
Toluol	2	„
Toluol-Paraffin	2	„
Paraffin	2	„

Gute Erfahrungen haben wir mit dem Methylbenzoat-Celloidin-Benzol nach Romeis (s. S. 84) gemacht.

Hat man in Osmiumtetroxydgemischen fixiert, so ist es vorteilhaft, die Paraffinschnitte vor der Färbung zu bleichen. Romeis empfiehlt dafür das Verfahren nach Lustgarten-Pal: Aus dem destillierten Wasser werden die entparaffinierten Schnitte für vier Minuten in eine 0,25%ige Kaliumpermanganatlösung gebracht und anschließend ebenfalls vier Minuten mit einem Gemisch von 1%iger Oxalsäure plus 1%iger Kaliumsulfitlösung aa behandelt. Sodann wäscht man sie gründlich in fließendem Wasser. Dieses Verfahren ist auch für andere Färbungen nach Fixierung in Chromsalzgemischen sehr empfehlenswert, z. B. Silberimprägnierung des Bindegewebes nach Zenker-Fixierung.

Als *Färbemethoden* können dienen: *Haematoxylinfärbungen:* mit dem Eisenhaematoxylin nach M. Heidenhain (s. S. 130) werden in gut fixiertem Gewebe die Mitochondrien sehr klar dargestellt. Romeis erwähnt in Bestätigung der Angaben von Bang und Sjövall, daß eine Chromierung dabei nicht notwendig ist; man kann sehr wohl dazu Material verwenden, das in Formol (Formol 40% rein oder Formol ein Teil und ein bis vier Teile Wasser) fixiert worden ist.

Eine weitere sehr klare Haematoxylinfärbung ist diejenige von Regaud, mit der wir stets gute Ergebnisse hatten:

Die aufgeklebten Paraffinschnitte (4) werden in üblicher Weise entparaffiniert und zunächst 24 Stunden in 5%igem Eisenalaun gebeizt. Nach kurzer Waschung in *destilliertem* Wasser bringt man sie in die Haematoxylinlösung. Diese setzt man folgendermaßen zusammen: 1 g Haematoxylin (Geigy) wird in 10 ccm absolutem Alkohol gelöst. Danach werden zugefügt: Glyzerin 10 ccm, destilliertes Wasser 80 ccm. Es ist vorteilhaft, eine alte Haematoxylinlösung zu verwenden; dazu benützt man am besten die entsprechende Menge einer alten, vorrätig gehaltenen 10%igen alkoholischen Lösung. Die Schnitte werden nach der Färbung in destilliertem Wasser vom Farbüberschuß befreit und in 1- bis 5%igem Eisenalaun differenziert.

Bei gelungener Färbung treten die Plastosomen sehr scharf schwarz hervor. Wir hatten sehr gute Ergebnisse mit Objekten, die im Gemisch von Tupa fixiert worden waren.

Färbungen mit Säurefuchsin: die bekannteste, ziemlich sicher arbeitende Vorschrift verdankt man Altmann. Sie ist auch in den älteren Büchern als Altmannsche *Granulafärbung* erwähnt und wurde öfters modifiziert. Wir folgen hier den Angaben von Metzner, Meves und von Seki, die sich mit dem Verfahren beschäftigt haben.

1. Fixierung dünner (einige mm) Gewebsstücke im Altmann-Gemisch. Paraffineinbettung, dünne Schnitte (2 bis 4 μ).

2. Man übergießt die horizontal liegenden Objektträger in hoher Schicht mit einer Säurefuchsin-Anilinwasserlösung folgender Zusammensetzung: 1 g Säurefuchsin (Rubin S) in 10 ccm Anilinwasser gelöst. Der Ansatz ist so klein gewählt, weil die Lösung nur sehr kurze Zeit brauchbar ist. (Herstellung von Anilinwasser: 5 bis 10 ccm chemisch reines Anilin (Anilinoel) werden mit 100 ccm destilliertem Wasser kräftig geschüttelt und durch ein angefeuchtetes Filter filtriert. In gut verschlossenem braunem Glas lange haltbar.

Eine einfachere Herstellungsart des Anilinwassers wurde von Parat angegeben; man löst 5 ccm reines Anilin in 10 ccm absolutem Alkohol und gibt diese Mischung tropfenweise unter ständigem Schütteln in 100 ccm destilliertes Wasser. Anilinwasser muß einige Tage reifen und vor Gebrauch stets filtriert werden.

Die Objektträger werden über einer Gasflamme langsam erwärmt, bis aus der Farblösung Dämpfe aufsteigen, etwa wie bei der Tuberkelbazillenfärbung nach Ziehl. Man läßt erkalten und wiederholt die Erwärmung noch zweimal. Ist zu reichlich Farbe verdampft, so muß man etwas nachtropfen, denn die Präparate dürfen unter keinen Umständen eintrocknen.

3. Die Farbe wird nach Erkalten abgegossen, die Schnitte mit destilliertem Wasser gewaschen und die Objektträger um den Schnitt herum sorgfältig mit weichem Lappen gereinigt.

4. Sodann differenziert man in Pikrinsäure, wobei man am besten zwei Lösungen verwendet (Metzner und Krause): Lösung I besteht aus einem Volumen gesättigter Pikrinsäure in absolutem Alkohol und vier Volumen 20%igen Alkohols. Lösung II: ein Volumen gesättigter alkoholischer Pikrinsäure wie oben und sieben Volumen 20%igen Alkohols. Die Lösung I gibt man in zwei Färbewannen; in die erste bringt man die Objektträger für zirka 10 bis 15 Sekunden, um die Hauptmenge des Fuchsins zu entfernen und stellt sie dann in die zweite Wanne

zur Differenzierung ein. Es ist gut, dabei die Objektträger hin und her zu schwenken, bis die Schnitte einen gelblichroten Farbton annehmen. (Dauer etwa ein bis drei Minuten.) In einer Farbküvette, die mit der Lösung II gefüllt ist, wird die Differenzierung beendet. Kontrolle unter dem Mikroskop ist dabei notwendig. Ist der optimale Differenzierungsgrad erreicht, spült man gründlich in absolutem Alkohol und schließt über Xylol in Balsam ein. *Ergebnis:* Mitochondrien leuchten rot auf, der Grund ist gelblich.

Die schwierige Differenzierung mittels Pikrinsäure wurde verschiedentlich durch andere Differenzierungsverfahren ersetzt.

Modifikationen der ALTMANN*schen Färbung:* KULL hat beispielsweise eine Modifikation der ALTMANNschen Methode angegeben, mit der man etwas leichter zum Ziel kommt: Er färbt nach ALTMANN mit Säurefuchsin-Anilinwasser, läßt sechs Minuten abkühlen und spült den Farbüberschuß rasch mit destilliertem Wasser ab. Sodann wird der Grund mit 0,5%iger wässeriger Thionin- oder Toluidinblaulösung ein bis zwei Minuten gefärbt, rasch in destilliertem Wasser gewaschen und sodann differenziert. Dazu verwendet man eine 0,5%ige Lösung von Aurantia in 70%igem Alkohol, die in 20 bis 40 Sekunden (mikroskopische Kontrolle!) die gewünschte distinkte Darstellung der Mitochondrien erzielt. Die Schnitte müssen danach sehr rasch entwässert werden; man deckt sie nach MASSON mit oxydiertem Balsam ein. LANGERON gibt an, daß die Färbung nach Fixierung im Gemisch von CHAMPY besonders gut gelingt. Die Mitochondrien sind purpurrot, das Chromatin blau, Cytoplasma gelbbraun.

Eine weitere, sehr brauchbare Modifizierung, mit der die Darstellung der Plastosomen mittels Säurefuchsin fast immer gelingt, wurde von VOLKONSKY erfunden. Diese Methode hat den Vorteil, daß man ohne Osmiumtetroxyd fixieren kann, so daß Schnitte vom gleichen Block auch mit üblichen Färbeverfahren behandelt werden können. Fixierung in HELLYs Gemisch (s. S. 49). Postchromierung ohne vorherige Wässerung der Objekte durch Einlegen in gesättigte wässerige Kaliumbichromatlösung im Brutofen bei 37° während 12 bis 24 Stunden. Paraffineinbettung. Die Schnitte werden nach ALTMANN gefärbt und nach KULL in Aurantia differenziert (dabei kann man sie in Glyzerin eindecken und mikroskopisch kontrollieren). Sodann wäscht man sie mit destilliertem Wasser ab und fixiert gewissermaßen das Säurefuchsin an die Mitochondrien mittels 1%iger Phosphormolybdänsäure wie bei der Bindegewebsfärbung nach MALLORY (s. S. 285) ein bis zwei Minuten. Der Grund wird mit polychromem Methylenblau nach UNNA (s. S. 140) und mit Tannin-Orange (Grübler) differenziert.

In einer zweiten Variante dieser Methode, die besonders von PARAT und von LANGERON gelobt wird, kann das Fuchsin gleichzeitig differenziert und an die Mitochondrien fixiert werden. Man bringt die Schnitte nach der Färbung für zwei bis drei Minuten in folgende Mischung:

Phosphormolybdänsäure	1 g
Aurantia	0,25 g
95%iger Alkohol	25 ccm
n-Natronlauge	10 ccm
Destilliertes Wasser	65 ccm

(zuerst wird die Phosphormolybdänsäure in der Natronlauge, die mit 30 ccm Wasser verdünnt ist, gelöst, anderseits löst man das Aurantia in mit 35 ccm destilliertem Wasser verdünntem Alkohol und mischt beide Lösungen). Schnitte vorsichtig waschen, Grundfärbung 10 bis 15 Minuten in folgender Farbmischung:

Methylviolett	0,4
Azur II	0,1
Kaliumcarbonat	0,1
Glyzerin	50 ccm
dest. Wasser	50 ccm

Nachdem die Schnitte mit destilliertem Wasser gewaschen worden sind, differenziert man wie oben in Tannin-Goldorange, wäscht in destilliertem Wasser und entwässert rasch. Die Färbung ist sehr elegant und für Abbildungen besonders geeignet.

Färbung nach Benda *mit Eisenalizarin-Kristallviolett.* Die Originalmethode von Benda wurde verschiedentlich abgeändert, so besonders von Meves und Duesberg und sodann von Parat, dessen Vorschrift hier als eine der brauchbarsten angegeben sei.

Die *Fixierung,* für welche Benda die Flemmingsche Flüssigkeit ohne Eisessig empfahl, wird im Gemisch von Champy oder von Benoit (s. S. 52, 181) vorgenommen; auf alle Fälle ist ein osmiumhaltiges Fixierungsgemisch notwendig. Zur *Färbung* kommen die nicht über 5 μ dicken entparaffinierten Schnitte aus dem destillierten Wasser zunächst für 24 Stunden in eine 4%ige Eisenalaunbeize bei 37°. Man spült sie in destilliertem Wasser ab und stellt sie für weitere 24 Stunden bei 37° in sulfalizarinsaures Natron (1 ccm einer gesättigten alkoholischen Lösung des Salzes [von Kahlbaum zu beziehen] in 80 ccm destilliertem Wasser; die Lösung muß bernsteingelb sein). Die einzeln herausgenommenen Objektträger werden abgetropft und mit Filterpapier leicht getrocknet; sodann färbt man sie in der Kristallviolettlösung nach Benda:

Gesättigte Kristallviolettlösung in 70%igem Alkohol	1 ccm
Salzsäure-Alkohol	1 ccm
Anilinwasser	2 ccm

(Den Salzsäurealkohol setzt man zusammen aus: 90%igem Alkohol 70 ccm, destilliertem Wasser 30 ccm, Salzsäure 1 ccm.)

Die Farbmischung ist stets frisch herzustellen und wird vor Gebrauch mit der gleichen Menge destillierten Wassers verdünnt. Man färbt auf dem Objektträger, erhitzt wie bei der Altmann-Färbung bis Dämpfe aufsteigen, ungefähr fünf Minuten, und läßt weitere fünf Minuten erkalten. Den Farbüberschuß entfernt man durch Abtropfen und dann mit Filterpapier und differenziert eine Minute in 30%iger Essigsäure unter mikroskopischer Kontrolle; die Kerne müssen rot, das Protoplasma violett erscheinen. Ist dies der Fall, so wäscht man sorgfältig in fließendem Wasser während zehn Minuten, trocknet mit Filterpapier und entwässert sehr rasch in absolutem Alkohol. Einschluß in Balsam.

Ergebnis: Mitochondrien intensiv violett, Chromatin rot bis braunrot. Der schwierigste Punkt ist die Entwässerung mit absolutem Alkohol, da dadurch das Kristallviolett sehr leicht herausgelöst wird. Man kann, wie Benda es angegeben hat, die Schnitte nach Abtrocknen mit Filterpapier durch Aceton (oder besser Terpineol) entwässern.

Ist die Differenzierung unvollständig und hat der Alkohol zu kurz eingewirkt, bleibt ein großer Teil des Cytoplasmas violett gefärbt und es treten die Mitochondrien nicht scharf genug hervor. Man bringt in diesem Fall den Schnitt, nach Entfernung des Balsams im Xylol, in ein Gemisch von Kreosot und Xylol, bis der gewünschte Differenzierungsgrad erreicht ist.

Literatur.

ALBOT G.: Hépatites et cirrhoses. Masson et Co. Paris: 1931. ALTMANN R.: Über Kernstrukturen und Netzstrukturen. Arch. f. Anat. **1892**, 223; ders.: Ein Beitrag zur Granulalehre. Verhandlg. Anat. Ges. **6** (1892), 220; ders.: Die Elementarorganismen und ihre Beziehungen zu den Zellen. Leipzig 1894. ARNOLD J.: Über Plastosomen und Granula der Nierenepithelien. Virchows Arch. **169** (1903), 1; ders.: Über feinere Strukturen der Leber. Ein weiterer Beitrag zur Granulalehre. Virchows Arch. **166** (1901), 563. BANG I. und E. SJÖVALL: Studien über Chondriosomen unter normalen und pathologischen Bedingungen. Beitr. path. Anat. **62** (1916), 1. BAUER H.: Die Feulgensche Nuclealfärbung in ihrer Anwendung auf zytologische Untersuchungen. Z. Zellforschg. **15** (1932), 225. BENDA C.: Die Mitochondrienfärbung und andere Methoden zur Untersuchung der Zellsubstanzen. Verhandlg. Anat. Ges. Bonn (1901); ders.: Die Mitochondrien. Arch. Anat. u. Entw. **12** (1902), 743. CHAMPY CH.: Recherches sur l'absorption intestinale et le rôle des mitochrondries dans l'absorption et la sécrétion. Ann. d'anat. microsc. **13** (1911), 55. FLEMMING W.: Über Zellsubstanz, Kern- und Zellteilung. Leipzig: 1882; ders.: Über Teilung und Kernformen bei Leukozyten. Arch. mikr. Anat. **37** (1891), 249; ders.: Neue Beiträge zur Kenntnis der Zellen. Arch. mikr. Anat. **37** (1891), 685; ders.: Über die Wirkung von Chromosmiumessigsäure auf Zellkerne. Arch. mikr. Anat. **45** (1895), 162. FEULGEN R.: Die Nuclealfärbung. Hdb. d. biol. Arbeitsmethoden von E. Abderhalden, Bd. V, 2. Teil, Lieferung 213, S. 1053 (1926). FEULGEN R. und H. ROSSENBECK: Mikroskopisch-chemischer Nachweis einer Nucleinsäure vom Typus der Thymo-Nucleinsäure und die darauf beruhende elektive Färbung von Zellkernen in mikroskopischen Präparaten. Hoppe-Seylers Z. **135** (1924), 203. GERSCH W.: Untersuchungen über die Bedeutung der Nucleolen im Zellkern. Z. Zellforschg. **30** (1940), 483. GUTSTEIN M.: Zur Morphologie und Mikrochemie der tierischen Zellen. Virchows Arch. **265** (1927), 805. HEIDENHAIN R.: Beiträge zur Histologie und Physiologie der Dünndarmschleimhaut. Pflügers Arch. **43**, suppl. (1888). HICKSON J. E.: Staining with brasilin. Quart. J. of microscop. Sc. **44** (1901). KYONO: Eine neue Modifikation der Altmannschen Granulafärbung ohne Osmiumsäure. Cblt. Path. **25** (1914), 481. KULL M.: Eine Modifikation der Altmannschen Methode zum Färben der Chondriosomen. Anat. Anz. **45** (1913), 153. LANDAU E.: Ein einfaches Verfahren zur Darstellung von Centrosomen, Spindelfäden, Polstrahlen usw. Z. Mikrosk. **40** (1923), 316. MEVES F.: Über die Beteiligung der Plastochondrien an der Befruchtung der Eier von Ascaris megalocephala. Arch. mikr. Ant. **76** (1911). METZNER R. und R. KRAUSE: Die Methoden zur Darstellung der Stoffwechselorganellen der tierischen Zellen im fixierten Präparat. Handb. d. biolog. Arbeitsmeth. von E. Abderhalden. Abt. V, 2. Teil (1923), 325. MÖLLENDORFF W. v.: Bemerkungen zur Beurteilung gefärbter Kernstrukturen. Münch. med. Wschr. **1923**, 933. RANVIER: Traité technique d'histologie. Paris: 1889. RECKLINGHAUSEN F. v.: Die Lymphgefäße. Berlin: 1862. REDDINGIUS R. A.: Über die Kernkörperchen. Virchows Arch. **162** (1900), 206. REGAUD C.: Etudes sur la structure des tubes séminifères et sur la spermatogénèse chez les mammifères. Arch. d'anat. microsc. **11** (1910), 291. SANFELICE F.: Recherches sur la génèse des corpuscules du molluscum contagiosum. Ann. Inst. Pasteur **32** (1918), 363. SEKI M.: Untersuchungen mit nichtwässerigen Flüssigkeiten. VII. Anwendung von Anilin, Karbolsäure und Pyridin zur Färbung lipoidreicher Gebilde. Beiträge zur Theorie der Bakterien- und Plastosomenfärbung. Z. Zellforschg. **27** (1938), 620. SCHULTZE O.: Über den Bau und die Bedeutung der Außencuticula der Amphibienlarven. Arch. mikrosk. Anat. **69** (1907), 544. TUPA A.: Sur l'emploi du nitrate d'urane dans la fixation des mitochondries. C. r. Soc. Biol. **85** (1921), 848. VOSS H.: Kernfärbung im Stück mit der Nuclealreaktion. Z. Mikrosk. **43** (1926), 115 und Z. mikr. anat. Forschg. **34** (1933), 282. WINIWARTER H. v.: Technique de la triple coloration. Arch. de Biol. **33** (1923), 329.

XVI. Histochemische Methoden.

Die histochemischen Nachweismethoden bezwecken die Darstellung besonderer chemisch bekannter Stoffe in den Geweben; sie müssen einerseits die morphologische Integrität der Gewebe und besonders die Lokalisation des nachzuweisenden Stoffes schonen, andererseits dürfen sie den betreffenden Stoff nicht zerstören, oder derart verändern, daß er nicht mehr nachgewiesen werden kann. Sodann müssen solche Methoden chemisch-spezifisch sein, d. h. sie sollen nur einen bestimmten Stoff zur Darstellung bringen. Diesen Aufgaben stehen eine ganze Anzahl von Schwierigkeiten entgegen, die zum Teil grundsätzlicher Art sind (RIES): der nachzuweisende Stoff ist diffus verteilt und liegt in geringer Konzentration vor, oder es können nach dem Tode in vielen Fällen die nicht geformten Stoffe in den Geweben diffundieren, so daß sie durch Verlagerung falsche Lokalisationen vortäuschen, oder noch die nachzuweisenden Stoffe sind „maskiert", d. h. sie befinden sich in komplexer organischer Bindung und entziehen sich dem Nachweis mit den üblichen Methoden. Ferner sind die Grenzen der histochemischen Nachweismethoden ziemlich eng gezogen, weil man damit nicht unbegrenzt kleine Mengen der in Frage kommenden Stoffe nachzuweisen vermag; jede Reaktion hat eine bestimmte Mengenempfindlichkeit und eine Erfassungsgrenze, die gewissermaßen konstant ist; das weiß man besonders aus den Vergleichen histochemischer und mikrochemischer Untersuchungen des Eisens (siehe diesbezüglich besonders RIES, LISON).

Die Hauptbedingung jeder histochemischen Methode ist also die exakte topographische Darstellung des nachzuweisenden Körpers und da dieser topographische Nachweis ohne Störung der Gewebsstruktur erfolgen soll, bedingt dies, daß die Struktur des Objekts im histologischen Sinne nicht verändert werden darf. Mit anderen Worten, es muß durch eine optimale Fixierung sowohl das Gewebe als der zu untersuchende Stoff in situ konserviert werden können. Es kann nicht Aufgabe dieses Buches sein, die Theorie der Fixierung in histochemischer Hinsicht darzulegen; wir verweisen diesbezüglich auf die vorzügliche Darstellung des Stoffes im kleinen Werk von LISON und auch die aufschlußreichen Erläuterungen von E. RIES. Bei der Besprechung der einzelnen Methoden werden wir die optimale Fixierungsart angeben und begnügen uns mit praktischen Hinweisen. Auch bezüglich der Gliederung des Stoffes haben wir uns in diesem Kapitel von der praktischen Seite leiten lassen, ohne Rücksicht auf eine etwaige systematische Gliederung nach den besonderen darzustellenden chemischen Stoffen. Wenn wir beispielsweise zuerst die Nachweismethoden des Fettes und des Glykogens besprechen, so geschieht dies aus dem einfachen Grund, daß es sich dabei um in histochemischer Hinsicht wertvolle und in der täglichen Praxis sehr viel geübte Verfahren handelt, die auch der Anfänger ohne allzu große Schwierigkeiten anzuwenden vermag.

A. Nachweismethoden für Fettsubstanzen.

Für die Darstellung von Fettsubstanzen im histologischen Schnitt ist eine große Anzahl von Verfahren ausgearbeitet worden, welche zum Teil dahinzielen, eine Unterscheidung zwischen den einzelnen, chemisch differenten Fetten vorzunehmen. Es sei von vorneherein gesagt, daß keine dieser Methoden eine spezifische Methode im engeren Sinne des Wortes darstellt. Die meisten besitzen nur den Wert eines Indikators. Man muß sie kennen, denn aus ihrer systematischen Anwendung lassen sich in vielen Fällen einige Schlüsse ziehen.

Zunächst muß man bei Fettfärbungen stets daran denken, daß im histologischen Präparat nur ein geringer Teil des in den Geweben enthaltenen Fettes dargestellt werden kann, während sich der ansehnliche Anteil des an Eiweißkörpern kombinierten oder adsorbierten Fettes dem histologischen Nachweis entzieht. Dieses „unsichtbare" oder „maskierte" Fett ist nur einer chemischen Gewebsanalyse zugänglich, und zwar unter Zerstörung der Gewebsstruktur. Der Ausfall der Färbung ist also kein Gradmesser in quantitativer Hinsicht! Ferner ist zu berücksichtigen, daß Fettfärbungen von der Fixierung weitgehend abhängig sind; es dürfen selbstverständlich keine fettlösenden Stoffe dazu verwendet werden oder solche, die mit dem Fett etwa in Verbindung treten könnten. Im allgemeinen benützt man zur Fixierung in diesem Fall Formol, und zwar ein Teil Formol und neun Teile Wasser oder ein Teil Formol und vier Teile Wasser. Diese übliche Fixierungsart ist aber auch nicht indifferent für die Fettsubstanzen, wie man lange angenommen hat, sondern sie kann in manchen Fällen Veränderungen hervorrufen, die sich für eine spätere Darstellung sehr störend zu äußern vermögen (vgl. u. a. KUTSCHERA-AICHBERGEN, BOEHMINGHAUS, DA ROCHA-LIMA, DOLFINI).

Es bleibt trotzdem das Formol die beste Fixierungsflüssigkeit bei Untersuchungen von Fettstoffen, wenn man es nicht über 24 bis 48 Stunden einwirken läßt.

Für jegliche histologische Untersuchung von Geweben auf ihren Gehalt an Fettstoffen muß man sich der Gefrierschnittmethode bedienen, da fast alle Fette bei Paraffin- oder Celloidineinbettungsverfahren aufgelöst werden.

Allgemeines über die Fettfarbstoffe. Die zur Darstellung von Fetten (Glyceride, Cholesterin, Lipoide) dienenden Farbstoffe sind in Wasser unlöslich; sie lösen sich dagegen leicht in den Fettstoffen und in ihren Lösungsmitteln. Sie stellen keine eigentlichen Farbstoffe dar, weil sie außer dem Fett keine Gewebsbestandteile zu färben vermögen. Ihre Affinität zu den Fettsubstanzen besteht darin, daß sich die Farbe im Fett löst; es sind lipoidlösliche Farbstoffe. Die gebräuchlichsten sind: Sudan III, Sudanschwarz B, Scharlachrot, Blau B. Z. L., Nilblausulfat. Es sei nochmals betont, daß diese Farbstoffe keine für besondere Fettsubstanzen spezifischen Färbungen ergeben, sondern es werden stets nur Gemische dargestellt.

1. Färbemethoden mit Sudan. Sudan III ist ein Diazofarbstoff, der von DADDI in die histologische Technik eingeführt worden ist (1896); er gehört seither zu den am meisten studierten Fettfarbstoffen und ist unentbehrlich geworden, da mit ihm zuverlässige Ergebnisse leicht zu erzielen sind. Neben den Glyceriden (Neutralfetten) werden durch Sudan III auch die übrigen in den Geweben vorliegenden Fettstoffe mehr oder weniger intensiv gefärbt; aus den Farbunterschieden lassen sich jedoch keine besonderen Schlüsse (etwa Gruppenzugehörigkeit der Fettstoffe) ziehen. (Über die Theorie der Sudanfärbung siehe MICHAELIS, FROBOESE und SPRÖHNLE, KAUFFMANN und LEHMANN, sowie insbesondere ROMEIS).

Aus dem handelsüblichen Sudan III hat ROMEIS drei Komponenten isolieren können, welche sehr verschiedene Eigenschaften besitzen (1929), und zwar: Sudanrot, Sudanorange und Sudangelb. Der letzte Stoff ist als eine Begleitsubstanz der Handelsware erkannt worden, die als Fettfarbstoff belanglos ist, aber bei der Herstellung kolloidaler Sudan-III-Lösungen eine wichtige Rolle spielt. Sudan III wird heute als standardisierter Farbstoff von Dr. K. Hollborn vertrieben; er besteht aus Sudanrot mit etwas Sudangelb. Ein weiteres ausgezeichnetes Sudan III ist das von J. R. Geigy (Basel) hergestellte Sudan III, Nr. 2145. A/4.

Zur *Fixierung* der Objekte dient Formol in den üblichen Konzentrationen; auch nach Fixierung in BOUINscher Lösung, in ORTHschem Gemisch oder in HELLYscher Flüssigkeit bekommt man gute Resultate.

Färbevorschriften.

a) Alkoholische Sudanlösung nach DADDI. Man stellt sich eine gesättigte Lösung von Sudan III in heißem 70%igem Alkohol her (für 100 ccm Alkohol ca. 1 g Sudan III). Nach Erkalten wird filtriert (der auf dem Filter zurückgebliebene Farbstoff kann ohne weiteres nochmals verwendet werden!). Vor Gebrauch ist diese Lösung stets zu filtrieren. Die Gefrierschnitte werden aus destilliertem Wasser für einige Minuten in 50%igen Alkohol gelegt und hierauf in gut schließender Schale für 10 bis 20 Minuten in die Sudan-III-Lösung gebracht. Sodann spült man sie kurz in 50%igem Alkohol ab, wäscht sie in destilliertem Wasser und schließt eine Kernfärbung an (Haemalaun, Ehrlich-Haematoxylin). Einschließen in Glyzeringelatine oder in Lävulosesirup nach APATHY.

Ergebnis: Die Fettsubstanzen sind orangegelb, die Kerne blau. Es ist vorteilhaft, die Haemalaun- oder Haematoxylinfärbung nach der Sudanfärbung vorzunehmen, weil das Haematoxylin von sich aus gewisse Fettstoffe zu färben vermag, wenn es zuerst mit ihnen in Berührung kommt (FROBOESE). Dabei ist zu berücksichtigen, daß eine etwaige Differenzierung der Haematoxylinfärbung (die beispielsweise bei Gelatinegefrierschnitten unbedingt erforderlich ist) in Salzsäurealkohol vorzunehmen ist, der mit 50%igem Alkohol zubereitet wird; auch kann man den sonst üblichen HCl-Alkohol (96%igen Alkohol 70 ccm; dest. Wasser 30 ccm; offizin. Salzsäure 1 ccm) zur Hälfte mit destilliertem Wasser verdünnen. Nach der Differenzierung müssen die Schnitte in Leitungswasser in üblicher Weise gebläut werden (vgl. hierzu Haematoxylinfärbungen S. 127). FROBOESE und SPRÖHNLE haben festgestellt, daß man die Färbekraft dieser Lösung leicht verstärken kann, wenn man zu 20 ccm Sudanlösung kurz vor der Färbung 2 bis 3 ccm dest. Wasser zusetzt. Sobald sich die Lösung leicht getrübt hat, was in einigen Sekunden bis Minuten eintritt, legt man die Schnitte ein und läßt 20 Minuten einwirken. Diese Methode sollte man nicht generell anwenden, sondern nur für Sonderfälle gebrauchen, bei denen „schwer färbbare" Lipoide zur Darstellung kommen sollen, da Überfärbungen sehr leicht eintreten.

b) Kolloidale Sudanlösung nach ROMEIS. Wir geben hier die letzte Vorschrift wieder, wie sie von ROMEIS in der 14. Auflage seines „Taschenbuches" verzeichnet wird. Diese Methode hat den Vorteil, daß man mit ihr alle Fettstoffe bis zur Grenze der mikroskopischen Sichtbarkeit herab darstellen kann.

Stammlösung: Man schüttet 1 g Sudan III in einen Erlenmeyer-Kolben und übergießt mit 100 ccm 80%igem Alkohol. Nach Aufsetzen eines Siederohres (Glasrohr von ca. 1,2 bis 5 cm Länge und 6 bis 8 mm lichter Weite im durchbohrten Korkstopfen) erhitzt man die Flüssigkeit auf einem kochenden Wasserbad bis zum Sieden. Sodann wird der Korkstopfen durch einen Gummistopfen ersetzt, der gut verschlossene Kolben bei Zimmertemperatur abgekühlt und hierauf für ½ bis 1 Stunde in fließendes Wasser gestellt. Am folgenden Tag wird die Lösung filtriert und in einem Gefäß aus Jenaer Glas gut verschlossen aufbewahrt (jahrelang haltbar).

Kolloidale Farblösung von 40%igem Alkoholgehalt: Eine bestimmte Menge der Stammlösung wird abfiltriert und in einem Schüttelzylinder mit der gleichen Menge destillierten Wassers allmählich (in Portionen von 5 ccm) versetzt. Nach jedem Zusatz wird der Schüttelzylinder zehnmal hin und her gekippt. Die erhaltene kolloidale Sudanlösung muß 24 Stunden gut verschlossen stehen gelassen werden; sie wird filtriert und ist dann gebrauchsfertig. Hat man es eilig, so kann man die kolloidale Lösung sofort nach Herstellung eine halbe Stunde zentrifugieren. Die überstehende Lösung wird vorsichtig abgegossen und filtriert. Sie kann sofort verwendet werden. Diese fertige Lösung muß ein zinnoberrotes, lackfarbenes Aussehen besitzen; selbst in 3 mm dicker Schicht soll sie noch völlig undurchsichtig sein. Sie ist 2 bis 3 Wochen brauchbar.

Färbevorschrift: Man bringt die Farblösung in ein mit geschliffenem Glasdeckel verschließbares Färbegefäß (z. B. Wägeschälchen), und zwar soll die Flüssigkeitsmenge zwei Drittel des Inhalts ausfüllen. Die aus dem destillierten Wasser kommenden Gefrierschnitte färbt man darin bei 19 bis 20° C. 12 bis 16 Stunden (bei 28° C genügen 4 bis 5 Stunden). Danach spült man sie kräftig durch Hin- und Herbewegen in destilliertem Wasser ab, schließt eine Kernfärbung mit Ehrlichschem Haematoxylin an, wäscht in destilliertem, sodann in Leitungswasser gut aus (15 bis 30 Minuten) und deckt in Glyzerin oder Gummisirup ein.

c) Färbung mit Sudanschwarz B nach LISON. LISON zeigte in seinen Studien zur Histochemie der Fette, daß Sudanschwarz B der I. G. Farbenindustrie (zu beziehen bei Dr. K. Hollborn u. Söhne, Leipzig)[1] eine viel größere Affinität zu den Fettstoffen als Sudan III besitzt. Er färbt damit folgendermaßen:

Wie für Sudan III stellt man eine heißgesättigte Sudanschwarz-B-Lösung her, durch Übergießen des Farbstoffes mit 70%igem Alkohol (z. B. 0,1 bis 0,2 g

---

[1] Ein ebenbürtiges Sudanschwarz liefert die Fa. J. R. Geigy A. G., Basel.

Sudanschwarz und 100 ccm Alkohol), worauf das Gemisch zum Sieden erhitzt wird. Nach Abkühlen der Farblösung filtriert man sie in üblicher Weise. Gefrierschnitte werden aus destilliertem Wasser kurz (30 Sekunden) durch 70%igen Alkohol gezogen und für 10 Minuten bis 2 Stunden in gut verschlossenem Gefäß gefärbt. Sodann zieht man sie wieder 30 Sekunden durch 70%igen Alkohol, wäscht in destilliertem Wasser und schließt eine Kernfärbung an (am besten mit Kernechtrot). Einlegen in Glyzerin oder Apathy-Sirup.

Ergebnis: Fette treten scharf in blauschwarzem Ton hervor; auch die Markscheiden können damit dargestellt werden, wenn man 3 bis 4 Stunden färbt. Unter Umständen erhält man mit dieser Methode ohne Mühe ebenso schöne Markscheidenfärbungen wie mit anderen komplizierten Verfahren!

Mit dem *Blau BZL* der CIBA (Basel) sind die Farbresultate fast gleichwertig; man verwendet eine heißgesättigte Lösung in 50%igem Alkohol, die vor dem Gebrauch zu filtrieren ist. Die Gefrierschnitte kommen direkt aus destilliertem Wasser für 15 Minuten bis 24 Stunden in die Farbe und werden in destilliertem Wasser gespült. Einschließen wie oben. Nach mehrfachen Versuchen können wir auch diese Art der Fettfärbung sehr empfehlen; die damit erzielten Bilder zeichnen sich durch ihre besondere Schärfe aus, sie lassen sich besonders gut photographisch festhalten.

2. Fettfärbungen mit Scharlach R. Scharlach R, der dem Sudan III sehr nahe verwandt ist, wurde von MICHAELIS in die histologische Technik eingeführt. Sein Anwendungsbereich ist derselbe wie für Sudan III. Mit ihm werden die Glyceride leuchtendrot, die nicht kristallisierten Cholesterinester und ihre Gemische orangerot gefärbt. Im großen und ganzen leisten die Färbungen mit Scharlach R ungefähr dasselbe, wie diejenigen mit Sudan III (Einschränkungen siehe FROBOESE und SPROEHNLE).

Zur Färbung gebraucht man am besten die *Aceton-Scharlachlösung* nach HERXHEIMER: Es ist eine gesättigte Lösung von Scharlach R in Aceton und 70%igem Alkohol zu gleichen Teilen, die bei ca. 50° bereitet wird. Vor Gebrauch muß die Lösung filtriert werden. Gefrierschnitte legt man für einige Minuten in 50%igen Alkohol, färbt sie mit der Scharlachlösung in gut schließendem Färbeschälchen (Wägeschälchen z. B.) 2 bis 3 Minuten und spült kurz in 70%igem Alkohol. Sodann wäscht man sie in Wasser aus und färbt die Kerne mit Haemalaun. Weitere Behandlung wie üblich.

Eine längere Färbedauer sollte vermieden werden, da der Farbstoff sonst später in Nadelform auskristallisiert; aus diesem Grund soll man unbedingt nach der Färbung die Schnitte in 70%igem Alkohol auswaschen.

Bemerkungen zur Fettfärbung mit Sudan und Scharlach. Zur Darstellung der gröberen Fetttropfen, z. B. einer Fettleber, verwendet man am besten die einfache gesättigte alkoholische Sudan-III-Lösung nach DADDI oder die Scharlach-R-Färbung von HERXHEIMER; letztere wird der Sudan-III-Färbung vielfach vorgezogen, weil man damit rascher arbeitet. Gilt es aber feine intrazelluläre Fettkörnchen darzustellen, erscheint es angebracht, die kolloidale Sudan-III-Lösung von ROMEIS oder Sudanschwarz B nach LISON (bzw. Bleu BZL) zu verwenden, weil durch diese Färbungen die in den Geweben enthaltenen

Fettstoffe viel vollständiger erfaßt werden. Sie sind zur Untersuchung der Fettphanerose z. B. unentbehrlich; mitunter erzielt man ebenfalls ausgezeichnete Ergebnisse mit der von Goldmann vorgeschlagenen Methode, die insbesondere zur Darstellung von Fettkörnchen in den weißen Blutzellen ausgearbeitet worden ist.

Fixierung in Formol, Gefrierschnitte, unmittelbar vor der Färbung legt man die Schnitte für einige Minuten in 40- bis 50%igen Alkohol. Zur Färbung dient eine Sudan-III-Lösung mit 1%igem α-Naphtholgehalt:

Stammlösung:	Alkohol 95%	70 ccm
	Destilliertes Wasser	50 ccm
	Sudan III im Überschuß	
	α-Naphthol	1,2 g

Die Lösung wird fünf Minuten aufgekocht und ist gut verschlossen sehr lange haltbar. Vor dem Färben erhitzt man eine der Anzahl der zu färbenden Schnitte entsprechende Menge Flüssigkeit, bis sie zu sieden beginnt, läßt abkühlen und filtriert. Darin werden die Schnitte fünf Minuten gefärbt, in schwachem Alkohol gespült und gut gewässert. Kernfärbung mit Haematoxylin. Einschließen in Ferransches Gemisch (sog. ausgesucht helle Stücke von Gummi arabicum werden kalt in 30 ccm destilliertem Wasser gelöst; man fügt vorsichtig eine Lösung von 0,1 arseniger Säure in 30 ccm Glyzerin hinzu).

Im Schrifttum wird manchmal die Meinung vertreten, daß Sudan III die Glyceride (Neutralfette) rot, die Cholesterinester orangerosa färbt und die Lipoide kaum anfärbt. Diese Behauptung entbehrt jedoch jeder sicheren Grundlage und wird durch das Ergebnis vieler systematischer Untersuchungen widerlegt (vgl. insbesondere Kauffmann und Lehmann). Wenn Unterschiede in der Färbung verschiedener Fettstoffe bestehen, so hängt dies nicht von ihrer chemischen Beschaffenheit, sondern vielmehr von rein physikalischen Faktoren ab.

3. Fettfärbung mit Chlorophyll. Unter Umständen ist eine Grünfärbung der Fette erwünscht; man verwendet dazu Chlorophyll (von Dr. K. Hollborn zu beziehen) und stellt nach Arndt eine gesättigte Lösung in 70%igem Alkohol und Aceton aa her. Gefrierschnitte bringt man kurz in 70%igen Alkohol, färbt sie drei Minuten, spült in 70%igem Alkohol und in Wasser aus. Zur Kernfärbung ist besonders Kernechtrot geeignet. Eine histochemische Differenzierung leistet diese Färbung nicht; geringe Farbunterschiede zwischen Cholesterinestern und Glyceriden kann man praktisch nicht verwerten. Der Lipoidanteil des Abnutzungspigmentes wird nicht mitangefärbt, auch wenn er sich sudanophil erweist, was vielfach praktisch sein kann.

Die Farbkontraste können hierbei beliebig variiert werden; in praktischer Hinsicht sind besonders empfehlenswert:

Kombinierte Amyloid-Fettfärbung mit Chlorophyll-Haemalaun-Congorot.

Kombinierte Lipoid-Haemosiderinfärbung: Berlinerblau-Chlorophyll-Kernechtrot.

Kombinierte Lipoid-Glykogenfärbung: Chlorophyll-Best-Carmin (s. S. 207, Glykogen).

4. Fettfärbung mit Osmiumtetroxyd. Früher viel angewandt, ist heute diese Methode zum Fettnachweis in den Hintergrund getreten, weil ihr mancherlei Nachteile gegenüber der Sudan- oder Scharlachfärbung anhaften. Sie bietet allerdings unter Umständen große Vorteile, auch wenn man ihr eine streng-genommene Spezifität im histochemischen Sinne ebenfalls absprechen muß. (Über die chemische Theorie der Osmiumschwärzung der Fette s. STARKE, ESCHER, LISON.) Durch die Behandlung in Osmiumtetroxydlösungen wird ein Teil der Fettstoffe sofort geschwärzt (primäre Schwärzung), während weitere Fettstoffe nur gebräunt werden. Behandelt man nachträglich die Objekte mit Alkohol (60 bis 70%), so schwärzen sich auch diese Fette (sekundäre Schwärzung).

Die früher geübte Osmierung durch Fixierung in Osmiumtetroxydgemischen (z. B. Osmiumtetroxyd 0,5- bis 1%ig in Wasser oder nach ROMEIS in 0,1%iger Chromsäurelösung) ersetzt man vorteilhaft durch die Osmierung am Schnitt. Die Gewebe werden in Formol, REGAUDschem oder HELLYschem Gemisch fixiert und am Gefriermikrotom geschnitten. Dieses Vorgehen besitzt den Vorteil, daß man reichlich Kontrollschnitte für andere Fettfärbungen zur Verfügung hat und ferner gelingt die Osmierung dabei sehr viel leichter, weil bekanntlich das Osmiumtetroxyd nur sehr schwer diffusibel ist.

Die aus destilliertem Wasser kommenden Schnitte legt man für 24 Stunden in eine 1%ige wässerige Osmiumtetroxydlösung oder in FLEMMINGsches Gemisch (die Aufbewahrung im Dunkeln ist nicht unbedingt erforderlich), wäscht sie dann gründlich in destilliertem Wasser und untersucht in Glyzerin.

Zur sekundären Schwärzung bringt man die Schnitte, nach dem Auswaschen, in 70%igen Alkohol für 24 Stunden, wäscht sie in Wasser und untersucht in Glyzerin.

Will man die Gewebsstücke vor dem Schneiden behandeln, so wähle man nur kleine und dünne Gewebsscheiben, die man drei bis vier Tage in FLEMMINGschem Gemisch (s. S. 51) fixiert, gründlich in Wasser auswäscht und am Gefriermikrotom schneidet. Zur sekundären Osmierung legt man sie für vier Stunden bei 37° oder 24 Stunden bei Zimmertemperatur in 1%ige Osmiumtetroxydlösung im Dunkeln (SATA). Die danach gründlich in Wasser ausgewaschenen Schnitte werden für 24 Stunden in 70%igem Alkohol liegengelassen, mit destilliertem Wasser gewaschen und in Glyzerin untersucht.

Die Untersuchung osmierter Schnitte wird im allgemeinen in Glyzerin oder in Kalium aceticum (gesättigte wässerige Lösung) vorgenommen. Allerdings kann man die Schnitte auch über absoluten Alkohol oder Aceton durch Terpineol in Cedernöl oder in Balsam führen. Eine etwaige Paraffineinbettung osmierter Gewebsstücke nimmt man am besten über Cedernholzöl vor (s. S. 86). Bekanntlich lassen sich osmierte Präparate, die in Kanadabalsam eingeschlossen worden sind, schwer konservieren, weil mit der Zeit die Schwärzung angegriffen wird. Diesem Umstand kann man mit einem von HEIDENHAIN angegebenen Verfahren abhelfen, durch welches die Schwärzung haltbarer gemacht wird. Nach der Fixierung und dem Auswaschen werden die Objekte in 70%igen Alkohol übertragen, in den ein Kristall Natriumsulfid gegeben worden ist. Im allgemeinen ist die Konservierung in Cedernöl derjenigen in Kanadabalsam vorzuziehen; vorteilhaft ist hier ferner Paraffinöl (Paraffinum liquidum).

5. Fettfärbung mit Nilblausulfat (Lorrain-Smith). Dieses Verfahren wurde zur differenzierten Darstellung von Glyceriden (Neutralfetten) und anderen Fettstoffen (Lipoiden) angegeben. Durch die Untersuchungen von BOEMINGHAUS, ESCHER, KAUFFMANN und LEHMANN, LISON u. a. wurde festgestellt, daß man es hier nicht mit einer spezifischen Färbung, insbesondere nicht mit einer mikrochemischen Reaktion zu tun hat. Das Auftreten einer Rot- bzw. Rosafärbung läßt darauf schließen, daß im betreffenden Fettstoff ungesättigte Verbindungen von Triolein vorhanden sind; das Triolein selbst (als gesättigtes Triglycerid) gibt Blaufärbung. Eine Blaufärbung, die als spezifisch für Fettsäuren angegeben worden ist, bedeutet demnach nichts. KAUFFMANN und LEHMANN heben mit Recht hervor, daß man es bei den tierischen und menschlichen Fetten stets mit Gemischen zu tun hat und daß man also neben Rot- und Blaufärbung alle möglichen Abstufungen von Lila bis Violett erhalten wird, was natürlich eine Differenzierung sehr erschwert.

Das Nilblausulfat kann demnach höchstens als ein Reagens für ungesättigte Ölsäureverbindungen angesehen werden. Die Reaktion tritt nur auf, wenn man frisches Material verwendet oder wenn es vor nicht zu langer Zeit (einige Wochen) in Formol fixiert worden ist. (Bei längerer Aufbewahrung in Formol tritt infolge der Ameisensäurewirkung eine Spaltung der Neutralfette unter Bildung von Ölsäure ein; die gesättigte Säure färbt sich nicht mehr rot, sondern blau; BOEMINGHAUS, KAUFFMANN und LEHMANN.)

Diese Färbung wird ebenfalls an Gefrierschnitten ausgeführt. Man verwendet dazu eine *gesättigte wässerige Lösung von Nilblausulfat*. Die frischen Schnitte, bzw. Schnitte von formolfixierten Objekten oder Zupfpräparate werden 10 bis 20 Minuten in der Farblösung gefärbt, in Wasser gespült und kurze Zeit in 1%iger Essigsäure differenziert, bis die Schnitte eine gleichmäßige homogene Tönung aufweisen (unter Umständen kann dies nach wenigen Minuten der Fall sein). Man wäscht sie sodann gründlich in mehrmals zu wechselndem destilliertem Wasser und schließt in Glyzerin oder Glyzeringelatine ein (letztere darf nur lauwarm sein!).

Ergebnis: Kerne blau, nicht gesättigte Trioleinverbindungen intensiv rosa, andere Fettstoffe blau bis violettblau, Bakterien intensiv blau.

6. Nachweis von Fettsäuren nach Fischler. Von den Ergebnissen der Untersuchungen BENDAS über die Darstellung der Fettgewebenekrosen im Pankreas ausgehend, hat FISCHLER eine Methode ausgearbeitet, mit welcher es gelingen sollte, die Fettsäuren elektiv darzustellen. Das Prinzip besteht darin, daß zwischen Fettsäuren und Metallsalzen Verbindungen auftreten, die man sekundär nachzuweisen vermag. Verwendet wird Kupferacetat, welches mit den Fettsäuren Kupfersalze bildet; diese werden durch Haematoxylin (Kupferlackbildung) dargestellt.

Diese Reaktion ist aber im histochemischen Sinne keineswegs spezifisch, wie KAUFFMANN und LEHMANN sowie LISON nachgewiesen haben, da sich auch Kalkverbindungen und Eisensalze dadurch nachweisen lassen; ferner werden die Granulationen der Eosinophilen und der Mastzellen mitgefärbt.

Ausführung: Von formolfixiertem Material werden Gefrierschnitte angefertigt, die man

1. für 24 Stunden bei 37° in einer konzentrierten Lösung von Kupferacetat liegen läßt. Sodann werden sie sorgfältig in mehrmals gewechseltem destilliertem Wasser gewaschen und

2. in Haematoxylin nach WEIGERT 20 Minuten gefärbt:

Lösung I:

Haematoxylin	1,0 ccm
absoluter Alkohol	10,0 ccm

Lösung II:

konzentrierte wässerige Lösung von Lithiumcarbonat	1,0 ccm
destilliertes Wasser	90,0 ccm

Zur Färbung mischt man *einige Tage* vor Gebrauch gleiche Teile von I und II.

3. Nachdem die nun dunkelblau gefärbten Schnitte kurz in Wasser gespült worden sind, differenziert man sie in verdünnter Borax-Ferricyankalium-Lösung:

Borax	2,0 g
Ferricyankalium	2,5 g
destilliertes Wasser	100,0 ccm

und zwar solange, bis die Erythrozyten entfärbt sind.

4. Die Schnitte werden gründlich in destilliertem Wasser gewaschen und in Glyzerin oder Glyzeringelatine eingeschlossen. (Man kann auch in Canadabalsam einschließen, wenn statt Xylol Benzin verwendet wird; dabei muß man sehr rasch entwässern und ebenso rasch aufhellen!).

Ergebnis: Fettsäuren tiefschwarz, desgleichen Granulationen der Eosinophilen und Mastzellen sowie Kalk- und Eisenverbindungen. Die Unterscheidung dieser letzten Körper von Fettsäuren kann einfach an Kontrollschnitten durchgeführt werden: Kalkverbindungen werden durch Behandlung mit verdünnter Salzsäure entfernt; Eisenverbindungen weist man mittels Berlinerblaureaktion nach (s. S. 217). Weitere Fettkörper kann man nach der Differenzierung durch Färbung in Sudan III zur Darstellung bringen. Will man eine Unterscheidung zwischen Seifen und Fettsäuren durchführen, so behandelt man die Schnitte nach dem Einlegen in die Kupferacetatlösung mit Ätheralkohol, welcher die Fettsäuren auflöst.

Unterscheidung von Fettsäuren und Kalk. Erfolgt in den Schnitten eine Schwärzung nach der FISCHLER-Methode, so kann man die gefärbte Substanz durch folgende Prozeduren identifizieren:

Nachdem Kontrollschnitte mit Kupferacetat behandelt worden sind, bringt man einige davon

a) in 1%ige wässerige Salzsäure, wäscht sie in Wasser, färbt in Haematoxylin wie bei der FISCHLER-Methode. Versagt dabei die Haematoxylinfärbung, so liegt Kalk vor.

b) in 1%ige wässerige Salzsäure, wäscht in Wasser, legt in Ätheralkohol für kurze Zeit und färbt wie oben. Versagt die Haematoxylinfärbung, so liegen Fettsäuren vor.

7. Nachweis von Seifen. Natrium und Kaliumsalze der Fettsäuren sind in Formol löslich; will man sie erhalten, ist es notwendig, sie bei der Fixierung in unlösliche fettsaure Salze umzuwandeln. Dazu verwendet man folgendes Fixierungsgemisch:

Formol 1 Teil + H^2O 4 Teile
Calcium salicylicum zur Sättigung.

Darin werden die Seifen an Ort und Stelle fixiert, weil sie sich in wasserunlösliches fettsaures Calcium umwandeln. Dieses färbt man nach FISCHLER, wie oben angegeben.

8. Nachweis von Cholesterin und Cholesterinverbindungen. Cholestrin ist in absolutem Alkohol, in Aceton, Äther, Toluol, Xylol usw. löslich, es kann demnach nur an frischem Material oder an Gefrierschnitten von geeignet fixierten Geweben (Formol) nachgewiesen werden. Man muß bedenken, daß der histologische Befund es hierbei ebensowenig wie für andere Fettstoffe gestattet, den quantitativen Gehalt an Cholesterin zu bestimmen.

Am frischen Material und an Gefrierschnitten können zwei Reaktionen ausgeführt werden, die einigermaßen sicher sind, nämlich die von A. SCHULTZ angegebene histochemische Anwendung der Reaktion nach LIEBERMANN-BURCHARD und die Digitoninprobe nach WINDAUS.

Nachweismethode nach A. SCHULTZ: Gefrierschnitte von formolfixiertem Material (Gelatineeinbettung ist vorteilhaft!) legt man für zwei bis vier Tage in eine $2^1/_2$%ige wässerige Lösung von violettem Eisenalaun bei 37° im Brutofen ein. Danach spült man sie in destilliertem Wasser ab, zieht sie auf Objektträger auf und betupft sie mit Filterpapier, ohne daß die Schnitte vollständig antrocknen. Darauf beschickt man sie mit einigen Tropfen eines Gemisches von Eisessig und konzentrierter reiner Schwefelsäure (spezifisches Gewicht 1,84) zu gleichen Teilen (Schwefelsäure tropfenweise dem Eisessig sorgfältig zusetzen, Gemisch wochenlang haltbar), und deckt den Schnitt mit einem Deckglas zu. Die Farbreaktion tritt augenblicklich ein: die cholesterinhaltigen Fettstoffe färben sich tief blaugrün. Dauerpräparate lassen sich nicht herstellen, nach einigen Stunden blassen die Farben ab.

Dieses Verfahren läßt sich auch an Ausstrichpräparaten (Harnsediment, Sputum u. dgl.) anwenden (SCHMORL), wobei ohne Fixierung die gleichen Reaktionszeiten eingehalten werden können.

Diese Reaktion darf man wohl als charakteristisch für Cholesterin und Cholesterinester ansehen, allerdings beweist ein negativer Ausfall noch nicht die Abwesenheit dieser Stoffe (KAUFFMANN und LEHMANN, SCHULTZ, LISON).

Nachweismethode nach WINDAUS *(Digitoninreaktion)*. WINDAUS hat nachgewiesen, daß freies Cholesterin mit einer alkoholischen Digitoninlösung ein kristallisiertes Produkt gibt, welches in Wasser, Aceton und Äther unlöslich ist, sich in 96%igem Alkohol schwach löst und von Essigsäure ganz aufgelöst wird. Eine nach diesem Prinzip arbeitende Methode wurde von BRUNSWICK eingeführt; nach LISON verfährt man am besten folgendermaßen: Gefrierschnitte werden einige Stunden in einer 0,5%igen Lösung von Digitonin in 50%igem Alkohol belassen, sodann in 50%igem Alkohol gewaschen, in Wasser gespült und aufgezogen. Man deckt sie in Apathy-Sirup ein. Die Schnitte werden im Polarisationsmikroskop untersucht: bei gekreuzten Nicols findet man leicht die spitzen Nadeln und Nadelbüschel des Digitonin-Cholesterinkomplexes. Da diese Reaktion äußerst empfindlich ist, müssen die verwendeten Objektträger und Deckgläschen sicher fettfrei sein und keine Fingerspuren aufweisen.

Andere Cholesterinnachweismethoden. Die von GOLODETZ angegebene Reaktion mit Formol-Schwefelsäuregemisch (zwei Teile Formol 30%ig, fünf Teile Schwefelsäure), wobei sich in ein bis zwei Minuten die cholesterinhaltigen Gewebsbestandteile intensiv braunrot anfärben, gilt als nicht spezifisch.

Eine weitere Methode wurde von VERSÉ mitgeteilt; nach ARNDT soll sie sehr genau arbeiten und gestaltet sich folgendermaßen:

Gefrierschnitte oder Zupfpräparate werden auf einen Objektträger aufgezogen; auf zwei Seiten des Präparates bringt man Deckglassplitterchen oder Wachströpfchen an, die das Deckgläschen tragen sollen. Dieses wird mit einem Tropfen Wasser aufgesetzt. Sodann läßt man von einem Rand Ätheralkohol und nach kurzer Zeit einen Tropfen konzentrierter Schwefelsäure zufließen. Bei geringer Neigung des Objektträgers fließt diese infolge ihrer größeren spezifischen Schwere schnell in den Ätheralkohol hinein. Man beobachtet die eintretende Reaktion am Polarisationsmikroskop und muß manchmal zuwarten (1/4 bis 1/2 Stunde). Ist reichlich doppelbrechende Substanz vorhanden, so beobachtet man an der Grenze beider Flüssigkeiten ein lebhaftes Aufperlen von doppelbrechenden Kügelchen. Dieses einfache Verfahren kann zur raschen Orientierung sehr wertvolle Dienste leisten.

9. Nachweismethoden der Glyceride, Fettsäuren und Cholesterinester auf Grund ihrer optischen Eigenschaften. Oft vermag die Untersuchung frischen Gewebes mit dem Polarisationsmikroskop in relativ einfacher Weise aufschlußreiche Anhaltspunkte zur Trennung der verschiedenen Fettstoffe zu geben. Besonders ist sie für den Nachweis des Cholesterins und dessen Verbindungen unentbehrlich. Dabei müssen einige Punkte beachtet werden:

Im allgemeinen wird angenommen, daß Glyceride (Neutralfette) und ihre Gemische isotrop sind und daß sie bei gekreuzten Nicols nicht aufleuchten. Dies ist nur zum Teil richtig, denn in Gefrierschnitten können gelegentlich kristallinische doppelbrechende Ausfällungen in Fetttröpfchen beobachtet werden (vgl. VERSÉ). Auch können sich solche Gebilde nach Formolfixierung entwickeln. Man kann derartige doppelbrechende Kristalle von Cholesterin unterscheiden, wenn man das Präparat leicht erwärmt (52 bis 60°), durch Einlegen in den Wärmeschrank für 10 bis 15 Minuten z. B.: die Cholesterinverbindungen verlieren dabei ihre Doppelbrechung, die kristallinischen Ausfällungen in Neutralfetten behalten sie. Die besonderen optischen Eigenschaften der Cholesterinverbindungen sind viel studiert worden; in frischen Präparaten erscheinen die Cholesterinester und ihre Gemische meist als feine Tropfen, die bei gekreuzter Nicolstellung ein dunkles Achsenkreuz aufweisen. Dies ist der Fall, wenn sie gelöst sind, sie besitzen dann die Eigenschaften von Sphärokristallen im Sinne LEHMANNS. Bei Temperaturen, die tiefer liegen als der Schmelzpunkt, kristallisieren die Cholesterinester aus, was übrigens auch nach Formolfixierung oder nach Einlegen in Lävulosesirup eintritt; sie bilden dann feine, spitze Kristallhäufchen oder -Büschel, die mit Fettsäurekristallen oder kristallinischen Ausfällungen von Glyceriden leicht verwechselt werden können. Die Unterscheidung erfolgt durch die bereits erwähnte Wärmeprobe: Einstellen der Präparate für 10 bis 15 Minuten in den Wärmeschrank bei 58 bis 60°, wobei die Cholesterinester die Doppelbrechung verlieren. Läßt man die Präparate abkühlen, so erscheinen die charakteristischen Sphärokristalle mit schwarzem Achsenkreuz wieder.

Auch die Lipoide (Phosphatide, Cerebroside) können in feiner Tropfenform in Erscheinung treten, die doppelbrechend sind und überdies ein dunkles Achsenkreuz aufweisen, weil sie, wie LEHMANN zeigte, genau wie Cholesterinester Sphärokristalle zu bilden vermögen. Eine Unterscheidung auf histochemischem Wege ist unmöglich.

10. Nachweismethoden für Lipoide. Eine Trennung der verschiedenen Lipoide auf histochemischem Weg ist undurchführbar: zu beachten ist, daß diese Stoffe nicht selten mit Cholesterinestern Verbindungen eingehen oder um diese herum Hüllen bilden. Die Lipoide sind in Alkohol leicht löslich und sind im allgemeinen doppelbrechend. Die zu ihrem histologischen Nachweis dienenden Methoden lehnen sich an die WEIGERTsche Markscheidenfärbung an und beruhen darauf, daß nach Chromierung diese Fettstoffe schwarze Lacke mit Haematoxylin bilden, welche dann in der WEIGERTschen Differenzierungsflüssigkeit nicht gelöst werden. Das Ergebnis dieser Methoden ist allerdings stets nur mit Vorsicht zu deuten.

Methode nach LORRAIN-SMITH-DIETRICH. Gefrierschnitte von in Formol fixierten Geweben legt man

1. ein bis zwei Tage bei 37° in eine 5%ige Kaliumbichromatlösung (Chromierung) und spült sie in einmal erneuertem destilliertem Wasser gut ab.

2. Sodann färbt man sie vier bis fünf Stunden bei 60° in essigsaurem Haematoxylin nach KULTSCHITZKY (10%ige, mindestens sechs Monate alte Haematoxylinlösung in absolutem Alkohol 10,0 ccm und 2%ige Essigsäure 90 ccm). Danach wäscht man in destilliertem Wasser.

3. Die Differenzierung erfolgt in Boraxferricyankaliumlösung nach WEIGERT (Borax 2,0, g Ferricyankalium 2,5 g, destilliertes Wasser 100 ccm), am besten über Nacht.

4. Nach gründlichem Auswaschen in Wasser schließt man in *Apathy*-Sirup ein.

Ergebnis: die Lipoide sind blauschwarz gefärbt. Nur eine tiefblauschwarze Färbung darf als positiv bewertet werden, nicht aber die von vielen anderen Fettstoffen angenommene mehr graue Tönung. Positiv fällt die Reaktion aus bei Anwesenheit von Phosphatiden, Cerebrosiden sowie Gemischen dieser Stoffe mit Fettsäuren und Triglyceriden oder von Cholesterinestergemischen. Cholesterinfettsäuregemische verhalten sich dagegen stets negativ. (KAUFFMANN und LEHMANN, ESCHER.) Zu beachten ist jedoch, daß Gallepigment,

Eisen und Haemoglobin ebenfalls positiv reagieren und durch entsprechende Reaktionen ausgeschaltet werden müssen.

Methode von CIACCIO I *für Lipoide.* 1. Fixierung kleiner Gewebsstücke 48 Stunden in folgendem Gemisch:

5%ige Kaliumbichromatlösung	80 ccm
Formol 40%ig	20 ccm
Eisessig	5 ccm

2. Nachchromierung fünf bis acht Tage in 3%iger Kaliumbichromatlösung.

3. Auswaschen 24 Stunden in fließendem Wasser.

4. Aufsteigende Alkoholreihe 24 Stunden, zuletzt ein bis zwei Stunden in absolutem Alkohol.

5. Paraffineinbettung über Schwefelkohlenstoff oder Benzol (kurz!).

6. Aufgeklebte Paraffinschnitte werden in üblicher Weise entparaffiniert und kommen aus dem 70%igen Alkohol für 30 Minuten bis eine Stunde bei 30° C in folgende Farblösung:

80%iger Alkohol	95 ccm
Aceton	5 ccm

Sudan III bis zur Sättigung der auf 50° erwärmten Alkohol-Aceton-Mischung, nach Erkalten wird filtriert.

7. Man wäscht die Schnitte nach der Sudanfärbung gut in 50%igem Alkohol und in destilliertem Wasser aus.

8. Kernfärbung mit Haemalaun, Einschließen in Gummisirup nach v. APATHY.

Ergebnis: Lipoide orangegelb, besonders auch Kephalin. Sphingomyelin stets negativ. Statt Sudan III kann man auch Sudan-Schwarz B (LISON) verwenden, die Lipoide erscheinen dann blauviolett. Kernfärbung in diesem Falle mit Kernechtrot.

Nach CIACCIO werden durch die Chromierung die Lipoide in Alkohol unlöslich und überdies soll diese Unlösbarkeit je nach der Dauer der Chromierung wechseln; für ungesättigte Phosphatide (Lezithin, Kephalin, Myelin) genügen ein bis zwei Tage, für Mischungen dieser Stoffe mit Cholesterin oder Cholesterinestern sind zwei bis vier Tage, für gesättigte Phosphatide fünf Tage notwendig. Mischungen von Cholesterin mit Ölsäure bedürfen einer siebentägigen Chromierung, wogegen Glyceride und Fettsäuren selbst nach achttägiger Chrombehandlung noch durch Alkohol gelöst werden. Gegen diese Schlußfolgerungen sprechen die Ergebnisse von KAUFFMANN und LEHMANN, aus welchen sich kurz zusammengefaßt folgendes ergeben hat:

Ciaccio-*positiv* sind: alle ungesättigten Fettstoffe: Ölsäure und ihre Derivate, Triolein, Ölsäureester des Cholesterins, Lezithin usw.

Ciaccio-*negativ* sind: alle gesättigten Fettstoffe: Stearinsäure, Palmitinsäure und ihre Glycerid- oder Cholesterinester.

Demnach wäre die Reaktion nach CIACCIO keineswegs spezifisch für Lipoide, sondern sie würde lediglich das Vorhandensein ungesättigter Fettverbindungen anzeigen. Neuerdings hat CIACCIO eine weitere Methode vorgeschlagen, mit welcher die acetonunlöslichen „Lipoide“ (Phosphatide und Cerebroside) allein dargestellt werden sollen. Sie beruht darauf, daß man die Objekte einer Acetonbehandlung unterzieht und eine Fettfärbung anschließt:

Methode von Ciaccio II *für acetonunlösliche Lipoide:* 1. Fixierung 24 Stunden in

Formol (40% oder 20%)	50 ccm
Aceton	50 ccm
Kochsalz	0,9 g

2. Nach erfolgter Fixierung bringt man die Objekte jeweils für eine Stunde in Mischungen von 10%igem Cadmiumnitrat mit steigender Acetonkonzentration: A. Aceton 70 ccm und 10%ige Cadmiumnitratlösung 10 ccm; B. Aceton 80 ccm und 10%ige Cd $(NO_3)^2$ 10 ccm; C. Aceton 90 ccm und 10% Cd $(NO_3)^2$ 10 ccm.

3. Sodann legt man sie in eine zwei- bis dreimal zu wechselnde Mischung von Aceton und gesättigter Lösung von Cd $(NO_3)^2$-Lösung in absolutem Alkohol (den Prozentgehalt des Salzes auf 2% einstellen), im ganzen 24 bis 48 Stunden, zuletzt bei 37°.

4. Danach werden die Objekte in eine absteigende Acetonreihe (90, 80, 70, 60 und 50%) gebracht, die mit 10%iger Cd$(NO_3)^2$-Lösung versetzt wird, und zwar so, daß zuletzt die Salzkonzentration 1% beträgt.

5. Einlegen für einige Stunden in Aceton und 5%ige Kaliumbichromatlösung, die allmählich so mit Kaliumbichromatlösung verdünnt wird, daß man die Gewebsstücke nach zwei bis drei Tagen in reine wässerige 5%ige Kaliumbichromatlösung bringt, wo sie bei 37° zwei bis drei Tage liegenbleiben.

6. Waschen in fließendem Wasser 12 bis 24 Stunden.

7. Gefrierschnitte oder Paraffineinbettung; letztere wird folgendermaßen durchgeführt: Steigende Acetonreihe; Aceton und Petroläther (Siedepunkt 30 bis 50°); reiner Petroläther, Petroläther-Paraffin 37°, Paraffin).

8. Färbung: Zwei bis drei Stunden in Sudan III oder Sudanschwarz B, Differenzierung in 50%igem Alkohol, Kernfärbung mit Haemalaun. Auch kann man nach Smith-Dietrich färben.

11. Plasmalreaktion nach Feulgen (Darstellung der Acetalphosphatide). Schon im Verlauf ihrer Untersuchungen über die Nuclealfärbung (s. S. 178) haben Feulgen und Mitarbeiter festgestellt, daß im Protoplasma mancher Zellen Substanzen enthalten sind, die sich nach verschiedenen Behandlungen mit dem Schiffschen Reagens färben lassen und die von der Nucleinsäure verschieden sind. Die darauf folgenden Untersuchungen Feulgens und seiner Mitarbeiter haben gezeigt, daß diese Körper als Aldehyde von Fettsäuren aufzufassen seien, die nicht frei, sondern als Bestandteile von lipoiden Verbindungen, den sog. „Plasmalogenen“, vorkommen. Plasmalogene sind Acetalphosphatide und stellen Acetalverbindungen zwischen Glycerinphosphorsäure und Aldehyden höherer Fettsäuren dar. Sie sind unlöslich in Wasser, löslich jedoch in den organischen Lösungsmitteln. Das Plasmalogen kann durch Hydrolyse (z. B. n/10 HCl) in einigen Stunden oder durch Behandlung mit Sublimat sofort in Plasmal umgewandelt werden, welches die Aldehydreaktion aufweist; insbesondere kann es mit dem Schiffschern Reagens nachgewiesen werden. Unter dem

Namen „Plasmal-Reaktion" verstehen FEULGEN und VOIT die violette Färbung mit dem SCHIFFschen Reagens, welche nach Sublimatbehandlung auftritt.

Reaktionsverfahren: Es werden Gefrierschnitte von unfixiertem oder fixiertem Gewebe hergestellt. Die Fixierung, für welche FEULGEN Sublimat-Formol, VERSÉ 1%ige Platinchloridlösung, oder eine Mischung von 50 Teilen wässeriger gesättigter Sublimatlösung und 50 Teilen einer 1%igen Cadmiumchloridlösung empfohlen haben, kann nach LISON und CORDIER sehr wohl in Formol vorgenommen werden, und zwar trotz der geäußerten Bedenken, daß Formol als Aldehyd mit dem SCHIFFschen Reagens in Verbindung treten könne. Man muß allerdings dafür sorgen, daß die Schnitte vor der Reaktion sehr sorgfältig in destilliertem Wasser gewaschen werden, um jede Formolspur zu entfernen. Diese Fixierungsart ist vorzuziehen, weil man damit Vergleichsschnitte mühelos herstellen kann.

Es ist empfehlenswert, mindestens zwei Schnitte zur Verfügung zu haben. Den einen Schnitt bringt man einige Minuten in eine gesättigte wässerige Sublimatlösung, den anderen läßt man für die gleiche Zeit in destilliertem Wasser liegen. Nachdem die Schnitte gewaschen worden sind, werden sie mit dem SCHIFFschen Reagens fünfzehn Minuten behandelt und in SO_2-haltigem Wasser gewaschen unter genau denselben Bedingungen wie bei der Nuclealfärbung (s. S. 178). Die Präparate schließt man in APATHY-Sirup oder in Glyzerinegelatine ein.

Ergebnis: Plasmalogen ist rötlichviolett gefärbt. Die Reaktion ist positiv und oft sehr stark in bestimmten Gewebselementen: einige Nierenepithelien, Myelinscheiden, einzelne Alveolarepithelien, Nebenniere, gelber Körper. Sie läßt einige Beziehungen zu den Fettstoffen erkennen, wie insbesondere VERNE zeigen konnte, und es ist nach dessen Untersuchungen wahrscheinlich, daß die durch die Plasmalreaktion dargestellten Aldehydverbindungen eigentlich physiologische Oxydationsstufen von Fettkörpern darstellen, sehr wahrscheinlich von ungesättigten Fettsubstanzen. Die Anwendung dieser Reaktion für die Untersuchung der Nebenniere und insbesondere der verschiedenen Myelinentartungserscheinungen ist zu empfehlen (vgl. GUYON).

Man kann sie auch, wie PISCHINGER zeigte, an frischen Schnitten, die mit dem Messertiefkühlverfahren hergestellt werden, anstellen und erfaßt damit wohl mehr als in fixierten Geweben. Die Schnitte werden vom Messer in üblicher Weise auf dem Objektträger aufgefangen, sodann stellt man sie in eine unmittelbar vor Gebrauch zusammengesetzte Mischung von

gesättigter wässeriger Sublimatlösung	1 Teil
SCHIFFsches Reagens	3 Teile (nur einmal zu verwenden).

Darin bleiben die Objektträger zehn Minuten: der erste blauviolette Farbton wird nach etwa zwanzig Sekunden beobachtet. Man spült darauf die Schnitte in üblicher Weise in SO_2-haltigem Wasser, bringt sie in Brunnenwasser und schließt in Glyzerin ein. PISCHINGER hebt hervor, daß mit diesem Verfahren praktisch keine Niederschläge auftreten.

12. Nachweis sog. chromotroper Lipoide (FEYRTER). In mehreren Arbeiten der letzten Zeit haben FEYRTER und seine Mitarbeiter auf die besonderen färberischen Eigenschaften weitverbreiteter Lipoide hingewiesen, die in histologischen Schnitten formolfixierter Gewebe die Erscheinung der Metachromasie (Chromotropie) aufweisen. Sie finden sich intrazellulär, entweder rein und dann meist in Form feiner Tröpfchen oder an Eiweißstoffe gebunden, wobei sie diffus verteilt oder an Körnerchen (Granula) gebunden sind. Von den bekannten Fettstoffen geben nur die Cerebroside die gleiche färberische Reaktion und es bestehen Gründe zur Annahme, daß die Voraussetzung für die Chromotropie offenbar im Vorhandensein „aufgeschlossener reduzierender Gruppen" in diesen Lipoiden zu suchen ist. FEYRTER vermutet, daß diese Gruppen auf verschiedene Weise für die besondere, nach ihm „Einschlußfärberei" genannte Art der Untersuchung, aufgeschlossen werden können, so z. B. durch Formaldehyd. Auf alle Fälle stellen diese Stoffe weder Glyceride noch Cholesterin- oder reine Cholesterinester dar.

Es handelt sich dabei mit größter Wahrscheinlichkeit um Stoffe der Phosphatid-Cerebrosid-Gruppe, die z. T. mit anderen nichtlipoidigen Körpern gebunden sind; möglicherweise spielt eine Bindung an Kohlehydrate eine Rolle. Unter Heranziehung der Auffassung LISONS über die Metachromasie im allgemeinen (s. S. 123), nach welcher der metachromatische Farbumschlag an die Gegenwart von Schwefelestern des Typus R-OSO_3H gebunden ist, hält es FEYRTER für notwendig, der Frage nachzugehen, ob nicht auch für die in Frage stehenden Lipoide der Gehalt an Schwefelestern bestimmend ist, eine Frage, die bis heute noch nicht beantwortet worden ist. Ferner wurde von FEYRTER und PISCHINGER auf die weitgehende, allerdings nicht vollkommene Übereinstimmung der chromotropen Lipoide und der Acetalphosphatide (Plasmal) hinsichtlich ihrer Fundorte aufmerksam gemacht (vgl. auch LIEB).

Vorschriften zur Einschlußfärberei. Die besten Bilder erzielt man nach FEYRTERS Angaben an möglichst frisch nach dem Tode entnommenen Gewebsstücken oder am Operationsmaterial. Auch ist eine Fixierung notwendig, und zwar in Formaldehyd. Am unfixierten Gewebe, nach Fixierung in Sublimat oder Müllerscher Flüssigkeit fällt die Färbung negativ aus.

Man stellt sich Gefrierschnitte her (10—15 μ) und fängt sie in destilliertem Wasser auf (Brunnenwasser soll man vermeiden, weil es zu Niederschlägen führt). Die Schnitte werden ohne Eiweißglyzerin aufgezogen oder schwimmend behandelt; ersteres ist vorzuziehen. Die aufgezogenen Schnitte beschickt man mit einigen Tropfen folgender frisch zu bereitender Lösung, die vor Gebrauch einige Tage stehenzulassen ist:

Thionin	1,0
Weinsteinsäure (chemisch rein)	0,5
Destilliertes Wasser	100,0 ccm

Nach fünf Minuten werden die Schnitte mit einem Deckglas zugedeckt und sofort untersucht. Umrandung mit dem DU NOYERschen Lack ist empfehlenswert. Man betrachtet sie bei Tageslicht oder besser bei künstlichem Licht, wobei sie farbenprächtiger erscheinen.

Ergebnis: Mastzellengranula, Knorpelgrundsubstanz und Schleim werden sofort rötlich oder leuchtendrot gefärbt; nach einigen Stunden oder sogar Tagen haben sich die Markscheiden, markloses Nervengewebe bis in die letzten feinsten

Verzweigungen, Tastkörperchen, Nebennierenmark, gelbe Zellen der Darmschleimhaut rosa gefärbt. Muskulatur färbt sich blau.

Die Präparate sind leider nur kurze Zeit haltbar; vielfach schon nach einigen Tagen oder Wochen ist die Färbung abgeblaßt.

Als Thionin verwendet man am besten das Thionin Ehrlich (Lauths Violett der Fa. Riedel de Haen in Berlin); auch mit dem Thionin der Fa. J. R. Geigy A. G., Basel, erhielten wir gute Ergebnisse; weniger geeignet ist das Thionin H. 363 von Dr. K. Hollborn u. Söhne und das standardisierte Thionin Bayer-Meister Lucius, da sie zu blaustichig färben.

Literatur.

Arndt H. J.: Zum histologisch-färberischen Lipoidnachweis mit Chlorophyll. Z. Mikrosk. 41 (1924), 481; ders.: Zur kombinierten Darstellung von Glykogen und Lipoiden. Cblt. Path. 35 (1925), 545; ders.: Zur Kritik neuerer Methoden des histochemischen Lipoidnachweises. Verhandlg. Dt. Path. Ges. 20. Tagung, 1925, S. 143. Becher H.: Histochemische Untersuchungen an den innersekretorischen Organen mit der Plasmalreaktion. Anat. Anz. 85, Erg. H. 38 (1938). Boeninghaus H.: Über den Wert der Nilblaumethode für die Darstellung der Fettsubstanzen. Beitr. path. Anat. 67 (1920), 534. Brunswick H.: Der mikroskopische Nachweis der Phylosterine und von Cholesterin als Digitoninsteride. Z. Mikrosk. 39 (1922), 316. Ciaccio C.: Beitrag zur Kenntnis der sog. Körnchenzellen des Zentralnervensystems. Beitr. path. Anat. 50 (1911), 317. Daddi L.: Nouvelle méthode pour colorer la graisse dans les tissus. Arch. ital. Biol. 26 (1896) 142. Dietrich A.: Zur Differentialdiagnose der Fettsubstanzen. Verhandlg. Dt. Path. Ges. 14. Tagung, 1910, S. 263. Dolfini G.: Su un nuovo metodo di colorazione deil grassi. Bull. histol. appl. 6 (1929), 137. Eisenberg P.: Über Fettfärbung. Virchows Arch. 199 (1910), 502. Escher H. H.: Grundlagen einer exakten Histochemie der Fettstoffe. Corr. Bl. f. Schweizer Ärzte 49 (1919), 1609. Feulgen R. und K. Voit: Über einen weit verbreiterten festen Aldehyd. Pflügers Arch. 206 (1924), 389. Feyrter F.: Über ein sehr einfaches Verfahren der Markscheidenfärbung, zugleich eine neue Art der Färberei. Virchows Arch. 296 (1936), 645; ders.: Über chromotrope Lipoide und Lipoproteide. Z. mikrosk. anat. Forschg. 51 (1942), 610. (Hier ausführliche Literaturangaben.) Ders.: Über die Ursache der besonderen Erscheinungen bei der sog. Einschlußfärbung (in einem wässerigen Weinsteinsäure-Thionin-Gemisch). Z. mikrosk. anat. Forschg (im Druck). Feyrter F. und A. Pischinger: Über die Beziehungen zwischen den sog. chromtropen Lipoiden bzw. Lipoproteiden und den sog. Acetalphosphatiden in menschlichen Geweben. Wien, klin. Wschr. 1942, Nr. 24, 463. Fischer B.: Über die Fettfärbung mit Sudan III und Scharlach-R. Cblt. Path. 13 (1902), 943. Fischler F. J.: Über die Unterscheidung von Neutralfetten, Fettsäuren und Seifen im Gewebe. Cblt. Path. 15 (1904), 913. Fischler F. J. und W. Groll: Über den histologischen Nachweis von Seife und Fettsäuren im Tierkörper und die Beziehungen intravenös eingeführter Seifenmengen zur Verfettung. Beitr. path. Anat. Suppl. VII (1905), 326. (Festschrift für J. Arnold.) Froboese C.: Die Verfettungen des Endometrium. Virchows Arch. 250 (1924), 296. Froboese C. und G. Spröhnle: Untersuchungen zur Theorie und Technik der Sudanfärbung. Z. mikrosk. anat. Forschg. 14 (1928), 13. Goldmann J.: Ergänzender Beitrag zur Lipoidfärbung mit Sudan III- (Scharlach-R-R.-) Naphthol. Cblt. Path. 58 (1933), 275. Guyon L.: Emploi du réactif de Schiff dans l'étude de la myéline normale et dégénérée. C. r. Soc. Biol. 109 (1932) 1101. Hoerr N. L.: Histological studies on lipins. I. On osmic acid as a microchemical reagent with special reference to lipins. Anat. Rec. 66 (1936), 149. Karwicka, Dunin M.: Über das physikalische Verhalten und das physiologische Vorkommen der doppelbrechenden Lipoide. Beitr. path. Anat. 50 (1911), 437. Kauffmann C. und E. Leh-

MANN: Sind die in der histologischen Technik gebräuchlichen Fettdifferenzierungsmethoden spezifisch? Virchows Arch. **261** (1926), 623. KAWAMURA R.: Die Cholesterinesterverfettung. G. Fischer, Jena 1911. KOCH W.: Das Verhalten der Plasmalreaktion im Genitaltraktus der weiblichen weißen Maus. Z. mikr. anat. Forschg. **50** (1941), 465. KLEEBERG J.: Untersuchungen über den Fettstoffwechsel der Gewebe. Virchows Arch. **244** (1923), 237. KUTSCHERA-AICHBERGEN: Beitrag zur Morphologie der Lipoide. Virchows Arch. **256** (1925), 569. LIEB H.: Über die Beziehungen zwischen den chromotropen Lipoiden bzw. Lipoproteiden und den Acetalphosphatiden. Wien klin. Wschr. 1942, Nr. 24, 465. LISON A.: Etudes sur l'histochimie des corps gras. Bull. histol. appl. **10** (1933), 237 und 292; ders.: Sur de nouveaux colorants histologiques specifiques des lipoïdes. C. r. Soc. Biol. Paris **115** (1934), 202; ders.: Histochimie animale. Méthodes et problèmes. Gauthier-Villars, Paris 1936. LORRAIN-SMITH J.: The staining of fat with basic aniline dyes. J. Path. and Bact. **11** (1906), 415; ders.: On the simultaneous staining of neutral fat and fatty acid by oxazine dyes. J. Path. and Bact. **12** (1908), 1. LORRAIN-SMITH J. und C. POWELL WHITE: The crystals found in fatty cells. J. Path. and Bact. **12** (1908), 126. LORRAIN-SMITH J. und W. MAIR: The application of Weigerts myelin method to the stainung of fat. J. Path. and Bact. **12** (1908), 134; dieselben: An investigation of the principles underlying Weigerts method of staining medullated nerve. J. Path. and Bact. **13** (1909), 14. dieselben: The study of normal and degenerating myelin by means of a hot stage. J. Path. and Bact. **13** (1909), 345. LORRAIN-SMITH J. und T. RETTIE: An aldehyde mordant for fats and lipoids. J. Path. and Bact. **27** (1924), 115. MICHAELIS L.: Zur Theorie der Fettfärbung. Dt. med. Wschr. 1901. PISCHINGER A.: Über die Acetalphosphatide, ihre Verteilung in der Niere und ihre Beziehungen zum Vitamin C. Z. mikr. anat. Forschg. **50** (1941), 590; ders.: Über den Einfluß der histologischen Technik auf die Acetalphosphatide in den Geweben. Z. mikr. anat. Forschg. **52** (1942), 530; ders.: Der Formaldehyd als Ursache für die besonderen Erscheinungen bei der Einschlußfärbung (Feyrter). Z. mikr. anat. Forschg. **53** (1943), 46. RIES E.: Grundriß der Histophysiologie. Akad. Verlagsanstalt Leipzig 1938. DA ROCHA-LIMA H.: Zur pathologischen Anatomie des Gelbfiebers. Verhandlg. Dt. Path. ges. 15. Tagung 173 (1912). ROMEIS B.: Zur Methodik der Fettfärbung mit Sudan III. Virchows Arch. **264** (1927), 301; ders.: Weitere Untersuchungen zur Theorie und Technik der Sudanfärbung. Z. mikrosk. anat. Forschg. **16** (1929), 525; ders.: Neue Untersuchungen zur Fettfärbung. Cblt. Path. **66** (1936), 97; ders.: Taschenbuch der mikroskopischen Technik. 14. Aufl. S. 347 (1943). SCHULTZ A.: Über Cholesterinverfettung. Verhandlg. Dt. Path. Ges. 20. Tagung, 1925, S. 120. SCHULTZ A. und G. LÖHR: Zur Frage der Spezifität der mikrochemischen Cholesterinreaktion mit Eisessig-Schwefelsäure. Cblt. Path. **36** (1925), 529. STARKE J.: Über Fettgranula und eine neue Eigenschaft des Osmiumtetraoxyds. Arch. Anat. u. Physiol. 1895. VERNE J.: Considérations sur les états chimiques des lipides. Bull. histol. appl. **14** (1937), 269. VERSÉ M.: Über die Cholesterinesterverfettung. Beitr. path. Anat. **52** (1912), 1. VOSS H.: Histochemische Untersuchungen über das Verhalten der menschlichen Haut zur Plasmalreaktion. Dt. med. Wschr. **67** (1941), 127.

B. Nachweismethoden für Glykogen.

Brauchbare Darstellungen des Glykogens sind an einige Vorsichtsmaßnahmen bei der Fixierung der Objekte geknüpft; diese sind einerseits von der Tatsache abhängig, daß Glykogen wasserlöslich ist und andererseits, daß dieser Stoff nach dem Tode rasch diffundiert und Verlagerungen aufweist, die eine histochemische Darstellung verunmöglichen. Eine Erhöhung der Umgebungstemperatur beschleunigt diese Diffussion (postmortaler Glykogenschwund) ganz beträchtlich. Diese Umstände bedingen erstens, daß die auf Glykogengehalt zu untersuchenden Objekte sobald wie möglich nach dem Tode fixiert werden müssen, und zweitens, daß man sie nicht mit Wasser, physiologischer Kochsalzlösung oder dergleichen vor der

Fixierung in Berührung bringen darf. Hinsichtlich der Fixierung des in der lebenden Zelle teils diffus verteilten, teils an Granulis gebundenen Glykogens sind die Ansichten sehr geteilt. Früher hat man angenommen, daß Glykogen nur durch absoluten Alkohol in Schollen- oder Körnerform niedergeschlagen wird und man hat aus diesem Grunde die Fixierung in absolutem Alkohol als die einzige Konservierungsart angesehen. Der Alkohol ist aber kein ideales Fixierungsmittel, er dringt schwer und nur langsam in die Gewebe ein, macht die Gewebe spröde und konserviert viele Strukturen nur schlecht. Dies hat dazu geführt, daß man sich nach anderen Fixierungsmethoden umgesehen hat, mit welchen man zugleich einen Niederschlag des Glykogens und eine zuverlässige histologische Fixierung erzielen kann. Neben der immer noch angewandten Fixierung dünner Gewebsscheiben in absolutem Alkohol sind folgende Gemische geeignet, einen optimalen histologischen Glykogennachweis durchzuführen:

a) Dioxan-Pikrinsäuregemisch nach PASTEELS *und* LEONARD.

Gesättigte Pikrinsäurelösung in Dioxan	8,5 Teile
Formol	1 Teil
Eisessig	0,5 Teile

Fixierungsdauer eine Stunde (für dünne Gewebsscheiben); Paraffineinbettung, über Dioxan (s. S. 86).

b) Alkohol-Pikrinsäuregemisch nach GENDRE.

Unmittelbar vor Gebrauch mischt man

gesättigte Pikrinsäurelösung in 90%igem Alkohol	8 Teile
Formol	1,5 Teile
Eisessig	0,5 Teile

Fixierungsdauer eine bis vier Stunden, in 90%igem Alkohol waschen, Paraffineinbettung.

Als *Einbettungsverfahren* wählt man am besten, nach Alkoholfixierung, die Celloidinmethode. Hat man in einem der Pikrinsäuregemische fixiert, so ist die Paraffinmethode oder eine Celloidin-Paraffinmethode empfehlenswert, weil sich erfahrungsgemäß dieses Material nur schlecht in Celloidin einbetten läßt. Dabei ist das Verfahren von PFUHL sehr praktisch: Entwässerung wie üblich, Äther-Alkohol 2%, dann 4%ige Celloidinlösung für mehrere Tage. Sodann legt man die Objekte in Chloroform bis sie untersinken; weiter bringt man sie kurz in Carbolbenzol (1 : 10), ferner in zweimal zu wechselndes Benzol und über Benzol-Paraffin in Paraffin. Seit vielen Jahren verwenden wir die einfache Paraffineinbettung; die Schnitte werden auf Alkohol aufgefangen und auf dem Wärmetisch gestreckt. Nach Trocknung und Entparaffinierung bringt man die Objektträger kurz in eine dünne Celloidinlösung und überträgt sie, zur Härtung der Celloidinschicht, in 70%igen Alkohol. Sie können dann während der weiteren Behandlung ohne Schaden mit Wasser in Berührung kommen.

Färbeverfahren.

a) Jodprobe. Diese von CLAUDE BERNARD entdeckte Probe wird heute noch viel angewandt, weil sie einfach durchzuführen und ziemlich zuverlässig ist.

Es sind viele Abänderungen der ursprünglichen Vorschrift beschrieben worden, von denen folgende erwähnt seien:

Jodprobe nach LANGHANS. Fixierung in absolutem Alkohol oder Pikrinsäurealkoholgemisch. Paraffineinbettung. Man bringt die entparaffinierten Schnitte für fünf bis zehn Minuten in LUGOLsche Lösung (Jod 1,0; Jodkalium 2 g; destilliertes Wasser 100 ccm) und entwässert sie in mit Jod gesättigtem absolutem Alkohol. Zur Aufhellung dient Origanumöl, in welchem die Schnitte auch eingedeckt werden. Umrandung mit dem DU NOYERschen Lack. Nach Vorfärbung der Kerne mit DELAFIELDschem Haematoxylin oder Paracarmin erhält man oft schöne Bilder; Glykogen ist braun, Kerne blau bzw. rot. Die Braunfärbung des Glykogens ist oft erst nach einigen Tagen scharf. Die Präparate sind höchstens sechs Monate haltbar.

Jodprobe mit Joddämpfen nach NIELSEN, OKKELS *und* STOCHHOLM. Paraffinschnitte werden mit Alkohol aufgeklebt und gleichzeitig ausgebreitet (vgl. oben). Nach Trocknung bringt man sie ohne Entparaffinierung in eine gut verschließbare Glasschale, in welche zuvor einige Tropfen 5%iger Jodtinktur gegeben worden sind, so daß ihr Boden damit bedeckt ist. Nach 24 Stunden ist das Glykogen in charakteristischer Weise gebräunt, die Schnitte werden entparaffiniert und mit jodiertem Kanadabalsam in dünner Schicht zugedeckt. Mit diesem sehr einfachen Verfahren erhält man zuverlässige Ergebnisse.

Spezifisch ist die Jodprobe allerdings nicht, da auch andere Stoffe gebräunt werden können, unter anderem Amyloid. Es ist deswegen angezeigt, mindestens zwei Präparate herzustellen, eines davon wird in üblicher Weise behandelt, das andere unterzieht man der *Speichelprobe:* der Schnitt wird nach Entparaffinierung für eine halbe Stunde bei 37° in Speichel eingelegt und danach jodiert. Das durch den Speichel aufgelöste und in Zucker übergeführte Glykogen ist dann nicht mehr darstellbar.

b) Färbung mit ammoniakalischem Carmin nach BEST. Diese altbekannte Methode ist sehr zuverlässig, sie liefert farbenprächtige und beständige Bilder, in denen auch die kleinsten Glykogenspuren rot aufleuchten. Zur Färbung wird folgende Lösung bereitet (BEST*sches Carmin,* Stammlösung): Man kocht

Carmin (opt. rubr. Grübler)	2 g
Kaliumcarbonat	1 g
Kaliumchlorid	5 g
destilliertes Wasser	60 ccm

einige Minuten (Vorsicht, starke Schaumentwicklung) und versetzt die Lösung, nachdem sie kalt geworden ist, mit 20,0 ccm Ammoniak (liq. ammon. caustic). Diese Lösung kann sofort gebraucht werden; in gut verschlossener Flasche (dunkles Glas) ist sie im Winter ca. zwei Monate, im Sommer höchstens einen Monat brauchbar (Datum der Herstellung auf der Etikette angeben!). Vor Gebrauch filtriert man die gewünschte Menge ab.

Färbeverfahren.

a) Kernfärbung mit Haemalaun oder Haematoxylin (EHRLICH, HANSEN); die Färbung muß sehr kräftig sein. Gründliches Auswaschen in Wasser, bis der Schnitt dunkelblau erscheint.

b) Färben in der verdünnten Carminlösung fünf bis zwanzig Minuten:

filtrierte Best-Carmin-Stammlösung	20 ccm
Ammoniak	30 ccm
Methylalkohol	30 ccm (nur wenige Tage haltbar!)

c) Aus der Lösung differenziert man, ohne vorher abzuspülen, durch direktes Übertragen in

Methylalkohol	40 ccm
absoluter Alkohol	80 ccm
destilliertes Wasser	100 ccm

ein bis fünf Minuten, bis die gewechselte Differenzierungsflüssigkeit klar bleibt.

4. Abspülen in 80%igem Alkohol, Entwässern in der Alkoholreihe, Xylol, Balsam.

Ergebnis: Glykogen intensiv rot, Kerne blau.

Neben dem Glykogen werden auch gefärbt: Fibrin, Schleim, Corpora amylacea des Nervensystems, Granula der Mastzellen und einige Magenepithelien, Harnsäurekristalle, Thorotrastablagerungen. Eine Kontrolle durch Speichelprobe kann auch bei dieser Darstellungsart manchmal wertvoll sein.

Diese Färbung mit dem Bestschen Carmin läßt sich leicht mit einer Fettfärbung kombinieren. Die *gleichzeitige Darstellung von Glykogen und Fett gestaltet* sich folgendermaßen:

α. Nach Arndt.

1. Fixierung nach Neukirch in Dextrose-Formol 24 Stunden [Formol 1 : 4 mit Traubenzucker (Dextrose) gesättigt].

2. Schneiden auf dem Gefriermikrotom, Auffangen der Schnitte in mit Dextrose gesättigtem Wasser oder 70%igem Alkohol.

3. Färben in Bestschem Carmin (wie oben) drei viertel bis eine Stunde.

4. Differenzieren in der Bestschen Differenzierungsflüssigkeit.

5. Kernfärbung in einer mit Dextrose gesättigten Haemalaun- oder Haematoxylinlösung.

6. Gründliches Spülen in einer gesättigten wässerigen Dextroselösung.

7. Einlegen für eine Minute in 70%igen Alkohol.

8. Fettfärbung in Chlorophyllösung (gesättigte Lösung in 70% Alkohol und Aceton aa) drei Minuten.

9. Kurzes Abspülen (eine Minute) in 70%igem Alkohol.

10. Abspülen ebenfalls höchstens eine Minute in mit Dextrose gesättigtem Wasser.

11. Einschließen in Lävulosesirup.

Ergebnis: Kerne blau, Fett grün, Glykogen rot.

β) Nach ZIEGLWALLNER.

1. Fixierung acht bis zwölf Stunden (kleine Stücke) in folgendem Gemisch:

konzentrierte wässerige Sublimatlösung	20 ccm
2 % Osmiumtetroxydlösung	20 ccm
Eisessig	10 ccm
absoluter Alkohol	50 ccm

oder

10%ge wässerige Chromsäurelösung	1,5 ccm
2%ige wässerige Osmiumtetroxydlösung	4,0 ccm
Eisessig	1,0 ccm
75%iger Alkohol	13,5 ccm

2. Auswaschen 24 Stunden in mehrmals zu wechselndem absolutem Alkohol.

3. Paraffineinbettung. Celloidinierung der entparaffinierten Schnitte.

4. Färbung nach BEST.

5. Kernfärbung mit Bleu de Lyon (10 g in 250 ccm absolutem Alkohol) fünf Minuten, differenzieren in absolutem Alkohol. Diese Blaufärbung der Kerne ist nach Fixierung in osmiumhaltigen Flüssigkeiten einer Haematoxylinfärbung vorzuziehen,

c) *Glykogenfärbung nach* H. BAUER *mit fuchsinschwefliger Säure.* Diese Färbung steht der BESTschen Carminfärbung hinsichtlich der Genauigkeit sehr nahe, sie liefert eine elektive Färbung, auch der kleinsten Glykogenteilchen. Da sie gewissermaßen automatisch abläuft und keiner Differenzierung bedarf, wird sie oft als der BESTschen Methode überlegen angesehen.

Folgendes Prinzip liegt ihr zugrunde: unter dem Einfluß der verdünnten Chromsäure wird Glykogen in einen wasserunlöslichen Körper umgewandelt, der offenbar reich an Aldehydgruppen ist, so daß er mit dem SCHIFFschen Reagens eine rotviolette Färbung ergibt. Die Reaktionsvorschrift ist folgende:

Fixierung der Gewebe nach einer der oben angegebenen Methoden:

Einbettung in Celloidin oder Celloidin-Paraffin.

1. Die Schnitte legt man nach Entparaffinierung aus dem destillierten Wasser für eine Stunde in 4%ige Chromsäurelösung (oder für die Nacht in 1%ige Lösung) im Dunkeln.

2. Man wäscht sie fünf Minuten in fließendem Wasser und stellt sie

3. für 10 bis 15 Minuten in das SCHIFFsche Reagens (s. S. 178).

4. Sodann werden sie in SO_2-haltigem Wasser gewaschen und zwar wie für die Nuclealfärbung in drei Portionen jeweils fünf Minuten.

5. Nachdem sie gut in fließendem Wasser (mindestens zehn Minuten) gewaschen worden sind, schließt man eine Kernfärbung an (Haemalaun, Haematoxylin nach EHRLICH z. B.), entwässert und schließt in üblicher Weise in Balsam ein.

Ergebnis: Glykogen rotviolett leuchtend, Kerne blau. Mitgefärbt werden in rotem bis violettem Ton: Schleim der Speicheldrüsen und der Epithelien des Magen-Darmkanals, hyaline Substanz der atretischen Follikel, Schilddrüsenkolloid,

Fibrinoid der Plazenta. Wenn Schwierigkeiten in der Deutung entstehen, stellt man eine Speichelprobe an, und zwar am entparaffinierten Schnitt vor der Chromierung.

Diese ausgezeichnete Methode wurde vor kurzer Zeit durch CRÉTIN modifiziert, die Chromsäure wird in diesem Verfahren durch *Phenylhydrazin* ersetzt, welches mit Glykogen ein unlösliches Osazon bildet.

1. Fixierung bei 1 bis 5° C einige Stunden bis zwei Tage in

A.	Dioxan	100 ccm
	Pikrinsäure	25 g
B.	Destilliertes Wasser	35 ccm
	Trichloressigsäure	5 g

Nach Auflösung auf 100 ccm mit reinem Methylalkohol auffüllen.

Zur Fixierung verwendet man

A.	25 ccm
B.	30 ccm

2. Nach der Fixierung wird in folgendem Gemisch gebeizt:

Methylalkohol	100 ccm
Phenylhydrazin	1 ccm
Salzsäure	1 ccm

3. Einbettung.

4. Die Schnitte werden in SCHIFFschem Reagens in üblicher Weise behandelt, einige Stunden in SO_2-haltigem Wasser wie oben gewaschen und nach Entwässerung und Aufhellung in Paraffinöl eingelegt.

Literatur.

ARNDT H. J.: Zur kombinierten mikroskopischen Darstellung von Glykogen und Lipoiden. Cblt. Path. **35** (1925), 545. BAUER H.: Mikroskopisch-chemischer Nachweis von Glykogen und einigen anderen Polysacchariden. Z. mikr. anat. Forschg. **33** (1933), 143. BEST F.: Über Carminfärbung des Glykogens und der Kerne. Z. Mikrosk. **23** (1906), 319. BURGHGRAEVE P.: Etude de la valeur comparée de différentes fixations en vue de la recherche du glycogène dans les tissus. Bull. histol. appl. **10** (1933), 73. CRÉTIN A.: Sur une réaction histochimique applicable à la recherche du glycogène. C. r. Soc. Biol. Paris **135** (1941), 355. DRIESSEN F. L.: Zur Glykogenfärbung. Cblt. Path. **16** (1905), 129. GELEI J.: Über die Ovogenese von Dendrocoelium lacteum. Arch. Zellforschg. **11** (1913), 51. GENDRE H.: A propos des procédés de fixation et de détection histologique du glycogène. Bull. histol. appl. **14** (1937), 262. KLESTADT W.: Über Glykogenablagerung. Ergeb. d. allg. Path. **15**, II. Abt. (1912), 349. LANGHANS Th.: Über Glykogen in pathologischen Neubildungen und den menschlichen Eihäuten. Virchows Arch. **120** (1890), 28. LISON L.: Histochimie animale. Gauthier-Villars, Paris 1936 (hier ausführliche Literaturangaben). LUBARSCH O.: Beitrag zur Histogenese der von versprengten Nebennieren abstammenden Nierengeschwülsten. Virchows Arch. **135** (1894), 149; ders.: Über die Bedeutung der pathologischen Glykogenablagerungen. Virchows Arch. **183** (1906), 188. MAYER P.: Zur Färbung des Glykogens. Z. Mikrosk. **26** (1909), 513. NEUKIRCH P.: Über eine neue Methode der Glykogenfixation. Cblt. Path. **20** (1909), 531; ders.: Über morphologische Untersuchungen des Muskelglykogens und eine neue Methode seiner Fixation. Virchows Arch. **200** (1910), 73. PASTEELS und G. LEONARD: Sur la détection du glycogène dans les coupes histologiques. Bull. histol. appl. **15** (1938), 293.

C. Nachweismethoden für Schleim und schleimartige Substanzen.

Die Untersuchungen der letzten Jahre haben gezeigt, daß die Färbbarkeit der Schleimsubstanzen durch sog. „spezifische" Schleimfarbstoffe (Mucicarmin, Muchaematein usw.) sowie durch Elastikafarbstoffe (Orcein, Resorcinfuchsin, Elastin H z. B.) auf der Tatsache beruht, daß alle diese Farblösungen bei vorschriftsmäßiger Herstellung und Anwendung positiv geladen sind und daher nur stark positiv geladene Gewebsbestandteile färben. Diese Gewebsteile sind durch ihren Gehalt an Schwefelsäureestern mit hohem Molekulargewicht (Chondroitinschwefelsäure, Mucoitinschwefelsäure) gekennzeichnet und zeigen auch aus diesem Grunde das Phänomen der Metachromasie (vgl. s. S. 123). Wer sich für die theoretische Seite dieses Problems interessiert, findet ausführliche Angaben in den Arbeiten von LISON, SYLVÉN und in einer grundlegenden Zusammenstellung von M. CLARA.

Eine der besten Methoden, den Schleim in den Zellen darzustellen, ist

a) die Mucicarminfärbung von P. MAYER. Mucicarmin kann in Pulverform (Mucicarmin sicc. P. Mayer) von Dr. K. Hollborn und Söhne, Leipzig, bezogen werden. Der Farbstoff, den man sich selbst herstellt, ergibt manchmal ebenso gute, sogar schönere Färbungen. Man mischt in einer Porzellanschale 1 g Carmin und 0,5 g Aluminiumchlorid (soll weiß und trocken sein, nicht etwa gelblich!) mit 2 ccm destilliertem Wasser und erwärmt das Gemisch vorsichtig über kleiner Flamme unter fortwährendem Umrühren, bis das anfänglich hellrote Gemisch dunkelrot geworden ist; dies dauert ungefähr zwei Minuten. Zu der noch heißen zähflüssigen Masse setzt man nach und nach unter dauerndem Rühren 400 ccm 50%igen Alkohol zu. Die Flüssigkeit wird in eine Flasche gegossen und erst nach 24 Stunden filtriert. Diese Stammlösung ist gut verschlossen unbegrenzt haltbar.

Färbevorschrift: Kernfärbung mit Haemalaun, Bläuen wie üblich; aus dem destillierten Wasser werden die Schnitte fünf bis zehn Minuten in die verdünnte Mucicarminlösung eingestellt: 1 Teil Stammlösung und 10 Teile destilliertes Wasser (nur kurze Zeit haltbar). Abspülen in Wasser, Entwässern, in Alkohol, Xylol, Balsam. Nur der Schleim darf rot gefärbt erscheinen. Haben sich auch Kerne gefärbt, so enthält das Farbgemisch freie Säure, die man durch tropfenweisen Zusatz einer 1%igen Lösung von Natriumbicarbonat ($NaHCO_3$) neutralisiert.

P. MASSON empfiehlt folgende Vorschrift, mit welcher man farbenprächtige Bilder erhalten kann: Fixierung in Bouin, Praffineinbettung, Kernfärbung mit Haemalaun, in Wasser gut bläuen. Färben in 0,5%iger wässeriger Lösung von Metanilgelb in 0,2%igem Essigwasser (Eisessig 2,0, destilliertes Wasser 100 ccm); waschen in destilliertem Wasser, Färben in Mucicarmin zwei Stunden. Die Schnitte werden danach in destilliertem Wasser abgespült, in üblicher Weise entwässert und in Balsam eingedeckt.

Ergebnis: Schleim intensiv rot, Protoplasma, Bindegewebe gelb, Kerne schwarz-blau.

b) Schleimfärbung mit Bismarkbraun (Vesuvin). Diese offenbar in Vergessenheit geratene Art der Schleimfärbung liefert schöne Bilder, die sich besonders gut mikrophotographisch festhalten lassen. Man färbt die Schnitte zehn Minuten in einer 2%igen Lösung von Bismarkbraun (sehr gut ist das Bismarkbraun „Geigy") in 40%igem Alkohol, wäscht in 70%igem Alkohol und dann in Wasser aus. Anschließend Kernfärbung mit Haemalaun, EHRLICHschem Haematoxylin oder Kernechtrot.

Ergebnis: Schleim, Knorpelgrundsubstanz braun bis ocker, Kerne blau bzw. rot.

c) Metachromatische Schleimfärbungen. Die Schleimzellen, welche mit Mucicarmin oder Bismarkbraun gefärbt werden können, zeigen in der Regel eine ausgesprochene Metachromasie bei Anwendung verschiedener basischer Teerfarbstoffe, wie Toluidinblau, Thionin, Cresylechtviolett. Die besten Ergebnisse werden an Objekten erhalten, die in Sublimatgemischen fixiert worden sind, und zwar ohne Essigsäurezusatz (Sublimat-Formol z. B.). Es ist auch darauf zu achten, daß eine nachträgliche Jodierung zwecks Entfernung der Sublimatniederschläge zu unterlassen ist, weil bei diesem Verfahren das Quecksilber-Esterschwefelsalz und damit auch die metachromatische Substanz herausgelöst werden (SYLVÉN). Man muß den Schönheitsfehler einiger Sublimatniederschläge in Kauf nehmen. Gute Resultate werden erhalten, wenn man zur Fixierung das Verfahren von LISON oder von HOLMGREN und WILANDER anwendet, das auch von SYLVÉN in seinen grundlegenden Untersuchungen kontrolliert wurde:

Bleiacetat-Formol nach LISON.

Bleiacetat	3 bis 5 g	
Formol (40%)	10 ccm	
Destilliertes Wasser	100 ccm	12 bis 24 Stunden

(Die leichte Trübung des Gemisches ist belanglos.)

Bleiacetat nach HOLMGREN *und* WILANDER, *modifiziert von* SYLVÉN. Fixierung 24 Stunden in 4%igem Bleiacetat (frisch bereitet!), sodann Nachfixierung 24 Stunden in 10%igem Formol (1 Teil Formol und 4 Teile H_2O). Waschen in Wasser, Paraffineinbettung.

Zur Färbung verwendet man nach dieser Fixierungsart eine 0,1 bis 0,2%ige *Toluidinblau*lösung in destilliertem Wasser und färbt 10 bis 30 Minuten. Entwässerung in 96%igem und absolutem Alkohol, in Cedernöl einschließen. Der Schleim ist intensiv rot gefärbt. Nach Sublimat-Formolfixierung erhält man mit schwach prozentigem Toluidinblau genau gleich gute Färbungen.

Färbung mit Thionin: Gute Ergebnisse liefert auch die alte Methode von HOYER mit Thionin, die besonders nach Formol-Sublimatfixierung zu empfehlen ist (Paraffinschnitte): nach der Entparaffinierung bringt man die Schnitte

1. eine halbe Minute in konzentrierte wässerige Sublimatlösung (nach Bouin-Fixierung fünf Minuten).

2. Abspülen in Wasser.

3. Färben 5 bis 15 Minuten in folgender Thioninlösung: zwei Tropfen einer heiß gesättigten wässerigen Lösung auf 5 ccm destilliertes Wasser.

4. Waschen in 96%igem Alkohol.

5. Kurz in absolutem Alkohol oder Aceton entwässern, aufhellen in Toluol, einschließen in trockenen oxydierten Balsam nach MASSON oder in Cedernöl.

Ergebnis: Schleim und mucoide Substanzen rot, Kerne blau. Die Färbungen mit Thionin und Toluidinblau sind in der Regel nicht haltbar.

Mit der *Einschlußfärbung nach* FEYRTER (s. S. 202) färbt sich der Schleim ebenfalls intensiv metachromatisch rot, und zwar sehr schnell, bevor die Metachromasie der Nervenfasern hervortritt. CLARA hebt hervor, daß nach Einschluß solcher Präparate in Apathyschem Gummisirup die rein mucösen Schleimdrüsen und die Mastzellengranula ihre Färbung behalten, während die gemischten Drüsen sie verlieren.

Färbung mit Cresylechtviolett (nach MERKEL). Paraffinschnitte werden 10 bis 30 Minuten in einer 5%igen wässerigen Lösung von Cresylechtviolett gefärbt, rasch in absolutem Alkohol abgespült und unter mikroskopischer Kontrolle in einem Gemisch von absolutem Alkohol und Toluol aa differenziert. Dazu gießt man mit einer Tropfflasche das Gemisch auf den horizontal gehaltenen Objektträger und differenziert unter steter Bewegung (weiße Unterlage!). Ist der Schleim deutlich rot gefärbt, spült man mehrmals in reinem Toluol und schließt in oxydierten Balsam nach MASSON oder in Caedax ein. Mit dieser Methode gefärbte Schnitte behalten (vorausgesetzt, daß das verwendete Toluol alkoholfrei ist) ihre Färbung ausgezeichnet.

Ergebnis: Schleim leuchtendrot bis rosa, Protoplasma hellkobaltblau, Kerne satt dunkelblau. Auch mit Gefrierschnitten erzielt man sehr schöne Färbungen.

Färbung mit Molybdänsäureatoxylin (nach LEHNER). Durch diese Färbung werden nicht nur die mucösen Drüsenzellen gefärbt, sondern es lassen sich auch die mucoiden Substanzen darstellen, welche die sonst üblichen Schleimreaktionen nicht geben (Mucicarmin, Thionin z. B.). CLARA nimmt an, daß man eine Erklärung der metachromatischen Rotfärbung dieser Stoffe darin zu erblicken hat, daß dabei Salze der Mukoitinschwefelsäure nach der neutralen Seite verschoben werden.

LEHNER verwendet zur Fixierung Formol-Alkohol nach SCHAFFER (Formol (40%) 1 Teil, 80%iger Alkohol 2 Teile), wo die Objekte ein bis zwei Tage liegen bleiben. Sodann Einbettung in Paraffin oder Celloidin. Die Schnitte kommen für 24 Stunden in Molybdänsäurehaematoxylin nach HELD:

Haematoxylin	1 g
70%iger Alkohol	100 ccm

Nach Lösung: im Überschuß Acid. molybdaenicum zugeben und öfters umschütteln. Die zuerst blaue Lösung wird allmählich schwarz und erst dann gebrauchsfähig. Auch kann die Herstellungsvorschrift von CLARA verwendet werden:

Man stellt sich eine 1%ige wässerige Haematoxylinlösung her und vermischt sie mit der gleichen Menge einer 10%igen wässerigen Lösung von molybdänsaurem Ammonium. Zum Gemisch wird reine Molybdänsäure im Überschuß gegeben (öfters umschütteln!). Zuerst ist die Lösung blauviolett. Sie wird mit der Zeit dunkelrot und ist erst dann zu gebrauchen. Zur Färbung müssen diese beiden Lösungen verdünnt werden, und zwar:

HELDsches Molybdänhaematoxylin: einige Tropfen in destilliertes Wasser, bis die Farbe dunkelviolett und eben noch durchsichtig ist.

CLARAsches Molybdänhaematoxylin: etwa 0,1 ccm auf 100 ccm Wasser,

Nach der Färbung (10 bis 24 Stunden) spült man die Schnitte in destilliertem Wasser gut aus und kontrolliert sie unter dem Mikroskop: die mucoiden Substanzen müssen weinrot leuchtend erscheinen, der mucöse Schleim ist blau, das kollagene Bindegewebe rötlich. Nach Entwässerung schließt man über Anisol-Nelkenöl aa und Toluol in neutralem Balsam oder Caedax ein.

Färbung aller Schleimstoffe mit der Polysaccharidfärbung nach H. BAUER. Durch die Feststellung SEELIGERS ist bekannt, daß durch die Polysaccharidreaktion von H. BAUER auch Schleimstoffe dargestellt werden können. CLARA hat sich mit dieser Frage eingehend beschäftigt und findet, daß alle Schleimstoffe, sowohl in den mucösen als auch in den mucoiden Drüsen durch diese Reaktion sehr schön gefärbt werden; es werden dabei die mucösen Schleimzellen durchwegs intensiver gefärbt als die mucoiden Drüsenzellen. Das führt CLARA zum Ergebnis, daß mit der Bauerschen Reaktion nicht das Glykogen und die anderen aus Glukose sich aufbauenden Polysaccharide nachgewiesen werden, sondern auch die in den Mucoproteiden enthaltenen Polysaccharide. Ausführung der Reaktion s. S. 208.

Literatur.

CLARA M.: Über ein neues Molybdänhaematoxylin. Z. Mikrosk. **50** (1933), 73; ders.: Untersuchungen über den färberischen Nachweis des Schleims in den Drüsenzellen. Z. mikrosk. anat. Forschg. **47** (1940), 183. DAVIDSOHN C.: Vorzüge der Cresylviolettfärbung. Verhandlg. Dt. Path. Ges. 8. Tagung, S. 150 (1904). HELD H.: Über die Neuroglia marginalis der menschlichen Großhirnrinde. Monatsschr. f. Psych. u. Neurol. Erg. H. **26** (1909), 360. HOYER H.: Über den Nachweis des Muzins in Geweben mittels der Färbemethode. Arch. mikrosk. Anat. **36** (1890), 310. LEACH E. H.: A new stain for mucin. J. of Path. **47** (1938), 637. LEHNER J.: Das Mastzellenproblem und die Metachromasiefrage. Erg.-Anat. **25** (1924), 67. LISON L.: Etudes sur la métachromasie. Colorants métachromatiques et substances chromotropes. Arch. de Biol. **46** (1935), 599. MAYER P.: Über Schleimfärbung. Mitt. Zool. Station Neapel **12** (1896). MERKEL H.: Die feineren Vorgänge bei der schleimigen Umwandlung in Knorpelgeschwülsten. Beitr. path. Anat. **43** (1908), 485. SEELIGER M.: Über den Bau des Gallengangsystems bei den Carnivoren usw. Z. f. Zellforsch. **26** (1937), 578. SYLVÉN B.: Über die Elektivität und die Fehlerquellen der Schleimfärbung mit Mucicarmin im Vergleich mit metachromatischer Färbung. Virchows Arch. **303** (1938), 280; ders.: Über das Vorkommen von hochmolekularen Esterschwefelsäuren im Granulationsgewebe und bei der Epithelregeneration. Acta chir. Scandinav. (Stockholm) **86**, Suppl. 66 (1941).

D. Nachweismethoden für anorganische Substanzen.

Will man anorganische Substanzen im Gewebe nachweisen, so soll man besonders darauf achten, die Zusammensetzung und die Lagerung der zu untersuchenden Stoffe durch Fixierungsmittel nicht zu beeinflussen. Es ist deshalb ratsam, in vielen Fällen von einer Fixierung abzusehen und sich der Gefriermethoden von frischen Geweben mit Messertiefkühlung nach SCHULTZ-BRAUNS (s. S. 76) zu bedienen. Sind die Gewebe zu locker, um ohne Einbettung geschnitten zu werden, so kann man eine Fixierung in Alkohol vornehmen, in welchem die anorganischen Verbindungen praktisch unlöslich sind; einzelne Forscher (POLICARD, SCOTT) berichten über fast gleichwerte Ergebnisse mit Formol-Alkohol mit nachträglicher Paraffineinbettung.

1. Nachweis anorganischer Substanzen mittels Schnittveraschung. Policard und seine Schüler haben das Verfahren der Gewebsveraschung wesentlich ausgebaut und ihre zahlreichen Verwendungsmöglichkeiten bewiesen. Sie läßt sich in allen Fällen anwenden, bei denen es auf eine Orientierung über den Gehalt und die Verteilung anorganischer Verbindungen in den Geweben ankommt. Man erreicht damit eine gute Beurteilung der Gesamtmenge der anorganischen Substanzen im Gewebe, wobei das organische Gewebsgerüst vollständig zerstört wird. Was übrigbleibt, ist gewissermaßen das anorganische Skelett des Gewebes; man nennt es *Spodogramm.* Die besten Ergebnisse werden bei Veraschung von Schnitten erhalten, die nach der SCHULTZ-BRAUNSschen Methode aus frischem Gewebe hergestellt worden sind, da solche Schnitte, wie wir gesehen haben, ohne Klebstoff am Objektträger festhaften und während der Veraschung nicht abspringen. Hat man Paraffinschnitte zur Verfügung (am besten nicht über 5 μ dick), so ist es vorteilhaft, sie mit Wasser anzukleben; eine sehr dünnflüssige Eiweiß-Glyzerin- oder Gelatinelösung ist zulässig, sie darf nur in sehr dünner Schicht verwendet werden. Die Objektträger, die man zu Veraschungszwecken verwendet, sollen gut entfettet und nicht über 1,2 mm dick sein; es ist vorteilhaft, solche aus grünlichem, nur bei sehr hoher Temperatur schmelzendem Glas zu verwenden.

Im allgemeinen hat es sich als zweckmäßig erwiesen, sowohl bei Verwendung von frischem Gewebe wie von Paraffinmaterial, nicht zu große Gewebsblöcke zu verarbeiten, also: kleine Schnitte! Das ist besonders ratsam, wenn man kollagenreiche Gewebe (Haut, Sehne) untersuchen will. Zur Veraschung dient ein elektrischer *Quarzröhrenofen,* von welchem verschiedene Typen geliefert werden; ein sehr zweckmäßiges Modell wird von der Fa. C. Gerhard, Bonn, nach Angaben von SCHULTZ-BRAUNS geliefert. Einen weiteren praktischen Ofen hat BAGINSKI angegeben. Die Veraschung erfolgt entweder in gewöhnlicher Luft oder im Stickstoffstrom, wobei man eine größere Aschenmenge gewinnt. Die Objektträger werden auf besondere Gestelle aus Quarz oder Porzellan gelegt, damit sie sich während der Erhitzung nicht verbiegen. Um gute Bilder zu erhalten, muß man die Veraschung langsam vornehmen; die Objektträger werden auf den entsprechenden Gestellen in den Ofen eingeführt (Paraffinschnitte können ohne Entparaffinierung verwendet werden): der Ofen wird erst dann geheizt. Nach einiger Zeit werden die Schnitte braun, vorhandenes Paraffin schmilzt und verdampft; parallel zur fortschreitenden Zerstörung der organischen Substanzen wird der Schnitt allmählich weiß. Ist die Temperatur von 500 bis 530° C erreicht, stellt man den Stickstoffstrom ab, öffnet leicht den Ofen, damit die Kohle durch den Luftsauerstoff oxydiert wird, und stellt den Ofen ab. Die ganze Prozedur dauert, je nach den Geweben, zwischen zehn und zwanzig Minuten; mit einiger Übung wird man selbst die optimale Zeit feststellen. Die Objektträger dürfen erst dann aus dem Ofen herausgenommen werden, wenn dieser wieder abgekühlt ist.

Die Spodogramme sollen im allgemeinen sofort untersucht werden, weil ein Teil der Asche sehr hygroskopisch ist. Muß man sie einige Zeit aufbewahren, so kann man sie in einen Exsikkator oder, was SCHULTZ-BRAUNS besonders empfiehlt, in einen Trockenschrank bei 60 bis 80° einlegen. Die Aschen haften fest am Glas; die Adhäsion ist fester, wenn man Gefrierschnitte von frischem Gewebe verascht hat. Es ist vorteilhaft, die Spodogramme mit einem Deckglas zuzudecken, das mit einem Paraffinrand versehen wird. Unter Umständen wird man auch auf zwei Seiten des Spodogramms dünne Streifen von schwarzem Papier anbringen, auf welche das Deckglas zu liegen kommt, so daß die empfindliche Aschenschicht nicht durch das Deckglasgewicht zerdrückt wird. Man wählt schwarzes Papier, damit bei Betrachtung im auffallenden Licht keine störenden Reflexe auftreten.

Zur Beobachtung und Auswertung der Spodogramme dient eine Dunkelfeldeinrichtung (s. S. 6) oder die Auflichtmikroskopie mit dem Ultropak (s. S. 13).

Die Auswertung eines Spodogramms erfordert eine gewisse Übung und zahlreiche Kontrolluntersuchungen. Man muß sich zunächst ganz allgemein die Frage vorlegen, welche anorganischen Substanzen dargestellt worden sind. Sie bilden, mit wenigen Ausnahmen, weiße Aschen, die homogen, körnig, z. T. in Häufchen zusammengelegen aussehen und es ist unmöglich, ohne zusätzliche Untersuchungen eine chemische Differenzierung vorzunehmen. Nur ein Element liefert einigermaßen charakteristische Asche, das Eisen, welches stets Fe_2O_3 von roter Farbe liefert; je nach dem Eisengehalt werden diese Aschen gelb bis rötlich aussehen und sind leicht zu erkennen. Von allen in den Geweben enthaltenen anorganischen Stoffen bleiben nach Veraschung als solche zurück: NaCl, KCl, $Ca_3(PO_4)_2$, $Mg_3(PO_4)_2$ und Fe_2O_3. Die Carbonate werden nach Abspaltung von CO_2 in die entsprechenden Oxyde übergeführt: Na_2O, CuO, MgO; ferner wird das sekundäre Kaliumphosphat K_2HPO_4 in Kaliumpyrophosphat $K_4P_2O_7$ umgewandelt. Silicium verbindet sich im allgemeinen mit Calcium und bildet komplexe Verbindungen. Der Schwefel kann sich verflüchtigen oder verbindet sich zu Sulfaten. Über die genaue chemische Zusammensetzung der Asche wird man sich orientieren können, wenn man auf die Spodogramme verschiedener Reagenzien einwirken läßt. Es ist jedoch sehr schwer, derartige „Mikroreaktionen" vorzunehmen, da es praktisch unmöglich sein dürfte, zu verhindern, daß ein Mikrotropfen der verwendeten Lösung sich nicht sofort über die ganze Asche ausbreitet. Man wird also von der gleichen Gewebsstelle mehrere Spodogramme herstellen müssen und sie nebeneinander der Einwirkung verschiedener Reagenzien aussetzen. Selbstverständlich muß ein Testschnitt in üblicher Weise gefärbt werden, damit die topographische Lokalisation durchgeführt werden kann.

In den Arbeiten von HERRMANN, HACKMANN, HINTZSCHE, POLICARD und OKKELS wird man darüber reichlich Auskunft erhalten. BAGINSKY hat vor wenigen Jahren diesbezügliche praktische Verfahren ausgearbeitet, die wir in aller Kürze angeben:

Nachweis von Natrium: Als Reagens dient Uranylacetat, das zusammen mit Natriumsalzen nach Abdampfung des Wassers gelbe Tetraeder von Uranyl-Natriumacetat bildet.

Nachweis von Kalium: Man verwendet eine 10%ige Lösung von Platinchlorür, welches mit Kaliumsalzen gleichmäßig helle, leuchtend zitronengelbe Oktaeder bildet.

Nachweis von Magnesium: Mittels Mikropipette träufelt man auf das Spodogramm einen Tropfen 10- bis 15%igen HCl und fügt nach einer Weile einen Tropfen konzentrierter Natriumphosphatlösung zu. Das Spodogramm wird leicht erwärmt; nach Abkühlung gibt man einen Tropfen Ammoniak darauf; anfangs treten dann charakteristische Nadeln auf, später Kristalle, die einem Sargdeckel ähnlich sind.

Nachweise von Calcium: a) Schwefelsäure, auf 2 bis 5% mit Alkohol verdünnt, bildet, besonders nach Anwärmung mit Kalksalzen Nadelpakete oder Prismen von $Ca\,SO_4\,2H_2O$. b) Oxalsäure bildet mit Kalksalzen, kristallinische Körnchen $Ca_2C_2O_4$, H_2O.

Nachweis von Silicium: Als Reagens wird Tetralin verwendet (LÖWE und SORGENFREI). Zunächst wird das Spodogramm photographiert. Hierauf träufelt man mit einer Mikropipette Tetralin auf die Stelle, auf welche es ankommt und photographiert unter den gleichen Bedingungen (gleiche Stelle, gleiche Vergrößerung). Aus dem Vergleich der beiden Aufnahmen schließt man auf das Vorhandensein von Silikaten: diese werden nach Anwendung von Tetralin unsichtbar, da Siliciumverbindungen und Tetralin den gleichen Brechungsindex besitzen (bei 4° C 1,5534, bei 24,5° C 1,5442).

2. Nachweismethoden für anorganische Verbindungen im Schnittpräparat. Die den Pathologen besonders interessierenden Stoffe dieser Gruppe sind: Eisen, Kalk, Kupfer, unter Umständen Gold, Wismut, Blei (so bei Intoxikationen oder nach therapeutischer Anwendung), Silicium, Kalium.

a) Nachweis von Eisenverbindungen. Der Eisennachweis ist in der pathologischen Histologie von großem Interesse; man muß sich allerdings dabei erinnern, daß alle bis heute angewandten Nachweismethoden — mit Ausnahme der Schnittveraschung — nur das ionisierte oder das leicht ionisierte Eisen darzustellen vermögen, wogegen sich das in viel reichlicherem Maße in den Geweben vorkommende nichtionisierte Eisen, das „maskierte“ oder „okkulte“ Eisen den üblichen Reaktionsverfahren entzieht. Es kann nur zum Teil nach erfolgter „Demaskierung“ dargestellt werden (s. S. 218).

Die Untersuchung kann sowohl am frischen Gewebe (Gefrierschnitte nach SCHULTZ-BRAUNS) oder nach Fixierung vorgenommen werden. Zuverlässige Resultate erhält man dabei nur dann, wenn man die Objekte möglichst rasch nach der Entnahme bzw. nach dem Tode fixiert. Als ***Fixierungsflüssigkeit*** wird meist absoluter Alkohol empfohlen; es können aber ebensogut Fixierungsflüssigkeiten verwendet werden, welche die Gewebsstruktur weniger schädigen als Alkohol, so z.B. neutrales Formol (HUECK, NISHIMURA) oder Pikrinsäuregemische, wie BOUINsche Lösung oder das DUBOSCQ-BRAZILsche Gemisch (vgl. LISON). Hat man in chromhaltigen Flüssigkeiten (ZENKER, HELLY, ORTH) fixiert, so ist es notwendig, die Schnitte mit einer Lösung von Bleinitrat zu behandeln, um die Chromsalze zu entfernen.

Eine Vorbedingung für den exakten Eisennachweis ist die Eisenfreiheit der angewandten Flüssigkeiten, insbesondere auch des destillierten Wassers. Will man unliebsame Irrtümer vermeiden, so achte man auch auf eine sorgsame Reinigung der Flaschen, Schalen, Färbeküvetten u. dgl. (Putzen mit warmer Salzsäure, Wasser und Alkohol!). Es ist selbstverständlich, daß zur Behandlung der Schnitte Metallnadeln oder -spateln durch Glasinstrumente zu ersetzen sind. SCHMORL hebt hervor, daß auch manche Filterpapiersorten eisenhaltig sein können, so daß auch diese Fehlerquelle zu berücksichtigen ist, die beim Abtupfen der Präparate mit solchem Papier zu Irrtümern führen kann.

b) Nachweis des ionisierten Eisens. Die sicherste Methode zum Eisennachweis, die den Wert einer histochemischen Methode besitzt, ist die *Turnbullblaumethode* nach TIRMANN und SCHMELZER. Sie ist nach HUECKs Angaben der *Berlinerblaureaktion* (PERLS) überlegen.

a) Turnbullblaureaktion (TIRMANN und SCHMELZER, modifiziert nach HUECK). Sie kann an Gefrier-, Celloidin- oder Paraffinschnitten vorgenommen werden.

1. Aus destilliertem Wasser bringt man die Schnitte für 1 bis 24 Stunden (vielfach genügen ein bis zwei Stunden) in konzentriertes (gelbes) Schwefelammonium.

2. Sorgfältiges Abspülen in destilliertem Wasser.

3. Übertragen in eine frisch bereitete Mischung von 20%iger Ferricyankaliumlösung und 1%iger Salzsäure zu gleichen Teilen für zirka 15 Minuten.

4. Gründliches Auswaschen in destilliertem Wasser.

5. Kernfärbung mit Kernechtrot (s. S. 143) oder Alaunkarmin, Parakarmin (s. S. 138).

6. Waschen, Entwässern, Xylol, Balsam.

Ergebnis: eisenhaltige Ablagerungen blau, Kerne rot. Diese Methode ist streng spezifisch und liefert haltbare Präparate. Sie beruht darauf, daß alle im Schnitt vorhandenen Eisenverbindungen in Schwefeleisen umgewandelt werden, dieses wird durch Ferrocyankalium in Turnbullblau übergeführt.

b) Berlinerblaureaktion (PERLS) nach WICKLEIN-FALKENBERG. Mit dieser Methode werden die Eisenoxydverbindungen allein dargestellt; die Reaktion wird von den Eisenoxydulverbindungen nicht gegeben. Sie ist außerordentlich empfindlich (Sensibilitätsgrenze 0,002 γ). Sichere Ergebnisse liefert sie allerdings nur dann, wenn sie sehr sorgfältig durchgeführt wird (vgl. Anmerkungen). Anwendungsbereich wie für die Turnbullblaureaktion:

1. Die Schnitte bringt man aus destilliertem Wasser für 30 bis 60 Minuten in eine frisch bereitete Mischung von 25 ccm 1%iger Salzsäure und VIII bis X Tropfen einer gleichfalls frisch herzustellenden 2%igen Ferrocyankaliumlösung.
2. Sorgfältiges Waschen in destilliertem Wasser.
3. Kernfärbung mit Kernechtrot.
4. Waschen, Entwässern, Xylol, Balsam.

Ergebnis: Eisenoxydverbindungen blau, Kerne rot.

Anmerkung: Es ist unbedingt notwendig, daß man zur Berlinerblaureaktion eisenfreie Salzsäure verwendet und es kann unter Umständen nötig sein, wie LIESEGANG es angegeben hat, die Säure in Dampfform auf den vorher mit 2%iger Ferrocyankaliumlösung 20 bis 30 Minuten behandelten Schnitt einwirken zu lassen (feuchte Kammer); nach wenigen Stunden ist die Reaktion vollzogen.

Es ist ferner zu bedenken, daß sich das Ferrocyankalium unter dem Einfluß einer zu starken Säure oder nach längerem Kontakt mit verdünnter Säure zum Teil in Eisenblausäure und sodann in eine dreiwertige Eisenverbindung zersetzen kann; dadurch kann gewissermaßen spontan, im Gemisch selbst, Berlinerblau entstehen. Dieses naszendierende Berlinerblau schlägt sich auf den Schnitten nieder und bildet blaue, tropfenförmige Gebilde, wenn man beispielsweise alte Mischungen von Ferrocyankalium- und Salzsäurelösung zur Reaktion verwendet. Vor Täuschungen, die auf diesem Mechanismus beruhen, muß ausdrücklich gewarnt werden. Man vergleiche hierzu die aufschlußreichen Ausführungen von M. ASKANAZY und F. BAMATTER.

c) Nachweis des „maskierten" Eisens. Das gebundene oder okkulte Eisen kann man entweder direkt oder nach vorangehender „Demaskierung" wenigstens zu einem Teil nachweisen.

Die *Mikroveraschung* ist das einzige Verfahren, mit welchem diese Eisenform sicher und in ihrer Gesamtheit nachgewiesen werden kann (POLICARD). Die eisenhaltige Asche enthält Eisenoxyd und erscheint dadurch rot oder gelb gefärbt; als einzige spezifische und sichere Methode verdient diese Art des Eisennachweises besondere Beachtung. Als Erfassungsgrenze gibt POLICARD $3{,}75 \times 10^{-7}\,\gamma$ an.

Zur Demaskierung des okkulten Eisens sind verschiedene Verfahren vorgeschlagen worden, mit welchen man allerdings niemals die Gesamtheit des nicht ionisierten Eisens erfassen kann; insbesondere wird das Eisen im Haemoglobin nicht dargestellt. LISON, der diese Methoden einer scharfen Kritik unterzogen hat, bemerkt noch, daß Täuschungen nicht selten dadurch entstehen, weil die notwendigen Reagenzien oft Eisenspuren enthalten; diese Eisenspuren können durch einige Gewebsbestandteile, beispielsweise durch die Kerne, gewissermaßen elektiv fixiert werden, was dazu führte, daß man lange Zeit an den großen Eisengehalt der Zellkerne geglaubt hat (vgl. hierzu LISON, WIENER, POLICARD).

Methode von Macallum. Macallum hat zwei Verfahren angegeben.

a) Man läßt auf die Schnitte zwei bis vierzehn Tage saures Ammoniumsulfid und Glyzerin bei 50° C einwirken, spült in destillertem Wasser ab und führt eine der üblichen Eisenreaktionen aus.

b) Die Schnitte werden mit saurem Alkohol behandelt: Gemisch von 90%igem Alkohol 96 Teile mit konzentrierter Schwefelsäure 4 Teile; darin bleiben sie eine halbe bis mehrere Stunden; man spült sie dann in Alkohol gut aus, bringt sie in Wasser und führt eine Eisenreaktion aus.

Methode von KOCKEL *mit Tetrachlorkohlenstoff.* Gefrier- oder Paraffinschnitte von Formol- oder Alkoholmaterial werden in absoluten Alkohol gebracht und zwanzig Minuten mit Tetrachlorkohlenstoff behandelt, der zuvor mit gasförmigem Chlor gesättigt worden ist. Gefrierschnitte werden mit Glasnadeln herausgefischt, auf Objektträger gebracht (beim Herausnehmen der Paraffinschnitte darf man die Objektträger nicht mit einer Metallpinzette anfassen!) und man läßt Chlor und Tetrachlorkohlenstoff verdampfen.

Der Eisennachweis erfolgt in folgender Weise mit Rhodanwasserstoff: Der Objektträger mit dem aufgezogenen Schnitt wird über ein Blockschälchen, Schnitt nach unten, gelegt. In das Blockschälchen hat man zuvor zirka 0,5 g Rhodankalium gegeben. Vorsichtig setzt man, nachdem der Objektträger aufgelegt worden ist, mittels Pipette 0,5 ccm Salzsäure hinzu und deckt das ganze mit einer großen Glasschale oder Glasglocke. Es entwickelt sich Rhodanwasserstoff, welches mit den eisenhaltigen Stellen Rhodaneisen bildet: rote Färbung. Die Schnitte müssen sofort in Glyzerin eingelegt und untersucht werden, da nach wenigen Minuten die Reaktion an Intensität verliert.

Anmerkung: Rhodanwasserstoff ist giftig, deshalb führt man die Reaktion am besten im Freien oder unter gutem Abzug aus. Will man Dauerpräparate erhalten, färbt man das „demaskierte" Eisen nach einer der üblichen Reaktionen.

Methode von Okamoto. Dieses einfache Verfahren liefert sehr gute Bilder und ist einfach auszuführen; man verwendet am besten in Alkohol fixiertes Material, das in Paraffin eingebettet worden ist. Die Schnitte werden mittels Alkohol aufgeklebt, getrocknet und in üblicher Weise entparaffiniert; nachdem sie im absoluten Alkohol vom Xylol befreit worden sind, läßt man sie trocknen und bringt sie in eine Färbeküvette von zirka 100 ccm Inhalt, in welcher zwei Stützen angebracht worden sind; die Objektträger mit Schnitt nach unten werden auf diese Stützen gelegt. In die Küvette bringt man 60 bis 70 ccm eines stets frisch zu bereitenden Gemisches von 30 bis 40 g Ammoniumpersulfat [MERK, $(NH_4)_2S_2O_8$] in 100 ccm 5%iger Na-Cl-Lösung und fügt eine kleine Menge Schwefelsäure hinzu. Der Schnitt muß dicht über dem Flüssigkeitsspiegel liegen, diesen jedoch nicht berühren. Das Gasgemisch, welches aus naszierendem Chlor und Sauerstoff besteht, zerstört die Bindung des maskierten Eisens. Man stellt die mit einer Glasplatte zugedeckte Schale für 12 bis 24 Stunden in den Brutofen bei 30° C, bis ein blaues Lackmuspapier, das auf den Objektträger gelegt worden ist, sich rot färbt oder entfärbt. Sodann legt man die Schnitte in Wasser und führt eine Berlinerblaureaktion aus.

d) Nachweis von Kupfer in Geweben. Will man sich nur über den etwaigen Kupfergehalt eines Gewebes orientieren, ohne auf die histochemische Lagerung des Kupfers Wert zu legen, so verwendet man am besten die von WALTER und WERNER GERLACH ausgearbeitete *Methode der spektralanalytischen* Gewebsuntersuchung (Emissions-Spektralanalyse). Dieses Verfahren gestattet kleine Kupfermengen zu erfassen und ist im allgemeinen für alle Metalle und einige Metalloide als Methode der Wahl für eine qualitative und zum Teil auch quantitative chemische Gewebsuntersuchung zu empfehlen. Es sind ihr insofern Grenzen gesetzt, als nicht jeder die notwendige Apparatur und die erforderliche Übung und Erfahrung besitzt. Wer sich damit beschäftigen will, findet in den Arbeiten GERLACHS und seiner Schüler die notwendigen Angaben.

Histochemische Verfahren zum Kupfernachweis im engeren Sinne sind weniger zahlreich und auch weniger sicher als die Eisennachweismethoden. Man hat sich mit dem Kupferstoffwechsel, besonders im Hinblick auf die Rolle dieses Metalls in der Haematopoese einerseits und auf seine Bedeutung für die Lebercirrhose interessiert (vgl. besonders MALLORY und PARKER).

Methode von MALLORY *und* PARKER. Fixierung in Alkohol oder neutralem Formol mit pH 7,0. Paraffineinbettung, Färbung mit einer 0,5%igen Haematoxylinlösung, deren pH auf 7,0 eingestellt worden ist, eine Stunde; langes Auswaschen in Leitungswasser. Entwässern, Aufhellen, Einschließen. Die Kupferverbindungen erscheinen blau bis blauschwarz (Kupferlack des Haematoxylins). Diese Methode ist nicht streng spezifisch, weil auch Haemosiderin eine Lackverbindung mit Haematoxylin eingehen kann (mehr schwarzbraune Farbe). Auch kann man die gleiche Haematoxylinlösung verwenden, die zur Darstellung von Bleiverbindungen angegeben wird (s. S. 221).

Methoden von Okamoto und Utamura. Diese Verfahren stellen wahrscheinlich heute die besten Kupfernachweismethoden im histologischen Schnitt dar. Zur Fixierung verwendet man absoluten Alkohol oder neutrales Formol (wenn nicht zu lange fixiert wird); es können sowohl Gefrierschnitte als Celloidin- oder Paraffinschnitte untersucht werden.

a) Verfahren mit Rubeanwasserstoffsäure. Man stellt sich zwei Lösungen her: 1.) eine haltbare Stammlösung von 0,1 g Rubeanwasserstoffsäure (Schuchardt, chem. Fabriken, Görlitz) in 100 ccm absolutem Alkohol und 2.) eine 10%ige wässerige Natrium-Acetatlösung.

Anwendung: Unmittelbar vor Gebrauch mischt man 2 bis 5 ccm der Lösung 1 mit 100 ccm der Lösung 2 und bringt das Gemisch in eine gut verschließbare Färbeschale. Die Schnitte bleiben darin 12 bis 24 Stunden bei 36° C. Sie werden sodann mit destilliertem Wasser abgespült, mit Alauncarmin (oder Kernechtrot) gefärbt, Alkohol, Xylol, Balsam.

Ergebnis: Grünlich schwarz gefärbte Granula zeigen Kupferverbindungen an. Erfassungsgrenze bei 0,0006 γ Cu.

Anmerkung: Das Reagens tritt auch mit anderen Stoffen eine Reaktion ein: so werden Hg- und Ag-Verbindungen schwarz gefärbt, Nickelverbindungen blauviolett, Cobaltverbindungen gelbbraun.

Wenn die Gewebe viele dunkle Pigmente (Haemosiderin, Melanin, Lipofuscin) enthalten, so empfiehlt es sich, die zweite Methode zu wählen.

b) Verfahren mit p-Dimethylaminobenzylidinrhodanin. Als Stammlösung dient eine gesättigte alkoholische Lösung von p-Dimethylaminobenzylidinrhodanin. Zum Gebrauch mischt man 3 ccm davon mit 100 ccm destilliertem Wasser. Die Schnitte bleiben zwölf bis vierundzwanzig Stunden bei 37° C darin liegen. Als Gegenfärbung der Kerne verwendet man Haemalaun oder Wasserblau.

Ergebnis: Kupferverbindungen sind rotviolett oder rotbraun.

Anmerkung: Zur Verkürzung der Reaktionszeit kann man an Stelle von destilliertem Wasser eine 5- bis 10%ige wässerige Natriumacetatlösung verwenden. Das Vorhandensein von Silber-, Gold-, Platin-, Quecksilberverbindungen, welche mit dem angewandten Reagens ebenfalls dargestellt werden, schließt man aus, indem man ein Kontrollpräparat mit angesäuertem Reagens behandelt; zu 100 ccm Reagens gibt man 1 bis 4 ccm n-Salpetersäure und 25 ccm 3%igen Wasserstoffsuperoxyd. Kupferverbindungen reagieren in der sauren Lösung nicht.

e) Nachweis von Blei in Geweben. Die in den Geweben vorhandenen Bleisalze können mittels verschiedener Methoden nachgewiesen werden.

Chromatmethode (FRANKENBERGER, CRÉTIN). Diese Methode verbindet; eine gute histologische Fixierung mit einer strengen Spezifität des Bleinachweises, sie ist auch sehr einfach: man fixiert das zu untersuchende Gewebe in einer neutralen Bichromatlösung, z. B. REGAUDsche Flüssigkeit (3%ige Kaliumbichromatlösung 80 ccm, Formol 20 ccm), wodurch etwaige Bleisalze an Ort und Stelle niedergeschlagen werden. Sie bilden unlösliche, gelbe und leicht erkennbare Niederschläge. LISON empfiehlt Gegenfärbung mit Toluidinblau.

Schwefelwasserstoffmethode nach TIMM. Dieses Verfahren ist besonders für den Bleinachweis im Hartgewebe, so vor allem im Knochen, ausgearbeitet worden; es ist außerordentlich empfindlich. TIMM gibt an, daß man damit noch eine Menge von 0,4 bis 4 γ Blei (= 0,4 bis 4×10^{-12} g) nachweisen könne. Spezifisch ist die Methode dagegen nicht, denn andere Metalle, wie Eisen, Kupfer, Zinn, werden wie Blei durch Schwefelwasserstoff in Sulfide umgewandelt. Es sind also stets neben dem Hauptversuch einige Kontrollversuche auszuführen (vgl. Anmerkung). TIMM fixiert dünne Knochenscheiben aus der Diaphyse oder Epiphyse in Alkohol, der mit Schwefelwasserstoff gesättigt worden ist. Zur Entkalkung dient mit H_2S gesättigte 30%ige Ameisensäure. Danach behandelt man die Objekte mit mehrmals gewechselter 5%iger Natriumsulfatlösung und wäscht sie säurefrei in H_2S-haltigem destilliertem Wasser. Sie werden auf dem Gefriermikrotom geschnitten, z. T. gefärbt, z. T. ungefärbt betrachtet. Vorteilhaft ist es dabei die Schnitte in Brombenzol-Kanadabalsam einzudecken, welches bewirkt, daß bei der Betrachtung im Dunkelfeld das Gewebe nicht sichtbar ist, wogegen die Bleipartikel hell aufleuchten. Dieses Verfahren der *Untersuchung im sog. optisch leeren Schnitt* liefert im allgemeinen für alle Untersuchungen auf das Vorhandensein von metallischen Bestandteilen ausgezeichnete Ergebnisse.

Anmerkung: Die Sulfidverbindungen anderer Metalle werden folgendermaßen vom Bleisulfid unterschieden: bei der Entkalkung in Ameisensäure wird das Eisensulfid gelöst und fällt als Fehlerquelle außer Betracht. Kupfersulfid löst sich in Kaliumcyanidlösung, Zinnsulfid in gelbem Schwefelammonium.

Methode von MALLORY *und* PARKER. Sie beruht darauf, daß Haematoxylin mit Bleiverbindungen einen Lack bildet, der dunkelblau gefärbt ist (Eisenlack ist blauschwarz). Fixierung in absolutem Alkohol, Celloidineinbettung. Die Schnitte färbt man bei 56° im Brutofen zwei bis drei Stunden in folgendem Gemisch: Man löst 5 bis 10 mg (nicht mehr!) Haematoxylin in einigen Tropfen absolutem oder 95%igem Alkohol und setzt 10 ccm einer frisch filtrierten 2%igen wässerigen Lösung von zweibasischem Kaliumphosphat zu. Nach der Färbung wäscht man die Schnitte gründlich in mehrmals gewechseltem Leitungswasser (bis eine Stunde), entwässert in 95%igem Alkohol, Terpineol, Balsam.

Ergebnis: Bleisalze sind dunkelgraublau, Kerne dunkelblau.

Anmerkung: Eine intensive Blaufärbung der körnigen Bleiniederschläge erzielt man mittels einer 0,1%igen Methylenblaulösung in 20%igem Alkohol, Färbzeit zehn bis zwanzig Minuten. Differenzierung in 95%igem Alkohol zehn bis zwanzig Minuten.

f) Nachweis von Gold in Geweben. Eine kritische Darstellung der bisherigen Goldnachweismethoden hat OKAMOTO, AKAGI und MIKAMI (aus dem Laboratorium von KIYONO) veranlaßt, ein zuverlässiges Verfahren auszuarbeiten, welches wohl heute die anderen Methoden in der Empfindlichkeit und in der Spezifität übertrifft. Es sei aus diesem Grunde diese Nachweismethode allein ausführlich erwähnt.

Fixierung in absolutem Alkohol oder neutralem Formol. Gefrier-, Paraffin- oder Celloidinschnitte. Diese bringt man für 24 Stunden oder länger bei 36° C in folgende Lösung: gesättigte Lösung von p-Dimethylaminobenzylidinrhodamin 10 bis 20 ccm; n-HNO_3 1 bis 3 ccm; 3%iges Wasserstoffsuperoxyd (H_2O_2) 5 bis 10 ccm; destilliertes Wasser 100 ccm. Man spült sie sodann in destilliertem Wasser, führt eine Kernfärbung mit Haematoxylin aus, entwässert und hellt auf wie gewöhnlich. Einschluß in Balsam.

Ergebnis: Goldverbindungen erscheinen als violettrote oder braunrote Körnchen.

Anmerkung: Zur Differentialdiagnose zwischen Gold- und Silberablagerungen bringt man die Schnitte nach Abspülen in destilliertem Wasser für einige Stunden in eine gesättigte KBr-Lösung, in welcher die Ag-Verbindungen ihre rote Farbe verlieren. (Andere Methoden siehe CHRISTELLER, BORCHARDT, PRÜSENER, COHEN, TIMM.)

g) Nachweis von Silber in den Geweben. Zur Darstellung von Silberverbindungen im histologischen Schnitt verwendet man am besten das von OKAMOTO, UTAMURA und AKAGI ausgearbeitete Verfahren, die sog.

Chlor-Rubeanwasserstoffsäuremethode. Fixierung in absolutem Alkohol oder neutralem Formol; Gefrier-, Paraffin- oder Celloidinschnitte. Die Schnitte bringt man für zehn Minuten in verdünntes Chlorwasser, in welchem die Ag-Verbindungen zu weißlichem AgCl umgewandelt werden (wenige Minuten genügen, wenn das Chlorwasser gelblich ist). Darauf spült man sie in destilliertem Wasser gut aus und bringt sie für zwei bis fünf Stunden bei 36° C in folgende Lösung (gut verschließen!): 1%ige Ammoniaklösung 2 bis 5 ccm; 0,1%ige Lösung von Rubeanwasserstoffsäure in absolutem Alkohol 2 bis 5 ccm; destilliertes Wasser 100 ccm. Abspülen in destilliertem Wasser, Gegenfärbung mit Alaunkarmin (oder Kernechtrot), Entwässern, Xylol, Balsam.

Ergebnis: Silberkörnchen sehr deutlich braunschwarz, viel reichlicher als ohne Behandlung. Cu-Verbindungen sind grünlichschwarz (vgl. S. 220), Ni-Salze violett, Co-Salze gelblichbraun. Etwaige Hg-Salze werden infolge der Chlorierung löslich und verschwinden aus den Schnitten vor der Hauptreaktion.

h) Nachweis von Quecksilber in den Geweben. In Vergiftungsfällen mit Quecksilbersalzen kann man in den Organen, besonders in der Niere, mit folgenden Methoden das Hg nachweisen:

Methode von BRANDINO. Von allen Verfahren ist dieses das einfachste, da es keiner besonderen Fixierung bedarf: Formol- oder Alkoholmaterial (z. T. nach BRANDINO auch solches, das über siebzehn Jahre in Formol gelegen hatte) kann ohne weiteres verwendet werden. Man stellt Gefrier- oder Paraffinschnitte (diese nach Entparaffinierung) in eine 1%ige Lösung von Diphenylcarbazid (einige Minuten).

Ergebnis: Quecksilbersalze bilden violette Niederschläge.

Methode von TIMM. Fixierung in absolutem Alkohol (saure Fixierungsmittel sind zu vermeiden). Die Quecksilberalbuminate werden durch Umwandlung des Hg in Quecksilbersulfid dargestellt. Die Paraffin- oder Celloidinschnitte behandelt man einige Minuten bis eine Stunde mit schwefelwasserstoffhaltigem Wasser und wäscht sie mit alkoholischer bzw. wässeriger 1- bis 2%iger Salzsäure, um eventuell gebildetes Schwefeleisen zu entfernen. Entwässern, Einlegen in Brombenzol-Kanadabalsam (Methode des optisch leeren Schnittes), Betrachtung im Dunkelfeld, wo die Quecksilbersulfidteilchen aufleuchten.

Methode von ALMKVIST. Die Gewebsstücke werden zwei Tage in folgendem Gemisch fixiert:

Gesättigte wässerige Pikrinsäurelösung	100 ccm
25%ige Salpetersäure	3 ccm

Man läßt die Pikrinsäurekristalle ausfallen, schüttelt, läßt 24 Stunden stehen, schüttelt wieder und sättigt zuletzt mit Schwefelwasserstoffgas. Nach der Fixierung wäscht man die Objekte 24 Stunden in fließendem Wasser aus und bettet sie in Paraffin ein.

Ergebnis: Quecksilberverbindungen erscheinen als schwarze Körnchen (Quecksilbersulfid).

Methode von CHRISTELLER. Fixierung zwei bis drei Tage in

chemisch reiner Salpetersäure	1 ccm
Zinnchlorür	2 g
destilliertem Wasser	15 g

Paraffineinbettung.

Ergebnis: Quecksilbersalze schwarz.

j) Nachweis von Wismut in den Geweben. Wismutsalze, die in die Gewebe eingespritzt worden sind, kann man mit der *Methode von* CHRISTELLER-KOMAYA nachweisen: Fixierung in Formol, Gefrierschnitte.

Als Reagens dient: a) 1,0 g Chininsulfat wird in 50 ccm destilliertem Wasser gelöst, dazu gibt man tropfenweise offizielle Salpetersäure, bis das Salz aufgelöst wird (ca. zehn Tropfen).

b)	Jodkali	2 g
	destilliertes Wasser	50 ccm

Die Lösungen a) und b) werden gesondert aufbewahrt. Vor Gebrauch mischt man sie zu gleichen Teilen (je 5 ccm), setzt zwei Tropfen offizineller Salpetersäure zu und filtriert. Die Schnitte färbt man zuerst mit Gentianaviolett oder Lithioncarmin; nach gründlichem Waschen bringt man sie nur für eine Minute in das Reagens. Sie werden dann rasch durch destilliertes Wasser + zwei Tropfen offizineller Salpetersäure gezogen und auf Objektträger aufgefangen. Man trocknet sie sorgsam mit Fließpapier, bringt sie in Carbolxylolalkohol (5 : 5 : 2) und schließt nach Aufhellung in Carbolxylol in Balsam ein.

Ergebnis: Wismutsalze sind orangegelb bis braungelb.

k) Nachweis von Uransalzen in den Geweben. Experimentell in die Gewebe eingeführte Uransalze kann man in einfacher Weise nachweisen, wenn man die Schnitte nach Alkoholfixierung und Paraffineinbettung wie für eine Berlinerblaureaktion behandelt; die Uransalze werden dabei braun (Gérard und Cordier). Es ist ferner möglich, Uransalze im Gewebe bei der Fixierung zu immobilisieren und gleichzeitig darzustellen, wenn man in folgendem Gemisch (nach Schneider) fixiert: 5%ige Lösung von Kaliumferrocyanid 50 ccm; gesättigte Pikrinsäurelösung 50 ccm; Salzsäure 10 ccm. Nach der Fixierung wäscht man in 4%iger Salzsäure aus, entwässert in Alkohol (mit angesäuertem 80%igem Alkohol beginnen), Einbetten, Schneiden. Die Uransalze werden dunkelbraun.

l) Nachweis von Kalium in den Geweben. Ein histotopochemischer Kaliumnachweis ist schwer durchzuführen, weil die Kaliumsalze sehr diffusibel sind. Aus diesem Grund wird wohl die Methode der Schnittveraschung (Schnitte von unfixiertem Material nach Schultz-Brauns) das Verfahren der Wahl darstellen (vgl. S. 76).

Daneben wurden hauptsächlich zwei Methoden ausgearbeitet, mit denen ein Kaliumnachweis möglich ist; sie markieren allerdings nur in diffuser Weise kalireiche Gewebsbestandteile.

Methode von Macallum. Dieses Verfahren beruht darauf, daß das doppelte Kobalt- und Natriumnitrit $[CoNa_4(NO_2)_6]$ mit Kalium einen orangegelben Niederschlag von dreifachem Nitrit bildet $[Co(NO_2)_3(KN_9)NO_2]$. Da dieser Stoff relativ wenig gefärbt ist, wird er sekundär mittels Schwefelammonium in ein Sulfid übergeführt, welches schwarz erscheint. Die Methode ist also indirekt. Als *Reagens* verwendet man: Kobaltnitrit 20,0 g; Natriumnitrit 35,0 g; Eisessig 10 ccm; destilliertes Wasser 100 ccm. Nachdem die Entwicklung nitröser Gase aufgehört hat, filtriert man die Lösung und stellt das Reagens in den Eisschrank, wo man es einige Wochen aufbewahren kann.

Aus frischem Material werden Gefrierschnitte nach Schultz-Brauns (s. S. 76) hergestellt; sie müssen noch in gefrorenem Zustand in das Reagens gebracht werden, damit sich das K nicht verlagert, und verbleiben dort eine halbe bis eine Stunde. Sodann saugt man das Reagens mit einer Pipette ab und ersetzt es durch eisgekühltes, öfters zu wechselndes destilliertes Wasser (etwa fünfmal innerhalb von zwanzig Minuten). Die nun aufgetauten Schnitte werden mit Glasnadeln auf Objektträger ausgebreitet, man deckt sie mit Glyzerin-Ammoniumsulfid ein.

Herstellung: Man leitet Schwefelwasserstoff in eine Ammoniaklösung von 0,96 Dichte so lange, bis der Ammoniakgeruch verschwunden ist und der H^2S-Geruch deutlich wird. Diese frisch zu bereitende Lösung wird zu gleichen Teilen (tropfenweise) mit Glyzerin gemischt; dazu gibt man die gleiche Menge destillierten Wassers (also z.B. 1 Tropfen Ammoniumsulfidlösung + 1 Tropfen Glyzerin + 2 Tropfen Wasser).

Ergebnis: Kaliumhaltige Gewebsteile sind schwarz.

Anmerkung: Die Spezifität dieser Reaktion wurde verschiedentlich angezweifelt: sie wird auch mit Kreatin und Ammoniumsalzen erfolgen. Ferner ist das Reagens wenig diffusibel, dringt schlecht ein, während die Ka-Salze dagegen stark diffusibel sind. Aus diesem Grunde wird in den Präparaten sehr häufig das Phänomen der Liesegangschen Ringe beobachtet. LISON spricht deshalb dieser Reaktion jeden Wert ab.

Methode von CARERE-COMES *mit Siena-Orangelösung.* Als Reagens dient eine wässerige Lösung vom Natriumsalz des Paradipicrylamins, welches bei Anwesenheit von Kalium einen orangeroten Niederschlag erzeugt. Das Reagens bezieht man fertig bei Dr. K. Hollborn und Söhne in Leipzig („Siena-Orange-Lösung"). Fixierung in neutralem Formol, Paraffineinbettung. Die entparaffinierten Schnitte bringt man in üblicher Weise in destilliertes Wasser. Die Objektträger werden flach auf die Färbebank gelegt und die Schnitte mit dem Reagens überschichtet; zwei Minuten stehenlassen. Man bringt sie dann direkt für drei Minuten in 10%ige Salzsäure (10%ige Lösung von konzentriertem HCl, spezifisches Gewicht 1,19), wäscht sie in zweimal gewechseltem destilliertem Wasser zehn Minuten aus und stellt sie für fünf bis fünfzehn Minuten in Aceton, das mit der gleichen Menge destillierten Wassers verdünnt ist. Sodann wäscht man sie nochmals zweimal in destilliertem Wasser zehn Minuten. Zur Kontrastfärbung verwendet man eine 0,01%ige Anilinblaulösung, die aus einer 1%igen Stammlösung bereitet wird: zehn bis fünfzehn Minuten (Kontrolle unter dem Mikroskop!). Man wäscht die Schnitte in destilliertem Wasser aus, trocknet sie mit Filterpapier ab, bringt sie kurz in absoluten Alkohol und hellt in Xylol auf. Einschluß in Cedernöl oder Neutralbalsam.

Ergebnis: Orange gefärbt sind alle kalireichen Gewebe, Kollagen blaugrünlich. (Diese Methode kann demnach zur Färbung der Muskulatur und der Erythrozyten z. B. herangezogen werden; s. S. 334 und S. 364).

m) Nachweis von Calcium in den Geweben. Der Kalknachweis spielt in der pathologischen Histologie eine große Rolle; demzufolge sind die vorgeschlagenen Nachweismethoden recht zahlreich. Sie dürfen aber nicht alle als einwandfrei angesehen werden, insbesondere wenn man sie unter strengen histochemischen Gesichtspunkten betrachtet. Die meisten Verfahren stellen keine eigentlichen Calciumnachweismethoden dar, sondern sie müssen als Reaktionen von Substraten, die in Verkalkung begriffen sind, betrachtet werden. Andererseits sind einige als Ca-Methoden angegebene Verfahren eigentlich Phosphat- oder Sulfatreaktionen und geben positive Resultate nur an Orten, wo Calcium in Form von Calciumphosphat bzw. Calciumsulfat vorliegt.

LISON, dem man eine ausgezeichnete kritische Darstellung der verschiedenen Nachweismethoden für Calciumverbindungen verdankt, unterscheidet *gelöstes Calcium* (als Chlorid, Sulfat oder Laktat), unlösliches aber *ionisiertes Calcium*

(z. B. Calciumcarbonat, Calciumphosphat) und endlich *maskiertes Calcium*, welches derart kombiniert ist, daß es in der ionisierten Form nicht reagiert. *Die Darstellung des in gelöster Form vorkommenden Calciums* stößt auf Schwierigkeiten allgemeiner Art, die für alle gelösten Stoffe gelten; will man solche Stoffe darstellen, so muß man sie fällen, wobei die histotopographische Lagerung meist verändert wird. Eine von RABL angegebene Methode (Fällung des Calciums mit 4%igem Ammoniumoxalat) hält einer strengen Kritik nicht stand (vgl. FREUDENBERG, LISON); insbesonders wird geltend gemacht, daß man damit gelöstes Calcium, das in Form von Calciumoxalat erscheint, nicht vom ungelösten Calciumphosphat oder Calciumcarbonat unterscheiden kann, weil auch diese Salze mit Ammoniumoxalat ebenfalls reagieren.

Darstellung von ionisiertem (oder ionisierbarem) Calcium. Die hiefür angegebenen Verfahren stellen die eigentlichen Kalknachweismethoden dar; von den zahlreichen Methoden geben wir lediglich diejenigen an, mit welchen man einigermaßen sichere Ergebnisse bekommt und die tatsächlich als histochemische Methoden gelten können. Es ist selbstverständlich, daß ein einwandfreier Kalknachweis nur nach einer Fixierung gelingt, durch welche die etwa vorhandenen Ca-Verbindungen nicht gelöst werden. Will man alle Kalksalze darstellen, so fixiert man in Alkohol. Es hat sich jedoch bei vielen Untersuchungen gezeigt, daß dieses schlechte Fixierungsmittel durch neutrales Formol ohne weiteres ersetzt werden kann. Unter Umständen schadet das sonst ausgezeichnete ORTHsche Gemisch nicht, wenn man es mit neutralem Formol bereitet. Sublimathaltige Flüssigkeiten sind ungeeignet, Pikrinsäuregemische wirken entkalkend (vgl. hierzu Entkalkung, S. 56). Empfehlenswert sind weiterhin zwei von CRÉTIN angegebene Gemische:

1 Teil Formol + 1 Teil Wasser	100 ccm
Eisessig	5 ccm
Calciumacetat bis zur Sättigung	

oder 1 Teil Formol + 1 Teil Wasser mit Pikrinsäure gesättigt	15 ccm
20%ige Sulfosalicylsäure	15 ccm
5%ige Schwefelsäure	2 ccm

Nach der Fixierung bringt man die Objekte direkt in 60%igen Alkohol, ohne sie in Wasser zu waschen.

a) Kristallisationsmethoden. Die bekannteste und meist verwendete ist die *Gipsreaktion;* sie beruht darauf, daß Calciumsalze sich unter Einfluß von Schwefelsäure in Gipskristalle (Calciumsulfat) umwandeln. Damit sich diese nicht lösen, ist es vorteilhaft, die Reaktion in schwach alkoholischer Lösung vorzunehmen. Man verfährt folgendermaßen: Die aufgezogenen, gegebenenfalls entparaffinierten Schnitte werden mit einem Tropfen 40%igem Alkohol benetzt; man bringt darauf einen Tropfen 3%iger Schwefelsäure und deckt mit dem Deckgläschen zu. Will man das Auftreten der Reaktion verfolgen, so legt man das Deckgläschen auf den im 40%igen Alkohol liegenden Schnitt, bringt an den einen Deckgläschenrand einen Tropfen Schwefelsäure und saugt auf der anderen Seite mittels Filterpapierstreifen ab. Es entstehen dabei die charakteristischen Gipskristalle (z. T. rosettenförmig angeordnete, lanzeneisenartige Kristalle).

Diese Methode ist streng spezifisch; sie besitzt indessen den Nachteil, daß sie keinen exakten histochemischen Nachweis gestattet, weil vor der Auskristallisierung eine Lösung der Calciumverbindungen und dadurch eine Verlagerung derselben stattfindet. Immerhin ist sie als Kontrollmethode, mit welcher man das Vorhandensein von Calcium erkennen kann, von großem Wert. Im Spodogramm kann diese Methode ebenfalls verwendet werden (Mikrotropfen). TURCHINI empfiehlt ferner Jodsäure, die in kalkfreier Gelatine gelöst wird, es entwickelt sich Calciumiodat. Durch Zusatz konzentrierter Oxalsäure entstehen charakteristische Kristalle von oxalsaurem Kalk (Okaeder).

b) *Auflösungsmethode.* Sowohl Calciumphosphat- als Calciumcarbonatablagerungen werden durch Salzsäure aufgelöst; bei Zusatz von Salzsäure, die man vom Rand des Deckgläschens zum Schnitt zufließen läßt, löst sich Calciumcarbonat unter Entwicklung von CO_2-Bläschen auf, Calciumphosphat löst sich ohne Gasbildung.

c) *Lackmethoden.* Es wird vielfach die Ansicht vertreten, daß das *Haematoxylin* zum Kalknachweis herangezogen werden kann, weil sich durch diesen Farbstoff kalkhaltige Gewebsteile sehr intensiv blau anfärben. Auf dieser Tatsache beruhen einige Ca-Nachweismethoden, z. B. die früher viel gebrauchten Verfahren von ROEHL oder von LEUTERT. Das Haemalaun färbt in sehr schöner Weise die kalkhaltigen Teile des Knochengewebes zum Beispiel, jedoch viel besser nach Entkalkung desselben, und zwar besonders gut nach Fixierung in Bichromatgemischen. Dies hängt damit zusammen, daß die Knochengrundsubstanz die Chromsalze gierig aufnimmt, diese bilden sodann mit dem Haematein die blauen Lackbilder. Wie es LISON hervorhebt, ist es durchaus richtig, derartige Farbstoffaffinitäten zum morphologischen Studium der Kalkablagerungen im Knochen zu verwenden, nur darf man sich dabei nicht durch die schönen färberischen Ergebnisse dazu verleiten lassen, zu behaupten, man hätte eine histochemische Methode angewandt!

Anders ist es mit dem *Alizarin* und seinen Verbindungen, wie *Purpurin* oder *Anthrapurpurin.* Diese Stoffe geben mit den Calciumsalzen rote, rosafarbene und violette Lackverbindungen; sie vermögen jedoch den Kalk nur dann nachzuweisen, wenn er in genügender Menge vorliegt. Trotzdem sind diese Lackmethoden sehr brauchbar und liefern schöne Präparate.

Methode von GRANDIS *und* MAININI *mit Purpurin oder Anthrapurpurin.* Das Material kann frisch oder fixiert verwendet werden; Gefrier- oder Paraffinschnitte.

1. Zur Färbung dient eine gesättigte alkoholische Purpurinlösung oder (nach SCHUSCHICK) eine gesättigte alkoholische Anthrapurpurinlösung mit einer Spur Ammoniak und 1%igem NaCl-Gehalt. Die Schnitte bleiben fünf bis zehn Minuten in der Farblösung; sie erscheinen intensiv rot gefärbt.

2. Man wäscht sie drei bis fünf Minuten in 0,75%iger Kochsalzlösung.

3. Behandelt sie mit 70%igem Alkohol, bis keine Farbwolken mehr abgehen (am besten auf der Färbebank, wobei Alkohol mittels Tropfflasche zugegeben wird).

4. Absoluter Alkohol, Xylol oder Toluol, Balsam.

Ergebnis: Purpurin färbt die Kalksalze rosa bis purpurrot, Anthrapurpurin läßt sie lila bis violett erscheinen.

Methode von Crétin *mit Alizarin.* Dieses Verfahren ist etwas empfindlicher, die damit erzeugten Bilder sind vorzüglich. Man geht folgendermaßen vor:

1. Beizung der Schnitte 24 Stunden bei Zimmertemperatur (oder fünf bis zehn Minuten bei 37°) in folgender Lösung: Aluminiumsulfat 7,5 g; Schwefelsäure 66° B 5 ccm; destilliertes Wasser 500 ccm.

2. Färbung 24 Stunden bei Zimmertemperatur oder zehn Minuten bei 37° in einer 0,5%igen wässerigen Lösung von Alizarinsulfonat (Alizarin S).

3. Waschen in Leitungswasser.

4. Grundfärbung mit 1%iger Lösung von „Bleu coton C 4 B Poirier“.

5. Entwässern, Toluol, Balsam.

Ergebnis: Kalkhaltige Teile sind leuchtendrot, das übrige Gewebe blau.

Anmerkung: Bei Anwendung der Alizarin-Lackmethode muß man bedenken, daß auch Schwermetalle, insbesondere Eisen sowie die Erdalkalien, mit dem Farbstoff einen Lack zu bilden vermögen, was die Spezifität der Methode erheblich einschränkt.

Methode von Crétin *mit Gallussäure-Formol.* Dieses Verfahren ist sehr empfindlich und zugleich spezifisch; es dürfte wohl heute die beste Kalknachweismethode darstellen. Gewiß weist es auch einige Nachteile auf, wie besonders das leichte Abschwimmen der Paraffinschnitte als Folge der alkalischen Reaktion des Farbgemisches; ferner gelingt es meist erst nach einiger Übung. Man benutzt folgendes Gemisch als *Reagens:* In einem Mörser verreibt man 2 Teile Gallussäure und 1 Teil Trioxymethylen. Von dieser Mischung löst man unmittelbar vor Gebrauch 0,25 g in 5 ccm siedendem destilliertem Wasser und gibt tropfenweise zur noch heißen Lösung 0,5 ccm Ammoniak von 18° B (Vorsicht, spritzt!). Sodann bewegt man den Kolben, in dem man die Lösung zubereitet hat, hin und her bis die rote Farbe ins Strohgelbe umschlägt. Das Reagens ist gebrauchsfertig, es ist nur kurze Zeit haltbar (rosarote oder braune Lösungen sind wertlos).

Färbung: 1. Paraffinschnitte werden entparaffiniert und in Chloroform gebracht.

2. Man legt sie flach auf die Färbebank und bedeckt sie mit einigen Tropfen des Reagens. Nach zehn bis fünfzehn Sekunden wird der Lösungsüberschuß durch Abschleudern (nicht nur abtropfen lassen!) entfernt.

3. Das Präparat bleibt an der Luft liegen, wobei an den kalkhaltigen Teilen eine charakteristische Blaufärbung auftritt.

4. Die Schnitte werden sodann in filtrierter gesättigter wässeriger Lösung von Calciumsulfat gewaschen und

5. in einer Eosinlösung mit 5%igem Ammoniakgehalt (5 ccm Ammoniak auf 100 ccm Eosinlösung) gegengefärbt.

6. Rasch in Formol 10 : 100 waschen.

7. Entwässern in Alkohol, Xylol, Cedernol (oder Caedax).

Ergebnis: Kalkhaltige Teile blau, übriges Gewebe rot.

Anmerkung: Außer Ca vermögen andere Metalloide mit dem Reagens eine Lackverbindung einzugehen. Grüne Farblacke sind charakteristisch für Ba und Sr; Si bildet gelbe, Mg rosa Lacke, Eisenverbindungen sind braun-violett.

Diese Methode ist das einzig zuverlässige Verfahren, Calcium im Gewebe nachzuweisen.

d) Weitere Methoden. Sehr beliebt und in den meisten pathologischen Instituten immer noch viel gebraucht ist die *Silbernitratmethode nach* v. KOSSA. Vom histochemischen Standpunkt aus darf sie jedoch nicht als spezifisch angesehen werden, insbesondere nicht für Calciumphosphat, wie es KOSSA behauptete (vgl. SCHUSCHIK, SCHMORL). Auch amorphes Calciumcarbonat, Calciumchlorid, Calciumoxalat und Fett-Kalkverbindungen geben dieselbe Reaktion. Ferner: Cu-, Hg-, Pb-Verbindungen. Trotzdem dürfte diese sehr einfach auszuführende Methode doch noch als Orientierungsverfahren gute Dienste leisten, aber nur als morphologischer Wegweiser. Das Verfahren ist folgendes: Gefrier-, Celloidin- oder Paraffinschnitte behandelt man in hellem Tageslicht für 30 bis 60 Minuten mit einer 1- bis 5%igen Silbernitratlösung. Man wäscht sie sodann sorgfältig in destilliertem Wasser und taucht sie kurz (einige Minuten) in 5%ige Natrium-Thiosulfatlösung, um ein Nachdunkeln zu vermeiden. Nach gründlichem Wässern färbt man die Kerne am besten mit Kernechtrot (s. S. 143), Safranin (s. S. 142) oder Alaunkarmin (s. S. 137).

Ergebnis: Kalkablagerungen schwarz, Kerne rot.

Literatur.

ASCHOFF L.: Verkalkung. Ergeb. Path. 8 (1903), 561. ASKANAZY M. und F. BAMATTER: Wirkliche und scheinbare Sideromykose. Cblt. Path. 48 (1938), 337. BAGINSKI ST.: Mikroveraschung. Einige praktische Hinweise. Z. Mikrosk. 55 (1938), 241. BORCHARDT H.: Über die experimentelle Chryosis bei Kaninchen und Hunden und ihren histochemischen Nachweis. Virchows Arch. 267 (1928), 272. BRANDINO G.: Studi Sassari 5 (1927), 85. CARERE-COMES O.: Neue Methode zum histologischen Nachweis des Kaliums und zur elektiven Färbung kalireichen Gewebes. Z. Mikrosk. 55 (1938), 1. CHRISTELLER E.: Mikrochemischer Nachweis des Wismuts in den Organen. Med. Klin. 1926, 619; ders.: Ein mikrochemischer Goldnachweis im Gewebe. Verhandlg. Dt. Path. Ges. 22. Tagung 173 (1927). COHEN R.: Contribution à l'étude histochimique des dépôts d'or dans les cellules. C. r. Soc. Biol. Paris 122 (1936), 1123. CRÉTIN A.: De quelques méthodes des recherches du phosphore et de la chaux dans les tissus. Thèse de méd. Paris:1923; ders.: Sur un nouveau réactif du calcium applicable aux recherches histologiques. Bull. histol. appl. 1, Nr. 3 (1924); ders.: Note sur la détection histochimique du plomb. Bull. Ass. Anat. 24 (1929), 171; ders.: Note sur la fixation histologique de quelques sels de métaux lourds. Bull. Assoc. Anat. 24 (1929), 172. FALKENBERG K.: Über die Haemosiderinreaktion der Leber nach Anwendung der verschiedenen Härtungsflüssigkeiten. Cblt. Path. 15 (1904), 662. FRANKENBERGER Z.: Recherches histologiques sur la localisation du plomb dans l'organisme. C. r. Ass. Anat. 16 (1921), 241. FREUDENBERG E.: Bemerkungen zur Rablschen Methode des histologischen Kalknachweises. Klin. Wschr. 1926, I, 64. GÉRARD P. und R. CORDIER: Études histophysiologiques sur le rein des anoures. Arch. d. Biol. 43 (1932), 367. GERLACH WALTER und GERLACH WERNER: Die chemische Spektralanalyse. Leopold Voß, Leipzig 1933. GRANDIS und MAININI: Sur une réaction colorée qui permet de révéler les sels de calcium déposés dans les tissus organiques.

Arch. ital. Biol. 34 (1900), 73. GRYNFELTT und CRISTOLL: Bull. soc. chim. Biol. 5 (1923), 797. HACKMANN Chr.: Beitrag zur Technik der Schnittveraschung. Eine Methode zur lokalisierten Darstellung von Mineralsalzen im veraschten Schnitt; Virchows Arch. 290 (1933), 749. HENRIQUES V. und H. OKKELS: Histochemische Untersuchungen über die Ablagerungsweise von Gold und Blei innerhalb des Organismus. Pflügers Arch. 225 (1930), 364. HERRMANN F.: Zur Methode der Veraschung von Gewebsschnitten und der Aschendifferenzierung (Darstellung von Magnesiumsalzen und Phosphaten). Z. Mikrosk. 49 (1932), 313. HINTZSCHE E.: Das Aschenbild tierischer Gewebe und Organe (Methodik und Ergebnisse). Erg. Anat. u. Entw. 32 (1938), 63. HUECK W.: Pigmentstudien. Beitr. path. Anat. 54 (1913), 68. KOCKEL: Histochemischer Metallnachweis. Virchows Arch. 277 (1930), 856. KOMAYA G.: Über eine histotopochemische Nachweismethode der Resorption. Mikroteilung und Ausscheidung des Wismuts in den Organen. Arch. f. Dermat. 149 (1928), 377. KOSSA J. v.: Über die im Organismus künstlich erzeugbaren Verkalkungen. Beitr. path. Anat. 29 (1901), 163. LEUTERT: Über Sublimatintoxikation. Fortschr. Med. 13 (1895), 89. LILLIE R. D.: Kalkfärbung mit nachfolgender Entkalkung, eine neue Methode. Z. Mikrosk. 45 (1928), 380. LISON L.: Histochimie animale. Paris 1936. MACALLUM A. B.: Die Methode der biologischen Mikroanalyse. Hdb. d. biol. Arbeitsmeth. v. E. Abderhalden 5, 2. Teil (1912), 1099. MALLORY F. B. und J. F. PARKER: The microchemical demonstration of copper in pigment cirrhosis. Amer. J. Path. 7 (1931), 352; dieselben: Fixing and staining methods for lead and copper in tissues. Amer. J. Path. 15 (1939), 517. MELTZER H.: Die mikroskopische Darstellung des anorganischen Gewebsgerüstes in der Chirurgie. Arch. klin. Chir. 184 (1936), 191. NISHIMURA J.: Vergleichende Untersuchungen über die mikrochemische Eisenreaktion in menschlichen Lebern. Cblt. Path. 21 (1910), 10. OKAMOTO K.: Über das Gewebseisen. Acta Schol. medicin. Univ. Imper. Kioto 20 (1937), 413. OKAMOTO K., T. OKAGI und G. MIKAMI: Biologische Untersuchungen des Goldes. 1. Über die histochemische Goldnachweismethode. Acta Schol. med. Univ. Imper. Kioto 22 (1938), 373. OKAMOTO K., M. UTAMURA und T. AKAGI: Biologische Untersuchungen des Silbers. I. Histochemische Silbernachweismethoden. Acta Schol. med. Univ. Imper. Kioto 22 (1938), 361. OKAMOTO K. und M. UTAMURA: Biologische Untersuchungen des Kupfers. Acta Schol. med. Univ. Imper. Kioto 20 (1938), 753. PERLS M.: Nachweis von Eisenoxyd in gewissen Pigmenten. Virchows Arch. 39 (1867), 42. POLICARD A. und H. OKKELS: Die Mikroveraschung (Mikrospodographie) als histochemische Hilfsmethode. Hdb. d. biol. Arbeitsmeth. von E. Abderhalden 5, S. 1815 (1932). POLICARD A.: Méthode de la microincinération. Exposé pratique. Hermann et Co. Paris 1938. PRÜSENER L.: Zur färberischen Darstellung des Goldes im Gewebe. Beitr. path. Anat. 92 (1933), 427. RABL S. R. H.: Über die Kalkablagerung bei der Knochenentwicklung. Klin. Wschr. 1923, II, 1644; ders.: Histologischer Nachweis löslicher Kalciumverbindungen. Klin. Wschr. 1926, I, 365. ROEHL W.: Über Kalkablagerung und Ausscheidung in der Niere. Beitr. path. Ant. 7, Suppl. (1905). 456 SCOTT G. H.: The quantitative estimation of ash after microincineration. Proc. Soc. exp. Biol. and Med. 30 (1933), 1304; ders.: A critical study and review of the method of microincineration. Protoplasma 20 (1934), 133. SCHMELTZER W.: Der mikrochemische Nachweis von Eisen in Gewebeelementen mittels Rhodanwasserstoffsäure und die Konservierung der Reaktion in Paraffinöl. Z. Mikrosk. 50 (1933), 99. SCHNEIDER G.: Skandin. Arch. Physiol. 14 (1903), 383. SCHNJENINOW S.: Zur Frage der Kalkablagerung in der quergestreiften Muskulatur. Z. Mikrosk. 18 (1897), 79. SCHULTZ-BRAUNS O.: Die Methode der Schnittveraschung fixierter tierischer Gewebe. Z. Mikrosk. 48 (1931), 161; ders.: Über den Ausbau der Schnittveraschung und über neue histotopochemische Aschenbefunde. Verhandlg. Dt. Path. Ges. 26. Tagung (1931), 153. SCHUSCHICK O.: Über die Methoden zum mikroskopischen Nachweis von Kalk im ossifizierenden Skelett. Z. Mikrosk. 37 (1920), 215. TIMM F.: Der histochemische Goldnachweis. Dt. Z. gericht. Med. 20 (1933), 211; ders.: Histochemischer Quecksilbernachweis. Z. exper. Med. 88 (1933), 191; ders.: Zur Histochemie einiger Schwermetalle, insbesondere des Bleis. Münch. med. Wschr. 1940, I, 414; ders.: Der histochemische Nachweis des „normalen“ Bleis in menschlichen Hartgeweben.

Virchows Arch. 297 (1936), 502. TIRMANN J.: Einiges zur Frage der Haematolyse und Genese der Gallenfarbstoffbildung bei Vergiftungen. Görbersdorfer Veröffentlichungen 2 (1898), 111. TURCHINI J.: Sur l'histologie et l'histophysiologie de l'oviducte de la poule. Bull. Assoc. Anat. 19 (1924), 255. WICKLEIN E.: Untersuchungen über den Pigmentgehalt der Milz bei verschiedenen physiologischen und pathologischen Zuständen. Virchows Arch. 124 (1891), 1. WIENER A.: Beitrag zum mikrochemischen Nachweis des Eisens in der Pflanze, insbesondere des maskierten. Biochem. Z. 77 (1916), 27. ZETHRAEUS S.: Modifikation der Schultz-Braunsschen Gefrierschnittmethode. Z. Mikrosk. 54 (1937), 408.

E. Nachweismethoden für einige organische Substanzen.

Abgesehen von den schon besprochenen organischen Verbindungen, wie Fettstoffe, Schleim, Kernsubstanzen, ist es in besonderen Fällen von Interesse, zu wissen, welche organische Verbindungen an einer gegebenen Stelle eines Gewebes vorkommen. Die in letzter Zeit von einigen Pathologen besonders studierten morphologischen Besonderheiten des Eiweißstoffwechsels z. B. haben diesem noch wenig untersuchten Kapitel der pathologischen Histologie neuen Antrieb gegeben und es ist zu hoffen, daß in nicht all zu ferner Zeit bessere und zuverlässigere Methoden erfunden werden können, als diejenigen, mit denen man sich heute begnügen muß.

a) Eiweißstoffe im allgemeinen. Als von der Fixierung der Gewebe die Rede war, haben wir gesehen, daß alle fixierenden Stoffe das Eiweiß fällen oder zur Gerinnung bringen. Man kann demnach in der Histochemie solche fällende oder koagulierende Stoffe niemals zum Eiweißnachweis verwenden. Dieser stößt also auf große Schwierigkeiten, die weit entfernt sind, überwunden zu werden. Einzig bleiben einige Reaktionen allgemeiner Art zur Verfügung, die vielfach zur Untersuchung von Gewebsschnitten gebraucht wurden, aber deren Ergebnisse doch enttäuschend sind, da sie kein tieferes Eindringen in die Histochemie der Eiweißverbindungen gestatten.

Solche allgemeine Eiweißreaktionen sind bekanntlich:

1. Xanthoproteinreaktion. Diese Reaktion fällt nicht nur beim Vorliegen von Eiweißstoffen positiv aus, sondern auch bei Phenolen, Indolderivaten, Alkaloiden (LISON). Sie kann als orientierendes Verfahren dienen.

Man bringt die Schnitte einige Minuten in kalte rauchende Salpetersäure; dadurch werden die Eiweißstoffe gelb gefärbt. Nachdem die Schnitte kurz in Wasser gespült worden sind, setzt man sie der Wirkung von Ammoniakdämpfen aus (Methode der feuchten Kammer), wobei die Farbe ins Orangegelbe umschlägt. Dauerpräparate werden nicht erhalten.

2. Millonsche Reaktion. Sie wird durch die aromatischen Eiweißradikalen hervorgerufen, insbesondere Tyrosin; positiv fällt sie auch bei einigen eiweißfreien Phenolen aus. Im allgemeinen wird nach den Angaben von BENSLEY und GERSH verfahren. Als Reagens dient folgende Lösung: Man verdünnt 400 ccm konzentrierte Salpetersäure (spezifisches Gewicht 1,42) mit 1000 ccm destilliertem Wasser und läßt 48 Stunden stehen. Darauf wird 1 Teil dieser verdünnten Säure mit 9 Teilen destilliertem Wasser gemischt, so daß man eine 4%ige Salpetersäure erhält. Man versetzt sie sodann mit einem reichlichen Überschuß von kristallinischem Quecksilbernitrat und läßt das Gemisch einige Tage unter öfterem Umschütteln bis zur völligen Sättigung stehen. Zu 400 ccm der filtrierten Lösung gibt man 3 ccm der ersten (40%igen) Salpetersäureverdünnung und 1,4 g Natriumnitrit. Das Reagens ist gebrauchsfertig. Die Schnitte werden für eine bis drei Stunden hineingelegt (eventuell länger), die Eiweiße sind rosa bis rot gefärbt. Man bringt die Präparate kurz in 1%ige Salpetersäure, entwässert rasch wie üblich mit Alkohol, Xylol, Balsam.

3. Ninhydrinreaktion. Diese bekannte Reaktion dient zum Nachweis von Eiweißabbauprodukten und von niederen Eiweißkörpern. Ihre histochemische Bedeutung haben besonders Berg, Romieu und Giroud studiert. Nach den Ergebnissen Bergs ist es notwendig, die Gewebe zu fixieren, was man am besten in Formol 1 : 4 vornimmt, denn es werden dabei nur die niederen Eiweißverbindungen (Polypeptide, Aminosäuren z. B.) die Reaktion aufweisen, während höhere Eiweißverbindungen unter Formoleinfluß ihr Reaktionsvermögen verlieren.

Nach der Formolfixierung (kleine Gewebsstücke) werden die Objekte eine Stunde im Wasser gewaschen und auf dem Gefriermikrotom geschnitten. Man bringt die Schnitte am besten (nach Berg) in kleine Abdampfschalen mit 2,5 ccm einer 0,02%igen Ninhydrinlösung und kocht eine Minute. Sodann spült man die Schnitte in Wasser und legt sie in Glyzerin oder Glyzeringelatine ein. (Romieu verwendet eine stärkere Ninhydrinkonzentration und erwärmt nur schwach.)

Ergebnis: Eiweißabbauprodukte und niedere Eiweißverbindungen erscheinen blau. Weitere Eiweißreaktionen s. Lison.

b) Aminosäuren. Bisher sind nur wenige Aminosäuren histochemisch nachgewiesen worden; diese Nachweismethoden sind unsicher für die Körper mit SH-Gruppen.

1. Glutathion. Für diesen Körper gibt es allerdings einige zuverlässige Untersuchungsmethoden, insbesondere diejenigen von Joyet-Lavergne und von Giroud und Bulliard. Alle verwenden als Reagens Nitroprussidnatrium, welches mit den Stoffen, die eine freie SH-Gruppe besitzen (z. B. Cystin, reduziertes Glutathion), eine rote Färbung ergibt. Die oxydierten Formen, z. B. Cystin und oxydiertes Glutathion können jedoch durch Cyankali oder Natriumsulfid reduziert und somit auch mit Nitroprussidnatrium ermittelt werden.

Nach Joyet-Lavergne wird Glutathion z. B. in Gefrierschnitten von unfixiertem Gewebe in der Weise nachgewiesen, daß man die aufgezogenen Schnitte mit einem Tropfen einer frisch hergestellten 5%igen Nitroprussidnatriumlösung und einem Tropfen Ammoniak oder von NaOH behandelt; das Präparat muß sofort mit einem Deckgläschen zugedeckt und untersucht werden, weil die Reaktion nur kurze Zeit haltbar ist; Glutathion erscheint violett. Will man neben den reduzierten auch die oxydierten Formen darstellen, behandelt man die Schnitte entweder mit 10%iger Cyankalilösung fünf Minuten oder mit einer 2%igen Natriumsulfidlösung zehn Minuten; sodann Nitroprussidnatriumreaktion. Fixiertes Gewebe ist weniger geeignet (Fixation in absolutem

Alkohol oder in gesalzenem Formol: Formol 15 ccm, physiol. NaCl-Lösung 75 ccm). Man bringt die Schnitte zunächst für fünf bis zehn Minuten in 10%ige Cyankalilösung und führt die oben angegebenen Reaktionen aus. Um Dauerpräparate zu erhalten, empfehlen GIROUD und BULLIARD eine Vorbehandlung der Gefrierschnitte mit 5%iger wässeriger Zinksulfatlösung: die Schnitte verbleiben darin nur einige Sekunden; man spült sie rasch in destilliertem Wasser ab und behandelt sie mit 10%iger Nitroprussidnatriumlösung, die auf 100 ccm 2 ccm Ammoniak enthält. Alkohol, Xylol, Balsam. Die Stellen, wo Sulphhydril-Gruppen vorliegen, sind rot. Die Färbung ist lange haltbar, wenn die Präparate im Kühlschrank aufbewahrt werden.

Diese Methoden ermöglichen ein eingehendes Studium der Harnbildung, (Über die Bedeutung des Glutathions und der SH-Gruppe im allgemeinen s. L. BINET.)

2. Phenolderivate wurden vom histochemischen Standpunkt aus besonders von LISON und CORDIER untersucht, welche mit der Diazokuppelungsreaktion gearbeitet haben. Diese Methode ist durch die stabilisierte Diazoverbindung Echtrotsalz B (bei Dr. K. Hollborn u. Söhne, Leipzig, zu beziehen) von CLARA vereinfacht worden. Man löst eine kleine Menge des in Pulverform erhältlichen Reagens in eisgekühltem Wasser (Temperatur nicht über 5° C) und alkalisiert die Lösung durch Zusatz von Lithiumcarbonat, wobei eine stärkere Gelbfärbung auftritt. Das Reagens ist sofort zu gebrauchen. Die Schnitte werden für maximal 30 Sekunden damit behandelt und danach mit destilliertem Wasser gewaschen, in der Alkoholreihe entwässert, Xylol, Balsam.

Ergebnis: Dort, wo Phenolderivate vorkommen, erscheinen die Gewebsstrukturen leuchtend braunrot, übriges Gewebe zart diffusgelb.

Auch wurde mit der Indoreaktion gearbeitet: gute Ergebnisse sind jedoch viel schwieriger zu erzielen. Man kann z. B. das in Neutralformalin oder in BOUINscher Lösung fixierte Material mit einer 1%igen Dimethylparaphenylendiamin-Lösung, die mit einigen Tropfen einer schwachen Kaliumbichromatlösung versetzt ist, behandeln. Man erhält eine grüne, dann bläuliche Färbung.

Außer diesen Reaktionen allgemeiner Art geben die Di- und Polyphenole in Ortho- und Parastellung noch zwei besondere Reaktionen, welche auf der reduzierenden Eigenschaft dieser Körper beruhen, nämlich die *chromaffine* und *argentaffine Reaktion.*

Chromaffine Reaktion: Die von HENLE gefundene Affinität der Nebennierenmarkzellen für Chromsalze ist seit ihrer Entdeckung viel gebraucht worden, ohne daß man die richtige Erklärung für die Braunfärbung der adrenalinhaltigen Zellen zu geben vermochte. GÉRARD, CORDIER und LISON haben gezeigt, daß keine Reduktion der Chromsalze auftritt, die Braunfärbung wird durch ein Oxydationsprodukt der reagierenden Substanz (Orthodiphenol) erzeugt und erscheint auch nach Anwendung ungefärbter (chromfreier) oxydierender Stoffe, z. B. Kaliumjodat. Der braun gefärbte Stoff selber ist ein Chinhydron, welches bei Anwesenheit von Di- und Polyphenolen sowie von Aminophenolen und Polyaminen in Ortho- oder Parastellung gebildet wird. Die Reagenzien, unter deren Einfluß die chromaffine Reaktion auftritt, sind leicht oxydierende Stoffe in neutraler Lösung (Kalium- oder Natriumbichromat, Kalium- oder Natriumjodat z. B.).

Die Technik der chromaffinen Reaktion ist sehr einfach; sie wird am besten zusammen mit der Fixierung durchgeführt und gelingt besser an frischen Objekten. Die besten Ergebnisse erzielten wir mit der ***Fixierungsmethode von*** **Wiesel**:

5%ige Kaliumbichromatlösung	10 Teile
Formol 1 Teil, Wasser 4 Teile	20 Teile
Destilliertes Wasser	20 Teile

Die Objekte werden 24 Stunden darin fixiert und sodann für ein bis zwei Tage in 5%ige Kaliumbichromatlösung übertragen. Man wäscht sie gründlich in laufendem Wasser und bettet in Paraffin ein. Im ungefärbten Schnitt erscheinen die chromaffinen Zellen gelblichbraun. Zur Gegenfärbung empfiehlt Wiesel folgendes Verfahren:

1. Färbung mit 1%iger wässeriger Wasserblau- oder Toluidinblaulösung 20 Minuten.

2. Abspülen in Leitungswasser fünf Minuten.

3. Färben mit 1%iger wässeriger Safraninlösung 20 Minuten.

4. Abspülen in 95%igem Alkohol, bis die blaue Farbe wieder erscheint; sodann Carbolxylol, Xylol, Balsam.

Ergebnis: Chromaffine Zellen grün, Kerne rot, Protoplasma der übrigen Zellen hellblau. Über weitere Färbeverfahren siehe Kapitel XVIII. L. f. Nebenniere.

Argentaffine Reaktion. Diese Reaktion hat mit der Silberimprägnation im üblichen Sinne des Wortes nichts zu tun. B. Romeis hebt diese Unterscheidung in vorzüglicher Weise hervor, wenn er zwischen Argyrophilie (Argentophilie) und Argentaffinität folgendes ausführt: „Als Argentaffinität bezeichnet man die Erscheinung, daß gewisse Strukturelemente des Gewebes die Fähigkeit haben, ammoniakalische Silberlösung von sich aus ohne Anwendung eines weiteren Reaktionsmittels zu reduzieren". „Als Argyrophilie bezeichnet man die Erscheinung, daß sich zahlreiche Substanzen verschiedenster Natur bei den üblichen Silberimprägnationsmethoden nachträglich durch die Einwirkung eines Reduktionsmittel schwärzen."

Bei der argentaffinen Reaktion wird also die Silberlösung durch die nachzuweisende Substanz selber reduziert; es besitzen demnach diese Stoffe starke reduzierende Eigenschaften, z. B. Polyphenole, Aminophenole und Polyamine in Ortho- und Parastellung, unter anderem Melanin und Promelanin, gewisse Zellgranulationen (Kultschitzkysche Zellen der Lieberkühnschen Drüsen, argentaffine Zellen Massons, basalgekörnte Zellen Claras u. a.).

Als beste Technik der argentaffinen Reaktion dient das Verfahren nach Masson, in der Modifikation von Hamperl. Sie wird am Schnitt vorgenommen. Zur Fixierung kann man Bouinsche Lösung oder Formol verwenden und bettet in Paraffin ein. Die entparaffinierten Schnitte werden sorgfältig in mehrmals zu wechselndem destilliertem Wasser zwei bis drei Stunden gewaschen, bevor man die Reaktion ausführt. Als Silberlösung dient die ***Fontana-Tribondeau***sche Silberlösung: zu einer beliebigen Menge 5%iger Silbernitratlösung gibt man unter Umschütteln tropfenweise Ammoniak, bis sich der weißlichgelbe Niederschlag gerade wieder auflöst. Sodann versetzt man diese ammoniakalische Silberlösung wiederum tropfenweise mit 5%iger Silbernitratlösung, bis die auftretende Trübung bestehen bleibt. Es soll diese gebrauchsfertige Flüssigkeit nicht mehr nach Ammoniak riechen, sie ist leicht opaleszierend.

1. Schnitte werden in die Silberlösung nach *Fontana-Tribondeau* für 24 Stunden im Dunkeln eingestellt; am besten verwendet man dazu eine Färbeschale mit Rillen, die mittels Glasdeckel gut verschließbar ist (Überfalldeckel). Anschließend vergoldet MASSON in 0,1%iger Goldchloridlösung.

2. Abspülen in reichlich bemessenem destilliertem Wasser.

3. Einstellen in 5%iges Natriumthiosulfat drei bis fünf Minuten.

4. Auswaschen in Leitungswasser fünfzehn Minuten.

5. Kernfärbung (am besten Kernechtrot, Carmalaun), Entwässern, Xylol, Balsam.

Ergebnis: Argentaffine Körnchen schwarz, Kerne rot. (Wenn andere Zellstrukturen mitgeschwärzt worden sind, wurde zu lange in der Silberlösung behandelt.)

c) Nachweismethoden für besondere organische Substrate. Hier seien einige in der pathologischen Histologie anwendbare Nachweismethoden angeführt, die in gewissen Fällen praktisch sein können.

1. Nachweis von Harnstoff. Man verwendet dazu Xanthydrol, von dem FOSSE gezeigt hat, daß es mit dem Harnstoff einen kristallinischen Niederschlag von Dixanthylharnstoff bildet, das in Essigsäure unlöslich ist. Am geeignetsten ist das von STÜBEL angegebene Verfahren: kleine Gewebsstücke (nicht über 2 bis 3 mm dick) werden für sechs bis zwölf Stunden in eine 6%ige Xanthydrollösung in Eisessig gelegt; man wäscht sie 24 bis 28 Stunden in mehrmals zu wechselndem absolutem Alkohol, hellt sie kurz in Xylol auf und bettet in Paraffin ein. Als Kernfärbung dient Haemalaun. Einschluß in Balsam (Carbolxylol vermeiden!).

Ergebnis: Nadelförmige, zum Teil in Büscheln oder Drusenform erscheinende kristallinische Niederschläge von meist schmutzig gelbbräunlicher Farbe zeigen die Harnstoffablagerungen an. Sie lösen sich weder in Essigsäure noch in Alkohol, Äther, Xylol oder Wasser; Carbolxylol zerstört sie.

Anmerkung: Das Xanthydrol-Eisessig-Gemisch muß stets frisch hergestellt werden und darf nur einmal benutzt werden. Diese Nachweismethode ist vom histochemischen Standpunkt aus streng spezifisch; morphologisch betrachtet, sind ihre Ergebnisse hingegen unsicher, weil die Orte des Kristallniederschlages nicht immer der eigentlichen Lagerung des Harnstoffes im Gewebe entsprechen; wenn man in Betracht zieht, daß der Harnstoff außerordentlich leicht, das Xanthydrol-Eisessig-Gemisch hingegen nur schwer diffusibel ist, so versteht man, daß der Harnstoff schon bereits diffundiert hat, bevor das Fixationsgemisch ihn erreichen kann. Dadurch entstehen Verlagerungen und es sind die Ergebnisse in histotopographischem Sinne nicht verwertbar (vgl. hierzu die strenge Kritik LISONS, OESTERREICHERS u. a.).

Sehr brauchbar bleibt die Reaktion, wenn es sich darum handelt, einen anatomischen Test für das Vorliegen einer Uraemie zu erhalten. In einem gesunden Gehirn z. B. wird man nur vereinzelte Niederschläge beobachten; liegt eine

Uraemie vor, so bilden sich zahlreiche dicht gelagerte Kristalldrusen, vorwiegend in der grauen Substanz.

2. *Nachweis der Harnsäure und ihrer Derivate.* Sehr hübsche elektive Färbungen sind von A. SCHULTZ und W. SCHMIDT ausgearbeitet worden.

I. Färbung des Harnsäureinfarktes und der kristallinischen Harnsäure. (Modifizierte Färbung nach BEST-FRAENKEL.)

1. Fixierung in absolutem Alkohol. Übertragen dünner Scheiben auf vier bis fünf Stunden in dreimal gewechseltes Aceton.

2. Paraffineinbettung. Nach Entparaffinierung zweimaliges Abspülen in absolutem Alkohol.

3. Färbung in folgendem (gut ausgereiftem) Alaunhaematoxylin:

Haematoxylin pur crist.	10 g
Alkohol 96%	100 ccm
Ammoniakalaun	20 g
Aq. dest.	900 ccm

Haematoxylin zunächst in Alkohol lösen. 20 g Ammoniakalaun in 200 ccm Aq. dest. unter leichtem Erwärmen lösen und der Haematoxylinlösung hinzusetzen. Zuletzt auf 1000 ccm mit Aq. dest. auffüllen. Vor Gebrauch filtrieren.

Farblösung auf den Schnitt gießen. Unter ständigem Bewegen eineinhalb Minuten färben.

4. Ganz kurzes Differenzieren (zweimaliges Eintauchen in absoluten Alkohol mit $^1/_2$% Salzsäurezusatz.

5. Übertragen in absoluten Alkohol, dem auf 50 ccm V Tropfen Ammoniak zugesetzt sind, bis der Schnitt blau erscheint. Abspülen in dreimal gewechseltem absolutem Alkohol.

6. Anschließend Carminfärbung:

Stammlösung (begrenzte Zeit haltbar):

Carmin (bes. geeignete Marke „Nakarate")	1 g
Ammoniumchlorid	2 g
Lithiumcarbonat	0,5 g
Aq. dest.	50 ccm

Das Gemisch aufkochen. Nach Erkalten 20 ccm Ammoniak zusetzen (0,96 spezifisches Gewicht).

Zur Färbung folgendes (kurze Zeit haltbares) Gemisch verwenden:

Stammlösung (filtriert)	3 ccm
Ammoniak (0,96 spez. Gew.)	1,5 ccm
Methylalkohol	2,5 ccm

Die Farblösung muß klar sein. Farblösung auf den Schnitt gießen, unter leichtem Bewegen fünf Minuten färben.

7. Mehrfach mit absolutem Alkohol abspülen. Xylol, Balsam.

Ergebnis: Kerne blau. Intensiv rot färben sich Harnsäurekristalle sowie die kolloidalen Tropfen und Sphärolithe beim Harnsäureinfarkt, während Mononatriumurat ungefärbt bleibt. Protoplasma und Bindegewebe leicht rötlich. Sehr deutlich treten die Basalmembranen der Harnkanälchen hervor. Glykogen bleibt bei genauer Einhaltung der Färbedauer ungefärbt.

II. Färbung des Harnsäureinfarktes.
(Methylenblau-Pikrinsäure-Färbung.)

1. Fixierung und Einbettung wie bei Methode I.

2. Färbung der Kerne mit Alaunhaematoxylin und anschließende Differenzierung wie unter I.

3. Nach gründlichem Abspülen in absolutem Alkohol einlegen auf fünf Minuten in folgendes Gemisch:

Methylalkohol	8 Teile
Ammoniak	2 Teile

4. Kurzes Abspülen in absolutem Alkohol.

5. Färben in konzentrierter alkoholischer (96%) Methylenblaulösung, die zur Hälfte mit absolutem Alkohol verdünnt ist, etwa eine halbe Minute (Farblösung auf den flachgehaltenen Schnitt gießen und bewegen).

6. Abspülen mit absolutem Alkohol bis keine Farbwolken mehr abgehen.

7. Färben mit gesättigter Pikrinsäurelösung in absolutem Alkohol, der auf 30 ccm X Tropfen einer konzentrierten Lösung von Säurefuchsin in 96% Alkohol zugesetzt sind (aufgießen und bewegen!), fünfzehn Sekunden.

8. Mehrfach mit absolutem Alkohol abspülen.

9. Xylol. Einschließen in rektifiziertem Canadabalsam, da sonst Pikrinsäureniederschläge entstehen.

Ergebnis: Kerne blauschwarz, Protoplasma teils gelblich, teils rötlich, mitunter intensiv rot. An den Epithelien der Tubuli contorti tritt der rot gefärbte Bürstensaum sehr schön hervor. Deutlich gesteigert ist der „van-Gieson-Effekt“, in dem namentlich das kollagene Gewebe bis in die feinsten Fasern sehr distinkt rot angefärbt wird; selbst Gitterfasern und Basalmembranen kommen vorzüglich zur Darstellung. Kolloidale Harnsäure und Sphärolithe färben sich leuchtend grün.

III. Färbung des Mononatriumurats.
(Methylenblau-Pikrinsäure Färbung.)

1. Fixierung und Einbettung wie oben angegeben. Kernfärbung mit Alaunhaematoxylin ist hier nicht angebracht, da letzteres in geringem Maße die Uratkristalle löst. Am zweckmäßigsten ist eine Kombination der modifizierten Fraenkel-Carminfärbung mit einer etwas abgeänderten Methylenblau-Pikrinsäure Färbung.

2. Nach Entparaffinieren und Abspülen mit absolutem Alkohol Carminfärbung wie unter 1 angegeben.

3. Abspülen in mehrfach gewechseltem absolutem Alkohol.

4. Färbung in alkoholischer Methylenblaulösung (wie unter II) etwa eine halbe Minute.

5. Abspülen in absolutem Alkohol.

6. Färben in folgender Pikrinsäurelösung:

Konzentrierte wässerige Pikrinsäurelösung	9 ccm
Heiß gesättigte wässerige Natriumsulfatlösung	1 ccm

Das filtrierte Gemisch auf den Objektträger gießen und unter Bewegen etwa 15 Sekunden färben.

7. Abspülen in mehrfach gewechseltem absolutem Alkohol.

8. Xylol. Einschließen in rektifiziertem Canadabalsam.

Ergebnis: Kerne graublau, manchmal graurötlich. Protoplasma gelblich. Monontariumurat leuchtend grün. Kristallinische Harnsäure tief blaugrün.

Für die Betrachtung aller nach vorstehenden Methoden gefärbten Präparate empfiehlt es sich, eine starke künstliche Lichtquelle und Blaufilter zu verwenden.

3. Nachweis von Cystin. Da man sich seit einiger Zeit mehr mit der Frage der Cystindiathese beschäftigt hat (Hottinger, Roulet, Looser), sollen hier in kurzen Zügen die charakteristischen Eigenschaften dieses Stoffes berücksichtigt werden, um so mehr, als in einer Reihe von Fällen die Cystinablagerungen unrichtig gedeutet worden sind:

Bei der Cystinspeicherkrankheit findet man fast in allen Geweben die charakteristischen Kristalle in Häufchen abgelagert. In frischen Gewebsschnitten (Messertiefkühlermethode) oder in Organausstrichen erscheinen die Einzelgebilde sechseckig, 10 bis 14 μ groß; sie können auch prismatische Tafeln von 4 : 4 μ darstellen, oft geldrollenartig zusammengepreßt. Sie sind doppelbrechend, schön leuchten sie bei Betrachtung im Dunkelfeld auf. Sie sind löslich in Säuren. Zur Fixierung der Gewebe verwendet man am besten Alkohol oder Carnoys Gemisch, unter Umständen auch Formol-Alkohol (Neutralformol verwenden!). Nach gewöhnlicher Fixierung in Formol verschwinden die Kristalle meist aus den oberflächlichsten Gewebsschichten rasch; in kompakt gebauten Geweben, wie Leber, Nieren, können sie aber längere Zeit noch erhalten bleiben. Mit Silbernitratlösungen werden sie leicht angeschwärzt.

Eine sichere Entscheidung, ob tatsächlich Cystinablagerungen vorliegen, wird jedoch nur die chemische Gewebsanalyse ergeben (Material in Aceton oder in Glyzerin aufbewahren, wenn man es nicht sofort nach der Sektion chemisch aufarbeiten kann).

Literatur.

Bürki E.: Über die Cystinkrankheit im Kleinkindesalter unter besonderer Berücksichtigung des Augenbefundes. Ophthalmologica. **101** (1941), 257. Freudenberg E.: Knochenanalyse eines Falles von Cystinkrankheit. Ann. Paediatrici. **156** (1941), 337. Hottinger A.: Über Cystindiathese. Ann. Paediatrici **156** (1941), 257. Looser R.: Ein Fall von Cystinspeicherung mit renalem Zwergwuchs und Rachitis. Ann. Paediatrici **163** (1944), 251. Roulet F.: Das anatomische Bild der Cystinkrankheit mit Zwergwuchs. Ann. Paediatrici **156** (1941), 284.

Literatur.

Bensley R. R. und I. Gersh: Studies on cell structure by freezingdrying methods. II. Anat. Rec. **57** (1933), 217. Berg W.: Über Anwendung der Ninhydrinreaktion auf mikroskopische Präparate zum Nachweis niederer Eiweißkörper. Pflügers Arch. **195** (1922), 543; ders.: Was haben die chemischen Methoden einerseits, die mikroskopischen Methoden andererseits bei der Beantwortung der Frage nach der Eiweißspeicherung in der Leber geleistet? Z. mikr. anat. Forschg. **12** (1927), 1. Binet L.: Le glutathion. Paris, Hermann, 1937. Clara M.: Über die Diazokuppelungsreaktion zum Nachweis der ortho- und para-Phenole in der histologischen Technik. Z. Mikrosk. **51** (1934), 316. Gérard P., R. Cordier et L. Lison: Sur la nature de la chromaffine. Bull. histol. appl. **7** (1930), 133. Giroud A. et H. Bulliard: Substances à fonction sulfhydrile de l'épiderme. Bull. Assoc. Anat. **24** (1929), 248; dieselben: La kératinsation de l'épiderme et la genèse des substances soufrées de la kératine. Arch. morphol. exper. Fasc. **29**, G. Doin, Paris 1930. Hamperl H.: Die färberische Darstellung der Hauptzellengranula in der menschlichen Magenschleimhaut. Virchows Arch. **259** (1926), 179; ders.: Was sind argentaffine Zellen Virchows Arch. **286** (1932), 811. Joyet-Lavergne Ph.: La recherche qualitative du glutathion. Bull. histol. appl. **5** (1928), 331. Lison L.: Histochimie animale. Paris 1936, S. 126. Masson P.: La glande endocrine de l'intestin chez l'homme. C. r. Acad. Sci. **103** (1914). Oesterreicher A.: Über den Nachweis des Harnstoffes in den Geweben mittels Xanthydrol. Virchows Arch. **257** (1926), 614. Schultz A.: Zur Frage der Beziehungen zwischen Leukaemie und Gicht. Zugleich Mitteilung histologischer Darstellungsmethoden der Harnsäure und der Urate. Virchows Arch. **280** (1931), 519. Stübel H.: Der mikrochemische Nachweis von Harnstoff in der Niere mittels Xanthydrol. Anat. Anz. **54** (1921), 236.

F. Nachweismethoden für Pigmente.

Die im menschlichen Organismus anzutreffenden pigmentierten Stoffe können in endogene und exogene Pigmente eingeteilt werden. Hier interessieren uns lediglich die endogenen, vom Organismus selber aufgebauten Stoffe. Am besten unterscheidet man hierbei mit Hueck die *haematogenen* und die *autogenen* Pigmente.

1. Haematogene (haemoglobinogene) Pigmente sind: Haemosiderin, Haematoidin (Bilirubin), Haematoporphyrin, Haematin, Malariapigment.

2. Autogene Pigmente sind: Carotinoide (Lipochrome), Chromolipoide (Lipofuscin oder Abnutzungspigment) und Melanine.

Zur genauen Untersuchung eines Pigmentes sollte man nur frisches Material verwenden (Hueck); es sind aber die Ergebnisse am Leichenmaterial ohne weiteres verwendbar, vorausgesetzt, daß die Materialentnahme nicht später als 24 Stunden nach dem Tode vorgenommen worden ist.

Es ist unbedingt erforderlich, neben fixiertem Material auch frische Gewebspräparate (Ausstriche, Zupfpräparate, Gefrierschnitte unfixierter Gewebe) zu untersuchen, die man in physiologischer Kochsalzlösung, besser in arteigenem Serum, untersucht. Bezüglich der Technik solcher Untersuchungen verfährt man nach den Angaben des Kapitels III, S. 22.

Auch ist zu berücksichtigen, daß einige Pigmente durch das Licht und den Luftsauerstoff mehr oder weniger rasch zerstört werden (Carotinoide).

Als Fixierungsmittel dienen hauptsächlich neutrales Formol und absoluter Alkohol; im allgemeinen sind säurehaltige Flüssigkeiten, Chrom- und Sublimatgemische zu vermeiden. Auch soll man nicht nur eine, sondern mehrere Fixierungsflüssigkeiten verwenden, auf alle Fälle stets Formol und Alkohol; man vergesse auch nicht, daß fetthaltige Pigmente mit Alkohol nicht in Berührung kommen dürfen.

Analytische Unterscheidungstabelle

	Haematogene Pigmente		
	Haemosiderin	Haematoidin (Bilirubin)	Malariapigment
Morphologisches Verhalten	goldgelb bis bräunlich, Schollen, Tropfen od. Körnchen, intrazellulär	rötliche od. braungelbe Kristalle od. Körner extrazellulär	bräunlich-schwarz meist feine Körner, intrazellulär
Mikrochemisches Verhalten gegen Säuren (Salzsäure, Schwefelsäure, Salpetersäure, Essigsäure)	löslich	Gmelinsche Reaktion mit konz. Salpeter- u. Schwefelsäure, zersetzt mit charakt. Farbringen	in warmen alkoholischen Säuren löslich
gegen Alkalien (Kali- und Natronlauge, Ammoniak)	unlöslich	gelockert, zerkleinert	löslich
gegen Fettlösungsmittel (Alkohol, Äther, Chloroform, Benzol, Petroläther usw.)	unlöslich	schwer löslich (leichter in Chloroform)	unlöslich
gegen „Bleichungsmittel" (H_2O_2, Chromgemische, Diaphanol usw.)	unverändert	unverändert	gebleicht
gegen Eisenreaktion	stets positiv	negativ	negativ
Färberisches Verhalten gegen basische Farbstoffe (Nilblau, Neutralrot)	negativ	negativ	negativ
gegen Fettfarbstoffe (Sudan III, Sudan Schwarz B, Scharlachrot u. n. Ciaccio)	negativ	negativ	negativ
gegen Methoden nach Lorrain-Smith-Dietrich, Fischler, Markscheiden n. Weigert	positiv	negativ	negativ
gegen Osmiumtetroxyd	negativ	negativ	negativ
gegen Silbernitrat	negativ	negativ	negativ
Spezielle Mikroreaktionen	Eisenreaktion	Gmelinsche Probe	keine

für Pigmente (z. T. nach HUECK)

	Autogene Pigmente		
	Melanin	Chromolipoide (Abnutzungspigm.)	Carotinoide
Morphologisches Verhalten	gelb bis tiefbraun, Körner od. feinste nadelart. Gebilde, meist intrazellulär	gelbliche bis braune Körner od. Tropfen, intrazellulär	gelb bis rote feinkörnige Massen, intrazellulär
Mikrochemisches Verhalten gegen Säuren (Salzsäure, Schwefelsäure, Salpetersäure, Essigsäure)	unlöslich	unlöslich	unlöslich in schwachen Säuren, blaue Reaktion mit konz. Schwefelsäure
gegen Alkalien (Kali- und Natronlauge, Ammoniak)	löslich in konz. Laugen	im allgemeinen unlöslich, zuweilen gelockert	unlöslich in schwachen Laugen
gegen Fettlösungsmittel (Alkohol, Äther, Chloroform, Benzol, Petroläther usw.	unlöslich	teilweise löslich (bleibt jedoch nach Paraffineinbettung meistens erhalten)	wenig löslich in Alkohol, besser löslich in Chloroform, Äther usw., sehr leicht löslich in Schwefelkohlenstoff
gegen „Bleichungsmittel" (H_2O_2, Chromgemische, Diaphanol usw.)	gebleicht	gebleicht (nach langer Einwirkung von H_2O_2)	rasch gebleicht
gegen Eisenreaktion	negativ	negativ	negativ
Färberisches Verhalten gegen basische Farbstoffe (Nilblau, Neutralrot)	negativ	stets positiv	negativ
gegen Fettfarbstoffe (Sudan III, Sudan Schwarz B, Scharlachrot u. n. Ciaccio)	negativ	teilweise positiv	positiv insofern, als sie in Fettsubstanzen gelöst sind
gegen Methoden nach Lorrain-Smith-Dietrich, Fischler, Markscheiden n. Weigert	negativ	teilweise positiv	positiv insofern, als sie in Fettsubstanzen gelöst sind
gegen Osmiumtetroxyd	bei sekundärer Osmierung positiv	teilweise positiv	positiv insofern, als sie in Fettsubstanzen gelöst sind
gegen Silbernitrat	positiv	u. U. positiv	negativ
Spezielle Mikroreaktionen	Silberaffinität	Färbung mit Nilblau u. Neutralrot	dunkelviolette Färbung nach Behandlung mit Lugolscher Lösung

1. Haematogene Pigmente. a) Haemoglobin: der histochemische Nachweis des Haemoglobins wird dadurch erschwert, daß sich der Farbstoff sehr leicht löst, was seine Fixierung behindert. Haemoglobin gibt keine Eisenreaktion; durch Zusatz von Kalilauge wird es rot gefärbt, ebenso seine Kristalle, die sich weder in Alkalien noch in Säuren auflösen und keine Farbänderung bei Zusatz von konzentrierter Salpetersäure oder Schwefelsäure erkennen lassen. In Schnitten von formolfixiertem Material kann man es durch verschiedene Methoden nachweisen; es sind hier hauptsächlich drei zu nennen:

α) *Methode von* LISON: Hier wird das Haemoglobin zunächst in Haematin umgewandelt. Man fixiert dünne Gewebsscheiben 24 Stunden in einem Gemisch von:

Neutralformol 10 Teile, Bleiacetat 2 bis 5 Teile, Wasser 100 Teile. Gefrierschnitte. Diese werden kurz (einige Minuten) in verdünnter Salpetersäure behandelt, um die Bleiniederschläge zu entfernen. Sodann bringt man sie für fünf Minuten bei 60° C in folgendes Reagens: 0,1 g Benzidin wird in 10 ccm siedendem destilliertem Wasser gelöst; mit Wasserstoffsuperoxyd füllt man auf 30 ccm auf und erhitzt bis auf 60° (eine leichte Trübung, welche dabei auftreten kann, schadet nicht!). Sodann wäscht man die Schnitte in Wasser von 60° aus und bringt sie in kaltes destilliertes Wasser. Grundfärbung mit 2‰iger Methylgrünlösung. Einschluß in Gummisirup nach v. APATHY.

Hat man es mit Paraffinschnitten zu tun, so trocknet man sie nach der Färbung mit Filtrierpapier und behandelt sie mit Isosaprol bis sie ganz aufgehellt sind (eine halbe Stunde). Toluol, Cedernholzöl.

Ergebnis: Haemoglobin ist dunkelbraun, Kerne grün.

β) *Methode von* SLOMINSKI *und* LAPINSKI: Bei diesem Verfahren überführt man das Haemoglobin in Methaemoglobin. Man fixiert 15 bis 24 Stunden (Größe der Stücke beliebig!) in folgendem Gemisch: Ferricyankalium 2,5 bis 4 g; Formol 10 bis 20 ccm; destilliertes Wasser 100 ccm. Anschließend 24 Stunden in fließendem Wasser auswaschen, Einbettung in Paraffin (am besten Celloidin-Paraffin nach PETERFI oder ROMEIS).

Als Reagens dient folgende Lösung: Man löst unter Schütteln 0,1 bis 0,2 g Benzidin in 2 bis 3 ccm 96%igem Alkohol und gießt diese Lösung in 10 ccm 70%igen Alkohol. Sodann setzt man 2 ccm von 10%igem Perhydrol Merck sowie 1 ccm einer konzentrierten Benzidinlösung in Eisessig hinzu (Benzidinreagens nach WU). Die in üblicher Weise aufgezogenen und entparaffinierten Schnitte werden auf der Färbebank oder in einer großen Petrischale mit dem Reagens übergossen und zwei bis fünf Minuten stehengelassen (am besten über weißer Unterlage, damit die Färbung verfolgt werden kann); Spülen in 70%igem Alkohol. Kontrastfärbung mit Methylgrün wie oben oder Kernechtrot; rasche Behandlung in Alkohol und Xylol. Einschluß in Canadabalsam.

Ergebnis: Haemoglobin und freies Methaemoglobin anfangs blau, später braun (mehr oder weniger dunkel).

γ) *Methode von* LEPEHNE: Dieses Verfahren eignet sich für Formolmaterial unter der Voraussetzung allerdings, daß es nicht zu lange in der Fixierungsflüssigkeit gelegen hat. Gefrierschnitte (oder Paraffinschnitte, am besten nicht aufgeklebt) bringt man für eine bis fünf Minuten in folgendes frisch bereitetes Reagens: Zu 2 ccm einer 0,6%igen Lösung von Benzidin in 96%igem Alkohol gibt man ein Gemisch von 0,5 ccm Perhydrol Merck und 4,5 ccm 70%igen Alkohol. Da die Flüssigkeit schäumt, ist bei der Behandlung loser Schnitte Vorsicht geboten; die Schnitte müssen flach liegen, keine Falten aufweisen und nicht an der Oberfläche schwimmen. Man bringt sie danach über 50%igen Alkohol in Wasser und färbt mit Haemalaun oder Kernechtrot. Alkohol, Xylol, Canadabalsam.

Ergebnis: Haemoglobin dunkelbraun, ebenso die Granula der polynukleären Leukozyten. (Will man die Färbung der Leukozytengranula vermeiden, so behandelt man die Schnitte vor der Benzidinreaktion auf zehn Minuten mit Methylalkohol.)

Anmerkungen: Eine Verwechslung mit Haemosiderin kann vorkommen; zur Vermeidung bringt man die Schnitte nach der Benzidin-Perhydrolreaktion, bzw. nach dem Auswaschen in 50%igem Alkohol und in Wasser auf 30 Minuten bis eine Stunde in ein Gemisch von 2%iger Ferrocyankaliumlösung und 1%iger Salzsäure aa. Auswaschen, Kernechtrotfärbung. Das Haemoglobin ist braun, das Haemosiderin blau.

Mit den Benzidinmethoden werden wohl oft sehr hübsche Präparate gewonnen; man muß sich aber daran erinnern, daß die Peroxydasereaktion für Haemoglobin nicht spezifisch ist, da ja auch Haematin und Methaemoglobin gleichzeitig dargestellt werden.

δ) Sehr schöne und klare Bilder erzielt man ebenfalls mit der *Zink-Leuko-Oxydase-Reaktion* nach LISON.

Man fixiert entweder nach LISON in Formol-Bleiacetat (s. oben S. 242) oder nach SLOMINSKI und LAPINSKI, fertigt Gefrierschnitte an und behandelt sie mit frisch hergestelltem Zink-Leuko-Reagens (Herstellung s. S. 256), dem man unmittelbar vor Gebrauch 10% gewöhnlichen H_2O_2 (12 Vol.-%) zugesetzt hat. Waschen, beliebige Grundfärbung. Einschluß in Gummisirup oder Balsam.

b) Methaemoglobin. Dieses Umwandlungsprodukt des Haemoglobins kann man am besten in der Niere in Fällen von Methaemoglobinurie studieren. Untersuchungen am frischen Präparat (Gefrierschnitte von frischem Gewebe empfehlenswert) sind unentbehrlich. Durch Zusatz von Kalilauge oder von Blausäure wird der bräunliche Stoff brennendrot gefärbt.

Im fixierten Präparat kann man das Methaemoglobin mit Nilblau und Neutralrot färben (wie Lipofuscin); durch Behandlung mit H_2O_2 wird es gebleicht. Es reduziert die ammoniakalische Silberlösung nicht. Es gibt auch die verschiedenen angegebenen Peroxydasereaktionen.

c) Haemosiderin. Dieses für die pathologische Histologie sehr wichtige Pigment tritt in Form gelber bis bräunlicher, manchmal rostbrauner Körnchen, Tropfen oder Schollen auf; bei dichter Lagerung kann es tiefbraun erscheinen. Es ist stets intrazellulär gelagert. Es ist unlöslich in Wasser, Alkohol und Fettlösungsmitteln, löslich aber in Säuren. Durch Bleichungsmittel wird es nicht angegriffen, es ist nicht argentaffin und gibt keine Fettreaktion. Mit den Methoden von LORRAIN-SMITH-DIETRICH, FISCHLER und mit der Markscheidenfärbung nach WEIGERT wird es geschwärzt.

Charakteristisch für Haemosiderin ist die *Eisenreaktion*, die man nach den auf S. 216 angegebenen Methoden ausführt.

Zur raschen Orientierung am Sektionstisch dient, z. B. zur Schnelldiagnose der progressiven Paralyse durch Nachweis des dem Haemosiderin nahestehenden Paralyseeisens, die SPATZsche *Reaktion:* Kleine Stückchen des zu untersuchenden Gewebes werden zunächst durch Waschen in Wasser von etwa anhaftendem Blut befreit und für mindestens fünfzehn Minuten in konzentrierte Schwefelammoniumlösung gelegt. Die eisenhaltigen Teile färben sich schwärzlich, die dunkel erscheinenden Teile des Präparates werden in physiologischer Na-Cl-Lösung zerzupft, in Glyzerin gebracht und mittels Deckglas zerquetscht (Quetschpräparat).

d) Haematoidin (Bilirubin). Dieses Pigment trifft man in Form gelblichbrauner bis rötlicher kleiner rhombischer Tafeln oder Nadeln, manchmal in Büscheln; auch kann es amorph, tropfenförmig erscheinen oder noch die Gewebe diffus anfärben. Es liegt stets extrazellulär, ist unlöslich in Wasser, kaum oder nicht löslich in Alkohol und Äther, ziemlich löslich dagegen in Chloroform. Durch Alkalien wird es gelockert, in verdünnten Säuren ist es unlöslich. Die Eisenreaktion fällt negativ aus, es wird durch Bleichungsmittel nicht angegriffen und reduziert nicht die Silberlösungen.

Charakteristisch ist die GMELIN*sche Probe* mit konzentrierter Salpetersäure; läßt man auf das Präparat (am besten Gefrierschnitt) konzentrierte Salpetersäure (z. B. vom Rande des Deckgläschens, vgl. Angaben auf S. 27, Untersuchung frischer Präparate) einwirken, so entstehen um die Pigmentablagerungen konzentrische Ringe von purpurroter, dann violetter, blauer und grüner Färbung. Es empfiehlt sich, vor Anstellung der Reaktion dünne Kalilauge einwirken zu lassen. Allerdings gelingt die Probe nicht immer, besonders nicht bei amorphen oder diffusen Ablagerungen.

e) Malariapigment (Haemozoin). Die chemische Natur dieses unter dem Einfluß der Malariaplasmodien aus dem Haemoglobin entstehenden Pigmentes ist nicht bekannt. Es bildet kleine braunschwarze, intrazellulär gelegene Körnchen, die oft an Melanin erinnern. Es ist unlöslich in Wasser und in wässerigen Säurelösungen, wird allerdings innerhalb 24 Stunden durch alkoholische Säurelösungen (5%) in der Wärme bei 40 bis 50° aufgelöst; in alkalischen Lösungen, in Anilin, Pyridin und 4%igem Chininchloroform löslich. Durch Wasserstoffsuperoxyd wird es gebleicht; es läßt keine Fettreaktion und für gewöhnlich keine Eisenreaktion erkennen; durch Silbernitrat wird es nicht geschwärzt und kann mittels basischer Farbstoffe nicht gefärbt werden.

Besondere Darstellungsmethoden gibt es für das Malariapigment nicht; die Differentialdiagnose gegenüber Melanin ist einfach: keine Schwärzung in Silbernitratlösungen, leichte Auflösung in Alkalien. Auch ist Malariapigment von Chromolipoiden (Lipofuscin) leicht zu unterscheiden: keine Fettreaktion, keine Färbung durch basische Farbstoffe, Auflösung in Alkalien. Nach v. KOSSA kann man am Malariapigment eine positive Eisenreaktion erzielen, wenn man die Schnitte zunächst zehn bis zwölf Stunden in 1%iger Salzsäurelösung oder

2%iger Oxalsäurelösung liegen läßt, nach sorgfältigem Auswaschen in destilliertem Wasser für fünf bis zehn Minuten in 1%ige Kalilaugelösung bringt und, nach Auswaschen in destilliertem Wasser (ein bis zwei Minuten), eine Eisenreaktion (*Berlinerblau*) ausführt.

Etwas schwierig kann sich unter Umständen die Unterscheidung zwischen Malariapigment und *Formolniederschlägen* (Formalinpigment) gestalten. Leitend sollen hierbei besonders morphologische Gesichtspunkte sein; Formolpigment ist unregelmäßig verteilt, sowohl intra- als extrazellulär, während das Malariapigment nur in bestimmten Zellen vorkommt (Reticuloendothel, Blutzellen). Histochemische Unterscheidungsmethoden gibt es nicht, auch Formolpigment ist in alkalischen Lösungen (besonders in alkoholischen) leicht löslich, worauf die verschiedenen Methoden beruhen, die zu seiner Entfernung aus den Schnitten dienen (s. S. 40).

f) Porphyrine. Man kennt zur Zeit keine histochemische Nachweismethode der Porphyrine außer dem fluoreszenzmikroskopischen Verfahren. Die rote oder orangerote Fluoreszenz (Eigenfluoreszenz) dieses Stoffes ist charakteristisch bei der Betrachtung im Fluoreszenzmikroskop. Über die allgemeinen Methoden des Nachweises mit diesem Verfahren vgl. s. S. 9. Einzelheiten finden sich in den Monographien von Borst und Königsdörffer und von Vannotti.

2. Autogene Pigmente. a) Carotinoide (Lipochrome). Diese gelb bis rot gefärbten Stoffe trifft man fast immer in Fettsubstanzen gelöst; beim Menschen findet man sie in jugendlichen Luteinzellen, manchmal in Xanthomen. Sie zeigen charakteristische Absorptionsspektren, sind unlöslich in allen wässerigen Flüssigkeiten (auch in Säuren und Alkalien), langsam löslich in Alkohol, leichter in Chloroform, Aceton, Petroläther usw., sehr leicht löslich in Schwefelkohlenstoff. Durch die Einwirkung von Oxydationsmitteln, z. B. von 1%iger Kaliumbichromatlösung oder Chromsäurelösung, werden sie leicht entfärbt (mitunter schon durch Luftsauerstoff am Tageslicht). Durch zwei besondere Reaktionen lassen sie sich einwandfrei identifizieren:

Schwefelsäureprobe: mit konzentrierter Schwefelsäure tritt eine intensive Blaufärbung auf.

Jodprobe: mit Jod-Jodkali-Lösung (Jod 1, Jodkalium 7, Wasser 100) wird das Pigment dunkelviolett mit metallischem Glanz.

b) Chromolipoide (Abnutzungspigment, Lipofuscin). Dieses weitverbreitete und häufig anzutreffende Pigment bildet gelbliche bis dunkelbraune körnige Ablagerungen, die um so dunkler erscheinen, je stärker sie oxydiert sind. Das Pigment ist unlöslich in Wasser, in Säuren und in Alkalien (Differentialdiagnose gegenüber Melanin, welche von konzentrierten Laugen aufgelöst wird), schwach löslich bis unlöslich in den Fettlösungsmitteln, so daß man es in Paraffinschnitten auch untersuchen kann.

Durch konzentrierte Schwefelsäure werden diese Pigmente oft rotbraun gefärbt, Wasserstoffsuperoxyd entfärbt sie nach längerem Einwirken.

Einigermaßen charakteristisch ist die Affinität für Fettfarbstoffe, manchmal sogar noch im Paraffinschnitt; gebraucht werden die Färbungen mit Sudanschwarz B, Sudan III, Scharlachrot.

Ferner sind die Chromolipoide, im Gegensatz zu anderen ähnlich aussehenden Pigmenten, mit Neutralrot oder Nilblausulfat zu färben. Am Zupfpräparat vom Herzmuskel z. B. kann man schöne Bilder erzielen, wenn man die Gewebsstückchen für 10 bis 30 Minuten in eine stark verdünnte Neutralrotlösung (Farbstoff in physiologischer Kochsalzlösung aufgelöst) bringt; die Pigmentkörnchen erscheinen leuchtend rot. Auch kann man in Schnittpräparaten nach Haematoxylinfärbung der Kerne, das Pigment mit verdünntem Carbolfuchsin (1 : 30) sehr schön rot darstellen.

Sehr gute Ergebnisse erzielt man mit der *Methode von* v. VOLKMANN, mit welcher auch Vorstufen des Pigmentes erfaßt werden: beliebige Fixierung, Gefrier- oder Paraffinschnitte, Färbung in Gramscher Gentianaviolettlösung fünf bis fünfzehn Minuten (zu 100 ccm Anilinwasser gibt man 11 ccm einer gesättigten alkoholischen Gentianaviolettlösung; nur zehn Tage haltbar! Anilinwasser nach S. 142). Abspülen in Wasser. Differenzieren in 80%igem Alkohol bis zur fast vollständigen Entfärbung des Grundes; die Zeit dafür wechselt von fünfzehn Minuten bis zwei Stunden. Hierauf 96% und absoluter Alkohol, Xylol, Balsam.

Ergebnis: Chromolipoide dunkelviolett, ihre Vorstufen heller.

Nach ROMEIS wird das Pigment durch polychromes Methylenblau (UNNA) sehr klar dargestellt; die besten Ergebnisse erzielt man nach Fixierung in Formol-Alkohol (1 Teil Formol und 2 Teile 80%iger Alkohol nach SCHAFFER). Herstellung des polychromen Methylenblaus s. S. 140. *Färbung:* Paraffinschnitte färbt man zehn Minuten, spült sie in destilliertem Wasser ab und differenziert in Glyzerinäthermischung nach UNNA, die mit 4—10 Teilen destillierten Wassers zu verdünnen ist, eine halbe bis eine Minute (nicht zu lange, Vorsicht!), bis der Schnitt kornblumenblau erscheint. Sodann wäscht man gründlich in Wasser aus, zwei bis fünf Minuten, trocknet mit Filtrierpapier und bringt die Schnitte kurz über absoluten Alkohol in Xylol. Einschluß in Canadabalsam (Glyzerinäthermischung am besten von Hollborn zu beziehen!).

Zur *Differenzierung von Chromolipoiden und Melanin* verfährt man nach HUECK: Färben in einer frisch hergestellten gesättigten wässerigen Lösung von Nilblausulfat 30 Minuten; Einlegen für 24 Stunden in 3%iges Wasserstoffsuperoxyd (= 12 Vol.-%). Auswaschen, Einschluß in Glyzerin oder Gummisirup.

Ergebnis: Chromolipoidkörnchen blau, Melanin gebleicht.

Das Verhalten der Chromolipoide den Silbernitratlösungen gegenüber ist noch nicht restlos geklärt. Sicher ist allerdings, daß ein kurzes Verbleiben in derartigen Lösungen keine Schwärzung des Pigmentes ermöglicht, wie beim Melanin. Nach längerer Einwirkung wird das Silbernitrat sicher reduziert. STÄMMLER gibt folgende Methoden an:

a) Man verwendet die ammoniakalische Silberlösung von BIELSCHOWSKY (Herstellung s. S. 293), verdünnt sie um das Doppelte mit destilliertem Wasser, kocht sie auf, filtriert durch doppeltes Filter und gießt das noch warme Filtrat auf den aufgezogenen, entparaffinierten Schnitt. Nach drei Minuten wird die Lösung abgegossen, der Schnitt in destilliertem Wasser gespült und für 30 Sekunden in 5%ige Natriumthiosulfatlösung gebracht. Kernfärbung beliebig (sehr geeignet ist Kernechtrot). Entwässerung in Alkohol, Xylol, Balsam.

Ergebnis: Lipofuscin dunkelbraun, Melanin schwarz.

β) *Kombinierte Silber-Eisencyanmethode.* Behandlung der Schnitte mit der sub α) angegebenen Methode. Sodann Färbung mit einer gleichteiligen Mischung von 1%iger Eisenchloridlösung und 1%iger Lösung von rotem Blutlaugensalz (Ferricyankalium $K_3Fe(CN)_6$) fünf Minuten. Waschen, Entwässern usw. Eindecken in Balsam.

Ergebnis: Melanine sehr dunkel, klecksig, blauschwarz; Lipofuscin bildet klar abgezeichnete blaue Körnchen, besonders auch im Herzmuskel, wo die Silbermethode meistens versagt.

c) Melanine. Dieses gelb bis dunkelbraun gefärbte Pigment der Haut, des Auges und gewisser Hirnbestandteile sowie einiger von diesen Geweben ausgehender Geschwülste bildet feine Körnchen, die manchmal wie ein kristallinischer Niederschlag aussehen können. Gegen Säuren sind die Pigmentkörnchen außerordentlich widerstandsfähig; durch starke Laugen (NaOH, KOH) werden sie aufgelöst. Fettlösungsmittel lösen das Pigment nicht auf. Die Eisenreaktion fällt stets negativ aus. Durch alle „Bleichungsmittel" werden Melanine entfärbt; die „Bleichung" ist ziemlich charakteristisch. Verschiedene Verfahren sind angegeben worden:

Bleichung mittels Wasserstoffsuperoxyd: Schnitte in 3%iges Wasserstoffsuperoxyd einlegen; die Entpigmentierung schreitet langsam fort und nimmt je nach Präparat ein bis drei Tage in Anspruch.

Die H_2O_2-Wirkung kann durch Zusatz von Kalilauge beschleunigt werden (3% H_2O_2 mit 0,5%igem Zusatz von KOH (Strauss), mit 1%iger Essigsäure neutralisieren.

Bleichung mit unterchloriger Säure: Grynfeltt und Mestrezat empfehlen folgendes Verfahren: 15 ccm 90%iger Alkohol werden mit 2 ccm unterchloriger Säure gemischt. Diese wird wie folgt hergestellt: In 70 ccm Wasser löst man 50 g Baryumchlorat bei 50° auf; erkalten lassen. Danach setzt man ein Gemisch von 8,5 ccm reiner Schwefelsäure und 40 ccm destilliertem Wasser in kleinen Portionen zu. Baryumsulfat fällt aus, die unterchlorige Säure bleibt in Lösung. Nachdem die Lösung einige Zeit gestanden hat, wird sie in eine gut verschließbare Flasche (Glasstöpsel) abgehebert (im Dunkeln aufbewahren!). Die Schnitte behandelt man damit zehn bis zwölf Minuten; in Alkohol und sodann in Wasser spülen. Dieses Verfahren ist zuverlässig und sehr zu empfehlen.

Kopsch gibt folgende Methode an: unmittelbar vor Gebrauch mischt man gleiche Teile einer frisch hergestellten 5%igen Chlorkalklösung und einer 1%igen Chromsäurelösung in Wasser. Die Schnitte bleiben nur zehn bis zwanzig Minuten darin, nach dieser Zeit sind auch widerstandsfähige Pigmente gebleicht.

Bleichung mittels Diaphanol (Leitz) *nach* P. Schultze. Diaphanol oder Chlordioxydessigsäure wurde von P. Schultze zum Bleichen und Erweichen tierischer Hartgebilde (Chitin, Horn z. B.) eingeführt. Es dringt schnell in die Gewebe ein und kann zur Bleichung im Stück verwendet werden. Schnitte bringt man über 65%igen Alkohol für 12 bis 24 Stunden in Diaphanol; auswaschen in Alkohol und sodann in Wasser.

Anmerkung: Andere Bleichungsverfahren, wie beispielsweise die verschiedenen Kaliumpermanganat-Oxalsäuremethoden, sind weniger geeignet, da sie die Färbbarkeit der Gewebe schädigen.

Melanine sind mit basischen Farbstoffen nicht färbbar, sie sind immer argentaffin. Im Dunkelfeld leuchten die Pigmentkörnchen weißlich auf. Über die Darstellung der Melaninvorstufen mit der Dopa-Reaktion nach BLOCH s. S. 256.

Nach Untersuchungen von APITZ (in Fortführungen von Beobachtungen RÖSSLES, STOFFELS, MEIROWSKYS) bildet der Zellkern die Muttersubstanz des Melanins; sie tritt in morphologisch nicht nachweisbarer Form in das Cytoplasma über, wo sich das Melanogen in enger Beziehung zu den Mitochondrien und Lipochondrien verdichtet. Es ist wahrscheinlich, daß die Überführung der körnigen ungefärbten Vorstufe (Propigmentgranula) in Melanin unter fermentativem Einfluß (Oxydasen) vor sich geht.

Literatur.

APITZ K.: Über die Pigmentbildung in den Zellkernen melanotischer Geschwülste (I. Beitrag zur Pathologie des Zellkerns). Virchows Arch. **300** (1937), 89. BORST M. und H. KÖNIGSDÖRFFER: Untersuchungen über Porphyrie unter besonderer Berücksichtigung der Porphyria congenita. S. Hirzel, Leipzig 1929. GRYNFELTT et MESTREZAT: Sur un nouveau procédé de dépigmentation des préparations histologiques. C. r. Soc. Biol. Paris **61** (1906), 87. HUECK W.: Pigmentstudien. Beitr. path. Anat. **54** (1912), 68; ders.: Die pathologische Pigmentierung, in Hdb. d. allg. Pathologie von Krehl u. Marchand, **3**, Abt. 2 (1921), 298. LEPEHNE G.: Zerfall der roten Blutkörperchen beim Ikterus infectiosus. Beitr. path. Anat. **65** (1919), 183. LISON L.: Histochimie animale. Gauthier-Villars, Paris 1936. OBERNDORFER S.: Die pathologischen Pigmente. Ergeb. Path. **19**, 2. Abt. (1921), 47. RIES E.: Grundriß der Histophysiologie. Akad. Verlagsges. Leipzig 1938. SLOMINSKI P. und J. LAPINSKI: Zur Methodik des histochemischen Nachweises von Haemoglobin und dessen Verbindungen. Z. Zellforschg. **16** (1932), 653. SPATZ H.: Zur anatomischen Schnelldiagnose der progressiven Paralyse. Cblt. Path. **33** (1923), 313. SCHMIDTMANN M.: Mikroskopischer Nachweis der Zellpigmente und Lipoide. Methodik d. Wiss. Biol. I, 981. Julius Springer, Berlin: 1926. SCHULTZE P.: Ein neues Verfahren zum Bleichen und Erweichen tierischer Hartgebilde. Sitz. Ber. d. Ges. Natur.-Freunde, 1922, S. 135. STÄMMLER M.: Untersuchungen über autogene Pigmente. Virchows Arch. **253** (1924), 459. STRAUSS A.: Über die Bleichung des Melanins. Z. Mikrosk. **49** (1932), 123. VANNOTTI A.: Porphyrine und Porphyrinkrankheiten. Julius Springer, Berlin: 1937. VERNE J.: Les pigments dans l'organisme animal. G. Doin, Paris 1926. VOLKMANN R.: Über elektive Darstellung des Abnutzungspigments und seiner Vorstufen mittels Anilinfarben. Z. Mikrosk. **49** (1932), 457.

G. Nachweismethoden für Fermente im Gewebe.

Die morphologische Untersuchung der Gewebe hat bezüglich des Fermentnachweises bis jetzt nur wenig Erfolg gehabt, was wohl zum großen Teil damit zusammenhängt, daß die Fermente außerordentlich empfindliche Systeme darstellen, die schon bei minimalen Veränderungen der physikalisch-chemischen Bedingungen zerstört werden. Dies läßt verstehen, wie es LISON richtig hervorgehoben hat, weshalb durch schon geringe Modifizierungen einer Methode vollständig andere Ergebnisse gezeitigt werden. In der morphologischen Analyse des Cytoplasmas können bis jetzt nur wenige Fermente erfaßt werden, und zwar nur oxydierende oder reduzierende Fermente. Sie gehören zur großen Gruppe der Oxydasen im allgemeinen Sinne des Wortes. Was man in der Histologie mit den sog. Oxydasereaktionen nachzuweisen vermag, besteht — das sollte man stets berücksichtigen! — lediglich aus Phenolasen, d. h. aus Fermenten, welche die Oxydation des verwendeten Phenols katalytisch bewirken (LOELE, LISON u. a.).

Die gebräuchlichsten Methoden sind folgende:

1. Nachweis von Phenolasen sog. Oxydase-Reaktionen. Diese Verfahren beruhen auf der Feststellung WINKLERS, daß durch die Einwirkung von α-Naphthol und Nachbehandlung mit Dimethylparaphenylendiamin unter dem Einfluß der in den Zellen enthaltenen Fermente (Oxydasen) ein blauer Farbstoff entsteht, der in Form blauer bis schwarzblauer Körnchen auftritt. Diese Reaktion stellt eine Indophenolblausynthese dar (KOECHLIN und WITT).

Von dieser Indophenolblau-Reaktion gibt es zwei Hauptverfahren, die man nicht verwechseln muß.

a) M. Nadi-Oxydase-Reaktion (Gräff). („Nadi" = Anfangssilben der verwendeten Reagenzien.) Diese Reaktion entspricht folgenden Methoden: Indophenolblaureaktion nach WINKLER-W. H. SCHULTZE, Modifikation A der Oxydasereaktion (W. H. SCHULTZE), α-Naphtholmethode A von LOELE, Reaktion der stabilen Oxydasen von v. GIERKE. Mit diesem Verfahren lassen sich die Phenolasen der myeloischen Zellen ohne weiteres nachweisen. Sie ist die Methode der Wahl, wenn man sich schnell über die Verteilung „oxydase"-haltiger Zellen in den Geweben orientieren will. Die Methode ist durch zwei Punkte charakterisiert: Ausführung an formolfixiertem Material, Verwendung eines alkalischen Nadigemisches. Ausstriche fixiert man am besten in Formoldämpfen.

Das in Formol (oder in ORTHschem Gemisch fixierte Material wird zunächst gewässert und am Gefriermikrotom geschnitten; es ist vorteilhaft, sofort nach Herstellung der Schnitte zu färben. Dafür sind zwei Lösungen notwendig:

1) *1%ige alkalische α-Naphthollösung:* Man erhitzt 1 g α-Naphthol mit 100 ccm destilliertem Wasser in einem Erlenmeyer-Kolben bis zum Sieden, wobei das α-Naphthol schmilzt. Unter leichtem Umschwenken gibt man sodann tropfenweise 25%ige chemisch reine Kalilauge hinzu, bis das geschmolzene α-Naphthol vollständig gelöst ist. (Gewöhnlich ist 1 ccm Kalilauge nötig.) Man läßt erkalten, wobei manchmal etwas α-Naphthol ausfällt; in diesem Falle ist es vorteilhaft, die leicht gelbliche klare Flüssigkeit in eine saubere Flasche abzugießen. Im Dunkeln aufbewahrt, ist sie etwa vier Wochen haltbar (Datum auf der Etikette nicht vergessen!).

2) *1%ige wässerige Lösung von Dimethyl-p-Phenylendiamin.* Man verwendet die von Merck in Glasröhrchen eingeschmolzene Substanz und löst 0,5 g in 50 ccm destilliertem Wasser bei Zimmertemperatur auf. Die Lösung muß in brauner Flasche aufbewahrt werden und bleibt zwei bis drei Wochen haltbar. Haltbarer sind Lösungen von Dimethyl-p-Phenylendiamin-Chlorhydrat (GRÄFF).

Ausführung der Reaktion. 1. Gleiche Mengen der Lösungen 1) und 2) werden gemischt, die Lösung vorsichtig filtriert und in ein Färbeschälchen gebracht. Darin färbt man die gut ausgebreiteten, frisch hergestellten Gefrierschnitte; es ist gut, das Schälchen dabei vorsichtig zu schwenken. (Man kann auch zuerst in Lösung 1 einige Minuten und sodann direkt in Lösung 2 färben, was eigentlich keinen großen Vorteil bietet.) Schon nach zwei bis drei Minuten weisen die fermenthaltigen Zellen eine Blaufärbung auf; in der Regel färbt man fünf Minuten, wäscht sodann in destilliertem Wasser aus und untersucht in Glyzerin oder Glyzeringelatine. Die Färbung ist bei diesem Verfahren nur kurze Zeit (eine halbe bis eine Stunde) haltbar. Will man haltbare Präparate erhalten, so schließt man nach der Färbung folgendes Verfahren an:

2. Auswaschen in destilliertem Wasser und Einlegen für zwei bis drei Minuten in verdünnte Lugolsche Lösung (1 Teil Lugol und 2 Teile destilliertes Wasser), wobei die tiefblau gefärbten Granula braun werden. SCHMORL empfiehlt statt Lugolscher Lösung eine konzentrierte wässerige Lösung von Ammonium molybdaenicum; dies hat den Vorzug, daß die Schnitte völlig ungefärbt bleiben, wodurch die Oxydasereaktion deutlicher hervortritt.

3. Einlegen der Schnitte in destilliertes Wasser, dem man auf 10 ccm V Tropfen einer konzentrierten Lithiumcarbonatlösung zugesetzt hat; die Schnitte bleiben zehn Minuten bis 24 Stunden darin, d. h. bis die Granula wieder blau erscheinen.

4. Färbung der Kerne mit Kernechtrot oder Alauncarmin.

5. Abspülen in Wasser. Einlegen in Glyzerin, Glyzeringelatine oder Apathy-Sirup.

Ergebnis: Phenolasengranula sind dunkelblau, Kerne rot. Vor Licht geschützt, bleiben derartige Präparate einige Monate haltbar.

Anmerkung: Das Gemisch der Lösungen 1 und 2 kann nur für wenige Schnitte verwendet werden; will man eine größere Anzahl färben, so muß man es erneuern. Diese Reaktion wird hauptsächlich für haematologische Untersuchungen angewandt; sie gestattet eine klare Unterscheidung der myeloischen Elemente von den lymphoiden Zellen. Oxydasepositiv sind Myelozyten, reife polymorphkernige Leukozyten, eosinophile Leukozyten, Granula der serösen Zellen in den Speicheldrüsen und Tränendrüsen sowie der synzytialen Elemente der Plazenta.

b) *G.-Nadi-Oxydase-Reaktion* (GRÄFF). Diese Reaktion ist auch unter folgenden Bezeichnungen bekannt: labile Oxydasereaktion (v. GIERKE), Gewebs-Nadi-Reaktion (GRÄFF). Sie unterscheidet sich von der M.-Nadi-Reaktion dadurch, daß ein Nadi-Gemisch ohne Alkalizusatz gebraucht wird. Wie v. GIERKE gezeigt hat, färben sich in Schnitten von unfixiertem Gewebe einige Zellen blau (blaue Körnchen), die nach Behandlung von fixiertem Material mit dem alkalischen Nadi-Gemisch nicht mehr dargestellt werden können. Diese Körper hat v. GIERKE „labile Oxydasen" genannt, im Gegensatz zu den „stabilen Oxydasen", welche durch Formolfixierung unbeeinflußt bleiben. Unsere Kenntnisse über diese Art der „Oxydasen"-Reaktionen wurden durch die ausgedehnten Untersuchungen GRÄFFS wesentlich erweitert; er hat vor allem gezeigt, daß der Reaktionsausfall von der Wasserstoffionenkonzentration des Reaktionsgemisches abhängt, und ferner, daß der optimale pH-Wert für die verschiedenen Zellarten ein anderer ist. Sichere Ergebnisse lassen sich ferner besser am frischen als am fixierten Gewebe erzielen; zur Fixierung sind besondere Vorsichtsmaßnahmen notwendig (vgl. unten).

GRÄFF hat zur Durchführung der G.-Nadi-Reaktion folgende Lösungen angegeben:

1) *1‰ige α-Naphthollösung:* In einem Meßkolben löst man 1,0 g α-Naphthol in 10 ccm 90%igen Alkohols. Vor Gebrauch wird diese Stammlösung hundertfach mit destilliertem Wasser verdünnt (z. B. 1 ccm alkoholische Lösung in eine braune Flasche von 100 ccm Inhalt abpipettieren; Pipette einige Male mit Alkohol nachspülen und den Pipetteninhalt ebenfalls in die Flasche geben: Auffüllen auf 100 ccm mit destilliertem Wasser).

2) *1,2‰ige Dimethyl-p-Phenylendiaminchlorhydrat-Lösung:* 0,6 g des Stoffes löst man in 500 ccm destilliertem Wasser in brauner Flasche (Schütteln vermeiden!).

Beide Stammlösungen werden im Dunkeln aufbewahrt, eine Paraffinierung des Stöpsels ist ratsam.

3) *Stammlösungen für Puffergemische:* Die Puffergemische müssen so berechnet werden, daß sie in einem Bereich von pH 3,0 bis pH 12,0 benutzt werden können. Sie sind aus folgenden Stammlösungen herzustellen, die man sehr sorgfältig im Meßkolben bereiten muß:

n-Natronlauge: 40,01 g NaOH (Natr. hydric. pur. in bacilli) in 1000 ccm destilliertem Wasser.

Natriumcarbonat: 14,3 g Na_2CO_3, $6H_2O$ in 100 ccm destilliertem Wasser.

Glykokoll: 7,5 g in 100 ccm destilliertem Wasser.

Sekundäres Natriumphosphat (Kahlbaum „nach SÖRENSEN“): 11,9 g in 1000 ccm destilliertem Wasser wie oben.

Primäres Natriumphosphat (Kahlbaum „nach SÖRENSEN“): 9,1 g in 1000 ccm destilliertem Wasser wie oben.

Natriumacetat: 13,6 g CH_3COONa, $3H_2O$ in 100 ccm destilliertem Wasser.

n-Essigsäure: 60,03 g kristallisierter Eisessig auf 1000 ccm mit destilliertem Wasser aufgefüllt.

Diese Stammlösungen verdünnt man vor Gebrauch auf das Zehnfache, mit *Ausnahme der Phosphatlösungen* (10 ccm der Stammlösung in einen Kolben hineinpipettieren, sodann 90 ccm destilliertes Wasser zusetzen!).

Nadi-Puffergemisch: Man nimmt gleiche Teile der Lösungen 1) und 2) [die Lösung 1) ist in der angegebenen Weise vorher 100fach verdünnt] und vermischt sie mit einer bestimmten, in der beigegebenen Tabelle zu entnehmenden Menge der Lösungen 3) (nach GRÄFF). Diese Mischung muß stets erst vor Gebrauch vorgenommen werden. Die angegebenen pH-Werte sind annähernde Werte, die im allgemeinen genügen sollten; will man genauer vorgehen, so muß mit Indikatoren titriert werden; es sei diesbezüglich auf die Originalarbeit von GRÄFF hingewiesen.

Die Tab. 2 entspricht einer Mischung mit 0,5‰ Nadigemisch, die Tab. 3 einer solchen mit 0,1‰ Nadigemisch.

Tab. 2. *Nadigemisch 50,0 + Puffer 10,0 ccm*

pH	α NaOH	β Na_2CO_3	γ Glykokoll	δ sek. Phosphat	ε prim. Phosphat	ζ Na-acetat	η Essigsäure
12,0	10,0	—	—	—	—	—	—
11,6	6,5	3,5	—	—	—	—	—
11,0	8,0	—	2,0	—	—	—	—
10,8	5,0	5,0	—	—	—	—	—
9,5	2,5	7,5	—	—	—	—	—
9,2	5,0	—	5,0	—	—	—	—
9,0	1,5	8,5	—	—	—	—	—
8,2	4,0	—	6,0	—	—	—	—
7,8	3,0	—	—	7,0	—	8,0	—
7,4	2,0	—	—	8,0	—	9,0	—
7,0	—	—	—	10,0	—	5,0	5,0
6,5	2,0	—	—	—	—	3,0	7,0
5,9	1,0	—	—	—	—	1,0	9,0
4,5	—	—	—	—	—	—	10,0
4,0	—	—	—	—	—		
3,4	—	—	—	—	—		
3,0	—	—	—	—	—		

Tab. 3. *Nadigemisch 5,0 + Puffer 20,0 ccm*

pH	α NaoH	β Na_2CO_3	γ Glykokoll	δ sek. Phosphat	ε prim. Phosphat	ζ Na-acetat	η Essigsäure
12	2,0	18,0	—	—	—	—	—
11,5	1,0	19,0	—	—	—	—	—
10,7	—	20,0	—	—	—	—	—
10,6	10,0	—	10,0	—	—	—	—
9,1	4,0	—	16,0	—	—	—	—
8,1	—	—	—	20,0	—	—	—
7,2	—	—	—	16,0	4,0	—	—
6,8	—	—	—	10,0	10,0	—	—
6,4	—	—	—	—	20,0	—	—
5,8	10,0	—	—	—	—	—	10,0
4,6	—	—	—	—	—	10,0	10,0
4,0	—	—	—	—	—	4,0	16,0
3,6	Nadigemisch 5,0 + H_2O 20 ccm ohne Puffer						

Ausführung der G-Nadi-Reaktion. Da die „labilen Oxydasen" sehr empfindlich sind, muß die Reaktion bald möglichst nach dem Tode durchgeführt werden; allenfalls sind die Organe im Eisschrank aufzubewahren. Man schneidet die frischen Gewebe am besten auf dem Gefriermikrotom (Methode von SCHULTZ-BRAUNS S. 76) oder fertigt Zupfpräparate oder Gewebsausstriche an.

Die Schnitte werden in das frisch zubereitete Nadipuffergemisch gebracht (einige Kubikzentimeter) und darin leicht hin- und herbewegt. Eine sichtbare Blaufärbung tritt manchmal nach kurzer Zeit auf; in anderen Fällen muß man unter dem Mikroskop kontrollieren. Sodann zieht man die Schnitte oder das zerfetzte Gewebe auf einen Objektträger auf, entfernt mittels Filtrierpapier die überschüssige Flüssigkeit, tropft vorsichtig etwas physiologische Kochsalzlösung auf den Schnitt, saugt wieder ab und deckt in Kalium aceticum ein (s. S. 27).

Ergebnis: Oxydasekörnchen sind dunkelblau; bei schwacher Reaktion ist das Cytoplasma diffus graublau oder blauviolett. Etwaige intracytoplasmatische Fettsubstanzen werden im allgemeinen blauviolett gefärbt, dies infolge der bekannten Löslichkeit von Indophenolblau in den Fetten.

Die Präparate müssen sofort untersucht werden, da sie unbeständig sind.

c) G-Nadi-Reaktion nach Fixierung (GRÄFF). Man fixiert in 4- bis 10%iger gepufferter Formollösung, d. h. zur Verdünnung des Formols wird nicht Wasser, sondern Phosphatpuffer verwendet. Man stellt sich zu diesem Zweck zwei Stammlösungen her:

I. Primäres Kaliumphosphat 9,1 g auf 1000 ccm destilliertes Wasser warm gelöst.

II. Sekundäres Natriumphosphat 11,9 g auf 1000 ccm destilliertes Wasser warm gelöst.

Zur Verdünnung des Formols verwendet man ein Gemisch von Stammlösung I ein Teil, und Stammlösung II vier Teile (pH zirka 7,3). Will man an sich schon sehr saure Gewebe fixieren, ist es vorteilhaft, die Fixierung zunächst mit einem Gemisch von einem Teil I mit drei Teilen II vorzunehmen.

1) Fixierung: Die Fixierungsflüssigkeit muß stets reichlich bemessen werden, man muß öfters umschütteln und bei sauren Organen mehrfach wechseln (zuerst nach einigen Stunden und dann nach 24 Stunden). Auch hier ist die Fixierung dünner Gewebsscheiben vorteilhaft.

2) Nach der Fixierung wäscht man in Leitungswasser und fertigt Gefrierschnitte an.

3) Man bringt die Schnitte in das frisch zubereitete Nadigemisch, welches wie folgt zusammengesetzt wird: Lösung a (1‰ige α-Naphthollösung 100fach mit destilliertem Wasser verdünnt) 10 ccm; Lösung b (1,2‰ige Dimethyl-p-Phenylendiaminchlorhydrat) 10 ccm; Lösung II (sekundäres Natriumphosphat 11,9‰) 4 ccm (pH um 7,0). In der Lösung müssen die Schnitte gut ausgebreitet sein. Die Reaktion erfolgt bei 37 bis 50° C im Brutofen, wo die Schnitte eine halbe bis eine Stunde bleiben müssen.

4) Nach Abspülen in warmem Wasser behandelt man die Schnitte, um die Färbung haltbar zu machen, mit Lugolscher Lösung und Lithioncarbonat (wie bei der M-Nadi-Reaktion (s. S. 250). Einschluß in Glyzerin oder Apathy-Sirup.

d) Phenolreaktion nach LOELE. Von LOELE sind verschiedene Reaktionen angegeben worden, die den Vorzug haben, daß man die Präparate über Alkohol und Xylol in Canadabalsam eindecken und somit längere Zeit ohne Schaden aufbewahren kann. Sie beruhen darauf, daß gewisse Granulationen des Cytoplasmas, die sich unter Einfluß einer alkalischen α-Naphthollösung violett färben, nach gleichzeitiger und nachfolgender Behandlung mit Lösungen von basischen Teerfarbstoffen (Gentianaviolett, Methylviolett, Malachitgrün u. dgl.) diesen Farbstoff aufnehmen und festbinden. Für pathologisch-anatomische Zwecke kommen folgende Methoden besonders in Betracht:

α) *Primäre Phenolreaktion* (*Methode A*). Zu einer Messerspitze (zirka 1 g) α-Naphthol wird in einem Reagensglas so lange tropfenweise 10%ige Kalilauge zugesetzt, bis unter ständigem Schütteln das Naphthol gelöst ist. Zu dieser Lösung werden 200 ccm destilliertes Wasser zugegeben. Sie wird erst dann benutzt, wenn sie beginnt schwach gelblich auszusehen (zirka 24 Stunden); nach drei bis vier Wochen wird sie unbrauchbar.

Gefrierschnitte von Formolmaterial behandelt man damit einige Minuten; man spült sie dann in destilliertem Wasser gut aus und legt sie in Glyzerin oder Glyzeringelatine ein.

Ergebnisse: Dort, wo eine Oxydationsbeschleunigung vorliegt, findet eine helle bis dunkelviolette Färbung statt. Die Ergebnisse dieser Methode decken sich im allgemeinen mit denjenigen der M-Nadi-Oxydase-Reaktion von GRÄFF.

β) *Phenol-Gentianaviolett-Methode.* Dieses Verfahren ist besonders geeignet zur Herstellung von Dauerpräparaten. Man löst α-Naphthol in der gleichen Weise wie bei α) in 10%iger Kalilauge unter Schütteln auf; dazu kommt die gleiche Menge Glyzerin oder Glykol (als Schutzkolloid um die Ausfällung des Farbstoffes zu verzögern). Sodann fügt man die 10fache Menge Leitungswasser und einige Tropfen einer gesättigten alkoholischen oder wässerigen Lösung von Gentianaviolett, Methylviolett oder dgl. hinzu. Diese Lösung ist vor Gebrauch zu filtrieren.

Man kann sich an folgende Mengen halten:

α-Naphthol	0,5 bis 1 g
10%ige Kalilauge	10,0 ccm
Glyzerin	20,0 ccm
Wasser	100,0 ccm

Gefrierschnitte von Formolmaterial läßt man für 6 bis 24 Stunden in der Farblösung liegen, entwässert sie über steigenden Alkohol und schließt über Xylol in Canadabalsam ein.

Ergebnis: Granula der Myelozyten, welche Phenole binden, sind blauviolett gefärbt. Derartige Präparate halten sich jahrelang sehr gut, sie sind zu Demonstrationszwecken und als Kurspräparate sehr geeignet.

Eine Änderung in den Mengen der einzelnen Komponenten ist nötig, wenn die Originalvorschrift nicht gelingt (es kann auch statt 10%iger KOH-Lösung eine 25%ige Lösung gebraucht werden). Ferner wird oft statt dieser simultanen Methode die sukzessive Methode angewandt: Behandlung der Schnitte in der wie oben bereiteten α-Naphthollösung, bis die Granula violett bis schwarzblau gefärbt sind (einige Minuten); Abspülen in Wasser und kurz in gesättigter wässeriger Gentianaviolettlösung behandeln. Differenzieren in Lugolscher Lösung. Alkohol, Xylol, Balsam. Dieses Verfahren verwendet man, wenn die simultane Methode versagt (phenolbindende Zellen des Deciduaüberzuges des Amnion).

Eine Färbung im Block ist möglich: In Formol fixierte Gewebsstücke läßt man zwei bis drei Tage in der Methyl- oder Gentianaviolettlösung liegen, wässert und behandelt sie ein bis zwei Tage mit der α-Naphthollösung. Paraffineinbettung. Die Ergebnisse sind allerdings unsicher.

2. Peroxydasen-Reaktionen. Die Peroxydasen sind Fermente, welche das Oxydationsvermögen der Peroxyde auf katalytischem Wege fördern, wobei der freigewordene Sauerstoff einen geeigneten Akzeptor oxydiert. Als Akzeptoren kommen verschiedene organische Körper in Betracht, unter anderen wird das Gemisch α-Naphthol-p-Phenylendiamin in Indophenolblau umgewandelt. Von den zahlreichen angegebenen Methoden seien nur einzelne erwähnt, mit denen in relativ einfacher Weise brauchbare Präparate hergestellt werden können.

a) Benzidin-Peroxydase-Reaktion für Gefrierschnitte (nach Loele). Man stellt folgende Lösung her: eine große Messerspitze Benzidin (zirka 1 g) wird mit 200 ccm destilliertem Wasser einige Zeit kräftig geschüttelt und die Lösung vor Gebrauch filtriert. Auf 50 ccm Flüssigkeit gibt man sodann 1 ccm einer $1^0/_0$igen H_2O_2-Lösung. Gefrierschnitte von formolfixierten Geweben legt man für drei bis fünf Minuten in Glasschälchen in die Lösung ein und färbt sodann die Kerne in einer dünnen wässerigen Methylenblaulösung oder konzentrierten Romanowsky-Giemsa-Lösung. Alkoholreihe, Xylol, Balsam.

Ergebnis: Leukozytengranula erscheinen zunächst blaugrün, nach wenigen Minuten gelbbraun. Tritt die Reaktion nur mangelhaft ein, braucht sie z. B. mehr als fünf Minuten, so muß man dem Reagens ein bis zwei Tropfen einer $20^0/_0$igen Kalilauge hinzusetzen. Die Erythrozyten sollen ungefärbt bleiben; sind sie mitgefärbt, so ist der H_2O_2-Gehalt des Reagens zu hoch.

b) Naphtholperoxydase-Reaktion (Loele). Auch diese Reaktion stellt man an Gefrierschnitten von Formolmaterial her; am besten eignet sich Formol 1 Teil und 4 Teile Wasser. Als Reagens dient folgende Lösung:

In ein Liter physiologischer Kochsalzlösung ($0{,}85^0/_0$ NaCl) gibt man einen gehäuften Teelöffel von α-Naphthol und schüttelt kräftig durch. Man läßt drei Tage stehen und filtriert. Diese Lösung ist ungefähr einen Monat haltbar. Vor Gebrauch fügt man zu 50 ccm der Lösung 1 ccm einer $1^0/_0$igen H_2O_2-Lösung (Perhydrol) hinzu. Die Schnitte werden für einige Minuten in das Reagens gelegt, in destilliertem Wasser gewaschen und in Glyzerin eingeschlossen.

Ergebnis: Peroxydasen sind dunkelviolett gefärbt. Für *Dauerpräparate* gibt Loele folgende Anleitung an: Einlegen in das Reagens wie oben, Waschen in destilliertem Wasser, sodann Auftropfen von Naphtholgentianaviolettlösung folgender Herstellung:

Zu einem Teil der oben angegebenen α-Naphthollösung in physiol. Na-Cl-Lösung gibt man so viel Tropfen einer gesättigten alkoholischen Gentianaviolettlösung zu, bis sich die Flüssigkeit zu trüben beginnt. Sie wird sodann mit 70%igem Alkohol tropfenweise soweit verdünnt, bis sie wieder durchsichtig wird. Man läßt einige Minuten einwirken, differenziert in 50%igem Alkohol bis die naphtholpositiven Substanzen deutlich hervortreten und schließt in Glyzerin ein.

c) Zink-Leuko-Reaktion nach LISON. Diese Reaktion liefert schöne Dauerpräparate und kann besonders empfohlen werden; sie beruht auf der Tatsache, daß Säurefuchsin, welches mit Zinkstaub und Essigsäure reduziert worden ist, stabile Leukoderivate gibt, die dann durch das Gemisch Peroxyd + Peroxydasen wieder gefärbt werden.

Man stellt folgende Lösung her: man erwärmt 1,5 g Säurefuchsin, 10 g Zinkstaub, 2 ccm Eisessig und 100 ccm destilliertes Wasser, bis die ursprüngliche rote Farbe ins Strohgelbe umschlägt (eine leichte Nachdunkelung ins Bernsteingelbe kann auftreten). Nach Erkalten gibt man noch 2 ccm Eisessig hinzu. Diese Lösung („Zink-Leuko") ist einige Tage haltbar (falls wieder Rotfärbung auftritt, braucht man sie nur nochmals zu kochen). Gebrauchsanweisung: Vor Gebrauch filtriert man 10 ccm ab und gibt 1 ccm H_2O_2 (12 Vol.-%) hinzu. Darin läßt man die Gefrierschnitte fünf bis zehn Minuten liegen und kontrolliert sie einige Male unter dem Mikroskop in der Flüssigkeit. Man wäscht sie sodann in Wasser und färbt mit irgendeiner Färbemethode (Haemalaun z. B.) nach. Über Alkohol, Toluol (Xylol) in Balsam einschließen.

Ergebnis: Peroxydasen leuchtend rot.

Eine Modifizierung von FAUTREZ gibt ebenfalls klare Präparate: Statt Säurefuchsin verwendet man Patentblau. Die grünlichgraue Lösung ist bis über ein Jahr haltbar und färbt die Peroxydasen blaugrünlich, sehr intensiv.

Über Oxydase- und Peroxydase-Reaktion im Blutausstrich s. S. 355.

3. Nachweis anderer Fermente. a) Dopa-Oxydase. Nach B. BLOCH soll durch die Behandlung frischer Gewebe mit 3,4 Dioxyphenylalanin (Dopa) ein spezifisches Ferment nachweisbar sein, welches diesen Stoff an bestimmten Orten der Gewebe oxydiert. Dieses Oxydationsprodukt wäre das Dopa-Melanin. Dieses Pigmentbildungsferment oder „Dopa-Ferment", wie BLOCH es genannt hat, wird mit folgender Technik nachgewiesen:

Möglichst frische Hautstückchen werden in lauwarme Agarlösung gebracht; man läßt erkalten, bis das Agar sich verfestigt hat und schneidet auf dem Gefriermikrotom. Statt dessen kann man mit Vorteil am frischen Gewebe mit dem Messertiefkühlverfahren nach SCHULTZ-BRAUNS (s. S. 76) arbeiten, mit welchem man dünnere, ebenfalls faltenlose Schnitte bekommt.

Die Schnitte werden 24 Stunden bei Zimmertemperatur im Dunkeln, vor Verdunsten geschützt, in einer 1 bis 2‰igen Lösung von 3,4 Dioxyphenylalanin behandelt. Falls die Reaktion nach dieser Behandlung zu schwach ausfällt, soll man im Brutschrank bei 37° C färben. Man wäscht die Schnitte danach in destilliertem Wasser aus und untersucht in Glyzerin. Man kann auch eine Nachfärbung mit Methylgrün-Pyronin anschließen und nach Entwässerung in Alkohol über Xylol in Balsam einschließen.

Ergebnis: Die melaninbildenden Zellen färben sich diffus oder körnig braun bis schwarz; die Leukozyten färben sich ebenfalls (Phenolasen).

Im allgemeinen ist dieses Verfahren sehr empfindlich, seine Ergebnisse sind oft unsicher; es wird empfohlen, statt der angegebenen ursprünglichen Methode von BLOCH die Modifikation nach LAIDLAV anzuwenden. Man benutzt drei Lösungen:

a) *Stammlösung:* Man löst 0,3 g Dopa-Pulver (für Bloch-Reaktion bei F. Hoffmann-La-Roche, Basel, zu beziehen) in 300 ccm destilliertem Wasser. Im Eisschrank aufbewahrt hält sich die Lösung einige Monate, soweit sie farblos oder nur schwach gelblich bleibt.

b) *Pufferlösungen:* α) 11 g $Na_2HPo_4 \cdot 2H_2O$ in ein Liter Wasser; β) 9 g K_2HPO_4 in ein Liter Wasser.

c) *Farblösung:* Wird unmittelbar vor Gebrauch hergestellt durch Mischung von

25 ccm der Lösung a (Stammlösung)
6 ccm der Lösung α
2 ccm der Lösung β (pH = 7,4).

Man filtriert in ein peinlich sauberes Gefäß, da jede Änderung der Wasserstoffionenkonzentration die Reaktion beeinflußt (Verhinderung bei saurer, Beschleunigung bei alkalischer Reaktion).

Fixierung der Gewebe (frisches Gewebe!) zwei bis drei Stunden in Formol, 1 Teil und 8 Teile Wasser. Gefrierschnitte. Diese zieht man durch destilliertes Wasser (nicht länger als wenige Sekunden!) und legt sie in das gepufferte Reagens ein, Einstellen in den Brutofen bei 37°. Nach 30 Minuten bringt man die Schnitte in frisch bereitetes Reagens und kontrolliert danach den Reaktionsverlauf unter dem Mikroskop. Nach zwei Stunden wird die Flüssigkeit rötlich, nach drei bis vier Stunden braun. Am besten stellt man auf die Farbe der Leukozyten ab, welche grau bis schwarz erscheinen. Ist dies der Fall, wäscht man die Schnitte in Wasser, schließt eventuell eine Färbung mit Cresylechtviolett an, entwässert in Alkohol. Einschließen über Xylol in Balsam.

Ergebnis: Melanin in natürlicher Tönung braun, Melanoblasten (und Leukozyten) grau bis schwarz.

Anmerkung: Bezüglich der Spezifität der Dopa-Reaktion sind die Ansichten sehr verschieden; viele namhafte Forscher sind der Ansicht, daß es sich dabei nicht einmal um eine Fermentreaktion handelt, oder wenn ein derartiger Mechanismus überhaupt in Frage kommt, ist es wahrscheinlich, daß durch diese Reaktion eine intrazelluläre Tyrosinase dargestellt wird (Kritik siehe bei LISON).

Es muß hervorgehoben werden, daß das 3,4 Doxyphenylalanin auch durch die Phenolasen der Leukozyten gefärbt wird; diese Reaktion kann man ohne weiteres auch zur Darstellung der „Leukozytenoxydasen" verwenden.

b) Phosphatasen. GOMORI hat sich mit der Frage des Phosphatasennachweises im Gewebe eingehend beschäftigt. Seine Angaben sind mehrfach kontrolliert worden. Nach unseren Erfahrungen sind seine Methoden brauchbar, die damit hergestellten Präparate recht klar.

Zum *Nachweis der sauren Phosphatase* verfährt man folgendermaßen:

Dünne Scheiben von Gewebe (nicht mehr als 2 mm dick) werden 12 bis 24 Stunden in eiskaltem Aceton fixiert. Im Verlauf der nächsten 24 Stunden wechselt man das Aceton bei Raumtemperatur mindestens viermal. Paraffineinbettung (nicht mehr als drei Stunden im Paraffinofen). Schnitte zirka 6 μ mit Eiweißglyzerin aufgezogen. Entparaffinieren, absteigende Alkoholreihe bis zum destillierten Wasser. Behandlung in Beizlösung:

Molar-Acetat-Puffer pH 4,7 bis 5,3	$2^1/_2$ bis $3^1/_2$ Teile
$5^0/_0$iges Bleinitrat	1 Teil
destilliertes Wasser	6 Teile
$2^0/_0$ Natrium glyzerophosphat	3 Teile

(die Lösung ist im Eisschrank mehrere Monate haltbar). Von dieser Stammlösung wird unmittelbar vor Gebrauch 1 Teil mit 2—3 Teilen destilliertem Wasser verdünnt und auf 37° erwärmt. Die Schnitte verbleiben darin eineinhalb bis sechs Stunden oder mehr. Wenn wenig Phosphatase zu erwarten ist, bis zu fünfzehn Stunden.

(*Herstellung des Acetat-Puffers:* 100 ccm einer molaren Lösung von Natrium-Acetat ($13,6^0/_0$) vermischt man mit 100 ccm für pH 4 bis 7, bzw. mit 50 ccm für pH 5,0 oder 17 ccm für pH 5,3 von molarer Essigsäure ($6^0/_0$).

Nach Behandlung der Schnitte in der vorbereitenden Lösung werden sie in destilliertem Wasser gewaschen und in 2 bis $3^0/_0$ Essigsäure gebracht, um Niederschläge zu entfernen (Bleieiweißverbindungen). Sodann wäscht man sie in destilliertem Wasser. Das Präzipitat von Blei-Phosphat ist schon als dunkler Niederschlag zu sehen. Man kann zum besseren Kontrast weitere Verfahren anwenden:

a) Schnitte in verdünnte Lösung von gelbem Schwefelammonium tauchen, eine Minute. Präzipitat wird schwarz. Nach sorgfältigem Waschen irgendeine Gegenfärbung.

b) Akridinrot Grübler: Man färbt fünfzehn Minuten in einer Lösung, welche aus zwei Teilen $0,5^0/_0$ Methylgrün und einem Teil $0,5^0/_0$ Akridinrot besteht (frische Lösungen notwendig). Nach Färbung waschen in Wasser, trocknen mit Filtrierpapier, differenzieren in $95^0/_0$ Alkohol.

Ergebnis: Phosphatniederschlag rot, Kerne blaugrün.

Frisches Material eignet sich besser als altes. (Über die Verteilung der sauren Phosphatase in den Geweben gibt die Originalarbeit von GOMORI Auskunft; am reichlichsten trifft man dieses Ferment in der Prostata und in der Milz.)

Zum Nachweis der *alkalischen Phosphatase* kann folgendes Verfahren angewandt werden:

Fixierung: Dünne Gewebsscheiben in $90^0/_0$igem Alkohol 12 bis 24 Stunden. Eine Entkalkung ist nicht durchführbar, da jegliche Säurespur das Ferment zerstört. Einbettung in Paraffin oder Celloidin; bei ersterem Verfahren gleiche Vorsichtsmaßnahme wie oben (nicht zu lange im Paraffinofen!). Die entparaffinierten Schnitte werden in eine 0,5- bis $1^0/_0$ige Celloidinlösung in Alkohol-Äther gebracht, damit das Ferment bei der Nachbehandlung nicht in Lösung geht; nach dem Celloidinieren einlegen in $96^0/_0$igen Alkohol.

Zum Nachweis des Fermentes dienen zwei Stammlösungen:

a) $2^0/_0$ige Natriumglyzerophosphatlösung in destilliertem Wasser;

b) $2^0/_0$ige Calciumnitratlösung.

Zu 6—8 Teilen destillierten Wassers gibt man je 1 Teil dieser beiden Lösungen; das Gemisch bringt man auf 36° im Brutschrank und behandelt die Schnitte darin minimal zwei Stunden. Sie werden sodann in einer verdünnten Lösung von Calciumnitrat gewaschen. Bei diesem Vorgehen sollen sich Calciumphosphatniederschläge bilden, die nun durch folgende Behandlung dargestellt werden: Am einfachsten wird die Reaktion nach v. Kossa ausgeführt (s. S. 229): Die Schnitte werden in eine Silbernitratlösung (0,5 bis $2^0/_0$) gebracht und dem Sonnenlicht ausgesetzt. Nach 5 bis 30 Minuten wäscht man sie in destilliertem Wasser aus, fixiert in $5^0/_0$iger Natriumthiosulfatlösung, entwässert und hellt auf. Einschluß in Balsam.

Ergebnis: Die phosphatasehaltigen Teile sind braun bis goldbraun gefärbt.

Auch kann man statt Silbernitrat eine 1- bis $2^0/_0$ige Cobaltnitratlösung verwenden; Schnitt bleibt darin zirka fünf Minuten und wird nachträglich mehrmals in destilliertem Wasser gewaschen. Das entstandene Cobaltphosphat wird in schwarzes Cobaltsulfid durch Eintauchen der Schnitte für wenige Minuten in eine stark verdünnte Lösung von gelbem Schwefelammonium umgewandelt.

Ergebnis: Phosphataseorte sind schwarz.

Als Gegenfärbung eignet sich irgendeine histologische Methode (Kernechtrot, Carmalaun, Haemalaun usw.).

(Am stärksten reagieren folgende Gewebe: Oberflächenepithel des Dünndarms, Epithel der Harnblase, der Brustdrüse, Hauptstück und Henlesche Schleifen der Niere, tiefere Epithelschichten der Nebenniere, Verknöcherungszone des Knorpels, embryonales Perichondrium, Adventitia mittlerer Arterien.)

c) Lipase. Auch für dieses Ferment verdankt man Gomori eine sauber arbeitende Methode, die nach dem gleichen Prinzip einer Bindung des Reaktionsproduktes des Fermentes an das Präparat durch ein Schwermetall aufgebaut ist; das Metall wird danach mit einer gewöhnlichen histochemischen Reaktion nachgewiesen, genau wie es für die Phosphatase beschrieben worden ist. Das Präparat wird zunächst mit einem Ester, das vom Ferment gespalten wird, in Anwesenheit eines Metalls behandelt, dessen Ionen mit der freiwerdenden Säure unlösliche Salze bildet. Als Substrate werden langkettige Fettsäuren verwendet, die mit einem mehrwertigen Alkohol verestert sind, dessen Hydroxylgruppen mit Polyoxyaethylenen veräthert sind. Solche Präparate sind unter dem Namen „Tween“ im Handel erhältlich (Atlas Powder Co., Wilmington, Del. U. S. A.). „Tween 40“ ist beispielsweise ein Polyoxyaethylen-sorbitanmonopalmitat, „Tween 80“ ein Polyoxyaethylen-sorbitan-monooleat. In einer seiner letzten Veröffentlichungen empfiehlt Gomori das „Präparat 81“ der „Onyx Oil and Chemical Co.“, Jersey-City, N. Y., U. S. A. Die Methode gestaltet sich folgendermaßen:

1. Fixierung dünner Gewebsscheiben von frischem Material in eiskaltem Aceton 12 bis 24 Stunden im Eisschrank. Entwässern bei Zimmertemperatur durch zweimaliges Wechseln des Acetons innerhalb zwölf Stunden. Einbettung in Paraffin über Acetylcellulose (5% in Aceton 24 Stunden) und Benzol (zweimal wechseln innerhalb einer Stunde). Im Paraffin darf man die Scheiben nicht über eineinhalb Stunden stehenlassen (eine Stunde im ersten Bad, eine halbe Stunde im zweiten Bad). Die Brutofentemperatur darf 60° unter keinen Umständen übersteigen.

2,5 μ dicke Schnitte werden wie üblich aufgezogen, entparaffiniert und über Alkohol in destilliertes Wasser gebracht. Es ist ratsam, die Schnitte mit Celloidin (0,5%ige Celloidinlösung in Äther-Alkohol) zu übergießen.

3. Behandlung bei 37° auf sechs bis zwölf Stunden in folgender Lösung:

Teil I:	Glyzerin	150 ccm
	10%ige Ca Cl_2-Lösung	50 ,,
	m/10 Malatpuffer pH 7,0 bis 7,4	50 ,,
	destilliertes Wasser ad	1000 ,,
Teil II:	5%ige Lösung von Tween 40 oder Tween 60, oder Präparat 81 (s. oben) in destilliertem Wasser.	

Unmittelbar vor Gebrauch mischt man 50 ccm des Teils I mit 2 ccm des Teils II.

Zusammensetzung des Malat-Puffers: 5,8 g Äpfelsäure werden in einer Mischung von 94 ccm 4%iger Natronlauge und 6 ccm destilliertem Wasser gelöst. pH prüfen und auf 7,0 bis 7,4 einstellen.

Die Reaktionslösung (I + II) wird langsam erwärmt bis zu 37°; es werden die „Lipasestellen" allmählich opak.

4. Auswaschen in destilliertem Wasser.

5. Übertragen in 1- bis 2%ige Lösung von Bleinitrat (in Wasser) auf zehn bis fünfzehn Minuten.

6. Sorgfältig in mehrmals gewechseltem destilliertem Wasser waschen.

7. Einstellen für eine Minute in eine verdünnte Lösung von gelbem Schwefelammonium (einige Tropfen in einem Standglas); die „Lipasestellen" werden darin dunkelbraun.

8. Gut in fließendem Wasser auswaschen.

9. Gegenfärbung mit Haematoxylin und ganz leicht mit Eosin.

10. Entwässern in Alkohol, Aufhellung in Tetrachloraethylen oder in Ligroin (nicht in Xylol, das die Reaktion stört). Einschluß in Balsam (auch hier weder Xylol noch Toluol zur Verdünnung des Canadabalsams!).

Ergebnis: Die „Lipasestellen" sind durch schwarze Körnchen gekennzeichnet.

Literatur.

BLOCH B.: Chemische Untersuchungen über das spezifische pigmentbildende Ferment der Haut, die Dopa-Oxydase. Hoppe Seylers. Z. **98** (1917), 226; ders.: Das Problem der Pigmentbildung in der Haut. Arch. Dermatol. **124** (1918), 129.

BLOCH B. und P. RYHINER: Histochemische Studien in überlebendem Gewebe: über fermentative Oxydation und Pigmentbildung. Z. exper. Med. **5** (1917), 179.

GOMORI G.: Microtecnical demonstration of phosphatase in tissue sections. Proc. Soc. exper. Biol. and Med. **42** (1939), 23; ders.: Distribution of acid phosphatase in the tissues under normal and-pathologic conditions. Arch. Path. **32** (1941).

189; ders.: J. Cell. and comp. Physiol. **17** (1941), 71. ders. The microtechnical demonstration of sites of lipase activity. Proc. Soc. of exper. Biol. a Med. **58** (1945), 362; ders.: Distribution of lipase in the tissues under normal and under pathologic conditions. Arch. Pathol. **41** (1946), 121; ders.: The study of enzymes in tissue sections. Amer. J. of clinic. Pathol. **16** (1946), 347. GRÄFF S.: Die Naphthol-Oxydasereaktion. Frankf. Z. Path. **11** (1912), 358; ders.: Eine Anweisung zur Herstellung von Dauerpräparaten bei Anwendung der Naphtholblauoxydasereaktion mit einigen Bemerkungen zur Theorie und Technik der Reaktion. Cblt. Path. **27** (1916), 313; ders.: Die physikalisch-chemischen Grundlagen des „Mi-Effektes" der Nadireaktion (Indophenolblausynthese). Cblt. Path. **32** (1922), 337, ders.: Herstellung und Bestimmung der Wasserstoffionenkonzentration in „Nadi"-Gemischen. Z. f. allg. Physiol. **20** (1922), 85; ders.: Intrazelluläre Oxydation und Nadireaktion. Beitr. path. Anat. **70** (1922), 1; ders.: Die mikromorphologischen Methoden der Fermentforschung im tierischen und pflanzlichen Organismus. Hdb. d. biolog. Arbeitsmethoden von E. Abderhalden. Abt. **4**, Teil 1, S. 93 (1922). KATSUNUMA S.: Intrazelluläre Oxydation und Indophenolblausynthese. Gustav Fischer, Jena 1924. LISON L.: Histochimie animale. Paris:1936. LOELE W.: Über primäre und sekundäre Phenolreaktion. Cblt. Path. **30** (1920), 614; ders.: Untersuchungen über intrazelluläre oxydierende Substanzen. Virchows Arch. **262** (1926), 39; ders.: Phenolreaktion und sekundäre Naphtholreaktion. Verlag Dr. W. Klinkhardt, Leipzig:1920; ders.: Die Naphtholperoxydasereaktion der Blutzellen und Einteilung der naphtholpositiven Substanzen. Cblt. Path. **34** (1924), 225; ders.: Untersuchung über die Naphtholperoxydase des Blutes. Virchows Arch. **250** (1924), 677; ders.: Oxone der Zellen und Indophenolblaureaktion. Erg. allg. Path. **24** (1931), 1. (Hier ausführliche Literaturangaben.) SATO A. und S. SEKIYA: Einfache Differentialuntersuchungsmethode von lymphatischen sowie myeloischen Blutleukozyten des Menschen. Eine neue Peroxydasereaktion. Tokio, Igaku-Zassi **6** (1923), 534. WINKLER F.: Der Nachweis der Oxydase in den Leukozyten mit Dimethyl-p-phenylendiamin-Naphtholreaktion. Fol. haematol. (Leipzig) **4** (1907), 323.

H. Nachweismethoden für Vitamine im Gewebe.

Bis jetzt konnten mit einiger Sicherheit nur zwei Vitamine in den verschiedenen Geweben des menschlichen Körpers histologisch dargestellt werden, und zwar Vitamin A und Vitamin C.

1. Vitamin A. Der Nachweis vom Vitamin A in Geweben geht auf die Beobachtung von v. QUERNER zurück, der in den Lipoidtröpfchen der Leberzellen bei Untersuchung mit dem Fluoreszenzmikroskop ein Leuchten beobachtet hat, dessen Farbe demjenigen des Vitamins A entspricht. Seit dieser Feststellung haben sich verschiedene Forscher mit dieser Frage beschäftigt (SCHAIRER, WIMMER, POPPER und Mitarbeiter). POPPER, der diesbezüglich umfangreiche Untersuchungen angestellt hat, wendet folgendes Verfahren an:

Fixierung 3 mm dicker Gewebsscheiben in Formol (Formol 1 Teil, Wasser 9 Teile). Gefrierschnitte werden im Fluoreszenzmikroskop untersucht. Eine gründliche Fluoreszenz, die an Fett- und Lipoidgemischen gebunden ist, zeigt das Vorkommen von Vitamin A an. Als Kontrastfarben empfiehlt er: Magdalarot oder Bengalrosa in $1^0/_{00}$iger Lösung (Färbedauer eine Minute). SCHAIRER untersucht unfixierte, in Glyzerin eingedeckte Gefrierschnitte. Auch soll eine Unterscheidung von Vitamin A_1 und Vitamin A_2 (GRAENBERG und POPPER), Vitamin B_1 und B_2 (WIMMER) möglich sein. Diesbezüglich sei auf die Originalarbeiten hingewiesen.

Das ältere Verfahren von JOYET-LAVERGNE mit gesättigter Lösung von Antimonchlorid in Chloroform ist nicht sicher.

2. Vitamin C. Über die histotopographische Verteilung von Vitamin C in den Geweben ist man wesentlich besser orientiert. Die zur Zeit weitverbreitete Methode von GIROUD und LEBLOND leitet sich von der Beobachtung von SZENT-GYÖRGY ab, daß sich vitamin-C-haltige Gewebsteile, z. B. Nebennierenrinde, bei Behandlung mit Silbernitratlösung im Dunkeln sehr rasch schwärzen, d. h. Vitamin C reduziert die Silberlösung.

Zu pathologisch-histologischen Zwecken wird man sich am ehesten an die von ROMEIS gegebene Vorschrift halten: das Originalverfahren von GIROUD und LEBLOND, welches mit Injektionstechnik arbeitet, ist in der pathologischen Anatomie kaum anwendbar. Da Vitamin C sowohl im Wasser wie im Alkohol löslich und durch oxydierte Flüssigkeiten rasch zerstört wird, muß man die Untersuchung am frischen Gewebe vornehmen. Die Entnahme erfolgt bei Rotlicht: Die nicht über 2 bis 3 mm großen Organstückchen legt man für zehn Minuten *im Dunkeln* in eine 10%ige Silbernitratlösung, die mit 1 ccm Eisessig versetzt wird (pH = 3 bis 4). Ebenfalls im Dunkeln wird fünfzehn bis zwanzig Minuten in drei- bis viermal erneuertem destilliertem Wasser gewaschen. Reduzieren (im Dunkeln) mit 5%iger Natriumthiosulfatlösung zehn Minuten. Auswaschen in mehrmals erneuertem destilliertem Wasser, fünfzehn bis zwanzig Minuten, worauf man die Organstückchen bei mäßigem Licht in 96%igen Alkohol einlegt und anschließend in üblicher Weise in Paraffin einbettet.

Paraffinschnitte von derartig vorbereitetem Material legt man nach Entparaffinierung für einige Minuten in 5%ige Natriumthiosulfatlösung, wäscht sie aus und färbt sie mit Kernechtrot.

Ergebnis: Das in reduzierter Form vorliegende Vitamin C bildet schwarze Körnchen.

Originalmethode von GIROUD *und* LEBLOND: Präparation des Gefäßstammes des zu untersuchenden Organs bei Rotlicht in der Dunkelkammer. Durchspülen im Dunkeln mit isotonischer Lävuloselösung um ein Chloridexzeß zu entfernen. Sodann langsame Injektion einer 10%igen Silbernitratlösung, der auf 100 ccm 1 ccm Eisessig zugesetzt worden ist. Fünfzehn Minuten einwirken lassen. Durchspülung mit destilliertem Wasser und sodann mit 3%iger Natriumthiosulfatlösung fünfzehn Minuten. Erneute Durchspülung mit Wasser. Zuschneiden der Gewebsstücke, einlegen in Alkohol, Paraffineinbettung. Die ganze Prozedur ist im Dunkeln vorzunehmen.

Dieses Verfahren darf als zuverlässig angesehen werden; bis jetzt kennt man keinen anderen Stoff als Vitamin C, der in saurer Lösung Silbersalze augenblicklich zu reduzieren vermag. Die sonstigen argentaffinen Stoffe reduzieren Silbernitratlösungen nur bei alkalischer Reaktion und ziemlich langsam. Es ist allerdings zu bemerken, daß eine negative Reaktion nicht etwa bedeutet, daß kein Vitamin C vorliegt; die Menge dieses Stoffes ist zu berücksichtigen und es sind offenbar die Erfassungsgrenzen hierbei ziemlich eng gezogen. Wie ROMEIS bemerkt, ist es ferner möglich, daß das Reduktionsvermögen von Vitamin C durch die hemmende Wirkung anderer Stoffe im Gewebe markiert sein kann. (Weitere kritische Würdigung des Verfahrens siehe WOLF-HEIDEGGER und WALDMANN.)

Literatur.

BOURNE G.: The vitamin C technique as a contribution to cytology. Anat. Rec. **66** (1936), 369. GIROUD A. und C. P. LEBLOND: Recherches histochimiques sur l'acide ascorbique ou Vitamin C. Bull. histol. appl. **11** (1934), 365. GIROUD A.: Repartition de la Vitamine C dans l'organisme. Erg. Vitamin- u. Hormonforschg. **1** (1938), 68. GREENBERG R. und H. POPPER: Differentiation of Vitamin A and Vitamin A2 by means of fluorescence microscops. J. cellul. and comp. Physiol. **18** (1941), 269. LISON L.: Histochimie animale. Paris, Gauthier-Villars 1936. POPPER H.: Histological demonstration of Vitamin A in the human liver by means of fluorescence microscop. Proc. Soc. exper. biol. and med. **43** (1940), 234; ders.: Histologic distribution of Vitamin A in human organs under normal and pathological conditions. Arch. of Path. **31** (1941), 766. QUERNER F. R. v.: Der mikroskopische Nachweis von Vitamin A im animalen Gewebe. Klin. Wschr. 1935, II, 1213. ROMEIS B.: Taschenbuch der mikroskopischen Technik. 14. Aufl. 1943. SCHAIRER E., J. RECHENBERGER, H. KOCKEL und K. PATZELT: Beitrag zur Frage des Vitamin-A-Stoffwechsels. Virchows Arch. **305** (1940), 360. TONUTTI E.: Ergebnisse histochemischer Vitamin-C-Untersuchungen. Protopl. **31** (1938), 151; ders.: Die Vitamin-C-Darstellung im Gewebe und ihre Bedeutung zur funktionellen Analyse von Histosystemen. Z. mikrosk. anat. Forschg. **48** (1940), 1. WIMMER K.: Die Stellung des Reticuloendothels im Vitaminstoffwechsel nach lumineszenzmikroskopischen Beobachtungen am lebenden Tiere. Verhandlg. anat. Ges. Anat. Anz. 88 (1939), Erg. H. 42. WOLF-HEIDEGGER G.: Histochemische Untersuchungen zum Nachweis und zur Lokalisation des Vitamins C im Zentralnervensystem. Confinia Neurologica 4 (1943), 121. WOLF-HEIDEGGER C. und H. WALDMANN: Zur Spezifität des histochemischen Vitamin-C-Nachweises nach Giroud und Leblond. Z. f. Vitaminforsch. **12**, H. 1/2 (1942).

XVII. Histologische Untersuchungsmethoden für besondere pathologische Prozesse.

Es sollen hier Untersuchungsverfahren angegeben werden, die bei einigen pathologischen Prozessen hauptsächlich in Anwendung kommen. In seinen „Pathologisch-histologischen Untersuchungsmethoden" hat SCHMORL hierüber ausführlich berichtet. Seinen Angaben ist nur wenig Neues beizufügen und wir werden öfters das Wort dem alten Meister der pathologisch-histologischen Technik überlassen.

A. Entartungen.

1. Trübe Schwellung (parenchymatöse Degeneration). Will man über den Grad einer Parenchymschädigung ein gutes mikroskopisches Bild erhalten, so ist es unerläßlich, ein frisches Präparat herzustellen. Am ehesten untersucht man Abstrichsaft oder ein Zupfpräparat in einer indifferenten Lösung (physiologische Kochsalzlösung u. dgl., s. S. 23). Die feinen Eiweißkörnchen im Cytoplasma degenerierender Epithelien werden durch Zusatz von 2- bis $5^0/_0$iger Essigsäure (Eisessig, wenn die unter dem Deckglas befindliche Flüssigkeit eine genügende Verdünnung bewirkt) sowie durch schwache Natron- oder Kalilauge aufgelöst; das trüb erscheinende, mattscheibenähnliche Protoplasma hellt sich auf. Etwaige darin enthaltene Fetttröpfchen bleiben dabei unverändert. Infolge der schrumpfenden Essigsäurewirkung treten die Kerne deutlicher hervor. Sollen die Veränderungen an Schnittpräparaten untersucht werden, so fixiert man möglichst frisch nach dem Tode entnommenes Material in ORTHschem Gemisch oder in HELLYschem Gemisch; vielfach werden auch nach

Fixierung in Pikrinsäuregemischen, vor allem in BOUINscher Lösung (nicht in Dubosq-Brazil!), gute Resultate beobachtet. Das Material wird in Paraffin eingebettet und am einfachsten mit einer der von MASSON angegebenen Trichrommethoden gefärbt (s. S. 150); auch mit dem „Jaune-solide"-Verfahren nach WALLART (s. S. 150) haben wir vorzügliche Resultate gesehen. Die von SCHMORL empfohlene Heidenhainsche Haematoxylinfärbung, der eine Nachfärbung mit 1%iger Säurefuchsinlösung folgt, fanden wir weniger praktisch.

2. Hyalintropfige Entmischung. Die schönsten Ergebnisse erhält man nach Fixierung in HELLYschem oder in ORTHschem Gemisch an Paraffinschnitten, die nach dem Trichromverfahren von MASSON behandelt werden; die hyalinen Tropfen färben sich intensiv rot. Zu ähnlichen Ergebnissen führt das Verfahren von WALLART (s. S. 150). Auch mit der Azan-Methode von HEIDENHAIN nach Fixierung in HELLYschem Gemisch oder im Susa-Gemisch (s. S. 49) ist die Darstellung oft vollkommen. Im übrigen gibt eine gut differenzierte Haemalaun- oder Haematoxylin-Eosin-Färbung vielfach vorzügliche Bilder. LAAS, der sich mit der Frage der hyalinen Tropfen in der Niere besonders beschäftigt hat, empfiehlt die Eisenhaematoxylinfärbung nach HEIDENHAIN (Tropfen schwarz) oder die GRAMsche Färbung (Tropfen violett).

3. Fettige Degeneration. Diese sehr häufige Entartung studiert man sowohl am unfixierten wie am fixierten Gewebe. Zur Fixierung dient vor allem Formol. Allerdings ist zu berücksichtigen, daß für den Nachweis besonderer Fettstoffe spezifische Fixierungsvorschriften anzuwenden sind (so besonders für den Lipoidnachweis nach CIACCIO, für den Nachweis von Seifen usw.). Es sei hier ausdrücklich auf die Angaben auf S. 188 verwiesen („Nachweismethoden für Fettstoffe"). Abstrich- oder Zupfpräparate werden in üblicher Weise hergestellt und wie folgt untersucht:

a) In indifferenten Flüssigkeiten bildet das Fett meist aufleuchtende Körnchen oder Kügelchen, mit oder ohne Doppelbrechung.

b) Bei Zusatz von Essigsäure, bzw. von dünner Natron- oder Kalilauge werden diese Tröpfchen nicht aufgelöst (Unterscheidung von Eiweißkörnchen).

c) Nach Entwässerung kleiner Gewebsstücke in Alkohol oder Aceton entfettet man mit Chloroform, Äther oder dergleichen wobei die Körnchen und Tröpfchen aufgelöst werden.

d) Färbung von Gefrierschnitten nach den üblichen Fettnachweismethoden mit Sudan III, Sudanschwarz B, Scharlach, Osmiumtetroxyd. Bei nekrotischen Prozessen, namentlich im Zentralnervensystem, treten oft sog. *myelinige Substanzen* auf. Es werden hierbei zwei verschiedene Arten dieser Stoffe unterschieden:

a) Nekrobiotische Myeline: Sie entstehen intra vitam bei nekrotischen Prozessen. Durch Formol werden sie erhalten, in Alkohol sind sie löslich. Frisch untersucht lassen sie einen matten Glanz erkennen, was sie von Glyzerin- oder Cholesterinestern unterscheiden läßt. Sie sind selten doppelbrechend; ist Doppelbrechung vorhanden, so läßt sie sich durch Erwärmen nicht verändern, ein Unterscheidungsmerkmal gegenüber Cholesterinester. Man kann diese Stoffe mit der Methode von LORRAIN-SMITH-DIETRICH färben (s. S. 198); gegenüber Sudan, Nilblau oder Neutralrot zeigen sie ein wechselndes Verhalten; beim Erwärmen kann die Neutralrotfärbung positiv ausfallen (konzentrierte wässerige Neutralrotlösung).

b) *Postmortale oder autolytische Myeline:* Sie sind ebenfalls in Alkohol löslich, zeigen fast nie Doppelbrechung und färben sich leicht mit Neutralrot. Wie bei *a*) fällt die LORRAIN-SMITH-DIETRICH-Reaktion positiv aus. Im übrigen zeigen sie dasselbe Verhalten wie die nekrobiotischen Myeline.

In Fällen von *Fettgewebsnekrose* des Pankreas und des Bauchfells stellt man die BENDAsche Reaktion an. Die Gewebsstücke legt man in die WEIGERTsche Neurogliabeize mit Zusatz von 10% Formol. Durch Kochen löst man 2,5 g Fluorchrom in 100 ccm Wasser; nach dem Sieden löscht man die Flamme und setzt 5 ccm Eisessig zu. Sodann werden unter ständigem Umrühren mit einem Glasstab 5 g feingepulvertes neutrales Cuprum aceticum zugegeben. Nach Erkalten ist die Beize gebrauchsfertig. Zur BENDAschen Reaktion gibt man zu 100 ccm Beize 10 ccm Formol und fixiert im Brutschrank bei 36° 24 Stunden. Die Fettgewebsnekrosen färben sich intensiv grün. Das Material kann ohne weiteres am Gefriermikrotom geschnitten werden; schöne Bilder erhält man bei nachfolgender Sudan-III- und Haemalaunfärbung: normales Fett rot, nekrobiotisches Fett (auch kleinste Herde) grün, Kerne blau.

Es empfiehlt sich, dieses Verfahren zum Studium der Fettablagerungen bei der Atheromatose anzuwenden; Gelatineeinbettung ist dabei oft notwendig, da die atheromatösen Herde leicht ausfallen.

B. Nekrose.

Die mikroskopische Untersuchung nekrotischer Gewebsveränderungen erfolgt sowohl an Zupfpräparaten, ohne oder mit Zusatz von Essigsäure, als auch an Schnittpräparaten. Es ist immer empfehlenswert, in solchen Fällen eine Fettfärbung vorzunehmen (Studium der Fettphanerose); man fixiert dementsprechend am ehesten im ORTHschen Gemisch oder in Formol. Legt man besonderen Wert auf Kernstrukturen, fixiert man in BOUINscher Lösung oder in Sublimatgemischen; gegebenenfalls bietet das FLEMMINGsche Gemisch Vorteile, wenn man zugleich auch eine Darstellung der Mitochondrien vornehmen will. Als Färbemethoden dienen alle üblichen Kernfärbeverfahren und Doppelfärbungen. Ist die Nekrose noch frisch, so kann allenfalls noch eine Kernfärbung eintreten; sie erscheint jedoch verwaschen und weniger scharf als in den umliegenden nichtnekrotischen Gewebsbezirken. Man beachte, daß auch bei der Fäulnis eine schlechte Darstellung des Chromatins vorkommt, ganz besonders in Drüsenzellen (Pankreas, Leber) und im Zentralnervensystem, und zwar viel früher als in Bindegewebszellen. Im allgemeinen werden die nekrotischen Herde durch saure Farbstoffe, wie Eosin, diffus gefärbt.

C. Störungen des Blutkreislaufs.

Wertvolle Beobachtungen können auch hierbei, namentlich bei Blutungen, durch die Untersuchung frischer Zupfpräparate oder am Ausstrichmaterial angestellt werden. So kann man ohne weiteres die an den Erythrozyten auftretenden Veränderungen, ihre Aufnahme in Phagozyten, die Umwandlung des

Haemoglobins (Haemosiderin, Haematoidin) wahrnehmen. Es empfiehlt sich, nicht nur eine, sondern mehrere Stellen der Blutung zu untersuchen.

1. Blutungen und blutreiche Organe. Bei Blutungen in serösen Häuten oder in sonstigen membranösen Gebilden (so besonders bei Pachymeningitis haemorrhagica) ist es vorteilhaft, ein Membranpräparat (Häutchenpräparat) herzustellen: Fixierung der betreffenden Stelle unter leichter Spannung auf Korkplatte oder festem Papier, Abpräparieren einer dünnen Membran mit nachträglicher Färbung oder Herstellung eines Totalpräparates (s. S. 33). Die in gut gelungenen Häutchenpräparaten zur Darstellung kommenden Bilder sind oft von hervorragender Klarheit.

Will man Schnittpräparate herstellen, so beachte man einige Vorsichtsmaßnahmen:

Fixierung: Wenig geeignet zur Fixierung von blutreichen Geweben ist Formol, weil reichlich Formolniederschläge auftreten. Am besten verwendet man das ORTHsche Gemisch (MÜLLER-Formol) oder sublimathaltige Gemische. *Einbettung:* In Celloidin oder in Paraffin. Bei letzterem Verfahren ist Vorsicht geboten, da von Blutansammlungen durchsetztes Gewebe oft spröde wird. Das Einbettungsverfahren über Methylbenzoat-Celloidin (s. S. 84) nach ROMEIS ist zur Vermeidung von unangenehmen Überraschungen beim Schneiden sehr zu empfehlen, besonders nach Sublimatfixierung.

Färbungen: Zweckmäßig ist die gewöhnliche Haemalaun-Eosindoppelfärbung; ferner liefern die verschiedenen Trichrommethoden von MASSON, insbesondere die Haemalaun-Erythrosin-Safranmethode, ausgezeichnete und farbenprächtige Bilder. Mit dem „Jaune-solide"-Verfahren nach WALLART bekommt man bei geeigneter Fixierung (z. B. HELLYsche Flüssigkeit) auch eine gute Darstellung etwaiger Fibringerinnsel (leuchtend rot). Unter Umständen sollte eine reine Fibrinfärbung nach WEIGERT und besonders nach KRAULAND (s. S. 269) angestellt werden. Auf alle Fälle sollte man bei Blutungen eine Eisenreaktion nie unterlassen, um ein Urteil über das approximative Alter der Blutung zu gewinnen.

ERNST empfiehlt zur Unterscheidung frischer und alter Blutextravasate folgendes Verfahren: 1. Färben in konzentrierter Lösung von Säurefuchsin in Wasser 30 Minuten. 2. Differenzieren in Anilinwasser (10 ccm Anilinöl werden in 100 ccm destilliertem Wasser gut aufgeschüttelt. Absetzen lassen und die überstehende Flüssigkeit durch mit Wasser gut angefeuchtetes Filter filtrieren). 3. Entwässern in Alkohol, Carbolxylol, Balsam. *Ergebnis:* Nur intravasculäre und frisch ausgetretene Erythrozyten sind rot gefärbt.

Zur Darstellung feiner Gefäßverzweigungen in einem Bluterguß bedient man sich am ehesten eines der zahlreichen Verfahren zur Versilberung von Bindegewebsfasern; mit dem Verfahren von GOMORI für Paraffinschnitte oder von ACHUCARRO für Celloidinschnitte kommt man meist zum Ziel (s. S. 297).

Die verschiedenen Verfahren der Darstellung des Blutgefäßnetzes mittels Benzidinreaktion (Peroxydasewirkung), wie die Methode von PICKWORTH und ihre Modifikationen, kommen höchstens dann in Anwendung, wenn es sich darum handelt, kleinste Blutergüsse sichtbar zu machen.

2. Thrombosen. Hinsichtlich der Fixierung und der Einbettung gelten dieselben Regeln wie für blutreiche Gewebe. Liegen frische Thromben vor, so fixiert man, um brauchbare Färbungen nach PAPPENHEIM herstellen zu können

(S. 360), am besten im HELLYschen Gemisch oder in Sublimat-Formol nach STIEVE. Sonst färbt man mit den üblichen unter 1. angegebenen Doppel- oder Mehrfachfärbungen; selbstverständlich wird man aus einer Fibrinfärbung nach WEIGERT wertvolle Schlüsse ziehen können. Auch empfiehlt es sich, die elastischen Elemente der Gefäße darzustellen (Elasticafärbung s. S. 303).

3. Fettembolie. Am frischen Präparat gelingt der Nachweis von embolisiertem Fett (bei Frakturen) leicht. SCHMORL verfährt folgendermaßen: Aus der Lunge z. B. schneidet man mit der Cooperschen Schere kleine flache Stückchen von einer frisch angelegten Schnittfläche ab, legt sie auf einen Objektträger und quetscht sie mit einem Deckglas. Bei der Niere verfährt man in der Weise, daß man von einer frisch angelegten Schnittfläche, die man mit Wasser abgespült hat, um das Blut zu entfernen, mit einem scharfen Skalpell kleine Gewebebröckel von der Rinde abschabt und in physiologischer Kochsalzlösung untersucht; hier treten die Fetttröpfchen in den Glomerulaschlingen deutlich hervor. Ähnlich verfährt man mit dem Herzmuskel. Von den Hirnhäuten breitet man kleine Stückchen sorgfältig auf einem mit etwas physiologischer Kochsalzlösung angefeuchteten Objektträger aus und deckt zu.

Zur Herstellung von Schnittpräparaten fixiert man in Formol und färbt Gefrierschnitte mit Haemalaun-Sudan III bzw. Sudanschwarz B oder Scharlachrot.

4. Ödem. Zur Fixation dienen Flüssigkeiten, die rasch eindringen und gut fixieren; mit warmem Formol (Formol 1 Teil und Wasser 4 Teile) oder BOUINscher Lösung erzielt man gute Resultate. Sublimatfixierung ist weniger geeignet, weil sich danach die Gewebe schlecht auf dem Gefriermikrotom schneiden lassen. Von einer Einbettung in Celloidin oder Paraffin ist, abgesehen von seltenen Ausnahmen, abzuraten, da jede Schrumpfung zu vermeiden ist, wenn man die durch ein Ödem gesetzten Veränderungen gut erhalten will. Das Gefrierschneiden ist, mit oder ohne Gelatineeinbettung, die Methode der Wahl.

Das Ödem parenchymatöser Organe (z. B. Leber, Niere, Herzmuskel) studiert man am besten nach Fixierung in heißem Formol oder in Sublimatgemischen (Susa, Zenkersche Flüssigkeit); nach sorgfältiger Paraffineinbettung färbt man mit dem Trichromverfahren nach MASSON. Oft kann man hierbei feinste Eiweißniederschläge von blaßvioletter Farbe in den ausgeweiteten Interstitien feststellen. Zum Studium der Bindegewebsstrukturen bei Ödem wendet man die unter „Bindegewebe" angegebenen Methoden an (s. S. 280).

D. Nachweis von Fibrin.

Das Fibrin läßt sich mit allen Anilinfarben in den entsprechenden Farbtönen darstellen, z. B. rot durch Säurefuchsin. Man kann es sehr elegant und einfach mit der Trichrommethode von MASSON oder mit dem „Jaune-solide"-Verfahren nach WALLART darstellen; am besten gelingen diese Färbungen nach Fixierung in BOUINscher Lösung oder im Gemisch von DUBOSCQ-BRAZIL. Auch kann man unter Umständen bei gewöhnlicher Haemalaun-Eosinfärbung Fibrin darstellen, allerdings nicht in elektiver Weise.

Die schönste und sicherste Methode ist die *Fibrinfärbung nach* WEIGERT. Sie wurde öfters modifiziert (vgl. UNNA), aber eigentlich ohne großen Vorteil.

Fixierung: Die Objekte können in Alkohol, Sublimatgemischen, Formalin fixiert werden. Am zweckmäßigsten bettet man sie in Paraffin ein (Celloidineinbettung ist weniger ratsam, da sich das Celloidin stark mitfärbt). Nach der Fixierung in Chromsalzgemischen (ZENKER, HELLY, ORTH) muß man die Schnitte vor der Färbung für ca. zehn Minuten in eine 0,3%ige Kaliumpermanganatlösung und nach Abspülen in Wasser für zwei bis drei Stunden in 5%ige Oxalsäure bringen. Hernach wäscht man sie gründlich in fließendem Wasser. Zur Färbung verwendet man folgende Lösungen:

Stammlösung a:	absoluter Alkohol	33 ccm
	Anilinöl	9 ccm
	Methylviolett im Überschuß	
Stammlösung b:	gesättigte wässerige Methylviolettlösung	

vor Gebrauch mischt man Stammlösung a 3 ccm
Stammlösung b 27 ccm

(Diese Lösungen ersetzen die Anilin-Gentianaviolettlösung von WEIGERT: 90 ccm Anilinwasser und 11 ccm konzentrierte alkoholische Gentianaviolettlösung. Auch kann man, wie SCHMORL u. a. angibt, die zur Bakterienfärbung nach GRAM verwendete Carbolgentianaviolettlösung gebrauchen: $2^1/_2$%iges Carbolwasser 100 ccm, konzentrierte alkoholische Gentianaviolettlösung 1 ccm.)

Jod-Jodkaliumlösung:

Jod	1 g	(Zuerst Jodkalium lösen und dann erst Jod zusetzen.)
Jodkalium	2 g	
destilliertes Wasser	300 ccm	

Ausführung der Färbung (Paraffinschnitte):

1. Vorfärbung der Kerne am besten mit Kernechtrot, Carmalaun, Lithioncarmin u. dgl. Abspülen in Wasser.
2. Färben auf dem waagrecht liegenden Objektträger (Färbebank) fünf bis zehn Minuten mit einer der angegebenen Farblösungen.
3. Abspülen in Wasser, abtrocknen mit Fließpapier.
4. Aufgießen von Jod-Jodkaliumlösung fünf Minuten; abtrocknen mit Fließpapier.
5. Differenzierungen in einer Mischung von Anilin 2 Teile und Xylol 1 Teil; das Gemisch muß mehrere Male erneuert werden, bis keine Farbwolken mehr abgehen und das Fibrin allein violett gefärbt ist.
6. Gründliches Spülen in Xylol, damit das Anilin restlos entfernt wird.
7. Reines Xylol. Einschluß in Balsam.

Ergebnis: Kerne rot, Fibrin leuchtend violett.

Anmerkungen: Wird Punkt 6 nicht berücksichtigt, so wird sich das Fibrin allmählich entfärben, der Balsam wird dabei bräunlich.

Gefrier- oder Celloidinschnitte sind vor der Färbung aufzuziehen und müssen faltenlos sein. Celloidinschnitte fängt man aus einer mit Wasser gefüllten Schale auf Objektträger auf, die gut mit Alkohol abgerieben worden sind. Die Schnitte werden sodann abgetrocknet und wie Paraffinschnitte behandelt. Das Abtrocknen der Schnitte vor der Färbung, besonders aber vor der Färbung und Differenzierung, ist unbedingt erforderlich, weil sonst eine starke Schrumpfung des Schnittes mit Kräuselung auftritt. Zur restlosen Entfärbung des Celloidins empfiehlt SAXER, die Präparate nach der Behandlung mit Anilinxylol auf kurze Zeit in Anilinöl, dem man einige Jodkristalle zugesetzt hat, zu bringen.

Zum Abtrocknen verwendet man am besten auf Objektträgergröße zugeschnittene und zusammengeheftete Filterpapierbündel; das Filterpapier muß möglichst glatt sein.

Diese Methode ist keine spezifische histochemische Reaktion, auch andere Gewebsbestandteile werden mit ihr dargestellt, besonders Keratin, es muß also auch die morphologische Besonderheit der violett erscheinenden Strukturen beachtet werden.

Wenn man das Anilinxylolgemisch, welches zur Differenzierung dient, stärker mit Xylol verdünnt (Anilinöl 2 Teile, Xylol 3 Teile), so kann man noch weitere Gewebselemente darstellen (BENEKE): Bindegewebsfibrillen, Sharpeysche Fasern, Knochenfibrillen, Interzellularbrücken im Plattenepithel, Gallenkapillaren. Die Differenzierung muß freilich unter dem Mikroskop vorgenommen und sofort unterbrochen werden (eintauchen in Xylol). An dünnen Paraffinschnitten ausgeführt, gibt dieses Verfahren ausgezeichnete Resultate.

Die von KOCKEL angegebene Modifikation der WEIGERTschen Methode bietet keine Vorzüge.

Von KRAULAND ist zur Darstellung von Fibrin in Blutaustritten folgendes Verfahren empfohlen worden:

Fixierung in Formol oder Alkohol. Paraffineinbettung. Färbung in einer gesättigten Lösung von *Neu-Viktoriablau* (Grübler) in Anilinwasser drei bis fünf Stunden bei Zimmertemperatur (oder ein bis zwei Stunden bei 58°), wobei allerdings die Farblösung rasch verdirbt, während sie bei Zimmertemperatur praktisch unbegrenzt haltbar ist. Die Schnitte werden wie üblich mit Filterpapier abgetrocknet, mit Jod-Jodkaliumlösung übergossen, gut abgetrocknet und in Anilinxylol (Anilin 2 und Xylol 1) differenziert. Sodann Xylol, Balsam.

Ergebnis: Auch die feinsten Fibrinfäserchen, die nach der WEIGERTschen Färbung oft nicht zur Darstellung kommen, sind intensiv blau gefärbt.

E. Nachweis von Amyloid.

Dieser pathologische Eiweißkörper ist mit verschiedenen Verfahren darzustellen, denn er gibt mit einigen basischen Anilinfarben metachromatische Reaktionen und ist mit Jod anfärbbar. Diese sog. Amyloidreaktionen können sowohl an Gefrierschnitten wie nach Einbettung in Celloidin oder Paraffin vorgenommen werden; sie werden also durch organische Lösungsmittel nicht beeinflußt, ebenso nicht durch Oxydations- und Reduktionsmittel. Störend wirkt die Essigsäure, was bei der Fixierung zu berücksichtigen ist. Auch durch Alkalien geht die metachromatische Färbung verloren. Zur *Fixierung* verwendet man am besten Alkohol, Sublimatgemische (ohne Essigsäure!), Chromsalzgemische. Weniger geeignet ist Formol, allerdings sind auch nach reiner Formolfixierung gute Färbungen zu erzielen, falls man das Material rasch genug nach der Fixierung bearbeitet; nach langem Liegen in Formol geht meist die metachromatische Färbung verloren. Ein längeres Liegen in Alkohol schadet dagegen nichts. Wir hatten nach Fixierung in ORTHschem Gemisch (Müller-Formol) stets gute Ergebnisse.

1. Jodreaktion. Sie gelingt am schönsten nach Alkoholfixierung, und ist eigentlich das sicherste Nachweisverfahren. Die Schnitte werden aus destilliertem Wasser für eine bis zehn Minuten (je nach Dicke der Schnitte) in verdünnte Jod-Jodkaliumlösung (Lugol) gebracht (Jod 1, Jodkalium 2,0, Wasser 300); sie müssen zitronen- oder strohgelb erscheinen. Hierauf spült man sie in Wasser ab und deckt sie in Glyzerin oder Glyzeringelatine ein.

Ergebnis: Amyloid ist mahagonibraun, andere Gewebsteile hellgelb. Die Haltbarkeit derartiger Präparate ist schlecht; diese Färbung dient also vor allem zur raschen Orientierung.

2. Jodschwefelsäurereaktion. Man behandelt die Schnitte mit *sehr* stark verdünnter Lugolscher Lösung („etwa von der gelben Farbe des Rheinweines" sagt SCHMORL) so lange, bis sie leicht gelblich angefärbt sind und von der braunen Färbung des Amyloids höchstens die Anfänge sichtbar sind. Sodann deckt man die Schnitte zu (wenn man Gefrierschnitte färbt, zieht man sie selbstverständlich zunächst auf den Objektträger auf) und läßt von einem Deckgläschenrand konzentrierte Schwefelsäure zufließen (man verfährt dabei nach S. 27).

Ergebnis: Die Amyloidablagerungen nehmen allmählich eine blaue bis violette Farbe an.

Auch diese Reaktion ist nur von beschränkter Haltbarkeit; im Dunkeln aufbewahrt, bei guter Umrandung des Deckgläschens, kann man sie immerhin sechs Monate bis ein Jahr halten. Diese beiden Reaktionen gelingen an Gefrier- oder Celloidinschnitten besser als an Paraffinschnitten.

3. Metachromatische Farbreaktionen. Diese Nachweismethoden haben viele Vorteile gegenüber der Jodreaktion; sie gestatten insbesondere eine gleichzeitige Darstellung der Amyloidablagerungen und der Zellkerne, so daß die Beziehungen der ersteren zu den Gewebsbestandteilen klar hervortreten. Ferner sind die Präparate wesentlich besser zu konservieren und außerordentlich demonstrativ.

Es werden hierbei hauptsächlich zwei Farbstoffe angewandt, Gentianaviolett oder Methylviolett. Verwendet wird eine 1- bis 2%ige wässerige Lösung.

b) Färbung mit Methylviolett oder Gentianaviolett. Man verfährt folgendermaßen:

1. Die Schnitte bringt man aus destilliertem Wasser in 1%ige wässerige Methylviolett- oder Gentianaviolettlösung eine halbe bis eine Minute für Gefrierschnitte, bis zu zehn Minuten für Paraffinschnitte.

2. Man spült sie sodann in 2%iger Essigsäure ab und wechselt die Lösung mehrmals, bis keine Farbwolken mehr abgehen; das ist meist nach ein bis zwei Minuten der Fall.

3. *Gründliches* Auswaschen in destilliertem Wasser, denn davon hängt die Dauerhaftigkeit der Präparate ab; die Essigsäure muß gründlich entfernt werden.

4. Abtupfen mit Fließpapier, einschließen in Gummisirup nach v. APATHY oder in Lävulosesirup (Glyzeringelatine ist nicht so gut).

Ergebnis: Amyloidablagerungen erscheinen rot, Kerne blau, Grund hellbläulich. Wenn sich bei diesem Verfahren das Amyloid nur schlecht färben sollte, so setzt man zu 50 ccm der 1%igen Farblösung zehn bis fünfzehn Tropfen einer 5%igen Oxalsäurelösung zu; das Amyloid erscheint dann leuchtend rotviolett (O. MEYER). Etwas in Vergessenheit geraten, aber sehr empfehlenswert ist die Methode der Färbung von Paraffinschnitten vor der Entparaffinierung, wie sie SCHMORL und P. MAYER angeben. Man kann damit Balsampräparate herstellen, die allerdings nicht sehr haltbar sind:

1. Paraffinschnitte werden direkt vom Messer auf eine $^1/_2$%ige Gentianaviolettlösung gebracht, die auf etwa 40° C erwärmt worden ist; die Schnitte strecken sich dabei gut aus.
2. Man spült sie in Wasser und differenziert in 1%iger Essigsäure zehn bis fünfzehn Minuten.
3. Sehr gründliches Auswaschen in destilliertem Wasser.
4. Übertragen in 7%ige Kalialaunlösung.
5. Abspülen in destilliertem Wasser und aufziehen auf Objektträger; das Wasser wird sorgfältig abgesogen, worauf man die Schnitte zum Trocknen bringt (ein bis zwei Stunden).
6. Lösen des Paraffins in Xylol, eindecken in Canadabalsam.

Schöne Präparate werden auch mit der *Doppelfärbung nach* BIRCH-HIRSCHFELD hergestellt:

1. Vorfärben mit Bismarkbraun in wässeriger Lösung.
2. Waschen in Alkohol, Übertragen in destilliertes Wasser, die Schnitte erscheinen braun.
3. Färben mit 0,5%iger wässeriger Gentianaviolettlösung fünf Minuten.
4. Differenzieren in 1%iger Essigsäure bis der braune Farbton wieder erscheint.
5. Gründlich in Wasser auswaschen und in Lävulose einschließen.

Ergebnis: Kerne blau, Cytoplasma hellbraun, Amyloid rot.

b) **Färbung mit polychromem Methylenblau nach** SCHMORL. Mit diesem Verfahren lassen sich sehr elegante und dauerhafte Präparate herstellen.

1. Färben in polychromem Methylenblau (bei Hollborn zu beziehen) zehn bis fünfzehn Minuten.
2. Abspülen in destilliertem Wasser.
3. Kurzes Eintauchen in 0,5%ige Essigsäure etwa zehn bis zwölf Sekunden.
4. Übertragen in konzentrierte, zur Hälfte mit Wasser verdünnte Alaunlösung zwei bis fünf Minuten.
5. Abspülen in absolutem Alkohol eine halbe Minute.
6. Entwässern in absolutem Alkohol eine viertel bis halbe Minute.
7. Aufhellen in Xylol, eindecken in Canadabalsam.

Ergebnis: Amyloid hellrot, Kerne blau, Protoplasma hellblau. Die Färbung gelingt besonders nach Formolfixierung, aber auch nach Härtung in Sublimatgemischen oder in Alkohol (Präparate müssen vor Licht geschützt aufbewahrt bleiben).

c) Färbungen mit weiteren metachromatischen Farbstoffen. Mit Jodgrün oder Methylgrün wird das Amyloid violett gefärbt; am besten braucht man stark verdünnte Lösungen, z. B. 1 : 300 oder einen bis drei Tropfen einer 2%igen Lösung in 20 ccm destilliertem Wasser und färbt 12 bis 24 Stunden; sodann spült man in destilliertem Wasser ab und schließt in Lävulosesirup ein. Thionin oder Cresylechtviolett färben das Amyloid blau, die Kontraste sind allerdings nicht besonders gut.

Bei allen diesen metachromatischen Färbungen ist in Betracht zu ziehen, daß auch andere Gewebsbestandteile die Metachromasie aufweisen: Schleim, kolloide Massen (Schilddrüse), Mastzellengranula, Knorpelgewebe usw. Eine Verwechslung mit Amyloid ist allerdings kaum möglich wegen des besonderen morphologischen Verhaltens der Amyloidablagerung. Es ist im Zweifelsfalle die Jodprobe anzustellen.

4. Färbung mit Congorot (Bennhold). Fixierung in Alkohol, Formol oder Sublimat: Die Färbung gelingt sowohl an Paraffin wie an Gefrierschnitten; sie ist leicht durchzuführen und gibt sehr übersichtliche, klare Präparate (vgl. Letterer).

1. Nach dem Entparaffinieren (Gefrierschnitte nach dem Schneiden) gut waschen.
2. Vorfärben der Kerne mit Haemalaun, wässern.
3. Eintauchen in 1%ige wässerige Lösung von Lithiumcarbonat 5—10 Minuten (oder 15 Sekunden in gesättigte wässerige Lösung).
4. Färben in einer 1%igen wässerigen Lösung von Congorot, und zwar:
   Gefrierschnitte 15 bis 20 Sekunden,
   Paraffinschnitte 15 bis 30 Minuten.
5. Entfärben in 80%igem Alkohol, bis rote Schlieren am Objektträger herablaufen.
6. Abspülen in destilliertem Wasser (falls keine gleichmäßige Entfärbung erzielt wurde, so wiederholt man Punkt 3 und 4).
7. Alkohol, Xylol, Balsam.

Ergebnis: Amyloid rot, Kerne blau.

Die Färbung ist nicht streng spezifisch; oft wird, besonders in den Arterien, auch das elastische Gewebe stark und elektiv mitgefärbt. Die nach der Congorotmethode gefärbten Amyloidmassen erweisen sich als doppelbrechend (Ladewig), dies ist nicht der Fall nach anderen Färbungen. Diese Färbung läßt sich sehr gut mit einer Darstellung der Bindegewebsfibrillen mittels Silberimprägnation kombinieren; besonders empfehlenswert sind hierbei die Verfahren nach Foot oder Gomori (s. S. 295). Zunächst wird die Versilberung vorgenommen, sodann die Amyloidfärbung und zuletzt die Kernfärbung.

Vor kurzem hat Highmann eine einfache, rasche und zuverlässige Färbung des Amyloids mit Congorot bekanntgegeben, die ich sehr empfehlen kann:

Paraffinschnitte (oder Celloidinschnitte) färbt man fünf Minuten (etwas weniger für Celloidinschnitte) in 0,5%iger Congorotlösung, die mit 50%igem Alkohol hergestellt worden ist. Der Schnitt erscheint diffus rot; man differenziert ihn eine bis drei Minuten in 80%igem Alkohol, der 0,2% Kalilauge enthält (wir fanden, daß folgende Mischung zuverlässig ist: 100 ccm 80%iger Alkohol und 1 ccm 1%ige Kalilauge). Unter dem Mikroskop wird der Gang der Differenzierung kontrolliert; ist nur noch das Amyloid schön rot gefärbt, wäscht man in Wasser aus. Vorteilhaft ist eine Vorfärbung der Kerne mit Haemalaun oder Alaun-Haematoxylin.

Zur gleichzeitigen Darstellung von Amyloid und Fettsubstanzen färbt man die Gefrierschnitte zunächst mit Sudan III oder Scharlach (bzw. Fettschwarz) und schließt nachträglich eine Färbung mit Gentiana- oder Methylviolett an. Die erhaltenen Bilder sind oft sehr lehrreich.

F. Nachweis von Hyalin.

Was die verschiedenen Forscher unter „Hyalin" verstehen, ist nicht einheitlich. R. v. Recklinghausen faßte unter dieser Bezeichnung eine ganze Reihe verschiedenartiger Stoffe zusammen, sowohl epithelialer wie bindegewebiger, protoplasmatischer und extraprotoplasmatischer Herkunft, die vor allem unter pathologischen Verhältnissen auftreten. Hyalin trifft man in Form von verästelten, oft korallenstockartigen Bälkchen, von breiten, leicht faserigen Schichten, von Kugeln u. dgl., die im Frischpräparat homogen, glänzend und durchsichtig sind und meist in schwacher Essigsäure aufquellen. Hyalin ist unlöslich in Wasser, Alkohol und Fettlösungsmitteln; von starken Alkalien, konzentrierter Salzsäure und von Pepsin bei 37° wird es gelöst. Es gibt, im Gegensatz zum Amyloid, keine Jodreaktion und wird dabei gelb gefärbt.

Was heute unter Hyalin zu verstehen ist, stellt eine besondere Bindegewebsumwandlung dar, die durch Quellung der Bindegewebsfasern entsteht, sehr wahrscheinlich unter gleichzeitiger Durchtränkung mit Plasmaeiweiß (vgl. hierzu Müller, Roulet). Man kann diese verzweigten bandartigen oder dicken, leicht faserigen Gebilde an verschiedenen Organen studieren; sehr schöne Bilder werden in Lymphknoten (z. T. nach Tuberkulose), in gewissen Geschwülsten (cykindromatöse Umwandlung von Adenomen der Brustdrüse, Speicheldrüse z. B.) beobachtet. Zur Darstellung derartiger Gebilde kommen hauptsächlich Bindegewebsfärbungen in Betracht (s. S. 281), unter anderem die *van-Gieson-Färbung* (S. 146), die Trichromverfahren nach Masson (S. 150), die Azanmethode von Heidenhain (S. 284), die Bindegewebsfärbung nach Mallory (S. 285) u. dgl. Es erscheint das Hyalin in der gleichen Farbe wie die kollagenen Bindegewebsfasern (Roulet).

Langeron empfiehlt ein Färbeverfahren nach Kühne, mit dem z. T. elegante Präparate gewonnen werden; die Methode ist jedoch nicht ganz zuverlässig. Man fixiert in Alkohol, Paraffineinbettung. Nach Entparaffinierung kommen die Schnitte in Alkohol und werden in folgender Lösung gefärbt:

Gesättigte alkoholische Kristallviolettlösung	9 Teile
1%ige Ammoniumcarbonatlösung	1 Teil

einige Minuten. Auswaschen in destilliertem Wasser; Auftropfen von Lugolscher Lösung für zwei Minuten. Differenzieren mit gesättigter alkoholischer Fluoreszeinlösung. Xylol, Balsam.

Ergebnis: Hyalin rot, das übrige Gewebe blaßviolett.

G. Entzündung.

Es lassen sich wohl kaum besondere Regeln aufstellen oder besondere Methoden angeben, die zur mikroskopischen Beobachtung des Entzündungsgeschehens dienen könnten. Die hierbei anzuwendenden Untersuchungsverfahren wechseln je nach dem verfolgten Ziel, z. T. auch je nach dem Objekt. Ganz außer acht lassen wir die experimentalpathologischen Methoden, wie Lebendbeobachtung u. dgl., die nicht in den Rahmen dieses Buches gehören.

Immerhin wird der Anfänger einige Punkte allgemeiner Art beachten müssen: Die Untersuchung am frischen Präparat liefert nur selten brauchbare Bilder; zweckmäßiger ist die Untersuchung von dünnen Häutchen oder von Schnittpräparaten.

Häutchenpräparate gestatten insbesondere die Entzündungsvorgänge in selten schöner, plastischer Weise zu studieren. Man kann hierbei verschiedene Verfahren anwenden, je nachdem, ob man die Häutchen frisch oder nach vorangehender Fixierung herstellt. Besonders geeignet ist diese Methode für Entzündungen im subkutanen Gewebe, Fascien, an der Oberfläche seröser Häute oder Gelenke.

a) Ein kleines Stück von subkutanem Bindegewebe z. B. wird mit scharfer Schere herausgeschnitten; man breitet es möglichst rasch an der Oberfläche eines sauberen Objektträgers mit Hilfe von zwei Präpariernadeln zu einem hauchdünnen Häutchen aus. Das gelingt nach einiger Übung sehr rasch und es haftet das Präparat dem Glas ausgezeichnet an, wenn kein Fettgewebe dabei ist. Man vermeide den Zusatz irgendwelcher Flüssigkeit!

Der so beschickte Objektträger wird für eine bis drei Stunden in die Fixierungsflüssigkeit gebracht; am besten wählt man dazu das Hellysche Gemisch (Zenker-Formol). Nach der Fixierung wird das Präparat eine Stunde in Wasser gewaschen, in steigendem Alkohol gehärtet und ins Wasser zurückgebracht. Zur Färbung ist die panoptische Färbung nach Pappenheim (S. 360) zu empfehlen, mit welcher die bei der Entzündung vorkommenden Zellen besonders schön dargestellt werden. Legt man besonderen Wert auf die Veränderungen der Bindegewebszellen, namentlich auf die Wucherung der Fibroblasten und auf die Darstellung der Histiozyten, so färbt man nach v. Möllendorff mit Eisenlackhaematoxylin:

Man stellt sich folgende Haematoxylinlösung her:

Haematoxylin	1 g
absoluter Alkohol	10 ccm
destilliertes Wasser	100 ccm

Daneben braucht man eine $2^0/_0$ige Eisenalaunlösung. Vor Gebrauch mischt man die beiden Lösungen in verschiedenen Proben, z. B. Haematoxylin 1 Teil und Alaun 1 Teil, Haematoxylin 1 Teil und Alaun 2 Teile usw. bis man eine Mischung bekommt, welche bei 56^0 Thermostattemperatur nicht früher und nicht später als fünf bis zehn Minuten ausflockt (wir fanden nach wiederholten Proben folgendes Verhältnis geeignet: *Haematoxylinlösung 20 ccm, Alaunlösung 35 ccm.*) Beim Mischen der beiden Lösungen ist die Farbe zuerst violett, nach 30 Sekunden wird sie tiefblau. Erscheint sofort ein Niederschlag, so enthält die Mischung zuviel Haematoxylin; bildet sich nach zehn Minuten bei 56^0 kein Niederschlag, so enthält sie zuviel Eisenalaun. Im richtig bereiteten Farbgemisch bleiben dünne Paraffinschnitte oder Häutchenpräparate am besten zehn Minuten bei 56^0 (für Schnittpräparate eventuell etwas länger). Sodann wird in 20 %igem Eisenalaun in üblicher Weise differenziert und in Wasser gut ausgewaschen. Entwässerung in der aufsteigenden Alkoholreihe, Xylol, Balsam.

Ergebnis: Kerne blau, Cytoplasma der Fibrozyten bis in die Ausläufer hinein vollkommen ausgefärbt, graublau.

Von STIEVE wird zum gleichen Zweck die Färbung mit Molybdänhaematoxylin nach HELD empfohlen, welche zuverlässiger ist:

1. Beizen in 5 %iger Eisenalaunlösung einige Minuten.
2. Abspülen in destilliertem Wasser.
3. Färben in Molybdänsäurehaematoxylin folgender Zusammensetzung: 1 g Haematoxylin wird in 100 ccm 70 %igem Alkohol gelöst; dazu gibt man chemisch reine Molybdänsäure im Überschuß zu und schüttelt öfters durch. Die zuerst blau gefärbte Lösung wird mit der Zeit schwarz und soll erst dann verwendet werden (beste Ergebnisse mit ein bis zwei Jahre alten Lösungen!). Einige Tropfen dieser Farblösung werden in destilliertes Wasser getropft, bis eine eben noch durchsichtige violette Flüssigkeit vorliegt, in welcher die Präparate 12 bis 24 Stunden bei 50° gefärbt werden.
4. Differenzieren in 5 %iger Eisenalaunlösung bis das kollagene Bindegewebe völlig entfärbt ist; dies kann mehrere Stunden beanspruchen.
5. Auswaschen in fließendem Wasser.
6. Alkoholreihe, Xylol, Balsam.

b) Auch kann man, wie BENNINGHOFF, JASSWOIN u. a. es vorgeschlagen haben, das Gewebe möglichst rasch fixieren und dazu neutrales Formol verwenden (Fo. 1, Wasser 7); JASSWOIN neutralisiert das Formol kurz vor Gebrauch mit Magnesiumcarbonat (zu 100 ccm des unverdünnten Formols werden 5 g Magnesiumcarbonat zugesetzt, das Gemisch wird gut durchgeschüttelt und filtriert); nach einer Stunde wird von der Oberfläche des Gewebsstückes eine dünne Gewebsschicht mit scharfer Schere abgeschnitten, die man auf einen mit Eiweißglyzerin beschickten Objektträger aufzieht. Mit einer Präpariernadel zieht man das Gewebsstück einige Male hin und her, damit es leicht antrocknet und spannt es mittels zweier Nadeln so weit aus, bis sich ein möglichst dünnes Häutchen gebildet hat. „Die Zartheit des Häutchens ist eines der wichtigsten Momente zur Gewinnung guter Resultate" (JASSWOIN). Beim Auseinanderziehen darf das Präparat nicht austrocknen. Ist das Häutchen ausgespannt, wird es mit 95 %igem Alkohol übergossen. Man bringt es sodann über die absteigende Alkoholreihe in destilliertes Wasser und färbt nach JASSWOIN folgendermaßen:

1 g Haematoxylin wird in 100 ccm destilliertem Wasser kochend auf schwacher Flamme gelöst (ca. zehn Minuten); die Lösung kann gebraucht werden, sobald sie eine gesättigte dunkelrote Farbe angenommen hat. Zur Färbung mischt man mit 5 %iger Eisenalaunlösung im Verhältnis fünf Tropfen Haematoxylinlösung zu zwölf Tropfen Alaunlösung; die Mischung ist stets frisch herzustellen und es kann das Mengenverhältnis beider Komponenten je nach Reifegrad des Haematoxylins wechseln. Als Regel gilt, daß sich innerhalb weniger Minuten kein Niederschlag bilden darf. Diese blauviolette Farblösung gießt man auf das waagrecht gehaltene Präparat und färbt 15 bis 30 Sekunden. Hierauf spült man in Leitungswasser. Ist eine Überfärbung eingetreten, kann man in 1,5- bis 2 %igem Eisenalaun differenzieren. Nach gutem Spülen in Leitungswasser wird in üblicher Weise entwässert, aufgehellt und in Canadabalsam eingeschlossen. Das Ergebnis ist ungefähr dasselbe wie nach der v. MOELLENDORFFschen Färbung.

Bei entzündlich entstandenen bindegewebigen Membranen gelingt dieses Verfahren meist sehr leicht, die Präparate sind oft außerordentlich aufschlußreich. Allerdings sollte die Untersuchung von Schnittpräparaten zur Kontrolle nicht unterlassen werden.

Will man *Schnittpräparate* herstellen, so fixiert man am besten in Sublimatgemischen, besonders in HELLYscher Flüssigkeit, in neutralem Formol oder, wenn es besonders auf Kern- und Protoplasmastrukturen ankommt, in osmiumhaltigen Flüssigkeiten (Gemisch von FLEMMING oder HERMANN z. B.). Es ist immer vorteilhaft, wie für andere Untersuchungen überhaupt, mehrere Fixierungsflüssigkeiten zu verwenden. Für gewöhnliche Zwecke kommt man mit Formol und dem HELLYschen Gemisch aus, welche die meisten Färbeverfahren anzuwenden gestatten; insbesondere ist auch eine Darstellung von Bakterien ohne weiteres möglich und es werden die Erythrozyten (besonders nach Fixierung mit HELLYscher Flüssigkeit) vorzüglich konserviert.

Zur Einbettung dient besonders Paraffin. An Färbungen können neben den oben angegebenen Haematoxylinmethoden alle üblichen Farbkombinationen empfohlen werden; wir erhielten nach Fixierung in HELLYschem Gemisch ausgezeichnete Ergebnisse mit der „Jaune-solide“-Methode von WALLART (S. 150), mit Haemalaun-Erythrosin-Safran von MASSON (S. 149) oder mit der panoptischen Färbung nach PAPPENHEIM (S. 360). Zur Darstellung der Bindegewebsfibrillen kann neben dem Versilberungsverfahren (S. 290—300) das Haematoxylin nach MALLORY (S. 135) vorteilhaft sein. Alle Spezialfärbungen für Fibrin, für die verschiedenen Blutzellen, Mastzellen, Plasmazellen, Russelsche Körperchen kommen natürlich hier auch in Betracht. Hat man es mit sehr ödematösen Geweben zu tun, ist eine Fixierung in Formol angezeigt; danach werden Gefrierschnitte angefertigt, eventuell nach Einbettung in Gelatine. Auch kann man solches Gewebe mit dem Messertiefkühlverfahren nach SCHULTZ-BRAUNS bearbeiten (S. 76).

H. Geschwülste.

Auch zur Untersuchung von Geschwülsten braucht man die allgemeinen und speziellen Methoden der pathologischen Histologie: man soll bei der Fixierung möglichst verschiedene Verfahren anwenden, damit auch alle notwendigen Untersuchungen ohne Beschädigung des Objektes durchgeführt werden können. Vorteilhaft erscheint uns eine Fixierung in folgenden Flüssigkeiten:

Formol (nach S. 39)	übliche Färbungen der Kerne und des Stromas möglich; Fettfärbung; Silberimprägnierung
Alkohol:	Glykogenfärbung
HELLY oder BOUIN:	gute Kern- und Cytoplasmakonservierung
eventuell FLEMMING:	Mitochondrien, Mitosen.

Bei kleinen Geschwülsten wird man öfters auf die Darstellung von Glykogen oder Fett verzichten müssen, weil eine Teilung der Objekte kaum möglich ist, was namentlich bei Probeexcisionen der Fall sein wird. Auch ist es notwendig, vor der Fixierung die kleinen Geschwülste so zu orientieren (Papiermarke nach S. 33), daß nach der Einbettung eine zweckmäßige Schnittrichtung möglich ist. Die Schnittrichtung ist bei Polypen, Papillomen, Warzen u. dgl. so einzurichten, daß der Schnitt senkrecht zur Basis des Tumors gelegt wird, also sagittal. Gestattet der Umfang der Geschwulst von vorneherein eine Teilung, so schneidet man das Objekt mit scharfer Klinge entzwei, fixiert die eine Hälfte in Bouin, Helly oder Formol zwecks Herstellung von Übersichtsschnitten und entnimmt von der anderen Hälfte kleine Stücke, unter Umständen für Spezialuntersuchungen (Glykogen, Mitochondrien u. dgl.). Auf alle Fälle soll man sich so einrichten, daß man den größtmöglichsten Durchmesser des Tumors im histologischen Präparat begutachten kann. Bei größeren Geschwülsten ist dies nicht möglich; man wird aber gut tun, Gewebsscheiben aus den verschiedensten Teilen zu fixieren (gesondert und entsprechend beschriftet!), z. B. Rand, Mitte, Grenzen gegen gesundes Gewebe usw.

Ist eine Schnelldiagnose intra operationem nötig, so verfährt man nach dem in Kapitel XIV „Schnelldiagnose" angegebenen Verfahren. Es ist überhaupt von großem Vorteil, auch am Sektionstisch eine Schnelldiagnose von Geschwülsten vorzunehmen, damit man von vorneherein die richtige Fixierungsart bestimmen kann.

Zur Färbung verwendet man die üblichen Doppel- und Mehrfachfärbungen; sehr gute Bilder liefern die Trichromverfahren nach Masson und nach Wallart (s. S. 149, 150), die wir zur histologischen Diagnostik der Geschwülste warm empfehlen möchten.

Literatur.

Albertini A. v.: Weitere Beiträge zur Pathogenese der idiopathischen Pachymeningitis haemorrhagica interna. Schweiz. Z. Path. **5** (1942), 293. Beneke F.: Über eine Modifikation der Weigertschen Fibrinfärbung. Cblt. Path. **4** (1893), 15. Beninghoff A.: Beobachtungen über Umformungen der Bindegewebszellen. Arch. mikr. Anat. **99** (1923), 571; ders.: Über die Formenweite der glatten Muskulatur in der Arterienwand und ihre funktionelle Bedeutung. Z. Zellforschg. **6** (1926), 348. Bennhold H.: Eine spezifische Amyloidfärbung mit Congorot. Münch. med. Wschr. 1922, 1537. Birch-Hirschfeld: Über das Verhalten der Leberzellen in der Amyloidleber. Festschrift f. E. L. Wagner, Leipzig 1887. Hass G. und R. Z. Schulz: Amyloid. I. Methode zur Isolierung des Amyloids von anderen Gewebselementen (engl.) Arch. of Pathol. **30** No. 1 (1940). Herxheimer G.: Über eine neue Fibrinmethode. Münch. med. Wschr. **1909**, 1695. Herzenberg H.: Vitale Färbung des Amyloids. Virchows Arch. **260** (1926), 466. Highmann B.: Improvend methods for demonstrating amyloid in Paraffinsections. Arch. of Pathol. **41** (1946), 559. Hjärre A.: Über Amyloidose bei Tieren mit besonderer Berücksichtigung der atypischen Formen. Berliner u. Münch. tierärztl. Wschr. 1942, 331. Jasswoin G.: Eine zuverlässige Herstellungs- und Färbemethode der Häutchen des lockeren Bindegewebes. Z. Mikrosk. **49** (1932), 191. Kockel: Eine neue Methode zur Fibrinfärbung. Cblt. Path. **10** (1899), 749. Krauland W.: Über das Vorkommen von Fibrin in Blutaustritten. Eine neue Färbung. Dtsch. Z. gericht. Med. **30**, H. 6 (1939). Laas E.: Die hyalinen Tropfen in der Niere. Virchows Arch. **286** (1932), 426. Ladewig P.: Double-refringence of the amyloidcongo-red-complex in histological sections. Nature **156** (1945), 81. Letterer E.: Studien über Art und Entstehung des Amyloids. Beitr. pathol. Anat. **75** (1926), 486; ders.: Neue Untersuchungen über die Entstehung des Amyloids. Virchows Arch. **293** (1934), 34. Leupold E.: Untersuchungen über die Genese und die Mikrochemie des Amyloids. Beitr. path. Anat. **64** (1918), 347; ders.: Amyloid und

Hyalin. Ergeb. Path. **21**, 1. Teil (1925), 120. LUBARSCH O. und E. K. WOLFF: Artikel „Amyloid" in Enzyklop. d. mikrosk. Technik von R. Krause. 3. Aufl. **1** (1926), 56. MEYER O.: Über lokales tumorartiges Amyloid in den Lungen. Frankf. Z. Path. **8** (1911), 304. MÖLLENDORFF W. und M. v.: Das Fibrozytennetz im lockeren Bindegewebe, seine Wandlungsfähigkeit und Anteilnahme am Stoffwechsel. Z. Zellforschg. **3** (1926), 503. MÜLLER E.: Untersuchungen über Wesen und Entstehungsbedingungen des bindegewebigen Hyalins. Beitr. path. Anat. **97** (1936), 41. NEUMANN: Über die Jodreaktion des Amyloids. Münch. med. Wschr. 1904, 2126. OBIDITSCH-MEYER I.: Über einen Fall von Paraamyloidose und das Ergebnis der chemischen Analyse desselben. Frankf. Z. Path. **57** (1943), 492. SCHAETZ: Artikel „Fibrin" in Enzyklop. d. mikrosk. Technik von R. Krause, 3. Aufl. **2** (1926), 741. SCHMORL G.: Die pathologisch-histologischen Untersuchungsmethoden. 16. Aufl. F. G. W. Vogel, Berlin 1934. STIEVE H.: Muskulatur und Bindegewebe in der Wand der menschlichen Gebärmutter außerhalb und während der Schwangerschaft, während der Geburt und dem Wochenbett. Z. mikr. anat. Forschg. **17** (1929), 371. UNNA G. P. und P. UNNA: P. G. Unnas Färbemethoden. Hdb. d. Haut- und Geschlechtskrankheiten **1**, II. Teil (1929), 575. WEIGERT C.: Über eine neue Methode zur Färbung von Fibrin. Fortschr. Med. **5** (1887).

XVIII. Die Anwendung besonderer Methoden für die Untersuchung der verschiedenen Gewebe und Organe.

A. Untersuchung der Epithelien im allgemeinen.

Wie für normalhistologische Zwecke, ist es manchmal vorteilhaft, bei der Untersuchung pathologischer epithelialer Gebilde, so besonders bei Geschwülsten, die Epithelien im frischen Zustande zu studieren; nur so wird man genaue Angaben über die Form der Zellen gewinnen. Es sind dabei die verschiedenen Methoden der Frischuntersuchung anzuwenden, wie sie im Kapitel III, S. 22, besprochen worden sind. Als besonders geeignete Mazerationsflüssigkeiten dienen:

Drittelalkohol nach RANVIER (90%iger Alkohol 30 ccm und 60 ccm Wasser), wo die Objekte 12 bis 24 Stunden liegenbleiben. Durch Abstreifen mit einem Skalpell oder durch leichtes Abkratzen mit einer Präpariernadel gelingt die Isolierung meistens sehr leicht.

1‰ige Osmiumtetroxydlösung, wo die kleinen Gewebsstücke 24 Stunden mazeriert werden; sodann wäscht man sie in Wasser und stellt Zupfpräparate in Glyzerin her.

Jod-Jodkaliumlösung nach ARNOLD: Zu 10 ccm einer 10%igen Jodkaliumlösung gibt man fünf bis zehn Tropfen einer Lösung von 10 g Jodkalium und 5 g Jod in 100 ccm Wasser. Die Lösung wird in kleine, gut verschließbare Gläschen gefüllt, in welche möglichst kleine Gewebsstücke eingelegt werden. Lockere Gewebe, z. T. markige epitheliale Geschwülste, werden sehr rasch mazeriert, so daß man mit der Untersuchung meist sofort beginnen kann.

Will man besonders die *Zellgrenzen* zur Darstellung bringen, so kann man die *Versilberungsmethode*, wie sie RANVIER angegeben hat, verwenden. Freilich gelingt sie nur an möglichst frischem Gewebe. Am geeignetsten sind membranöse Gebilde, wie Netz, seröse Häute, die man auf selbstangefertigte Rahmen aus dünnen Glasstäbchen aufspannt; ferner Gefäße oder aufgeblasene Lungenteilchen, die man mit der in Frage kommenden Silberlösung injiziert. Vor der Versilberung muß man die Präparate sehr sorgfältig mit destilliertem Wasser (nur kurz!) waschen, um sie von Blut- und Plasmaeiweißspuren zu befreien. Wichtig ist, daß die Membranen glatt und faltenlos aufgezogen worden sind. Man bringt sie sodann in eine 0,5%ige wässerige Silbernitratlösung, wo sie in direktem Sonnenlicht oder diffusem hellem Tageslicht liegenbleiben, bis die zunächst weißlichgrau erscheinenden Objekte bräunlich werden (zwei bis fünf Minuten, je nach der Lichtintensität). Man wäscht sie danach gründlich in destilliertem Wasser aus, fixiert fünf bis zehn Sekunden in 2%igem Natriumthiosulfat und wäscht wiederum in Wasser. Es ist angezeigt, zu kontrollieren, ob die Membranen glatt ausgespannt sind, bevor sie gehärtet werden. Hierzu taucht man die Objekte fünfzehn Minuten in 90%igen Alkohol, schneidet eventuell in kleinere Stücke, die man über absoluten Alkohol in Xylol bringt und in Balsam einschließt. Nach der Alkoholbehandlung kann man eine Kernfärbung vornehmen (Haemalaun, Carmalaun u. dgl.). In gut gelungenen Präparaten erscheinen die Zellgrenzen als schwarze Linien.

Anmerkung: Man achte darauf, daß bei der Vorbereitung zur Versilberung, wie übrigens bei allen Versilberungsmethoden, die Objekte nie mit Metallinstrumenten (Nadeln, Spateln, Pinzetten) berührt werden sollen. Das Aufspannen von Membranen kann ohne weiteres auf einer Korkplatte über einer entsprechend großen Öffnung vorgenommen werden, wobei man das Gewebe mit Igelstacheln festhält.

In *Schnittpräparaten* können die Zellgrenzen oft mit den üblichen Färbungen wahrgenommen werden; dies hängt von der Art des Gewebes, von der gewählten Fixierung und besonders auch von der Frische des Materials ab. Legt man besonderen Wert auf eine genaue Darstellung der Zellgrenzen, der Interzellularbrücken von Plattenepithelien, von Flimmerhaaren u. dgl., so wird man mit der *Wasserblau-Orcein-Eosinfärbung* von UNNA schöne Bilder erhalten.

Die besten Resultate erzielt man, nach Fixierung in HELLYschem Gemisch, an Paraffinschnitten. Man braucht dazu folgende Farblösungen:

a) Safraninlösung. 1,0 g Safranin 0 von Hollborn wird in 30 ccm 95%igem Alkohol auf dem Wasserbad gelöst; danach gibt man 70 ccm destilliertes Wasser hinzu und filtriert.

b) Wasserblau-Orcein-Eosingemisch. Dieses Gemisch wird vor Gebrauch aus zwei Stammlösungen hergestellt:

Lösung I: 1,0 g Wasserblau wird in 100 ccm destilliertem Wasser gelöst. Gesondert löst man 1,0 g Orcein in 50 ccm 96%igem Alkohol und mischt die beiden Lösungen. Dazu gibt man 20 ccm Glyzerin und 5 ccm Eisessig.

Lösung II: 1,0 g Eosin (alkohollöslich) wird in 80 ccm absolutem Alkohol aufgelöst.

Zur Färbung werden 10 Teile der Lösung I mit 3 Teilen der Lösung II gemischt.

(Der Zusatz von 1%iger Hydrochinonlösung ist nach MARTINOTTI nicht notwendig.)

Vorschrift zur Färbung.

1. Höchstens 5 μ dicke aufgeklebte Paraffinschnitte stellt man für zehn Minuten in das Wasserblau-Orcein-Eosingemisch ein.
2. Abspülen in destilliertem Wasser.
3. Färben in Safraninlösung zehn Minuten.
4. Abspülen in destilliertem Wasser.
5. Einstellen in eine 0,5%ige Kaliumbichromatlösung zehn bis fünfzehn Minuten (hiervon hängt der Farbton der Epithelfasern ab, vgl. unten).
6. Abspülen in destilliertem Wasser.
7. Gleichzeitiges Differenzieren und Entwässern in absolutem Alkohol.
8. Xylol, Canadabalsam.

Ergebnis: Mit bloßem Auge betrachtet, ist der Schnitt violett. Im mikroskopischen Bild erscheinen die Kerne rötlichviolett, die Nucleolen rot, die Interzellularbrücken safraninrot (bei längerer Behandlung in der Kaliumbichromatlösung sind sie violett, bei kürzerer Behandlung hellviolett), Cytoplasma ist blauviolett, Bindegewebe blau, elastische Fasern braunrot, neutrophile Granula der Leukozyten (nach Formolfixierung) himmelblau.

Weitere Methoden zur Darstellung der Interzellularbrücken der Plattenepithelien werden im Abschnitt „Haut" angegeben.

Wie für cytologische Untersuchungen im allgemeinen muß man hierbei, auch wenn man keine speziellen Färbevorschriften anwenden will, das Material auf einwandfreie Weise fixieren, es am besten in Paraffin einbetten und nur tadellose, möglichst nicht über 5 μ dicke Schnitte färben. Wir haben mit den Färbevorschriften nach MASSON, und zwar sowohl mit dem Haemalaun-Erythrosin-Safran- als auch mit dem Ponceau-Fuchsin-Anilinblau- (oder Lichtgrün-) Verfahren (S. 150), stets sehr gute Ergebnisse, insbesondere bei der Untersuchung von Geschwülsten, bekommen. Auch lassen Präparate von drüsigen Organen oder von Schleimhäuten nach diesen Färbemethoden oft wertvolle Aufschlüsse über den Sekretionszustand der Epithelien zu.

B. Untersuchung des Bindegewebes.

Zur Untersuchung des Bindegewebes kann man in der pathologischen Histologie alle Methoden der normalen Histologie anwenden. Vielfach wird man mit der „Häutchenmethode", von welcher bereits die Rede gewesen ist (s. S. 33, 274), eine Übersicht der Verhältnisse in subkutanem Gewebe, im entzündeten Bindegewebe, in serösen Häuten u. dgl. bekommen. Besser werden allerdings die tatsächlichen Verhältnisse erhalten, wenn man das Gewebe zuerst fixiert und erst danach Häutchen herstellt (vgl. unter Entzündung die Angaben von JASSWOIN, BENNINGHOFF, v. MÖLLENDORFF). Bei der Untersuchung frischer Präparate, die zum Zerfasern, Zerzupfen vor oder ohne Mazeration vorgenommen werden, denke man an einige bekannte Eigenschaften der verschiedenen im Bindegewebe anzutreffenden Faserarten:

Unter dem Einfluß schwacher Säuren, z. B. von 1%iger Essigsäure, quellen die kollagenen Fasern rasch und stark auf, bis sie schließlich infolge der Aufhellung kaum noch gesehen werden können. Die retikulären Fasern (Gitterfasern) bleiben dagegen unbeeinflußt. Durch Kalilauge werden die kollagenen Fasern aufgelöst (besonders in der Wärme), nicht aber die elastischen Fasersysteme. Ausführliche Angaben über diese Methoden finden sich z. B. im „Taschenbuch der mikroskopischen Technik" von B. ROMEIS, auf das verwiesen wird.

Im täglichen Gebrauch der pathologischen Histologie verwendet man zum Studium des Bindegewebes an Schnittpräparaten hauptsächlich zwei verschiedene Verfahren: *Färbemethoden* und *Silberimprägnierungen;* letztere dienen besonders zur Untersuchung des retikulären Bindegewebes.

a) Färbungsmethoden für kollagenes Bindegewebe.

Als Färbemethoden der Wahl für die kollagenen Fasern kann man vor allem folgende Verfahren empfehlen, die besonders für Paraffinschnitte ausgearbeitet worden sind:

1. Färbung nach VAN GIESON. Modifikation von HANSEN (auch für aufgezogene Gefrierschnitte und Celloidinschnitte):

1) Als Kernfärbung dient Eisentrioxyhaematein (s. S. 134) oder Eisenhaematoxylin nach WEIGERT (S. 133): drei bis fünf Minuten.

2) Abspülen in Leitungswasser zehn bis fünfzehn Minuten, übertragen in destilliertes Wasser.

3) Einstellen in die Pikrofuchsinlösung (s. unten), die mit Essigsäure angesäuert wird, und zwar auf 60 ccm Stammlösung VII Tropfen (0,25 bis 0,3 ccm 2%iger Essigsäure). Darin färbt man fünf Minuten.

Herstellung der Pikro-Fuchsinlösung: Man mischt 1000 ccm kaltgesättigter wässeriger Pikrinsäurelösung mit 50 ccm einer 2%igen wässerigen Säurefuchsinlösung. Will man den roten Farbton besonders kräftig hervortreten lassen, so kann man den Zusatz der Säurefuchsinlösung auf 75 ccm erhöhen. Diese Stammlösung ist unbegrenzt haltbar.

4) Die Schnitte werden sehr kurz (höchstens zwei bis vier Sekunden) in reines destilliertes Wasser getaucht, welches vorher mit der angesäuerten Pikrofuchsinlösung versetzt worden ist (auf 60 ccm Aq. dest. 2,5 ccm saure Pikrofuchsinlösung).

5) Sie werden hierauf rasch mit glattem Filterpapier getrocknet (mehrere Lagen!) und in 96%igen Alkohol gebracht, worin man sie eine Minute lang einige Male hin- und herbewegt. Sodann überträgt man sie für ein bis zwei Minuten in reinen 96%igen Alkohol.

6) Absoluter Alkohol zweimal gewechselt, Xylol, Balsam.

Ergebnis: Kerne scharf braunschwarz, sehr dunkel; kollagenes Bindegewebe leuchtend rot, Muskulatur und Cytoplasmen gelb.

Die Färbung hat wie die VAN GIESONsche Färbung den Nachteil, daß sie mit der Zeit verblaßt, indem das Fuchsin zerstört wird. Durch Aufhellen in Xylol, welches mit einigen Tropfen Eisessig auf 60 ccm versetzt worden ist, kann man die Färbung besser erhalten, besonders auch, wenn man nach dem Verfahren mit oxydiertem Balsam nach MASSON einschließt (s. S. 164).

Viel haltbarer und auch für dicke Schnitte geeignet ist die *Färbung mit Thiazinrot-Pikrinsäure nach* HEIDENHAIN (s. NEUBERT). Zur Fixierung kann eine beliebige Flüssigkeit verwendet werden.

1. Kernfärbung mit WEIGERTschem Eisenhaematoxylin fünf Minuten.
2. Langes Auswaschen in fließendem Wasser bis die Kerne schwarz erscheinen.
3. Färben in Thiazinrot-Pikrinsäuregemisch in der von DOMAGK angegebenen Zusammensetzung:

Gesättigte wässerige Pikrinsäurelösung	100 ccm
1%ige wässerige Lösung von Thiazinrot	7,5 ccm
(Stand. ,,Bayer-Meister-Lucius")	3 bis 5 Minuten

4. Abspülen in destilliertem Wasser.
5. Auswaschen der überschüssigen Pikrinsäure in zweimal gewechseltem 96%igem Alkohol.
6. Absoluter Alkohol, Xylol, Canadabalsam.

Ergebnis: Kerne braunschwarz, kollagenes Bindegewebe leuchtend rot, Muskulatur gelb.

2. Trichromfärbungen nach MASSON. Sehr viel haltbarer sind alle *Trichromfärbungen* nach P. MASSON (s. S. 150).

Haemalaun-Erythrosin-Safran:	kollagene Fasern gelb
Ponceau-Fuchsin-Anilinblau	kollagene Fasern blau
Ponceau-Fuchsin-Lichtgrün	kollagene Fasern grün

Diese Färbungen sind an dünnen Schnitten (nicht über 6 μ) außerordentlich klar und farbenprächtig; sie gelingen nach Fixierung in HELLYschem Gemisch, in SUSA oder in BOUINschem Gemisch besonders gut. Am *Formolmaterial* gelingen diese Färbungen oft ordentlich, wenn das Material frisch fixiert worden ist. Man wendet hier vorteilhaft die ,,Jaune-solide"-Färbung von WALLART und HOUETTE an (s. S. 150), die übrigens auch an aufgezogenen dünnen Gefrierschnitten Vorzügliches leistet. Ferner kann man sich einer der beiden hierunter angeführten Modifikationen bedienen:

Modifikation der MASSON*schen Trichromfärbung nach* GOLDNER.

1. Kernfärbung mit Eisentrioxyhaematein nach HANSEN (s. S. 134); waschen in Leitungswasser bis die Kerne schwarz erscheinen.
2. Färben fünf Minuten in folgendem Gemisch:

Ponceau de Xylidine	0,2 g
Säurefuchsin	0,1 g
2%ige Essigsäure	300 ccm

3. Waschen in 0,2%iger Essigsäure.
4. Färben 15 Sekunden bis 30 Minuten (je nach Gewebe) in Phosphorwolframsäure-Orange-G-Gemisch folgender Zusammensetzung:

Phosphorwolframsäure	3 bis 5 g
Orange G	2,0 g
destilliertes Wasser	100 ccm

5. Waschen kurz in 0,2%iger Essigsäure.
6. Färben des kollagenen Bindegewebes in Lichtgrünlösung fünf Minuten:

Lichtgrün	0,1 bis 0,2 g
0,2%ige Essigsäure	100 ccm

7. Rasches Waschen in 0,2%iger Essigsäure.
8. Übertragen in zweimal gewechselten 96%igen Alkohol.
9. Absoluter Alkohol, Xylol, Salicyl-Balsam, Balsam.

Die Ergebnisse dieser Färbung sind klar, die Präparate angenehmer und die Farben vielleicht weniger schreiend als bei der Originalvorschrift von MASSON.

Modifikation der MASSON*schen Trichromfärbung nach* LADEWIG (2. Modifikation). Sie ist besonders für Formolmaterial geeignet und arbeitet rasch.

1. Kernfärbung mit Eisenhaematoxylin nach WEIGERT ein bis vier Minuten.
2. Abspülen in Wasser, sodann in destilliertem Wasser.
3. Einstellen für zehn bis zwanzig Sekunden in Säurefuchsin-Goldorange-Anilinblaulösung und Objektträger darin hin- und herbewegen; diese Lösung wird aus folgender Stammlösung hergestellt (SGA-Stammlösung):

Anilinblau	0,5 g
Goldorange	2,0 g
Säurefuchsin (Rubin S)	1,0 g
Eisessig	8 ccm
destilliertes Wasser	100 ccm

Die Lösung wird aufgekocht, nach Erkalten filtriert. Vor Gebrauch verdünnt man 2 ccm dieser Stammlösung mit 15 ccm destilliertem Wasser (*SGA I-Gemisch*).

4. Abspülen in destilliertem Wasser.
5. Einstellen für eineinhalb Minuten in 5%ige Phosphorwolframsäure (diese wird mit der Zeit gelbrötlich; man kann sie verwenden, solange sie nicht ausgesprochen rot gefärbt ist).
6. Färben in *SGA II-Gemisch:* Verdünnung der *SGA*-Stammlösung im Verhältnis 2 : 15 mit 0,15%iger Anilinblaulösung (diese Lösung ist gut haltbar, im Monat ein- bis zweimal zu erneuern). Färbezeit: 15 bis 30 Minuten.
7. *Kurzes* Abspülen mit destilliertem Wasser, und
8. „Klären" in 96%igem Alkohol, bis keine blauen Wolken mehr am Schnitt erscheinen, etwa ein bis zwei Minuten.
9. Absoluter Alkohol, Xylol, Balsam.

Ergebnis: Kerne schwarzbraun, Kernkörperchen rot; Protoplasma violett bis hellbräunlich; Bindegewebe blau, bei Hyalinisierung ins Rötliche übergehend; Erythrozyten orange; Fibrin leuchtend zinnoberrot; Schleim und Amyloid wasserblau, Keratin orangerot. Eleidin goldgelb; Nervenfasern braun in graublauen Markscheiden; Muskulatur satt rötlichbraun; Osteoid blau, Kalk rot.

Von den Vorzügen der von KRAINER sowie von LARSON, TACOMA und LEVIN vorgeschlagenen Modifikationen haben wir uns nicht überzeugen können.

An Stelle des meist etwas violettstichigen Anilinblaus von Hollborn verwenden wir das *Wasserblau*, das *Tintenblau* oder das *Helvetiablau* der *J. R. Geigy A. G.* in Basel, welche viel schönere sattblaue Farbtöne erzielen lassen (s. S. 152).

3. Heidenhainsche Azan-Färbung. An Material, welches in Sublimatgemischen fixiert worden ist, werden mit der *Heidenhainschen Azan-Färbung* außerordentlich klare Präparate hergestellt. Sie gelingt besonders gut nach Fixierung in Susa-Gemisch, in Zenkerschem oder Hellyschem Gemisch, auch nach Fixierung nach Carnoy oder Bouin. Auch hierbei ist eine maximale Schnittdicke von 6 μ zulässig. Wenn in sublimathaltigen Flüssigkeiten fixiert worden ist, soll man das Entsublimieren nicht vergessen (s. S. 116).

Kernfärbung mit *Azokarmin.* Es wird folgende Lösung empfohlen: in 100 ccm destilliertem Wasser wird 0,1 g Azokarmin G (Hollborn) aufgeschwemmt und kurz aufgekocht. Nachdem die trübe Lösung abgekühlt ist, filtriert man sie durch ein gewöhnliches Filter (nicht gehärtet). Ein Teil des ungelösten sehr fein dispersen Farbstoffes geht durch den Filter, was notwendig ist, weil es sich beim Erwärmen wieder auflöst und zur Färbung notwendig ist. Zu 100 ccm des trüben roten Filtrats setzt man 1 ccm Eisessig hinzu.

1. Die entparaffinierten Schnitte kommen zur Beizung kurze Zeit (einige Minuten) in Anilin-Alkohol (1 ccm Anilinöl in 1000 ccm 96%igem Alkohol); sodann kurzes Abspülen in Alkohol 96% und in destilliertem Wasser.

2. Einstellen in die Azokarminlösung bei 56° im Brutschrank drei Viertel bis eine Stunde in gut verschlossener Glasschale; sodann läßt man fünf bis zehn Minuten bei Zimmertemperatur abkühlen. Hat man die Farblösung bereits im Brutschrank vorgewärmt, so genügt eine Färbezeit von zehn bis fünfzehn Minuten.

3. Abspülen in destilliertem Wasser.

4. Differenzieren in 1‰igem Anilin-Alkohol (s. oben), bis die Kerne deutlich hervortreten und der Grund nur noch schwach rosa gefärbt ist.

5. Unterbrechung der Differenzierung durch kurzes Waschen in essigsaurem Alkohol (1 ccm Eisessig auf 100 ccm 96%igen Alkohol) eineinhalb Minuten.

6. Beizung des Bindegewebes ein bis drei Stunden in 5%iger wässeriger Lösung von Phosphorwolframsäure. Es ist, wie für die Phosphormolybdänsäure bei der Massonschen Trichromlösung, auf die Reinheit des Präparates besonders zu achten; zersetzte, gelbliche Kristalle sollen nicht verwendet werden.

7. Kurzes Abspülen in destilliertem Wasser.

8. Einstellen zur Färbung des Bindegewebes in das *Anilinblau-Orange-Essigsäure-Gemisch* folgender Zusammensetzung: 0,5 g wasserlösliches Anilinblau und 2,0 g Orange-G (Goldorange) löst man in 100 ccm destilliertem Wasser auf; nach der Lösung fügt man 8 ccm Eisessig hinzu, kocht auf, läßt erkalten und filtriert. Diese Stammlösung ist unbegrenzt haltbar. Zur Färbung verdünnt man sie vor Gebrauch mit destilliertem Wasser im Verhältnis 1 Teil Farblösung und 1 bis 3 Teile H_2O. Die Schnitte bleiben eine bis drei Stunden bei Zimmertemperatur in der Farbe.

9. Kurzes Auswaschen in destilliertem Wasser.

10. Differenzieren in 96%igem Alkohol. Entwässern in absolutem Alkohol, Xylol, Balsam.

Ergebnis: In gut gelungenen Färbungen, die an dünnen Schnitten bei Einhalten der angegebenen Zeit und nach einiger Übung leicht zu erzielen sind, ist das kollagene Bindegewebe, und meist auch das retikuläre Bindegewebe, scharf blau gefärbt. Die Kerne erscheinen rot, Erythrozyten orange, Muskulatur je nach Fixierung rötlich bis orange. Der Schleim und das Amyloid färben sich blau, Gliafasern oft deutlich rot. Die Präparate sind sehr gut haltbar, auch wenn sie in üblicher Weise in Balsam eingeschlossen worden sind.

Anmerkung: Statt Azokarmin kann man, wie PETERSEN es angegeben hat, *Säurealizarinblau* verwenden: 0,5 g Säurealizarinblau und 10 g chemisch reines Aluminiumsulfat werden in 100 ccm destilliertem Wasser aufgeschwemmt und fünf bis zehn Minuten aufgekocht; die Lösung vollzieht sich langsam. Man läßt erkalten, füllt wieder auf 100 ccm mit destilliertem Wasser auf und filtriert. Die Farblösung ist rötlichviolett. Man färbt die entparaffinierten Schnitte von Formol-, Zenker- oder Helly-Material fünf Minuten, spült in destilliertem Wasser kurz aus und färbt das Bindegewebe in Anilinblau-Orange-Oxalsäuregemisch von MALLORY (s. unten) zwei Minuten. Sodann spült man in destilliertem Wasser, behandelt kurz in 96%igem Alkohol, absolutem Alkohol, Xylol, Balsam. Das *Ergebnis* ist dasselbe wie bei der Azanfärbung.

Mit der von DOMAGK angegebenen Modifikation, in welcher die Kerne mit Kernechtrot gefärbt werden, haben wir keine besonders guten Ergebnisse gehabt.

4. Bindegewebsfärbung von MALLORY mit Anilinblau-Orange-Oxalsäure-Gemisch. Dieses Verfahren, welches eigentlich den Ausgangspunkt der soeben erwähnten Methoden darstellt (Azan, Trichrom-Masson usw.), leistet unter Umständen sehr wertvolle Dienste, wie SCHÜRMANN und MACMAHON in ihren Untersuchungen über die maligne Nephrosklerose dargetan haben, allerdings unter der Bedingung, daß die Objekte im ZENKERschen Gemisch fixiert werden. Nach anderer Fixation ist die Färbung nie so schön. Wir führen hier die uns von MACMAHON angegebene Vorschrift an:

1. Entsublimieren der entparaffinierten Schnitte in Jod-Alkohol (1% Jodtinktur in 70%igem Alkohol), zehn Minuten: Einstellen in 5%iges Natriumthiosulfat bis die Schnitte entfärbt sind; fünf bis zehn Minuten in fließendem Wasser waschen.

2. Kernfärbung mit 1%iger wässeriger Säurefuchsinlösung drei bis zehn Minuten bis die Schnitte stark rot erscheinen.

3. Ohne Waschen bringt man die Objektträger direkt in folgendes Gemisch:

Anilinblau	0,5 g
Orange G	2,0 g
1%ige Phosphormolybdänsäure	100 ccm

Man färbt 30 Minuten.

4. Differenzieren in 95%igem Alkohol (nur kurz).

5. Absoluter Alkohol, Xylol, Balsam.

In der Originalvorschrift von MALLORY besteht das Anilinblaugemisch aus:

Anilinblau	0,5 g
Orange G	2,0 g
Oxalsäure	2,0 g
destilliertem Wasser	100 ccm (kochen, abkühlen lassen, filtrieren).

Ergebnis: Kollagenes und retikuläres Gewebe blau, Kerne rot, Erythrozyten orangerot, Muskelgewebe leuchtend orange, Glia, Ganglienzellen rotviolett. Fibrinoid rot bis orangerot.

Die von CROSSMON angegebene *Modifikation der Mallory-Methode* kann nach allen Fixierungsarten gebraucht werden; am besten sind die Ergebnisse nach Fixierung in ZENKER- oder HELLYschem Gemisch. Sie unterscheidet sich vor der Originalfärbung insbesondere dadurch, daß zur Kernfärbung Haematoxylin verwendet wird. Die Ergebnisse ähneln denjenigen der Masson-Färbung, allerdings ohne Abstufung in den roten Tönen. Man färbt Paraffinschnitte (nach Entparaffinierung, Entsublimierung usw.):

1. In saurem Haemalaun oder besser Eisenhaematoxylin nach WEIGERT; die Färbung muß kräftig sein (für WEIGERT-Haematoxylin, das wir vorziehen, fünf Minuten).

2. Auswaschen in fließendem Wasser etwa zehn Minuten zum Bläuen.

3. Färben eine Minute in Säurefuchsin-Orange-Gemisch folgender Zusammensetzung:

Säurefuchsin	1,0 g
Orange G	0,4 g
destilliertes Wasser	300,0 ccm
Eisessig	3,0 ccm
Thymolkristalle	0,2 g

4. Gut in destilliertem Wasser spülen und differenzieren in 1%iger Phosphormolybdänsäure (oder Phosphorwolframsäure), bis die kollagenen Fasern *vollständig* entfärbt sind: CROSSMON gibt an, man solle die Differenzierung an der Adventitia der Gefäße kontrollieren, was sehr zweckmäßig ist.

5. Kurz abspülen in destilliertem Wasser.

6. Bindegewebsfärbung mit Lichtgrün- oder Anilinblaulösung fünf Minuten.

Lichtgrün	1,0 g	Anilinblau	2,0 g
destilliertes Wasser	100 ccm	destilliertes Wasser	100 ccm
Eisessig	1 ccm	Eisessig	1 ccm

7. Abspülen in destilliertem Wasser (kurz!).

8. Differenzieren der Bindegewebstönung in 1%iger Essigsäure bis die roten und orangeroten Töne deutlich wieder hervortreten: meist eine bis fünf Minuten.

9. Kurzes Spülen in destilliertem Wasser.

10. Übertragen in absoluten Alkohol, und zwar in drei hintereinander gehaltenen Gläschen, Xylol, Balsam.

Ergebnis: Kerne braun bis schwarzbraun, Protoplasma rot, Erythrozyten orange, Muskulatur rot, Bindegewebsfasern blau bzw. grün.

Anmerkung: Wichtig für gutes Gelingen ist das Beachten der Punkte 4 und 8. Auch kann man bei dieser Färbung statt Anilinblau Wasserblau, Helvetiablau oder Tintenblau (J. R. Geigy) verwenden.

5. Färbemethode von Pasini. Dieses Verfahren ist dort anzuwenden, wo man epitheliales und mesenchymales Retikulum scharf voneinander trennen will (so z. B. bei Gaumenmandeln, in manchen Mischgeschwülsten, Hautgeschwülsten u. dgl.). Die Bilder sind vielleicht etwas weniger kontrastreich als bei den bisher angeführten Färbemethoden. Die Fixierungsart spielt keine große Rolle. Einbettung in Celloidin oder Paraffin erforderlich. Die entparaffinierten Schnitte kommen aus dem destillierten Wasser

1. in eine 2%ige Lösung von Phosphorwolframsäure für zehn Minuten.
2. Kurzes Spülen in destilliertem Wasser.
3. Färbung 15 bis 20 Minuten in *Wasserblau-Orcein-Eosin-B.-A.-Gemisch.*

Man benutzt zu dessen Herstellung:

a) Wasserblau-Orceinlösung nach Unna (s. S. 279)

I. Wasserblau	1 g	II. Orcein	1 g
destilliertes Wasser	100 ccm	absoluter Alkohol	50 ccm;
		nach Lösung:	
		Eisessig	5 ccm
		Glyzerin	20 ccm

Danach werden I und II zusammengeschüttet.

b) 2%ige Eosin-B.-A.-Lösung in 50%igem Alkohol.

c) Gesättigte wässerige Säurefuchsinlösung.

d) Neutrales Glyzerin.

Das Farbgemisch setzt sich zusammen (am besten nach den Angaben von Romeis) aus:

a) 30 ccm	c) 4 ccm
b) 30 ccm	d) 25 ccm

4. Abspülen in destilliertem Wasser.
5. Differenzieren in absolutem Alkohol.
6. Abermaliges Eintauchen in 2%ige Phosphorwolframsäure auf wenige Sekunden.
7. Absoluter Alkohol, Xylol, Balsam.

Ergebnis: Kollagenes Bindegewebe blau, Kerne und Epithelfasern (Haut) rot, Cytoplasma hellblau, Keratohyalinkörner rot, Keratin gelblichrot.

Diese Färbung eignet sich besonders für die Haut. Bei Geschwülsten, besonders bei Mischgeschwülsten (Parotis z. B.), kann man oft sehr scharfe Bilder mit einer von Walter angegebenen *Modifikation der Pasini-Methode* erhalten. Sie gelingt gut an nicht über 5 μ dicken Schnitten von Sublimatmaterial (Susa, Zenker, Helly usw.).

1. Einstellen der entparaffinierten Schnitte aus dem destillierten Wasser für eine bis zwei Stunden in 2,5%ige Eisen-Alaunlösung.
2. Auswaschen in zweimal gewechseltem destilliertem Wasser.
3. Färben im Pasini-Gemisch (s. oben) fünf Minuten bis eine Stunde, je nach Schnittdicke.

4. Auswaschen in Brunnenwasser.
5. Differenzieren in 96%igem Alkohol.
6. Absoluter Alkohol, Xylol, Balsam.

Ergebnis: Das Cytoplasma ist hierbei intensiv karmoisinrot, auch in seinen feinsten Ausläufern, Kerne rot, kollagenes Bindegewebe intensiv blau, Sekretkörner je nach ihrer Natur rot, violett oder blau, zuweilen gelb oder grün; Schleim azurblau.

Alle die bis jetzt besprochenen Methoden sind für Celloidinschnitte nicht anwendbar oder fallen unschön aus (mit Ausnahme der VAN-GIESON-Methode und ihrer Modifikationen), weil sich das Celloidin im Ton der Bindegewebsfärbung meistens stark mitfärbt (blau oder grün). KOHASHI hat eine *Modifikation der Pasini-Methode für Celloidinschnitte* angegeben, bei der man das Celloidin entfärben kann; sie ist für Kurspräparate z. B. sehr geeignet:

1. Kernfärbung in der Azokarmin-G-Lösung der Azanfärbung (s. S. 284) wie für Paraffinschnitte dreiviertel bis eine Stunde bei 56° in gut verschlossener Schale im Brutschrank und danach fünf bis zehn Minuten bei Zimmertemperatur stehen lassen.
2. Auswaschen in destilliertem Wasser.
3. Differenzieren in 1‰igem Anilin-Alkohol.
4. Auswaschen des Anilins durch Behandlung in essigsaurem Alkohol (Eisessig 1 ccm und 96%iger Alkohol 100 ccm) eine halbe bis eine Minute.
5. Beizen eine halbe bis eine Stunde in 5%iger Phosphorwolframsäurelösung.
6. Abspülen in destilliertem Wasser (kurz).
7. Färben im Pasini-Gemisch; die Dauer kann nicht genau angegeben werden, sie wechselt je nach Schnittdicke von fünf Minuten bis eine Stunde.
8. Differenzieren in 95%igem Alkohol.
9. Carbolxylol eine halbe Minute; Xylol, Balsam.

Ergebnis wie oben.

6. Färbung mit Pikro-Blauschwarz[1] nach HEIDENHAIN. Diese unseres Erachtens mit Unrecht vernachlässigte Färbung ist außerordentlich praktisch, weil sie alle faserigen kollagenen und retikulären Bindegewebsbestandteile sehr scharf und rasch darstellen läßt; die Präparate eignen sich gut für mikrophotographische Aufnahmen und vorzüglich zu Projektionszwecken.

Fixierung am besten in sublimathaltigen Flüssigkeiten. Paraffineinbettung, dünne Schnitte. Kernfärbung mit Kernechtrot (s. S. 143). Sodann bringt man die Schnitte in folgendes Farbgemisch:

Blauschwarz B	1 g
konzentrierte wässerige Pikrinsäurelösung	400 ccm
Methylalkohol	80 ccm
destilliertes Wasser	320 ccm

Dieses Gemisch ist gut verschlossen unbegrenzt haltbar. Zum Färben verdünnt man es mit destilliertem Wasser zu gleichen Teilen. Man färbt progressiv unter mikroskopischer Kontrolle (etwa 20 bis 30 Minuten), wäscht kurz in Wasser aus, entwässert in 96%igem und absolutem Alkohol, Xylol, Balsam.

[1] Blauschwarz ist ein saurer Diazofarbstoff, von HEIDENHAIN eingeführt.

Ergebnis: Bindegewebsfasern scharf schwarz, Knorpelgewebe graublau; Kerne rot, Erythrozyten gelb, Muskulatur gelblich.

7. Färbung mit Pikro-Blau nach CURTIS. Auch hier haben wir es mit einer eleganten und einfachen Methode, die in Deutschland kaum bekannt ist, zu tun; sie verdient mehr angewandt zu werden.

Fixierung in Zenker, Heller oder Bouin, Paraffineinbettung.

1. Kernfärbung mit Safranin, nach der von SEMICHON angegebenen Formel:

Safranin (R. A. L.)	1 g
90%iger Alkohol	100 ccm

Nach Auflösung des Farbstoffes gibt man hinzu:

destilliertes Wasser	100 ccm
Formol 40%	2 ccm

Man färbt 10 bis 30 Minuten.

2. Auswaschen in destilliertem Wasser, gut abtropfen lassen.

3. Auf den waagrecht gehaltenen Objektträger gibt man einige Tropfen folgenden Gemisches, das kurz vor Gebrauch herzustellen ist:

A. Gesättigte wässerige Pikrinsäurelösung

B. Naphtholschwarz B (oder Diaminblau 2 B)	1 g
destilliertes Wasser	80 ccm
Glyzerin	20 g

Zum Färben mischt man 9 Teile der Lösung A mit 1 Teil der Lösung B.

4. Ohne zu waschen differenziert man in absolutem Alkohol, bis keine rote Farbe mehr abgeht und bis das Kollagen sich vom gelben Grund blau abhebt.

5. Xylol (Toluol), Canadabalsam.

Ergebnis: Kerne rot, Cytoplasma, Muskel gelb, kollagene Fasern blauschwarz.

8. Färbeverfahren nach P. G. UNNA. Neben der auf S. 279 angegebenen *Wasserblau-Orcein-Eosinfärbung*, die auch für das Bindegewebe im allgemeinen, besonders jedoch für die Haut, empfohlen werden kann, hat UNNA eine Anzahl weiterer Methoden angegeben, in denen Wasserblau in Kombination mit Safranin und Orcein verwendet wird. Einige davon sind nach meiner Erfahrung nicht sehr brauchbar, da sie eine Fixierung in Alkohol voraussetzen und gerade Alkohol ist ein schlechtes Fixierungsmittel für kollagenes Bindegewebe; es kommen dabei häufig Zerrbilder zustande. Diese Methoden können zugunsten der Trichrommethoden von MASSON und der Azan-Methode ohne Nachteil verlassen werden.

Für die besonderen Verhältnisse in der Haut hat UNNA einige Färbeverfahren angegeben, welche zum Nachweis von degenerierten kollagenen und elastischen Fasern (von ihm Collastin und Elacin genannt) dienen. Diese Methoden werden im Kapitel „Haut" berücksichtigt.

9. Bindegewebsfärbungen mit Haematoxylin. Besonders nach Fixierung im HELLYschen Gemisch oder in BOUINscher Lösung werden mit dem *Phosphorwolframsäure-Haematoxylin nach* MALLORY vorzügliche Färbungen erzielt, die besonders durch ihre Polychromie auffallen und an dünnen Paraffinschnitten sehr klare Bilder ergeben.

Nach den Angaben MASSONS verfährt man folgendermaßen:

1. Beizen der entparaffinierten Schnitte 3 bis 24 Stunden in Lugolscher Lösung (Jod 1 g, Jodkalium 2 g, destilliertes Wasser 200 ccm).

2. Entjodieren durch Behandlung in 5%iger Natriumsulfatlösung bis die Schnitte die braune Farbe abgegeben haben.

3. Auswaschen in destilliertem Wasser.

4. Färben 24 Stunden bei Zimmertemperatur oder vier Stunden bei 50° C in folgender Lösung:

Haematoxylin	1 g
10% wässerige Phosphorwolframsäurelösung	200 ccm
Wasserstoffsuperoxyd	2 ccm
destilliertes Wasser	800 ccm

Die Farblösung ist kalt vorzubereiten, sie ist erst nach zwei bis drei Tagen gebrauchsfertig und ist mehrere Monate haltbar.

5. Auswaschen in destilliertem Wasser fünf Minuten.

6. Absoluter Alkohol, Xylol (Toluol), in *Cedernöl* eindecken.

Ergebnis: Kerne blauschwarz, Cytoplasma blau bis blauviolett, kollagenes Bindegewebe purpurrot mit prachtvoller Darstellung der einzelnen Fasern; Fibrin und Glia dunkelblau bis schwarz, Achsenzylinder rosa, Schleim orange.

Wir haben mit dieser Vorschrift wesentlich bessere Färbungen erhalten als mit der Methode von RIBBERT-HUETER oder mit der Methode von VEROCAY.

Die von CLARA angegebene *Methode der Bindegewebsfärbung mit Molybdän-Haematoxylin* ist gut zu gebrauchen; mit ihr wird allerdings nur das Bindegewebe in weinroter Farbe dargestellt.

Zusammensetzung der Farblösung: Man mischt gleiche Mengen von 1%iger wässeriger Haematoxylinlösung und von 10%iger Ammonium-Molybdatlösung; dazu gibt man Molybdänsäure im Überschuß (öfters umschütteln!). Die Farblösung ist zuerst blauviolett, sie wird allmählich dunkelrot und darf erst dann benutzt werden. Zum Färben verdünnt man diese Stammlösung mit destilliertem Wasser: 0,1 ccm auf 100 ccm (ROMEIS) und färbt die Paraffinschnitte ohne Beizung 10 bis 24 Stunden. Auswaschen mit *destilliertem Wasser*. Alkohol, Xylol, Balsam.

Ergebnis: Kollagenes Bindegewebe braunrot bis weinrot, übrige Gewebsteile fast ungefärbt. Etwaige Überfärbungen sind mit Pikrinsäure zu differenzieren; sodann Behandlung mit 90%igem Alkohol.

b) Darstellung der Bindegewebsfasern mittels Silberimprägnierung.

Von den zahlreichen Methoden zur Darstellung verschiedener Gewebselemente im Zentralnervensystem abgesehen, gibt es kaum Beispiele in der Geschichte der histologischen Färbemethoden, die so reich an Vorschriften wären, wie die Darstellung bindegewebiger Strukturen mit Metallimprägnierungen. Seit den ersten Angaben über die Anwendung der BIELSCHOWSKYschen Methode zur Darstellung der Gitterfasern (MARESCH) hat man ungefähr zwanzig verschiedene Verfahren kennengelernt, die mit mehr oder weniger großer Launenhaftigkeit zum Ziele führen sollen! Wir haben zahlreiche dieser Verfahren ausprobiert, immer wieder etwas abgeändert und sind schließlich zum Ergebnis gekommen, daß von allen bisher vorgeschlagenen Methoden, neben der Originalmethode nach BIELSCHOWSKY-MARESCH (welche übrigens auch ihre Tücken hat) nur zwei Verfahren *sichere* und *einwandfreie* Ergebnisse liefern, nämlich die Methoden von FOOT und insbesondere die Methode von GOMORI.[1]

Zur *Fixierung* eignet sich vor allem Formol; die Fixierung in Formol gestattet besonders die Imprägnation von Gefrierschnitten, an denen das Verfahren im allgemeinen sehr viel leichter und sicherer durchzuführen ist. Immerhin ist es oft genug notwendig, so besonders bei der Untersuchung zellreicher und weicher Gewebe (wie Knochenmark, Milz, Lymphknoten, viele Geschwülste), dünne Schnitte untersuchen zu müssen, so daß eine Paraffineinbettung notwendig wird. In solchen Fällen kann man auch in BOUINscher Lösung (oder in sonstigen Pikrinsäuregemischen, wie DUBOSCQ-BRAZIL) fixieren. Sublimathaltige Fixierungsgemische sind weniger ratsam; nach Fixierung in ZENKERschem Gemisch oder nach HELLY oder im ORTHschen Gemisch (Müller-Formol) kann man trotzdem noch brauchbare Darstellungen erhalten, wenn man gewisse Vorsichtsmaßnahmen vor der Silberimprägnierung beachtet (s. unten). Nach Fixierung in Sublimat-Formol sind die Ergebnisse meistens schlecht.

Die zahlreichen Mißerfolge bei den Versilberungsmethoden dürfen nicht so sehr auf unvollständige oder unrichtige technische Angaben zurückgeführt werden, als auf Mißachtung gewisser Vorsichtsmaßnahmen seitens der Untersucher. Wie oft wurde uns von jungen Assistenten oder Laboranten gesagt: „Die Versilberungsmethode nach X versagt!" Eine Kontrolle der Ausführung ergab fast immer eine Fehlerquelle. Es erscheint demnach notwendig, die wichtigsten Fehlerquellen aufzuzählen, die man unbedingt vermeiden sollte, um einwandfreie Präparate herzustellen:

1. Reine Glasgeräte. Es hat keinen Sinn, mit chemisch reinen Chemikalien zu arbeiten, wenn man nicht peinlich reine Glaswaren zur Verfügung hat. Die notwendigen Geräte, wie Flaschen, Pipetten, Färbeküvetten u. dgl., sollen vollkommen sauber sein. Am besten werden sie zuerst mit Bichromat-Schwefelsäure (s. S. 19) behandelt, mit fließendem Wasser lange und gründlich gewaschen, mit destilliertem Wasser nachgespült und getrocknet. Sie sind staubfrei aufzubewahren, womöglich in einem Raum, wo keine Mineralsäuren aufbewahrt werden. Für jede Lösung soll eine besondere Färbeschale bzw. eine besondere Pipette und immer wieder dieselbe gebraucht werden; man markiert sie am besten mit einem Diamanten.

2. Reine Chemikalien. Die verwendeten Chemikalien sollen wirklich „chemisch rein" sein. Man verschafft sich Analysenpräparate der Firmen Ciba, Merck, Kahlbaum, Schering u. dgl. In Frage kommen: Argentum nitricum purissimum crist., Natrium hydricum purissimum e natro, Ammoniak mit spezifischem Gewicht 0,875 bis 0,910 pro analysi, 10% Goldchloridlösung aus reinem Goldchlorid hergestellt.

---

[1] Um Verwechslungen zu vermeiden, sei hier bemerkt, daß GOMORI die Orthographie seines Namens gewechselt hat: seine ersten Arbeiten verfaßte er unter dem Namen GÖMÖRI. Ich wähle die heutige Schreibweise: GOMORI.

Die Lösungen dürfen nur mit einwandfreiem destilliertem Wasser hergestellt werden; das destillierte Wasser soll auf seine Reinheit geprüft und nötigenfalls redestilliert werden (bidestilliertes Wasser). Wir verwenden seit mehreren Jahren zur Destillation von Wasser einen elektrischen Apparat der Firma Koehler, Bosshardt u. Co., Basel, mit welchem einwandfreies destilliertes Wasser hergestellt werden kann. Auf alle Fälle haben wir, seitdem dieser Apparat in Gebrauch ist, auf bidestilliertes Wasser ganz verzichten können.

Die Flaschen mit den Reagenslösungen müssen luftdicht verschlossen sein; am besten werden sie im Dunkeln aufbewahrt (Silbernitratlösungen in Flaschen aus dunklem Glas!).

3. Verunreinigungsquellen bei der Schnittbehandlung. Behandelt man unaufgezogene Gefrierschnitte, so denke man daran, keine Metallutensilien zu gebrauchen! Die Schnitte werden mit Glashaken von der einen in die andere Lösung gebracht. Häufig begeht der Anfänger hierbei einen groben Fehler, indem er den Glashaken, ohne ihn vorher gereinigt zu haben, von der einen Lösung in die andere bringt, so daß Verunreinigungen der Reagenzien eintreten. Es muß nach jeder Manipulation der Glashaken gewechselt, bzw. sorgfältig gereinigt werden. Es ist entschieden besser, eine Anzahl von Glashäkchen zur Hand zu haben, die man sich selbst aus Glasstäben herstellt; für jede Manipulation wird ein neuer Glashaken verwendet!

4. Fixierungsfragen. Die *Fixierungsvorschriften* müssen unter allen Umständen beachtet werden; viele Mißerfolge rühren daher, daß man beispielsweise in Müller-Formol fixiert (ORTHsches Gemisch) und die Chromsalze nicht entfernt, bevor man die Versilberung vornimmt. PERDRAU gebührt das große Verdienst, eine Methode angegeben zu haben, die eine einwandfreie Versilberung auch nach Fixierung in bichromathaltigen Flüssigkeiten gestattet; besonders für Paraffinschnitte ist dieses Verfahren äußerst praktisch, weil man vom gleichen Gewebsblock an unmittelbar sich folgenden Schnitten, neben einer Silberimprägnierung, alle möglichen Färbungen ausführen kann. Man verfährt folgendermaßen:

Die entparaffinierten Schnitte kommen (nach eventueller Entsublimierung) aus dem destillierten Wasser für fünf Minuten in 0,25%ige wässerige Kaliumpermanganatlösung; sodann spült man sie kurz in destilliertem Wasser ab und stellt sie für fünf bis zehn Minuten in 5%ige Oxalsäurelösung. Hierauf werden sie *gründlich*, mindestens eine Stunde, in fünf- bis sechsmal gewechseltem destilliertem Wasser gewaschen. ROMEIS verwendet statt Oxalsäure eine 1%ige Kaliummetabisulfitlösung und läßt nur eine Minute einwirken. Nachher wird einige Minuten in Brunnenwasser und in zwei Portionen destillierten Wassers ausgewaschen, was den Vorteil einer wesentlichen Abkürzung des Verfahrens besitzt. Diese Abänderung sei besonders empfohlen.

5. Gefrier- oder Paraffinschnitte. Seit einer ganzen Anzahl von Jahren arbeiten wir mit Silberimprägnierungen an Paraffinschnitten oder an Celloidinschnitten; nur ausnahmsweise, höchstens wenn eine rasche Diagnosestellung erforderlich ist, haben wir Gefrierschnitte behandelt. In Übereinstimmung mit vielen anderen Forschern sind wir der Meinung, daß Einzelheiten im Verlauf, in der Struktur der Fasern und besonders die interessante Frage der Beziehungen zwischen Fasern und Zellen nur an dünnen Schnitten zur Darstellung kommen.

Will man aber eine Übersicht der Fasersysteme erhalten, z. B. zu Demonstrationszwecken, so ist die Bearbeitung von Gefrierschnitten ratsam, da sie sich wesentlich leichter imprägnieren lassen als dicke Paraffinschnitte.

Die verschiedenen Verfahren der Silberimprägnierung von Bindegewebe.

1. Methode von Bielschowsky-Maresch für Gefrierschnitte. Fixierung am besten in Formol; waschen mehrere Stunden in fließendem Wasser.

1. Die Gefrierschnitte werden in destilliertem Wasser aufgefangen und nochmals in destilliertes Wasser gebracht (Glasnadeln oder Glashaken!).

2. Einlegen in eine 2%ige Silbernitratlösung für 12 bis 24 Stunden.

3. Die Schnitte werden rasch durch destilliertes Wasser gezogen und leicht hin und her bewegt, höchstens zwei bis drei Sekunden. Sodann bringt man sie

4. in die frisch bereitete ammoniakalische Silberlösung für 5 bis 30 Minuten. Diese Lösung, welche auch Bielschowsky-Lösung genannt wird, setzt man sich folgendermaßen zusammen:

In eine nur zu diesem Zwecke bestimmte Schüttelmensur von 20 bis 25 ccm bringt man 10 ccm einer 10%igen Silbernitratlösung und setzt V Tropfen 40%iger Natronlauge (aus Natr. hydric. puriss. hergestellt) zu. Es bildet sich sofort ein braunschwarzer Niederschlag (Silberoxyd). Dieser Niederschlag wird aufgelöst, indem man unter stetem Schütteln tropfenweise Ammoniak (am besten aus Tropfflasche) zusetzt, und zwar nur so viel, als zur Lösung des Silberoxyds unbedingt nötig ist. Nach den ersten drei bis vier Tropfen wartet man einige Sekunden und schüttelt gut um, damit das Ammoniak gut verteilt wird und einwirken kann. Es ist besser, einige Körnchen ungelöst zu lassen, als einen Ammoniaküberschuß in die Lösung zu geben. *Von der Herstellung dieser Lösung hängt das Gelingen der Imprägnierung ab!* Man füllt sodann mit destilliertem Wasser auf 20 ccm auf. Diese Lösung ist stets frisch herzustellen; nach einigen Stunden ist sie verdorben, wenn man sie nicht gut verschlossen im Eisschrank aufhebt (hier einige Tage haltbar!).

5. Die Schnitte werden rasch in destilliertem Wasser (zwei bis drei Sekunden) gespült und

6. in Formol reduziert: Formol 40% (neutral) 1 Teil und 9 Teile Brunnenwasser. Es färben sich die Schnitte dabei rasch schiefergrau bis graubraun: fünf Minuten.

7. Auswaschen in Brunnenwasser einige Minuten.

8. Einlegen in verdünnte saure Goldchloridlösung:

1%ige Goldchloridlösung	V Tropfen
destilliertes Wasser	10 ccm
Eisessig	II Tropfen

wo die Schnitte etwa zehn Minuten liegenbleiben. Der Vorzug des Goldbades besteht darin, daß die Fasern, welche bis hierher dunkelbraun dargestellt waren, nun eine schwarze Tönung erhalten, währenddem der Grund aufgehellt wird. Die Goldbehandlung ist zur richtigen Darstellung feiner Fasersysteme und einzelner Fasern nicht zu umgehen.

9. Man fixiert sodann in 5%iger Natriumthiosulfatlösung (Fixiernatron) eine viertel bis halbe Minute (nicht länger, da sonst die Schärfe der Faserdarstellung leidet).

10. Schließlich wäscht man gründlich in fließendem Wasser aus und entwässert in der aufsteigenden Alkoholreihe. Einschluß in Canadabalsam.

Ergebnis: Schwarz und sehr scharf dargestellt erscheinen die Gitterfasern, bzw. die retikulären Bindegewebsfibrillen (argyrophile Bindegewebsfibrillen, „Silberfibrillen"); das kollagene Bindegewebe erscheint bräunlich oder grauschwarz, manchmal braungelblich, nicht selten sind auch die Kern- und Zellumrisse angedeutet.

2. Silberimprägnierungsmethode für Paraffinschnitte. Nach unseren Erfahrungen leistet die soeben angeführte Methode nach BIELSCHOWSKY-MARESCH bei weitem nicht, was man mit anderen Verfahren erreichen kann. Wir haben sie aus diesem Grunde zugunsten der beiden folgenden Methoden verlassen:

a) Methode von N. C. FOOT. FOOT und seine Mitarbeiter haben eine große Anzahl von Silberimprägnierungsverfahren der Bindegewebsfibrillen angegeben, mit denen es gelingt, verschiedene Tönungen zu erreichen. Es ist aus Platzmangel nicht möglich, diese verschiedenen Varianten anzugeben; wir führen nur eine Standardmethode an, die nach unseren Erfahrungen praktisch ist und sicher arbeitet. Fixierung beliebig (Formol, Müller-Formol, Zenker, Bouin); Paraffineinbettung oder Gefrierschnitte.

1. Nach Entparaffinierung kommen die Schnitte aus destilliertem Wasser für fünf Minuten in eine 0,25%ige Kaliumpermanganatlösung.

2. Auswaschen in Wasser.

3. Einlegen für ein bis zwei Minuten in 1%ige Lösung von Kaliummetabisulfit.

4. Waschen einige Minuten in Brunnenwasser und sodann in zwei Portionen destillierten Wassers.

5. *Versilberung:* Man benutzt eine Silberammoniumcarbonatlösung, die, wie die BIELSCHOWSKY-Lösung, stets frisch herzustellen ist (haltbar gut verschlossen im Eisschrank einige Tage).

In eine Schüttelmensur oder in einen zu diesem Zwecke bestimmten Meßzylinder von 100 bis 150 ccm Inhalt bringt man 10 ccm einer 10%igen Silbernitratlösung (mit der Pipette genau abzumessen) und pipettiert 10 ccm einer gesättigten Lithiumcarbonatlösung hinzu. Es bildet sich ein dickflockiger, schwerer Niederschlag, der bald zu Boden sinkt (Silbercarbonat). Die überstehende Flüssigkeit wird abgehebert und der Niederschlag mehrmals mit destilliertem Wasser gewaschen. Zu diesem Zweck bringt man 10 bis 20 ccm destilliertes Wasser in den Behälter, schüttelt kräftig um, läßt absetzen und hebert die überstehende Flüssigkeit ab. Diese Prozedur ist ca. viermal zu wiederholen. Sodann füllt man auf 25 ccm mit destilliertem Wasser auf und setzt tropfenweise Ammoniak zu (wie für die BIELSCHOWSKY-MARESCH-Methode achte man besonders auf die Reinheit des Ammoniaks!). Zuerst gibt man etwa V Tropfen Ammoniak zu, der schneeweiße Niederschlag wird graubraun und lockert sich; sodann muß man nach jedem weiteren Tropfen etwa zehn Sekunden warten und gut umschütteln. Allmählich löst sich der Niederschlag auf (nach

VIII bis XV Tropfen NH_3); auch hier ist es besser, einige Körnchen ungelöst zu lassen, als zu reichlich Ammoniak hinzuzufügen. Sodann füllt man mit destilliertem Wasser auf 100 ccm auf und erwärmt das Silberbad auf 50° im Brutschrank. Darin bleiben die Schnitte zehn bis fünfzehn Minuten bei 40° C, bis sie gelblichgrau aussehen.

6. Man spült kurz in destilliertem Wasser ab.
7. Reduktion in neutralem Formol[1] (Formol 40% 1 Teil und 4 Teile H_2O) etwa zwei Minuten, wobei die Schnitte takabbraun bis dunkelbraun werden.
8. Waschen in Leitungswasser einige Minuten (fünf bis zehn).
9. Vergolden in einer 0,2%igen Lösung von Goldchlorid etwa zwei Minuten, bis die Schnitte violettgrau aussehen.
10. Kurz in Leitungswasser auswaschen.
11. Fixieren in 5%igem Natriumthiosulfat einige Sekunden.
12. Gründliches Auswaschen in fließendem Wasser.
13. Eventuell Kernfärbung anschließen: Kernechtrot, Giemsa, Haematoxylin, je nach dem auch Kombination mit einer van Gieson- oder „jaune-solide"-Färbung.
14. Aufsteigende Alkoholreihe, Xylol, Balsam.

Ergebnis: Fasern des retikulären Bindegewebes scharf schwarz, Grund (wenn keine Gegenfärbung vorgenommen worden ist) grau bis gelblich, kollagene Fasern tabakbraun bis braunrötlich. Wir haben dieses Verfahren seinerzeit zur Darstellung des Fasergerüstes von Gewebekulturen angewandt; die Ergebnisse waren nach ZENKER-Fixierung vorzüglich.

β) Methode von GOMORI. Dank dem Entgegenkommen von Prof. B. ROMEIS konnten wir dieses in seinem Institut ausgearbeitete Verfahren schon vor der 1937 erfolgten Veröffentlichung durch GOMORI ausprobieren. Seitdem arbeiten wir eigentlich nur noch nach dieser Methode, weil sie heute wohl die besten und sichersten Ergebnisse liefert. Wir hatten bis jetzt eigentlich kaum Versager zu verzeichnen. Zur Fixierung kann Formol, Bouin, Carnoy, Müller-Formol, Zenker usw. dienen. Gefrierschnitte werden ebenso gut wie Paraffinschnitte imprägniert.

Vorbehandlung: Wie bei der FOOTschen Methode, behandelt man die aufgeklebten und entparaffinierten Schnitte zunächst nach PERDRAU:

1. 0,5%ige Kaliumpermanganatlösung zwei Minuten.
2. Auswaschen in Wasser fünf Minuten.
3. 1- bis 3%ige Lösung von Kaliummetabisulfat eine Minute.
4. Auswaschen in Wasser zehn Minuten.

Versilberung:

5. Sensibilisieren in einer 2%igen Eisenalaunlösung (= Eisenammoniumsulfat, die Lösung ist aus violetten Kristallen am besten stets frisch herzustellen) eine Minute.
6. Auswaschen in Brunnenwasser drei bis fünf Minuten, sodann für je zwei bis drei Minuten in zwei Portionen destillierten Wassers übertragen.

[1] Neutrales Formol erhält man, indem man Formol 40% mit Natrium carbonicum im Überschuß umschüttelt, absetzen läßt und filtriert.

7. Imprägnierung in ammoniakalischer Silberlösung nach GOMORI:

In eine Schüttelmensur von 30 bis 50 ccm Inhalt bringt man 10 ccm einer 10%igen Silbernitratlösung und versetzt sie mit 2 ccm einer 10%igen Kaliumhydroxydlösung (auch hier chemisch reines Reagens!); es bildet sich ein graubrauner Niederschlag. Sodann gibt man tropfenweise Ammoniak hinzu, wobei nach jedem Tropfen geschüttelt wird. Nachdem der Niederschlag vollständig gelöst ist, wird wiederum Tropfen für Tropfen 10%ige Silbernitratlösung hinzugegeben, bis der dabei auftretende Niederschlag beim Schütteln nur mehr schwer verschwindet. Hierauf füllt man mit destilliertem Wasser auf das Doppelte des Volumens auf. Gut verschlossen im Dunkeln aufbewahrt ist diese Lösung zwei Tage haltbar.

Man imprägniert in dieser Lösung bei Zimmertemperatur nur eine Minute.

8. Die Schnitte werden rasch in destilliertem Wasser abgespült, fünf bis zehn Sekunden. Hat man zu kurz gewaschen, so wird die Imprägnierung zu dicht; hat man über zehn Sekunden gewaschen, ist sie unvollständig.

9. Reduzieren in Formol 1 Teil und 9 Teile Brunnenwasser fünf Minuten.

10. Einstellen in 0,1- bis 0,2%ige Goldchloridlösung mindestens zehn Minuten.

11. Abspülen in destilliertem Wasser.

12. Reduzieren in 1- bis 3%iger Lösung von Kaliummetabisulfit eine Minute.

13. Fixieren in 1%iger Natriumthiosulfatlösung eine Minute (maximal!).

14. Gründlich in Brunnenwasser auswaschen. Eventuell Kernfärbung mit Kernechtrot, Haematoxylin, Giemsa u. dgl.

15. Entwässern in aufsteigender Alkoholreihe, Xylol, Balsam.

Im pathologisch-anatomischen Schrifttum begegnet man oft der Silberimprägnationsmethode von TIBOR PAP. KLINGE hat sie z. B. besonders viel gebraucht in seinen Rheumatismusstudien. Wir haben mit dem angegebenen Verfahren nie bessere Ergebnisse als mit der FOOTschen Methode erhalten; die Methode von GOMORI ist auf alle Fälle sehr viel besser.

Anmerkungen bezüglich der Silberimprägnierung von Paraffinschnitten. Da bei den angegebenen Verfahren die aufgeklebten Paraffinschnitte mit ammoniakalischen Lösungen behandelt werden, kommt es leicht vor, daß sie abschwimmen; das ist bei der Methode von FOOT mit warmer ammoniakalischer Silberlösung in vermehrtem Maße der Fall. Es ist deshalb gut, die Paraffinschnitte nicht wie üblich mit Eiweißglyzerin aufzukleben, sondern die Gelatinemethode nach P. MASSON anzuwenden; MASSON selbst hat darauf aufmerksam gemacht.

GUYON, GOMORI und andere empfehlen ebenfalls Gelatineleim. Wir haben mit der Technik nach MASSON, die ja überhaupt gegenüber der Eiweiß-Glyzerinmethode auch für allgemeine Zwecke viele Vorteile besitzt, immer gute Erfahrungen gemacht.

Der Gelatineleim wird wie folgt hergestellt: Man löst 0,05 g Gelatine (oder ein Quadrat von 0,5 cm Seitenlänge aus einer Gelatinetafel) in 2 bis 3 ccm destilliertem Wasser in einem Reagensglas auf und kocht; sodann verdünnt man die Flüssigkeit mit 20 ccm kaltem destilliertem Wasser und filtriert. Der Leim wird vorrätig in einer Flasche mit Tropfpipette gehalten. Auf den entfetteten, aus destilliertem Wasser kommendem Objektträger bringt man fünf bis zehn Tropfen dieser Gelatinelösung und breitet den Paraffinschnitt darauf in üblicher Weise auf der elektrischen Wärmeplatte aus, läßt die Gelatine ablaufen, indem man den Objektträger schräg stellt und läßt an der Luft trocknen. Zur vollständigen Trocknung bringt man die Objektträger in den Wärmeschrank bei 40 bis 50° C; wir fanden, daß es nicht nötig ist, eine zusätzliche Behandlung mit Formoldämpfen zwecks Härtung der Gelatine anzuschließen.

3. Silberimprägnierungsmethoden für Celloidinschnitte. Die besten Silberimprägnierungen an Celloidinschnitten bekommt man mit den *Tannin-Silbermethoden* nach ACHUCARRO oder nach DEL RIO HORTEGA. Bei diesen Verfahren, die übrigens auch an Gefrierschnitten gelingen, werden die Schnitte vor der Versilberung mittels Tannin gebeizt. Es ist dabei die Qualität des Tannins von wesentlicher Bedeutung; man verwendet am besten das von MERCK hergestellte Acid. tannic. leviss. puriss. (andere schwer lösliche Tanninsorten sind nicht brauchbar).

Am schönsten gelingen diese Methoden nach Fixierung in neutralem Formol (Formol 1 Teil und 9 Teile H_2O).

α) Methode von ACHUCARRO (Modifikation von KLARFELD).

1. Celloidinschnitte werden für 24 Stunden in Formol (Formol 1 Teil und 9 Teile Brunnenwasser) flach gelegt und sodann in Wasser gespült.

2. Man überträgt sie mit Glasstäben oder Glasspateln in kaltgesättigte Tanninlösung, die vorher im Wärmeschrank auf 50° gebracht worden ist, und läßt sie darin bei möglichst konstanter Temperatur von 50° zwei bis drei Stunden liegen. Die Schale muß gut zugedeckt sein (Überfalldeckel).

3. Sodann läßt man erkalten und wäscht die Schnitte in destilliertem Wasser bis sie undurchsichtig sind (Abgabe des freien Tannins).

4. Einlegen in eine ammoniakalische Silberlösung folgender Zusammensetzung: 5 ccm einer 10%igen Silbernitratlösung werden mit Ammoniak tropfenweise versetzt, bis sich der gebildete Niederschlag wieder auflöst. Sodann gibt man noch, was wichtig ist (im Gegensatz zu den bisher besprochenen Methoden!), einen Überschuß von fünf bis zehn Tropfen Ammoniak zu und füllt mit destilliertem Wasser auf 20 ccm auf. Zum Gebrauch verwendet man eine Verdünnung: XV Tropfen der Silberlösung auf 20 ccm destilliertes Wasser.

Die Schnitte werden in der Silberlösung mit einem Glashaken hin und her bewegt, bis sie bräunlich sind. Es ist empfehlenswert, sich hierbei zweier Schalen zu bedienen, damit man die Schnitte, sobald die erste Lösung sich bräunt, in die zweite Schale bringen kann, wo der Bräunungsvorgang überwacht wird.

5. Aus der Silberlösung bringt man die Schnitte, ohne sie auszuwaschen, direkt zur Reduktion in Formol (Formol 1 Teil und 9 Teile Brunnenwasser) fünf Minuten; hier werden sie schwarzbraun.

6. Auswaschen in fließendem Wasser, sodann in destilliertem Wasser.

7. Differenzieren in folgender Lösung:

0,5%ige wässerige Ferrocyankaliumlösung	100 ccm
96%iger Alkohol	50 ccm

8. Auswaschen in destilliertem Wasser eine halbe Stunde.
9. Aufsteigende Alkoholreihe, Xylol, Balsam.

Ergebnis: Die Bindegewebsfibrillen sind schwarz, kollagene Fasern braun, übriges Gewebe hellbraun bis stark gelb.

β) Methoden von DEL RIO HORTEGA. Die von der spanischen Schule RAMON Y CAJALS, besonders von DEL RIO HORTEGA gepflegte histologische Untersuchung des Nervensystems mittels Silberimprägnierungsverfahren hat zur Entdeckung zahlreicher wertvoller Methoden geführt, die zum Teil auch für die Darstellung des Bindegewebes verwendet werden können. Sie sind für Celloidinschnitte und Gefrierschnitte anzuwenden. Wie ACHUCARRO läßt DEL RIO HORTEGA der Silberimprägnierung eine Tanninbeizung vorausgehen und erreicht somit eine sehr präzise und je nach der Modifikation abgestufte Darstellung verschiedener Gewebskomponenten (Epithelfasern, Myofibrillen, Centrosom, Fibrin usw.). Es ist also je nach dem verfolgten Zweck stets die geeignete Modifikation zu wählen. Ein weiterer Vorteil des Verfahrens liegt in der langen Haltbarkeit der ammoniakalischen Silberlösung; man kann sie in einer braunen Flasche im Dunkeln einige Monate ohne Schaden aufbewahren. Fixation des Objektes am besten in Formol.

Diese *ammoniakalische Silberlösung* wird folgendermaßen hergestellt:

30 ccm einer $10^0/_0$igen Silbernitratlösung werden in einer Schüttelmensur von 200 ccm Inhalt mit 40 Tropfen einer $40^0/_0$igen Natronlauge versetzt; der dabei auftretende Niederschlag wird, wie wir es für die Methode von FOOT angegeben haben, zehn- bis zwölfmal mit destilliertem Wasser gewaschen (man verwendet dabei zirka einen bis eineinhalb Liter Aq. dest.). Schließlich wird er in 50 ccm destilliertem Wasser aufgenommen und durch vorsichtigen tropfenweisen Zusatz von Ammoniak unter stetigem Schütteln aufgelöst. Man füllt mit destilliertem Wasser auf 150 ccm auf und schüttet die Lösung in eine braune Flasche um.

Modifikation 1 für allgemeine cytologische Zwecke.

1. Die Objekte werden mindestens zehn Tage in Formol fixiert (Formol 1 Teil und 9 Teile H_2O) und am Gefriermikrotom geschnitten.

2. Aus dem destillierten Wasser legt man die Schnitte in eine $3^0/_0$ige wässerige Tanninlösung, die auf 50 bis 55° C erwärmt ist (sehr wichtig ist das Einhalten der Temperatur!), darin bleiben sie fünf Minuten. Die Schnitte werden opak und etwas brüchig.

3. Man wäscht sie sodann im ammoniakalischen Wasser: IV Tropfen Ammoniak auf 20 ccm destilliertes Wasser. Die damit gefüllte Schale wird zweckmäßig auf eine dunkle Unterlage (schwarzes mattes Papier z. B.) gestellt; die Schnitte schwenkt man mit einem Glashaken in der Flüssigkeit hin und her, bis sie wieder durchsichtig und biegsam werden.

4. Sodann überträgt man sie in drei hintereinander eingeschaltete Glasschälchen, welche je 10 ccm destilliertes Wasser und 1 ccm der oben angegebenen ammoniakalischen Silberlösung enthalten. Der Schnitt wird im ersten Schälchen hin und her bewegt, bis er beginnt eine leicht gelbe Tönung anzunehmen; man überträgt ihn dann in die zweite Schale, wo er gelb wird, sodann in die dritte, wo die Tönung verstärkt wird.

5. Waschen in reichlich bemessenem destilliertem Wasser.

6. Einlegen für 20 bis 30 Minuten bei 40 bis 45° C in 0,2%ige Goldchloridlösung, wo der Schnitt maulbeerfarbig wird.

7. Kurzes Auswaschen in destilliertem Wasser.

8. Fixieren in 5%iger Natriumthiosulfatlösung eine Minute.

9. Gründliches Auswaschen in Wasser, entwässern in Alkoholreihe, Xylol, Balsam.

Ergebnis: Versilbert sind: Kerne, Protoplasmastrukturen, wie Centrosomen, Mitochondrien, Zellgranula, Epithelfibrillen u. dgl., Myofibrillen; ferner Gliafasern, Fibrin, elastische Fasern. Kollagene Fasern und Gitterfasern werden *nicht* dargestellt.

Modifikation 2 für retikuläres Bindegewebe (Gitterfasern).

Diese Methode ist sehr praktisch und zuverlässig; sie liefert ausgezeichnete Präparate und ist dem Verfahren von ACHUCARRO vorzuziehen. Die Gitterfasern werden sehr exakt und scharf dargestellt, die kollagenen Fasern tönen sich nur schwach bräunlich, weniger intensiv als nach ACHUCARRO, FOOT oder GOMORI. Die Fixierung erfolgt wie oben in Formol (älteres Alkoholmaterial kann ebenfalls verwendet werden). Gefrier- oder Celloidinschnitte; in letzterem Fall wird empfohlen, das Celloidin vor der Imprägnierung in Äther-Alkohol zu lösen.

1. Die Schnitte legt man aus dem destillierten Wasser in eine 1%ige *alkoholische Tanninlösung* (95% Alkohol) für fünf Minuten bei 50 bis 55° C.

2. Sehr kurzes Auswaschen in destilliertem Wasser bevor die Schnitte abgekühlt sind, und zwar, wie ROMEIS betont, nicht länger als bis die Schnitte mit Wasser durchtränkt sind.

3. Versilbern nach dem gleichen Verfahren der drei Schälchen wie bei der Modifikation 1 in der ammoniakalischen Silberlösung.

4. Wenn die Schnitte blaßgelb erscheinen, verstärkt man die Tönung durch Einlegen in destilliertes Wasser, wo sie liegenbleiben müssen (nicht bewegen!).

5. Sehr kurz durch destilliertes Wasser ziehen.

6. Reduzieren in neutralem Formol (Formol 1 Teil und H_2O 5 Teile) etwa 30 Sekunden. Der Grad der Imprägnierung läßt sich durch längeres oder kürzeres Auswaschen in destilliertem Wasser vor dem Formolbad, sowie durch längeres oder kürzeres Einwirken desselben, abstufen.

7. Gründliches Wässern in Leitungswasser, fixieren in 5%iger Natriumthiosulfatlösung, waschen, entwässern und eindecken wie oben.

Modifikation 3 für das kollagene Bindegewebe.

Mit diesem Verfahren werden alle kollagenen Fasern rotviolett oder dunkelviolett dargestellt.

Die Fixierung geschieht am besten in Alkohol (längere Zeit). Formolmaterial ist aber auch brauchbar.

1. Gefrierschnitte aus destilliertem Wasser beizen in 1%iger alkoholischer Tanninlösung bei 50 bis 55° C fünf Minuten.

2. Kurz (zwei bis drei Sekunden) in destilliertem Wasser waschen.

3. Imprägnierung wie bei 1 und 2 bis Schnitte braungelb.

4. Waschen in reichlich zu bemessendem destilliertem Wasser.

5. Einlegen für fünfzehn bis zwanzig Minuten in 0,2%iges Goldchlorid bei 40 bis 45° bis Schnitte maulbeerfarben.

6. Fixieren in Natriumthiosulfat.

7. Gründliches Auswaschen im Wasser, Alkoholreihe, Xylol, Balsam.

Allgemeine Bemerkungen zur Theorie der Silberimprägnation. Wie wir es anläßlich der Besprechung der Silberaffinität (s. S. 234) kurz erwähnt haben, besteht zwischen der *Argentaffinität* und der *Argyrophilie* ein grundsätzlicher Unterschied. Bei der Argentaffinität hat man es mit der Reduktion von Silbersalzen zu tun, die durch die reduzierenden Eigenschaften besonderer Gewebselemente selbst hervorgerufen wird. So kann sich durch Askorbinsäure (Vitamin C), Melanin, Adrenalin z. B. metallisches Silber aus dem Silbersalz ausscheiden und in Form feinster schwarzer Körnchen an diese Gewebselemente anschlagen.

Als Argyrophilie wird dagegen die Erscheinung bezeichnet, daß Gewebselemente, die an sich nicht argentaffin sind, durch einen Silberniederschlag kenntlich gemacht werden können, wenn man sie mit einer Silberlösung auf geeignete Weise vorbehandelt und sodann ein Reduktionsmittel einwirken läßt.

Bei der Darstellung fibrillärer Strukturen mittels Silberimprägnation hat man es sehr wahrscheinlich mit einer Anlagerung von naszierendem Silber an passende Strukturen zu tun. Ohne hierbei auf Einzelheiten eingehen zu wollen, sei soviel gesagt, daß nach den Versuchen LIESEGANGS und anderer (vgl. SEKI) dieser Vorgang sich etwa folgendermaßen denken läßt: Wenn man auf einen histologischen Schnitt, welcher mit einer leicht reduzierbaren ammoniakalischen Silberlösung behandelt worden ist, ein Reduktionsmittel, wie Formalin oder Hydrochinon, einwirken läßt, so bilden sich sofort Keime metallischen Silbers, die schnell heranwachsen. Es ist unwahrscheinlich, daß die Anlagerung dieses Silbers an bestimmte Gebilde von der chemischen Zusammensetzung dieser Gewebsstrukturen abhängig ist; wahrscheinlicher erscheint, daß hierbei elektrostatische Kräfte mit eine Rolle spielen (HERINGA und HOOFT, VON GELEI), alleinige Ursache der Silberschwärzung sind sie jedoch nicht. Es kommt nämlich, wie ZEIGER hervorhebt, für die elektive Darstellung einer Struktur mit Silber nicht so sehr auf die primäre örtliche Anreicherung des Silbers als auf die örtliche frühzeitige Keimbildung an. Silberbindung und Keimbildung fallen weder örtlich noch quantitativ zusammen (vgl. hierzu das bekannte Experiment LIESEGANGS am Gelatinemodell). In Betracht zu ziehen ist ferner auch die Rolle der Schutzkolloide der verschiedenen Gewebsstrukturen; SEKI hat u. a. überzeugend dargetan, daß eine Armut an Schutzkolloiden zusammen mit einer passenden Strukturdichte für die elektive Darstellbarkeit mittels Silberimprägnierung besonders wichtig sei.

Ein großer Teil der mit Silbermethoden darstellbaren Gewebsstrukturen ist fibrillär beschaffen; diese Strukturen sind jedoch nicht identisch, oft sogar vom Standpunkt des Histologen aus überhaupt nicht miteinander vergleichbar. Die Versilberungsmethoden haben aus diesem Grunde nichts Spezifisches an sich. ZEIGER schließt seine diesbezüglichen Betrachtungen unter anderem mit folgenden sehr richtigen Bemerkungen ab: „Die Vielgestaltigkeit der bei der Nachversilberung möglichen Reaktionen, ihre zeitlich und örtlich verschiedene Auslösung, ihr ebenso verschiedener Ablauf und endlich ihre gegenseitige Überlagerung und Beeinflussung machen es wenigstens bis jetzt mehr als unwahrscheinlich, daß der Ablauf der Reaktion jemals auf einen bestimmten, allen argyrophilen Elementen gemeinsamen Faktor zurückgeführt werden kann.“

Literatur.

Achucarro N.: Nuevo metodo para el e studio de la neuroglia y del tejedo conjunctivo. Bol. Soc. Espan. Biol. Madrid. **1** (1911), 139. Amprino R.: Un perfectionnement technique à la méthode d'Achucarro pour les fibrilles grillagées avec quelques considérations sur les méthodes de coloration électives du tissu conjonctif. Bull. Histol. appl. **13** (1936), 223. Arnold J.: Über Struktur und Architektur der Zellen. Arch. mikr. Anat. **52**. (1898), 134, Berg W.: Über eine Modifikation der Silberimprägnation nach Bielschowsky-Maresch. Z. Mikrosk. **38** (1922). Crossmon G.: A modification of Mallorys connective tissue stain with a discussion of the principles involved. Anat. Rec. **69** (1937), 33. Curtis F.: Méthode de coloration élective du tissu conjonctif. C. R. Soc. Biol. Paris **57** (1905), 1038. Doljanski L. und F. Roulet: Studien über die Entstehung der Bindegewebsfibrillen. Virchows Arch. **291** (1933), 260. Foot N. C.: A technic for demonstrating reticulum fibers in Zenker-fixed paraffin sections. J. Labor. a clin. Med. **9** (1924), 777; ders.: Chemical contrasts between collagenous and reticular connective tissue. Amer. J. Pathol. **4** (1928), 525; ders.: Notes on the rapid impregnation of reticular tissue with silver. J. of techn. Meth. **12** (1929), 117. Foot N. C. and M. C. Menard: A rapid method for the silver impregnation of reticulum. Arch. Path. a. Labor. Med. **4** (1927), 211. Goldner J.: A modification of the Masson trichrome technique for routine laboratory purposes. Amer. J. Pathol. **14** (1938), 237. Gomori G.: Silver impregnation of reticulum in paraffin sections. Amer. J. Pathol. **13** (1937), 993. Guyon L.: Practical suggestions for the silver impregnation of connective tissue. Amer. J. Pathol. **7** (1931), 47. Hansen F. C. C.: Eine zuverlässige Bindegewebsfärbung. Anat. Anz. **15** (1898), 151; ders.: Artikel „Haematoxylin“ in Enzyklop. d. mikrosk. Technik von R. Krause. 3. Aufl. 958 (1926). Heidenhain M.: Über die zweckmäßige Verwendung des Kongo und anderer Amidoazokörper sowie über neue Neutralfarben. Z. Mikrosk. **20** (1903), 179; ders.: Über die Mallorysche Bindegewebsfärbung mit Karmin und Azokarmin als Vorfarben. Z. Mikrosk. **32** (1915), 361; ders.: Thiazinrot-Pikrinsäure in Enzyklop. d. mikrosk. Technik von R. Krause. 3. Aufl. 2158 (1926). Heringa G. C.: Retikulin und Kollagen. Z. mikrosk. anat. Forsch. **34** (1933), 459 (Methode von Laguesse). Heringa G. C. und C. Hooft: Über den Zusammenhang der Argyrophilie der Bindegewebsfasern mit dem Stoffwechsel der Zellen. Z. mikrosk. anat. Forsch. **36** (1934), 1; dieselben: Cellule et substance interstitielle. Bull. Histol. appl. **10** (1933), 137. Heringa G. C., D. Karssen und E. J. Warns: Über Interferenzen und Brownsche Bewegungen an Bindegewebsfibrillen. Protoplasma **20** (1933), 216. Hueter C.: Zur Technik der Bindegewebsfärbung. Cblt. Pathol. **22** (1911), 389. Jalowy B.: Kollagen, Elastin und Retikulin. Z. Zellforsch. **27** (1938), 667. Jalowy B. und B. Chrzanowski: Einige Bemerkungen über den Versilberungsprozeß. Z. Mikrosk. **56** (1939), 334. Kimmelstiel und Wilson. Americ. J. Pathol. **12** (1936), 84. Kohashi Y.: Histologische Untersuchungen der verschiedenen Skelettmuskeln beim Menschen. Fol. anat. japon. **15** (1937), 175. Klarfeld, s. Spielmeyer. Krainer L.: Über eine Modifikation der Trichromfärbung nach Masson, zugleich eine Methode zur Darstellung der faserigen Glia und Gliazellen in Tumoren. Z. Mikrosk. **54** (1937), 96. Ladewig P.: Über eine einfache und vielseitige Bindegewebsfärbung. Z. Mikrosk. **55** (1938), 215; ders.: Eine histologische Übersichts- und Bindegewebsfärbung. Schweiz. Med. Wschr. **1944**, Nr. 5, 132. Ladewig P. und F. Dessau. Ergebnisse mit einer neuen Bindegewebsfärbung. Z. Mikrosk. **55** (1938), 211. Larson C. P., W. Tacoma and E. J. LEWIN. A modification of Massons tetrachrome stain. Arch. Pathol. 29 (1940), 272. LIESEGANG F.: Die Kolloidchemie der histologischen Silberfärbung. Kolloid. chem. Beihefte 3 (1911), 1; ders.: Histologische Versilberungen. Z. Mikrosk. 45 (1928), 273. LÖWENSTÄDT H.: Untersuchungen über die Vorgänge der Bindegewebsversilberung nach Bielschowsky-Maresch und über die Konstitution der „Gitterfasern." Z. exper. Med. 39 (1924), 355. MALLORY F. B.: Phosphormolybdic acid haematoxylin. Anat. Anz. 6 (1891); ders.: A contribution to staining methods. J. exper. Med. 5 (1900), 19. MARESCH R.: Über Gitterfasern der Leber und die Verwendbarkeit der Methode Bielschowskys zur Darstellung feinster Bindegewebsfibrillen. Cblt. Pathol. 16 (1905), 641; ders.: Über eine neue Methode zur Darstellung von Gitterfasern. Wien. klin. Wschr. 1922, Nr. 12. MASSON P.: Diagnostics de Laboratoire. Maloine, Paris 1923. NEUBERT K.: Der Übergang der arteriellen in die venöse Blutbahn bei der Milz. Z. Anat. u. Entw. 66 (1922), 424. OLIVEIRA G. DE: Über ein neues Verfahren zur Darstellung des Stützgerüstes der Organe. Virchows Arch. 298 (1936), 523. PAP TIBOR: Eine neue Methode zur Imprägnation des Reticulums. Cblt. Pathol. 47 (1930), 116. PASINI: Über eine Methode zur Demonstration der Epithelfasern in der Haut. Monatsh. prakt. Dermatol. 40 (1905). PERDRAU J. R.: The silver reduction method for the demonstration of connective tissue fibres. J. of Pathol. 24 (1921), 117. PETERSEN H.: Färben mit Säurealizarinblau. Z. Mikrosk. 41 (1924), 363. RANVIER: Traîté technique d'histologie. 2. Edit. Paris 1889. REZEK PH.: Über einige Erfahrungen mit der Tuchechtgelbfärbung. Cblt. Pathol. 68 (1937), 356. RIBBERT B.: Über die Anwendung der von Mallory für das Zentralnervensystem empfohlenen Farblösung auf andere Gewebe. Cblt. Pathol. 7 (1896), 427. RIO HORTEGA P. DEL: Nuevas reglas para la coloracion constante de los formaciones conetivas per el método de Achucarro. Trab. labor. investigat. Biol. Univ. Madrid. 14 (1916), 181; ders.: Noticia de un nuevo y facil método para la coloracion de la neuroglia y del tejido conjuntivo. Ebendort 15 (1917), 367. ROMEIS B.: Taschenbuch der mikroskopischen Technik. 14. Aufl. München und Berlin 1943. ROULET F.: Über das Verhalten der Bindegewebsfasern unter normalen und pathologischen Bedingungen. Ergeb. Pathol. 32 (1937), 1. SEKI M.: Zur Theorie der Silberschwärzung. Z. Zellforsch. 30 (1940), 529 u. 548. SPIELMEYER W.: Technik der mikroskopischen Untersuchung des Nervensystems. 4. Aufl. J. Springer, Berlin: 1930. UNNA P. G. und P. UNNA: P. G. Unnas Färbemethoden, in Handb. d. Haut- u. Geschlechtskrankheiten 1, 2. Teil, Berlin 1929. VEROCAY J.: Über ein neues Verfahren zur Färbung des Bindegewebes. Verhandl. Deutsch. Ges. Naturf. u. Ärzte 80, Vers. II. 3., 52 (1908). WALLART J. und CH. HOUETTE: Eine rasche Dreifachfärbung durch Abänderung der Massonschen Trichrommethode. Anat. Anz. 69 (1930), 43; dieselben: Une coloration trichromique rapide à l'hématoxyline, la fuchsine acide et le jaune solide. Bull. Histol. appl. 10 (1934), 404. WALTER L.: Neuartige Anwendung des Pasinischen Farbgemisches zur feineren Untersuchung des Bindegewebes. Z. Mikrosk. 46 (1929), 457; ders.: Nachtrag. Ebendort 47 (1930), 346. ZEIGER K.: Physikochemische Grundlagen der histologischen Methodik. Th. Steinkopff, Dresden und Leipzig 1936. ZOLLINGER H. U.: Die spontane und experimentelle Glomerulosklerose. Helvetica med. acta. 12 (1945), 23.

c) Darstellung der Basalmembranen.

Zur Färbung der Basalmembranen dienen alle für das kollagene Bindegewebe im allgemeinen angegebenen Verfahren; besonders klare Bilder gibt die Azan-Färbung an dünnen Schnitten, mitunter auch die Trichromfärbung nach MASSON. Ein von KIMMELSTIEL und WILSON in ihren Studien über die Glomerulosklerose bei Diabetes beschriebenes Verfahren hat uns auch bei Untersuchungen über Basalmembranen lehrreiche Bilder geliefert. Nach der Vorschrift des Pathologischen Institutes der Universität Zürich (die ich Herrn Prof. H. v. MEYENBURG verdanke) wird folgendermaßen vorgegangen:

Fixierung am besten in HELLYscher Flüssigkeit, Paraffinschnitte. Aus dem destillierten Wasser kommen die Schnitte:

1. Lithioncarmin (ORTH) bei Zimmertemperatur 24 Stunden.
2. 1%iger Salzsäurealkohol fünf bis zwanzig Minuten.
3. Gründliches Auswaschen in destilliertem Wasser.
4. Einstellen für 30 Sekunden in 1%ige Phosphormolybdänsäure.
5. Abspülen in destilliertem Wasser.
6. Anilinblau-Goldorange-Gemisch von MALLORY (s. S. 285) zwanzig Minuten.
7. Abspülen in destilliertem Wasser.
8. Einstellen in 1%ige Phosphormolybdänsäure 45 Sekunden.
9. Abspülen in destilliertem Wasser.
10. Kurzes Differenzieren in 96%igem Alkohol.
11. Absoluter Alkohol, Xylol, Canadabalsam.

Ergebnis: Bindegewebe blau, desgleichen Kapillargrundhäutchen; geschwollene Membranen hellblau. Kerne rot, Protoplasma wechselnd grau-rosa bis grau-orange. Erythrocyten orangegelb. Hyaline Schollen bei Glomerulosklerose erscheinen wechselnd bläulich bis grünlich, ziemlich homogen und glasig.

Interessante Bilder erhält man auch an Basalmembranen mittels Versilberungsmethoden, vor allem mit dem Verfahren nach FOOT (s. S. 294) und nach GOMORI (s. S. 295).

Auch ist es unter Umständen empfehlenswert, Verdauungsmethoden heranzuziehen (s. S. 309); eine Fixierung in Alkohol bzw. nach CARNOY ist dabei notwendig.

d) Darstellung der elastischen Fasern und Membranen.

Zur Färbung des elastischen Gewebes dienen vor allem die Orcein-Methode und das Resorcin-Fuchsin nach WEIGERT (oder Resorcin-Safranin nach FISCHER).

1. Orcein-Methode. Dieses Verfahren hat den Vorteil einer sehr einfachen Bereitung der Farblösung einerseits und einer außerordentlich klaren, sauberen Darstellung der elastischen Gebilde bis in ihre feinsten Ausläufer hinaus. Ein Nachteil ist der hohe Preis des Orceins.

Von den zahlreichen angegebenen Modifikationen der TAENZERschen Vorschriften hat uns die von MASSON empfohlene Methode nach RUBENS-DUVAL stets sehr befriedigt (übrigens geht dasselbe Verfahren auch unter dem Namen PRANTER):

Farblösung:

Orcein D	0,1 g
70%iger Alkohol	100 ccm
Offizin. Salzsäure	2 ccm

Färben 10 bis 24 Stunden. Auswaschen in verdünntem Alkohol, sodann in Wasser. Kernfärbung mit Haematoxylin (nach WEIGERT, EHRLICH) oder Haemalaun, gut bläuen. Eine etwaige Überfärbung der elastischen Fasern wird im absoluten Alkohol korrigiert. Einschluß in Balsam.

Ergebnis: Elastische Fasern braun bis braunviolett, Kerne blau. Diese Färbung eignet sich vorzüglich für mikrophotographische Aufnahmen, da die

Bilder sehr zart und doch kontrastreich sind. Man kann sie vorteilhaft, wie MASSON angibt, mit seiner Haemalaun-Erythrosin-Safranmethode (s. S. 149) kombinieren, wobei die Färbezeit im Haemalaun und Erythrosin auf die Hälfte herabzusetzen ist. Auch in Verbindung mit der „Jaune-solide"-Färbung nach WALLART-HOUETTE (s. S. 150) sind die Resultate ausgezeichnet. Eine hübsche Kombination hat E. FRAENKEL angegeben (nach SCHMORL zitiert):

1. Vorfärbung der Kerne mit Lithionkarmin, differenzieren in Salzsäurealkohol, spülen in Wasser.

2. Färben in salpetersaurem Orcein.

FRAENKEL gab folgende Lösung an:

Stammlösung nach UNNA:

Orcein D	1,5 g
96%iger Alkohol	120 ccm
destilliertes Wasser	60 ccm
Salpetersäure	6 ccm

Von dieser Stammlösung setzt man zu einer 3%igen alkoholischen Salpetersäurelösung so viel zu, daß eine schwarzbraune Lösung entsteht. Man färbt darin 24 Stunden.

3. Differenzieren in 80%igem Alkohol.

4. Einstellen in eine Lösung von

konzentrierter wässeriger Pikrinsäurelösung	200 ccm
Indigokarmin	0,5 g

für zehn bis fünfzehn Minuten.

5. Kurzes Abspülen in einer Lösung von

Eisessig	3,5 ccm
destilliertem Wasser	100 ccm

6. 96%iger Alkohol, absoluter Alkohol, Xylol, Balsam.

Ergebnis: Kerne rot, elastische Fasern schwarzbraun, kollagenes Bindegewebe grün, Muskelgewebe und Erythrocyten gelb.

2. WEIGERTsche Methode mit RESORCIN-FUCHSIN (Fuchselin). Mit diesem weitverbreiteten Verfahren werden die elastischen Substrate sehr schön schwarzblau dargestellt. Die Methode ist billig, der Farbstoff allerdings etwas umständlich herzustellen.

Zur Herstellung der WEIGERTschen Farblösung folgt man am besten den Angaben von ROMEIS, der den Arbeitsgang vereinfacht hat:

Man bereitet folgende zwei Lösungen:

Lösung A: 0,5 g Fuchsin (*nicht* Säurefuchsin!) und 1 g Resorcin (chemisch rein pro analysi) löst man in einem Erlenmeyer-Kolben von 200 ccm Inhalt in 50 ccm destilliertem Wasser unter Erwärmen auf.

Lösung B: In 10 ccm destilliertem Wasser löst man 2 g Eisenchlorid cryst. pro analysi auf. Sodann erhitzt man die Lösung A bis zum Kochen, gibt die Lösung B hinzu und läßt bei kleiner Flamme unter mehrmaligem Umschwenken noch fünf Minuten kochen. Nachdem die Lösung auf Zimmertemperatur abgekühlt ist, sammelt man den aufgetretenen Niederschlag auf einem kleinen Filter, bringt das Ganze (Niederschlag und Filter) in den Erlenmeyer-Kolben zurück und übergießt mit 70 bis 100 ccm 96%igem Alkohol. Die alkoholische Mischung wird nun vorsichtig auf dem Wasserbad oder auf einer elektrischen Heizplatte bis zum Kochen erhitzt, wobei sich der Niederschlag löst (wegen der Feuergefahr ist es unzweckmäßig hierbei, und wie WEIGERT angab; auf der Gasflamme und in einer offenen Porzellanschale zu kochen). Nachdem die dunkelviolette Lösung kalt ist, setzt man ihr 0,7 ccm konzentrierte Salzsäure (spezifisches Gewicht 1,19) zu und filtriert. Diese Lösung (auch WEIGERTS *Fuchselin* genannt) ist nicht über einige Monate haltbar (Flasche mit *Datum der Herstellung* versehen!).

Zur Färbung verfährt man wie folgt:

1. Schnitte kommen aus 70- bis 80%igem Alkohol für 10 bis 30 Minuten in die Farblösung.
2. Auswaschen in fließendem Wasser eine Minute und abtropfen.
3. Kernechtrotfärbung (nach S. 143) fünf Minuten.
4. Spülen in destilliertem Wasser.
5. Differenzieren in 96%igem Alkohol bis die elastischen Fasern allein deutlich hervortreten und der Grund entfärbt ist.
6. Absoluter Alkohol, Xylol (Karbolxylol vermeiden!), Balsam.

Ergebnis: Kerne rot, elastische Fasern dunkelblau bis schwarz.

Anmerkungen. α) Sehr beliebt ist die Kombinierung dieser Elasticafärbung mit der Bindegewebsfärbung nach VAN GIESON; ROMEIS empfiehlt sie in Verbindung mit *Pikrinsäure-Thiazinrot*, weil die Färbung haltbarer ist. Er gibt folgende Vorschrift an:

1. Färben in WEIGERTS Fuchselin fünfzehn Minuten.
2. Auswaschen in Brunnenwasser und anschließend in destilliertem Wasser spülen.
3. Kernfärbung mit Eisenhaematoxylin nach WEIGERT zwei bis drei Minuten.
4. Kurz in destilliertem Wasser spülen und in fließendem Wasser bläuen, etwa 10 Minuten.
5. Färben fünf Minuten in Pikrinsäure-Thiazinrotgemisch (nach DOMAGK):

Gesättigte wässerige Pikrinsäurelösung	100 ccm
1%ige wässerige Lösung von Thiazinrot (Stand. „Bayer-Meister-Lucius“)	7,5 ccm

6. Kurz in destilliertem Wasser spülen.
7. Differenzieren der Elasticafärbung und gleichzeitiges Auswaschen der überschüssigen Pikrinsäure in zwei Portionen 96%igen Alkohols.
8. Absoluter Alkohol, Xylol, Balsam.

Ergebnis: Kerne braunschwarz, kollagenes Bindegewebe rot, elastische Fasern blauschwarz, Muskelgewebe gelb.

β) Wir haben immer ausgezeichnete Ergebnisse mit der *Kombination der Elasticafärbung nach* WEIGERT *mit der „Jaune-solide-Färbung“* nach WALLART-HOUETTE erhalten:

1. Färben in WEIGERTS Fuchselin fünfzehn bis zwanzig Minuten.
2. Auswaschen in Brunnenwasser, anschließend in destilliertem Wasser spülen.

3. Differenzieren in 96%igem Alkohol, eventuell Salzsäurealkohol und gründliches Auswaschen in fließendem Wasser.

4. Kernfärbung mit Eisenhaematoxylin nach WEIGERT drei bis fünf Minuten.

5. Kurz in Brunnenwasser spülen und in 1%iger Essigsäure differenzieren bis das Bindegewebe ganz entfärbt ist. Sodann gründlich in fließendem Wasser auswaschen.

6. Färben fünf Minuten in Tuchechtgelb-Säurefuchsin-Phosphormolybdänsäure-Gemisch:

a) Säurefuchsin 1%ig in 1%iger Essigsäure.

b) Tuchechtgelb G oder GG (Ciba) 3%ig in 1%iger Essigsäure.

c) 1%ige Phosphormolybdänsäure.

Man mischt zu gleichen Teilen die gewünschte Menge der drei Lösungen vor Gebrauch.

7. Kurz in destilliertem Wasser spülen, einstellen in 1%ige Essigsäure für fünf Minuten.

8. Man entfernt das überschüssige Wasser von der Unterfläche des Objektträgers und trocknet gleichfalls die freie Objektträgerfläche gut ab und taucht in absoluten Alkohol ein.

9. Aufhellen in Xylol oder Toluol, einschließen in Salizylbalsam (s. S. 148).

Ergebnis: Kerne blauschwarz, kollagenes Gewebe gelb, Muskelgewebe rot, elastische Fasern blauschwarz, Erythrozyten knallrot.

3. Methode von B. FISCHER mit Resorcin-Safranin (Safranelin). Wie WEIGERT es bereits angegeben hatte, kann man bei der Bereitung des Elasticafarbstoffes das Fuchsin durch andere Anilinfarben ersetzen und dadurch die elastischen Fasern in andern Tönen färben. Sehr empfehlenswert ist das diesbezügliche *Verfahren von* B. FISCHER[1] *mit „Safranelin“*, mit welchem die elastischen Fasern außerordentlich scharf rot bis rotbräunlich gefärbt werden. Man verbindet diese Art der Darstellung der elastischen Gebilde am ehesten mit einer Haematoxylinfärbung. Man färbt folgendermaßen:

1. Einstellen in die nach der gleichen Vorschrift wie Fuchselin hergestellte Lösung von Safranelin 25 bis 30 Minuten.

2. Abspülen in Alkohol, differenzieren in absolutem Alkohol in eineinhalb bis zwei Stunden oder in Salzsäurealkohol kurz bis der Grund entfärbt ist.

3. Abspülen in Leitungswasser zehn Minuten; kurz in destilliertes Wasser eintauchen.

4. Färbung mit Haematoxylin (EHRLICHS oder WEIGERTS Eisenhaematoxylin) fünf bis zehn Minuten, je nach dem Alter der Lösung.

5. Waschen in Leitungswasser.

6. Differenzieren in Salzsäurealkohol.

7. Längere Zeit in fließendem Wasser zum Bläuen der Haematoxylinfärbung waschen.

8. Entwässerung in der aufsteigenden Alkoholreihe, Xylol, Balsam.

---

[1] B. FISCHER hat vorgeschlagen, durch Anhängung der Silbe „el“ an dem betreffenden, zur Herstellung dienenden Farbstoff eine besondere Bestimmung zu bezeichnen, also z. B. Fuchselin = der Elasticafarbstoff aus Fuchsin (WEIGERT), Safranelin = der aus Safranin hergestellte Elasticafarbstoff usw.

Will man auch die Erythrocyten färben, so schiebt man zwischen 7. und 8. eine Eosinfärbung ein; danach läßt man die Schnitte zwölf Stunden in destilliertem Wasser stehen, entwässert, hellt auf und schließt ein. Dadurch erhält man (besonders an Sublimatmaterial, jedoch auch nach Fixierung in Müller-Formol) eine schöne rote Färbung der roten Blutkörperchen, die sich meist von den mehr braunrot gefärbten elastischen Fasern abheben.

4. Färbung der elastischen Fasern mit Elastin H. Das von der Firma Dr. Hollborn & Söhne, Leipzig, vertriebene „Elastin H" ist ein sehr praktisches Farbgemisch, mit welchem sich die elastischen Fasern wie nach Orceinfärbung braun tönen, das kollagene Gewebe erscheint blaßblau. Von der Farbe löst man 0,5 g in 50 ccm 70%igem Alkohol und setzt, nach leichtem Erwärmen auf dem Wasserbad, 1 ccm reine Salpetersäure zu. Nach Erkalten filtrieren. Die Schnitte werden darin sechs bis zehn Stunden gefärbt und in 96%igem Alkohol gespült. Einschließen in Balsam.

5. Darstellungsmethoden für Elacin. UNNA wies nach, daß an unbedeckten Hautstellen (besonders Wangen- und Schläfengegend), die elastischen Fasern eine Degeneration erleiden, die mit zunehmendem Alter stärker wird. Die Fasern erscheinen verbreitert, wie gequollen und können häufig große runde Bögen bilden. Sie sind basophil. Man nennt sie nach UNNA *Elacinfasern.* Zu ihrer Darstellung kann man folgendes Verfahren anwenden:

1. Fixierung am besten in Alkohol, Paraffin- oder Celloidineinbettung.
2. Aus destilliertem Wasser färbt man die Schnitte zehn Minuten in polychromem Methylenblau (S. 140).
3. Abspülen in Wasser.
4. Einstellen für fünf Minuten in konzentrierte wässerige Tanninlösung.
5. Abspülen in Wasser.
6. Alkohol, Öl, Balsam.

Ergebnis: Elacin dunkelblau.

Sehr hübsch ist ferner folgende Methode von UNNA:

Saures orceinpolychromes Methylenblau. Orceinlösung: 1 g Orcein in 100 ccm Salzsäurealkohol aufgelöst (100 ccm 70%iger Alkohol und 1 ccm officin. Salzsäure). Lösung sofort gebrauchsfertig. Man färbt die Schnitte in der Orceinlösung eine Nacht, differenziert zunächst in 2%iger wässeriger Salzsäurelösung und sodann in absolutem Alkohol, spült in Wasser, zieht durch destilliertes Wasser und färbt in polychromem Methylenblau fünf Minuten. Sodann wird in Wasser gespült bis keine blauen Farbwolken mehr abgehen. Einstellen in konzentrierte wässerige Tanninlösung für 30 Minuten, gründliches Auswaschen in Wasser, Alkohol, Öl, Balsam.

Ergebnis: Kerne blau, elastische Fasern orceinbraun, Elacinfasern schwarzbraun, Kollagen bräunlich.

Literatur.

EWALD A.: Die Schwalbeschen Scheiden der elastischen Fasern. Sitzungs. Ber. Heidelberg. Akadem. Wiss. Math. naturwiss. Kl. **16** (1919), 3. FISCHER B.: Über Chemismus und Technik der Weigertschen Elastinfärbung. Virchows Arch. **170** (1902), 285; ders.: Weiteres zur Technik der Elastinfärbung. Virchows Arch. **172**

(1903), 517. HART K.: Die Färbung der elastischen Fasern mit dem von Weigert angegebenen Farbstoff. Cblt. Pathol. **19** (1908), 1. KRZYSZTALOWICZ F.: Artikel „Elastin" in Encyklop. d. mikrosk. Technik von R. Krause, 3. Aufl. 481 (1926). PRANTER V.: Zur Färbung der elastischen Fasern. Cblt. Pathol. **13** (1902), 292. ROMEIS B.: Taschenbuch der mikroskopischen Technik. 14. Aufl. 1943. UNNA P. G.: Über Elastin und Elacin. Monatsschr. f. Dermato. **19** (1894); ders.: Artikel „Elacin und Collastin" in Encyklop. d. mikrosk. Technik von R. Krause. 3. Aufl. 480 (1926). TAENZER: Färbung der elastischen Fasern. Monatsschr. f. Dermatol. **12.** WEIGERT C.: Über eine Methode zur Färbung elastischer Fasern. Cblt. Pathol. **9** (1898), 289.

e) Wahl einer Methode zur Bindegewebsfärbung.

Der Anfänger empfindet es sicher als lästig, wenn ihm in einem Buch wie diesem zahlreiche Methoden vorgesetzt werden, die alle zu guten Färbungen führen, von denen er aber nicht wissen kann, mit welcher er beginnen soll. Aus diesem Grunde seien hier einige Richtlinien angeführt:

1. Kollagenes Bindegewebe. Am Formolmaterial wählt man zur Orientierung am besten die Färbung nach VAN GIESON (S. 146) oder die beständigere Methode von DOMAGK mit *Thiazinrot-Pikrinsäure*. Diese beiden Färbungen lassen sich auch an Gefrierschnitten ohne weiteres ausführen. Sodann kommt die von MASSON als allgemeine Methode eingeführte Färbung mit *Haemalaun-Erythrosin-Safran* (S. 149) oder die *Jaune-solide-Methode von* WALLART-HOUETTE, welche allerdings besonders nach Fixierung in BOUINscher Lösung gut gelingen (auch Sublimatmaterial, unter Umständen Formolmaterial brauchbar); mit letzterer Methode können auch aufgezogene dünne Gefrierschnitte behandelt werden.

Die Trichrommethoden von P. MASSON (S. 150) oder die Azanfärbung nach HEIDENHAIN (S. 284) verlangen schon eine größere Übung. Gute Ergebnisse sind allerdings nur an dünnen Schnitten möglich.

Rasch arbeitet die *Pikroblauschwarzfärbung nach* HEIDENHAIN (S. 288), sie kann für Übersichtspräparate sehr empfohlen werden, da sie sehr einfach auszuführen ist; mit ihr können auch ohne Schwierigkeiten die feinsten Retikulumfasern dargestellt werden. Sie gibt bessere Resultate an Sublimat- als an Formolmaterial.

2. Retikuläres Bindegewebe. Neben der Azanfärbung, der MALLORY-Methode und ihrer Modifikationen kommen hauptsächlich Silberimprägnierungen in Frage. Für den Anfänger ist die Methode von GOMORI die sicherste (S. 295); mit ihr soll man ihn in das „Geheimnis" der Metallimprägnationen einweihen! Man kann das Verfahren sowohl an Gefrierschnitten wie an Paraffinschnitten anwenden.

3. Elastische Fasern. Wir bevorzugen zur Darstellung der elastischen Gerüste das Orcein, weil die hierfür notwendigen Farblösungen sehr viel einfacher herzustellen sind und weil dann nach einer Orceinfärbung die Darstellung der Kerne (besonders am Formolmaterial) leichter gelingt. Gegenüber der Fuchselinfärbung hat sie noch einen weiteren, für den Anfänger sehr wichtigen Vorteil: die Differenzierung ist viel einfacher (Alkohol). Ein mit Fuchselin überfärbtes Präparat kann man kaum retten! Auch sind die Orceinlösungen haltbar: Fuchselin und Safranelin sind dagegen nach einigen Monaten verdorben.

Verdauungsmethoden zur Untersuchung des Bindegewebes.

Die künstliche Verdauung von Schnitten wird bei pathologisch-anatomischen Untersuchungen nur selten verwendet, sehr viel seltener als für normalhistologische Zwecke. Es gibt aber Fälle, bei denen man einzelne Strukturelemente besonders hervorzuheben wünscht; hier kann die Verdauungsmethode sehr interessante Befunde zutage fördern (vgl. z. B. L. MÜLLER).

Man benutzt vor allem die Verdauung mit Pepsin und mit Trypsin. Sehr wesentlich ist dabei die Anwendung wirksamer und in ihrer Wirkung beständiger Fermentpräparate; die besten sind bei Merck, Darmstadt, und bei Dr. Hollborn & Söhne, Leipzig, erhältlich.

Pepsin (Pepsin pur. sicc. Merck): 0,1- bis 0,5%ige Lösung in 0,2%iger Salzsäure, unter Zusatz von 2 bis 3 ccm Toluol auf 100 ccm. Unter der Pepsinwirkung werden bei 37° verdaut: kollagenes Bindegewebe, kollagene Bestandteile von Knochen und Knorpel, retikuläres Bindegewebe, Hornsubstanz der Nägel. Nicht angegriffen sind: Elastische Fasern, Nuclein, Haarkeratin, Kohlehydrate und Fette.

Trypsin: Zur Verwendung kommt entweder Trypsinum sicc. (Merck) 0,3%ig in einer 0,3%igen Natriumbikarbonatlösung und 2 bis 3 ccm Toluol auf 100 ccm, oder Pankreation (Merck) 0,5%ig in einer 0,01%igen Sodalösung (pH 7,8) mit Zusatz von 2 bis 3 ccm Chloroform auf 100 ccm. Unter der Trypsin-, bzw. Pankreatinwirkung werden verdaut: elastische Fasern, Nucleine, kollagene Substanz, Chondromukoide, Schleim, alle Eiweißkörper. Nicht angegriffen sind: kollagene Fasern, retikuläre Fasern, Horn, Kohlehydrate; Fett wird nicht nennenswert verändert.

Eine einfache Probe, die zur Kontrolle der Fermentwirkung dient, ist vor dem Versuch angezeigt. Wir sind mit den von ROMEIS angegebenen Verfahren stets gut ausgekommen. Für Pepsin verwendet man eine Flocke von Carminfibrin (nach GRÜTZNER), wie sie Hollborn liefert; für Trypsin ungefärbtes oder mit Congorot gefärbtes Fibrin. Die Fibrinflocke soll durch das Ferment in den angegebenen Konzentrationen spätestens innerhalb drei Stunden bei 40° gelöst sein.

Zum Gelingen der Methode sind weiter noch besondere Vorschriften zu beachten:

Fixierung: Am zweckmäßigsten fixiert man die Gewebe in Alkohol oder CARNOYscher Flüssigkeit (absoluter Alkohol 60 ccm, Chloroform 30 ccm, Eisessig 10 ccm). Alle übrigen Fixierungsmittel (auch Formol) sind ungeeignet, weil sie die Löslichkeitsbedingungen der verschiedenen Gewebsstrukturen stark verändern.

Die Verdauung am Stück ist weniger zu empfehlen als die *Schnittverdauung.* Man verwendet am besten Paraffinschnitte, von denen man selbstverständlich Kontrollpräparate mit üblicher Färbetechnik anfertigt. Beim Aufkleben der Schnitte muß man darauf achten, daß man einwandfreie, vollständig entfettete Objektträger verwendet. Wir haben mit der von MÜLLER angegebenen Methode stets gute Resultate gesehen (vgl. auch BJÖRKENHEIM).

1. Reinigung der Objektträger. Einlegen in Seifenlösung für mehrere Tage. Einlegen in eine Mischung von konzentrierter und rauchender Salpetersäure für mehrere Tage. Sorgfältiges Auswaschen in fließendem Wasser. Abtropfen lassen, eventuell mit sauberem Leinentuch abtrocknen. Aufbewahren in einer Mischung von Benzin, absolutem Alkohol und Chloroform zu gleichen Teilen.

2. Aufkleben der Paraffinschnitte mit destilliertem Wasser.

3. Trocknen im Brutschrank 24 Stunden.

4. *Verdauungsvorschrift für Trypsinverdauung.* Einstellen der Schnitte in Xylol für drei bis vier Stunden, sodann einige Minuten in absoluten Alkohol und zur Entfettung für sechs bis sieben Tage in Benzin. Absoluter Alkohol, 96%iger Alkohol, destilliertes Wasser. Einstellen in Barytwasser für 24 Stunden. Abspülen in fließendem Wasser und einstellen in die Verdauungsflüssigkeit.

Pankreatinlösung: 0,5 g in 100 ccm einer 0,01%igen Sodalösung (pH 7,8) unter Zusatz von 2 bis 3 ccm Chloroform. Schnitte verbleiben darin 24 Stunden bei Zimmertemperatur. Danach wird die Verdauungsflüssigkeit vorsichtig abgehebert und die Schnitte an der Luft getrocknet. Zur Entfernung der anhaftenden Barytkristalle legt man sie sodann in Salzsäurealkohol, führt sie über die Alkoholreihe in den absoluten Alkohol und celloidiniert sie. Es folgt: 70%iger Alkohol, destilliertes Wasser, Färbung. (Die Behandlung mit Barytwasser dient zur Auflockerung der Schnitte, wodurch der Verdauungsvorgang begünstigt wird.) Will man nach der Verdauung die zurückgebliebenen Strukturen darstellen, so färbt man, je nach dem zu untersuchenden Gewebe, mit Phosphorwolframsäure-Haematoxylin nach Mallory (s. S. 135), mit der Anilinblau-Orangelösung des Azan-Verfahrens (s. S. 284), mit einer Elastikamethode (S. 303), eventuell mit einem Versilberungsverfahren; auch kann man mit Pikroblauschwarz nach Heidenhain schöne Übersichtsbilder gewinnen (S. 288).

Über die Stückverdauung gibt die ausführliche Darstellung von W. Spalteholz zahlreiche Einzelheiten an.

Literatur.

Björkenheim E. A.: Zur Kenntnis der Schleimhaut im Uterovaginalkanal des Weines in den verschiedenen Altersperioden. Anat. H. **35** (1907). Flint: A new Method for the demonstration of the framework of organs. Bull. Johns Hopkins Hosp. **13** (1902). Müller L.: Zur Frage der sog. Altersfibrose. Gleichzeitig ein Beitrag zur normalen Struktur der bindegewebigen Organgerüste. Beitr. pathol. Anat. **82** (1929), 57. Spalteholz W.: Artikel „Künstliche Verdauung" in Encyklopäd. d. mikrosk. Technik von R. Krause. 3. Aufl. 2220 (1926). (hier ausführliche Angaben).

C. Untersuchung des Knorpel- und Knochengewebes.

a) Untersuchung des Knorpelgewebes.

1. Hyaliner Knorpel. Die Untersuchung des Knorpels in frischem Zustand empfiehlt sich dann, wenn pathologische Prozesse in der Grundsubstanz erwartet werden, wie z. B. bei der asbestartigen Entartung. Auf dem Gefriermikrotom oder auch mit einem gewöhnlichen Rasiermesser kann man sich leicht dünne Schnitte herstellen, die man ohne Fixierung in einer indifferenten Beobachtungsflüssigkeit untersucht. Starke Abblendung des Lichtes ist dabei nötig, ratsam ist Dunkelfeldbeobachtung und Untersuchung im polarisierten Licht. Im Bereich der Asbestfaserung ist die Doppelbrechung verstärkt. Um die Asbestfaserung im Dunkelfeld aufleuchten zu lassen, stellt man sich ein einseitig beleuchtetes Dunkelfeld her; bei enger Blende verschiebt man den Irisblendenträger des Mikroskops soweit exzentrisch, daß die beleuchtenden Büschel vollständig am Objektiv vorbeigehen. Dreht man nun den Blendenträger herum, bis der beleuchtende schiefe Strahl senkrecht zur Faserung einfällt, so erscheint diese hellleuchtend auf dunklem Grund (bei parallel zur Faserung einfallendem Strahl bleibt die Asbestfaserung dunkel (Petersen).

Zur *Fixierung* ist folgendes zu bemerken: Schaffer, dessen Knorpeluntersuchungen bekannt sein dürften, hebt mit Recht hervor, daß die Färbbarkeit der Knorpelgrundsubstanz durch Art und Dauer der Fixierung stark beeinflußt wird. Er hat besonders das Formol-Alkoholgemisch empfohlen (1 Teil Formol und 2 Teile 80%igen Alkohols). Sublimatgemische wie Susa oder Formol-Sublimat-Eisessig nach Stieve, eventuell auch das Zenkersche Gemisch, gewährleisten bei besserer Kernfixierung ebenso schöne Bilder. Ein längeres Liegenbleiben in chromsalzhaltigen Lösungen oder in Formol beeinträchtigt die Färbbarkeit der Knorpelgrundsubstanz. Immerhin können die Objekte mehrere Tage in Formol oder Müllerscher Lösung ohne Schaden aufbewahrt werden.

Knorpelgewebe untersucht man an Gefrierschnitten oder nach Celloidineinbettung, wenn es sich um besonders kompakt gebaute Teile handelt, wie z. B. Teile der Gelenkoberfläche, Rippenknorpel u. dgl. Nach Einbettung in Paraffin macht man oft die bekannte unangenehme Erfahrung, daß sich die knorpelhaltigen Teile des Gewebes nicht gleichmäßig strecken und wellig werden. Man kann dies vermeiden, wenn man nach Ruijter den Schnitt vom Mikrotommesser auf einen Objektträger auffängt, auf welchen man einige Tropfen folgenden Gemisches gegeben hat:

Aceton	2 ccm	} zuerst mischen
Methylbenzoat	I Tropfen	
destilliertes Wasser	8 ccm	
Eiweißglyzerin	II bis III Tropfen	

Der Schnitt wird sodann in üblicher Weise auf der Wärmeplatte gestreckt. Ist eine Paraffineinbettung notwendig, so ist es im allgemeinen besser, knorpelhaltiges Gewebe über Methylbenzoat-Celloidin nach Peterfi (s. S. 84) einzubetten.

Färbeverfahren: Zur Herstellung von Übersichtspräparaten sind fast alle allgemeinen Methoden anwendbar; oft bekommt man mit einer Haemalaunfärbung sehr hübsche Bilder, wobei sich die Knorpelgrundsubstanz blau bis violett färbt. Mit der Dominici-Methode (Orange-Eosin-Toluidinblaufärbung, (s. S. 154) färbt sich hyaliner Knorpel rosa bis rot. Sehr einfach kann man auch mit einer dünnen angesäuerten Toluidinblaulösung auskommen.

Empfehlenswert sind ferner folgende besondere Färbemethoden:

a) Gallaminblau-Natriumalaunlösung nach Becher. 0,1 g Gallaminblau wird in 100 ccm einer 5%igen wässerigen Natriumalaunlösung (oder Kalialaun) unter Kochen gelöst. Erkalten lassen, filtrieren, Paraffinschnitte färbt man damit 24 Stunden, wäscht sie in Wasser aus und entwässert über Alkohol wie üblich.

Ergebnis: Kerne tiefblau, Knorpelgrundsubstanz metachromatisch rötlich bis rosaviolett.

b) Kernechtrot-Methylenblau-Chromotrop 2 R nach ROMEIS. Fixierung am besten in HELLYS Gemisch.

1. Kernfärbung mit Kernechtrot (s. S. 143). Abspülen in Wasser.

2. Färben in stark verdünnter angesäuerter Methylenblaulösung 12 bis 24 Stunden. (*Herstellung:* Unmittelbar vor der Färbung mischt man I bis III Tropfen einer konzentrierten wässerigen Methylenblaulösung mit 100 ccm destilliertem Wasser und gibt XX Tropfen 0,5%iger Salzsäure hinzu.)

3. Abspülen in destilliertem Wasser, fixieren in 5%iger Ammoniummolybdatlösung zwei bis drei Stunden.

4. Auswaschen in fließendem Wasser einige Minuten, abtropfen.

5. Einlegen für eine bis drei Minuten in eine gesättigte Lösung von Chromotrop 2 R in 95%igem Alkohol.

6. Kurz in absoluten Alkohol, Xylol, Balsam.

Ergebnis: Knorpel leuchtend blau, Kerne violett bis rot; das kollagene Gewebe und der Muskel erscheinen hellrot; junges Knochengewebe leuchtend rot.

Diese Färbung gibt zum Beispiel sehr hübsche Bilder im knorpeligen Callus bei Knochenfrakturen; sehr geeignet ist sie auch zum Studium von Chondrosarkomen.

c) Färbung mit verdünnter GIEMSA-Lösung. Mit verdünnter Giemsa-Lösung (von Hollborn, J. R. Geigy oder Ciba) kann man sehr einfach vorzügliche Knorpelfärbungen erzielen: 2 ccm Giemsa-Lösung auf 50 ccm destilliertes Wasser. Paraffinschnitte 12 bis 24 Stunden färben. Auch für Gefrierschnitte ist diese Methode geeignet. Nach der Färbung trocknet man den Objektträger mit Filterpapier und entwässert in Aceton. Einschluß in Balsam (neutral), besser in Caedax.

Ergebnis: Die Zellkapsel ist dunkelviolett, der innere Hof erscheint violett, der äußere Hof meistens hellblau, die interterritoriale Substanz hellviolett oder blau, je nach ihrem Zustand (blau bei alterndem Knorpel).

Weitere ausführliche Angaben über Einzelheiten der Darstellungsmethoden für normales Knorpelgewebe findet man im Artikel „Knorpel" von SCHAFFER in der „Encyklopädie der mikroskopischen Technik" von R. KRAUSE.

Das von HANSEN beschriebene „*Albuminoid*" im alternden Knorpel färbt sich wie Elastin und läßt sich z. B. sehr gut mit saurem Orcein (vgl. elastische Fasern S. 303) darstellen: es erscheint in Form zahlreicher kleiner Kügelchen.

Fett im Knorpel wird in üblicher Weise mit Sudan III nachgewiesen (siehe hierzu PUTSCHAR).

d) Färbung mit Bismarkbraun (Vesuvin) nach SEMICHON. SEMICHON empfiehlt eine Vesuvin-Karbollösung, die wir leicht modifiziert haben:

0,5 g Bismarkbraun wird im Mörser mit 10 ccm Alkohol verrieben bis es sich gelöst hat; sodann gibt man einige Kristalle Carbolsäure hinzu und fügt langsam und in kleinen Portionen 250 ccm Wasser bei.

Nach Haemalaunfärbung der Kerne färbt man in der Vesuvinlösung fünfzehn Minuten, spült in Wasser aus und entwässert wie üblich.

Ergebnis: Kerne blau, Knorpelgrundsubstanz tabakbraun, Kapsel der Knorpelzellen scharf braun, innerer Hof dunkelbraun. Schleim fädig braun. Das kollagene Bindegewebe kann man außerdem durch eine angeschlossene Lichtgrünfärbung (1- bis 2%ige Lösung) grün darstellen.

2. Elastischer Knorpel. Die Faserstrukturen des elastischen Knorpels kann man mit den zur Darstellung der elastischen Fasern üblichen Methoden färben: Besonders klare Bilder werden mit saurem Orcein und Haematoxylinnachfärbung erzeugt (s. S. 303). Färbt sich dabei die Grundsubstanz zu stark an, so kann man die Schnitte, wie SCHAFFER es angegeben hat, nach der Orceinfärbung in stark alkalisch gemachten Alkohol bringen (V Tropfen einer 5%igen Kalilauge auf etwa 5 ccm 96%igen Alkohol); dadurch wird die mitgefärbte Chondromucoidsubstanz schlagartig entfärbt. Man wäscht sodann in Wasser aus und färbt die Kerne mit Haematoxylin (WEIGERTs Eisenhaematoxylin oder Haemalaun).

3. Faserknorpel (Bindegewebsknorpel). Bandscheiben der Wirbelsäule, Knorpel der Schambeinsymphyse fixiert man beliebig (Formol, Formol-Alkohol, Bouin oder Sublimatgemische, je nach dem verfolgten Zweck). Am besten bettet man in Gelatine oder Celloidin ein. SCHMORL hat besonders die Vorzüge der Gelatineeinbettung für die Bandscheiben hervorgehoben; man kann schon bei Haematoxylin-Eosinfärbung die hier vorkommenden degenerativen Veränderungen studieren. Fettfärbung wird mit Sudan III oder Sudanschwarz vorgenommen. Instruktive Bilder werden mit der VAN-GIESON-Methode oder einer ähnlichen Bindegewebsfärbung erzeugt.

Auch *verdünnte Toluidinblau-* oder *Thioninlösungen* (10 ccm einer 1%igen Lösung auf 50 ccm destilliertes Wasser) färben progressiv in 24 Stunden sehr gut; Differenzierung in 70%igem Alkohol mit 0,5% Salzsäuregehalt.

b) Untersuchung des Knochengewebes.

Die mikroskopische Untersuchung des Knochengewebes kann am unentkalkten oder am entkalkten Knochen vorgenommen werden. Am einfachsten ist das zweite Verfahren, mit welchem auch die schöneren histologischen Präparate hergestellt werden. Trotzdem sollte man es nicht unterlassen, in allen Fällen, bei denen es auf den tatsächlichen Kalkgehalt eines Knochens ankommt, auch unentkalkten Knochen zu untersuchen. Man schneidet sich am besten aus frischem Knochen (oder nach Alkoholfixierung) mit einem starken Knorpelmesser möglichst dünne Scheiben ab und behandelt sie wie Schnitte; allerdings wird man dabei nur unvollkommene Bilder erhalten. Am geeignetsten sind Knochen von Kindern. Diese Methode sollte z. B. in Fällen von Rachitis nie versäumt werden, denn nur auf diese Weise wird man Aufschluß über den Grad der Kalkablagerung gewinnen. Ferner kann man sich der Schliffmethode bedienen, mit der ebenfalls sehr wertvolle und aufschlußreiche Bilder erhalten werden.

Im täglichen Gebrauch wird man jedoch den Knochen vor der histologischen Untersuchung fixieren und ihn danach entkalken.

1. Fixierung. Zur *Fixierung* ist eine rasch eindringende Flüssigkeit zu verwenden, welche zugleich die bei der Entkalkung auftretende Quellung der kollagenen Bestandteile des Knochens auf ein Minimum reduziert. Ein derartiges Fixierungsmittel ist das Formol. Es ist oft vorteilhaft, wie SCHMORL es angibt, die Formolfixierung mit einer Nachfixierung in MÜLLERscher Lösung zu kombinieren. Man wird auch ohne weiteres MÜLLER-Formol (ORTHsches Gemisch: 9 Teile MÜLLERscher Flüssigkeit + 1 Teil Formol 40% unmittelbar vor Gebrauch; MÜLLERsche Flüssigkeit = Kaliumbichromat 2,5 g, Natriumsulfat 1,0 g, destilliertes Wasser 100 ccm) verwenden können. Bei dieser Fixierungsart wird man in einem Knochen, wo ein Umbau stattgefunden hat, nach dem Auswässern der Objekte schon makroskopisch einen deutlichen Unterschied zwischen altem und neugebildetem Knochen sehen: der alte Knochen ist gelb, der neue grünlich gefärbt.

Für dünne Knochenscheiben oder bei kindlichen Knochen kann man auch im HELLYschen Gemisch oder im Susa-Gemisch von HEIDENHAIN ausgezeichnet fixieren. Das Susa-Gemisch wirkt auch entkalkend, was unter Umständen zu berücksichtigen ist. Dies kann bei der Behandlung feiner Knochenteilchen, z. B. Granulationsgewebe aus Osteomyelitisherden, Granulationen nach Mittelohrentzündungen u. dgl. sehr wertvoll sein.

Eine wirklich befriedigende Fixierung des Knochengewebes wird nur an dünnen Scheiben, die man sich aus dem frischen Knochen heraussägen muß, gewährleistet. Auch kann man ohne Nachteil einen langen Röhrenknochen oder eine Wirbelsäule aufsägen, in Formol fixieren und erst danach dünnere Scheiben herausschneiden.

Bevor man einen Knochen aufsägt und fixiert, ist es vorteilhaft, ein Röntgenbild anfertigen zu lassen; man kann dabei oft auf wichtige Befunde stoßen, die für die Schnittrichtung maßgebend sind.

2. Entkalkung. Zur *Entkalkung* verwendet man die im Kapitel B, S. 56 und Kapitel C, S. 58, angegebenen Verfahren. Eine wertvolle, schnell arbeitende Methode ist im Pathologischen Institut der Universität Zürich vom Präparator GALLER ausgearbeitet worden. Wir verdanken die Bekanntgabe dieser Vorschrift der Liebenswürdigkeit Herrn Prof. Dr. H. v. MEYENBURG. Sie gestaltet sich folgendermaßen:

a) 3 bis 5 mm dicke Knochenscheiben, die mit der Säge herausgeschnitten worden sind, werden in Formol fixiert. Danach werden sie durch Behandlung in Äther-Alkohol (96%iger Alkohol + Äther aa), je nach Fettgehalt bis zu acht Tagen entfettet; der Prozeß kann durch mehrmaliges Wechseln beschleunigt werden.

b) Übertragen in die Entkalkungsflüssigkeit (nach EBNER modifiziert):

gesättigte Kochsalzlösung in Wasser	400 ccm
destilliertes Wasser	400 ccm
reine Salzsäure	160 ccm

Je nach Härte und Kalkgehalt bleiben die Gewebsstücke darin eine Stunde bis drei Tage liegen; es ist gut, öfters zu kontrollieren. Sobald die Knochen weich und biegsam sind, sollen sie aus der Flüssigkeit entfernt werden.

c) Wässern in fließendem Wasser zwei bis zwölf Stunden (je nach Größe des Stückes).

d) Einbetten zwölf Stunden bei 37° im Brutschrank in 25- bis 30%iger Gelatinelösung. Bereitung: In 100 ccm warmem destilliertem Wasser löst man 30 g Gelatine auf und gibt einige Tropfen Phenolum liquefact, zur Verhütung etwaiger Bakterienentwicklung, zu.

e) Gießen der Gelatineblöcke in Schälchen, Papierformen u. dgl. (s. S. 89). Erstarren lassen und auf dem Gefriermikrotom schneiden (15 bis 20 μ).

f) Die Schnitte werden in destilliertem Wasser aufgefangen und auf Objektträger aufgezogen, die mit Eiweißglyzerin bestrichen worden sind.

g) Gut antrocknen lassen und für 15 bis 30 Minuten in den Brutschrank stellen.

h) Lösung der Gelatine in heißem Wasser.

i) An der Luft oder bei 37° wieder antrocknen lassen. Sodann für ein bis zwei Minuten in 70%igen Alkohol einstellen.

h) Färben.

Dieses Verfahren dient vor allem zur raschen Orientierung, so kann man es besonders zur Diagnosestellung bestens empfehlen. Es eignet sich für einfache Färbungen, wie Haemalaun-Eosin oder Elastika nach WEIGERT; weniger gut sind die Ergebnisse der VAN-GIESON-Färbung. Feinere Zelluntersuchungen sind jedoch nicht möglich, eine Beurteilung des Knochenmarkes fällt beispielsweise dahin. Trotz der starken Säurebehandlung behalten die Präparate ihre Färbung sehr gut, wenn man sie im Dunkeln aufbewahrt.

Im allgemeinen und für feinere Untersuchungen empfiehlt es sich, die Knochenstücke nach der Entkalkung in Celloidin einzubetten. Die zugeschnittenen Scheiben müssen mit den verschiedenen Celloidinkonzentrationen gründlich durchtränkt werden, wenn man einwandfreie Schnitte erhalten will. Knochenstücke, bei denen es auf die Erhaltung feiner Strukturverhältnisse ankommt (Gehörgang z. B.), bettet man vor der Entkalkung in Celloidin ein und entkalkt erst die in Celloidin eingeschlossenen Präparate (SCHMORL).

Die Einbettung in Paraffin ist weniger geeignet; man kann sie bei jugendlichen Knochen, besonders auch zur Untersuchung der feineren Knochenmarkshistologie, jedoch ohne weiteres verwenden. Wir betten z. B. kleine Stückchen der Wirbelsäulenspongiosa, des Sternums oder der Rippen nach Fixierung im Susa-Gemisch und nachfolgender Entkalkung mit Trichloressigsäure (5%ige wässerige Lösung und 10 bis 20% Formol) in Paraffin ein. (Nach der Entkalkung ist *in 96%igem Alkohol, niemals in Wasser,* zu waschen, da sonst eine sehr starke Quellung des kollagenen Bindegewebes auftritt!) Will man unbedingt dünne Schnitte untersuchen, was unter Umständen zum Studium feinerer Strukturen, so namentlich bei Geschwülsten, erwünscht ist, so bedient man sich der ausgezeichneten Methode von J. F. MARTIN und A. DELAUNAY: Aus dem frischen Knochen sägt man 1 bis 2 cm dicke Stücke heraus und fixiert sie in Formol, HELLY, Sublimat-Trichloressigsäurengemischen. Wichtig ist, daß die Fixierung im Vacuum vorgenommen wird (24 bis 48 Stunden, damit die Stücke gut durchfixiert werden). Danach wird 24 Stunden in fließendem Wasser gewaschen. Die Entkalkung erfolgt ebenfalls im Vacuum mit 1%iger Trichloressigsäure, die täglich erneuert wird, bis die Entkalkung vollständig ist (ungefähr acht Tage). Man wäscht hierauf 48 Stunden in fließendem Wasser, bis jegliche Säurespur entfernt ist (Kontrolle mit Lakmuspapier), entwässert in dreimal gewechseltem absolutem Alkohol innerhalb 48 Stunden und bettet in Paraffin ein. Dazu werden zwei Varianten vorgeschlagen:

a) Verfahren nach NONIDEZ *mit Amylum aceticum.* Die Objekte kommen aus absolutem Alkohol zwölf Stunden in ein Gemisch von Amylum aceticum und absolutem Alkohol zu gleichen Teilen. Sodann zwölf Stunden in reines Amylum aceticum, zwölf Stunden in Amylum aceticum und Paraffin (52° bis 54°) und je zwölf Stunden in drei Paraffinportionen bei 57°.

b) Verfahren mit Celloidin-Paraffin nach PETERFI. Nach Entwässerung kommen die Knochenstücke in folgendes Gemisch: Methylbenzoat 500 g, getrocknetes Celloidin (Scheering-Kahlbaum) 5 g. Die Stücke schwimmen zunächst, sie sinken nach etwa vier Stunden; innerhalb 24 Stunden zweimal wiederholen. Sodann bringt man sie in zwei Portionen Benzin für je zwölf Stunden, in Benzin-Paraffingemisch (aa) bei 40° für sechs Stunden und endlich für je sechs Stunden in dreimal gewechseltes Paraffin bei 57°.

Nach dieser Vorbereitung können ohne weiteres dünne Schnitte gewonnen werden, an denen alle histologischen Färbungen gelingen, insbesondere auch die von CRÉTIN angegebenen Färbeverfahren, MASSONS Trichrommethoden usw.

3. Färbeverfahren für Knochenschnitte. *Allgemeine Methoden.* Celloidinschnitte von Knochen werden am besten schwimmend, lose, behandelt; es ist selten notwendig, sie aufzukleben und zu entcelloidinieren. Hat man Paraffinschnitte angefertigt, so wird man oft die unangenehme Erfahrung machen, daß sich die Schnitte schlecht strecken. Es ergeben sich somit Falten und Unebenheiten, besonders wenn dem Knochengewebe noch Weichteile anhaften (so bei Geschwülsten, bei Übersichtsschnitten mit anhaftendem Muskel u. dgl.). Um dennoch schön ausgebreitete Schnitte zu erhalten, kann man das einfache, von RUIJTER empfohlene Verfahren (vgl. Knorpel) anwenden, das sich übrigens, wie ROMEIS angibt, auch sehr gut für Celloidinschnitte eignet:

Der Objektträger, auf dem der Schnitt aufgezogen werden soll, wird mit einigen Tropfen einer Mischung von Aceton 2 ccm, Methylbenzoat I Tropfen und destilliertem Wasser 8 ccm (eventuell II bis III Tropfen Eiweißglyzerin) beschickt. Der Schnitt wird darauf ausgebreitet, was schon bei gelinder Erwärmung erfolgt.

Im übrigen ist zu empfehlen, Celloidinschnitte von Knochen nicht in Xylol aufzuhellen, da das Gewebe darin sehr spröde wird. Besser ist Carbolxylol oder noch empfehlenswerter *Terpineol*, wie es von VOLKMANN zur Vermeidung des absoluten Alkohols beim Einschluß empfindlicher Färbungen angegeben wurde. Aus dem 96%igen Alkohol werden sich die Schnitte an der Oberfläche des Terpineols schön ausbreiten und bleiben geschmeidig; man bringt sie in eine zweite Terpineolportion und schließt in Balsam ein. Bei dicken Schnitten muß der Balsam reichlich bemessen werden und es ist gut, die Deckgläschen gleichmäßig mit kleinen Bleigewichten zu beschweren, bis der Balsam trocken ist.

Als allgemeine Färbemethode für das Knochengewebe, besonders zur Färbung von Übersichtspräparaten, empfiehlt sich besonders Haematoxylin in Verbindung mit Eosin oder Orange G (SCHMORL). Es gelingt mit Haemalaun, Haematoxylin nach EHRLICH oder nach HANSEN in der Regel leicht, neben den Kernen auch die Kittlinien zur Darstellung zu bringen; diese treten als scharfe, mehr oder weniger tiefblau-violett gefärbte Linien deutlich hervor. SCHMORL betont, daß man nach Fixierung in MÜLLER-Formol bei Anwendung dieser einfachen Färbeverfahren bereits einen Überblick über die vor der Entkalkung kalkhaltigen und kalklosen Teile gewinnen kann; die kalklosen Stellen färben sich leuchtend rot mit Eosin, gelb mit Orange, während die vorher kalkhaltigen Teile sich gegen den sauren Farbstoff ablehnend verhalten oder ihn weniger intensiv annehmen. Für eine ausreichende Differenzierung muß allerdings gesorgt werden; ein sicheres Urteil über den Kalkgehalt erhält man indessen nur bei Anwendung besonderer Methoden.

Lehrreiche Bilder erzielt man mit der VAN-GIESON-Methode, die allerdings den Nachteil hat, daß sie rasch verblaßt. Auch die *Thiazinrot-Pikrinsäure-Methode* nach HEIDENHAIN (S. 282) gibt gute Resultate, da hierbei auch dickere Schnitte (20 μ) vollkommen durchsichtig bleiben.

Endlich ist als allgemeine Methode die Färbung mit *Gallein-Aluminiumchlorid* nach PETERSEN sehr empfehlenswert. Sie ist besonders zur Darstellung der Kittlinien angegeben worden; sie ist aber bei jeder Knochenuntersuchung wertvoll, da auch die Knochenzellen und die elastischen Fasern deutlich dargestellt werden:

100 ccm einer 5%igen Aluminiumchloridlösung werden zum Sieden gebracht; man gibt sodann 0,1 g Gallein hinzu und kocht fünfzehn Minuten weiter. Nach Erkalten füllt man auf 100 ccm mit destilliertem Wasser auf und filtriert. Zum Färben verdünnt man diese Lösung auf 1 : 5 bis 1 : 10 mit destilliertem Wasser und läßt die Schnitte darin 24 Stunden liegen. Sodann spült man in Wasser ab, entwässert über Alkohol-Terpineol und schließt in Balsam ein.

Ergebnis: Kerne, Kittlinien treten deutlich rot hervor.

Sehr brauchbare Bilder werden nach Sublimatfixierung (z. B. Susa-Gemisch) mit der PAPPENHEIM-*Färbung* (S. 360) erhalten.

Manchmal ist es von Vorteil, Knochenpräparate im Dunkelfeld oder im polarisierten Licht zu untersuchen; man gewinnt dabei einen besonderen Einblick in die Struktur der Knochenlamellen. Man deckt die ungefärbten Schnitte nach sorgfältiger Entfettung (Überführen ins Xylol und Zurückbringen in Wasser) in wässerige Einschlußmittel ein, z. B. 10% NaCl-Lösung mit 5% Chloralhydrat oder 10% NaCl, 10% $CaCl_2$ mit 5% Chloralhydrat (PETERSEN). Man achte darauf, daß sich keine Periostteile über oder unter die Schnitte legen und vermeide die Luftblasen. Das Deckglas wird sorgfältig mit einem Wachsrand versehen.

4. Methoden zur Darstellung besonderer Knochenstrukturen. a) Kalkgehalt. Besonders bei pathologisch veränderten Knochen müssen gewisse Vorsichtsmaßnahmen eingehalten werden, wenn man mit einiger Sicherheit kalkloses Gewebe von dem kalkhaltigen unterscheiden will. Will man sich ein zuverlässiges Urteil über den Kalkgehalt der Knochenstrukturen verschaffen und gleichzeitig histologisch einwandfreie Präparate herstellen, so empfiehlt es sich, die Knochen nur unvollkommen zu entkalken.

1. Methode für unvollständig entkalkte Knochen.

Die besten Ergebnisse liefert dabei das Verfahren nach POMMER mit MÜLLERscher Flüssigkeit, die sehr schonend, aber sehr langsam entkalkt. Man fixiert zunächst nicht allzu dicke Knochenscheiben (2 mm Dicke) in Formol 1 : 4 etwa zwei bis drei Tage und legt sie in MÜLLERsche Flüssigkeit ein. Diese ist alle zwei Wochen einmal zu wechseln (nicht mehr). Ist der Knochen mit einem scharfen Rasiermesser etwa wie hartes Holz schneidbar (je nach Kompaktheit und Dicke des Knochenstückes beansprucht die Behandlung einige Wochen bis Monate, für Kinderknochen oder Knochen von kleineren Laboratoriumstieren entsprechend weniger), so wäscht man in fließendem Wasser aus, schneidet am Gefriermikrotom oder bettet in Celloidin ein.

In ungefärbten Schnittpräparaten kann die verkalkte Knochensubstanz bereits ohne Färbung von den kalklosen Knochenstellen unterschieden werden; sie erscheint starr glänzend, während bei kalklosen Stellen die fibrilläre Struktur deutlich hervortritt. Zur Färbung empfiehlt SCHMORL *Doppelfärbungen mit Haematoxylin und Ammoniakkarmin, Eosin oder Orange G:* Die Kerne werden blau dargestellt, verkalkte Knochenteile erscheinen, je nach dem Grad der Kalkentziehung, graubläulich bis blau; das osteoide Gewebe ist rot oder gelb gefärbt. (Haben die Knochen nach Entkalkung in MÜLLERscher Flüssigkeit längere Zeit in Alkohol gelegen, so färben sich die kalkhaltigen Teile nicht mehr blau mit Haematoxylin. Die Färbbarkeit kann wieder hergestellt werden, wenn man die Schnitte für acht bis zehn Tage in MÜLLERsche Lösung bei 37° einlegt; ganze Knochenstücke werden auf gleiche Weise vierzehn Tage bis drei Wochen behandelt.) Das Knorpelgewebe verhält sich gegenüber der Färbung verschieden; im ruhenden Knorpel ist die Grundsubstanz blaßrot oder blaßgelb gefärbt; die Zone der provisorischen Verkalkung und ihre Reste werden tiefblau dargestellt. SCHMORL empfiehlt zur VAN-GIESON-Färbung an solchem Material folgende kleine Modifikation: Kräftige Kernfärbung mit Haematoxylin (Eisenhaematoxylin nach WEIGERT), Bläuen in Leitungswasser, Färbung im VAN-GIESON-Gemisch fünf Minuten, destilliertes Wasser eine Minute, Salzsäurealkohol eine Minute, gründliches Abspülen in Wasser, Alkohol, Terpineol, Balsam. Die nach VAN-GIESON gefärbten Schnitte müssen vorsichtig beurteilt werden, da, je nach der Differenzierung in Wasser oder in Alkohol, verschiedene Bilder entstehen. In gelungenen Präparaten erscheint das verkalkte Gewebe gelb oder braungelb, das Osteoid rot. Nach Färbung mit der soeben erwähnten SCHMORLschen Modifikation wird das verkalkte Gewebe meist blauschwarz gefärbt, osteoides und kollagenes Gewebe sind leuchtend rot.

Auch kann man gute Ergebnisse an dünnen Knochenscheiben gewinnen, die durch längeres Liegen in Formol entkalkt worden sind. Diese Art der partiellen Entkalkung erfordert allerdings noch längere Zeit als das POMMERsche Verfahren mit MÜLLERscher Flüssigkeit. Färbt man solche Präparate mit der VAN-GIESON-Methode nach SCHMORL, so erscheinen die kalkhaltigen Teile gelb, Osteoid rot, Knorpel rotgelb, degenerierte Knorpelteile schmutzig gelb.

POMMER hat ferner noch folgende Methode zur Darstellung der verkalkten Partien im unvollständig entkalkten Knochen angegeben: Die Schnitte werden für eine viertel bis halbe Stunde in eine 2- bis 5%ige Silbernitratlösung gebracht und ins grelle Sonnenlicht gestellt (bei diffusem Tageslicht ist längere Zeit erforderlich). Sodann wäscht man sie in destilliertem Wasser aus und überträgt sie für ein bis zwei Minuten in eine 10%ige Lösung von Natrium subsulfurosum zur Entfernung des überschüssigen Silbers. Hierauf wird gut in Wasser gewaschen und mit Haematoxylin und Eosin nachgefärbt.

Ergebnis: Alle verkalkten Teile erscheinen tiefschwarz, osteoides Gewebe rot, Kerne blau, desgleichen Knorpelwucherungszone.

Zur Darstellung der sog. Gitterfiguren (v. RECKLINGHAUSEN) bringt man Schnitte von unentkalktem Knochen abwechselnd in starke Alaunlösung und Natriumbicarbonatlösung auf etwa zehn Minuten. Die Präparate werden danach mit Fließpapier abgetupft in Glyzerin gebracht und betrachtet. Man erzeugt eigentlich eine Art von Gasinjektion, die allerdings bald verschwindet. Nach SCHMORL erhält man wenig haltbare Dauerpräparate, wenn man die glyzerindurchtränkten Präparate im Zustand der vollsten Gasentwicklung abtupft und in Wasserglas einbettet. Will man zugleich eine Färbung der zelligen Elemente erzielen, so verwendet man anstatt der Alaunlösung eine stark alaunhaltige Alauncarminlösung.

AXHAUSEN hat auf eine andere, früher von RECKLINGHAUSEN angegebene Methode zur Darstellung der Gitterfiguren zurückgegriffen und empfiehlt sie sehr warm. Die Schnitte (Gefrierschnitte von unentkalktem Material oder Celloidinschnitte desselben Materials, bei denen aber das Celloidin entfernt sein muß) werden der Austrocknung unterworfen und dann in Glyzerin oder in steinhartem Canadabalsam eingebettet. Näheres über die Methode siehe Virchows Arch. *194*, 371.

2. *Methoden für völlig entkalkte Knochen.*

Zur feineren Histologie des Knochengewebes, besonders zum Studium pathologischer Prozesse, ist eine vollständige Entkalkung nicht zu umgehen. Man verfährt nach den im Kapitel V angegebenen Verfahren mit Salpetersäure, Ameisensäure, Trichloressigsäure usw. Bei sorgfältiger Ausführung kann man eine Unterscheidung von verkalktem und entkalktem Knochengewebe nach der

a) Methode von N. BOCK vornehmen:

1. *Fixierung* in MÜLLER-Formol: BOCK empfiehlt folgende Zusammensetzung:

MÜLLERSCHE Flüssigkeit	250 ccm
5%ige Formollösung	1000 ccm

Die Knochenstücke werden darin, je nach ihrer Größe bzw. Dicke, 8 bis 30 Tage fixiert.

2. *Entkalkung* in 5%iger Salpetersäure (S. 58) oder nach v. EBNER (S. 59).

3. *Entsäuerung* in 5%iger Kalialaunlösung (24 Stunden), danach gründliches Auswaschen in fließendem Wasser 24 bis 48 Stunden.

4. Celloidineinbettung.

5. *Färbung* mit Haematoxylin nach HANSEN, das stets frisch herzustellen ist. (I. 10%ige Haematoxylinlösung in absolutem Alkohol 10 ccm; II. 10%ige wässerige Kalialaunlösung 200 ccm; III. Kaliumpermanganat 1 g in 16 ccm destilliertem Wasser. Vor Gebrauch mischt man I und II und setzt 3 ccm von III hinzu, kocht eine Minute und filtriert nach Erkalten.)

Man färbt etwa 10 μ dicke Schnitte 12 bis 18 Stunden; nach kurzem Spülen in destilliertem Wasser wird

6. in einem Gemisch von Glyzerin pur. und Eisessig zu gleichen Teilen fünf bis zwanzig Minuten differenziert. Manchmal beansprucht die Differenzierung längere Zeit; es ist gut, sie am Mikroskop zu überwachen.

7. Auswaschen in fließendem Wasser eine Stunde.

8. Grundfärbung fünf Minuten mit alkoholischer Eosinlösung: Eosin 4 g, 96%iger Alkohol 1000 ccm.

9. 96%iger Alkohol, Terpineol, Xylol, Balsam (oder Caedax).

Ergebnis: Vor der Entkalkung kalkhaltige Teile erscheinen je nach ihrem Kalkgehalt schwarz bis schwarzblau, kalkloses Knochengewebe (Osteoid) ist rosarot.

β) *Methoden von* A. CRÉTIN: A. CRÉTIN verdankt man zahlreiche vorzügliche Untersuchungen über die Knochensubstanz; wir empfehlen jedem, der sich mit Knochenpathologie beschäftigen will, seine Arbeiten zu studieren. Zur Entkalkung wählt CRÉTIN Trichloressigsäure und besonders folgende *Jodmethode:* Die Objekte werden zunächst in einem Gemisch nach BRANCA fixiert:

Gesättigte wässerige Sublimatlösung + 40% Formol aa bis zur endgültigen Konzentration von 10% Formaldehyd.

Darin bleiben kleine Stücke acht bis zwölf Stunden, größere entsprechend länger. Sodann bringt man sie in die Entkalkungsflüssigkeit:

Kaliumjodid	25 g
destilliertes Wasser	100 g

Nach der Lösung des Jodsalzes gibt man dazu:

Jod bis zur Sättigung.

Diese Lösung muß reichlich bemessen werden; mehrere Wochen bis Monate sind zur vollständigen Entkalkung notwendig (drei Monate für die Zähne eines Erwachsenen); gleichzeitig wird das Sublimat entfernt. Ein Zusatz von Trichloressigsäure (Zusatz von zehn Gewichtsprozent) beschleunigt die Entkalkung.

CRÉTIN führt die entkalkten Objekte nach sehr sorgfältiger Entwässerung zur Paraffineinbettung (Wachs-Paraffin).

Zum Kalknachweis kann man das *Gallussäure-Formolreagens* von CRÉTIN anwenden (s. S. 228) oder, nach dem gleichen Forscher, eine der folgenden Alizarinmethoden:

1. *Alizarin-S-Ammoniak-Methode:* 2,5 g Alizarin S werden mit einer kochenden Lösung von 1 g *Ammonium sesquicarbonat* in 125 ccm destilliertem Wasser versetzt. Man läßt weiterkochen bis der Ammoniaküberschuß entfernt ist, und vermeidet, daß sich ein Niederschlag bildet. Die Lösung ist dunkelviolettrot. Der Schnitt, der am besten auf der Heizplatte liegt, wird mit einer reichlich bemessenen Portion dieser Lösung überschichtet; man erwärmt auf ca. 50° und färbt eine viertel Stunde. Die Farblösung wird abgegossen, der Schnitt in destilliertem Wasser, kurz in schwachem Alkohol, länger in 96%igem Alkohol gewaschen, kurz absoluter Alkohol, Xylol, Balsam.

Ergebnis: Verkalkte Stellen erscheinen purpurviolett.

2. *Methode mit Alizarin* (Alizarinrot, S-alizarinsulfosaures Natrium).

Die Schnitte werden 24 Stunden in einer 3%igen Aluminiumacetatlösung gebeizt, schnell in Brunnenwasser gewaschen und 24 Stunden in einer 1%igen Lösung von Alizarin-Sulfonat gefärbt. Man wäscht sie sodann in Brunnenwasser oder in 1%iger Lösung von *Natriumsulforicinat* aus, bringt sie in 60%igen Alkohol, wo sie lange liegenbleiben und schließt eine Gegenfärbung mit 1%iger Methylviolettlösung an. Entwässerung, Xylol, Balsam.

Ergebnis: Verkalkte Stellen intensiv rot, Kerne und Knorpelgrundsubstanz violett.

γ. *Methode von* Pommer (für Gefrierschnitte): Dieses Verfahren kann unter Umständen an völlig entkalktem Material (Entkalkungsart beliebig, Pommer verwendet die Methode nach v. Ebner) befriedigende Färbungen geben: Fixierung in Müllerscher Lösung, Entkalkung, Gefrierschnitte. Aus dem Wasser kommen die Schnitte für zwölf bis achtzehn Stunden in eine der im folgenden angegebenen Farblösungen:

Methylviolett	0,02%ige	wässerige	Lösung
Dahlia	0,04%ige	,,	,,
Safranin	0,16%ige	,,	,,
Methylgrün	0,3 %ige	,,	,,

Sodann spült man in Wasser aus und schließt in Glyzerin ein, dem der Farbstoff, mit dem gefärbt wurde, zugesetzt ist. Nach Färbung in Dahlia oder Methylviolett kann man auch in 0,5%iger Osmiumtetroxydlösung einlegen und luftdicht abschließen, damit sich die Färbung hält.

Ergebnis: Die vor der Entkalkung bereits kalklosen Stellen verhalten sich ablehnend gegen die Färbung, während die kalkhaltigen Stellen mehr oder weniger intensiv gefärbt sind. Auch die Kerne sind in entsprechendem Ton dargestellt.

δ) *Methode von* Schmorl (für Gefrierschnitte). Schmorl färbt Gefrierschnitte nach der von Best angegebenen Methode zur Darstellung des Glykogens (S. 206). Dieses Verfahren ist an Material zu gebrauchen, das in Salpetersäure oder Ameisensäure-Formol entkalkt worden ist; nach der Entkalkung muß man es mit Natriumsulfat behandeln und gründlich wässern.

Ergebnis: Verkalkte Stellen rot, Osteoid farblos (bei Überfärbung blaßrosa). Bei Celloidinschnitten ist der Farbunterschied viel weniger deutlich.

ζ) *Methode von* Gohs. Dieses Verfahren, bei welchem der phosphorsaure Kalk vor der Entkalkung durch Verbindung mit Silbernitrat gewissermaßen „gebunden" wird (Silberphosphatniederschlag), ist sehr zuverlässig und dürfte im allgemeinen genügen, obwohl ihr alle Nachteile der Methode von v. Kossa anhaften (vgl. diese S. 229):

Ungefähr 2 mm dicke, in Formol fixierte Knochenstücke werden im Dunkeln für zwei bis sieben Tage in 2 bis 10%ige Silbernitratlösung gelegt. Sodann werden sie kurz in destilliertem Wasser gewaschen. Man entkalkt sie mit 5%iger Salpetersäure (S. 58) oder mit Ameisensäure (S. 60) und wäscht hierauf zwei bis vier Tage in fließendem Wasser. Celloidineinbettung.

(Eine vollkommene Darstellung der kalkhaltigen Teile gelingt, wenn starke $AgNO_3$-Lösungen, z. B. 10%ige, oder größere Mengen von schwächeren Konzentrationen benutzt worden sind; in letztem Falle muß die Flüssigkeit täglich erneuert werden.)

Ergebnis: Kalkhaltige Stellen sind schwarz, osteoide Substanz hellgelb. Will man eine Kernfärbung vornehmen, so bringt man die Schnitte in 10%ige Lösung von Natriumhyposulfurosum, bis die gelbliche Färbung von Mark und Periost schwindet (zwei bis mehrere Stunden), wäscht in Brunnenwasser und färbt mit Haemalaun- (bzw. Haematoxylin-) Eosin.

b) Fibrilläre Knochenstruktur.

Die fibrillären Knochenstrukturen können an Gefrierschnitten sehr leicht dargestellt werden, wenn man das Material vorher in Salpetersäure, Ameisensäure-Formol oder nach v. EBNER entkalkt hat. Zum Einschließen verwendet man eine gesättigte wässerige Lösung von Kalium aceticum ($n_D = 1{,}370$) oder 5%ige Chloralhydratlösung. Vorteilhaft ist hier Dunkelfeldbeobachtung sowie die Untersuchung im polarisierten Licht.

Eine ebenfalls einfache und sicher arbeitende Methode wurde von PETERSEN angegeben: Gefrierschnitte von entkalktem Material werden 12 bis 24 Stunden in 5%iger Phosphorwolframsäurelösung und in 5%iger Chloralhydratlösung behandelt, oder nach Entwässerung in Canadabalsam eingeschlossen.

Will man die Knochenfibrillen färben, so verfährt man am besten nach BENECKE-WEIDENREICH, wobei die gleichen Reagenzien wie für die *Fibrinfärbung* nach WEIGERT Verwendung finden (S. 267):

Vorfärbung der Kerne mit Kernechtrot, Carmalaun, Lithioncarmin.

1. Anilinwasser-Gentianaviolettlösung fünf bis zehn Minuten.
2. Abspülen in Wasser, Abtrocknen mit Filterpapier.
3. Jodieren mit Jodjodkaliumlösung (1 : 2 : 300) fünf bis zehn Minuten.
4. Abtrocknen mit Filterpapier.
5. Differenzieren in Xylol-Anilinölgemisch: Anilin 2, Xylol 3 Teile. Je nach der Schnittdicke und der Beschaffenheit des Materials muß man freilich die Mischungsverhältnisse der Differenzierungsflüssigkeit wechseln; so kann man, bei langsam erfolgender Differenzierung, eine Mischung 1 : 2 oder 1 : 1 nehmen. Es kommt hierbei sehr darauf an, den richtigen Differenzierungsgrad nicht zu verpassen. Am besten wird der Differenzierungsvorgang unter dem Mikroskop kontrolliert.
6. Durch Einlegen in Xylol wird die Differenzierung unterbrochen. Einschließen in Balsam.

Celloidinschnitte müssen, wie für die Fibrinfärbung, auf dem Objektträger (nicht schwimmend!) gefärbt werden.

Ergebnis: Knochenfibrillen scharf violett; in guten Präparaten soll die Grundsubstanz farblos sein.

Auch mit den *Versilberungsmethoden*, die zur Darstellung der Bindegewebsfibrillen dienen, kann man die Knochenfibrillen an entkalkten Schnitten von Formolmaterial färben (s. S. 283).

Dünne Schnitte können auch nach den SCHMORLschen Methoden zur Darstellung der Knochenhöhlen und ihrer Ausläufer gefärbt werden (s. unten besondere Modifikation der panoptischen Knochenfärbung S. 323).

c) SHARPEYsche Fasern.

Es stehen zur Darstellung der SHARPEYschen Fasern verschiedene Verfahren zur Verfügung: am einfachsten ist es, Knochenschnitte von Material, das in Salzsäure nach v. EBNER entkalkt worden ist, mit 10- bis 15%iger Kochsalzlösung zu behandeln und sie darin einzuschließen. Bei Beobachtung mit kleiner Blende treten diese Fasern als dunkle Gebilde hervor.

Zur Färbung der SHARPEYschen Fasern hat KÖLLIKER besonders *Indigokarmin* empfohlen: Die Schnitte von entkalkten Knochen werden in konzentrierter Essigsäure behandelt, bis sie durchsichtig sind; man bringt sie hierauf sofort für kurze Zeit (ein viertel bis eine Minute) in eine konzentrierte wässerige Lösung von Indigokarmin, spült in destilliertem Wasser aus und montiert in Glyzerin. Die Fasern erscheinen blaßrosa bis dunkelrot, die übrige Knochensubstanz ist blau gefärbt. (Diese Methode ist unsicher!) Sehr viel besser ist es, eine *Versilberungsmethode* anzuwenden, z. B. die Methode von ACHUCARRO (modifiziert von KLARFELD, s. S. 297), die sich für Celloidinschnitte besonders gut eignet.

Mit der WEIGERTschen Fibrinfärbung nach BENEKE-WEIDENREICH erzielt man unter Umständen ebenfalls eine gute Darstellung dieser Gebilde; immerhin ist dieses Verfahren, wie SCHMORL hervorhebt, unsicher.

d) Knochenhöhlen und ihre Ausläufer.

Von allen Verfahren sind die SCHMORLschen Methoden die besten:

α. *Panoptische Knochenfärbung* (*Thionin-Phosphorwolframsäure-Methode*).

1. Dünne Knochenscheiben werden in Formalin fixiert und nachträglich in MÜLLERschem Gemisch sechs bis acht Wochen bei Zimmertemperatur zur Nachhärtung behandelt. (Für kindliche Knochen drei bis vier Wochen bei 37° im Brutschrank.)
2. Auswaschen in fließendem Wasser 24 Stunden.
3. Entkalkungsmethode beliebig; für kindliche Knochen empfiehlt SCHMORL das Verfahren nach v. EBNER (alkoholisches Salzsäuregemisch), wobei die Objekte unmittelbar aus der MÜLLERschen Lösung in die Entkalkungsflüssigkeit übertragen werden. Bei Osteomalazie, Rachitis, Paget u. dgl. kann man auch in MÜLLERscher Lösung entkalken.
4. Einbettung in Celloidin oder Paraffin oder Gefrierschnitte (Gelatineeinbettung ist nicht ratsam, weil die Einbettungsmasse stark mitgefärbt wird). Die Schnitte müssen möglichst dünn sein (nicht über 10 μ). Nach dem Schneiden bringt man sie für zehn Minuten ins Wasser.
5. Färbung in einer der beiden folgenden Thioninlösungen:

konzentrierte wässerige Thioninlösung } aa — Färbedauer fünf Minuten
destillierte Wasser }

oder

konzentrierte Lösung von Thionin in 50%igem Alkohol	1 ccm
Liq. ammon. caustici	I bis II Tropfen
destilliertes Wasser	10 ccm
	Färbedauer drei Minuten

6. Abspülen in destilliertem Wasser.

7. Übertragen in 70%igen Alkohol auf ein bis zwei Minuten.

8. Abspülen in destilliertem Wasser.

9. Übertragen der Schnitte mit Glasnadeln in gesättigte wässerige Phosphorwolframsäurelösung, wo sich die Differenzierung in wenigen Sekunden vollzieht.

10. Auswaschen in destilliertem Wasser bis die Schnitte einen himmelblauen Farbton angenommen haben (etwa fünf bis zehn Minuten, längeres Auswaschen schadet nichts).

11. Fixierung der Färbung in zur Hälfte mit Wasser verdünntem Formol ein bis zwei Stunden oder in einer verdünnten Lösung von Liq. ammon. caustici (1 : 10) fünf Minuten.

12. *Direktes* Übertragen in 90%igen Alkohol, den man einmal wechselt.

13. Entwässern, Xylol, Balsam (bei Anwendung von Carbolxylol ist Vorsicht geboten, da bei längerer Behandlung Entfärbung eintritt).

Ergebnis: Wände der Knochenhöhlen und ihrer Ausläufer sind intensiv blauschwarz, Kerne und Cytoplasma aller zelligen Elemente diffus blau, die Kerne dabei oft etwas dunkler als Zellkörper. Die Grundsubstanz verhält sich je nach Fixierungsart der Färbung und Vorbehandlung des Materials verschieden: bei Fixierung der Färbung mit Formol (11.) ist sie hellblau (in MÜLLER-Präparaten dunkelblaue kalkhaltige Knochensubstanz); bei Fixierung der Färbung mit Ammoniak erscheint sie vor allem bei MÜLLER-Präparaten rötlich bis purpurrot, sonst farblos bis leicht grünlichblau.

Anmerkung: Ist die Grundsubstanz zu intensiv gefärbt (besonders bei Objekten, die lange Zeit in MÜLLERscher Flüssigkeit aufbewahrt worden sind), so bringt man die Schnitte nach Fixierung der Färbung mit Formol oder Ammoniak (11.) in Salzsäurealkohol auf drei bis fünf Minuten und wäscht dann gründlich in Wasser aus. Dabei geht die Färbung der Kerne meistens verloren, man kann sodann mit Haematoxylin nachfärben.

Auch die *Kittlinien* und die *lamelläre Struktur des Knochens* treten deutlich hervor.

Um diese Bestandteile noch deutlicher darzustellen, gibt SCHMORL ferner noch folgendes Verfahren an:

1. Fixierung in Formalin, Nachhärtung in MÜLLERscher Flüssigkeit, gegebenenfalls Entkalkung mit wässeriger Salpetersäure. Gefrierschnitte oder Celloidineinbettung.

2. Färbung der Schnitte 10 bis 30 Minuten in mit gleicher Menge destillierten Wassers verdünnter konzentrierter wässeriger Thioninlösung.

3. Abspülen in destilliertem Wasser.

4. Übertragen für eine bis drei Minuten in 96%igen Alkohol.

5. Abspülen in destilliertem Wasser.

6. Differenzieren 10 bis 25 Minuten in Phosphorwolframsäure oder Phosphormolybdänsäure (gesättigte wässerige Lösung) oder in Glyzerin, in dem reichlich Phosphormolybdänsäure gelöst ist.

7. Auswaschen in fließendem Wasser zwei Stunden und länger.

8. Übertragen in 5%ige Kalialaunlösung (mit destilliertem Wasser hergestellt) ein bis zwei Stunden.

9. Auswaschen in fließendem Wasser drei bis zwölf Stunden.

10. Entwässern in Alkohol, Carbolxylol, Balsam.

Ergebnis: Die Kittsubstanz ist stark blau gefärbt, die darin gelegenen Fibrillen sind farblos und treten dadurch deutlich hervor. Die Schönheit der Präparate ist allerdings durch häufig auftretende rotblaue kristallinische Niederschläge beeinträchtigt.

SCHMORL hebt hervor, daß diese Färbung an unentkalktem, in Formol fixiertem Material von Osteomalazie oder Rachitis vorteilhaft anzuwenden ist; die kalklosen Teile sind rotviolett gefärbt, die kalkhaltigen bleiben dagegen farblos, Hat man solches Material in MÜLLERscher Flüssigkeit unvollständig entkalkt und wendet man die gleiche Färbemethode an, so erscheinen *in Glyzerinpräparaten* die kalkhaltigen Stellen leuchtend rotviolett, die kalklosen hellblau. In beiden sind die Fibrillen und Knochenkörperchen deutlich sichtbar. (Die Metachromasie verschwindet bei Einschluß in Canadabalsam.)

β) SCHMORL*sche Färbung mit Thionin-Pikrinsäure.*

1. Man fixiert dünne Knochenscheiben am besten in Formol oder im ORTHschen Gemisch (MÜLLER-Formol); bei Sublimatfixierung versagt die Methode.
2. Entkalkung beliebig, am besten in MÜLLERscher Flüssigkeit mit 3%igem Salpetersäurezusatz, nach v. EBNER oder mit 5%iger Salpetersäure und Formol.
3. Gefrierschnitte oder Celloidineinbettung.
4. Die Schnitte bringt man zunächst für zehn Minuten in destilliertes Wasser.
5. Danach färbt man sie fünf bis zehn Minuten entweder in Carbolthionin nach *Nicolle*: gesättigte Lösung von Thionin in 50%igem Alkohol 10 ccm
Carbolwasser[1]) 100 ccm

oder

gesättigte Lösung von Thionin in 50%igem Alkohol 1 ccm
destilliertes Wasser 10 ccm

6. Die tiefblau gefärbten Schnitte werden in Wasser gespült und
7. in eine gesättigte (heiß gesättigte!), filtrierte wässerige Pikrinsäurelösung für eine halbe bis eine Minute übertragen.
8. Abspülen in Wasser.
9. Differenzierung in 70%igem Alkohol, wo die Schnitte so lange hin und her bewegt werden, bis sie keine gröberen blaugrünen Farbwolken mehr abgeben (ca. fünf bis zehn Minuten).
10. Entwässern in 96%igem Alkohol, Carbolxylol, Balsam.

Ergebnis: Knochensubstanz gelb bis gelbbraun, Knochenhöhlen dunkelbraun bis schwarz, Zellen rot.

Anmerkungen: Sollte die Färbung nicht gelingen, so verwendet man eine alkalische Farblösung, indem man zu den oben angegebenen Thioninlösungen I—II Tropfen Ammoniak (Liq. ammon. caustici) zusetzt.

Haben sich reichlich Niederschläge gebildet, so bringt man die Schnitte nach dem Differenzieren in Alkohol (Punkt 9), ins Wasser zurück und läßt sie darin eine halbe bis eine Stunde liegen. Sodann entwässert man in Alkohol. In solchen Präparaten erscheint die Knochensubstanz nach Fixierung und Entkalkung in MÜLLERscher Flüssigkeit blau, nach Formolfixierung und Entkalkung in Salpetersäure farblos.

---

[1]) Carbolwasser: Carbolsäure 2,5 g
destilliertes Wasser 100 ccm

Will man die Kerne, die bei dieser Färberei meist undeutlich hervortreten, scharf darstellen, so empfiehlt es sich, die Thionin-Pikrinsäuremethode mit einer Haematoxylin-Kernfärbung zu kombinieren. Man kann vor- oder nachfärben, im ersten Fall muß leicht überfärbt werden, da die Pikrinsäure auf die Haematoxylinfärbung leicht entfärbend wirkt.

γ) *Kombinationsmethode von* MORPURGO. Mit diesem Verfahren erhält man sehr elegante Präparate, in denen die vor der Entkalkung kalkhaltigen Stellen braungelb gefärbt erscheinen und sich von den intensiv blau gefärbten kalklosen (Osteoid-) Partien scharf abheben.

1. Fixierung in MÜLLER-Formol bei 37°.
2. Entkalkung in 5%iger Salpetersäure.
3. Direktes Übertragen in MÜLLERsche Flüssigkeit, mehrmaliges Wechseln während mehrerer Tage. Auswässern.
4. Alkohol, Einbettung in Celloidin.
5. Celloidinschnitte auf einige Stunden ins Wasser.
6. Einlegen in konzentrierte Lösung von Lithiumcarbonicum für einige Minuten.
7. Direktes Übertragen in SCHMORLSsche Carbolthioninlösung, eventuell mit Zusatz der alkalischen Lösung bis zum rotvioletten Farbton, drei bis fünf Minuten
8. Auswaschen in Wasser.
9. Differenzieren in konzentrierter Phosphorwolframsäure fünf Minuten.
10. Auswaschen in Wasser.
11. Übertragen in konzentrierte wässerige Lösung von Pikrinsäure, zwei bis drei Minuten.
12. Kurzes Waschen in einmal zu wechselndem destilliertem Wasser.
13. Übertragen in 96%igen Alkohol, in dem man die Schnitte mit einem Glashaken hin und her bewegt.
14. Entwässern, Origannumöl, Balsam.

(Zur Bereitung der alkalischen Lösung, Punkt 7, verfährt man wie nach SCHMORL: Zusatz einiger Tropfen Ammoniak zur Thioninlösung.)

5. Herstellung von Knochenschliffen. Das Dünnschliffverfahren, wie es von den ersten Untersuchern des Knochengewebes angewandt wurde, hat an Aktualität verloren, weil man immer mehr dem Schnittverfahren am entkalkten Material den Vorzug gegeben hat. Wenn wir die Methoden zur Dünnschliffherstellung dennoch anführen, so geschieht dies aus der Überzeugung, daß in manchen Fällen die Untersuchung von Knochenschliffen, besonders bei pathologisch verändertem Knochen, unter Umständen wertvoll und aufschlußreich sein kann. Bei der sehr großen Zahl der vorgeschlagenen Verfahren ist es zweckmäßig, nur einzelne Methoden hervorzuheben, die zum Ziele führen; ausführliche Angaben finden sich in verschiedenen Monographien, so besonders bei LANG und HASLHOFER, in den Arbeiten von MICHAELIS, von WEBER und von SCHAFFER.

Mazerierte, vollständig entfettete Knochen sind vor allem zum Schleifen geeignet; ist der Knochen sehr spongiös, so kann man auch in Formol fixierte Stücke verwenden. Aus der zu untersuchenden Stelle sägt man mit einer Laubsäge dünne Scheiben heraus und klebt sie auf einen Objektträger oder auf einen Holzblock mit dickem Canadabalsam; WEBER empfiehlt „Syndetikon“ oder einen ähnlichen Klebestoff. Die Trocknung des Klebemittels muß langsam bei Zimmertemperatur erfolgen.

Zum Schleifen kann man verschiedene Verfahren anwenden. Am besten eignet sich hierzu der Gebrauch von Schleifpulver (Bimssteinpulver, Schmirgel, Karborundpulver) von verschiedener Körnchengröße. Man kann von Hand auf einer matten Glasplatte schleifen, indem man das Schleifpulver darauf mit Wasser zu einem Brei anrührt und die montierte Knochenscheibe unter leichtem Druck rotieren läßt. Viel einfacher und schneller kommt man zum Ziel, wenn man eine horizontal rotierende Schleifmaschine zur Verfügung hat, wie sie bei mineralogischen Untersuchungen verwendet wird. Es ist dabei zu beachten, daß man zuerst mit wenig Wasser arbeiten muß; später jedoch ist mehr Wasser und feineres Schleifpulver notwendig. Ist nun die übrig bleibende Knochenschicht dünn genug, so wird sie ohne Pulver mit reichlich Wasser auf der sauberen Mattscheibe behandelt und schließlich auf einem Arkansasstein poliert.

Der Schliff wird sodann mit Hilfe eines Pinsels mit reichlichem Wasser von Schleifstaub und Schleifpulverresten befreit, getrocknet und mit dickem Canadabalsam unter Deckglas eingeschlossen. Hat man das Knochenstück vor dem Schleifen nicht auf Glas montiert, so muß man den Schliff zuerst von seiner Unterlage entfernen. Das geschieht, je nach der Art des Klebemittels, in lauwarmem Wasser, Chloroform, Xylol usw. Danach erfolgt eventuell eine Entwässerung.

Tadellose Schliffe erhält man nur, wenn man beide Sägeflächen des Knochenstückes nacheinander auf dem Schleifstein bearbeitet, so daß zwei glattpolierte Flächen erhalten werden. Man schleift also zunächst die eine Seite, löst das Stück von seiner Unterlage, klebt die bereits polierte Fläche auf eine neue Unterlage und schleift die andere Seite, bis der Schliff die gewünschte Dicke angenommen hat. Die Hauptschwierigkeit liegt bei der ganzen Prozedur darin, daß dünne Schliffe von spongiösem Knochen sehr leicht brechen.

Die schönsten Bilder werden nach Einschluß des lufthaltigen Schliffes in Canadabalsam erhalten. Wir haben dazu die gleichen Methoden, wie sie die Mineralogen verwenden, ausprobiert und erhielten stets gute Ergebnisse: der Schliff wird von seiner Unterlage abmontiert, eventuell entwässert und in Xylol gebracht. Sodann bringt man ein Stück von festem Canadabalsam (trockenes Harz) auf einen Objektträger und erwärmt vorsichtig über der Sparflamme eines Bunsenbrenners, bis das Harz flüssig wird (Luftblasen entfernt man mit einer heißen Präpariernadel). Den Schliff entnimmt man aus dem Xylol, läßt ihn trocknen und bringt ihn auf den flüssigen Balsam. Rasch muß er nun mit einem erwärmten Deckglas von passender Größe bedeckt werden, wobei zu beachten ist, daß zwischen Deckglas und Schliff eine dünne Balsamschicht ohne Luftblasen fließen muß. Oft wird man durch leichtes Erwärmen unter gelindem Druck zum Ziel kommen. Der Balsam darf nicht zu flüssig sein, sonst dringt er in die feinen Knochenkanälchen ein und macht sie unsichtbar. Wie ROMEIS, der die gleiche Methode empfiehlt, angibt, ist rasches Arbeiten notwendig.

Bei Betrachtung derartiger Präparate bei starker Abblendung sieht man sehr prägnant die Knochenkörperchenhöhlen und ihre Verbindungen. Auch die lamelläre Struktur, die Haversschen Systeme, kommen zur Darstellung. Unter Umständen, so besonders bei fossilen Knochen, die sehr brüchig sind, ist es vorteilhaft, nur eine Fläche des Sägeschnittes zu schleifen (Anschliffverfahren) und das Präparat mit Hilfe des Opakilluminators zu untersuchen (s. diesbezüglich SCHMIDT, LANG und HASLHOFER).

Literatur

AXHAUSEN: Über die sog. Gitterfiguren. Virchows Arch. **194** (1908), 371. BECHER S.: Untersuchungen über Echtfärbung der Zellkerne mit künstlichen Beizenfarbstoffen. Berlin 1921. BENECKE R.: Über einige Resultate einer Modifikation der Weigertschen Fibrinfärbung. Cblt. Pathol. **4** (1893), 580. BOCK N.: Eine Methode zum Studium der Ablagerungsverhältnisse der Knochensalze. Z. Mikrosk. **40** (1923), 318. CRÉTIN A.: De quelques méthodes de recherches du phosphore et de la chaux dans les tissus. Thèse, Paris 1923; ders.: Recherches sur l'ossification et sur la réparation des os fracturés. Imprimerie de l'institut commercial, Le Mans 1925 (ausführliche Literaturangaben). EBNER V. v.: Über den feineren Bau der Knochensubstanz. Sitzber. Akad. Wiss. Wien. Math.-naturwiss. Kl. **72**, 3. Abt. (1875), 1. GOHS W.: Neueres Verfahren zum histologischen Kalknachweis in den Knochen. Cblt. Pathol. **58** (1933), 273. KÖLLIKER A. v.: Der feinere Bau des Knochengewebes. Z. wiss. Zool. **44** (1866); ders.: Handbuch der Gewebelehre. 6. Aufl. Leipzig 1889. LANG F. J. und L. HASLHOFER. Verfahren zur Untersuchung des Knochens, des Knorpels und der Gelenke. Handb. d. biolog. Arbeitsmeth. von E. Abderhalden, Abt. VIII, 1. Teil, 2. Hälfte (1935), 1403. MARTIN J. F. et A. DELAUNAY: Quelques points de technique pour les préparations histologiques du tissu osseux. Bull. Histol. appl. **13** (1936), 457. MICHAELIS L.: Technik des Knochengroßanschliffes. Cblt. Pathol. **48** (1930), 145. MORPURGO B.: Mitteilung von SCHMORL, Verhandl. Deutsch. Pathol. Ges. 1908. PETERSEN H.: Über Methoden zum Studium des Knochens. Z. Mikrosk. **43** (1926), 355; ders.: Histologie und mikroskopische Anatomie. J. F. Bergmann, München 1935. POMMER G.: Über Methoden, welche zum Studium der Ablagerungsverhältnisse der Knochensalze und zum Nachweis kalkloser Knochenpartien brauchbar sind. Z. Mikrosk. **2** (1885); ders.: Untersuchungen über Rachitis und Osteomalacie. Leipzig 1885; ders.: Befunde über Arthritis deformans. Denkschr. Wiener Akad. d. Wiss. Mathemat.-naturwiss. Kl. **89** (1913). PUTSCHAR W.: Über Fett im Knorpel unter normalen und pathologischen Verhältnissen. Beitr. pathol. Anat. **87** (1931), 526. ROMEIS B.: Die Architektur des Knorpels vor der Ontogenese und in der ersten Zeit derselben. Arch. Entw. Mech. **31** (1911), 387; ders.: Taschenbuch der histologischen Technik, 14. Aufl. München-Berlin 1943. RUIJTER J. H. C.: Eine einfache Methode zum Aufkleben von Celloidin-Paraffinschnitten. Z. Mikrosk. **48** (1931), 226. SCHAFFER J.: Färberei zum Studium der Knochenentwicklung. Z. Mikrosk. **5** (1888); ders.: Die Methoden der histologischen Untersuchung des Knochengewebes. Z. Mikrosk. **10** (1893); ders.: Versuche mit Entkalkungsflüssigkeiten. Z. Mikrosk. **19** (1902), 308 und 441; ders.: Artikel „Knochen und Zähne" in Encyklop. d. mikrosk. Technik von R. Krause, 3. Aufl. (1926), 1148. SCHMIDT W. J.: Über Bedeutung und Herstellung kollagenfreier Knochenschliffe. Z. Mikrosk. **49** (1932), 417. SCHMORL G.: Die pathologisch-histologischen Untersuchungsmethoden. 16. Aufl. F. C. G. Vogel. Berlin 1934. SEMICHON (nach persönlichen Angaben an LANGERON, in „Précis de microscopie", Paris, Masson et Co. 1942). VOLKMANN R. v.: Die Verwendung von Alkohol beim Einschluß mikroskopischer Präparate in Balsam. Z. Mikrosk. **49** (1922), 456. WEBER M.: Schliffe von mazerierten Röhrenknochen und ihre Bedeutung für die Unterscheidung der Syphilis und Osteomyelitis von der Osteodystrophia fibrosa sowie für die Untersuchung fraglich syphilitischer prähistorischer Knochen. Beitr. pathol. Anat. **78** (1927), 441. WEIDENREICH F.: Knochenstudien. Über Aufbau und Entwicklung des Knochens und den Charakter des Knochengewebes. Z. Anat. u. Entw. **69** (1923), 382.

Anhang.

Untersuchung der Zähne.

Man ist oft verlegen, wenn man Zähne untersuchen soll, da die histologische Bearbeitung von Zähnen in der Regel von den zahnärztlichen Instituten durchgeführt wird. Es kann aber unter Umständen von Bedeutung sein, daß man auch in einem pathologischen Institut von der histologischen Untersuchung dieses Objektes etwas versteht.

Zur *Fixierung* verwendet man am besten Formol (Formol 1 Teil und 4 Teile Wasser), und zwar zwei bis drei Tage, wobei die Flüssigkeit täglich zu wechseln ist. Handelt es sich um einwurzelige Zähne, so ist es empfehlenswert, eine Stelle vor dem Fixieren bis zur Pulpa anzuschleifen, damit die Pulpa gut fixiert werden kann; ohne direkten Zugang zur Pulpa dringt das Formalin nicht genügend durch. Bei mehrwurzeligen Zähnen schleift man eine Wurzel ab, um das Eindringen des Formols zu ermöglichen. Gute histologische Bilder werden allerdings vom Leichenmaterial nur in Ausnahmefällen (frische Leichen) erhalten. Will man besonders rasch fixieren, kann man Sublimat-Formol verwenden, z. B. das Gemisch von Stieve (gesättigte wässerige Sublimatlösung 76 ccm; Formol 40% 20 ccm; Eisessig 4 ccm).

Zur *Entkalkung* erhielten wir (auf Anraten von Prof. Dr. O. Müller, Zahnärztliches Institut der Universität Basel, dem wir viele Angaben dieses Abschnittes verdanken) mit folgender Methode in der Regel gute Resultate:

Formol
Ameisensäure 30% } aa vierzehn bis zwanzig Tage, alle drei Tage wechseln.

Die Zähne sind dabei in Einzelgläsern auf einem Wattebausch liegend zu behandeln.

Ist die Entkalkung beendet, fixiert man ein bis zwei Tage in Formol 1 : 4 nach und wässert 48 Stunden in fließendem Wasser.

Die entkalkten Zähne werden entweder an Gefrierschnitten oder an Celloidinschnitten untersucht.

Zur *Celloidineinbettung* sei folgendes Schema angegeben: Nach Fixierung, Entkalkung und Wässerung kommen die Zähne in

70%igen Alkohol	je 24 Stunden
80%igen Alkohol	je 24 Stunden
96%igen Alkohol	je 24 Stunden
absoluten Alkohol	je 24 Stunden
Äther-Alkohol	je 24 Stunden
Celloidin 1%	3 bis 4 Wochen
Celloidin 2%	2 Wochen
Celloidin 4%	10 Tage

Zum Aufblocken verfährt man wie üblich; auch kann man einen gerippten sauberen Holzblock mit einem Rand von Pergamentpapier versehen und so eine kleine Form bilden, die mit dickem Celloidin gefüllt wird; der Zahn wird hineingelegt und entsprechend orientiert. Man füllt mit Celloidin bis zum Papierrand auf. Das Ganze bringt man zum Härten für mindestens drei Tage in 70%igen Alkohol.

Neben der Schnittmethode, mit welcher außer den topographischen Verhältnissen auch viele Einzelheiten pathologischer Prozesse wahrgenommen werden können, ist es bei der Untersuchung der Zähne unbedingt notwendig, Schliffe herzustellen. Die Untersuchung des Schmelzes z. B. wird am besten an Schliffen vorgenommen.

Kurze Anleitung zur Herstellung von Dünnschliffen. Der zu untersuchende fixierte Zahn wird zweiseitig in sagittaler Richtung angeschliffen, bis eine 1 mm dünne Scheibe davon übrigbleibt. Am besten benutzt man hierzu, wie für Knochen, horizontal rotierende Schleifscheiben aus verschiedenem zum Teil grobem, zum Teil feingekörntem Material (Karborund z. B.). Eine Seite der 1 mm dicken Zahnscheibe wird auf feingekörnter Glasscheibe glattgeschliffen; sodann wird diese polierte Seite mittels Canadabalsam auf einen Objektträger aufgeklebt und gut getrocknet. Hierauf fertigt man einen Dünnschliff an, indem man die noch nicht glattpolierte Seite der Zahnscheibe weiter schleift, bis der Schliff dünn genug ist. Man muß dabei am Mikroskop kontrollieren. Nachdem der Schliff fertig ist, wird die frisch polierte Fläche mit einem groben Pinsel vom Schleifstaub befreit und mit dickem Canadabalsam eingedeckt. Wie bei Knochenschliffen soll man dickflüssigen Balsam wählen, der nicht in die Kanäle eindringt. In zu dünnem Balsam eingeschlossene Schliffe erscheinen strukturlos.

Zur Betrachtung der Schliffe kann man mit Vorteil das Ultropak oder eine Opakilluminatoreinrichtung wählen; die Untersuchung im polarisierten Licht ergibt ebenfalls wertvolle Aufschlüsse über die feinere Struktur.

Herstellung rascher Schmelzbilder (nach O. Müller). Man fixiert zunächst wie üblich in Formol und schleift zweiseitig an, bis man eine 2 mm dicke Zahnscheibe erhalten hat. Die beiden Flächen reinigt man durch Betupfen mit angefeuchtetem Filterpapier und betupft sie hierauf mit gewöhnlichem Haemalaun, trocknet mit Filterpapier und wiederholt diese Prozedur drei- bis viermal. Danach trocknet man die Oberfläche mit einem mit Wasser angefeuchteten Filterpapier, sodann nacheinander mit Filterpapier, das mit 70%igem, resp. 95%igem, resp. absolutem Alkohol befeuchtet worden ist. Endlich wird mit einem Pinsel Carbol-Xylol aufgetragen und die Zahnscheibe auf einem Objektträger in Canadabalsam eingeschlossen. Es ist dabei vorteilhaft, die auf dem Objektträger liegende Zahnscheibe mit einem niederen Bleiring, auf welchen das Deckglas zu liegen kommt, zu umgeben.

Solche Schnellschliffe werden im auffallenden Licht betrachtet.

Ergebnis: Die interprismatische Substanz ist blau, Schmelzprismen farblos; die Schmelzlamellen und -büschel sind blau.

Die Darstellung der Dentinröhren an entkalkten Schnitten geschieht am besten mit dem Schmorlschen Verfahren für die Knochenhöhlen (S. 323). Auch gibt, nach Romeis, die Azanfärbung hierbei befriedigende Resultate; mit diesem Verfahren hat Romeis auch die fibrilläre Grundsubstanz von Dentin und Zement nachgewiesen; er hatte allerdings Susa-Material nach Fixierung mittels Durchspülung zur Verfügung.

Literatur.

FRIEDEBERG: Betrachtung von polierten Zahnschliffen mit Opakilluminator. Dtsch. Monatsschr. Zahnheilk. **40** (1922), 57. SCHAFFER J.: Artikel „Knochen und Zähne" in Encyklop. d. mikrosk. Technik von R. Krause. 3. Aufl. (1926), 1148. SCHMIDT W. J.: Die Bausteine des Tierkörpers im polarisierten Lichte. Bonn 1924; ders.: Anleitung zur polarisationsmikroskopischen Untersuchung für Biologen. Bonn 1924; ders.: Über die Bedeutung und Herstellung kollagenfreier Knochenschliffe. Z. Mikrosk. **49** (1932), 417.

D. Untersuchung der Muskulatur.

a) Quergestreifter Muskel.

Es ist ratsam, bei pathologischen Prozessen im quergestreiften Muskel stets frische Zupfpräparate herzustellen (z. B. bei ZENKERscher Degeneration, Nekrosen u. dgl.), da man dadurch sehr rasch einen Einblick in die Veränderungen dieses Gewebes erhalten kann. Zupfpräparate werden in üblicher Weise (s. S. 22) hergestellt und in einer indifferenten Flüssigkeit untersucht. Das Licht muß stark abgeblendet werden. Vorteilhaft wird unter Umständen im polarisierten Licht untersucht. Ein Zusatz von dünner Essigsäure (1- bis 2%ig) erleichtert die Darstellung der Kerne. Diese können auch supravital gefärbt werden, indem man dem Zupfpräparat einen bis zwei Tropfen einer frisch filtrierten 0,1%igen wässerigen *Lösung von Cresylechtviolett* (nach R. KRAUSE Cresylechtviolett RB) zugibt. Wenn die Muskelfasern rötlich erscheinen, wird das Deckglas aufgelegt und umrandet. Die Kerne sind metachromatisch rot, Sarcoplasma hellviolett, Bindegewebe ungefärbt.

Zur *Fixierung* dient vor allem 1%iges Platinchlorid und Formol (Formol 1 Teil und 9 Teile H_2O). Geeignet ist ferner 5%ige Trichloressigsäure (HEIDENHAIN). Letztere gibt besonders gute Resultate bei Ernährungsstörungen mit Degenerationen. Sehr leicht werden durch ungeeignete Fixierungsmethoden oder durch Quetschung der Muskel (mit Pinzette z. B.) vor der Fixierung Kunstprodukte hervorgerufen. HEIDENHAIN warnt davor, die Muskulatur lebensfrisch zu fixieren und gibt folgendes Verfahren an: Nach sorgfältiger Präparation des Muskels wickelt man ihn in einen mit physiologischer Kochsalzlösung angefeuchteten Gazestreifen und läßt ihn in einer geschlossenen Schale liegen, bis er nicht mehr kontraktionsfähig ist (einige Stunden). Sodann spannt man ihn in natürlicher Lage mit Igelstacheln auf eine Kork- oder Wachsplatte und fixiert 24 Stunden in 5%iger Trichloressigsäure. Ohne Auswässern wird das Präparat in 96%igen Alkohol übertragen, den man zur völligen Entfernung der Säure mehrmals wechseln muß. Einbettung in Paraffin.

Man kann auch sehr gut das *Susa-Gemisch* oder ROMEIS' Modifikation desselben (s. S. 49) verwenden.

Es ist gut, sowohl in Formol als auch in Trichloressigsäure zu fixieren, damit man auch Gefrierschnitte anfertigen kann, die nach Sublimatfixierung nur schwer herzustellen sind.

Muskelpräparate bettet man am besten in Celloidin oder Gelatine ein; nach Paraffineinbettung wird der Muskel leicht spröde; dies kann vermieden werden, wenn man rasch entwässert und rasch einbettet. Auch empfiehlt es sich, die

Paraffinblöcke vor dem Schneiden in den Eisschrank zu stellen und die Schnittfläche, nach Abhobeln der ersten Schnitte, etwa ein bis drei Minuten mit einem kleinen Eisblock zu bedecken. Wir haben auf diese Weise stets einwandfreie, dünne Paraffinschnitte erhalten.

Färbemethoden.

1. Alle im allgemeinen Teil angegebenen Doppel- oder Mehrfachfärbungen sind brauchbar; für Übersichtspräparate wendet man eine einfache Haemalaun-Eosin- und eine VAN-GIESON-Färbung (oder eine ihrer Modifikationen) an. Bei gut differenzierter Eosinfärbung treten degenerierte Teile oft schon deutlich hervor, indem sie intensiver gefärbt, opak aussehen.

Durch die VAN-GIESON-*Färbung* und ihre Modifikationen wird der Muskel gelb gefärbt. Nach der *Haemalaun-Erythrosin-Safran-Methode* von P. MASSON oder in der „Jaune-solide"-Färbung von WALLART und HOUETTE färbt er sich rot, wobei die Töne im ersten Verfahren nicht selten etwas wärmer ausfallen. Auch mit der HEIDENHAIN*schen Azan-Methode* oder den *Trichrom-Methoden* von P. MASSON erreicht man eine hübsche Darstellung. Das gleiche leistet die PASINIsche Färbung.

2. Besondere Färbeverfahren.

Zur Darstellung der feineren Muskelstruktur dienen verschiedene Verfahren Sehr zuverlässig und kontrastreich ist die *Eisenhaematoxylinmethode* von HEIDENHAIN (s. S. 130). Sie läßt sich sowohl am Formol- wie am Trichloressigsäurematerial anwenden; dünne Paraffinschnitte sind erforderlich. Dabei kommen alle Einzelheiten der Querstreifung sehr deutlich zum Vorschein. Diese Methode kann man mit einer Nachfärbung mit 0,5%iger wässeriger *Thiazinrotlösung* kombinieren (PETERFI); nach fertiger Differenzierung der Haematoxylinfärbung und Auswässerung bringt man die Schnitte für einige Minuten in die Thiazinrotlösung, spült in destilliertem Wasser und entwässert wie üblich.

Ergebnis: Myofibrillen dunkelblau, A-Streifen und Chromatin schwarz, Sarkolemm und Bindegewebe lebhaft rot.

Sehr praktisch ist ferner die *Neutralrotfärbung,* wie sie M. SCHMIDTMANN angegeben hat. Man bringt 3 bis 5 μ dicke Celloidin- oder Paraffinschnitte eine halbe bis eine Stunde in konzentrierte wässerige Neutralrotlösung, spült in Wasser ab und schließt eine Nachfärbung in konzentrierter wässeriger Pikrinsäurelösung (eine Minute) an. Entwässerung in steigender Alkoholreihe, Xylol, Balsam.

Ergebnis: Die anisotrope Substanz ist dunkelbraunrot, die isotrope gelb gefärbt; die Myosomen erscheinen als braunrote Körner. Zur Demonstration von *Querbändern* und Spiralen, wie sie unter Einwirkung großer Wärme, besonders bei elektrischen Unfällen, vorkommen, ist die Eisenhaematoxylinmethode nach HEIDENHAIN zu empfehlen; die damit gefärbten Präparate zeichnen sich durch ihre besondere Schärfe aus und lassen sich gut photographieren (s. dazu JELLINEK, WEGELIN).

Die *wachsartige Degeneration* (ZENKER) untersucht man am frischen Zupfpräparat oder an Schnitten. So färben sich die degenerierten Fasern in Gefrierschnitten von Formolmaterial lebhaft mit stark verdünnter wässeriger Methylenblaulösung an (STÄMMLER).

Auch nach Silberimprägnation mit der BIELSCHOWSKYschen Methode oder nach GOMORI kann man die Querstreifung gut hervorheben neben einer ausgezeichneten Darstellung der fibrillären Struktur des Sarkolemms.

Die von BEBRIS angegebenen Methoden zur elektiven Muskelfärbung mit Gemischen von Eosin 2%, S-Fuchsin 1% oder Lichtgrün 2% und 5%iger Alaunlösung (zwei Teile Farblösung und einen Teil Alaun) ist zur Darstellung der Muskulatur brauchbar; sie bietet allerdings gegenüber der Azanfärbung oder den Trichrommethoden von MASSON nur den Vorteil der Einfachheit.

Eosin-Alaun: 24 Stunden färben, abspülen in destilliertem Wasser. Färben drei bis fünf Minuten in Pikroindigokarmin (konzentrierte wässerige Pikrinsäure 200 ccm und 0,7 g Indigokarmin); abspülen in Wasser, differenzieren in 70%igem Alkohol bis keine Farbwolken mehr abgehen; absoluter Alkohol, Xylol, Balsam. Muskel leuchtend rot. Es ist gut, eine Haematoxylin-Kernfärbung voranzuschicken.

S-Fuchsin-Alaun: 20 bis 30 Minuten färben, dann wie oben. Muskel tiefrot.

Lichtgrün-Alaun: 20 bis 30 Minuten färben, abspülen in destilliertem Wasser. Nachfärben in 1%iger Eosinlösung fünf bis zehn Minuten, abspülen in destilliertem Wasser usw. Muskel grün.

b) Glatte Muskulatur.

Bei der *Fixierung* von lebensfrischen Organen mit reichlicher glatter Muskulatur, wie Magen-Darmkanal, Harnblase, Uterus usw., kommt es oft vor, daß unter Einwirkung der Fixierungsflüssigkeit eine sehr starke Kontraktion des Muskels auftritt, wobei das umgebende Gewebe, besonders die Submucosa, das lockere perivaskuläre Gewebe z. B., zerrissen wird. Derartige oft störende Kunstprodukte werden leicht vermieden, wenn man sich der *Kava-Kava-Methode* von WOLF-HEIDEGGER bedient.

Radix Kava-Kava, die Rauschpfefferwurzel, vermag die Reaktionsfähigkeit der glatten Muskulatur gegenüber dem chemischen Reiz der Fixierungsstoffe aufzuheben.

Von diesem Stoff stellt man sich einen Extrakt her; zu diesem Zweck erhitzt man 250 ccm Ringerlösung auf 80° C und gibt unter ständigem Umrühren 15 g Kava-Kava-Pulver (Radix Kava-Kava subtilis Merck) hinzu. Aus dieser Aufschwemmung gewinnt man nach Abkühlung auf 37° C das wirksame Prinzip durch Digerieren mit Speichelferment: Man gibt eine Messerspitze Diastaes (Merck) in einige Kubikzentimeter Ringerlösung und setzt das Ferment der auf 37° C abgekühlten Kava-Aufschwemmung zu. Das Ganze wird sodann etwa zweieinhalb Stunden im Brutschrank bei 37° digeriert. Es bildet sich ein trüber Bodensatz, die gelbe bis gelbbraune darüberstehende Flüssigkeit wird abfiltriert; sie enthält das wirksame Prinzip, ist nicht lange haltbar, so daß sie am besten unmittelbar nach der Bereitung zu verwenden ist.

Die zu fixierenden Gewebsstücke (Darmrohr, Appendix, Magen) werden gleich nach der Entnahme (Operationsmaterial, frisches Leichenmaterial) in

Kava-Kava-Extrakt für fünf bis fünfzehn Minuten bei — 1° (in den Eisschrank) gebracht und hernach in eisgekühltem Formol oder Susa-Gemisch fixiert.

Zur *färberischen Darstellung* der glatten Muskulatur eignen sich die Mehrfachfärbungen nach dem Prinzip der Bindegewebsfärbung von MALLORY, also z. B. Azan-Methode nach HEIDENHAIN, Trichromverfahren nach P. MASSON oder WALLART und HOUETTE, ferner die Bindegewebsfärbung nach PASINI, nach VAN GIESON oder Thiazinrot-Pikrinsäure. ROMEIS rühmt eine Färbung nach NEUBERT:

1. Färbung 5 bis 30 Minuten in einer mit destilliertem Wasser mehr oder weniger verdünnten (je nach der Dicke der Schnitte) Lösung von Säurealizarinblau in Aluminiumsulfat:

Säurealizarinblau	0,5 g
Aluminiumsulfat (chemisch rein)	10,0 g
destilliertes Wasser	100 ccm

Man kocht die Lösung fünf bis zehn Minuten, läßt erkalten und füllt danach auf 100 ccm wieder auf und filtriert durch Papierfilter. Warm ist sie tiefblau, kalt erscheint sie rotviolett.

2. Differenzieren und gleichzeitig beizen in 5%iger Phosphorwolframsäure etwa 20 bis 30 Minuten.
3. Abspülen in destilliertem Wasser.
4. Einstellen in eine wässerige Lösung von Kupferacetat 5 bis 30 Minuten (je nach Konzentration der Salzlösung und Dicke der Schnitte).
5. Auswaschen in Brunnenwasser fünf bis fünfzehn Minuten.
6. Entwässern über Alkohol; Xylol, Balsam.

Ergebnis: Muskelgewebe blau.

Auch kann man hübsche Färbungen der glatten Muskulatur erzielen, wenn man die Methode von CARERE-COMES zum färberischen Kaliumnachweis anwendet (s. S. 225):

1. Fixierung in neutralem Formol, Paraffineinbettung.
2. Die Schnitte kommen aus destilliertem Wasser und werden auf der Färbebank mit der Siena-Orangelösung (von Dr. K. Hollborn u. Söhne, Leipzig, zu beziehen) überschichtet. Färbedauer zwei Minuten.
3. Direkt in 10%ige Salzsäure übertragen drei Minuten.
4. Waschen in zweimal gewechseltem destilliertem Wasser zehn Minuten.
5. Differenzierung unter mikroskopischer Kontrolle in einem Gemisch von Aceton und destilliertem Wasser zu gleichen Teilen fünf bis fünfzehn Minuten.
6. Auswaschen in zweimal gewechseltem destilliertem Wasser zehn Minuten.
7. Gegenfärbung mit Anilinblau; 0,01%ige wässerige Lösung, die man frisch aus einer 1%igen Stammlösung bereitet; man färbt etwa zehn bis fünfzehn Minuten, bis die orangegelb gefärbten Muskelfasern sich vom blaugrünlichen Bindegewebe abheben.
8. Waschen in destilliertem Wasser.
9. Abtrocknen mit Filterpapier, absoluter Alkohol (kurz), Xylol, Balsam (nach ROMEIS).

Ergebnis: Glatte Muskelfasern intensiv orangegelb, übriges Gewebe bläulich bis grünlich.

Literatur.

BEBRIS A.: Eosin-S-Fuchsin und Lichtgrün als elektive Muskelfärbung. Z. Mikrosk. **44** (1927), 481. CARERE-COMES O.: Neue Methoden zum histochemischen Nachweis des Kaliums und zur elektiven Färbung der kalireichen Gewebe (Erythrocyten, Muskelfasern usw.). Z. Mikrosk. **55** (1938), 1. JELLINEK ST.: Elektrische Verletzungen. Klinik und Histopathologie. J. A. Barth, Leipzig 1932. KRAUSE R.: Artikel „Quergestreifte Muskelfasern“ in Encyklop. d. mikrosk. Technik von R. Krause. 3. Aufl. (1926), 1579. NEUBERT K.: Der Feinbau der Lymphknotenkapsel beim Menschen. Z. Anat. u. Entw. **110** (1940), 709. PETERFI T.: Untersuchungen über die Beziehungen der Myofibrillen zu den Sehnenfibrillen. Arch. mikrosk. Anat. **83** (1913), 1. SCHMIDTMANN M.: Über feinere Strukturveränderungen des Muskels bei Inaktivitätsatrophie. Cblt. Pathol. **27** (1916), 337. WEGELIN C.: Die pathologische Anatomie der elektrischen Unfälle. VII. Congr. internat. accidents et maladies du travail. Bruxelles 1935. WOLF-HEIDEGGER G.: Die Anwendung von Kava-Kava bei der Fixierung des Dünndarmes und anderer Hohlorgane. Z. Mikrosk. **56** (1939), 417.

E. Untersuchung des Zirkulationsapparates.

a) Herzmuskel.

Der Herzmuskel läßt sich im Zupfpräparat weniger leicht dissoziieren als die quergestreifte Körpermuskulatur; immerhin kann man in solchen Präparaten vom unfixierten Muskel bequem und rasch eine Orientierung über etwaige pathologische Zustände gewinnen, wie braune Atrophie, trübe Schwellung oder Verfettung. Man verfährt wie sonst für frische Präparate (S. 22).

Als Fixierungsflüssigkeit dienen vor allem Formalin, MÜLLER-Formol (ORTHsches Gemisch), Sublimatgemische, Bouin und Alkohol, letzteres zur Glykogendarstellung.

Im allgemeinen ist es vorteilhaft, vom Herzmuskel Gefrierschnitte anzufertigen. Wenn keine besonderen Untersuchungen notwendig sind, wählt man zur raschen Orientierung bei der Entnahme des Materials die linke Kammerwand; man führt einen großen Schnitt durch die Hinterwand, der parallel zum Endocard verläuft und schneidet vom Muskel Stücke heraus, in denen die Muskelfasern parallel laufen. Sehr gut läßt sich der Herzmuskel auch ohne jegliche Fixierung im Gefrierschnittverfahren mit Messertiefkühlung bearbeiten.

Die Einbettung erfolgt in Celloidin oder Paraffin nach den üblichen Verfahren. Beabsichtigt man größere Abschnitte des Herzmuskels mit reichlichen Schwielen und frischen myomalazischen Herden zwecks topographischem Studium zu untersuchen, ist es empfehlenswert, in Gelatine (für Sudanfärbung) oder in Celloidin einzubetten.

Zur Färbung leisten die üblichen Methoden gute Dienste; Gefrierschnitte färbt man am besten immer teils mit Sudan III, teils mit Haematoxylin-Eosin, nach VAN GIESON, um Vergleiche ziehen zu können. Für Paraffinschnitte können neben der Haematoxylin-Eosin-Färbung insbesondere die Haemalaun-Erythrosin-Safran-Methode von MASSON oder die „Jaune-solide“-Färbung nach WALLART empfohlen werden (besonders nach Fixierung in BOUINscher Lösung). Zur Darstellung des Bindegewebes und auch etwaiger degenerativer Vorgänge im Muskel leistet oft die Azan-Methode von HEIDENHAIN hervorragende Dienste; degenerierende Muskelfasern erscheinen dabei intensiv rot und schollig. Eine Fixierung im Susa-Gemisch ist vorteilhaft.

Gute Bilder, die sich vorzüglich photographieren lassen (besonders auch nach Celloidin-Einbettung, wobei das Celloidin entfärbt ist), werden mit der von PETERSEN angegebenen Methode erhalten, und zwar mit *Säurealizarinblau-Phosphormolybdänsäure:* Fixierung am besten in Formol, Zenker, Helly (Susa und Bouin sind weniger geeignet).

Die Farblösung besteht aus:

Säurealizarinblau	0,5 g
chem. reines Aluminiumsulfat	10,0 g
destilliertes Wasser	100 ccm

Die Mischung wird gekocht, anfangs löst sich die Farbe nur wenig. Nach fünf bis zehn Minuten Kochzeit ist die Lösung dunkelblau; man läßt erkalten, füllt mit destilliertem Wasser auf 100 ccm wieder auf und filtriert. Kalt erscheint die Lösung rotviolett.

Färbevorschrift:

1. Schnitte aus destilliertem Wasser für fünf Minuten in die Farblösung; sie färben sich diffus violett.
2. Abspülen in destilliertem Wasser.
3. Einstellen in 5%ige Phosphormolybdänsäurelösung 30 Minuten: darin schlägt der Farbton ins Blaue um und es verliert das Bindegewebe die Farbe.
4. Gründlich in destilliertem Wasser waschen (mehrmals wechseln).
5. Entwässern: Alkohol 96% eine Minute, absoluter Alkohol drei bis fünf Minuten.
6. Aufhellen: Xylol (Toluol), einschließen in Balsam.

Ergebnis: Kerne blau, Muskel tiefblau.

Anmerkung: Differenziert man mit 5%iger Phosphorwolframsäurelösung, erhält man rote statt blaue Farbtöne.

Zur Darstellung der Querleisten und Schaltstücke verfährt man nach der von HEIDENHAIN angegebenen Methode (von DIETRICH empfohlen):

1. Fixierung in Sublimatgemisch; Paraffineinbettung, dünne Schnitte (3 bis 4 μ).
2. Entsublimieren.
3. Färbung in 1%iger wässeriger Lösung von Brillantschwarz 3 B, die mit 1%iger Essigsäure schwach angesäuert wird (XV Tropfen auf 30 ccm Farblösung) ein bis fünf Minuten.
4. Kurz in Wasser abspülen.
5. Färben in 1%iger wässeriger Toluidinblaulösung (oder Safraninlösung) fünf bis zehn Minuten.
6. Abtrocknen mit glattem Filterpapier.
7. Differenzieren in absolutem Alkohol: vollzieht sich die Differenzierung zu langsam, kann man sie beschleunigen, indem man sie in Methylalkohol oder in einer Mischung von Aethyl- und Methylalkohol vornimmt.
8. Xylol (Toluol), Balsam.

Ergebnis: Schaltstücke, Querleisten dunkelblau, Querstreifung hellblau bzw. rot.

Die feineren Bindegewebsstrukturen werden mit der Bindegewebsversilberungsmethode nach GOMORI (s. S. 295) am besten untersucht, mit welcher man unter Umständen auch eine vorzügliche Darstellung der Querstreifung erreichen kann.

In Fällen von rheumatischer Myocarditis ist eine Fixierung in Alkohol neben der gewöhnlichen Formol- oder Sublimatfixierung empfohlen mit anschließender Färbung nach UNNA-PAPPENHEIM in Methylgrün-Pyronin; das Protoplasma der Zellen in den rheumatischen Knötchen färbt sich rot.

Zum Studium der Veränderungen der Herzklappen (frische oder alte Endocarditis) fixiert man in Formol, MÜLLER-Formol (Gefrierschnitte für Sudanfärbung), in Bouin oder Sublimatgemischen und bettet in Paraffin ein. Die aufschlußreichsten Bilder bekommt man mit der Haemalaun-Erythrosin-Safran-Methode von MASSON und der „Jaune-solide"-Färbung von WALLART und HOUETTE, besonders wenn man vorher eine Elasticafärbung mit Fuchselin (s. S. 304) anstellt (dünne Schnitte!). Frische und alte Fibrinauflagerungen erscheinen zum Teil leuchtend rot. Auch eine Fibrinfärbung nach WEIGERT (s. S. 267) sowie Bakterienfärbung sind hier vorteilhaft. Sehr einfach, zur raschen Orientierung, ist die Cresylechtviolettfärbung; man benutzt eine konzentrierte wässerige Lösung, die man gut filtriert und nach ein bis zwei Tagen mit der gleichen Menge 96%igen Alkohols verdünnt. Färbung: zehn bis zwanzig Minuten (Paraffinschnitte), fünf Minuten (Gefrierschnitte), rasch in destilliertem Wasser waschen, Differenzierung in 70%igem Alkohol bis keine Farbwolken mehr abgehen. Rasch entwässern, Xylol, Balsam. Die Bakterien sind violettblau gefärbt, mucoides Gewebe metachromatisch rosa, Kerne violett.

Untersuchung des Reizleitungssystems. (nach MAHAIM[1]). Das Herz kann unfixiert aufgeschnitten werden; es ist jedoch vorteilhaft, es zunächst in toto in Formol aufzuhängen (z. B. an der durchschnittenen Aorta), nachdem es mit Formol aufgefüllt worden ist. Dies ist besonders dann angezeigt, wenn Verunstaltungen (Infarkte, Aneurysma) vorliegen, die man vor dem Zerlegen photographieren will. Am besten läßt man das Organ 48 Stunden in Formol liegen; es ist dann anfixiert und behält so seine Form.

Zum Aufschneiden muß man einige Punkte beachten; am besten verwendet man ein Messer und hilft sich mit den Fingern, ohne Schere und ohne Pinzette, die den Herzmuskel zu leicht quetschen oder zerreißen!

Durch einen ersten Schnitt verbindet man die Einmündung der Vena cava cranialis mit derjenigen der Vena cava caudalis außerhalb des Sulcus terminalis, indem man zunächst von der Vena cava cranialis aus gegen die Basis des Herzohrs und sodann über dem Sinus coronarius zur Vena cava caudalis schneidet (Schnitt 1). Dann öffnet man den Rest des Vorhofes auf seiner lateralen Wand und schreitet gleichzeitig zur Spitze der rechten Kammer fort (Schnitt 2). Ein dritter Schnitt (3) öffnet auf übliche Weise die Arteria pulmonalis. Der dreieckige Zipfel, welcher aus der Vorderseite der rechten Kammer und des rechten Vorhofes gebildet wird, wird abgetragen (4). Man kann somit die rechte Seite der Kammerscheide-

[1]) Herrn Priv.-Doz. Dr. I. Mahaim (Lausanne) danke ich bestens für die Anregungen und die Hilfe bei der Redaktion dieses Abschnittes.

wand photographieren. Das linke Herz wird in üblicher Weise eröffnet; Öffnung des Vorhofes (5), Schnitt auf die Kante der linken Kammer bis zur Spitze (6), Öffnung der Aorta (7); die linke Seite der Kammerscheidewand liegt frei zutage.

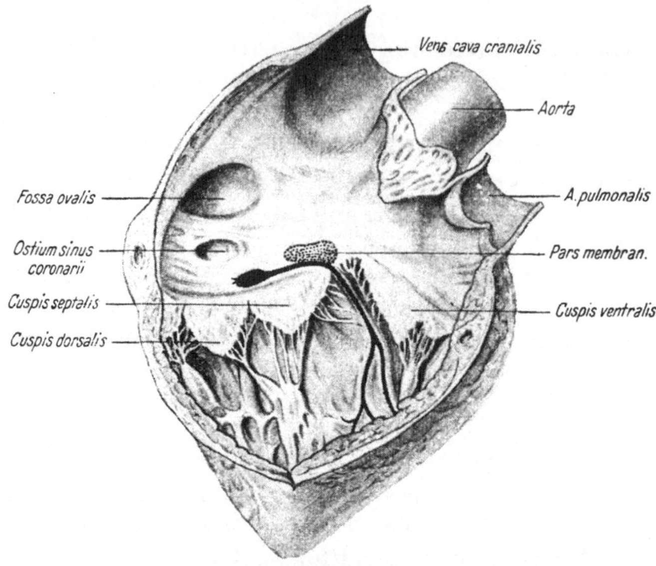

Abb. 16a. Darstellung des Tawaraschen Knotens, des HIsschen Bündels und seines rechten Astes, von der aufgeschnittenen rechten Herzkammer aus gesehen.

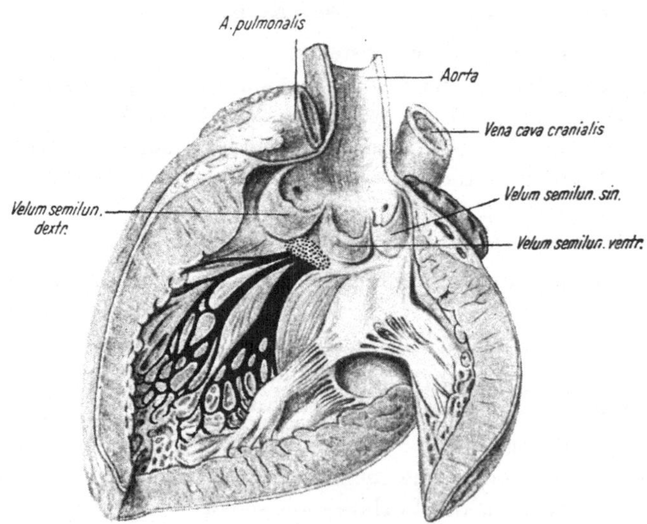

Abb. 16b. Darstellung des linken Astes des HIsschen Bündels mit seinen Verzweigungen, von der aufgeschnittenen linken Herzkammer aus gesehen.

Zum Herausschneiden des Reizleitungssystems beachtet man folgende Orientierungspunkte: Im rechten Vorhof ist der Sinus cavernosus leicht zu erkennen; der Tawarasche Knoten liegt unmittelbar vor dem Sinus. Der Stamm des Hisschen Bündels zieht, ungefähr 1 cm lang, am unteren Rand des Septum membranaceum ventriculorum, den man leicht erkennt, wenn man das Herz gegen das Licht hebt. Die Teilung des Bündels erfolgt im allgemeinen im vorderen unteren Teil des Septum membranaceum. Ist das Septum schwer zu finden, so richtet man sich nach der Verbindung des vorderen (ventralen) und des mittleren Segels der Tricuspidalklappe. Diese Commissur liegt unmittelbar unter der Mitte des Septum membranaceum. Dieser Gegend entspricht linkerseits das fibröse Dreieck zwischen der rechten und hinteren Aortaklappe; hinten wird sie durch die Insertion des Aortasegels der Mitralklappe (cuspis anterior) begrenzt. Man führt zwei senkrechte Schnitte, durch welche die Kammerscheidewand

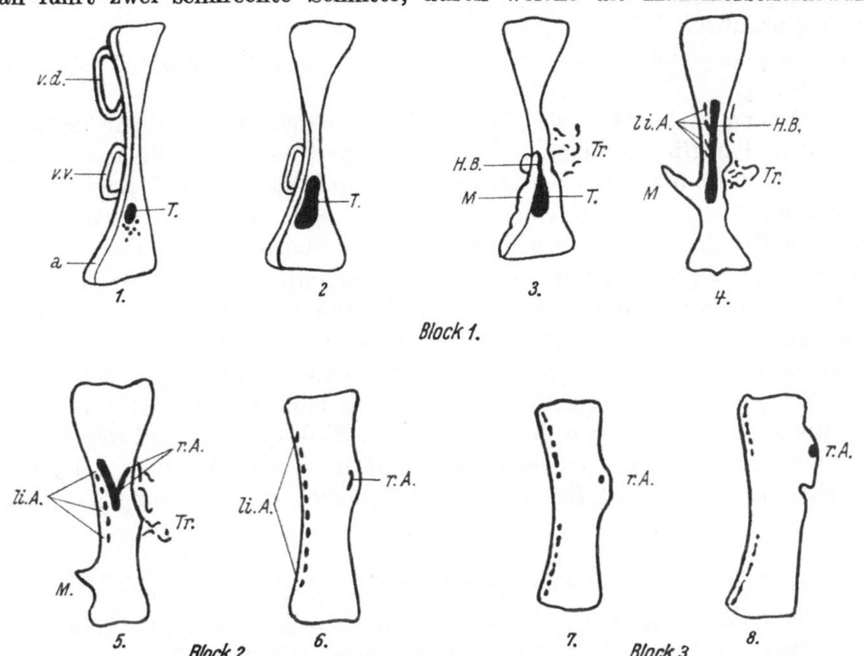

Abb. 17. Schematische Darstellung einzelner Schnitte aus den 3 Blöcken nach Paraffineinbettung vom Reizleitungssystem

Block 1:

1. Oberer Teil des Tawaraschen Knotens, 2. Tawarascher Knoten, 3. Beginn des Hisschen Bündels, 4. Hisscher Bündel mit den ersten linksseitigen Verzweigungen.

Block 2:

5. Teilung des Hisschen Bündels, Beginn des rechten Astes, 6. Äste des Hisschen Bündels.

Block 3:

7. Äste des Hisschen Bündels; linker Ast verzweigt, 8. Äste des Hisschen Bündels im unteren Teil der Wand.

***a.* Aorta, *v. d.* Velum semilun. dextr. aortae, *v. v.* Velum semilun. ventr. aortae, *T.* Tawarascher Knoten, *M.* Mitralis, *Tr.* Tricuspidalis, *H. B.* Hisscher Bündel, *r. A.* rechter Ast, *li. A.* linker Ast.**

und die oberen Verbindungen des Hisschen Bündels isoliert werden; mit einem senkrecht geführten Schnitt (8) trennt man den hinteren Teil des Septum ventriculorum von der Kammermuskulatur ab. Er wird im Bereich des Sinus coronarius angesetzt und verläuft senkrecht nach unten. Der andere Schnitt (9), der ebenfalls senkrecht zu führen ist, trennt den vorderen Teil der Kammerscheidewand von der Kammermuskulatur; er ist vor dem rechten Schenkel des Bündels zu richten.

Endlich wird die Herzwurzel so weit abgetragen, daß der Boden der Semilunarklappen der Aorta noch am Präparat haftet; der untere Teil der Kammerscheidewand wird ebenfalls horizontal ziemlich tief abgetragen.

Das nun erhaltene Gewebsstück enthält die wichtigen Bestandteile des Reizleitungssystems und wird für gewöhnlich in drei Blöcke zerlegt, indem man einen horizontalen Schnitt unterhalb des Septum membranaceum durch das ganze Präparat führt. In diesem Block sind enthalten: der Tawarasche Knoten, der Stamm des Hisschen Bündels, die Teilungsstelle mit dem Ursprung beider Schenkel (Block I). Im Block II finden sich die beiden Äste des Bündels, desgleichen im Block III.

Beiliegende schematische Zeichnungen nach MAHAIM gestatten eine rasche Orientierung.

Am besten bettet man die drei Blöcke (eventuell vier bei hypertrophischem Herzen) in Paraffin ein; man muß dafür Sorge tragen, daß die untere Fläche eines jeden Gewebsblockes jeweils im gegossenen Paraffinblock nach unten zu liegen kommt; hier muß mit dem Schneiden begonnen werden (also von dem untersten Teil des Septum ventriculorum her). Man schneidet bis in das obere Segment des Septum membranaceum; die Schnitte müssen alle aufbewahrt werden. Je nach der Gegend und je nach der zu erwartenden Veränderung wird jeder zweite, jeder fünfte oder zwanzigste Schnitt gefärbt.

Will man die hohen (oberen) Verbindungen bzw. Abzweigungen des Hisschen Bündels („Connexions hautes") untersuchen, so muß man alle Schnitte färben, und dies sowohl im Bereich des Bündels, der Teilungsstelle und des Stammes der beiden Äste. Darauf haben besonders MAHAIM und WINSTON aufmerksam gemacht; in ihrer Arbeit finden sich diesbezüglich die notwendigen Angaben.

b) Gefäße.

Große Arterien und Venen fixiert man am besten in Formol, MÜLLER-Formol, Susa. Wenn arteriosklerotische Veränderungen mit Verkalkungen vorliegen, sollte man neben der Formolfixierung auch in Susa-Gemisch fixieren, das leicht entkalkend wirkt; die nachträgliche Entkalkung erfolgt in Trichloressigsäure. Zur Einbettung ist Celloidin vorzuziehen, besonders für große, an elastischem Gewebe reiche Gefäße und bei thrombotischen Prozessen. Mit etwas Sorgfalt kann man auch sehr wohl in Paraffin einbetten.

Zur Färbung dienen alle angegebenen Kern- und Doppelfärbungen. Daneben sollte man stets eine Färbung der elastischen Elemente vornehmen (s. S. 304). ROMEIS empfiehlt, die Paraffinschnitte von Gefäßen, die viel elastisches Material enthalten (Aorta), vor dem Aufkleben zu färben, indem man sie auf den Farblösungen schwimmen läßt und erst zuletzt auf dem Objektträger auffängt, streckt, trocknet und vom Paraffin befreit. Auf diese Weise vermeidet man die Bildung lästiger Falten.

Die chromotrope Substanz der Aorta und Arteria pulmonalis sowie der großen elastischen Arterien wird mit Cresylechtviolett dargestellt (s. oben bei Herzmuskel); sehr schöne, leider nicht beständige Bilder liefert das Einschlußverfahren von FEYRTER (s. S. 202), worauf besonders in letzter Zeit hingewiesen wurde.

Wie in der normalen Histologie, ist es oft von großer Bedeutung, das *Blutgefäßnetz* darzustellen; es ergeben sich hierfür zwei Möglichkeiten, die davon abhängen, ob die Gefäße bis in die Kapillaren hinein mit Blut gefüllt sind oder ob die meisten Gefäße leer sind. Im ersten Fall wird man eine Färbemethode wählen, mit welcher man die Erythrozyten darstellt, z. B. das Verfahren nach PICKWORTH; im zweiten Falle muß man die Gefäße injizieren. Hat man lediglich Schnitte von formolfixiertem (nicht injiziertem) Material zur Verfügung, so geht man folgendermaßen vor:

Methode von PICKWORTH: Dieses Verfahren lehnt sich an die Peroxydase-Reaktion von LEPEHNE an. Es wurde verschiedentlich modifiziert. Wir geben die Vorschrift von DOBERTY und Mitarbeitern an, mit welcher die Ergebnisse meist ausgezeichnet sind.

Es sind zwei Lösungen notwendig:

A. Sie wird unmittelbar vor Gebrauch zusammengesetzt aus:

Benzidin	0,5 g
absoluter Alkohol	50 ccm

und

Nitroprussidnatrium	0,1 g
destilliertes Wasser	10 ccm

(stets frisch herzustellen).

Die beiden Lösungen werden vereinigt und mit destilliertem Wasser auf 100 ccm aufgefüllt = Lösung A.

B.	Absoluter Alkohol	50 ccm
	Eisessig	2 ccm
	30% H_2O_2 (Perhydrol)	0,5 ccm
	Nitroprussidnatrium in etwas Wasser gelöst	0,1 g
	destilliertes Wasser	100 ccm

1. Das Gewebe wird in Formol (1 : 9, womöglich neutrales Formol) fixiert und am Gefriermikrotom geschnitten, 200 bis 300 μ dicke Schnitte. Die Schnitte werden sodann gut in destilliertem Wasser gewaschen, mindestens eine halbe Stunde (wichtig, sonst entstehen Niederschläge).

2. Färben in Lösung A für zehn Minuten, wobei man öfters leicht schütteln soll.

3. Abspülen in destilliertem Wasser, nur zehn Sekunden.

4. Übertragen der gelblich gefärbten Schnitte in Lösung B, wo sich die gefüllten Gefäße zunächst blaugrün und langsam schwarz zeichnen; der zuerst blaugrün gefärbte Untergrund blaßt ab. Bleibt er nach zwanzig Minuten noch gefärbt, so stellt man die Färbeschale mit den Schnitten in den Brutofen bei 37°, bis der Untergrund seine Farbe verloren hat. Es ist gut, bei diesem Punkt die Färbeschale öfters leicht zu schütteln.

5. Waschen in destilliertem Wasser.

6. Entwässern in 70%igem Alkohol mit 2%igem Essigsäurezusatz, Schnitte hier auf Objektträger aufziehen; Alkohol 96%ig mit 2% Eisessig.

7. Absoluter Alkohol, Xylol, Balsam.

Ergebnis: Die mit Erythrozyten gefüllten Gefäße erscheinen bis in die Kapillaren schwarz auf hellem Grund. Schnitte im Dunkeln aufbewahren.

Die *Methode der Darstellung der Blutgefäße mittels Injektion* besonderer Massen, wie man sie zur Herstellung von Aufhellungspräparaten zur genauen Präparation oder zur röntgenologischen Darstellung von Gefäßen benötigt, wurden im Kapitel VI besprochen. Hier soll noch von der Gefäßinjektion gesprochen werden, wie man sie benötigt, um im histologischen Präparat Gefäße darzustellen. Die Technik der Injektion ist dieselbe, nur benötigt man andere Injektionsmassen, die sich auch nach Einbettung in Celloidin oder Paraffin gut schneiden lassen. Die Anatomen verwenden vielfach gefärbte Gelatinemassen (Carmin- oder Berlinerblau-Gelatine); diese haben den Nachteil, daß man sie warm injizieren muß, worunter die Gewebskonservierung leidet. In der pathologischen Histologie genügt meistens die *Injektion von Tusche,* nach welcher die kleinen Arterien, die Kapillaren und die kleinen Venen meist ausgezeichnet zur Darstellung kommen; die feinsten Gefäße füllen sich mühelos, es tritt keine Diffusion der Injektionsmasse auf und es lassen sich insbesondere ohne große Schwierigkeiten sehr klare histologische Bilder erzielen.

Als Injektionsflüssigkeit dient drei- bis sechsmal verdünnte käufliche Perltusche; die Verdünnung erfolgt mit physiologischer Kochsalzlösung. Diese verdünnte Tusche muß man mehrmals filtrieren (oder zentrifugieren), wenn man Wert darauf legt, daß sie bis in die Kapillaren eindringt. Vor der Injektion braucht man nicht durchzuspülen. Nach beendigter Füllung, die an der Schwärzung der Organoberfläche kenntlich ist, bindet man das zuführende Gefäß ab und fixiert mehrere Tage in Formol.

Zur Kontrastfärbung wähle man rote Kernfarbstoffe, z. B. Kernechtrot Azokarmin.

Ein weiteres ausgezeichnetes und viel angewandtes Verfahren ist *eine Methode von* Kaiserling, wie sie besonders von Gaensslen und zuletzt von Brütsch mit Erfolg für die Niere geprüft worden ist.

Man gebraucht folgende Injektionslösung:

leicht lösliches Berlinerblau	50 g
Formol 40%	150 ccm
Glyzerin	200 ccm
destilliertes Wasser	ad 1000 ccm

Man injiziert wie üblich in die Arterie (für eine Niere z. B. braucht man etwa 300 ccm), bis die Flüssigkeit nahezu unverdünnt aus der Vene herausfließt. Danach fixiert man ungefähr vierzehn Tage in Formol 1 : 9. Aus dem gehärteten Organ werden 1 cm dicke Scheiben herausgeschnitten, die man in Celloidin einbettet. Es werden 20 bis 500 μ dicke Schnitte angefertigt, die nach Spalteholz aufgehellt werden: im Alkohol steigender Konzentration behandeln, Lösung des Celloidins in Äther-Alkohol, ein- bis zweimal in reinem Benzol waschen, aufhellen in einer Mischung von drei Teilen Benzylbenzoat und fünf Teilen Wintergrünöl, bis die nicht injizierten Teile völlig durchsichtig geworden sind. Sodann werden die Schnitte in Canadabalsam eingeschlossen.

Ergebnis: Der gesamte Gefäßapparat ist blau dargestellt. Brütsch hat diese Methode besonders zum Studium der Gefäßverhältnisse bei der gesunden und kranken Niere angewandt; die gewonnenen Bilder sind sehr aufschlußreich.

Gefäßinjektionsmethode mit Milch nach B. FISCHER.

Diese Methode beruht darauf, daß man nach blutfreier Durchspülung des Organs (mit physiologischer Kochsalzlösung) eine Milchinjektion vornimmt, das Organ fixiert und die angefertigten Gefrierschnitte mit Sudan III färbt. Zur Fixierung ist folgendes zu beachten: das Formol allein bringt die Milch nicht zur Gerinnung; man muß deshalb einen Stoff zusetzen, der die Gerinnung bewirkt, z. B. Essigsäure. FISCHER verwendet:

Formol 40%	75 ccm
Eisessig	15 ccm
Wasser	1 Liter

Die injizierten Organe werden mindestens 24 Stunden, besser länger, fixiert. Die Gefäße sind dann mit einer festen Injektionsmasse gefüllt, die von der Schnittfläche nicht abfließt. Solche Präparate lassen sich leicht am Gefriermikrotom schneiden. Man färbt mit Sudan III, Sudanschwarz B.

Auch kann man statt Milch eine Lösung von Schweineschmalz in Äther (100 g Schmalz in 500 ccm Äther) verwenden; die Organe müssen länger fixiert und gründlich ausgewässert werden, um den Äther zu entfernen. Vor der Milchinjektion hat dieses Verfahren den Vorzug, daß die Gefäße von ganz zusammenhängenden Fettmassen ausgefüllt sind; andererseits wird die Milch infolge der Gerinnung in den Gefäßen besser festgehalten.

Ein weiteres, sehr praktisches und gleichzeitig einfaches Verfahren für die Darstellung von Gefäßen (auch von Lymphgefäßen und Drüsenkanälen) ist die *Methode der Luftfüllung durch Gewebstrocknung*, wie sie von H. BECHER angegeben und von E. FISCHER weiter ausgebaut worden ist.

Man fixiert am besten die zu untersuchenden Gewebsstücke in Formol, 96%igem Alkohol oder CARNOYschem Gemisch. Danach zerlegt man sie mit einem Rasiermesser in 2 bis 3 mm dicke Scheiben und entwässert sie wie üblich in Alkohol steigender Konzentration. Sodann bringt man sie für einige Stunden in Aceton und trocknet sie an der Luft. Man legt sie zu diesem Zweck zwischen mehrere Filterpapierlagen, die man mit kleinen Bleigewichten beschwert, um das Einrollen der Scheiben zu verhindern. Die Eintrocknung soll rasch vor sich gehen; sie soll je nach der Dicke der Stücke eine halbe bis eine Stunde nicht übersteigen; unter Umständen muß man sie durch Anwendung eines Föhns oder im luftleeren Raum (Exsikator) beschleunigen. Nach der Trocknung werden die Präparate aufgehellt; man befestigt sie mit dickem Canadabalsam auf einem Objektträger, der schwarz unterklebt ist, oder auf einem Stückchen Karton und bestreicht sie mittels Glasstab in dünner Schicht mit Canadabalsam. Die Konsistenz des Balsams zur Aufhellung der Gewebe ist nicht gleichgültig; ist der Balsam zu dünnflüssig, so wird er in die meisten Räume eindringen und die darin eingeschlossene Luft vertreiben. Sind die darzustellenden Gefäße offen (z. B. Leber, Niere), so muß man einen zähflüssigen Balsam wählen. Es ist dabei etwas Übung nötig. Es kommt nämlich darauf an, das Eindringen des Balsams in die Kanäle möglichst zu verhindern; wenn der Balsam zu dünnflüssig ist, wird er die Luft verdrängen und es perlt diese Luft in Form feinster Bläschen aus den Kanälchen aus. Ist dies in stärkerem Maße der Fall, wird man daraus schließen können, daß der verwendete Balsam zu dünnflüssig ist.

Allmählich hellt sich die Gewebsscheibe auf; man muß sie offen aufbewahren und am zweiten Tage nochmals mit Canadabalsam bestreichen. Am besten untersucht man derartige Objekte in auffallendem Licht; sie sind jahrelang haltbar. Bei der Beurteilung der beobachteten Strukturen ist eine gewisse Kritik geboten!

Über die Darstellung der Lymphgefäße siehe bei E. FISCHER.

Literatur.

BECHER H.: Eine einfache Methode zur Darstellung feiner Gefäße und Kanälchen. Z. Mikrosk. 48 (1931), 474. BECHER H. und E. FISCHER: Weitere Erfolge mit der Methode der selbständigen Luftfüllung. Darstellung der Lymphgefäße. Anat. Anz. 76 (1933), 340. BRÜTSCH H.: Das arterielle Gefäßinjektionsbild gesunder und kranker Nieren in verschiedenen Altersstufen. Schweizer. Z. Pathol. 7 (1944), 560. DOBERTY M., T. H. SUK and L. ALEXANDER: New modification of the benzidine stain for study of the vascular patterns of the central nervous system. Arch. of Neurol. 40 (1938), 152. FISCHER B.: Ein neues Injektionsverfahren zur Darstellung der Kapillaren. Cblt. Pathol. 13 (1903), 977. FISCHER E.: Untersuchung getrockneter und luftgefüllter Gewebe mit dem Ultropak. Beitr. pathol. Anat. 92 (1933), 270; ders.: Eine einfache Methode zur Darstellung der Lymphgefäße durch parenchymatöse Injektion von Luft. Arch. klin. Chir. 176 (1933), 17. GÄNSSLEIN M.: Der feinere Gefäßbau gesunder und kranker menschlicher Nieren. Erg. inn. Med. 47 (1934), 275. KASTEIN G. W. und A. CH. J. HAEX: Benzidinfärbung der Blutgefäße. Nederl. Tijdschr. Geneesek. 4 (1939), 3. MAHAIM I.: Les maladies organiques du faisceau de His-Tawara. Les syndrômes coronaires; l'endocardite septale; l'infarctus septal. Masson et Co., Paris 1931. MAHAIM I. et M. R. WINSTON: Recherches d'anatomie comparée et de pathologie expérimentale sur les connexions hautes du faisceau de His-Tawara. Cardiologia. 5 (1942), 189. PICKWORTH F. A.: A new method of study the brain capillaries and its application to the regional localisation of nerval disorder. J. of. Anat. 69 (1935), 62.

F. Untersuchung des Blutes und der blutbildenden Organe.

Zur richtigen Untersuchung des Blutes muß das Blut lebensfrisch sein; der Pathologe kann aus dem Leichenblut keine brauchbaren Präparate herstellen, er muß jedoch die bei klinischen Untersuchungen gebräuchlichen Methoden kennen, da er doch nicht selten seitens des Klinikers in haematologischen Fragen zu Rate gezogen wird. Auch in der experimentellen Pathologie werden die gleichen Methoden wie bei klinischen Untersuchungen angewandt. Dies berechtigt uns, einiges über die Methoden der Blutuntersuchung aufzuzählen, zumal auch manche der hier angeführten Verfahren auch für die Untersuchung von Exsudaten und Transsudaten nützlich und brauchbar sind.

Blut kann in frischem (nativem) oder fixiertem Zustand untersucht werden.

a) Untersuchung des Blutes am frischen Präparat.

Ein Tröpfchen Blut wird auf die Mitte eines fettfreien Deckgläschens gebracht, welches dann möglichst rasch auf einen ebenfalls fettfreien Objektträger so gelegt wird, daß sich der Blutstropfen gleichmäßig ausbreitet, ohne aber an den Deckglasrändern hervorzutreten. Man vermeide beim Auflegen des Deckgläschens jegliches Andrücken. Es ist gut, das Präparat mit geschmolzenem Paraffin oder Wachs (mittels Pinsel) zu umranden, um ein Verdunsten zu vermeiden. Auch kann man den Blutstropfen als hängenden Tropfen auf einem heizbaren Objekttisch untersuchen.

ARNOLD hat eine Methode angegeben, mit der es mühelos gelingt, frisches Blut längere Zeit zu untersuchen, ohne daß es durch mechanische Einwirkungen (Druck) oder Austrocknung leidet: Mit dem Gefriermikrotom stellt man sich möglichst dünne Plättchen von trockenem Holundermark (die Fa. Jung, Heidelberg, liefert solche Scheibchen) und sterilisiert sie durch Kochen in physiologischer Kochsalzlösung. Ein trockenes, steriles Plättchen bringt man auf ein sterilisiertes, mit etwas Vaselin umrandetes Deckgläschen und beschickt es mit einem Tropfen Blut. Sodann legt man das Ganze mit dem Blutstropfen nach unten auf einen hohlgeschliffenen Ojektträger. Man kann dieses Verfahren auch anwenden, wenn man den Einfluß von Salzlösungen, Reagenzien und Farbstoffen auf die Blutkörperchen studieren will. Zu diesem Zweck befeuchtet man zunächst das Holundermarkscheibchen mit der in Betracht kommenden Flüssigkeit und legt sodann den Blutstropfen auf. Ferner kann man derartige Plättchen fixieren und einbetten, wobei man Präparate gewinnt, die aus nur einer Blutschicht bestehen. Zur Vitalfärbung von Leukozytengranula kann man vor dem Auftropfen des Blutes das Plättchen mit einigen Körnchen Neutralrot oder chemisch reinem Methylenblau bestäuben.

1. Vitalfärbung der Erythrozyten (Darstellung der Substantia reticulo-filamentosa). Es gibt hierzu viele, z. T. sehr brauchbare Methoden, die wir hier nicht anführen; sie gehören zum Spezialgebiet der Haematologie. Immerhin sollen zwei Verfahren angegeben werden, weil man damit ohne große Mühe gute Präparate herstellen kann.

a) Trockenfarbschichtmethode nach R. WOLFER. Man stellt sich eine 5%ige Lösung von *Brillantkresylblau* in absolutem Alkohol her; mit einem Glasstab bringt man mehrere Tropfen davon auf die Enden eines Objektträgers, der etwa in 1 cm Entfernung des Randes mit einer Querrille versehen ist. Nach dem Eintrocknen wird die Farbstofffläche gut angehaucht und mit einem feinen Seidentuch leicht verrieben, so daß eine kräftig violette Farbschicht entsteht. Auf gleiche Weise behandelt man einen halbierten gewöhnlichen Objektträger. Diese Objektträger können gut verpackt und staubfrei aufbewahrt vorrätig gehalten werden. (Auch Objektträger mit Hohlschliff können dazu verwendet werden.) Zur Färbung bringt man einen großen Blutstropfen in die eine Rille des Objektträgers und deckt mit dem halbierten Objektträger zu. Durch ein- bis zweimaliges Abheben und Zudecken vermischt man das Blut mit der Farbe. Nach zwei Minuten wird die Kante eines Deckgläschens in die Blutfarbstoffmischung, die in der Rille liegt, eingetaucht und diese zieht man auf übliche Weise auf einem frischen, fettfreien Objektträger aus.

Ergebnis: Die reticulierten Erythrozyten lassen in tiefvioletter Tönung auf gelblichem Grund die gesuchten Strukturen erkennen.

b) Retikulozytendarstellung im Trockenpräparat nach HIRSCHFELD-UNDRITZ. Dieses einfache Verfahren besitzt den Vorteil, daß man damit gewöhnliche Blutausstriche behandeln kann.

1. Der unfixierte, luftgetrocknete Blutausstrich wird in LÖFFLERS Methylenblau fünf Minuten lang gefärbt; die Farbe ist auf den flach gehaltenen Objektträger vorsichtig und schnell aufzugießen (Methylenblau nach LÖFFLER: gesättigte Methylenblaulösung in 96%igem Alkohol 30 ccm; 0,01%ige Kalilauge 100 ccm; die Lösung muß einen Monat im Brutschrank bei 36° reifen!).

2. Lange (mehrere Minuten) mit schwachem Strahl von destilliertem Wasser (Spritzflasche) abspülen, trocknen.

3. Zweite Fixation in Methylalkohol fünf Minuten: trocknen.

4. Einstellen in Carbolgentianaviolettlösung 5 bis 30 Minuten (gesättigte Lösung von Gentianaviolett in 96%igem Alkohol 10 ccm; crist. Karbolsäure 2,5 g; destilliertes Wasser 100 ccm).

5. Gut abspülen in fließendem Wasser, an der Luft trocknen lassen und mit Cedernöl oder Caedax eindecken.

Ergebnis: Die Proerythrozyten unterscheiden sich durch Granulation und Netzzeichnung verschiedenen Grades von den Erythrozyten.

2. Vitaluntersuchung der Leukozyten. Zur Beobachtung der *amöboiden Bewegungen* der Leukozyten wird ein von DEETJEN angegebenes einfaches Verfahren angewandt, welches in Verbindung mit einem heizbaren Objekttisch für das Mikroskop (zum Teil auch mit einer Dunkelfeldeinrichtung) gute Dienste leistet. Dazu ist eine Agarlösung folgender Zusammensetzung notwendig: 5 g Agar-Agar werden mit 500 ccm destilliertem Wasser gekocht und heiß filtriert (Warmwassertrichter ist dabei vorteilhaft!); zu je 100 ccm des Filtrats gibt man 0,6 bis 0,9 g Kochsalz (NaCl). Es ist gut, die Lösung in sterile Reagensgläschen oder kleine Erlenmeyer-Kolben zu verteilen, die mit einem Pfropfen aus unentfetteter Watte verschlossen werden (im Kühlschrank aufzubewahren). Zum Gebrauch wird die Agarmasse durch Erwärmen im Wasserbad verflüssigt.

Mit dem verflüssigten Agar beschickt man saubere Objektträger in dünner Schicht, fängt einen Blutstropfen oder einen Exsudattropfen darauf auf, bedeckt mit einem Deckgläschen und umrandet mit weichem Wachs. Zur Fixierung kann man vom Deckgläschenrand aus etwas 1%ige Osmiumtetroxyllösung zufließen lassen; dabei haften die Blutbestandteile am Deckglas und lassen sich nach Abspülen in Wasser und Nachbehandlung mit Alkohol ohne weiteres färben (Haematoxylin-Eosin z. B.).

Zur Darstellung von *Glykogen in Leukozyten* dient am besten eine Methode von HIRSCHBERG, welche auch von SCHMORL empfohlen wird: In die Höhlung eines hohlgeschliffenen Objektträgers gibt man einen kleinen Jodkristall und umgibt die Ränder der Höhlung mit etwas Vaselin. Sodann streicht man einen Blutstropfen in dünner Schicht auf ein Deckgläschen aus und legt dieses schnell mit der beschickten Seite nach unten auf die Höhlung des Objektträgers. Das Blut darf nicht eintrocknen, man muß also sehr schnell arbeiten. Die eintretende Reaktion läßt sich am Mikroskop beobachten; das Glykogen färbt sich braun an.

An trockenem Ausstrich läßt sich die Glykogennachweismethode nach BEST wie für Schnitte anwenden (s. S. 206). (Siehe auch bei NEUKIRCH über die jodophile Substanz der Leukozyten.)

Die Trockenfarbschichtmethode kann auch zur *Vitalfärbung der Leukozyten* dienen: Man bestreicht die eine Fläche eines Deckgläschens in dünner Schicht mit einer alkoholischen Lösung von Methylenblau, Toluidinblau, Brillantkresylblau, Cresylechtviolett oder Neutralrot und läßt trocknen. Ist die Farbschicht zu dick und nicht gleichmäßig verteilt, so haucht man sie ein wenig an und verreibt sie mit einem sauberen feinen Stück Seidentuch. Darauf bringt man ein Tröpfchen Blut und legt das Deckglas, Schicht nach unten, auf einen hohlgeschliffenen Objektträger, der vorher in üblicher Weise mit Vaselin versehen worden ist (s. auch ROSIN und BIBERGEIL).

3. Untersuchung der Blutplättchen. Um die sehr empfindlichen Blutplättchen unverändert zu studieren, gibt es verschiedene Methoden, von denen nur diejenige von DEGKWITZ erwähnt sei. Es handelt sich jedoch nicht um eine Vitaluntersuchung; sie sei trotzdem hier aus rein praktischen Gründen angegeben.

Man verwendet ein besonderes Fixierungsgemisch (sog. „Blutplättchenfixativ"):

Mononatriumphosphat ($NaPO_3$)	0,4 g
Natriumchlorid (NaCl)	0,4 g
Formol 40%	3 ccm
destilliertes Wasser	100 ccm (in brauner Flasche aufzubewahren)

II Tropfen des Fixierungsgemisches werden auf einen in dünner Schicht paraffinierten Objektträger gebracht; auf die gereinigte Fingerbeere bringt man einen weiteren Tropfen des Fixativs und sticht durch. Der heraustretende Blutstropfen vermischt sich mit der Flüssigkeit. Ein Tropfen davon wird mit dem Fixativ auf dem Objektträger gemischt. Davon entnimmt man mit einer sauberen Glasnadel oder einer dünnen Pipette einen Tropfen, bringt ihn auf einen fettfreien Objektträger und deckt zu. Die Plättchen erscheinen als scharf umrissene, grünlich schimmernde Scheibchen.

Zur Färbung empfiehlt DEGKWITZ III Tropfen der Blutfixativmischung mit III Tropfen folgender Lösung zu vermischen:

Trinatriumphosphat (Na_3PO_4)	0,3 g
Natriumchlorid (NaCl)	1,0 g
H_2O	100 ccm
Formol 40%	3 ccm

In den VI Tropfen werden einige Körnchen Brillantkresylblau bis zur deutlichen Blaufärbung verrührt. Ein Tropfen wird auf einen Objektträger gebracht und mit einem Deckgläschen zugedeckt. Mit Ölimmersion betrachtet, erscheinen die Blutplättchen homogen, schwach grünlich mit feinen blauen Körnchen.

Um Dauerpräparate zu gewinnen, verwendet man am besten eine Fixierung mit Osmiumdämpfen; das zu färbende Ausstrichpräparat muß noch feucht sein; es ist dabei empfehlenswert, den Objektträger, auf welchem der Ausstrich vorzunehmen ist, vorher längere Zeit den Osmiumdämpfen auszusetzen. Man färbt hernach am besten mit der GIEMSA-Lösung (s. S. 353); Blutplättchen sind blau mit rötlicher zentraler Körnermasse, Erythrozyten bläulich grün.

b) Untersuchung des Blutes am fixierten Präparat.

1. Herstellung von Ausstrichpräparaten. Im allgemeinen wird man vorwiegend die Blutbestandteile im fixierten Zustande studieren und verwendet dabei *Ausstrichpräparate.* Gute Ausstriche werden nur dann gelingen, wenn man fettfreie Deckgläschen oder Objektträger verwendet und es beim Reinigen vermeidet, die Ausstrichfläche mit den Fingern zu berühren. Man hält sich am besten Objektträger und Deckgläser für Ausstriche vorrätig in einem gut geschlossenen Gefäß, das mit Äther-Alkohol gefüllt ist und putzt sie danach mit einem sauberen Lappen. Da diese Methoden schon anderweitig hinreichend beschrieben sind, begnügen wir uns hier, nur kurzgefaßte Anleitungen zu geben[1])

Herstellung eines Deckglas-Ausstrichpräparates: Ein stecknadelkopfgroßer Blutstropfen wird auf ein Deckgläschen aufgenommen; darauf legt man ein anderes Deckglas quer (vgl. Abb. 18), läßt den Blutstropfen sich ausbreiten, faßt die Deckgläser an je einer Ecke und zieht sie ohne jeglichen Druck in einem Zuge auseinander.

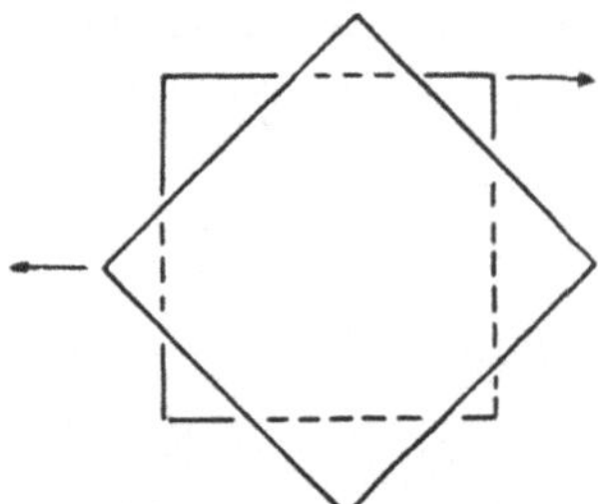

Abb. 18. Herstellung eines Deckglasausstriches: die beiden Deckgläschen werden, wie es die Zeichnung zeigt, übereinandergelegt und jedes in die Richtung des Pfeiles sanft gezogen.

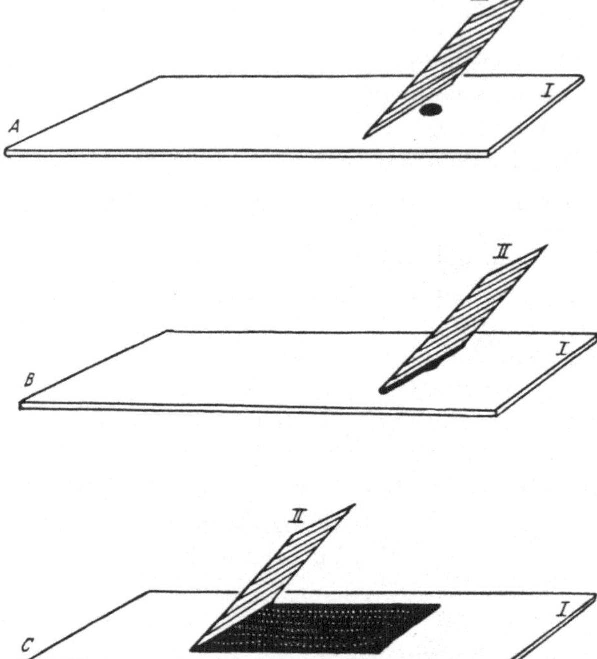

Abb. 19. Herstellung eines Objektträgerausstriches. (Erklärungen im Text.)

Herstellung eines Objektträger-Ausstrichpräparates: Von vielen Forschern werden heute Objektträgerausstriche mit nachgezogenem Tropfen den Deckglasausstrichen vorgezogen; diese Methode hat viele Vorteile (vgl. u. a. UNDRITZ), insbesondere braucht man keine Färbeschälchen oder Küvetten. Für Knochenmarksuntersuchungen (s. S. 365) hat sich diese Methode überall eingebürgert.

Ein hanfkorn- bis linsengroßer Blutstropfen wird an einem Ende des Objektträgers (I) aufgefangen (Abb. 19) und dieser Objektträger flach gelegt. Sofort wird der Ausstrich mit einem Deckgläschen oder einem geschliffenen Objektträger (II) ausgeführt: Die schmale Kante des Deckglases oder des Objektträgers II an den Tropfen bei schräger Stellung heranschieben (A), Tropfen sich an der Kante ausbreiten lassen (B), Deckglas oder Objektträger II über den Objektträger I schieben (nicht ziehen!) (C). Solche Ausstrichpräparate werden möglichst rasch an der Luft getrocknet; man bewegt dazu Objektträger oder Deckgläser hin und her oder man befächelt sie mit einem Stück festen Papiers. Man soll sie nicht erhitzen!

[1]) Einige sehr wertvolle Angaben für diesen Abschnitt wurden mir von Herrn Dr. E. UNDRITZ (Basel) überlassen, wofür ich ihm auch an dieser Stelle bestens danken möchte.

Herstellung eines „dicken Tropfens“: Dieses Verfahren spielt eine besondere Rolle für den Nachweis von Blutparasiten (besonders Malaria). Man bringt auf den Objektträger einen großen Blutstropfen und breitet ihn gleichmäßig zu einem Kreis von etwa 1,5 cm Durchmesser aus, am besten mit dem Instrument, das zur Blutentnahme diente oder mit einer Glasnadel. Auch hier ist schnelle Lufttrocknung erforderlich, und zwar vor Staub geschützt (mit Glasschale zudecken, einlegen in Trockenschrank bei 37°).

Aufbewahrung unfixierter trockener Ausstriche: Will man derartige Ausstriche nicht gleich weiterbehandeln, so bewahrt man sie, nachdem sie an der Luft getrocknet sind, bei Zimmertemperatur vor Licht geschützt auf. Man läßt sie am besten unbedeckt, vor Staub und Fliegen geschützt, wenn möglich 4, besser 24 Stunden liegen, bevor man fixiert und färbt. Sehr praktisch ist ein Servierbrett, das man in eine passende Schublade stellt. Sollen Objektträger- oder Deckglasausstriche versandt werden, werden sie in glattes Seidenpapier gewickelt.

2. Die Fixierung von Blutausstrichen ist nur dann nötig, wenn man nicht die heute allgemein verbreitete panoptische Färbung nach MAY-GRÜNWALD-GIEMSA (panoptische Färbung von PAPPENHEIM, s. S. 351) anwendet. Sonst kommen folgende Fixierungsmethoden in Betracht:

a) Hitzefixierung. Man benützt sie heute wohl nur noch für die Triacidfärbung nach EHRLICH.

EHRLICH gibt folgendes Verfahren an: Man erwärmt einen Kupferstreifen oder eine Kupferplatte (durch ein etwa 27 cm hohes Drahtgestell auf einem Holzgestell montiert) mit einem Bunsenbrenner derart, daß aufgetropfte Wassertropfen nicht mehr sieden, sondern als runde Kugeln auf dem Kupferstreifen tanzen (Leidenfrostsches Phänomen). Dort legt man die luftgetrockneten Deckgläser fünf, zehn, zwanzig Sekunden mit der Schichtseite nach unten.

b) Fixierung mit Methylalkohol. Sie ist besonders für die GIEMSA-Färbung geeignet; die lufttrockenen Ausstriche werden für fünf bis zehn Minuten in chemisch reinen Methylalkohol (Methanol, möglichst frei von Aceton) gestellt.

c) Fixierung feuchter Ausstrichpräparate. Dieses Verfahren der „Feuchtfixation“ von Ausstrichpräparaten ist nicht nur für Blutausstriche geeignet, sondern wird mit Vorteil für alle möglichen pathologischen Flüssigkeiten verwendet (Exsudate, Eiter, Sputum usw.). Auch hierfür sind zahlreiche Methoden vorgeschlagen worden, von welchen wohl die *Osmiumfixierung* die beste ist. Nach WEIDENREICH ist es vorteilhaft, die Objektträger, die zum Anstreichen dienen, vor der Herstellung des Ausstriches in eine nicht zu große Glasdose zu stellen, in welche man 5 ccm einer 1⁰/₀igen Osmiumtetroxydlösung und zehn Tropfen Eisessig gegeben hat. Man bedeckt das Ganze mit einer Glasglocke und läßt zwei Minuten die Osmiumdämpfe einwirken. Sodann wird der Ausstrich auf der „geräucherten“ Fläche hergestellt. Man bringt das noch feuchte Präparat für höchstens eine Minute in die Schale zurück. Hierauf zieht man jeden Objektträger fünfmal durch die Flamme und übergießt ihn nach Erkalten mit einer sehr dünnen, hellroten Lösung von Kaliumpermanganat, die man etwa eine Minute einwirken läßt. Nun werden die Ausstrichpräparate mit Wasser gespült und mit glattem Filterpapier getrocknet oder anschließend gefärbt. Alle möglichen Färbungen gelingen nach einer derartigen Fixierung (besonders gut die GIEMSA-Färbung).

Auch *Formoldämpfe* können zur Fixierung von feuchten Ausstrichpräparaten benützt werden; zu empfehlen ist diese Art der Ausstrichfixierung, wenn man Fettsubstanzen nachweisen will.

Ferner können feuchte Ausstrichpräparate auch in *Sublimatgemische* gebracht (HELLYsches, ZENKERsches Gemisch) und zehn Minuten lang fixiert werden. Sie werden sodann gut in Wasser ausgewaschen (30 Minuten bis eine Stunde), mit 70%igem Alkohol nachbehandelt und gefärbt.

3. Färbung der Blutausstriche. Die Entdeckung der panoptischen Färbungen, mit denen man gleichzeitig in elektiver Weise die verschiedenen normalen Blutelemente färben kann und zugleich etwaige pathologische Veränderungen und Blutparasiten nachzuweisen vermag, bedeutete einen großen Fortschritt in der mikroskopischen Technik. Der Wert dieser Färbungen liegt ferner darin, daß sie mit großer Konstanz die verschiedenen Zellen, ihre Kerne und Protoplasmastrukturen darstellen. Sie ersetzen aus diesen Gründen vorteilhaft die älteren Methoden (Triacid, polychromes Methylenblau z. B.).

Bei der Ausführung der verschiedenen hieher gehörenden Färbungen muß man besondere Vorsichtsmaßnahmen beachten: Es sollen nicht nur alle zur Färbung dienenden Glasgeräte (Pipetten, Tropffläschchen, Färbeküvetten usw.) peinlich sauber und frei von Säure- oder Alkalispuren sein, sondern es muß auch das zur Verdünnung der Farblösungen und zum Auswaschen der Färbungen benutzte destillierte Wasser einen geeigneten Wert der Wasserstoffionenkonzentration besitzen; dieser Wert liegt bei pH = 6,8. Das im Laboratorium ohne besondere Vorsicht aufbewahrte destillierte Wasser ist oft durch CO_2 leicht angesäuert; es empfiehlt sich also als erste Maßnahme, das destillierte Wasser für haematologische Zwecke aufzukochen und es in gut schließender Flasche (eingeschliffener Stopfen!) aufzubewahren. Man kann sodann mittels geeigneter Indikatoren, z. B. mit der bekannten SÖRENSEN-Reihe, die Wasserstoffionenkonzentration kontrollieren und einstellen.

Für gewöhnliche haematologische Zwecke ist es einfacher, gepuffertes Wasser zu verwenden; man bekommt damit immer die gleichen und untereinander stets vergleichbaren Farbeffekte. Unter den zahlreichen vorgeschlagenen Pufferungsmethoden ist die von HADEN mit einem pH = 6,4 besonders hervorzuheben; auch McCLUNG empfiehlt dieses gepufferte Wasser für die täglichen Blutuntersuchungen:

Monokaliumphosphat (einbasisch) nach SÖRENSEN	6,63 g
Binatriumphosphat (sekundäres) nach SÖRENSEN	2,56 g
destilliertes Wasser	1 Liter

Für besondere Zwecke, namentlich zur Darstellung der Blutprotozoen (Malariaparasiten z. B.), ist ein besonderes Puffergemisch zu empfehlen (KIKUTH); man bedient sich des Puffergemisches von WEISE (pH = 7,2).

Kaliumphosphat (nach SÖRENSEN)	0,49 g
Natriumphosphat (nach SÖRENSEN)	1,14 g
abgekochtes destilliertes Wasser	1 Liter

(Das Salzgemisch kann fertig von Dr. K. Hollborn und Söhne, Leipzig, unter der Bezeichnung „weißes Puffergemisch“ bezogen werden.)

Die Färbung eines Deckglasausstriches nimmt man am besten in einem Blockschälchen vor (unzweckmäßig sind Uhrgläser, die sehr leicht umkippen!);

Objektträgerausstriche werden auf der Färbebank gefärbt. Mitunter ist es empfehlenswert, mit der Schicht nach unten zu färben, z. B. in einer Petrischale mit zwei Stützen aus Glas (aus Objektträgerglas hergestellt).

Die zum Auftragen der Farben und der Farblösungen dienenden Pipetten müssen sofort nach Gebrauch gereinigt werden: mit destilliertem Wasser, sodann mit Alkohol (96%) spülen und wiederum mit destilliertem Wasser mehrmals auswaschen, trocknen. Gradierte Tropfpipetten sind hierbei vorteilhaft.

Fertig gefärbte Ausstriche werden mit gepuffertem Wasser gewaschen und mit Filterpapier getrocknet. Am besten werden sie trocken und unter Lichtabschluß aufbewahrt; Einschluß unter Deckglas mit Cedernöl für Immersion oder „Caedax" kann unter Umständen nötig sein, es leidet aber dabei die Färbung mit der Zeit.

Zur Markierung einer besonderen Stelle im Objektträgerausstrich bringt man an der gewünschten Stelle mit einer scharfen Nadel einen Kreis oder ein Quadrat im Ausstrich an; damit entfernt man linienförmige Teile des ausgestrichenen Materials, sodann kann die gesuchte Stelle leicht ausfindig gemacht werden, wenn man den Ausstrich auf einer weißen Unterlage betrachtet. Auch kann man die auf S. 14 angebegenen Verfahren anwenden.

a) Panoptische Färbung nach Pappenheim (May-Grünwald-Giemsa-Methode). Diese leicht auszuführende Methode gibt auch dem Anfänger gute Resultate, vorausgesetzt, daß die Ausstriche dünn und regelmäßig sind und daß man sich genau an die Färbezeiten hält. Man verwendet dabei nacheinander zwei Farblösungen, welche einzeln auch brauchbar sind, aber für besondere Zwecke reserviert werden sollten (vgl. unten), nämlich die May-Grünwaldsche und die Giemsasche Lösung. Diese Lösungen können fertig von verschiedenen Firmen bezogen werden, am besten von Dr. K. Hollborn und Söhne, Leipzig, von der Ciba oder von J. R. Geigy A. G. in Basel. Die Fa. Hollborn liefert die Farbstoffe auch als Trockensubstanz.

Die Färbung wird folgendermaßen ausgeführt:

1. Der luftgetrocknete Ausstrich wird zunächst mit unverdünnter May-Grünwald-Lösung fixiert; man gibt zu diesem Zweck XX Tropfen der Lösung auf den Ausstrich, bedeckt mit einer Glasschale und läßt genau drei Minuten einwirken (eine längere Fixierung ist unbedingt zu vermeiden, da sonst der Methyl-Alkohol verschiedene Zellbestandteile schädigt). Man soll dabei tunlichst vermeiden, daß die Farbe eintrocknet, deshalb ist sie eher reichlich zu bemessen.

2. Die gleiche Tropfenzahl von gepuffertem destilliertem Wasser (XX Tropfen) wird zugefügt und durch Hin- und Herneigen des Objektträgers (oder des Blockschälchens, falls man Deckglasausstriche färbt) mit der Farblösung vermischt. Man färbt eine Minute.

3. Die Farbe wird abgegossen, man spült mit gekochtem destilliertem Wasser nach, läßt abtropfen und legt den Objektträger in eine Petrischale auf zwei Streichhölzchen oder Glasstäbchen, Schicht nach unten. Die Farblösung wird unterschichtet; sie besteht aus verdünnter Giemsa-Lösung, die stets frisch herzustellen ist:

Giemsa-Lösung	X Tropfen (0,3 ccm)
gepuffertes destilliertes Wasser	10 ccm

Man färbt fünfzehn bis zwanzig Minuten. (Diese Farblösung ist nur wenige Stunden brauchbar!)

4. Da sich oft in der verdünnten Giemsa-Lösung Farbstoffniederschläge bilden, ist es empfehlenswert, die Farblösung nicht abzugießen, sondern mit gepuffertem destilliertem Wasser mit Hilfe einer Spritzflasche zu entfernen; das Abspülen muß kräftig und gründlich vorgenommen werden.

5. Trocknen an der Luft (am besten stellt man die Objektträger steil an einen Gegenstand); kein Erwärmen, kein direktes Abtrocknen mit Filterpapier.

Ergebnis: Kerne sind rötlichviolett; Protoplasma der Leukozyten leicht graurosa, neutrophile Granulationen bläulichrosa, Eosinophile Granulationen bräunlichorange bis ziegelrot, basophile Granulationen ultramarin mit violettem Stich; Protoplasma der Lymphozyten und lymphozytoiden Zellen hellblau, Azurgranulation der Lymphozyten purpurrot leuchtend; Protoplasma der Monozyten graubläulich. Blutplättchen blaß rötlichviolett mit violettem „Kern". Die Erythrozyten erscheinen rosa, ihre polychromen Formen bläulich, etwaige basophile Punktierung kobaltblau, Zellkörperchen rötlichviolett. Malariaplasmodien und Trypanosomen sind äußerst deutlich gefärbt.

Anmerkung: Wenn man die angegebenen Färbungszeiten innegehalten hat, so ist diese Methode absolut sicher. Es kann allerdings vorkommen, besonders bei alten Ausstrichen, daß die blauen Töne zu stark sind. Um die Präparate aufzuhellen, kann man sie nach Agulhon und Chavannes mit $1^0/_0$iger Borsäure behandeln bis keine blauen Farbwolken mehr abgehen. Die Erythrozyten erscheinen dann blaßrosa; etwaige darin eingeschlossene Parasiten treten gut hervor. Sind die Ausstriche sehr alt, so färben sie sich meist sehr stark blau und es wird jegliche Differenzierung unmöglich. Um sie dennoch brauchbar zu machen, kann man sie mit $1^0/_0$iger Lösung von Mononatriumphosphat differenzieren; auch wird so lange mit der Lösung behandelt, bis keine blauen Wolken mehr abgehen.

b) Färbung nach May-Grünwald-Jenner (eosinsaures Methylenblau). Unter Umständen ist es notwendig, um Einzelheiten der Leukozytengranulationen besser hervorzuheben, die Ausstriche nur mit eosinsaurem Methylenblau zu färben. Die Kerne werden dabei meist nur sehr blaß dargestellt. Es gelingt die Färbung präzis nur an frischen Ausstrichen.

Man verwendet May-Grünwald-Lösung.

1. Unverdünnte Farblösung auftropfen (Fixation) und drei bis fünf Minuten einwirken lassen (nicht länger!).

2. Zusatz der gleichen Menge gepufferten destillierten Wassers (gleiche Tropfenzahl); Färbzeit fünf bis zehn Minuten. Der Ausstrich soll sich rot färben.

3. Die Farblösung wird abgegossen, der Objektträger kurz in destilliertes Wasser eingetaucht und getrocknet.

Ergebnis: Kerne blaßblau. Neutrophile Granulationen sind als sehr feine hellrote Körnchen auf ungefärbtem Grunde präzis dargestellt; eosinophile Granula leuchtend ziegelrot, basophile Granula tiefblau und scharf. Blutplättchen blaßblau, Erythrozyten hellrot.

Anmerkung: Das eosinsaure Methylenblau nach May-Grünwald bezieht man am besten von D. K. Hollborn, von der CIBA (Basel) oder von J. R. Geigy

A. G. (Basel). Freilich kann man sich den Farbstoff auch selber herstellen (was nicht ratsam ist); man verfährt dabei folgendermaßen:

Herstellung von eosinsaurem Methylenblau:

Man verwendet zwei Lösungen:

Eosin	1 g	Methylenblau medicinale	1 g
destilliertes Wasser	1 Liter	destilliertes Wasser	1 Liter

Nach Vereinigung beider Lösungen entsteht ein blauer Niederschlag, der sich absetzt. Nach einigen Tagen filtriert man die Flüssigkeit auf einer Nutzsche mit der Saugpumpe ab und wäscht den auf dem Filter zurückgebliebenen Niederschlag so lange mit destilliertem Wasser aus, bis das Filtrat keine Färbung mehr aufweist. Sodann wird der Niederschlag getrocknet, er bildet eine dunkle abblätternde Masse. Damit stellt man sich eine gesättigte Lösung in chemisch reinem (acetonfreiem) Methylalkohol her.

Hat man den fertigen Farbstoff in Trockensubstanz von einer der angegebenen Firmen bezogen (derjenige von Hollborn ist bis jetzt der beste!), so löst man 0,25 g davon in 100 ccm acetonfreiem Methylalkohol, wobei im Wasserbad auf 60° zu erwärmen ist. Nach Erkalten filtriert man und bewahrt die Farblösung in gut verschlossener Flasche aus braunem Glas. Es ist nicht empfehlenswert, mehr als 100 ccm Lösung herzustellen.

c) Färbung mit Giemsa-Lösung (Romanowsky-Färbung). Der hier zur Anwendung kommende Farbstoff ist ein Gemisch neutraler Farbstoffe (Eosinverbindungen von Methylenazur, Methylenblau und Methylenviolett) in geeigneten Proportionen. Es hat keinen Sinn, den Farbstoff selbst herstellen zu wollen, weil man fast immer schlechte Resultate erzielt. Einige Firmen liefern heute ausgezeichnete Zusammensetzungen, so vor allem Dr. K. Hollborn; auch mit den Giemsa Lösungen der Ciba und der J. R. Geigy A. G. in Basel, die wir seit langer Zeit anwenden, sind die Ergebnisse stets sehr gut. In Frankreich verwendet man die Lösung „Giemsa R. A. L.“. Meist bezieht man von der Fabrik die fertige Lösung; wie der May-Grünwald-Farbstoff wird der Giemsa-Farbstoff in Trockensubstanz geliefert (Kapseln von Hollborn), so daß man die Lösung selbst herstellen kann:

Herstellung der Giemsa-Lösung mit Hollborn-Farbstoff.

Eine Kapsel Giemsa-Farbstoff (für 100 ccm Stammlösung) wird in einen Jenaer Glaskolben gegeben, in der man zuvor 50 g acetonfreien Methylalkohol (purissimum) und 50 g reinstes Glyzerin vermischt hat. Man erwärmt auf dem Wasserbad auf 60° C unter öfterem Schwenken, bis die Lösung der Farbe vollzogen ist, läßt erkalten und filtriert in eine Jenaer Glasflasche, die mit einem Gummistopfen gut verschließbar ist (bei etwaigem Luftzutritt entwickeln sich stets Niederschläge durch Ausfällung des Farbstoffes infolge Verdunsten des Alkohols und Wasseraufnahme des Glyzerins).

Herstellung der Giemsa-Lösung mit Giemsa R. A. L.

Giemsa R. A. L. in Pulverform	3,8 g
Methylalkohol purissimum	375 ccm
Glycerin purissimum	125 ccm

Man löst bei 37° im Brutschrank, läßt 48 Stunden unter öfterem Schütteln darin stehen und filtriert.

Zum Gebrauch wird diese Farblösung nach Giemsa stets verdünnt. Die *Verdünnung* wird mit gepuffertem destilliertem Wasser (siehe oben) vorgenommen; in ein sauberes Becherglas, Färbeglas oder Meßzylinder gibt man z. B. 10 ccm destilliertes Wasser und fügt X Tropfen der GIEMSA-Lösung zu. Die Mischung erfolgt durch Umschwenken. Ist das destillierte Wasser nicht rein oder das Gefäß verunreinigt, so wird der Farbstoff bald nach der Herstellung ausfällen; er kann nicht verwendet werden.

LANGERON gibt zur Verdünnung der GIEMSA-Lösung mit R. A. L.-Farbstoff ein gepuffertes Wasser nach ALESSANDRINI an:

Monokaliumphosphat	1 g
Bikaliumphosphat	2 g
destilliertes Wasser	1000 ccm

Färbungsvorschrift:

1. Fixieren der luftgetrockneten Ausstriche in Methylalkohol durch Eintauchen in eine gefüllte Küvette fünf Minuten. (Ältere Ausstriche zwanzig Minuten in Äther-Alkohol.)

2. Ohne abzuspülen an der Luft trocknen lassen (nicht erwärmen!).

3. Färbung mit Schicht nach unten in der frisch bereiteten verdünnten GIEMSA-Lösung (X Tropfen der Stammlösung = 0,3 ccm auf 10 ccm destilliertes Wasser) in einer Petrischale mit Glasstützen, 15 bis 30 Minuten, je nach Intensität der Stammlösung.

4. Farblösung durch Abschleudern entfernen, mittels Spritzflasche gut mit gepuffertem destilliertem Wasser auswaschen.

5. An der Luft trocknen lassen (nicht erwärmen, da dabei die Azurgranulation verlorengehen würde).

Ergebnis: Kerne blaurot bis violett; das Protoplasma ist *blau:* bei reifen Plasmazellen, Lymphozyten und Monozyten; es ist *rosa:* bei reifen Basophilen, Eosinophilen und Neutrophilen. Monozyten mit eingebuchtetem Kern sind daher leicht von neutrophilen Jugendformen zu unterscheiden. Normalerweise werden die neutrophilen Granula nicht gefärbt, dagegen wird die toxische Granulation sehr deutlich violett dargestellt. Die Granulationen der Basophilen sind meistens ausgewaschen, diese Zellen sind an ihrer bizarren Kernform leicht zu erkennen. Eosinophile Granula kupferrot bis rot.

Anmerkung: Hat man die Ausstriche statt mit Methylalkohol mittels Osmiumdämpfen nach WEIDENREICH fixiert, so ergeben sich einige Farbunterschiede, die man kennen muß; die Erythrozyten erscheinen grünlich; Kerne blauviolett, basophile Granula der Leukozyten rot bis rotviolett, eosinophile Granula rot, basophile Granula blauviolett, Blutplättchen sind blau mit rötlichvioletter körniger Substanz.

d) Triacidfärbung nach EHRLICH-BIONDI oder PAPPENHEIM. Diese schon ältere, früher häufiger als jetzt angewandte Methode dient vor allem zur klaren Darstellung der e-Granulationen (neutrophilen) in den Leukozyten.

Blut- oder Exsudatausstriche werden am besten durch Hitze fixiert (s. S. 349). Zur Färbung gebraucht man die von Dr. K. Hollborn (Leipzig) hergestellten Farblösungen (*Triacidgemisch nach* EHRLICH-BIONDI) oder *die panoptische Triacidlösung* nach PAPPENHEIM. Diese Farblösungen enthalten Methylgrün, Säurefuchsin und Orange G; PAPPENHEIM fügte noch Methylazur hinzu. Die fertige Lösung soll weder geschüttelt noch filtriert werden, sie wird mit einer sauberen Pipette aus der Flasche entnommen und auf den Ausstrich gegeben

(Deckglasausstriche können schwimmend auf einem mit Farblösung beschickten Objektträger gefärbt werden). Färbezeit fünf bis zehn Minuten. Sodann spült man gründlich mit destilliertem Wasser ab, bis keine Farbwolken mehr abgehen, und trocknet mit glattem Filterpapier.

Ergebnis: Kern blaugrün (sie sind nur scharf, wenn man die panoptische Triacidlösung nach PAPPENHEIM gebraucht), neutrophile Granula violettrot, eosinophile Granula leuchtend rot, basophile Granula ungefärbt, rote Blutkörperchen orange. Lymphozytenplasma bleibt ungefärbt.

e) Darstellung der Leukozytenoxydasen im Blutausstrich. Es gibt zahlreiche Methoden, die zur Darstellung der Leukozytenoxydasen dienen; man kann z. B. die Naphtholmethode wie für Gewebsschnitte verwenden (s. S. 249), wobei die oxydasepositiven Zellen (Neutrophile, eosinophile Leukozyten, Promyelozyten) schwarze bis schwarzblaue Körnelung aufweisen.

Dieser Methode ebenbürtig in den Ergebnissen, jedoch wesentlich einfacher in der Ausführungsart, ist das

α) Verfahren nach GRAHAM-KNOLL. Wie für jegliche Oxydasedarstellung im Ausstrich sollen nur frische Ausstriche verwendet werden (nicht älter als ein bis zwei Tage!) und es müssen die trockenen Ausstrichpräparate unmittelbar vor Gebrauch fixiert werden.

1. *Fixierung* der luftgetrockneten Ausstrichpräparate in Formol-Alkohol (Formol 40% 10 Teile, 96%iger Alkohol 90 Teile) genau 30 Sekunden auf der Färbebrücke.

2. Mit Wasser abspülen, trocknen.

3. *Reaktion mit Benzidinlösung:* Eine Messerspitze Benzidin für Blutanalyse wird in 6 ccm 96%igem Alkohol aufgelöst und mit 4 ccm destilliertem Wasser verdünnt. Sodann gibt man 0,02 ccm Wasserstoffsuperoxyd hinzu. Das Reagens gießt man auf den Ausstrich (auf der Färbebrücke) und läßt fünf Minuten einwirken. Sodann wird gut mit Wasser gespült und getrocknet.

4. Färben mit GIEMSA-Lösung wie bei c) (S. 353), wobei die doppelte Färbezeit einzuhalten ist.

Ergebnis: Die Oxydasegranula sind gelbbraun bis braun. Peroxydasepositiv sind die Eosinophilen und die Neutrophilen aller Stadien, von Promyelozyten ab, ein kleiner Teil der Basophilen, ein Teil der Monozyten. Negativ sind: Myeloblasten, Promonozyten, Lymphozyten, Plasmazellen, Megakaryozyten, Plättchen, Erythrozyten.

β) Modifikationen nach UNDRITZ. *Modifikation I:* Die Reaktion wird wie soeben angegeben ausgeführt, jedoch an Ausstrichen, die 30 bis 40 Tage alt sind. Nur die Monozyten sind negativ geworden, was eine gute Unterscheidungsmöglichkeit der Promonozyten und Monozyten von den noch oxydasepositiven neutrophilen Promyelozyten, Myelozyten und Metamyelozyten gewährleistet.

Modifikation II:

1. Fixation mit MAY-GRÜNWALD wie bei a) und b) (S. 352).

2. Färben mit GIEMSA-Lösung wie bei c) (S. 353), nur wird zu je 10 ccm Wasser 0,1 ccm Peroxydasereagens nach GRAHAM-KNOLL vor dem Herstellen der verdünnten GIEMSA-Lösung zugesetzt.

Ergebnis: Nur die Eosinophilen sind stark oxydasepositiv, alle anderen Zellen sind negativ bis auf einige Basophile. Diese Methode eignet sich besonders zur eindeutigen Erfassung der Eosinophilen und ihrer Vorstufen.

γ) *Peroxydasereaktion nach* LEPEHNE I. Dieses Verfahren dient besonders zur Darstellung der Erythroblasten. Man benötigt als Reagens folgende Lösung:

2 ccm einer 0,6%igen Benzidinlösung in 96%igem Alkohol werden unmittelbar vor Gebrauch mit 5 ccm Perhydrol-Alkohol gemischt (0,5 ccm Perhydrol in 4,5 ccm 70%igem Alkohol). Nur der Benzidin-Alkohol ist längere Zeit haltbar.

1. Fixation und Reaktion durch Einstellen der Ausstriche für fünf Minuten in das LEPEHNE-Reagens; mit Wasser abspülen, trocknen.

2. Färben mit verdünnter GIEMSA-Lösung doppelte Zeit.

Ergebnis: Oxydasegranula braun wie bei GRAHAM-KNOLL, außerdem sind die Erythrozyten und die Erythroblasten stark positiv, letztere im Gegensatz zu den negativen Lymphoblasten und Lymphozyten.

Peroxydasereaktion nach LEPEHNE II:

1. Fixierung der luftgetrockneten Ausstriche in Methylalkohol zehn Minuten.
2. Reaktion wie oben, bei γ), Punkt 1.
3. GIEMSA-Färbung wie bei γ, Punkt 2.

Ergebnis: Positiv sind Erythrozyten und Erythroblasten, von den anderen Zellen reagieren nur die Eosinophilen positiv. Es handelt sich hierbei eigentlich um eine Haemoglobinreaktion, die allerdings nicht streng spezifisch ist, da auch die Eosinophilen mitreagieren (vgl. Haemaglobin S. 242).

δ) *Peroxydasereaktion nach* SATO *und* SEKIYA. Man benutzt drei Lösungen:

I. 0,5%ige wässerige Kupfersulfatlösung.

II. Benzidinlösung: 0,2 g Benzidin werden mit ganz wenig Wasser in einer Reibschale stark verrieben; nach Zusatz von 200 ccm lauwarmem Wasser wird filtriert. Sodann setzt man III Tropfen einer 3%igen H_2O_2 Lösung zu und bewahrt das Reagens in brauner Flasche auf (ungefähr ein Jahr haltbar).

III. Fünfmal verdünntes, 1%iges Karbolfuchsin (ZIEHL).

Zur Ausführung der Färbung bedeckt man den Ausstrich mit Lösung I, läßt diese sofort wieder ablaufen und ohne mit Wasser zu spülen, bedeckt man mit Lösung II und läßt zwei Minuten einwirken. Reagens abgießen, nicht waschen, sondern sofort mit Karbolfuchsin zwei Minuten lang färben, spülen in Wasser und trocknen.

Ergebnis: Peroxydasegranula der Leukozyten intensiv blau, Kerne rot, Erythrozyten blaßrosa.

f) Darstellung der basophilen Granulationen (Mastzellen). Die einfachste Methode ist die von UNDRITZ. Man benötigt dazu eine gesättigte Toluidinblaulösung in Methylalkohol (1 g Toluidinblau auf 100 ccm Methanol, unbegrenzt haltbar).

1. Fixieren und Färben zugleich der luftgetrockneten Ausstriche auf der Färbebrücke mit Toluidinblau-Methanol fünf Minuten.

2. Differenzieren fünf Minuten durch Zugießen von etwas destilliertem Wasser auf das Präparat. Durchmischen durch leichtes Hinundherbewegen, abtropfen und mit Wasser spülen. Trocknen (nicht eindecken).

Ergebnis: Granulationen der Basophilen sind metachromatisch leuchtend rotviolett; das Protoplasma der übrigen Zellen ist blau. Die Azurgranulationen toxisch granulierter Neutrophiler, der Promyelozyten und der Blutplättchen kann eine geringgradige Metachromasie geben, die aber leicht von der der Basophilen zu unterscheiden ist.

g) Darstellung des Fettes im Blutausstrich. Die möglichst frischen, luftgetrockneten Blutausstriche werden

1. *fixiert:* Man bringt sie für fünfzehn Minuten in Formol I Teil und Wasser 10 Teile und spült sie gründlich in Leitungswasser, sodann zweimal in destilliertem Wasser und läßt abtropfen.

2. *Färbung:* Die eben noch feuchten Präparate kommen für sechs bis acht Stunden bei Zimmertemperatur in die Sudan-III-Lösung (nach ROMEIS hergestellt, s. S. 190). Sodann wäscht man schnell in destilliertem Wasser ab.

3. Kernfärbung mit Haemalaun fünfzehn bis zwanzig Minuten, gründliches Auswaschen in Leitungswasser (eine halbe Stunde). Abtropfen, feucht einschließen in Glyzerin-Gelatine.

Ergebnis: Eosinophile sehr stark, Neutrophile wechselnd stark positiv (orangerote Körnchen). Monozyten teilweise positiv. Übrige Zellen negativ. Diese Reaktion geht im großen und ganzen der Peroxydasereaktion nach GRAHAM-KNOLL parallel (UNDRITZ).

Abschließende Bemerkungen über die Ausstrich-Methode.

Alle diese Färbungen müssen mit Hilfe der Ölimmersion betrachtet werden. Wie wir es anfangs erwähnt haben, verlieren die meisten von ihnen ihren Glanz, wenn man sie in Cedernöl oder Canadabalsam eindeckt. Es ist viel einfacher, die Ausstriche trocken und unbedeckt aufzubewahren. Man entfernt nach der Untersuchung das Cedernöl mit einem in Xylol getränkten Wattebausch. Die gereinigten Präparate werden in glattes Papier gewickelt und in einfacher Objektträgerschachtel eingereiht; so können sie jahrzehntelang farbenfrisch aufbewahrt werden.

Zum *Markieren einzelner Zellen* kann man die im Abschnitt I, S. 14, angegebenen Verfahren anwenden oder viel einfacher nach UNDRITZ vorgehen:

Bei Ölimmersion rückt man die gewünschte Zelle in die Mitte des Gesichtsfeldes, dann vertauscht man die Immersion mit dem kleinsten üblichen Trockensystem und stellt die betreffende Zelle scharf ein. Mit der rechten Hand führt man nun von rechts seitlich kommend eine gewöhnliche spitze Nadel um das Gesichtsfeld, ohne zunächst an das Präparat anzukommen. Man senkt sodann die Nadel, bis ihre Spitze links oben von der Zelle das Präparat berührt und zieht um die Zelle so nahe wie möglich, in der Richtung des Uhrzeigers, einen kleinen Kreis. Um diesen herum wird endlich ein größerer Kreis angebracht. Entfernt man daraufhin das Immersionsöl und hält das Präparat gegen das Licht, so sieht man sofort den äußeren größeren Kreis und in seiner Mitte den kleineren.

c) Untersuchung der blutbildenden Gewebe im Schnittpräparat.

Will man das Blut im Gewebe und die blutbildenden Organe, besonders bei Blutkrankheiten, im histologischen Schnittpräparat untersuchen, so muß man von vornherein auf Versager gefaßt sein! Es ist ein dringliches Gebot, in allen Fällen von Blutkrankheiten nicht nur die Sektion sobald wie möglich vorzunehmen, sondern auch die verschiedenen zu untersuchenden Gewebe (Knochenmark, Milz, Leber, Lymphknoten, eventuell Schleimhäute des Nasenrachenraumes, des Magen-Darmkanals usw.) sofort in geeigneter Weise zu konservieren. Postmortale Veränderungen können vielfach zu Trugbildern führen (vgl. hierzu ROHR und HAFTER).

1. Fixierung. Zur *Fixierung* von Geweben eignen sich für haematologische Untersuchungen folgende Flüssigkeiten:

a) Formol. Formol ist unentbehrlich, wenn man die Leukozyten-Oxydasen darstellen will; es sollten stets nur dünne Gewebsscheiben darin eingelegt werden. Am besten wählt man die üblichen Verdünnungen: Formol 1 Teil, Wasser 9 Teile z. B.

b) Formol-Sublimat-Eisessig (STIEVEsches Gemisch).

gesättigte wässerige Sublimatlösung	76 ccm
Formol (40%)	20 ccm
Eisessig	4 ccm

Die Fixierungsdauer richtet sich nach der Größe der Objekte; kleine Knochenmarksbröckel oder kleine Lymphknoten sind nach sechs Stunden hinreichend fixiert. Im allgemeinen sollte man nicht über zwölf Stunden fixieren. Nachbehandlung: keine Wässerung, direkt in 96%igen Alkohol übertragen. Dieses Gemisch ist nach unseren Erfahrungen das beste Fixierungsmittel, wenn man an den Schnitten eine Panchrom- oder PAPPENHEIMsche Färbung ausführen will.

c) Susa-Gemisch nach HEIDENHAIN.

Sublimat	4,5 g
Kochsalz	0,5 g
Wasser	80 ccm
Trichloressigsäure	2 g
Eisessig	4 ccm
Formol	20 ccm

Auch bei dieser Fixierungsart soll man nur dünne Gewebsscheiben einlegen und nicht über zwölf Stunden fixieren. Dieses Gemisch hat den Vorteil, daß es leicht entkalkend wirkt (Trichloressigsäure!); Knochenstücke werden vorteilhaft damit behandelt, eventuell nach zwölfstündiger Fixierung mit Trichloressigsäure bis zur völligen Entkalkung nachbehandelt. Bei kindlichen Knochen (Rippen, Wirbelkörper) verläuft die Entkalkung rasch. Die Nachbehandlung gestaltet sich wie für b): Waschung in mehrmals zu wechselndem 96%igem Alkohol. Paraffineinbettung.

Die GIEMSA-Färbung gelingt nach dieser Fixierungsart immer sehr gut.

d) HELLYsches Gemisch. Nach vielen Proben haben wir das von HELLY angegebene sogenannte ZENKER-Formol zugunsten der MAXIMOWschen Modifikation desselben verlassen; MAXIMOW hat folgendes Gemisch empfohlen:

ZENKERsche Flüssigkeit 100 ccm
Formol 40% 10 ccm (unmittelbar vor Gebrauch zu mischen).

(ZENKERsche Flüssigkeit: Kaliumbichromat 2,5 g; Natriumsulfat 1,0 g; destilliertes Wasser 100 ccm; Sublimat 5,0 g.)

Es wird also die ZENKERsche Flüssigkeit, wie HELLY es vorgeschlagen hatte, unmittelbar vor Gebrauch mit Formol (10 ccm) statt Eisessig (5 ccm in der Originalvorschrift von ZENKER) versetzt (HELLY gibt nur 5 ccm Formol).

Die zu fixierenden Gewebsstücke sollen nicht über 2 mm dick sein; man fixiert zwei bis zwölf Stunden, wäscht 24 Stunden in fließendem Wasser und entwässert in steigendem Alkohol.

Bei den Fixierungsgemischen b), c) und d) muß man im 80%igen oder 96%igen Alkohol durch Jodbehandlung die Sublimatniederschläge entfernen; man verfährt hierfür nach den auf S. 116 gemachten Angaben.

e) CARNOYsches Gemisch. Unter Umständen kann diese rasch fixierende Flüssigkeit Vorteile bieten (absoluter Alkohol 60 ccm, Chloroform 30 ccm, Eisessig 10 ccm; nur sehr kurz fixieren, drei bis fünf Stunden für etwa 5 mm dicke Gewebsscheiben, entsprechend kürzer für dünnere!). Man verwendet diese Fixierungsart zum Nachweis von Blutparasiten im Gewebsschnitt (Giemsa-Färbung).

f) *Zur Fixierung des Haemoglobins* sollte man keine Gemische verwenden, die Trichloressigsäure oder Eisessig enthalten, da der Blutfarbstoff dadurch angegriffen wird. Am besten wird er im HELLYschen Gemisch oder im ORTHschen Gemisch, zuweilen auch durch gewöhnliches Formol konserviert. Zur Färbung verfährt man nach den auf S. 242 angegebenen Methoden (Pigmente).

2. Färbemethoden. Jeder Pathologe, der sich mit der Darstellung von Blutzellen und ihrer Vorstufen beschäftigt hat, kennt die Schwierigkeiten einer guten, sicheren und gleichzeitig schönen Darstellung dieser Elemente am Leichenmaterial. Oft ist eine genaue Differenzierung der Blutzellen im Knochenmarksschnitt überhaupt nicht durchzuführen und es bleiben die Ergebnisse der Schnittfärbungen weit hinter denjenigen einer Untersuchung am gefärbten Ausstrichpräparat zurück. Dies hängt damit zusammen, daß bereits agonal und viel mehr nach dem Tode die haematopoetischen Organe sehr bald autolytischen Prozessen unterworfen sind, die viel intensiver als in anderen Körpergeweben einsetzen und rasch fortschreiten. Die verdienstvollen vergleichenden Untersuchungen von ROHR und HAFTER haben dies zur Genüge gezeigt. Die unsicheren Ergebnisse der „postmortalen" Untersuchung des haematopoetischen Gewebes sind demnach viel weniger von den unzulänglichen Methoden als vom Material abhängig. „Je lebensfrischer ein Gewebe fixiert wird, desto mehr kann man auf das Gelingen der Färbung rechnen" (SCHMORL).

Nachdem wir uns mehrere Jahre mit dieser Frage beschäftigt haben, möchten wir folgendes Verfahren empfehlen:

Neben der Untersuchung von Schnittpräparaten sollte man immer auch sofort Gewebsausstriche herstellen, damit man ein Vergleichsmaterial zur Verfügung hat, welches einen einigermaßen brauchbaren Vergleich mit den von der Klinik meist durchgeführten Untersuchungen, wie Knochenmarkspunktion, Milz- oder Lymphknotenpunktion, erlaubt. Beide Methoden ergänzen sich vorteilhaft. Von den Organen können sowohl Tupfpräparate als Ausstrichpräparate hergestellt werden. Bei der Herstellung der Ausstriche beachte man folgende Punkte: Man bringt mit einem Skalpell einen Tropfen des Organsaftes auf das eine Ende eines Objektträgers; sodann schiebt man ein Deckgläschen an den Tropfen heran, wobei man das Deckgläschen etwas schief hält, und zwar so, daß man eine Ecke mit dem Gewebstropfen in Berührung bringt. Hat man an dieser Ecke genügend Material aufgefangen, so zieht man es bei gleichbleibender Deckglasstellung vom Tropfen fort (etwa 3 mm), legt die ganze Kante des Deckgläschens auf den Objektträger und zieht den Ausstrich wie gewöhnlich aus, Nur so ist es möglich, die Zellen nicht zu schädigen und man hat ferner den Vorteil. daß auf dem gleichen Präparat sowohl ein Ausstrich als auch ein dicker Tropfen gefärbt werden können (nach mündlichen Angaben von E. UNDRITZ).

Zur Färbung von Schnittpräparaten eignen sich folgende Methoden:

a) Färbung nach GIEMSA. Sie gelingt nach Fixierung in Sublimatgemischen vortrefflich (besonders empfehlenswert MAXIMOW, HELLY, Susa-Gemisch, Formol-Sublimat). Die entparaffinierten und entsublimierten Schnitte kommen für 24 Stunden in verdünnte *Giemsa*-Lösung: 4 ccm Original-*Giemsa*-Lösung auf 100 ccm gekochtes oder gepuffertes destilliertes Wasser. Man tropft ab und differenziert kurz in 96%igem Alkohol (oder in 1%iger Mononatrium-Phosphatlösung). Entwässern durch Behandlung in

Aceton 95 ccm + Xylol 5 ccm
Aceton 70 ccm + Xylol 30 ccm
Aceton 70 ccm + Xylol 30 ccm

Aufhellen in reinem Xylol. Einschließen in neutralem Canadabalsam oder Caedax.

Ergebnis: Das Chromatin ist meistens etwas blaustichiger als in Ausstrichpräparaten. Granula der Leukozyten wie in Ausstrichpräparaten, falls das Material frisch genug gewesen ist; die eosinophilen Granula stets deutlich rot, am schwierigsten zu beurteilen sind die neutrophilen Granula. Blau ist das Protoplasma bei Lymphozyten, Erythroblasten, Monozyten und Plasmazellen. Kern von Blutparasiten rot.

b) Färbung nach PAPPENHEIM. Man fixiert am besten in Sublimat-Formol nach STIEVE oder nach MAXIMOW: Gute Ergebnisse sind nur zu erwarten, wenn dünne Gewebsscheiben nicht über sechs Stunden fixiert worden sind; dünne Schnitte sind erforderlich.

1. Entparaffinierte und entsublimierte Schnitte werden in gepuffertem oder gekochtem Wasser gewaschen.

2. Färbung in verdünnter MAY-GRÜNWALDscher Lösung: 1 Teil Farbe und 3 Teile gekochtes destilliertes Wasser fünfzehn Minuten bei Zimmertemperatur.

3. Ohne abzuspülen bringt man die Schnitte für 40 Minuten in verdünnte *Giemsa*-Lösung: Original-*Giemsa*-Lösung 8 ccm und destilliertes Wasser (gepuffert oder gekocht) 75 ccm (bzw. X Tropfen Giemsa in 10 ccm H_2O).

4. Differenzierung: Von der richtigen Differenzierung hängt zum großen Teil das Ergebnis ab; viel Übung und Sorgfalt (auch viel Geduld!) ist hier am Platze. In eine Reihe von fünf Färbeküvetten gibt man gepuffertes oder gekochtes destilliertes Wasser; in das zweite Glas kommen II kleine Tropfen Eisessig.

Die Schnitte nimmt man aus der Giemsa-Lösung und taucht sie für einige Sekunden in jede der fünf Küvetten ein; im zweiten Glas dürfen sie nie stehenbleiben! Nach dem dritten Glas kontrolliert man am Mikroskop den Grad der Differenzierung, die in der zweiten Küvette erfolgt. Nachdem die Essigsäure durch Behandlung in den Küvetten 3, 4 und 5 vollständig entfernt worden ist, trocknet man die Schnitte sorgfältig mit glattem Filterpapier.

5. Entwässern in absolutem Alkohol und Aceton zu gleichen Teilen.

6. Aufhellen in Toluol oder Xylol. Eindecken in neutralem Balsam oder Caedax oder noch nach MASSON in trockenem Balsam (s. S. 164).

Ergebnis: Die Zellen sind annähernd wie nach der PAPPENHEIM-Färbung von Ausstrichpräparaten gefärbt; das Bindegewebe ist rosa, Knorpel violett bis blauviolett. Im Dunkeln aufbewahrt, behalten die Schnitte ihre Färbung ausgezeichnet; wichtig ist jedoch die Qualität des Canadabalsams. Caedax ist als Einschlußmittel vorzuziehen.

c) Panchrom-Pikrinsäure-Färbung nach PAPPENHEIM. Man fixiert am besten nach MAXIMOW oder im HELLYschen Gemisch. Paraffineinbettung.

1. Färben in verdünnter MAY-GRÜNWALD-Lösung (1 Teil der Farblösung und 8 Teile destilliertes Wasser) zehn Minuten.

2. Ohne abzuspülen bringt man die Schnitte in verdünnte Panchromlösung (1 Tropfen Originallösung pro 1 ccm destilliertes Wasser), worin sie 20 bis 30 Minuten bleiben.

3. Differenzieren in 0,1%iger wässeriger Pikrinsäurelösung, bis die Schnitte eine rötliche Farbe angenommen haben.

4. Gründlich in destilliertem Wasser waschen (mehrmals wechseln!) zur Entfernung der Pikrinsäure, fünf Minuten und mehr, mit Filterpapier trocknen.

5. Entwässerung in folgendem Gemisch:

absoluter Alkohol	1 Teil
Aceton	1 Teil
Xylol	6 Teile

6. Erneutes Abtrocknen und erneute Behandlung in Alkohol-Aceton-Xylol-Gemisch, wobei eine frische Portion desselben zu gebrauchen ist (zweite Küvette).

7. Xylol, Neutralbalsam oder Caedax oder Trockenbalsam.

Ergebnis: Wie bei b).

d) Orange-Erythrosin-Toluidinblau-Färbung nach DOMINICI. Diese bereits anderorts schon erwähnte Färbemethode kann unter Umständen wertvoll sein, wenn man kein Sublimatmaterial zur Verfügung hat; manchmal gelingt sie sogar nach gewöhnlicher Formolfixierung (besonders bei frisch fixiertem Material), wenn man die Paraffinschnitte nach der Entparaffinierung für eine Stunde in eine konzentrierte Sublimatlösung bringt, entsublimiert und färbt. Auch im Pikrinsäuregemisch nach BOUIN oder im CARNOY-Gemisch fixierte Objekte lassen sich gut färben.

1. Beizung in Lugolscher Lösung 30 Minuten; Entfernung des Jods mit 5%iger Natriumthiosulfatlösung, gründlich in Wasser waschen.

2. Färben in Erythrosin-Orange-Gemisch fünfzehn Minuten:

Erythrosin	0,2 g
Orange G	1 g
destilliertes Wasser	100 ccm

3. Waschen in gewöhnlichem Wasser.

4. Färben der waagrecht auf der Färbebrücke liegenden Schnitte mit 1%iger wässeriger Toluidinblaulösung ein bis zwei Minuten.

5. Waschen in gewöhnlichem Wasser.

6. Differenzierung in Essigwasser (Eisessig 1 : 500) bis der Schnitt rosa gefärbt erscheint.

7. Essigwasser gut mit einem Tuch vom Objektträger abwischen und eintauchen in absoluten Alkohol, Entwässerung durch Behandlung mit einer zweiten Portion absolutem Alkohol beenden.

8. Einschließen in Trockenbalsam (s. S. 164) oder Caedax oder Cedernöl.

Ergebnis: Erythrozyten orange, Kerne blau, eosinophile Granula leuchtend rot, basophile Granula dunkelblau, neutrophile Granula violett. Bindegewebe rot bis rosa. Etwaige Bakterien blau.

e) Darstellung der Plasmazellen mit Methylgrün-Pyronin (PAPPENHEIM, UNNA). Mit dieser ursprünglich von PAPPENHEIM angegebenen, später von UNNA modifizierten Methode gelingt es, die Plasmazellen elektiv darzustellen, wenn man die Fixierungsvorschriften einhält: Gute Färbungen gelingen nur nach Fixierung in absolutem Alkohol oder in CARNOY-Gemisch. UNNA empfiehlt, die Gewebsstücke zunächst für 24 Stunden in 2%ige wässerige Chlorzinklösung und erst dann in absoluten Alkohol zu legen. Das Farbgemisch kann man von Dr. Hollborn und Söhne, Leipzig, beziehen oder es selber herstellen; es setzt sich wie folgt zusammen:

Methylgrün 00 krist. gelblich	0,15 g
Pyronin	0,25 g
96%iger Alkohol	2,50 ccm
Glyzerin	20 ccm
0,5%ige wässerige Karbolsäure ad	100 ccm

MASSON empfiehlt zwei Lösungen als Stammlösungen gesondert herzustellen, die man vor Gebrauch zu gleichen Teilen mischt:

A. Methylgrün	4 g	B. Pyronin	4 g
kristall. Carbolsäure	5 g	kristall. Carbolsäure	5 g
destilliertes Wasser	100 ccm	destilliertes Wasser	100 ccm

Es können Gefrierschnitte, Paraffinschnitte oder Celloidinschnitte gefärbt werden, letztere muß man zuvor entcelloidinieren.

1. Färbung im Methylgrün-Pyronin-Gemisch im Brutofen bei ca. 50 Grad 15 bis 30 Minuten (Gefrierschnitte 20 Minuten).

2. Schnell in *destilliertem* Wasser spülen (Leitungswasser entfärbt das Methylgrün).

3. Nachdem das Wasser gut abgeschleudert worden ist, schnell in Alkohol und Aceton zu gleichen Teilen differenzieren und entwässern (*Amylalkohol* wird zur Entwässerung empfohlen, LANGERON).

4. Toluol (oder Xylol), Neutralbalsam oder Cedernöl. (Gefrierschnitte werden nach Punkt 2 auf den Objektträger aufgefangen und mit Filterpapier getrocknet. Falls eine Differenzierung nötig ist, muß man sie gleich nach der Färbung vornehmen; UNNA empfiehlt schwach mit Essigsäure angesäuertes Wasser, sodann ein bis zwei Sekunden in absoluten Alkohol mit ½‰igem Trichloressigsäurezusatz, wo die Entfärbung schwach vor sich geht.)

Ergebnis: Cytoplasma der Plasmazellen leuchtend rot, Kerne dunkelblaugrün. Vielfach werden jedoch auch noch andere Zellen mitgefärbt, z. B. das Protoplasma der Lymphozyten. Als sichere Plasmazellen dürfen daher nur diejenigen Zellelemente angesprochen werden, die den charakteristisch exzentrisch gelegenen Kern und einen etwas eckigen, oft birnenförmigen Zellkörper aufweisen; um den Kern herum liegt nicht selten ein heller Hof. Die Methode gestattet besonders eine Unterscheidung der Plasmazellen von den Erythroblasten. Rot werden noch gefärbt: Die Nißlschen Schollen der Ganglienzellen, Protoplasma der Langhansschen Riesenzellen und der synzytialen Riesenzellen der Plazenta, oft auch jugendliche Endothelien, die Epithelien der Langerhansschen Zellinseln des Pankreas. Die gramnegativen Bakterien sind leuchtend rot.

Auch kann man eine gute Darstellung der Plasmazellen im Alkoholmaterial (weniger am Sublimatmaterial) mit dem *polychromen Methylenblau* von UNNA erhalten. (Celloidinschnitte müssen entcelloidiniert werden):

1. Färbung in polychromem Methylenblau (am besten von Dr. Hollborn) zehn bis zwanzig Minuten.
2. Abspülen in destilliertem Wasser.
3. Differenzieren in Glyzerin-Äther-Mischung nach UNNA, die vor Gebrauch zu verdünnen ist (1 Teil Glyzerin-Äther und 4 Teile Wasser), oder mit Essigwasser (1 Teil Eisessig und 500 Teile Wasser), bis der Schnitt kornblumenblau erscheint (eine bis zehn Minuten).
4. Abspülen in destilliertem Wasser fünf Minuten.
5. Schnelles Entwässern durch Abtrocknen mit Filterpapier, kurz in absolutem Alkohol. Aufhellen in Xylol, einschließen in Balsam.

Ergebnis: Kerne dunkelblau, Protoplasma der Plasmazellen heller blau, Mastazellengranula rot, etwaige Bakterien dunkelblau; Bindegewebe soll entfärbt sein.

Das polychrome Methylenblau enthält neben diesem Farbstoff Methylenazur (als Carbonat) und Methylenviolett, welcher die Mastazellengranula metachromatisch rot färbt. Man kann es selbst herstellen, beständiger sind jedoch die von den einschlägigen Firmen gelieferten Farbstoffe. UNNA gab folgende Vorschrift: 1 g Methylenblau wird in 100 ccm destilliertem Wasser gelöst; man gibt 20 ccm 96%igen Alkohol und 1 g Kaliumcarbonat hinzu und erwärmt langsam auf dem Wasserbad, bis die ganze Menge auf 100 ccm eingedampft ist.

3. Färbemethoden für besondere Bestandteile der Blutzellen.

a) Rote Blutkörperchen und Haemoglobin. Bei der Besprechung der Untersuchungsmethoden für Pigmente haben wir bereits die Verfahren erwähnt, mit denen man *Haemoglobin* nachweisen kann (s. S. 242). Zur klaren Darstellung der roten Blutkörperchen und ihrer Stammzellen dient die Färbung mit dem *Siena-Orange-Reagens* nach CARERE-COMES. Dies Verfahren ist nicht elektiv, weil sich auch dabei kalireiche Gewebe färben, es ist ja auch diese

Färbung für den Kaliumnachweis angegeben worden (S. 225). Zur morphologischen Darstellung der Erythrozyten genügt sie indessen vollkommen. Fixierung in neutralem Formol, Einbettung in Paraffin.

1. Entparaffinierte Schnitte werden auf der Färbebrücke mit dem Siena-Orange-Reagens (von Hollborn zu beziehen) zugedeckt und eine Minute stehengelassen.
2. Eintauchen in $10^0/_0$ige Salzsäure drei Minuten.
3. Zweimal zehn Minuten in destilliertem Wasser waschen.
4. Differenzieren in einer Mischung von destilliertem Wasser und Aceton zu gleichen Teilen fünf bis zehn Minuten.
5. Zweimal zehn Minuten in destilliertem Wasser waschen.
6. Färbung der Kerne mit Gentianaviolett (auf 20 ccm Wasser X Tropfen einer gesättigten alkoholischen Gentianaviolettlösung) zwei Minuten.
7. Waschen in destilliertem Wasser, mit glattem Filterpapier abtrocknen.
8. Differenzieren in absolutem Alkohol, bis die orangegelbe Tönung der roten Blutkörperchen deutlich hervortritt.
9. Sodann sofort in Xylol (Toluol), Einschluß in neutralem Balsam, Caedax oder nach Masson in Trockenbalsam.

Auch kann man die Methode von Lepehne mit Benzidin-Perhydrol, insbesondere die Modifikation von Slominski und Lapinski, anwenden, wobei das Haemoglobin zunächst blau, später dunkelbraun gefärbt erscheint (s. S. 242). Über die Darstellung der Erythrozyten zur Markierung der Blutkapillaren nach Pickworth siehe unter Blutgefäße (s. S. 341).

b) Leukozytenoxydasen. In jedem Fall von Blutkrankheit soll man neben den angegebenen Färbungen, die zur Darstellung der Leukozytengranulationen dienen, auch eine Oxydasereaktion anstellen. Sie liefert aufschlußreiche Angaben über die Verteilung der weißen Blutzellen und über deren Zugehörigkeit im System dieser Zellelemente. Für Gewebeschnitte verfährt man am besten nach den Angaben, die wir anläßlich der Besprechung des Fermentnachweises angeführt haben (S. 249).

c) Mastzellen. Die Granulationen der Mastzellen werden nach Fixierung in sublimathaltigen Gemischen gut erhalten; man kann sie mittels der Giemsa-*Färbung* schön metachromatisch violett darstellen. Auch genügt eine Färbung mit verdünnter Toluidinblaulösung vollkommen.

Undritz hat für Blut- und Gewebsausstriche eine praktische Methode angegeben, die sich auch für Gewebsschnitte anwenden läßt; man benötigt eine gesättigte *Toluidinblaulösung* in Methanol (1 g Toluidinblau auf 100 ccm Methanol, unbegrenzt haltbar).

Ausstriche: 1. Fixieren und Färben zugleich auf der Färbebrücke mit unverdünnter Farblösung fünf Minuten.

2. Differenzieren durch Zugießen von etwas destilliertem Wasser auf das Präparat und durch Hinundherbewegen durchmischen. Sodann spült man mit destilliertem Wasser ab, trocknet und untersucht.

Ergebnis: Granulationen der Mastzellen sind leuchtend rotviolett, die Kerne blau. Es kann die Azurgranulation toxisch granulierter Neutrophiler und der

Promyelozyten eine geringgradige Metachromasie aufweisen, gelegentlich auch die Blutplättchen.

Durch die verdienstvollen Arbeiten von HOLMGREN, LISON und von B. SYLVÉN über die Metachromasie (vgl. S. 123, 211) weiß man, daß die Mastzellengranula sehr wahrscheinlich heparinhaltig sind. Zur elektiven Darstellung dient eine Fixierung in 4%igem Bleiacetat. Dadurch wird die metachromatische Substanz ausgefällt und bleibt unlöslich.

1. Fixierung in 4%iger Bleiacetatlösung 24 Stunden; es sollen nur kleine Gewebsstücke fixiert werden; in üblicher Weise auswaschen und in Paraffin einbetten.

2. Die entparaffinierten Schnitte werden eine Stunde in 1%iger Lösung von Toluidinblau in 60%igem Alkohol gefärbt.

Auch mit *Cresylechtviolett* (1‰ige Lösung) kann man eine elektive Darstellung der Mastzellen erhalten (LEHNER).

Mit dem *polychromen Methylenblau* oder mit dem *blauen Polychrom* nach UNNA hat HOLLÄNDER gute Präparate erhalten; dabei kommen die Mastzellenkörnchen sehr klar und etwas weniger plump zur Darstellung als mit den anderen Methoden.

Das blaue Polychrom setzt man sich wie folgt zusammen: Je 0,5 g Methylenblau und Toluidinblau werden in wenigen Kubikzentimetern 70%igem Alkohol aufgelöst; beide Lösungen schüttet man zusammen und vermischt sie mit 100 ccm einer 1%igen wässerigen Lösung von Kaliumcarbonat. Man kocht sodann das Gemisch zwei Minuten unter Rühren. Filtrieren, sobald die Farblösung kalt ist.

Färbung: 1. Färben in stark verdünnter blauer Polychromlösung fünfzehn Minuten.

2. Abspülen in Wasser.
3. Differenzieren in 2%iger Essigsäure zwei bis drei Minuten.
4. Sorgfältiges Abspülen in Wasser.
5. Entwässern (rasch) in absolutem Alkohol, Xylol, Caedax.

Ergebnis: Mastzellengranula rot, Kerne schwach blau.

Hinweise für die Untersuchung der einzelnen Teile des haematopoetischen Apparates.

1. Knochenmark. Auf die Technik der intravitalen Knochenmarksuntersuchung wird hier nicht eingegangen, sie gehört zum Arbeitsgebiet des Klinikers. Es kommt allerdings vor, daß die Klinik neben der Ausstrichuntersuchung auch Schnittpräparate benötigt und zu diesem Zweck den Rat des Pathologen einholt; aus diesem Grunde lassen wir einige Angaben über die Technik derartiger Untersuchungen folgen. Die Aspiration von Knochenmark nach Sternalpunktion fördert in der Regel nur sehr kleine Gewebsbröckel zutage. Da sie nach der Fixierung sehr leicht staubartig zerfallen, wenn man sie anläßlich der Paraffineinbettung von der einen Flüssigkeit in die andere bringt, ist es empfehlenswert, sich hierbei der Venensäckchenmethode zu bedienen; aus einer dünnen, sorgfältig herauspräparierten Extremitätenvene, die man mit Formol gefüllt und nachträglich bis zur vollständigen Fixierung zugebunden hat, stellt man sich durch Anbringung weiterer Unterbindungen kleine Säckchen her, die man in verdünnter Formollösung vorrätig hält. Ein solches Säckchen füllt man mit der gewünschten Fixierungsflüssigkeit, am besten Sublimat-Formol (STIEVE), schnürt es zu und bringt es in eine mit dem gleichen Fixierungsmittel gefüllte Flasche. Werden mehrere Gewebsproben miteinander behandelt, so markiert man sie sorgfältig durch eine Etikette, die an dem Faden, der zum Verschluß des Säckchens dient, angebracht wird. Fixierungszeit: Einige Stunden (nicht über sechs Stunden). Ohne zu wässern, bringt man das Säckchen mit seinem Inhalt in 96%igen Alkohol und bettet in Paraffin ein, wobei die üblichen Zeiten gekürzt werden können (man achte besonders darauf, daß die Brutschranktemperatur nicht 58° übersteigen soll).

Zur Färbung wendet man die oben angegebenen Methoden nach GIEMSA oder PAPPENHEIM an.

Bei der Sektion empfiehlt es sich, das Knochenmark von verschiedenen Stellen zu entnehmen, am besten von Sternum (Vergleichsmöglichkeit mit den Ausstrichpräparaten der Klinik), Rippen, Wirbelkörper und Femurschaft. Aus Sternum, Rippen und Wirbel kann man Stückchen mit einem starken Messer herausschneiden oder mit einem Meißel abschlagen; oder, wenn es nicht so sehr auf eine einwandfreie topographische Untersuchung ankommt, spannt man die Knochenstücke in einen Schraubstock ein und preßt das Mark heraus. Damit fertigt man Ausstriche nach der auf S. 348 angegebenen Weise an (UNDRITZ) oder man läßt das breiige Knochenmark in die Fixierungsflüssigkeit ein fließen.

Zur Entnahme von Knochenmark aus dem oberen Drittel des Femurschaftes bringt man mit der Säge drei Schnitte quer zur Längsachse des Knochens an, und zwar ohne den Schaft ganz durchzutrennen; mit einem Meißel werden sodann die halbzylinderförmigen Knochendeckel abgeschlagen, so daß man ohne Mühe einen Markzylinder entfernen kann. Es ist empfehlenswert, nicht den ganzen Zylinder zu fixieren, sondern ihn in kleinere Stückchen zu zerlegen. Man fixiere mindestens in zwei Lösungen: Formol-Sublimat nach STIEVE für PAPPENHEIM- oder GIEMSA-Färbung, Formol für Oxydasereaktion und Retikulumdarstellung. Ist eine Entkalkung nötig, so bei der Untersuchung des spongiösen Knochens, fixiert man am besten im Susa-Gemisch und entkalkt über Trichloressigsäure. Wenn man vorsichtig gewesen ist, lassen sich danach sehr brauchbare Färbungen nach GIEMSA erzielen (besonders bei kindlichen Knochen).

Im allgemeinen ist für die feinere Untersuchung des Knochenmarkes eine Paraffineinbettung empfehlenswert.

Das Knochenmarksretikulum wird mittels Silberimprägnation nach GOMORI (s. S. 295) dargestellt; auch kann man, besonders nach Sublimatfixierung, die Azan-Färbung nach HEIDENHAIN anwenden.

Als Übersichtsfärbungen dienen vor allem Haematoxylin-Eosin- oder die DOMINICI-Färbung (S. 361).

2. Milz. Die Untersuchung des frischen Abstrichsaftes der Milz erfolgt nach den üblichen Regeln zur Herstellung von frischen Präparaten (S. 22). Auch kann man Tupf- und besonders Abstrichpräparate herstellen; man verfährt dabei wie für das Knochenmark. Nicht selten wird man nach Formolhärtung der Milz unschöne histologische Schnitte erhalten, weil sich im blutreichen Gewebe störende Formolniederschläge entwickeln. Es ist aus diesem Grunde zweckmäßig, neben dem Formol andere Fixierungsflüssigkeiten zu verwenden; das ORTHsche Gemisch (Müller-Formol), das ZENKERsche oder das HELLYsche Gemisch, besonders auch Sublimat-Formol, oder das Susa-Gemisch leisten hierbei gute Dienste. Man fixiert nur dünne Milzscheibchen und zwar gleich nach Herausnahme des Organs; auch sollte man eine zu lange Fixierung (nicht über sechs Stunden bei Sublimatgemischen) unbedingt vermeiden. Zur Darstellung des Fettes verfährt man wie üblich: Formolfixierung, Gefrierschnittverfahren usw.

Für Übersichtspräparate färbt man Paraffinschnitte mit Haematoxylin-Eosin oder nach DOMINICI. Die VAN-GIESON-Methode oder die Azan-Färbung geben wertvollen Aufschluß über die Faserstrukturen. Am schönsten wird das Milzretikulum nach Formolfixierung (oder nach Fixierung in ZENKER oder HELLY mit nachträglicher Behandlung der Schnitte mit Kaliumpermanganat und Oxalsäure, vgl. S. 292) mittels Silberimprägnation dargestellt; wir empfehlen besonders die Angaben von GOMORI (S. 295). Die Oxydasereaktion wird wie für das Knochenmark und die Gewebe im allgemeinen vorgenommen. Eisennachweis nach den üblichen Verfahren (S. 216).

3. Lymphknoten. Zur Fixierung der Lymphknoten gelten die gleichen Regeln wie für die Milz; man fixiert möglichst frisches Gewebe (größere Lymphknoten sollen mit einer Rasierklinge sagittal aufgeschnitten werden) in Formol, Sublimat-Formol und eventuell im HELLYschen Gemisch.

Bereits die Haematoxylin-Eosin-Färbung, besonders aber die DOMINICI-Färbung, ergeben gute Übersichtsbilder. Zur Retikulumdarstellung wähle man das Azan-Verfahren und die Silberimprägnierung nach GOMORI. Bei hyalinisierten Lymphknoten eignet sich auch die van-Gieson-Methode oder das Trichromverfahren nach MASSON, bzw. die Tuchechtgelbfärbung nach WALLART und HOUETTE.

Es ist immer vorteilhaft, am Sublimatformolmaterial eine PAPPENHEIM- oder GIEMSA-Färbung vorzunehmen, um die verschiedenen Zellen (Lymphozyten, Plasmazellen, eventuell pathologische Zellformen) auseinander zu halten. Unter Umständen kann auch eine Alkoholfixierung mit nachträglicher Plasmazellfärbung mit Methylgrün-Pyronin gute Dienste leisten.

Will man die retikulären Strukturen allein darstellen, so kann man entweder unfixierte Lymphknoten am Gefriermikrotom schneiden (20 μ), die Schnitte auf Objektträger ausbreiten und mit einem feuchten Pinsel vorsichtig betupfen, oder Gefrierschnitte von formolfixiertem Material schütteln. Man bringt sie nach HIS in ein zur Hälfte mit Wasser gefülltes Reagensglas und schüttelt sie einige Zeit auf dem Schüttelapparat. Sehr viel exakter sind Präparate von Alkoholmaterial, die nach der Methode der Schnittverdauung behandelt worden sind (Trypsinverdauung); diesbezügliche Angaben lese man S. 309 (Fixierung im CARNOYschen Gemisch ist manchmal vorteilhafter, da Kontrollpräparate auch nach PAPPENHEIM gefärbt werden können).

Literatur.

AGULHON et CHAVANNES: Différenciation des frottis colorés par la méthode de Romanowsky et en général par les méthodes colorantes du groupe des thiazines. C. R. Soc. Biol. Paris. **82** (1919), 149. ARNOLD J.: Zur Technik der Blutuntersuchung. Cblt. Pathol. **7** (1896), 705; ders.: Zur Morphologie und Biologie der Zellen des Knochenmarkes. Virchows Arch. **140** (1895), 411 und **144** (1896), 67; ders.: Über Granulafärbung lebender und überlebender Leukozyten. Virchows Arch. **157** (1899), 424. DEETJEN H.: Teilungen der Leukozyten des Menschen außerhalb des Körpers. Arch. f. Anat. u. Physiol., physiolog. Abt. 1906. DEGKWITZ R.: Studien über Blutplättchen. Fol. Haematolog. Leipzig. **25** (1920), 153. DUSTIN P. jr.: Recherches sur la basophilie cytoplasmique des cellules sanguines. Le Sang. **15** (1942), 193. CARERE-COMES O.: Neue Methoden zum histochemischen Nachweis des Kaliums und zur elektiven Färbung der kalireichen Gewebe (Erythrocyten, Muskelfasern usw.). Z. Mikrosk. **55** (1938), 1. COLLIER W. A.: Ausschaltung des Wasserfehlers bei der Giemsa-Färbung durch Phosphatpufferung. Dtsche. med. Wschr. **1924**, 1325. EHRLICH P.: Beiträge zur Kenntnis der Anilinfärbungen und ihrer Verwendung in der mikroskopischen Technik. Arch. mikrosk. Anat. **13** (1876); ders.: Farbenanalytische Untersuchungen zur Histologie und Technik des Blutes. I. Teil, Berlin: 1891. ELLERMANN V.: Über Granulafärbung in Schnitten der blutbildenden Organe beim Menschen. Z. Mikrosk. **36** (1919), 56. GIEMSA G.: Über die Färbung von Feuchtpräparaten mit meiner Azur-Eosin-Methode. Dtsche. med. Wschr. **1909**, 1751; ders.: Über die Färbung von Schnitten mittels Azur-Eosin. Ebendort **1910**, 550; ders.: Über eine neue Schnellfärbung mit meiner Azur-Eosin-Lösung. Münch. med. Wschr. **1910**, 2476; ders.: Zur Schnellfärbung (Romanowsky-Färbung) von Trockenausstrichen. Cblt. Bakteriol. **91** (1924), 343; ders.: Zur Praxis der Giemsa-Färbung. Cblt. Bakteriol. **91** (1924), 343; ders.: Geschichte, Theorie und Weiterentwicklung der Romanowsky-Färbung. Med. Welt **1934**, Nr. 41. GOLDMANN J.: Zur Frage der Lipoidgranula in den Blutelementen der blutbildenden Organe und des peripherischen Blutes. Z. mikrosk. anat. Forsch. **18** (1929), 143. GUTSTEIN und WALLBACH: Über den Bau der Erythrocyten. Virchows Arch. **263** (1927), 741. HARTMANN A.: Abschnitt „Milz" im Handb. d. mikrosk. Anatomie von W. v. Möllendorff. **6**, 1. Teil (1928). HEIDEPRIEM C.: Zur Methodik der Blutfärbung. Arch. d. Reichsgesundheitsamtes. **60** (1929), 575. HEUDORFER K.: Über den Bau der Lymphdrüsen. Z. Anat. u. Entw. **61** (1921), 365. HIRSCHFELD H.: Eine einfache neue Oxydasereaktion. Fol. Haematol. Leipzig. **56** (1937), 46. HIRSCHFELD H. und H. HITTMAIR: Ergebnisse und Fehlerquellen bei der supravitalen Färbung des Blutes. Fol. Haematol. Leipzig. **31** (1925). HIS W.: Untersuchungen über den Bau der Lymphdrüsen. Z. wiss. Zool. **11** (1861). HOLLÄNDER A.: Artikel „Mastzellen" in Encyklop. d. mikrosk. Technik v. R. Krause, 3. Aufl. 1355 (1926). HOLLBORN K.: Eine neue Methode zur Lösung und Verwendung von Eosin-Methylenblau. Dtsche. med. Wschr. **1919**, 1219. HOLMGREN H.: Eine neue Methode zur Fixierung der Ehrlichschen Mastzellen. Z. Mikrosk. **55** (1938), 419. HOLMGREN H. und O. WYLANDER: Beitrag zur Kenntnis der Chemie und Funktion der Ehrlichschen Mastzellen. Z. mikr. anat. Forsch. **42** (1937), 242. LEHNER J.: Das Mastzellenproblem und die Metachromasiefrage. Erg. Anat. u. Entw. **25** (1924), 67. MAXIMOW A.: Über zweckmäßige Methoden für cytologische und histogenetische Untersuchungen am Wirbeltierembryo mit spezieller Berücksichtigung der Celloidinschnittserien. Z. Mikrosk. **26** (1909), 177; ders.: Untersuchungen über Blut und Bindegewebe. Arch. mikrosk. Anat. **97** (1923), 621. MAY R. und L. GRÜNWALD: Über Blutfärbung. Zbl. inn. Med. **23** (1902), 11; Arch. klin. Med. **79** (1904), 468. MCCLUNG C. E.: Handbook of microscopical technique. New York: 1937. MOSSE: Bemerkungen zur Herstellung und Deutung von Knochenmarksschnittpräparaten. Cblt. Pathol. **16** (1905), 855. NÄGELI O.: Blutkrankheiten und Blutdiagnostik. Lehrbuch der klinischen Hämatologie. 5. Aufl. Berlin-Leipzig: 1931. NEUKIRCH P.: Über die jodophile Substanz der Leukocyten und ihr Verhalten zur Bestschen Färbung. Z. klin. Med. **70** (1910), 251. PAPPENHEIM A.: Panoptische Universalfärbung für Blutpräparate. Med. Klin. **1908**, 1244; ders.: Über die Anwendung des kombinierten May-Giemsa-Verfahrens zur Schnittfärbung. Fol. Haematol. Leipzig. **11** (1911), 373;

ders.: Die kombinierte May-Giemsa-Essigsäurefärbungsmethode als histologische Universalübersichtsfärbung. Anat. Anz. **42** (1912), 525; ders.: Zur Blutzellenfärbung im klinischen Bluttrockenpräparat und zur histologischen Schnittpräparatfärbung des haematopoetischen Gewebes. Folia Haematol. Leipzig. **13** (1912), 340; ders.: Technik und Methodologie der klinischen Blutuntersuchung. Leipzig: 1919. PAPPENHEIM A. und J. NAKANO: Beiträge über Beziehungen zwischen Vitalfärbung, Supravitalfärbung und Oxydasereaktion. Fol. Haematol. Leipzig. **14** (1913), 260. REGENDANZ P. und E. REICHENOW: Die Entwicklung von Babesia canis in Dermacenter reticulatus. Arch. f. Protistenkunde **79** (1933), 50. ROHR K.: Das menschliche Knochenmark. G. Thieme, Leipzig: 1940. ROHR K. und E. HAFTER: Untersuchungen über postmortale Veränderungen des menschlichen Knochenmarkes. Fol. Haematolog. Leipzig. **58** (1937), 38. ROSIN H. und E. BIBERGEIL: Über vitale Blutfärbung und deren Ergebnisse bei Erythrozyten und Blutplättchen. Z. klin. Med. **54** (1904), 197; dieselben: Das Verhalten der Leukozyten bei der vitalen Blutfärbung. Virchows Arch. **178** (1904), 478. SATO A. und S. SEKIJA: Einfache Differentialuntersuchungsmethode von lymphatischen sowie myeloischen Blutleukozyten. Eine neue Peroxydasereaktion. Tokio. Igaku- Zasshi. **6** (1923), 534. SCHILLING V.: Anleitung zur Diagnose im dicken Bluttropfen. 4. Aufl. Jena: 1933. SCHMINCKE A.: Methoden zur morphologischen Untersuchung der Milz. Handb. d. biolog. Arbeitsmethoden von E. Abderhalden. Abt. VIII. 1921. SCHRIDDE H. und O. NÄGELI: Die haematologische Technik. Jena: 1910. SEYFARTH C.: Experimentelle und klinische Untersuchungen über die vitalfärbbaren Erythrozyten. Fol. Haematol. Leipzig. **34** (1927), 7. UNDRITZ E.: Die Brauchbarkeit der „Granulofilozytenfärbung" im Trockenpräparat nach Hirschfeld. Fol. Haematol. Leipzig. **56** (1937), 185; ders.: Einfache und exakte Markierungsmethode zum Wiederauffinden bestimmter Zellen in Blutausstrichen. Schweiz. med. Wschr. **1937**, Nr. 27,609; ders.: Eine Modifikation der Peroxydasereaktion nach Knoll zur Bestimmung der Monocyten. Schweiz. med. Wschr. 1942, Nr. 19,529; ders.: Über Leukozytenforschung, reaktive und erbliche Besonderheiten des Leukozytenkerns. Schweiz. med. Wschr. **1944**, Nr. 38,995. WEIDENREICH F.: Artikel „Blut" in Encyklop. d. mikrosk. Technik von R. Krause. 3. Aufl. 177 (1926). WEISE W.: Über die Giemsa-Färbung mit gepuffertem Wasser. Arch. f. Schiffs- u. Tropenhyg. **37** (1933), 327; **38** (1934), 210. WOLFER R.: Die Vitalfärbung des Blutes. Handb. d. biolog. Arbeitsmeth. von E. Abderhalden. Abt. V. 2. Teil, S. 1925 (1934). UNNA P. G.: Die Herkunft der Plasmazellen. Virchows Arch. **214** (1913), 320.

d) Untersuchung von Blutspuren zu gerichtlich-medizinischen Zwecken.

Der Pathologe ist vielerorts auch verpflichtet, gerichtlich-medizinische Untersuchungen vorzunehmen. Es sei aus diesem Grunde, wie SCHMORL es in seinem Buch getan hat, in aller Kürze einiges über die Untersuchung von Blutspuren angeführt. Ausführliches darüber findet man in den ausgezeichneten Werken von O. LEERS und von K. WALCHER.

Flecken, die auf das Vorhandensein von Blut verdächtig sind, kann man auf verschiedene Weise untersuchen. Wir wollen uns hier lediglich mit den Beweisproben beschäftigen und die Vorproben absichtlich beiseite lassen.

Abgesehen von den serologischen Methoden stehen uns drei Hauptwege zur Verfügung, um in verdächtigen Flecken Blut mit einiger Sicherheit nachweisen zu können:

1. der morphologische Nachweis der roten Blutkörperchen,
2. der Nachweis des Blutes durch Kristallbildung,
3. der Nachweis des Blutfarbstoffes mittels Spektroskop.

1. Nachweis der roten Blutkörperchen. Will man aus einem eingetrockneten Flecken rote Blutkörperchen isolieren, kratzt man mit einem Skalpell kleine Teilchen davon ab und untersucht sie in physiologischer Kochsalzlösung. Behandelt man die Blutspur mit 3%iger Essigsäure, wird man in kurzer Zeit die Auslaugung der Erythrozyten und bei entsprechender Abblendung (und Übung!) ein mehr oder weniger feinfädiges Fibrinnetz sowie weiße Blutzellen entdecken. Man muß wissen, daß das Blut aus Wunden Lebender mehr weiße Blutzellen enthält als Leichenblut. Mit der Essigsäure wird man auch sehr leicht bei Verdacht auf kernhaltige Erythrozyten die Kerne als ovales, stark lichtbrechendes Gebilde nachweisen können.

Wenn sich die Spur auf Kleiderstoffen oder Wäsche befindet, erweicht man sie zunächst mit physiologischer Kochsalzlösung und untersucht die ausgepreßte Flüssigkeit. Ist sie alt und stark eingetrocknet, so muß man sie aufweichen, beziehungsweise mazerieren, denn in Zupfpräparaten mit physiologischer Kochsalzlösung gelingt es kaum noch, die am Stoff klebenden Erythrozyten nachzuweisen. Als Mazerationsflüssigkeiten können folgende Mittel dienen:

30%ige Kalilauge

Pepsinglyzerin (nach Richter), die man von Grübler, Leipzig, bezieht;

Roussinsche Flüssigkeit:	konzentrierte Schwefelsäure	1 Teil
	Glyzerin	3 Teile
	Zusatz von destilliertem Wasser bis zum spezifischen Gewicht von 1028	
Paccinische Flüssigkeit:	Sublimat	1 Teil
	Kochsalz	2 Teile
	Glyzerin	100 Teile
	destilliertes Wasser	300 Teile

Nachdem man das Gewebe, auf welchem sich die verdächtige Spur befindet, zerzupft hat, bringt man Teilchen davon in die gewählte Mazerationsflüssigkeit zur Untersuchung auf einen Objektträger. Falls alle diese Methoden versagen, so kann man, wie Schmorl es für Flecken, die sich in Stoffen finden, angegeben hat, noch folgendermaßen vorgehen: Man schneidet ein Stückchen des Fleckes heraus, weicht in physiologischer Kochsalzlösung auf und färbt mit Haematoxylin. Nach der Färbung differenziert man in Salzsäurealkohol, wäscht gut in Wasser aus und färbt mit 1‰iger Eosinlösung wie für einen Gewebsschnitt. Hierauf wäscht man etwa drei Stunden in destilliertem Wasser aus, bringt das Präparat auf 30 Minuten in 70%igen Alkohol und sodann wieder in Wasser. Nun zerzupft man das Stoffstück sehr fein, setzt etwas Glyzerin zu und untersucht die isolierten Stoffäserchen. Es gelingt oft dabei, die Erythrozyten nachzuweisen; die Leukozytenkerne treten auch sehr deutlich in blauer Farbe hervor. Dauerpräparate sind ohne weiteres zu erhalten, wenn man mit Alkohol entwässert und über Xylol in Canadabalsam eindeckt. Als Beweisstücke können solche Präparate wertvollen Dienst leisten; sie lassen sich mühelos photographieren. Die Differenzierung etwaiger vorhandener Vogelblutkörperchen von Säugetiererythrozyten ist ebenfalls ohne weiteres möglich. Auch ist unter Umständen zum Nachweis der Erythrozyten die Untersuchung der Spur selbst im auffallenden Licht zu empfehlen; man kann ferner die Spur im Lackfilmverfahren von ihrer Unterlage entfernen und auf einem Objektträger entweder frisch oder gefärbt untersuchen.

2. Nachweis des Blutes durch Kristallbildung. Von Bedeutung ist hierbei vor allem die Darstellung der *Haeminkristalle* (Teichmannsche Haeminkristalle, salzsaures Haematin). Durch Kratzen entfernt man einen Teil des zu untersuchenden Fleckens von seiner Unterlage und bringt Teilchen davon auf einen Objektträger in einem Tropfen Eisessig, dem man einige Körnchen Kochsalz zufügt. Man deckt mit einem Deckglas, wartet einige Zeit und erwärmt vorsichtig einige Sekunden (zehn) über der Flamme eines Spiritusbrenners oder über der Sparflamme eines Bunsenbrenners, wobei das Sieden der Flüssigkeit zu vermeiden ist. Bei positivem Ausfall der Probe erkennt man, manchmal erst nach mehrmaligem Erwärmen, rhombische, mahagonibraune Tafeln mit Winkeln von 160° und 120°.

Diese Probe wurde öfters modifiziert, da sie auf diese Weise oft versagt. Walcher empfiehlt besonders eine Methode von Nippe, bei welcher man das abgeschabte Material des Fleckes auf dem Objektträger in folgendem Reagens erwärmt:

Bromkali	0,1 g
Jodkali	0,1 g
Chlorkali	0,1 g
Eisessig	100 ccm

Von G. Bertrand wurde ein Reagens angegeben, das den Vorteil hat, etwas dickflüssiger zu sein und sich demzufolge weniger rasch auf dem Objektträger ausbreitet:

Chrommagnesium krist.	1 g
destilliertes Wasser	1 g
Glyzerin	5 g
Eisessig	20 g

Man bringt einen Tropfen davon auf die zu untersuchende Substanz, deckt mit Deckgläschen zu und erwärmt vorsichtig über der Flamme. Mit der von Stryzowski empfohlenen, von Schmorl sehr gelobten Modifikation erhält man besonders große Kristalle. Man kann diese Methode besonders dann verwenden, wenn der Fleck sehr fest am Stoff haftet. Ein kleiner Stoffteil mit dem Flecken wird herausgeschnitten, auf einen Objektträger gebracht und mit einem großen Deckglas zugedeckt. Vom Rande her läßt man folgendes Reagens zufließen, das stets frisch zu bereiten ist:

Eisessig 1 ccm
destilliertes Wasser 1 ccm
96%iger Alkohol 1 ccm
Jodwasserstoffsäure (spezifisches Gewicht 1,5) III bis V Tropfen

Daraufhin erwärmt man vorsichtig wie üblich ein- bis zweimal zehn Sekunden. (Die nicht immer leicht zu erhaltende Jodwasserstoffsäure zersetzt sich sehr leicht; man bewahrt sie unter Lichtabschluß in einer Flasche mit eingeschliffenem Glasstöpsel auf.) Die Teichmannsche Probe gelingt nicht regelmäßig; sind die Blutspuren durch Fett verunreinigt, so ist sie nicht durchzuführen, meist auch nach Entfettung mit Äther nicht. Auch bei sehr alten, lange dem Sonnenlicht ausgesetzten Blutspuren oder bei solchen, die an eisernen Instrumenten, an Stein, Sand und dergleichen haften, gelingt die Probe nicht oder erst nach besonderen Maßnahmen (vgl. hierzu Leers).

3. Nachweis des Blutfarbstoffes mittels Spektroskopie. Das charakteristische Absorptionsspektrum des Haemoglobins gestattet einwandfrei einen Blutnachweis durchzuführen, wobei man mit einem Minimum an Material auskommt. Diese so wertvolle Methode ist forensisch außerordentlich wichtig; man kann versuchen, das Haemoglobinspektrum nachzuweisen oder den Blutfarbstoff umzuwandeln und zum Beispiel das Haemochromogenspektrum darzustellen, was von vielen bevorzugt wird.

Zur Ausführung dieses Verfahrens ist ein *Mikrospektroskop* notwendig; die führenden Firmen für mikroskopische Apparate liefern ausgezeichnete Modelle. Der Apparat besteht aus einem Okularteil, den man durch eine Schraube am Mikroskoptubus befestigt. Durch zwei seitliche Schrauben kann man die Spaltbreite und die Spaltlänge einstellen. Ein im Innern befindliches Prisma gestattet die gleichzeitige Untersuchung von Vergleichslösungen. Auf dem Okularteil des Mikroskops sind das Amiciprisma und die Wellenskala derart angebracht, daß man sie umklappen oder ausschwenken kann. Vor der Beobachtung muß die Wellenskala mittels seitlicher Schraube justiert werden, wozu die Natriumlinie dient (Wellenlänge 589).

Die Untersuchung gestaltet sich folgendermaßen (nach Walcher): Man bringt ein Teilchen der zu untersuchenden Spur auf einen Objektträger und behandelt sie mit einem geeigneten Lösungsmittel, für Haemochromogen z. B. 1%ige alkalische Kalilauge und deckt mit Deckglas zu. Nach vorsichtigem Erwärmen und längerem Stehen (bis zu 24 Stunden) ist die Probe zur Untersuchung fertig. Das Mikrospektroskop wird in den Tubus gesteckt, die vorbereitete Blutspur wird bei ausgeschwenktem Prisma im Spektroskopokular eingestellt, Spaltbreite und Höhe geregelt und zuletzt das Prisma mit der Wellenlängenskala darüber geschwenkt. Eine Kontrolle mit einer Blutlösung ist unerläßlich; sie muß genau gleich wie die zu untersuchende Probe behandelt worden sein. Ein kleines Gläschen wird mit dieser Kontrollösung gefüllt und mittels dazu dienenden Klammern auf einem Tischchen des Mikrospektroskops befestigt. (Im übrigen vgl. Zeiß, Druckschrift Mikro. 125/38.) Wenn das Blut in Lösung geht, zeigt sich das Spektrum des alkalischen Haematins: schwacher, breiter Streifen bei D an der Grenze von Rotorange mit dem Maximum in λ 600. Auf Zusatz eines Reduktionsmittels (z. B. 50%ige Hydrazinsulfatlösung) mittels dünner Pipette am Deckglasrand erscheint das charakteristische Absorptionsspektrum des Haemochromogens: intensiver, schmaler Streifen im Gelb zwischen D und E mit Maximum bei λ 556 und ein breiterer, schwächerer, unscharf begrenzter Streifen im Grün bei E mit Maximum in λ 529. Das Hamochremogenspektrum ist sehr scharf und forensisch unentbehrlich.

Literatur.

Bertrand G.: Bull. Acad. Med. **106** (1931), 386. Leers O.: Die forensische Blutuntersuchung. J. Springer, Berlin: 1910. Strzyzowski: Über die Ermittlung von Blut in Faekalmassen. Ther. Monatsh. 1901. Voigt E.: Die mikroskopische Spurenuntersuchung im durchfallenden Licht mit Hilfe der Lackfilmmethode. Kriminalistik. 12 (1938). Walcher K.: Gerichtlich-medizinische und kriminalistische Blutuntersuchung. J. Springer, Berlin: 1939.

G. Untersuchung der Respirationsorgane.

Zur Diagnosestellung pathologischer Lungenprozesse ergibt der Abstrichsaft oft schon Aufschluß über etwaige pathologische Vorgänge, z. B. bei Pneumonien, Fruchtwasseraspiration, Herzfehlerzellen u. dgl. Man stellt frische Präparate nach dem üblichen Verfahren her.

Der Pathologe ist nur selten in der Lage, das Lungengewebe durch Injektion mit einer Fixierungsflüssigkeit zu fixieren, wie man es eigentlich tun sollte, um gute, wahrheitsgetreue Bilder zu erhalten. Ist dies jedoch möglich, so injiziert man durch die Lungenvenen. Für gewöhnlich schneidet man mit einem scharfen Messer Gewebsscheiben von etwa 1 cm Dicke aus dem zu untersuchenden Teil heraus und härtet sie in Formol, Müller-Formol, Susa u. dgl. Erst dann soll man die zur Einbettung vorgesehenen Stücke abtrennen, damit man das Gewebe nicht unnötig quetscht. Schmorl empfiehlt die Fixierung in der Wärme, bei 37° bis 45°, besonders wenn die Gewebsstücke sehr lufthaltig sind; durch das Erwärmen treibt man die Luft teilweise aus und gestattet der Fixierungsflüssigkeit einen rascheren Zutritt in tiefere Teile. Auch sollte man niemals Lungenstücke an der Oberfläche der Flüssigkeit schwimmen lassen, sondern sie mit etwas Gaze oder Watte, die mit der gewählten Flüssigkeit gut durchtränkt ist, bedecken und untertauchen.

Zur Einbettung wählt man am besten Paraffin oder Celloidin. Gefrierschnitte lassen sich mit dem Messertiefkühlverfahren herstellen.

Ödematöses Lungengewebe fixiert man am besten in Susa, in heißem Sublimat oder in warmer Formollösung, dies, um das Exsudat zur Gerinnung zu bringen. Zur Färbung kann man die üblichen Kern- und Mehrfachfärbungen anwenden; wie für die Gefäße sollte man stets auch die elastischen Gerüste darstellen. Es sei besonders auf die kombinierte Elastika-van-Gieson-Methode und die Elastica-„Jaune-solide"-Methode verwiesen (s. S. 305), mit welchen sehr lehrreiche Bilder zu erhalten sind.

Empfehlenswert ist ebenfalls (nach Fixierung in Susa), die Azanfärbung (S. 284) oder die Trichrommethode von P. Masson, welche an dünnen Schnitten ausgezeichnete Präparate geben.

In Fällen von *Bronchialasthma* haben wir gute Bilder nach Fixierung in Methylalkohol oder in Susa-Gemisch mit der Giemsa-Färbung (S. 360) oder mit der DOMINICI-Färbung erhalten. Zur Darstellung der CURSCHMANNschen Spiralen liefert ferner eine von LIEBMANN angegebene Färbung wertvolle Dienste. Sie ist besonders für Sputumausstriche ausgearbeitet worden, läßt sich aber auch bei gut fixierten Gewebsschnitten anwenden. Man benötigt zwei Farblösungen: 1%ige Lösung von Magdalarot in Methanol, 1%ige Lösung von Thionin (oder Toluidinblau) in Methanol.

1. Man fixiert den Ausstrich und färbt ihn zugleich auf der Färbebrücke, indem man ihn mit XV bis XX Tropfen einer Mischung von 1 Teil Magdalarotlösung und 20 Teilen Thioninlösung (die Mischung erst vor Gebrauch herstellen) bedeckt und drei Minuten einwirken läßt (mit einer Schale zudecken).
2. Hinzufügen der gleichen Tropfenzahl destillierten Wassers 30 Minuten (mit einer Schale zudecken).
3. Kurz in destilliertem Wasser waschen.
4. Abtrocknen.
5. Differenzieren mit absolutem Alkohol, den man auftropft, bis keine gröberen Farbwolken mehr abgehen.
6. Xylol, Einschließen in Cedernöl.

Ergebnis: Kerne violett (oder blau), eosinophile Granulationen leuchtend rot, CHARCOT-LEYDENsche Kristalle rot, Zentralfaden der Spiralen dunkelviolett.

Der Nachweis der *Fettembolie* kann man am frischen Präparat vornehmen; man schneidet mit der Schere kleine flache Stückchen von einer frisch angelegten Schnittfläche ab, bringt sie in physiologische Kochsalzlösung auf einen Objektträger und deckt ohne Zusatz unter Vermeidung von Luftbläschen zu. Die lichtbrechenden Fetttröpfchen sind ohne weiteres nachweisbar.

Dauerpräparate stellt man am einfachsten am Formolmatérial mit Gefrierschnitten und Sudan-Färbung her. Auch kann man in FLEMMINGscher Lösung fixieren zur Osmierung des Fettes (S. 193).

Bei Lungenentzündung erreicht man mit der Fibrinnachweismethode nach WEIGERT (S. 267), aber auch schon mit der Haemalaun-Erythrosin-Safranmethode, ebenso mit der „Jaune-solide"-Methode von WALLART sehr instruktive Bilder. Auch die Azan-Färbung kann dabei wertvoll sein. Die Darstellung der feineren Bindegewebsgerüste geschieht mittels der Silberimprägnierung nach GOMORI.

H. Untersuchung der Verdauungsorgane.

a) Allgemeines.

Fixierung: Gute histologische Präparate der Schleimhaut des Magen-Darmkanals erhält man nur bei lebenswarm fixiertem Gewebe; meistens sind am Sektionsmaterial die postmortalen autolytischen Prozesse so stark fortgeschritten, daß eine Beurteilung der Schleimhautverhältnisse nur approximativ beurteilt werden kann. Aus diesem Grunde ist es unbedingt erforderlich, in Fällen, bei denen es auf eine möglichst einwandfreie Darstellung der Schleimhaut vom Verdauungstraktus ankommt, besondere Vorkehrungen zu treffen. Wird die Sektion nicht sofort nach dem Tode vorgenommen, so kann man unmittelbar nach dem Tode den Magen mit physiologischer Kochsalzlösung ausspülen und mit Fixierungsflüssigkeit anfüllen. Empfehlenswert ist es auch, wie SCHMORL angibt, die Darmstücke, die man zur Untersuchung verwenden will, nicht aufzuschneiden, sondern sie zuerst durchzuspülen und nachdem man sie abgebunden hat, mit der Fixierungsflüssigkeit aufzuspritzen. Geht man dabei vorsichtig vor, so kann man es vermeiden, die Schleimhaut abzustreifen.

Hat man es mit lebensfrischem Material zu tun (Operationsmaterial, Tiermaterial), empfiehlt es sich, vor der Fixierung die glatte Muskulatur mittels Kawa-Kawa-Extrakt nach WOLF-HEIDEGGER zu lähmen, um Kontraktionsbilder zu vermeiden, und erst dann zu fixieren (vgl. S. 333). Über Kunstprodukte und daraus entstehende Fehldeutungen durch lebenswarme Fixierung kann man in der Schrift von HAMPERL „Die gröbere und feinere Gestaltung der Schleimhaut des Magen-Darmkanals in Abhängigkeit von seiner Muskulatur" wertvolle Angaben finden.

Zur Fixierung eignen sich besonders Sublimatgemische, welche die Schleimhaut gut und rasch konservieren (ZENKERsches oder HELLYsches Gemisch, Susa-Gemisch). Man fixiert indessen gleichzeitig Parallelstücke in Formol, unter Umständen auch in Alkohol, um die Möglichkeit zu haben, eine Oxydasereaktion, eine Sudanfärbung, beziehungsweise eine Plasmazellenfärbung durchführen zu können.

Das Schneiden von Stücken des Verdauungstraktus bietet manchmal Schwierigkeiten, weil man es hiermit mit einem zusammengesetzten Gewebe zu tun hat, dessen Teile eine ganz verschiedene Konsistenz besitzen: zarte, weiche Schleimhaut, feste Muskelschichten. Gefrierschnitte führt man am besten mit der Methode von SCHULTZ-BRAUNS (Messertiefkühlverfahren) aus oder man bettet in Gelatine ein. Aber auch beim Schneiden von Paraffinblöcken können dadurch Schwierigkeiten entstehen, daß die Muskelschichten sehr spröde werden; das kommt besonders dann vor, wenn man nicht genügend entwässert hat und über Toluol oder Xylol eingebettet hat. Für alle Bestandteile des Magen-Darmkanals ist es vorteilhaft, die Paraffineinbettung über Methylbenzoat-Celloidin durchzuführen, bei deren Verwendung sich die Objekte sehr gut schneiden lassen. Auch die Celloidineinbettung kann man sehr gut verwenden, besonders wenn man größere Stücke untersuchen will.

Will man topographische Schnitte durch den Magen herstellen, um eine möglichst vollständige Übersicht der Schleimhautveränderungen zu erhalten, so kann man den aufgeschnittenen Magen oder Darm in Streifen zerlegen, diese einrollen, mit etwas Seide leicht schnüren und die so erhaltenen Rollen fixieren. Nach Celloidineinbettung schneidet sich dieses Material meistens sehr gut. Es ist dabei eine genaue Markierung beider Enden vorzunehmen (am besten mittels Skizze). HAMPERL gibt folgendes Verfahren an: Man entnimmt das zu untersuchende Hohlorgan am besten uneröffnet aus der Leiche und schneidet es der Länge nach auf. Vorher hat man sich ein etwa 10 cm langes Holzstäbchen von ca. 1 bis 2 mm Dicke und zwei runde Scheiben aus dünnem Karton vorbereitet, in deren Mitte man ein dem Durchmesser des Stäbchens entsprechendes Loch anbringt. Beide Kartonscheiben werden nun so auf das Stäbchen hinaufgeschoben, daß zwischen ihnen ein Zwischenraum freibleibt, welcher der Breite des aufgeschnittenen Organs entspricht. Man legt sodann das eine Ende des Organs mit der Außenfläche in diesen Zwischenraum auf das Stäbchen auf und kann nun das ganze Hohlorgan durch Drehung des Stäbchens auf dieser „improvisierten Kabelrolle“ aufspulen. Das Ganze wird in eine möglichst rasch eindringende Fixierungsflüssigkeit gebracht; nach zwei Stunden entfernt man die Kartonscheiben. Um ein Aufrollen der Spule zu vermeiden, zieht man durch die Mitte der Rolle einen Faden, den man über ihrem äußeren Ende knüpft und später bei der Einbettung entfernt. Diese geschieht in Celloidin oder in Paraffin; man führt die Schnitte senkrecht zur Achse, in der man aufgerollt hat. Dieses Verfahren ist viel gebraucht worden, um nach sog. peptischen Veränderungen in der Magenschleimhaut zu fahnden.

Zur Färbung leisten fast alle Doppel- oder Mehrfachfärbungen gute Dienste; bereits mit einer einfachen, jedoch sorgfältig differenzierten Haematoxylin-Eosin-Färbung (Differenzierung des Eosins besonders wichtig!) kann man viele Einzelheiten sehen. Nach vorgängiger Fixierung in Sublimat können auf diese Weise die Haupt- und Belegezellen der Magenschleimhaut different gefärbt werden. Als allgemeine Methoden für diese Zwecke möchten wir auch die Trichrommethoden von P. Masson, insbesondere Haemalaun-Erythrosin-Safran und die „Jaune-solide“-Färbung nach Wallart und Houette empfehlen.

b) Magen.

Die verschiedenen Epithelien der Magenschleimhaut besitzen besondere färberische Eigenschaften, die auch für den Pathologen oft von großer Bedeutung sein können. Von den *Zellen des Oberflächenepithels* ist zu sagen, daß man die darin vorhandenen Körnchen im Sektionsmaterial nie findet, ihr Cytoplasma erscheint optisch leer. Mittels der Azanmethode gefärbte Schnitte zeigen einen bläulichen Inhalt.

Zur *Darstellung der Hauptzellen* hat Hamperl folgende Methoden empfohlen:

1. Fixierung der möglichst frischen Schleimhautstücke 24 Stunden in

Formol 40%	33 ccm
Alkohol 80%	66 ccm
Kalium aceticum	3 bis 6 g

2. Ohne zu waschen, übertragen in 96%igen Alkohol, aufsteigende Alkoholreihe, Paraffineinbettung.
3. Entparaffinierte Schnitte kommen zunächst zur Kernfärbung in Carmin oder Kernechtrot.
4. Einstellen für zwölf Stunden in eine wässerige, stark verdünnte Lösung von Methylviolett; die Lösung soll blauviolett und durchsichtig sein.
5. Abspülen in destilliertem Wasser.
6. Differenzieren in absolutem Alkohol, etwa eine Minute genügt.
7. Xylol, Balsam.

Ergebnis: Kerne rot, Körnchen in den Hauptzellen dunkelblauviolett. Nach Kokubo kann man auch zum gleichen Zweck das Unnasche polychrome Methylenblau (S. 140) verwenden. Die Hauptzellen färben sich dunkelblau; der basale Abschnitt um den Kern ist besonders stark blau gefärbt, der freie Abschnitt ist heller, mit blaugrünen Körnchen gefüllt; die Epithelien der Pylorusdrüsen sind nicht gefärbt.

Mit dem BESTschen Carmin (frische Lösung) kann man die Nebenzellen im Drüsenhals, die Epithelien der Magengrübchen, die Pylorus- und Kardiadrüsen und die Brunnerschen Drüsen darstellen; alle diese Elemente enthalten, wie SCHAFFER zeigte, eine besondere Schleimart, die mit Mucicarmin nur schwach, mit Haematoxylin oder Thionin meist nicht gefärbt wird (mukoide Drüsen). Die Färbbarkeit mit dem BESTschen Carmin beruht nicht etwa auf einem Glykogengehalt; sie geht nämlich nach Behandlung der Schnitte mit Speichel nicht verloren, und, was für den Pathologen von Bedeutung ist, wird sie auch längere Zeit nach dem Tode von den betreffenden Zellen beibehalten. Man ist demnach imstande, mit Hilfe der Methylviolettfärbung einerseits, der BESTschen Färbung andererseits die kleinsten Verschiebungen, wie sie sich zwischen Haupt- und Nebenzellen ergeben können, genau festzustellen (HAMPERL).

Die *Darstellung der Belegzellen* ist relativ einfach; schon durch Eosin, Erythrosin, Säurefuchsin lassen sie sich leicht darstellen, da sie die sauren Farbstoffe aufnehmen. Nach Färbung mit Haematoxylin, Differenzierung mit Salzsäure-Alkohol und Nachfärbung mit stark verdünnter Säurefuchsinlösung (V Tropfen konzentrierter Lösung auf 10 ccm Wasser) erscheinen die Belegzellen intensiv rot, die Hauptzellen dagegen bläulich. Besonders prägnant sind die Belegzellen mit *Congorot* darzustellen, worauf STINTZING hingewiesen hat; die Färbung gelingt besonders nach Fixierung in Sublimatgemischen oder in Carnoyscher Lösung. Die Paraffinschnitte bringt man aus Wasser in

1. Haemalaun für fünf bis fünfzehn Minuten, wäscht sie gut in fließendem Wasser ab.

2. Färben zwei bis fünf Minuten (eventuell länger) in wässeriger Congorotlösung (auf 100 ccm destilliertes Wasser 3 ccm einer 1%igen wässerigen Congorotlösung).

3. Differenzierung in Wasser oder 50%igem Alkohol, bis der Grund der Farbe abgeht.

4. 96%iger Alkohol rasch, dann absoluter Alkohol, Xylol, Balsam (neutral).

Ergebnis: Belegzellen braunrot, Hauptzellen bläulich (in der Haematoxylinfarbe), Kerne blau. (Jegliche Säurespur verdirbt die Färbung; eine Differenzierung der Haemalaunfärbung mit Salzsäure-Alkohol sollte vermieden werden.)

K. W. ZIMMERMANN hat eine Methode angegeben, mit der es gelingt, die verschiedenen Drüsenzellen der Magenschleimhaut gewissermaßen elektiv darzustellen. Sie gelingt jedoch nur nach exakter Fixierung von frischem Material (Sublimatfixierung ist besonders geeignet).

1. Starke Färbung mit Haemalaun.

2. In HCl-Alkohol differenzieren, bis das Bindegewebe entfärbt ist; gründlich in Leitungswasser spülen.

3. Färben in frisch hergestellter Lösung von Mucicarmin nach P. MAYER (S. 210), die man im Verhältnis 1 : 10 mit 50%igem Alkohol verdünnt, 12 bis 24 Stunden.

4. Farbe abschleudern und färben in gesättigter Lösung von Aurantia in 50%igem Alkohol; die Färbung soll kräftig sein,

5. Differenzieren in 50%igem Alkohol, wobei zu berücksichtigen ist, daß auch bei der weiteren Behandlung mit Alkohol etwas Farbe abgehen wird.

6. Alkohol 96% kurz, absoluter Alkohol, Xylol, Balsam.

Ergebnis: In gelungenen Präparaten erscheinen die verschiedenen Zellen different gefärbt: Hauptzellen graublau, Belegzellen gelb, Oberflächenepithel rot, Nebenzellen rot.

c) Darm.

Neben den unter a) erwähnten Angaben sind für den Dünndarm noch einige Verfahren zu berücksichtigen, die allerdings fast ausschließlich an Operationsmaterial anzuwenden sind, gelegentlich jedoch auch am Sektionsmaterial, falls der Tod nicht über drei bis fünf Stunden zurückliegt.

Zur Darstellung der Fettresorption berücksichtigt man die Fixierungsvorschriften, die wir im Abschnitt Fettfärbung (S. 188) erwähnt haben; neben Formol zur Sudan-Färbung sollte auch nach Ciaccio fixiert werden (5%ige wässerige Kaliumbichromatlösung 80 ccm; Formol 40% 20 ccm; Eisessig 5 ccm zwei Tage. Nachchromieren in 3%iger Kaliumbichromatlösung, Auswaschen, Paraffineinbettung. Einzelheiten s. S. 199).

Die sogenannten Silberzellen, „gelben" oder basalgekörnten Zellen sind äußerst labile Elemente, die man eigentlich nur am lebensfrisch fixierten Material darstellen kann; die charakteristischen Körnchen scheinen gegenüber postmortalen autolytischen Vorgängen sehr empfindlich zu sein. Zur Fixierung genügt neutrales Formol; besser ist aber das Bleiacetat-Formol von Lison, durch welches das in den Körnchen vorkommende Orthodioxybenzolderivat stabilisiert wird. Das Bleiacetat-Formol nach Lison besteht aus:

Bleiacetat	3 bis 5 g
Formol 40%	10 ccm
destilliertes Wasser	100 ccm

Zur färberischen Darstellung der basalgekörnten Zellen findet die *argentaffine Reaktion* eine ihrer hauptsächlichsten Anwendung. Am besten verfährt man nach der von Hamperl modifizierten Massonschen Technik nach Fixierung in Formol, Bouin (S. 234). Dieselbe Methode ergibt auch in Fällen von *Carcinoiden* des Dünndarms und des Wurmfortsatzes ausgezeichnete Resultate. Neben der argentaffinen Reaktion sollte man in solchen Fällen, falls man frisches formolfixiertes Material (Operationsmaterial) zur Verfügung hat, eine Darstellung der Nervengeflechte, insbesondere der feineren Nervenverzweigungen, versucht werden; die einfachste Methode dafür ist die von Gros-Schultze, mit der man sehr instruktive Bilder bekommen kann (vgl. S. 401).

Zur eigentlichen Färbung der basalgekörnten Zellen hat Clara, der sich mit dieser Frage besonders beschäftigt hat, das Molybdänhaematoxylin (Held) empfohlen; die Körnchen färben sich nach diesem Verfahren braunschwarz. Er verfährt folgendermaßen:

1. Fixierung in neutralem Formol 1 : 9; Celloidin- oder Paraffineinbettung.
2. Schnitte kommen aus dem Wasser direkt, d. h. ohne Beizung, in das

HELDsche Molybdänhaematoxylin (ein bis zwei Jahre alte Lösung von 1 g Haematoxylin in 100 ccm 70%igem Alkohol mit Zusatz von chemisch reiner Molybdänsäure im Überschuß. Zur Färbung verwendet man eine starke Verdünnung der Stammlösung. Einige Kubikzentimeter davon werden mit destilliertem Wasser so weit verdünnt, bis man eine ganz zart rosafarbige Lösung erhält.

3. Einige Minuten in destilliertem Wasser, dann Leitungswasser (eventuell Differenzieren durch längeres Waschen).

4. Alkoholreihe, Xylol, Balsam.

Ergebnis: Basalgekörnte Zellen braunschwarz, Kerne blau.

d) Leber.

Bei der Fixierung der Leber hat man sich bezüglich der Wahl eines Fixierungsgemisches nach dem Zweck zu richten, den man bei der Untersuchung verfolgt. Man sollte im allgemeinen stets in Formol und in Alkohol fixieren, um sowohl Fett als Glykogen nachweisen zu können. In den meisten Fällen dürfte eine Formolfixierung genügen. Liegt eine Lebercirrhose oder eine Leberentzündung, eine Leberdystrophie oder eine makroskopisch unklare parenchymatöseDegeneration vor, so ist es empfehlenswert, kleine Scheibchen in Sublimatgemischen (Susa, HELLY) und zur Mitochondriendarstellung nach CHAMPY (S. 181) oder nach TUPA (S. 182) zu fixieren. Zur Darstellung des Bindegewebsgerüstes bei gleichzeitiger guter Fixierung des Cytoplasmas kann man mit Vorteil auch die Pikrinsäuregemische nach BOUIN oder DUBOSCQ-BRAZIL verwenden (unter Umständen geht das Glykogen dabei nicht verloren!). Zur Einbettung dient vor allem Paraffin; hat man es mit sehr großen Objekten zu tun, wie größere Wandbezirke parasitärer Zysten (Echinococcus) oder will man topographische Schnitte bei Leberdystrophie oder Lebercirrhosen herstellen, ist oft die Celloidineinbettung vorzuziehen. In jedem Fall sollte man Gefrierschnitte der Leber untersuchen, weil sie die tatsächlichen Verhältnisse viel besser als Paraffinschnitte wiedergeben; neben einer Haemalaun-Eosin-Färbung soll man immer eine Sudan-Färbung anstellen. Schon bei dieser einfachen Untersuchungsart wird man viele etwa vorhandene pathologische Veränderungen nachweisen können (Verfettung, Nekrosen, entzündliche Veränderungen usw.). Zum Studium von Einzelheiten ist indessen die Einbettung in Paraffin unerläßlich.

Als Methode zum alltäglichen Gebrauch leistet an Paraffinschnitten die Haemalaun-Erythrosin-Safran-Methode von MASSON und insbesondere seine Trichrommethoden (Fixierung in BOUIN oder HELLY) die besten Dienste; es kommen dabei sehr viel Einzelheiten in der Protoplasmastruktur zum Vorschein, neben einer klaren Darstellung der Zellumrisse, manchmal auch der Gallenkapillaren und des Stromas, wie man sie so einfach von keiner anderen Methode erwarten kann. Unter Umständen kann man auch sehr schöne Bilder mit der „Jaune-solide“-Färbung von WALLART nach Formolfixierung erreichen.

Zur Darstellung der feineren Bindegewebsstrukturen benutzt man eine Versilberungsmethode, z. B. nach BIELSCHOWSKY-MARESCH, FOOT oder, was wir vorziehen, nach GOMORI (S. 295); eine Kernfärbung mit Weigert-Eisenhaematoxylin oder mit Kernechtrot ist oft vorteilhaft.

Die *Gallenkapillaren* werden oft nach der Trichrommethode von MASSON sehr hübsch dargestellt; neben den Injektions- und Imprägnationsmethoden, die der Pathologe selten benutzt, dienen vor allem Färbeverfahren. Das älteste ist dasjenige von EPPINGER, welches allerdings durch einfachere Verfahren zu ersetzen ist.

Die EPPINGERsche Vorschrift war folgende:

1. Fixierung in Formol fünf bis zehn Tage.
2. Beizen der Stücke in mindestens acht Tage alter WEIGERTscher Neurogliabeize bei Zimmertemperatur, zehn Tage oder fünf Tage im Brutschrank. (Herstellung der Neurogliabeize: In einem emaillierten Deckeltopf löst man 2,5 g Fluorchrom in 100 ccm destilliertes Wasser durch Kochen. Nach dem Sieden löscht man die Flamme, setzt 5 ccm Eisessig hinzu und danach, unter beständigem Umrühren mit Glasstab, 5 g feinpulverisiertes, neutrales Cuprum aceticum.)
3. Waschen in Wasser, Einbetten in Celloidin.
4. Schnitte in 1%iger wässeriger Haematoxynlösung färben, je nach Alter der Lösung 1/2 bis 24 Stunden.
5. Übertragen mit Glasnadeln in kaltgesättigte Kupferacetatlösung fünf Minuten.
6. Gründliches Waschen in destilliertem Wasser (ein bis zwei Tage).
7. Differenzieren in WEIGERTS Borax-Ferricyankaliumlösung im Verhältnis 1:9 bis 1:5 mit Wasser verdünnt, bis Schnitte mausgrau bis braungelb. (Borax-Ferricyankaliumlösung nach WEIGERT: Ferricyankali 2,5; Borax 2,0; destilliertes Wasser 100 ccm.)
8. Gründlich in destilliertem Wasser spülen.
9. Übertragen in gesättigte wässerige Lösung von Lithiumcarbonat auf einige Minuten, bis das braungefärbte Celloidin entfärbt ist.
10. Auswaschen in Wasser, Alkohol Origanumöl, Balsam.

Ergebnis: Gallenkapillaren bilden schwarze Doppellinien.

Sehr viel einfacher gelingt eine Darstellung der Gallenkapillaren mit einer der folgenden Methoden:

a) *Methode von* LA MANNA. Fixierung in Formol, Paraffinschnitte.

1. Beizung des entparaffinierten Schnittes in Liquor ferrisesquichlorat. officin. 40 Minuten.

2. Waschen in einer 5%igen Verdünnung des Liq. ferrisesquichlorat. einige Sekunden mit dem Zweck, daß auf dem Schnitt einige Spuren des Stoffes haften bleiben.

3. Färben in einer 1 auf 10 mit destilliertem Wasser verdünnten 10%igen alkoholischen Haematoxylinlösung, der man auf 3 ccm I Tropfen einer 5- bis 10%igen Verdünnung von Liq. ferrisesquichlorat. zugegeben hat 30 Minuten.

4. Waschen in Leitungswasser 10 Minuten.

5. Differenzieren in einer 5- bis 10%igen (mit destilliertem Wasser hergestellten) Verdünnung von Liq. ferrisesquichlorat., die etwas Haematoxylin enthält (auf 100 ccm der 5- bis 10%igen Liq. fer. sesq. 5 bis 10 ccm einer 10%igen alkoholischen Haematoxylinlösung).

6. Waschen in Leitungswasser einige Minuten.

7. Übertragen in eine gesättigte Lösung von Lithiumcarbonicum ein bis zwei Minuten.

8. Waschen in destilliertem Wasser.

9. Entwässern in aufsteigendem Alkohol, Xylol, Balsam.

Ergebnis: Gallenkapillaren deutlich als schwarze doppelkonturierte Gebilde mit guten schwarz-weißen Kontrasten (vorzüglich wird mit dieser Methode die Querstreifung der Körpermuskulatur und des Herzmuskels dargestellt).

b) *Methode von* CLARA. Man fixiert in Formol oder besser in Sublimatgemischen; CLARA empfiehlt eine Mischung von

Formol	20 ccm
absolutem Alkohol	80 ccm
Eisessig	1 ccm

Gegenüber Formol besitzen Sublimatgemische den Vorteil, daß bei ihrer Anwendung viele Einlagerungen im Cytoplasma (Chondriosomen usw.) zerstört werden, wodurch die Durchsichtigkeit der Zelle verbessert wird; die Gallenkapillaren treten aus diesem Grunde schärfer hervor.

1. Celloidineinbettung.

2. Beizung der Schnitte bei 40 bis 50° C auf 24 Stunden in einem Gemisch von zwei Lösungen:

A.		B. ALTMANNS Fixierungsflüssigkeit:	
Kaliumbichromat	2 g	Ammoniummolybdat	2,5 g
Chromalaun	1 g	Chromsäure	0,25 g
destilliertes Wasser	30 ccm	destilliertes Wasser	100 ccm

Vor Gebrauch mischt man gleiche Teile von A und B.

3. Kurzes Auswaschen in destilliertem Wasser.

4. Färbung in Haematoxylin nach KULTSCHITZKY 24 Stunden bei 37° (Herstellung s. S. 198).

5. Auswaschen in Brunnenwasser.

6. Differenzieren in WEIGERTschem Boraxferricyankalium (s. EPPINGERsche Methode); die Differenzierung geht meist langsam vor sich.

7. Gründlich in Leitungswasser auswaschen.

8. Aufsteigende Alkoholreihe, Xylol, Balsam,

Ergebnis: Kernmembran und Chromatin blauschwarz; Gallenkapillaren sehr scharf in dunkelbraunem bis blauschwarzem Ton; Cytoplasma hellgrau bis zart graublau. Das kollagene Gewebe wird goldbraun nach Fixierung in Sublimatgemischen, bräunlichgelb nach Formolfixierung.

c) *Methode von* VANCE. Sie besteht einfach darin, Celloidinschnitte von Material, das in einem Gemisch von ZENKERscher Lösung (ohne Eisessig) und Formol (1 : 4) fixiert worden ist, mit dem Phosphorwolframsäure-Haematoxylin von MALLORY zu färben. Die Methode gestaltet sich wie folgt:

1. Schnitte aus 70%igem Alkohol in verdünnter Lösung von Jod in 96%igem Alkohol fünf bis fünfzehn Minuten (oder in Lugolscher Lösung) entsublimieren;

2. Auswaschen in Alkohol oder in 5%igem Natriumthiosulfat, anschließend in Wasser.

3. Färben 12 bis 24 Stunden im Phosphorwolframsäure-Haematoxylin von MALLORY (Herstellung s. S. 135).

4. Auswaschen in $96^0/_0$igem Alkohol.

5. Aufhellen in Carbolxylol, einschließen in Balsam.

Ergebnis: Gallenkapillaren treten als feine, dunkelblau umrandete Linien hervor; Cytoplasma der Leberepithelien hellblau, Bindegewebsfasern rot; Kerne blauschwarz.

Anhang.

Untersuchung der Gallensteine.

Die Struktur der Gallensteine kann man mit einem von RIBBERT angegebenen Verfahren histologisch untersuchen:

1. Kleine Cholesterinpigmentsteine legt man für einige Stunden in dünne Celloidinlösung; danach bringt man sie für einige Tage in dickes Celloidin, wo sie unter langsamem Erhärten des Celloidins eingebettet werden. Aufblocken wie üblich auf Holz-, Glas- oder Stabilitiklotz. Zum Schneiden empfiehlt es sich, ein Messer aus besonders hartem Stahl zu wählen, wie sie die Fa. Jung, Heidelberg, auch zur Anfertigung von Knochenschnitten liefert.

2. Die größeren, radiär und konzentrisch geschichteten Kombinationssteine sind wesentlich schwieriger zu behandeln, da sie oft kalkhaltig sind. Mit einem starken Knorpelmesser wird zunächst durch Schaben eine Fläche hergestellt, die bis in die Nähe der Mitte reicht und den Steinaufbau mit bloßem Auge erkennen läßt. Daraufhin bringt man den Stein in die Objektklemme des Mikrotoms mit der vorbereiteten Fläche nach oben und man ebnet diese Fläche mit dem Mikrotommesser, das schräg gestellt wird. Die neue, glattgeschliffene Fläche wird mit Alkohol gereinigt und mit dünner Celloidinlösung bepinselt, die in die Steinmasse (besonders in das Cholesterin) eindringt und an der Oberfläche rasch erstarrt. Es ist dann ohne weiteres möglich, 20 bis 50 μ dicke Schnitte herzustellen. Diese Schnitte rollen sich gerne auf; man vermeidet es, indem man ein Stück mit Alkohol befeuchtetes Klosettpapier auf die Fläche legt und mit dem Finger leicht andrückt. Dann kann man das alkoholbenetzte Messer darunter wegziehen und so das Rollen des Schnittes verhindern. Untersuchung am besten in Glyzerin, Umrandung des Deckglases mit Kitt; die Präparate bleiben auf lange Zeit sehr gut erhalten.

KLEINSCHMIDT hat die Gefrierschnittmethode empfohlen: Der Stein wird mit Knorpelmesser etwa 2 mm von der Mitte glatt durchgeschnitten und mittels Wasser auf dem Gefriertisch befestigt. Man läßt ihn etwa 3 mm tief gefrieren, trennt den oberen weichen Teil ab und schneidet den gefrorenen Teil in dünne Scheiben bis zum Zentrum des Steins ab. Auf die glatte Schnittfläche drückt man nun einen warmen Objektträger mit einem Tropfen warm verflüssigtem Agar (luftblasenfrei!) an. Der Objektträger mit dem aufgeklebten Stein wird nach Auftauen umgedreht und Glas unten, Stein oben mit einem Tropfen Wasser an- und hart durchgefroren. Sodann hobelt man wieder dünne Scheiben ab, bis das Messer nahe ans Glas kommt. Wenn der Objektträger gerade liegt, erreicht man auf diese Weise sehr schöne Schnitte. Vor dem Auftauen wird mittels Glyzerin ein Deckglas aufgelegt; umranden mit Lack ist nötig, wenn man die Präparate längere Zeit aufbewahren will.

e) Speicheldrüsen.

Bouinsche Lösung, Sublimatgemische, Formol-Alkohol eignen sich besonders zur Fixierung der Speicheldrüsen und ihrer Geschwülste. Am Sektionsmaterial ist eine Darstellung der Sekretkörner kaum mehr möglich, da sie rasch nach dem Tode zugrunde gehen.

Die einfachste Darstellung der mukösen und der mukoiden Drüsenzellen besteht in der Färbung von Paraffin- oder Celloidinschnitten mit *Molybdänhaematoxylin* nach HELD oder CLARA.

Molybdänhaematoxylin nach HELD:

Haematoxylin 1 g
Alkohol 70% 100 ccm
Acid. molybdaenic. pur. im Überschuß (öfters umschütteln)

Lösung zuerst blau, wird allmählich schwarz; nur dann brauchbar! (Am besten färbt eine ein bis zwei Jahre alte Lösung.) Zur Färbung verwendet man eine starke Verdünnung der Stammlösung: z. B. einige Tropfen in 50 ccm destillierten Wassers, bis eine eben durchsichtige violette Lösung entsteht.

Molybdänhaematoxylin nach CLARA:

1%ige wässerige Lösung von Haematoxylin
10%ige wässerige Lösung von molybdänsaurem Ammonium zu gleichen Teilen

Zum Gemisch wird reine Phosphormolybdänsäure im Überschuß gegeben, die sich nur wenig löst; öfters umschütteln. Farbe zuerst blauviolett, wird mit der Zeit dunkelrot; es ist erst die dunkelrote Lösung zu gebrauchen. Zum Färben verdünnt man die Stammlösung mit destilliertem Wasser, z. B. einige Tropfen Stammlösung auf 100 ccm Wasser, bis man eine schwach rosa gefärbte Lösung bekommt.

Die Schnitte kommen aus destilliertem Wasser ohne vorherige Beizung für 24 Stunden in die eine oder andere Farblösung; sodann wäscht man sie in destilliertem Wasser aus und kontrolliert unter dem Mikroskop das Fortschreiten der Differenzierung: der mukoide Schleim soll weinrot, der muköse Schleim blau bis blauschwarz erscheinen; kollagenes Bindegewebe rötlich. Einschluß über Anisol-Nelkenöl zu gleichen Teilen, Xylol, Caedax (nach LEHNER).

Ferner ergeben die verschiedenen Schleimreaktionen differente Bilder; man verwendet am besten eine *Mucicarminfärbung*, die besonders in der Kombination mit Haematoxylin und Metanilgelb nach MASSON instruktive Bilder gibt:

Carmin	1,0 g
Aluminiumchlorid (weiß, trocken)	0,5 g
destilliertes Wasser	2 ccm

werden in einer kleinen Porzellanschale gemischt und auf kleiner Flamme zwei Minuten erhitzt; die Lösung dickt sich ein und wird sirupartig, dunkel- bis schwarzrot. Man wirft sodann die Schale mit ihrem noch warmem Inhalt in einen Behälter, der 100 ccm 50%igen Alkohol enthält. 24 Stunden stehen lassen und filtrieren. (Stammlösung von Mucicarmin nach P. MAYER.) Vor Gebrauch ist die Stammlösung fünf- bis zehnfach mit Leitungswasser zu verdünnen.

Färbevorschrift (nach P. MASSON).

1. Überfärbung mit Haemalaun, nicht differenzieren (die Differenzierung vollzieht sich im leicht sauren Mucicarmin).
2. Gut in Leitungswasser waschen.
3. Einige Minuten in
   Metanilgelb 0,05 g
   Essigwasser 1/500 (= 1,0 Eisessig auf 500 ccm Wasser) 100 ccm
   bis der Schnitt gelbbraun wird.
4. Auswaschen in destilliertem Wasser.
5. Färben in der verdünnten Mucicarminlösung eine bis drei Stunden.
6. Auswaschen in destilliertem Wasser.
7. Alkohol 96%, absoluter Alkohol, Toluol, Balsam.

Ergebnis: Muköser Schleim weinrot, Cytoplasma und Bindegewebe gelb, Kerne blauschwarz, mukoider Schleim bleibt ungefärbt. Auch mit Safranin, Thionin, Toluidinblau läßt sich der muköse Schleim gut nachweisen.

Will man den *mukoiden Schleim* darstellen, so verfährt man wie für den Magen angegeben worden ist und stellt eine Färbung mit BESTschem Carmin an.

Ich verweise ferner auf die Angaben im Abschnitt „Darstellung des Schleims", S. 210. Bei Geschwülsten der Speicheldrüsen, welche meistens vom Chirurgen bereits fixiert zugesandt werden, kann man, neben einer gewöhnlichen Haemalaun-Eosin-Färbung mit Vorteil eine Azan-Färbung anstellen, die über die Verhältnisse der Epithel-Bindegewebsverbindungen (Basalmembranen, Quellungszustände usw.) ausgezeichnet Auskunft gibt. Ist das Material im Formol fixiert, kann man es zu diesem Zweck ohne Schaden in Susa nachfixieren; oder man bringt die Paraffinschnitte des Formolmaterials nach dem Entparaffinieren für drei Stunden in eine konzentrierte Sublimatlösung bei 37°, entsublimiert mit Lugol, entjodet mit 5%igem Natriumthiosulfat auf übliche Weise und schließt eine Azan-Färbung an (S. 284). Auch die Trichrommethoden nach P. MASSON ergeben an dünnen Schnitten ohne Mühe prachtvolle Bilder.

f) Pankreas.

Die im Pankreas auftretenden autolytischen Prozesse setzen oft sehr rasch nach dem Tode ein, besonders bei entzündlichen Erkrankungen im Bereich des Abdomen und auch bei Allgemeininfektionen; will man von der Drüse noch einigermaßen brauchbare histologische Bilder erhalten, so muß man sie gleich nach Eröffnung der Bauchhöhle sezieren und einlegen.

Zur *Fixierung* können alle Fixierungsgemische herangezogen werden, besonders empfehlenswert sind Sublimatgemische (Susa, ZENKER, HELLY), Bouinsche Lösung; auch sollte man immer ein Stückchen in Formol fixieren, damit man Material zur Versilberung vorrätig hat. Zur Darstellung der Langerhansschen Inseln muß man oft besondere Fixationen verwenden (s. S. 461). Im allgemeinen wird man Material aus dem Pankreas in Paraffin oder Celloidin einbetten; zur Färbung dienen alle Doppelfärbungen. Sehr schöne Präparate gibt die Haemalaun-Erythrosin-Safran-Methode von MASSON sowie alle Trichromfärbungen.

Auch die Azan-Färbung ist empfehlenswert. Die feinen Bindegewebsgerüste werden mittels Versilberung nach GOMORI (S. 295) vorzüglich dargestellt. Wenn *Fettgewebsnekrosen* im Pankreas und im umgebenden Fettgewebe vorliegen, lohnt es sich, diese schärfer hervortreten zu lassen, indem man sie nach BENDA wie folgt fixiert:

WEIGERTS Neurogliabeize	9 Teile
Formol	1 Teil

(WEIGERTS Beize besteht aus: 2,5 g Chromalaun [oder Fluorchrom] mit 100 ccm destilliertem Wasser gekocht; nach Auslöschen der Flamme 5 ccm Eisessig zusetzen und unter ständigem Umrühren mit Glasstab 5 g feinpulverisiertes neutrales essigsaures Kupferoxyd [Cuprum aceticum] zugeben.)

Man fixiert 24 Stunden im Brutschrank bei 37°. Nimmt man das Gewebsstück heraus, so sieht man alle Nekrosen, auch die feinsten, intensiv grün gefärbt (makroskopische Präparate lassen sich auf diese Weise mühelos herstellen). SCHMORL empfiehlt nach dieser Fixierung in Gelatine einzubetten und Gefrierschnitte herzustellen, die man mit Sudan III und Haemalaun oder Haematoxylin färbt. Man bekommt dabei sehr elegante Bilder, in denen die nekrotischen Teile grün, das Neutralfett rotorange und die Kerne blau gefärbt erscheinen.

Über Methoden zur Untersuchung der *LANGERHANSschen Zellinseln* s. S. 461 bei „*Drüsen mit innerer Sekretion*".

Literatur.

CLARA M.: Die basalgekörnten Zellen im Darmepithel der Wirbeltiere. Erg. Anat. u. Entw. **30** (1933), 240; ders.: Über die spezifische Färbung der Körnchen in den basalgekörnten Zellen des Darmepithels durch die Molybdänhaematoxyline. Z. Zellforsch. **18** (1933), 435; ders.: Über die Darstellung der Gallenkapillaren durch Haematoxylin-Beizenfärbungen. Z. Zellforsch. **17** (1933), 699 (Lit.); ders.: Der Bau der Gallenkapillaren unter physiologischen und experimentellen Bedingungen. Z. mikrosk. anat. Forsch. **35** (1934), 1; ders.: Untersuchungen über die „spezifische" Substanz in den basalgekörnten Zellen der Amphibien. Z. Zellforsch. **24** (1936), 241. ERÖS G.: Eine neue Darstellungsmethode der sog. „gelben" argentaffinen Zellen des Magendarmtraktus. Cblt. Pathol. **54** (1932), 385. HAMPERL H.: Eine Methode zur Untersuchung langer Hohlorgane. Wien. klin. Wschr. **1924**, Nr. 34; ders.: Die färberische Darstellung der Hauptzellengranula in der menschlichen Magenschleimhaut. Virchows Arch. **259** (1926), 179; ders.: Über die „gelben" (chromaffinen) Zellen im gesunden und kranken Magen-Darmschlauch. Virchows Arch. **266** (1927), 509; ders.: Was sind argentaffine Zellen? Virchows Arch. **286** (1932), 811; ders.: Die gröbere und feinere Gestaltung der Schleimhaut des Magen-Darmkanals in Abhängigkeit von seiner Muskulatur. Virchows Arch. **305** (1939), 432. KOKUBO: Beiträge zur normalen und pathologisch-histologischen Magenschleimhaut. Festschr. f. Orth. Berlin: 1903. S. 64. LA MANNA S.: Über Myoblastome. Virchows Arch. **294** (1935), 663. LEHNER J.: Bemerkungen zur Histologie der Magen- und Duodenaldrüsen des Menschen. Wien. klin. Wschr. **1923**, 202. LIEPMANN W.: Über die Bendasche Reaktion auf Fettnekrosen. Virchows Arch. **169** (1902), 532. MASSON P.: La glande endocrine de l'intestin de l'homme. C. R. Acad. Sci. Paris. **103** (1914). OKAUNURA C.: Über die Darstellung des Nervenapparates in der Magen-Darmwand mittels der Vergoldungsmethode. Z. mikrosk. anat. Forsch. **35** (1934), 268. STINTZING R.: Zur Struktur der Magenschleimhaut. Festschr. f. Kupffer. 1899, S. 53. VANCE B. M.: A new staining method for bile canalicule. Anat. Anz. **44** (1913), 412. WOLF-HEIDEGGER G.: Die Anwendung von Kava-Kava bei der Fixierung des Dünndarmes und anderer Hohlorgane. Z. Mikrosk. **56** (1939), 417. ZIMMERMANN K. W.: Beitrag zur Kenntnis des Baues und der Funktion der Fundusdrüsen im menschlichen Magen. Erg. Physiol. **24** (1925), 281.

I. Untersuchung des Nervensystems.

Es liegt nicht in der Absicht dieses Buches, alle Methoden zu berücksichtigen, mit welchen man das gesunde und das pathologisch veränderte Nervensystem histologisch untersuchen kann. In den letzten zwanzig Jahren wurde der pathologischen Histologie dieses Systems eingehende Aufmerksamkeit zuteil und es sind zahlreiche neue Methoden entwickelt worden, welche allerdings oft ganz spezielle Zwecke verfolgen. Es ist ja im allgemeinen die Histopathologie des Nervensystems fast zur Spezialität herangewachsen, die den Händen der Pathologen mehr und mehr entgleitet; dies hängt eben von der Fülle der neuen Erkenntnisse und der damit verbundenen ungeheuren Anzahl neuer und meist komplizierter — daher zeitraubender — Methoden ab. Wir beabsichtigen aus diesem Grund lediglich die Methoden zu besprechen, die zur Diagnosestellung ausgeführt werden sollten und mit denen Zustandsbilder veranschaulicht werden, welche mit einiger Sicherheit zu interpretieren sind. Wer sich über die speziellen Methoden zur histologischen Untersuchung des Nervensystems orientieren will, findet in den Schriften von SPIELMEYER, im vorzüglichen Buche von I. BERTRAND und besonders auch in ROMEIS' Taschenbuch der mikroskopischen Technik ausführliche Angaben. Wir möchten einleitend noch betonen, daß jede histopathologische Untersuchung des Nervensystems, die zur Ermittlung des Wesens eines bestimmten pathologischen Prozesses dient, so vollständig wie möglich durchgeführt werden sollte; man darf sich, mit anderen Worten, nicht begnügen, eine bestimmte Stelle allein zu untersuchen und nur eine Färbemethode anzuwenden, sondern man soll sich vom SPIELMEYERschen Satz leiten lassen: „Auf das Ensemble der Veränderungen an den verschiedenen Teilen des Nervensystems kommt es für die Ergründung eines Krankheitsprozesses und für seine anatomische Differentialdiagnose an."

Zentralnervensystem.

1. Materialentnahme. Die Entnahme der zu untersuchenden Gewebsstücke ist vom Zweck der beabsichtigten Untersuchung abhängig; sie hat sich einerseits nach den makroskopisch bereits erkennbaren Veränderungen, andererseits aber nach klinischen Gesichtspunkten zu richten. Wir empfehlen, auch in besonderen Fällen vor jeglicher Entnahme oder Fixierung eine Photographie des Gehirns vornehmen zu lassen; man kann dann die verschiedenen entfernten Stellen genau markieren.

Eine zweckdienliche Materialentnahme zur histologischen Untersuchung des Gehirns kann nur erfolgen, wenn das Gehirn nicht durch zahlreiche, dem verfolgten Zweck nicht entsprechende Schnitte zerlegt worden ist, wie beispielsweise durch die Sektion nach der VIRCHOWschen Methode. Es ist viel zweckmäßiger, den Hirnstamm abzutragen (senkrechte Schnitte auf die Hirnschenkel) und dann das Großhirn in drei bis vier Frontalschnitte zu zerlegen. Es bleibt auf diese Weise die Topographie der Rinde in ihrem Verhältnis zu den übrigen Teilen des Gehirns erhalten, auch ist eine etwaige photographische Wiedergabe einzelner Veränderungen viel eher möglich.[1]

[1]) SCHEIDEGGER hat diesen Punkt besonders berücksichtigt in der Ausarbeitung seiner sehr praktischen Sektionsmethode des Gehirns, die ich sehr empfehlen möchte (Schweiz. Ztschr. Pathol. 10. 1947).

Bei diffusen zentralen Erkrankungen ist es nicht immer möglich, von vorneherein zu bestimmen, wo histologische Veränderungen erwartet werden können, besonders natürlich dann, wenn man makroskopisch kaum etwas sieht. Es ist aus diesem Grund gut, SPIELMEYERS Rat zu folgen und in solchen Fällen *immer* zahlreiche regionär verschiedene Teile des Gehirns der histologischen Untersuchung zuzuführen. Seit vielen Jahren wird im pathologischen Institut der Universität Basel nach dem von SPIELMEYER vorgeschlagenen Modus gearbeitet und wir können diese Art der Materialentnahme nur empfehlen.

Aus dem *Großhirn* schneidet man folgende Stücke heraus:

1. Aus der ersten Frontalwindung (hinterer Bezirk, der auf die mediale Fläche übergreift);
2. aus den beiden Zentralwindungen, ungefähr an der Grenze vom mittleren zum oberen Drittel;
3. aus der ersten Temporalwindung;
4. aus der linken Insel;
5. aus der Ammonshorngegend;
6. aus der Gegend der Fissura calcarina (mit einem Teil des Cuneus und des Lobulus lingualis).

Aus dem *Hirnstamm* entfernt man je ein Stück aus

1. den mittleren Teilen des Corpus striatum;
2. dem Thalamus opticus;
3. der Augenmuskelregion;
4. der Olivengegend;
5. den Kleinhirnhemisphären mit Nucleus dentatus.

Aus dem *Rückenmark* entnimmt man am besten Stücke der Hals- und Lendenanschwellung sowie je ein Stück aus dem unteren Dorsalmark, Hals- und Sacralmark. Unter Umständen ist die Untersuchung von Längsschnitten durch das Rückenmark von großem Interesse (LARUELLE und REUMONT). Zur Markierung der Stücke, die für jeden Ungeübten eine Notwendigkeit ist, drückt man auf jedes Stück ein Filterpapier mit der entsprechenden Bezeichnung; in der Fixierungsflüssigkeit haftet es dem Gewebsblock fest an. Auch kann man dem Stück aus einer bestimmten Gehirngegend immer die gleiche Form geben.

Die entnommenen Stücke kommen in große Schalen mit flachem Grund, die mit der Fixierungsflüssigkeit zur Hälfte gefüllt sind; der Grund soll mit einem dicken Fließpapier belegt worden sein. Im allgemeinen genügen zwei solcher großer Schalen, die eine für 96%igen Alkohol, die andere für Formol (s. unten).

2. **Fixierung.** Die histopathologische Untersuchung von Gehirn und Rückenmark wird nur dann ihr Ziel erreichen, wenn das Material möglichst frisch und besonders auch in entsprechender Weise fixiert worden ist. Insbesondere darf das zu untersuchende Gewebe vor der Fixierung nicht mit Wasser in Berührung kommen, weil dadurch sehr viele Kunstprodukte entstehen (Quellungen, Zellblähungen u. dgl.), die zu Fehlschlüssen Anlaß geben können. Man hat vielfach vorgeschlagen, gleich nach dem Tode eine Fixierung in situ mittels Injektion von Formol durch die Lamina cribrosa oder suboccipital, in die weichen Häute hinein, vorzunehmen, beziehungsweise Lumbalpunktion, Ablassen von Liquor und Ersatz desselben durch Formol. Diese Methode gestattet freilich noch gute topographische Untersuchungen, wenn man längere Zeit auf die Sektion warten

muß; sie ist aber zur Ausführung vieler Färbemethoden hinderlich, weil sie einerseits niemals in kurzer Zeit eine genügende Tiefenwirkung entfalten kann und andererseits weil die Formolfixierung als solche für spezielle Methoden ungeeignet ist.

Auch für das Nervensystem gilt die gleiche Fixierungsregel wie für andere Gewebe. Man soll sich nicht mit einer einzigen Fixierungsart begnügen, sondern immer parallel benachbarte Teile in die Flüssigkeiten bringen, welche später eine optimale Darstellung der Gewebselemente gewährleisten. Die hauptsächlich in Frage kommenden Fixierungsflüssigkeiten für Gehirnuntersuchungen sind keine komplizierten Gemische; mit drei kommt man im allgemeinen aus, nämlich: *Neutrales Formol, 96%iger Alkohol* und *Bromformol* (CAJAL). Als viertes Mittel kann man noch die WEIGERTsche Gliabeize hinzunehmen.

a) Formol. Zur Neutralisierung des handelsüblichen 40%igen Formols bringt man in die Formolflasche so viel pulverisiertes Calciumcarbonat, daß eine 2 bis 3 ccm hohe Schicht am Boden der Flasche gebildet wird und schüttelt mehrmals kräftig durch. Das Salz setzt sich bald wieder ab, man läßt es am Boden stehen und hebert die notwendige Menge ab. Im allgemeinen verwendet man eine Verdünnung 1 Teil Formol und 9 Teile Wasser.

Zu gebrauchen ist die Formolfixierung für folgende hier in Frage kommenden Methoden:

Fettfärbungen, Markscheidenfärbungen, Neurofibrillenimprägnation nach BIELSCHOWSKY oder HORTEGA, Gliafärbung nach HOLZER, Bindegewebsdarstellung mittels Silberimprägnation (GOMORI, ACHUCARRO u. a.). Ferner gestattet die Formolfixierung auch eine sekundäre Chromierung, die für die WEIGERTsche Markscheidenfärbung oder für die Methode von MARCHI notwendig ist. Unter Umständen kann man auch brauchbare Zellbilder mit dem NISSL-Verfahren erhalten, wenn man die formolfixierten Stücke längere Zeit im Alkohol auswäscht.

Zur Aufbewahrung größerer Gehirnstücke leistet das Formol die besten Dienste, wenn man es regelmäßig erneuert; in altem Material gelingen allerdings nur noch die Myelinfärbungen (auch nach sekundärer Chromierung). Man sollte auch wissen, daß die weiße Substanz mit der Zeit im Formol gelblich wird und daß die graue Substanz gleichzeitig abblaßt, wobei die Grenzen der beiden verschwinden.

b) 96%iger Alkohol. Während in der üblichen Technik der Alkohol als ein schlechtes Fixierungsmittel gilt, spielt er in der Histopathologie des Nervensystems eine bedeutende Rolle, weil nur nach Alkoholfixierung gute Zellbilder mit der NISSLschen Methode erhalten werden können (Ersatzmethoden für Formolmaterial s. S. 392). Ferner ist die Fixierung in Alkohol für folgende Untersuchungen angezeigt: Darstellung der Faserglia nach HOLZER, Nachweis von Eisen, Calcium und Glykogen.

c) Bromformol. RAMON Y CAJAL hat das Bromformol 1916 in die Technik eingeführt; er gab folgendes Gemisch an:

Formol 40% (neutral)	15 ccm
Ammoniumbromid	2 g
destilliertes Wasser	85 ccm

Später hat Rio-Hortega eine konzentrierte Lösung, besonders für die Microglia, angegeben:

Formol	224 ccm
Ammoniumbromid	32 g
destilliertes Wasser	1000 ccm

Man soll darauf achten, daß die spanische Schule immer mit reinsten Chemikalien gearbeitet hat, und zwar mit Präparaten „pro analysi“ von E. Merck, Darmstadt; auch das Formol stammt von Merck (Formaldehydlösung 40%ig „blaue Marke“). Nach dieser Fixierung erscheinen die Gewebsstücke weißlich und sind weich. Man verwendet die Bromformolfixierung ausschließlich für folgende Verfahren: Goldsublimatmethode von Cajal für die Neuroglia (Macroglia); Silbercarbonatmethode von Rio Hortega für Astrozyten, Oligodendroglia, Microglia.

Die Fixierungszeit wechselt je nach den darzustellenden Gliaelementen: Bertrand gibt diesbezüglich folgendes an:

Microglia	2 bis 3 Tage
protoplasmatische Glia	20 bis 30 Tage
faserige Glia	1 bis 2 Monate

Nur die Gold-Sublimat-Methode von Cajal bildet eine Ausnahme von dieser Regel; will man die protoplasmatische Glia und die Faserglia mit dieser Methode nachweisen (s. S. 428), so fixiert man nicht über drei Tage im Bromformol.

d) Weigertsche Gliabeize mit Formolzusatz. Dieses Gemisch dient als Beize und als Fixierungsflüssigkeit; sie gestattet eine sehr exakte Untersuchung der Faserglia mit der Weigertschen Methode (s. S. 421):

Man löst durch Kochen 2,5 g Fluorchrom in 100 ccm destilliertem Wasser; wenn die Lösung siedet, löscht man die Flamme und gibt 5 ccm Eisessig hinzu. Daraufhin versetzt man die Lösung unter ständigem Rühren (Glasstab) mit feinpulverisiertem Kupferacetat (Cuprum aceticum). Nach Erkalten gibt man auf die erhaltene Menge 10 ccm Formol (40 %) zu.

Man fixiert darin fünf Tage; Erneuerung der Flüssigkeit nach 24 Stunden ist angezeigt.

3. Herstellung der Schnitte. Die meisten Untersuchungen, auf die es ankommt, lassen sich an Gefrierschnitten durchführen; die Gefrierschnittmethode ist unentbehrlich für die verschiedenen Methoden von Rio Hortega zur Darstellung von Oligodendroglia und Microglia; aber auch für den Fettnachweis, für viele Methoden der Fasergliafärbung sind Gefrierschnitte notwendig. Zur schnellen Markscheidendarstellung und für die Untersuchung der Nervenfibrillen mittels Silberimprägnation ist die Gefrierschnittmethode gar nicht mehr wegzudenken!

Um gute Zellbilder nach der Nissl-Methode (Alkoholfixierung) zu erzielen wie auch für die Markscheidenfärbung nach Weigert, ist die Celloidineinbettung von großem Wert. Man verfährt nach den allgemeinen Angaben (s. S. 100). Auch wenn man größere Hirnscheiben untersuchen muß, wie dies bei Geschwülsten vorkommen kann, so ist die Celloidineinbettung ratsam. Man muß sich allerdings Zeit nehmen und nur langsam einbetten (mindestens eineinhalb bis zwei

Monate in 2%iger, einen Monat in 4%iger Celloidinlösung). Die Paraffineinbettung ist, trotz allen ihren Nachteilen, zur histopathologischen Untersuchung des Gehirns besonders dann nicht zu umgehen, wenn man unbedingt dünne Schnitte braucht. Man verwendet sie besonders in Fällen von Geschwülsten, besonderen Entzündungen, zum Studium feinerer Gefäßerkrankungen usw. Unter Umständen kann man an Paraffinschnitten sehr brauchbare Gliabilder, ferner auch Ganglienzellenbilder erhalten. Auf diesbezügliche Methoden wird in den entsprechenden Abschnitten dieses Kapitels hingewiesen werden.

4. Färbeverfahren. Wie es einleitend erwähnt wurde, hat die moderne neurohistologische Technik zahlreiche Methoden ausgearbeitet, mit welchen die einzelnen Bausteine des Nervensystems dargestellt werden können. Viele dieser Verfahren gelingen nur in den Händen geübter Untersucher und sollen für besondere Zwecke reserviert bleiben. Das Wesentliche bleibt bei jeder histopathologischen Untersuchung des Gehirns die *Ermittlung von guten Übersichtsbildern*, d. h. von histologischen Bildern, in denen möglichst viele Gewebsbestandteile zur Darstellung kommen. In solchen Bildern erscheint der komplizierte Aufbau des Gehirngewebes vereinfacht; mit ihnen verfolgt man vor allem den Zweck, einen Eindruck von der topographischen Verteilung und von der Intensität der pathologischen Veränderungen zu gewinnen. Danach muß man sich richten, um sodann die weiteren Strukturverhältnisse mit Hilfe der entsprechenden Methoden zu studieren. Die allerwichtigste Methode zur Ermittlung eines guten, vollständigen Übersichtsbildes ist die Färbung von alkoholfixiertem Material mittels basischer Anilinfarben, die Nisslsche Methode.

In den folgenden Abschnitten werden folgende besonders in Frage kommenden Darstellungsmethoden besprochen:

a) Methoden zur Darstellung der Ganglienzellen.
b) Methoden zur Darstellung der Neurofibrillen und der Achsenzylinder.
c) Methoden zur Darstellung der Markscheiden.
d) Methoden zur Darstellung der Neuroglia.
e) Methoden für besondere pathologische Prozesse.

a) Methoden zur Darstellung der Ganglienzellen.

Wie wir es soeben erwähnten, steht die Nisslsche Methode an der Spitze der Verfahren, mit denen Übersichtsbilder erhalten werden, denn keine andere Technik ist so sicher und so gleichmäßig in der Prägnanz der Darstellung. Sie liefert eine elektive Färbung der Ganglienzellen einerseits und färbt aber andererseits die Gliazellen, Zellen der Gefäßwände, Infiltratzellen und Geschwulstzellen sehr schön, so daß sie als die Methode der Wahl für jede histopathologische Untersuchung des Nervensystems bezeichnet werden muß.

Für das gute Gelingen der Nisslschen Färbung ist eine *Fixierung in 96%igem Alkohol* eine unerläßliche Bedingung (über Behandlung von Formolmaterial S. 392). Man fixiert nicht zu kleine Stücke (etwa walnußgroß); wichtig ist, daß der zu fixierende Gewebsblock allseitig mit dem Alkohol in Kontakt kommt und daß man den Alkohol in den ersten 24 Stunden mindestens einmal wechselt, später alle zwei Tage.

Je nachdem, ob man den Gewebsblock ohne Einbettung oder nach Celloidineinbettung schneidet, unterscheidet man zwei Verfahren:

1. Nisslsche Originalmethode. Nach etwa fünf Tagen sind die in Alkohol liegenden Gewebsstücke schnittfähig geworden; man schneidet sie glatt mit einem Rasiermesser, das mit Alkohol befeuchtet ist; der Block sollte nicht höher als 6 bis 8 mm sein. Eine der größeren ebenen Flächen wird mit Fließpapier angetrocknet und mit einer dicken Lösung von Gummi arabicum auf einen Holzblock geklebt. Die Aufklebefläche des Holzblocks muß plan sein, die nicht zu dicke Gummischicht ist gut auszubreiten und es sollen die Ränder des Gewebsstückes überall dem Holzblock anliegen. Man drückt nun das Gewebe mit dem Finger auf den Holzblock und bringt das Ganze in 96%igen Alkohol, das Gewebe immer noch haltend, bis nach wenigen Minuten die Gummischicht weiß gefärbt aussieht; sie ist erstarrt und haftet fest. Solche Gewebsblöcke lassen sich am Celloidinmikrotom mit schräger Messerstellung (wie für Celloidinschnitte) leicht schneiden; man bekommt ohne große Mühe 10 bis 15 μ dicke Schnitte. Damit sich die Schnitte nicht einrollen, ist es gut, den vorderen Teil des Messers mit nur wenig Alkohol zu benetzen, den hinteren Teil dagegen gut damit zu befeuchten (Spielmeyer), damit der Schnitt nicht zerreißt. Es empfiehlt sich auch, die Schnitte vor dem Übertragen in die Farblösung auf einem Objektträger mit einem alkoholdurchtränkten Pinsel flach auszubreiten; man sammelt sie danach in einer Schale mit 96%igem Alkohol. Jede Berührung mit Wasser ist zu vermeiden!

Färbung: Sobald man von einem Block genügend Schnitte hat, muß man sie färben; ein längeres Liegenbleiben in Alkohol beeinträchtigt die Färbung erheblich.

Zur Färbung hat Nissl folgendes Gemisch angegeben, das mindestens ein viertel Jahr alt sein muß:

Methylenblau B patent (Carl Buchner u. Sohn, München)	3,75 g
venetianische Seife (geschabt)	1,75 g
destilliertes Wasser	1000 ccm

Vor Gebrauch umschütteln und filtrieren!

An Stelle dieser Farblösung verwendet man heute (nach Spielmeyer) eine 1‰ige Lösung von Toluidinblau oder eine 1‰ige Lösung von Thionin in destilliertem Wasser.

Die Schnitte werden mit einem Spatel in ein Schälchen gebracht, das mit der Farblösung beschickt worden ist; sie müssen glatt, faltenlos an der Oberfläche ausgebreitet sein. Daraufhin erhitzt man die Farblösung vorsichtig, bis Dämpfe aufsteigen. Dabei bedient man sich eines kleinen Stativs mit Drahtgitter, auf welchem das Schälchen liegt; zur Erwärmung dient ein Spiritusbrenner, dessen etwa 3 cm lange Flamme die Spitze des Drahtnetzes berührt (Nissl). Man soll es vermeiden, die Schnitte in eine schon warme Lösung zu bringen, ebenso soll man nicht länger erwärmen, als Dämpfe eben aufsteigen! Nachdem die Farblösung wieder kalt ist, fängt man die Schnitte mit einem dünnen, langen Glashäkchen auf und bringt sie in die Differenzierungsflüssigkeit.

Als *Differenzierungsflüssigkeit* benutzt man ein Gemisch von

Anilinöl (Höchster Farbwerke)	10 ccm
96%iger Alkohol	90 ccm

Sie ist stets frisch herzustellen.

Man differenziert nur kurz, bis keine groben Farbwolken mehr abgehen, bringt den Schnitt rasch auf einen Objektträger und trocknet gleichmäßig (nicht hin- und herreiben) mit glattem Filterpapier ab. Der trockene Schnitt wird rasch mit einigen Tropfen Cajeputöl zur Aufhellung bedeckt. Man tropft sodann das Öl ab, entfernt alle Spuren davon sorgfältig mit mehrfachen Lagen von Fließpapier und übergießt den Schnitt mit Benzin; dabei soll man jegliche Austrocknung des Schnittes vermeiden. Der noch mit Benzin befeuchtete Schnitt wird mit einigen Tropfen einer dünnen Xylol-Kolophoniumlösung bedeckt. Man erwärmt ganz leicht zum Vertreiben des Xylols und bringt ein erwärmtes Deckgläschen auf die noch warme Kolophoniumschicht (Luftblasen sind unbedingt zu vermeiden), wobei man es leicht andrückt, damit der Schnitt flach liegt. Das Erstarren des Kolophoniums geht rasch vor sich. Man muß also entsprechend rasch und genau arbeiten!

Herstellung der Xylol-Kolophoniumlösung: Käufliches Kolophonium wird im Mörser zu Pulver verrieben und in eine 50-ccm-Weithalsflasche bis etwa zur Hälfte eingefüllt. Man gießt Xylol hinein, bis die Flasche gefüllt ist und stellt sie unter eine Glocke zum Absetzen. Die oberflächliche, klare, dünnflüssige Schicht wird abgehebert und in einem Balsamfläschchen aufbewahrt.

Ergebnis: Gewebsgrund und faserige nervöse Substanz bleiben ungefärbt, Tigroidschollen intensiv blau oder violett, desgleichen die Membran der Kerne und die Nucleolen; das Cytoplasma von Ganglienzellen und Gliazellen ist blaßblau. Verlagerungen, Verdichtungen, Auflösungserscheinungen der Nißl-Substanz, das Auftreten von „Ringelchen" bei der schweren Zellerkrankung, die Zellschrumpfung (chronische Zellerkrankung) usw. heben sich sehr deutlich ab.

Vor Sonnenlicht geschützt, im Dunkeln aufbewahrt, behalten die Schnitte ihre Färbung viele Jahre hindurch unverändert.

Anmerkung: Will man sich über die Begründung und die Bedeutung aller technischen Maßnahmen der NISSLschen Färbung orientieren, lese man den Artikel „Nervensystem" in der Encyklopädie der mikroskopischen Technik, wo NISSL diese Methode sehr ausführlich besprochen hat (Bd. 3, S. 1651 und ff. der 3. Auflage).

2. Modifikationen der NISSLschen Methode. Bei manchen pathologischen Prozessen wird man statt der Originalmethode von NISSL eine Modifikation anwenden, mit welcher man auch erweiterte Stellen, von Geschwulstgewebe durchwachsene Bezirke mit uneinheitlicher Gewebskonsistenz u. dgl., bearbeiten kann, ohne Gefahr zu laufen, die Schnitte zu zerreißen. Auch ist zu erwähnen, daß encephalomalazische Stellen sich im 96%igen Alkohol nur unvollständig härten und somit nicht ohne Einbettung zu schneiden sind. Ferner, und das bleibt für den Pathologen ein sehr bedeutender Grund, gestattet die Einbettung des im Alkohol fixierten Materials einen Vergleich der nach NISSL gefärbten Schnitte mit solchen, die mittels anderen Verfahren behandelt worden sind (Glia- und Bindegewebsdarstellung, Eisen- oder Kalknachweis usw.).

Man wird aus den erwähnten Gründen für histopathologische Untersuchungen des Zentralnervensystems eine Celloidineinbettung vorziehen.

α) Nissl-*Färbung am Celloidinschnitt* (nach Angaben von Spielmeyer). In Alkohol fixiertes Material wird wie üblich in Celloidin (Photoxylin) eingebettet; man schneidet nach der gewöhnlichen Vorschrift unter 70%igem Alkohol (S. 104). Im Gegensatz zum Originalverfahren können die Celloidinschnitte ohne Schaden längere Zeit im Alkohol liegenbleiben.

1. Färbung in einer 1‰igen wässerigen Lösung von Toluidinblau, Thionin oder Cresylechtviolett. Man muß die Schnitte gut ausbreiten; sodann erwärmt man die Farblösung zweimal bis zur Dampfbildung und läßt erkalten.
2. Differenzieren in Anilinölalkohol wie bei der Originalmethode.
3. Übertragen der Schnitte auf Objektträger, abtrocknen mit Filterpapier.
4. Aufhellen mit Cajeputöl.
5. Abgießen des Öles, dessen Reste mit Fließpapier sorgsam entfernt werden.
6. Zweimal mit Xylol übergießen.
7. Einschließen in Canadabalsam. Das Deckglas wird unter leichtem Andrücken unter gelinder Erwärmung aufgelegt.

Nach Spielmeyer kann man das Verfahren vereinfachen, indem man folgendermaßen vorgeht:

1. Färben wie oben.
2. Schnitte aus der abgekühlten Farblösung in destilliertes Wasser übertragen und abspülen, daraufhin spült man nochmals in 70%igem Alkohol.
3. Differenzierung in 96%igem Alkohol (die Differenzierung geht in reinem Aethylalkohol etwas langsamer vor sich als in Anilinölalkohol; verwendet man Aethylalkohol, der mit Methylalkohol vergällt ist, verläuft sie rascher als in reinem Alkohol [Romeis]).
4. Absoluter Alkohol, Xylol, Balsam.

Ergebnis: Es ist nahezu dasselbe, wie nach der Originalvorschrift. Hat man mit Anilinalkohol differenziert, erhält man im allgemeinen kontrastreichere Präparate; man muß allerdings dafür Sorge tragen, daß jede Spur des Cajeputöls entfernt wird, ansonsten die Haltbarkeit der Färbung stark leidet.

Anmerkung: Spielmeyer empfiehlt zur Färbung *Thionin* anzuwenden, das einen stark rötlichen Stich hat. Dabei färben sich die Leibessubstanzen von Ganglien- und Gliazellen sowie die Plasmazellen in mehr violettem Ton. Er betont insbesondere auch die photographische Brauchbarkeit solcher Präparate.

β) Nissl-*Färbung an Formolmaterial* (Spielmeyer). Von den vielen empfohlenen Verfahren, mit welchen brauchbare Zellbilder an Formolmaterial zu erhalten sind, sei hier vor allem dasjenige von Spielmeyer angegeben. Auch diese Methode ist für den Pathologen von großer Bedeutung, weil man in den pathologischen Instituten, wo nicht speziell auf dem Gebiete der Histopathologie des Nervensystems gearbeitet wird, immer noch Gehirnmaterial lediglich in Formol konserviert, was an sich ein Kunstfehler ist. Es sind nämlich nach der so beliebten Formolkonservierung keine Äquivalentbilder der Nervenzellen zu erzielen. Man kann folgendes Verfahren anwenden:

1. Das formolfixierte Material wird *mindestens zwei Tage* in fließendem Wasser gewaschen.

2. Einlegen von nicht allzu großen Stücken für zehn bis vierzehn Tage in zweimal gewechselten 70%igen Alkohol, daraufhin ebensolange in 96%igen Alkohol, den man ebenfalls zweimal wechselt. Die Alkoholbehandlung verfolgt den Zweck, die im Formol fixierten Myelinsubstanzen nach Möglichkeit zu extrahieren. Eine längere Nachbehandlung mit Alkohol, etwa zwei bis drei Monate, verbessert noch die Resultate (HALLERVORDEN).

3. Celloidineinbettung.

4. Die Celloidinschnitte werden vor der Färbung auf 12 bis 24 Stunden in 80%igen Alkohol bei 37° (Brutofen) stehengelassen, weil sie sich dann besser färben; ganz besonders wird die störende diffuse grünliche Grundfärbung nicht so stark.

5. Färben mit Thionin (1‰ige Lösung) oder Cresylviolett, nach welchem die Differenzierung regelmäßiger vor sich geht.

6. Abspülen in Wasser.

7. Differenzieren in 70%igem Alkohol, unter Umständen mit Zusatz von I bis II Tropfen HCl-Alkohol.

8. Gut in 96%igem Alkohol auswaschen.

9. Absoluter Alkohol, Xylol, Balsam.

Anmerkung: Solche Präparate blassen in der Regel ab, auch wenn man sie im Dunkeln aufbewahrt hat.

γ) NISSL-*Färbung an Formolmaterial nach* DAHLÉN. Von der allgemein bekannten Beobachtung ausgehend, daß im Formolmaterial der Grund stark mitgefärbt wird, wobei die Zellkörper nur undeutlich zu unterscheiden sind, hat DAHLÉN eine Modifikation ausgearbeitet, mit welcher man ausgezeichnete Bilder erhalten kann. Die Methode eignet sich sowohl für Paraffin- wie für Celloidinschnitte.

1. 20 μ dicke Schnitte werden (Paraffinschnitte nach Entparaffinierung) für ca. drei Stunden in eine 1‰ige Thioninlösung (wässerig) eingelegt.

2. Abspülen mit destilliertem Wasser.

3. Übertragen in 95%igen Alkohol für ca. fünf Minuten.

4. Differenzieren in GOTTHARDscher Differenzierungsflüssigkeit ca. fünf Minuten:

Kreosot	50 ccm
Eukolyptol	40 ccm
Xylol	50 ccm
absoluter Alkohol	150 ccm

Hier soll sich der Schnitt nicht ganz entfärben.

5. Spülen in absolutem, dann in 95%igem Alkohol.

6. Gründlich in destilliertem Wasser waschen.

7. Schnell in 1%ige Essigsäure bringen (einige Sekunden).

8. Spülen in destilliertem Wasser.

9. Übertragen in 95%igen Alkohol, dann in absoluten Alkohol ein bis drei Minuten.

10. Xylol zehn Minuten.

11. In neutralem Balsam einschließen.

Ergebnis: Gut gelungene Präparate zeigen dasselbe Bild wie nach NISSL-Färbung am Alkoholmaterial.

δ) NISSL-*Färbung an Paraffinschnitten.* BIELSCHOWSKY hat für Paraffinschnitte eine Methode angegeben, die ungefähr die gleichen Resultate wie die soeben erwähnten Verfahren liefert.

1. Fixierung in Alkohol.
2. Paraffineinbettung.
3. Färbung 30 bis 60 Minuten in 1%iger wässeriger Lösung von Cresylviolett R. R.
4. Rasch in destilliertem Wasser waschen.
5. Entwässerung und gleichzeitige Differenzierung in 70-, 96%igem und absolutem Alkohol.
6. Aufhellen in Cajeputöl, Xylol (mehrmals), Balsam.

3. Weitere Ganglienzellfärbungen. Die früher viel gebrauchten Färbungen mit Carmin werden heute in der pathologischen Histologie kaum noch verwendet. Es seien hier lediglich zwei Methoden angeführt, die unter Umständen zum Studium pathologischer Veränderungen des Zentralnervensystems herangezogen werden können.

α) *Nervenzellfärbung nach* HELD. Mit diesem Verfahren kann man einen schönen Farbenkontrast zwischen NISSL-Substanz und Protoplasma erzielen.

1. Fixierung möglichst kleiner Gewebsstücke in Pikrinschwefelsäure (KLEINENBERG) 24 Stunden:

gesättigte wässerige Pikrinsäurelösung	100 ccm
konzentrierte Schwefelsäure	2 ccm

Es bildet sich dabei ein reichlicher Niederschlag, der nach 24 Stunden abfiltriert wird; das Filtrat wird mit der dreifachen Menge destillierten Wassers (ca. 300 ccm) verdünnt.

2. Auswaschen der Pikrinsäure und gleichzeitige Entwässerung in Alkohol steigender Konzentration (vom 20%igen zum absoluten Alkohol).
3. Paraffineinbettung.
4. Dünne Schnitte mittels Kapillarattraktion aufkleben, entparaffinieren.
5. Färben unter leichtem Erwärmen in essigsaurer Erythrosinlösung zwei Minuten:

Erythrosin	1 g
destilliertes Wasser	150 ccm
Eisessig	II Tropfen

6. Auswaschen in destilliertem Wasser.
7. Nachfärbung in einer Aceton-Methylenblaulösung:

Aceton 1 Teil und destilliertes Wasser 20 Teile	zu gleichen Teilen
NISSLsche Methylenblaulösung	

Man färbt unter Erwärmen bis der Acetongeruch verschwunden ist und läßt allmählich erkalten, die Schnitte erscheinen blau.

8. Differenzierung in 0,1%iger Alaunlösung, bis der Schnitt wieder rötlich gefärbt erscheint. (Je nach Schnittdicke einige Sekunden bis wenige Minuten.)

9. Kurzes Abspülen in destilliertem Wasser, schnelles Entwässern in absolutem Alkohol, Xylol, Canadabalsam.

Ergebnis: NISSL-Substanz und Nucleolen tiefblau; Protoplasma der Ganglienzellen mehr oder minder leuchtend rot, desgleichen Kernmembran und Kernmasse.

β) Ganglienzellenfärbung nach EINARSON. Die Methode von EINARSON ist für Paraffinschnitte bestimmt; ihr Vorteil beruht darin, daß sie an Material ohne weiteres gelingt, das in Formol, Alkohol, Formolalkohol, Zenker, fixiert worden ist. Sie ist leicht auszuführen, wenn die Farblösung richtig zubereitet worden ist und ist sehr gut haltbar.

Zur Färbung benutzt man Gallocyanin-Chromalaun. In 100 ccm einer 5%igen Chromalaunlösung wird 0,15 g Gallocyanin drei Minuten lang aufgekocht (öfters umschütteln); nach Erkalten wird filtriert und mit destilliertem Wasser auf 100 ccm aufgefüllt. Das pH der Farblösung soll etwa 2,09 betragen. Paraffinschnitte werden 24 bis 48 Stunden gefärbt, mit destilliertem Wasser gewaschen, in der aufsteigenden Alkoholreihe entwässert und über Xylol in Balsam eingeschlossen.

Ergebnis: Tigroidschollen und Chromatin tiefblau bis schwarz. Auch pathologische Veränderungen (Verklumpung, Tigrolyse, Inkrustationen u. dgl.) werden sehr gut dargestellt. Frisch bereitete Farblösungen sind besser als ältere. Über Celloidinschnittfärbung mit Anthracenblau-Aluminiumsulfat-Chromalaun nach EINARSON und BENTSEN s. ROMEIS' Taschenbuch.

4. Methoden zur Darstellung der Ganglienzellen mittels Metallimprägnation. Die Metallimprägnationsmethoden zur Darstellung der Ganglienzellen und ihrer Ausläufer sind am Sektionsmaterial, das meistens nicht frisch ist, schwer auszuführen. Wenn man kein frisches Gewebe bearbeiten kann, sollte man sie eigentlich nicht gebrauchen; das gilt insbesondere für die Methode von GOLGI. Wenn wir sie trotzdem anführen, so geschieht es aus dem Grunde, daß man sie bei experimentellen Arbeiten sehr gut anwenden kann und gelegentlich ist man doch in der Lage, frisches menschliches Material zu erhalten, bei dem sich ein Versuch doch lohnt. Neben der GOLGI-Methode stehen andere, am Sektionsmaterial besser gelingende Methoden, wie diejenigen von O. SCHULTZE, die wir bei den Verfahren zur Darstellung der Neurofibrillen besprechen werden (S. 404).

α) Originalmethode von GOLGI *(rasche Methode).*

1. *Fixierung:* 2 bis 3 mm dicke Stücke (von höchstens 10 mm^2 Fläche) fixiert man in folgendem Gemisch:

3%ige Kaliumbichromatlösung	80 ccm
1%ige Osmiumtetroxydlösung	20 ccm

Es sind dabei einige Punkte zu beachten. Die Gewebsstücke müssen vom Fixierungsgemisch gut umspült werden; man legt sie am besten auf zerzupftes Filterpapier oder Glaswolle. Das Fixierungsgemisch muß reichlich bemessen werden und ist in einer Flasche aus braunem Glas frisch zuzubereiten. Man fixiert am besten im Dunkeln. Die Dauer der Fixierung richtet sich nach dem Zweck der histologischen Darstellung; nach LENHOSSÉK kann man sich ungefähr an folgende Zeiten halten: für Ganglienzellen drei bis fünf Tage, für Neurofibrillen fünf bis sieben Tage (Gliazellen zwei bis drei Tage).

2. Abspülen in destilliertem Wasser oder in einer schon gebrauchten $\frac{1}{4}$%igen Silbernitratlösung, bis keine Niederschläge mehr erscheinen.

3. Übertragen in eine 0,75%ige Silbernitratlösung für zwei bis sechs Tage, am besten im Dunkeln; auch hier müssen die Stücke gut umspült werden. (Aufhängen mit Faden, den man am Flaschenkork befestigt.)

4. Auswaschen eine bis zwei Stunden in 40%igem Alkohol, den man mehrmals erneuert.

5. Nachhärten in 80%igem und 96%igem Alkohol.

6. Schneiden zwischen Klemmleber (gehärtete Amyloidleber z. B.) mit dem Rasiermesser oder nach sehr rascher Celloidineinbettung, oder noch wie für die NISSLsche Methode: Aufkleben mit Gummi arabicum und Schneiden unter Alkohol (S. 390). Man schneidet 20 bis 100 μ dicke Schnitte. Nach ROMEIS kann man auch die Gewebsstücke auf dem Gefriermikrotom schneiden, wenn man sie nach dem Härten in Alkohol ins Wasser zurückbringt.

7. Schnitte sorgfältig mit 80%igem Alkohol auswaschen, damit das überschüssige Silber entfernt wird.

8. Entwässern in absolutem Alkohol.

9. Aufhellen in Bergamottöl (oder Kreosot und dann Terpineol [ROMEIS]).

10. Einschließen in Balsam ohne Deckglas. Vorteilhaft für die Beobachtung ist folgendes von ROMEIS angegebene Verfahren:

Man überträgt die Schnitte auf ein Deckgläschen, saugt das Bergamottöl vorsichtig ab und legt einen Tropfen dickflüssigen Canadabalsam auf, den man über das ganze Präparat ausbreitet. Daraufhin läßt man mehrere Tage an einem staubgeschützten Orte trocknen. Das Deckgläschen wird schließlich auf einen durchlochten Objektträger oder Holzbrettchen *mit der Schichtseite nach unten* befestigt.

Ergebnis: Ganglienzellen und ihre Fortsätze sind tiefschwarz auf hellem Grund.

β) Modifikationen der GOLGI-*Methode.* Es seien hier lediglich zwei Methoden angegeben, mit welchen man vielfach sicherer als mit der Originalmethode von GOLGI arbeitet.

αα) Methode von COX: Man fixiert kleine Gewebsstücke in folgendem Gemisch:

5%ige Sublimatlösung	100 ccm
5%ige Kaliumbichromatlösung	100 ccm

dazu gibt man:

5%ige Kaliummonochromatlösung	80 ccm
destilliertes Wasser	200 ccm

Die Fixierung muß in gut verschlossenem braunem Glas geschehen; nach 24 Stunden erneuert man die Flüssigkeit und fixiert ein bis drei Monate (im Sommer kürzer als im Winter).

Die fixierten Gewebe werden am Gefriermikrotom geschnitten. Die Schnitte bringt man auf ein bis zwei Stunden in eine 5%ige Natriumcarbonatlösung, wo sich die imprägnierten Teile schwarz färben. Man wäscht sie darauf in destilliertem Wasser, entwässert rasch in steigendem Alkohol, hellt in Bergamottöl auf und schließt in Canadabalsam wie für die GOLGI-Methode ein. COX empfiehlt den Einschluß in einem Lack folgender Zusammensetzung vorzunehmen: Sandarak 75,0; Kampfer 15,0; Terpentin 30,0; Lavendelöl 22,5; absoluter Alkohol 75,0; Rizinusöl V bis X Tropfen. Die Schnitte können auch mit einem Deckglas bedeckt werden, wenn man die Lackschicht zunächst gut trocknen läßt, sodann mit Rizinusöl bestreicht und das Deckglas fest andrückt, damit das überschüssige Öl herausgepreßt wird.

ββ) Methode von BUBENAITE: Von ROMEIS besonders empfohlen, dürfte diese Modifikation eine der besten sein:

1. Fixierung in Formol (1 Teil Formol und 9 Teile Wasser) einige Tage; ROMEIS erhielt an altem Formolmaterial auch noch gute Resultate.
2. Die Gewebsstücke werden auf Watte in 2,5%iger Kaliumbichromatlösung zwei Tage bei 34° C chromiert.
3. Man tupft sie mit Filterpapier ab, spült sie kurz mit 2%iger Silbernitratlösung (am besten mittels Spritzflasche) und legt sie
4. in eine frische 3%ige Silbernitratlösung bei 34° C für ein bis zwei Tage ein.
5. Rasche Einbettung in Paraffin (in ein bis zwei Tagen).
6. Paraffinschnitte werden wie üblich entparaffiniert und mit Canadabalsam zugedeckt.

BUBENAITE erwähnt, daß diese einfache Technik auch besonders für Kurspräparate brauchbar ist.

b) Methoden zur Darstellung der Neurofibrillen.

Früher hat man in der Histopathologie wie in der normalen Histologie die Neurofibrillen mit Carminfärbungen dargestellt; auch wurde vielfach die VAN-GIESONsche oder die MALLORYsche Färbung angewandt. Diese Methoden können niemals zum Ziele führen, wenn man die Neurofibrillen elektiv darstellen will. Man hat dazu die Wahl zwischen den Molybdänmethoden und den Metallimprägnationen. Die ersten werden für pathologisches Material wenig gebraucht, da sie (wie die Methode von BETHE) unzuverlässig sind oder (wie die Methode von DONAGGIO) eine besondere Fixierung voraussetzen.

Unter den Metallimprägnationen kann man in der menschlichen Histopathologie lediglich die Silbermethode anwenden; die Goldmethode von v. APATHY versagt dagegen. Und auch unter den Silbermethoden wird man die Wahl im täglichen Gebrauch eng ziehen und hauptsächlich mit der BIELSCHOWSKY-Methode und ihren Modifikationen sowie mit den Verfahren nach RIO HORTEGA arbeiten, während die von RAMON Y CAJAL angegebenen Silberimprägnationen kaum in Betracht kommen, da sie nur eine mittlere Zone der behandelten Gewebsstücke in brauchbarer Weise imprägnieren.

1. Methode von BIELSCHOWSKY. Dieses Verfahren verbindet viele Vorteile: Zuverlässigkeit, relative Einfachheit der Ausführung und einfache Fixierung;

sie gestattet eine vorzügliche Darstellung der Neurofibrillen in größeren Gewebsstücken auch nach langdauernder Konservierung.

Eine unerläßliche Vorbedingung für das Gelingen der BIELSCHOWSKYschen Methode ist die *Fixierung in Formol*, und zwar am besten in neutralem Formol; optimale Fixierungszeit drei bis sechs Wochen. Liegt altes Formolmaterial vor, so verwendet man das Pyridinverfahren (S. 391).

Im allgemeinen wird man das Verfahren von BIELSCHOWSKY an Gefrierschnitten ausführen; es gibt immerhin Fälle, die zweckmäßig mittels der Stückimprägnierung untersucht werden, dies namentlich bei pathologischen Prozessen mit Erweichungen oder wenn Gewebsstücke von uneinheitlicher Konsistenz vorliegen.

Es ist selbstverständlich, daß bei dieser Methode dieselben Vorsichtsmaßnahmen hinsichtlich Instrumentarium (Glasgeräte) und Chemikalien wie für alle Silberimprägnationsverfahren gelten (s. S. 290).

α) BIELSCHOWSKY-Methode am Gefrierschnitt.

1. *Fixierung* in Formol 1 : 9 (neutralisiert) mindestens vierzehn Tage; man verwendet dünne Gewebsscheiben (höchstens 1 cm dick) von möglichst frischem Material.

2. Mehrstündiges Waschen der unter Umständen halbierten Gewebsscheiben in fließendem Wasser zwei bis drei Stunden; man läßt sie dann 24 bis 48 Stunden in mehrmals zu wechselndem destilliertem Wasser liegen.

3. Möglichst dünne (5 bis 10 μ) Schnitte am Gefriermikrotom schneiden.

4. Die Schnitte werden in destilliertem Wasser aufgefangen und mittels Glashäkchen für ein bis zwei Stunden in frisches destilliertes Wasser gebracht; das Wasser wechselt man einige Male.

5. Einlegen der Schnitte in eine 2%ige Silbernitratlösung für 24 bis 48 Stunden, worin sie sich braun färben.

6. Durchziehen der Schnitte durch destilliertes Wasser, wechseln des Glashäkchens und Übertragen in die *ammoniakalische Silberlösung* (BIELSCHOWSKY-*Lösung*), die man wie folgt herstellt (sie kann einige Tage vorher bereitet worden sein, nur muß man sie in gut schließender Flasche aus braunem Glas aufbewahren): In eine graduierte Schüttelmensur von 50 ccm Inhalt gibt man 5 ccm einer 10%igen $AgNO_3$-Lösung und fügt V Tropfen reiner 40%iger Natronlauge hinzu; es entsteht ein dunkelbrauner Niederschlag, den man durch tropfenweise zugesetztes Ammoniak unter ständigem Umschütteln wieder auflöst. (Man vermeide sorgfältig jeden Ammoniaküberschuß; es ist besser, einige Körnchen des Niederschlags ungelöst zu lassen.) Danach füllt man mit destilliertem Wasser auf 20 ccm auf. (Angaben nach SPIELMEYER. BIELSCHOWSKY verwendet in der Originalvorschrift 20 ccm 2%iger $AgNO_3$-Lösung und V Tropfen Natronlauge, auffüllen auf 40 ccm. ROMEIS empfiehlt 10 ccm einer 10%igen $AgNO_3$-Lösung, V Tropfen Natronlauge, auffüllen auf 20 ccm; ROUSSY und LHERMITTE: 5 ccm 20%iger $AgNO_3$-Lösung, VI Tropfen Natronlauge, auffüllen auf 25 ccm.)

Diese Lösung wird in ein verschließbares Schälchen gegossen; die Schnitte bleiben darin fünfzehn bis zwanzig Minuten, bis sie einen tiefbraunen Ton angenommen haben.

7. Rasches Durchziehen durch destilliertes Wasser; man benutzt hier zwei bis drei große Färbeschalen, die auf dem Tisch nebeneinander stehen.

8. Überführen in säurefreies Formol (1 Teil Formol und 4 Teile Brunnenwasser), wo die Reduktion des Silbers in fünf Minuten erfolgt.

(Nach SEKI ist es vorteilhaft, der Formollösung 1% Natrium citricum zuzusetzen, da die Silberbilder viel gleichmäßiger ausfallen.) In Formol nehmen die Schnitte rasch eine mehr oder weniger dunkle schiefergraue Tönung an.

9. Auswaschen in Leitungswasser etwa fünfzehn Minuten.

10. Vergolden in leicht angesäuerter Goldchloridlösung: II bis III Tropfen einer 1%igen Goldchloridlösung auf 10 ccm destilliertes Wasser, dazu II bis III Tropfen Eisessig. Man läßt das Goldbad einwirken, bis der Grundton rötlichviolett ist, ungefähr zehn bis zwanzig Minuten.

11. Fixieren eine halbe bis eine Minute in 5%iger Natriumthiosulfatlösung.

12. Gründliches Auswaschen in Leitungswasser (eine bis zwei Stunden), entwässern in aufsteigendem Alkohol, Carbolxylol, Xylol (nur kurz), Balsam.

Ergebnis: Ist das Präparat gelungen, so erscheinen die Neurofibrillen schwarz auf hellem Grund; distinkt dargestellt sind auch die endocellulären Fibrillen und die pericellulären Netzstrukturen an der Ganglienzellenoberfläche. Desgleichen sind die Achsenzylinder überall klar dargestellt (auch die marklosen bzw. marklos gewordenen).

Anmerkung: Lehrreiche Bilder bekommt man durch die Kombination der BIELSCHOWSKY-Methode mit einer Sudan- oder Scharlachrotfärbung, die nach der Vergoldung auszuführen ist; besonders bei multipler Sklerose, sekundären Degenerationen sind die Präparate sehr aufschlußreich (SPIELMEYER).

β) BIELSCHOWSKY-Methode mit Pyridin am Gefrierschnitt. Ein Vorteil dieser Vorschrift besteht vor allem darin, daß selbst in altem Formolmaterial eine noch vorzügliche Imprägnierung möglich ist und ferner, daß sie noch elektiver ist als die Originalmethode. Auch wird eine Imprägnierung des Bindegewebes vollständig ausgeschaltet.

1. Die Gefrierschnitte von Formolmaterial werden in destilliertem Wasser gesammelt und mehrmals ausgewaschen.

2. Übertragen in reines Pyridin (Merck) auf 24 bis 48 Stunden.

3. Sehr sorgfältiges Auswaschen in mehrmals zu wechselndem destilliertem Wasser, bis der Pyridingeruch vollständig verschwunden ist.

4. Übertragen in 2%ige Silbernitratlösung für 24 bis 48 Stunden wie bei dem üblichen Verfahren (Punkt 5), dessen weitere Angaben auch für diese Modifikation zu befolgen sind (Punkt 6 bis 12).

γ) BIELSCHOWSKY-Methode zur Blockimprägnierung. Die Imprägnierung ganzer Stücke ist dann angezeigt, wenn man erweichte Hirnteile, Gewebe von ungleichmäßiger Konsistenz (Geschwülste) u. dgl. untersuchen will. Vorteilhaft ist hier ebenfalls die Vorbehandlung mit Pyridin, weil dieser Stoff die Markscheiden offenbar auflockert und dadurch eine gute Imprägnierung des Achsenstranges ermöglicht. Auch gestattet diese Methode, altes, in Formol konserviertes Material zu verwenden.

In üblicher Weise wird man folgendermaßen vorgehen:

1. Fixierung eine Woche (Minimum) in Formol (1 : 9 oder 1 : 4); man schneidet ungefähr 5 mm dünne, planparalelle Stücke heraus, die

2. für drei bis vier Tage in reines Pyridin (bei Zimmertemperatur) übertragen werden.

3. Auswaschen 24 Stunden in fließendem Wasser und danach ebensolange in destilliertem Wasser, das man mehrmals erneuert.

4. Imprägnierung in 3%iger Silbernitratlösung während drei Tagen im Brutschrank bei 37° (gut schließendes Gefäß!).

5. Rasch in destilliertem Wasser spülen.

6. Übertragen der Stücke in die ammoniakalische Silberlösung, die statt auf 20 ccm auf 100 ccm mit destilliertem Wasser aufzufüllen ist; die Stücke läßt man darin 24 Stunden.

7. Auswaschen ein bis zwei Stunden in öfters zu wechselndem destilliertem Wasser (die Zeit wechselt, je nach Dicke der Stücke).

8. Reduktion in neutralem Formol 1 : 9 etwa zehn Stunden.

9. Auswaschen in destilliertem Wasser.

10. Einbettung in Paraffin.

11. Die Vergoldung und die Fixierung mit Natriumthiosulfat nimmt man am entparaffinierten Schnitt vor.

12. Fakultative Färbung der Kerne, am besten mit basischen Anilinfarben (Cresylechtviolett, polychromes Methylenblau u. dgl.).

Nach Behandlung von Blöcken mit diesem Verfahren entwickelt sich meist an der Blockoberfläche eine mehr oder weniger dicke Kruste von reduzierten Silbersalzen, wodurch die peripheren Teile des Blockes unbrauchbar gemacht werden. Aus diesem Grund sei an Stelle der BIELSCHOWSKY-Methode zur Stückimprägnierung folgende Modifikation besonders empfohlen:

δ) *Stückimprägnierungsmethode nach* AGDUHR. Sie wird besonders bei weichen Stücken, von denen man keine vollständigen dünnen Gefrierschnitte bekommen kann, Verwendung finden. Ihre Resultate sind vorzüglich.

1. Fixierung in neutralem Formol (1 Teil Formol und 1 Teil Wasser) fünf bis sieben Tage. (Ist das zu untersuchende Gewebe kalk- oder knochenhaltig, muß es nach der Fixierung in Salpetersäure entkalkt werden; man bringt es danach für zwei Tage in 5%ige Natriumthiosulfatlösung, wäscht es 12 bis 24 Stunden in fließendem Wasser aus und legt es wieder für einige Tage in Formol.)

2. Übertragen in reines Pyridin für fünf bis zehn Tage.

3. Auswaschen in destilliertem Wasser; man muß das Wasser täglich mindestens einmal wechseln, um das Formol vollständig zu entfernen, sechs bis zwanzig Tage, wobei zu berücksichtigen ist, daß locker gebaute Gewebe schneller als dichte ausgewaschen werden. Eine zu lang dauernde Wässerung ist aber zu vermeiden.

4. Imprägnierung im Dunkeln in 3%iger $AgNO_3$-Lösung bei Zimmertemperatur 10 bis 25 Tage (Flüssigkeitsmenge soll reichlich bemessen werden, etwa fünfzehn- bis zwanzigfaches Volumen der Stücke).

5. Auswaschen etwa eine Stunde in destilliertem Wasser, das man mehrmals wechselt.

6. Imprägnierung in ammoniakalischer Silberlösung ein bis drei Tage: 10 ccm einer 10%igen $AgNO_3$-Lösung werden mit XX Tropfen 40%iger Natronlauge versetzt (etwa 2 ccm) und mit 400 ccm destilliertem Wasser verdünnt. Der Niederschlag wird durch tropfenweise zugesetztes Ammoniak unter stetem

Umschütteln aufgelöst, wobei zu beachten ist, daß ein kleiner Rest davon noch übrigbleiben soll. Die Gewebsstücke sollen in sehr reichlich bemessener ammoniakalischer Silberlösung liegen (zwanzigfaches Volumen), die Flüssigkeit muß täglich erneuert werden.

7. Auswaschen in essigsaurem Wasser (0,2 ccm Eisessig auf einen Liter destilliertes Wasser) 24 Stunden.

8. Reduktion in neutralem Formol (1 : 4) vier bis sechs Tage (unter Umständen ist das Formol zu erneuern, bis keine Trübung durch $AgNO_3$ mehr auftritt).

9. Einbettung in Paraffin.

10. Die entparaffinierten Schnitte werden aus dem destillierten Wasser in ein sehr dünnes Goldbad gebracht (stark verdünnte, leicht angesäuerte Goldchloridlösung, die nur schwach gelb gefärbt sein soll); man vergoldet unter dem Mikroskop so lange, bis bindegewebige Bestandteile fast farblos erscheinen.

11. Fixieren einige Sekunden in 0,5%iger Natriumthiosulfatlösung.

12. Waschen in Leitungswasser einige Sekunden, aufsteigende Alkoholreihe, Xylol, Balsam.

Anmerkung zu den Methoden α) bis δ): Es kommt vor, daß die Silberimprägnation zu stark ausgefallen ist, wobei der Grund in mehr oder weniger dunkler grauer Tönung erscheint. Man kann diese Tönung abschwächen, wenn man folgende von BIELSCHOWSKY angegebene Abschwächungslösung einwirken läßt (OSTERTAG), die man nach dem Vergolden vorsichtig einwirken läßt:

1%ige wässerige Ferricyankaliumlösung	10 ccm
1%ige wässerige Urannitratlösung	10 ccm
destilliertes Wasser	100 ccm

Die Differenzierung erfolgt unter dem Mikroskop. Nach BIELSCHOWSKY braucht man gar nicht zu vergolden, die Schnitte kommen in Fixiernatron und dann in die Differenzierungslösung. Das Urannitrat wirkt als Verstärker und vermindert die Gefahr einer Überdifferenzierung.

2. Methode von V. GROS und O. SCHULTZE. Es handelt sich um eine sehr praktische Silberimprägnationsmethode am Gefrierschnitt, die man an altem Formolmaterial sehr gut verwenden kann. Sie gelingt allerdings besser, wenn das Gewebe lebensfrisch in das Formol (möglichst neutrales Formol!) eingelegt worden ist, also wesentlich besser an Operationsmaterial als an Sektionsmaterial. Ferner besteht bei diesem Verfahren der Vorteil, daß man den Verlauf der Silberimprägnierung unter dem Mikroskop kontrollieren kann.

1. Fixierung von ca. 5 mm dicken Gewebsstücken in neutralem Formol 1 : 4 oder 1 : 9, mindestens 48 Stunden, besser zehn Tage (dann lange noch brauchbar).

2. Ca. 3 mm dicke Gewebsscheiben des Materials zwei Stunden in fließendem Wasser, sodann in zweimal gewechseltem destilliertem Wasser etwa fünfzehn Stunden auswaschen.

3. Gefrierschnitte, die in destilliertem Wasser gesammelt werden.

4. Imprägnierung in 20%iger Silbernitratlösung eine Stunde *im Dunkeln.*

5. Übertragen in Formol (1 Teil Formol und 4 Teile Leitungswasser); man stellt auf den Tisch nebeneinander vier bis fünf Schälchen (Blockschälchen) mit Formol und bringt die Schnitte *einzeln* aus dem Silberbad ins Formol, wobei

das Formolschälchen hin und her zu bewegen ist. Sobald sich weiße Wolken entwickeln, wird der Schnitt in das nächste Schälchen gebracht usf., bis keine Wolken mehr abgehen. Dauer etwa 10 Minuten.

6. Behandlung mit ammoniakalischer Silberlösung:

Zur Herstellung versetzt man in einem Meßzylinder 10 ccm 20%iger Silbernitratlösung mit Ammoniak (25%ig, spezifisches Gewicht 0,910 rein pro analysi) tropfenweise unter beständigem Schütteln, bis sich der braune Niederschlag wieder auflöst. Von dieser Lösung gibt man je 4 bis 5 ccm in Uhrgläser und setzt auf je 1 ccm I Tropfen Ammoniak hinzu. Man bringt sodann den ersten Schnitt in das erste Uhrglas und verfolgt die Imprägnierung am Mikroskop bei schwacher Vergrößerung; werden dabei die Bindegewebsfasern und die Kerne geschwärzt, so muß man einen neuen Schnitt in das zweite Uhrglas mit ammoniakalischer Silberlösung bringen, wo man zuvor etwas mehr Ammoniak zugesetzt hat (z. B. III Tropfen auf 2 ccm) usw., bis man die optimale Ammoniakkonzentration erreicht hat, bei der nur die Neurofibrillen (Achsenzylinder) schwarz auf farblosem oder leicht graubräunlichem Grunde scharf hervortreten.

7. Rasch in ammoniakalisches Wasser übertragen (destilliertes Wasser 8 ccm + Ammoniak 2 ccm) eine Minute.

8. Auswaschen in destilliertem Wasser oder in 0,2%iger Essigsäure (0,2 Eisessig auf einen Liter Wasser).

9. Vergolden wie üblich in dünner Goldchloridlösung (III bis IV Tropfen 1%iger AuCl-Lösung auf 10 ccm H_2O), fixieren in 5%iger Natriumthiosulfatlösung, waschen, Alkoholreihe, Xylol, Balsam.

Die Methode leistet hervorragende Dienste insbesondere für die peripherischen Nervenfasern, für die Spinal- und Sympathicusganglienzellen und die sympathischen Nervenfasern. Wir haben sie besonders zum Studium der Carcinoide des Wurmfortsatzes herangezogen; dabei ist zu beachten, daß sie am Sektionsmaterial oft nicht gelingt, weil die Objekte nicht frisch genug fixiert worden sind.

Seki, der die verschiedenen Silbermethoden einer eingehenden Prüfung und Analyse unterzogen hat, empfiehlt eine Formollösung von pH 6,6 bis 6,8 (Formol und Leitungswasser).

Die Grossche Methode ist nach Rogers auch für Paraffinschnitte zu verwenden, wenn man dieselben nach der Entparaffinierung einige Zeit mit Ammoniakalkohol oder Essigsäure behandelt und danach Silbernitrat, Formol und ammoniakalische Silberlösung in der üblichen Reihenfolge einwirken läßt. (Weitere Methoden für Paraffinschnitte siehe Bodian, Bacsich.)

3. Methode von J. A. Weber. (Imprägnierung im Block.) Sehr wertvolle Methoden zur Darstellung der Neurofibrillen im Zentralnervensystem, wie auch in den peripheren Nerven, verdankt man J. A. Weber und seinen Mitarbeitern. Die ausgearbeiteten Methoden der Genfer Schule zeichnen sich nicht nur durch die Beständigkeit der Ergebnisse aus, sondern sie liefern mit Sicherheit eine tadellose Imprägnierung.

Das heute von Weber gebrauchte Verfahren ist, nach brieflicher Mitteilung, folgendes:

1. *Fixierung:* Nicht allzu umfangreiche Gewebsstücke (möglichst frisches Material) werden in eine „SW 16" genannte, eisgekühlte Mischung gebracht:

Dioxan	45 ccm
Isopropylalkohol	45 ccm
Formol 40 %	20 ccm
Ameisensäure	2 ccm
3%ige wässerige Cobaltnitratlösung	10 ccm
Chloralhydrat	5 g

Vor Gebrauch wird zwei Volumenprozent Eisessig zugesetzt.

Man bringt die Stücke in die eiskalte Lösung (aufbewahren im Kühlschrank), läßt die Flasche stehen, bis sie sich etwas erwärmt hat, und stellt sie sodann für eine Woche in den Paraffinschrank bei 55°.

2. Waschen eine halbe bis eine Stunde, je nach Größe der Gewebsstücke, in

a)	Dioxan	50 ccm
	Isopropylalkohol	50 ccm
	destilliertem Wasser	100 ccm

und sodann 24 bis 48 Stunden in

b)	Pyridin	1,0 ccm
	destilliertem Wasser	100 ccm

(Das destillierte Wasser muß frisch gekocht sein, damit es sicher frei von CO_2 ist.)

3. *Vorimprägnierung* („*Bekeimung*" LIESEGANGS).

Man bringt die Stücke aus der Pyridinlösung in eine 3%ige wässerige Silbernitratlösung, worin sie 8 Tage bei 38 bis 39° im Brutschrank liegenbleiben. Falls sich die Lösung nach einigen Tagen trübt, soll man sie erneuern. Im Silberbad werden die Stücke braun bis schwarz (für sympathische Fasern muß die Bekeimungszeit länger bemessen werden, drei Wochen bis einen Monat).

4. Waschen ein bis zwei Stunden in mehrmals gewechseltem destilliertem Wasser.

5. *Imprägnierung:* Die hierzu notwendige ammoniakalische Silberlösung wird vor Gebrauch hergestellt; in 5 ccm einer 10%igen Silbernitratlösung gibt man tropfenweise Ammoniak, bis sich der entwickelte Niederschlag wieder aufgelöst hat. Sodann werden X Tropfen einer 25%igen Natronlauge zugegeben, wobei ein neuer feiner Niederschlag entsteht (umschütteln). Dieser Niederschlag wird durch Ammoniak, das man unter stetem Umschütteln tropfenweise hinzufügt, wieder aufgelöst. Schließlich füllt man mit destilliertem Wasser auf 100 ccm auf. In dieser Lösung bleiben die Objekte einen bis drei Tage.

6. Mehrmals in destilliertem Wasser waschen, bis durch Zusatz von NaCl-Lösung zum Waschwasser keine weißlichen Wolken mehr entstehen.

7. *Reduktion:* Man bringt die Gewebsstücke auf 24 bis 48 Stunden in folgendes Gemisch:

Natriumcitrat	1 g
Hydrochinon	2 g
Formol 40%	5 ccm
destilliertes Wasser	100 ccm

8. Waschen in fließendem Wasser.

9. Paraffineinbettung über Chloroform.

10. Die Paraffinschnitte werden entparaffiniert und mit Canadabalsam zugedeckt.

Anmerkung: Die üblichen Vorsichtsmaßnahmen bezüglich der Reinheit der Chemikalien, des destillierten Wassers (aufgekochtes destilliertes Wasser) und der Glasgeräte sind ausschlaggebend für den Erfolg. Auch sollen die Objekte nie mit Metallinstrumenten (Pinzetten) von einem Bad ins andere gebracht werden; man verwende Glasinstrumente oder Hornpinzetten. Ist nach der Fixierung eine Entkalkung notwendig (Gehörgang z. B.), so wird wie folgt vorgegangen:

Nach der Fixierung wäscht man in der angegebenen Dioxan-Isopropyl-Alkohol-Wasser-Mischung (2a), sodann in destilliertem Wasser und entkalkt in

konzentrierter Salpetersäure	4 ccm
Formol 40%	5 ccm
destilliertem Wasser	100 ccm

Man wäscht in alkalischem destilliertem Wasser, das öfters erneuert werden muß und bringt in das Dioxan-Isopropyl-Alkohol-Wasser-Gemisch zurück, sodann in Pyridin wie oben. Die weitere Prozedur ist dann dieselbe.

4. Methode von O. Schultze. Natronlauge-Silbermethode. O. Schultze sucht die Silberimprägnierung durch eine Vorbehandlung der formolfixierten Gewebe zu verbessern. Seine Methode beruht auf der Feststellung, daß die postmortalen Zerfallsprodukte und ihre Verbindungen mit Formol (was er „Schlacken“ nennt) vor der Versilberung eliminiert werden können („Entschlackung“). Zum Teil wird dies durch Auswaschen in destilliertem Wasser im Brutschrank bei 60°, oder durch Einwirkung verdünnter Natronlauge, oder durch beide Verfahren nacheinander erreicht. Diese Methode arbeitet einfach, schnell und sicher; sie hat ferner, wie die Methode von Gros, den Vorteil, daß man den Imprägnierungsverlauf unter dem Mikroskop überwachen und durch Änderung der verwendeten Lösungen leicht abstimmen kann. Stöhr jr. hat dieses sehr wertvolle Verfahren weiter ausgebaut; wir geben im wesentlichen die Vorschrift wieder, wie man sie heute im allgemeinen braucht.

Man benutzt folgende Lösungen:

1. *n-Natronlauge:* 4,01 g Natrium hydricum puriss. e natro (pro analysi Merck) werden in einem Meßkolben in 100 ccm destilliertem Wasser gelöst. Von dieser Lösung bereitet man sich vor Gebrauch die entsprechenden Verdünnungen, welche je nach den Objekten und dem verfolgten Zweck wechseln (siehe unten).

2. *10%ige Silbernitratlösung:* Auch für diese Lösung richtet sich die Konzentration nach dem zu untersuchenden Objekt (Verdünnungen); gebrauchte Lösungen können nicht mehr verwendet werden.

3. *Reduktionslösung:*

Hydrochinon	2,5 g
destilliertes Wasser	100 ccm
Formol 40%	5 ccm

(Hydrochinon in Wasser lösen, dann erst Formol zusetzen.) Von dieser Stammlösung stellt man eine fünffache und eine zwanzigfache verdünnte Lösung her; beide sind etwa drei Monate haltbar und müssen vor Gebrauch gut durchgeschüttelt werden.

Ausführung:

1. *Fixierung* in Formol (einen Teil Formol und vier bis zehn Teile Wasser), am besten in neutralem Formol; an älterem Formolmaterial (über sechs Monate) gelingt nach STÖHR die Imprägnierung nur noch schlecht.

2. *Entschlackung:* Das fixierte Material wird am Gefriermikrotom geschnitten; man stellt sich 30 bis 40 μ dicke Schnitte her, was den Vorteil hat, daß man den Verlauf der Neurofibrillen besser verfolgen kann. Die Schnitte werden in destilliertem Wasser gesammelt und in die entsprechende Natronlaugeverdünnung gebracht und danach in destilliertem Wasser ausgewaschen.

Großhirn:	nNaOH	Wasser	Dauer	Auswaschen
a) Zellen	0,5	50,0	24 Stunden	1 Stunde
b) Fasern	6,0	50,0	24 „	1 „
Kleinhirn	2,0	50,0	24 „	1 „
Stammkerne, Medulla, Rückenmark, Spinalganglien, sympathische Ganglien	10,0	50,0	24 „	1 „
Periphere Nerven	10,0	50,0	24 „	1—2 Stunden

Das *Auswaschen* ist von ausschlaggebender Bedeutung für das gute Gelingen der nachfolgenden Imprägnierung; das destillierte Wasser muß reichlich bemessen werden; man muß es innerhalb einer Stunde mindestens viermal wechseln, wenn man Niederschläge vermeiden will. Auf alle Fälle darf bei der Übertragung in die Silberlösung keine weißliche Trübung entstehen.

3. *Silberimprägnierung:* Man legt die Schnitte am besten im Dunkeln in die entsprechende Verdünnung der 10%igen Silbernitratlösung:

Großhirn:	Konzentration	Dauer
a) Zellen	0,5 %	16 bis 24 Stunden
b) Fasern	2,0 %	16 „ 24 „
Kleinhirn	0,25%	16 „ 24 „
Stammkerne, Medulla, Rückenmark, Spinalganglien, sympathische Ganglien	10,0 %	16 „ 24 „
Periphere Nerven	10,0 %	24 „

Hier werden die Schnitte leicht bräunlich.

4. *Reduktion:* Ohne zu waschen bringt man die Schnitte in die Hydrochinon-Formol-Lösung, deren richtige Konzentration für den Ausfall der Methode von größter Wichtigkeit ist. Die Lösung wird in Uhrgläser geschüttet, die Schnitte hineingebracht und der Reduktionsvorgang am besten bei schwacher Vergrößerung unter dem Mikroskop beobachtet. Die Reduktion wird durch sofortiges Eintauchen in destilliertes Wasser unterbrochen, sobald die Neurofibrillen (Achsenzylinder) schwarz und die Ganglienzellen dunkelbraun bis schwarz erscheinen. Die ganze Prozedur ist binnen weniger Sekunden bis Minuten beendet; es ist vorteilhaft, nur ein bis zwei Schnitte auf einmal zu behandeln.

Verdünnung der Hydrochinon-Formol-Lösung (Stammlösung).

Großhirn:

a) Zellen	20fach
b) Fasern	20fach
Kleinhirn	20fach
Stammkerne, Medulla, Rückenmark, Spinalganglien, sympathische Ganglien	20fach
Periphere Nerven	80- bis 120fach

Diese Verdünnungsangaben sind nicht absolut; man muß jeweils selbst die geeignete Verdünnung ausprobieren, indem man beispielsweise einen ersten Schnitt in einer zwanzigfachen Verdünnung reduziert, einen zweiten in einer fünffachen Verdünnung. Ist die optimale Verdünnung ermittelt, so behandelt man die im Silberbad zurückgebliebenen Schnitte entsprechend. Der Grund des Präparates soll nicht braun werden, sondern fast farblos erscheinen. Sobald sich die Reduktionsflüssigkeit trübt, muß man sie erneuern (die gleiche Verdünnung muß natürlich innegehalten werden!).

5. Auswaschen in zweimal gewechseltem destilliertem Wasser.

6. 96%iger Alkohol, Carbolxylol, Canadabalsam.

Ergebnis: Neurofibrillen intensiv schwarz, meist weniger breit als nach den anderen Methoden; Ganglienzellen braun bis schwarzbraun; Grund leicht gelblichgrau bis farblos.

(Diese Methode wurde von Lobo modifiziert; wir haben bis jetzt mit dieser Modifikation keine Erfahrungen gesammelt.)

5. Methode von Ramon y Cajal. Die verschiedenen Methoden von R. y Cajal werden in der Histopathologie des Nervensystems wenig gebraucht; wir führen bewußt nicht alle von der spanischen Schule angegebenen Modifikationen an, die in speziellen Werken (auch beispielsweise in Romeis Taschenbuch oder bei I. Bertrand) nachzuschlagen sind.

Für Gefrierschnitte von Gehirn und Kleinhirn kann man oft mit der Methode des pyridinisierten Silbernitrats in der Modifikation von 1925 an Gefrierschnitten wertvolle Bilder gewinnen:

1. Fixieren in Formol 1 : 4 (mehrere Tage).

2. Gefrierschnitte von 30 bis 40 μ, die in Formol aufgefangen werden und einige Minuten in destilliertem Wasser zu waschen sind.

3. Imprägnierung in folgender Lösung:

2%ige Silbernitratlösung	10 ccm
Pyridin	VII bis X Tropfen
96%iger Alkohol	5 bis 6 ccm

Man bringt die Schnitte auf vier bis sechs Stunden in die kalte Lösung, wo sie hellbraun werden sollen; gegebenenfalls erwärmt man einige Minuten.

4. Die noch warmen Schnitte werden für ein bis drei Sekunden in absoluten Alkohol gebracht (am besten durchziehen!) und ohne zu waschen reduziert.

5. Reduktion in

Hydrochinon	0,3 g
Neutralformol	20 ccm
destilliertem Wasser	70 ccm
Aceton	15 ccm

In ca. ein bis drei Minuten ist die Reduktion beendet.

6. Auswaschen in Wasser (gründlich!).
7. Vergolden und fixieren wie üblich.
8. Gut auswaschen, auf Objektträger aufziehen, mit Filterpapier abtrocknen.
9. Absoluter Alkohol, Nelkenöl, Xylol, Balsam.

6. Methode von DEL RIO HORTEGA für Neurofibrillen. Diese Methode hat den Vorteil, daß man Material verwenden kann, welches auf verschiedene Weise fixiert worden ist: Formol, Bromformol, Uranformol, sogar Alkohol. Dies ist von Bedeutung, wenn man an einem kleinen Gewebsstück neben einer Neurofibrillendarstellung auch die entsprechenden Färbungen der Macro- und Microglia und der Markscheiden vornehmen will. Mit diesem Verfahren arbeitet man schnell und sicher, vorausgesetzt, daß man chemisch reine Substanzen verwendet.

1. *Fixierung:*

a) Formol 1 : 4		
b) Bromformol:	Ammoniumbromid	2 g
	neutrales Formol	15 ccm
	destilliertes Wasser	85 ccm
c) Uranformol:	Urannitrat	1 g
	Formol	15 ccm
	destilliertes Wasser	85 ccm
d) Alkohol 96%		

2. *Gefrierschnitte* (sie sollen so dünn wie möglich sein) werden in einer kleinen Schale mit Formol 1 : 4, das mit einigen Tropfen Ammoniak alkalisch gemacht wird, aufgefangen und zehn Minuten auf 50° C erwärmt.

3. Ohne zu waschen bringt man die Schnitte in eine kleine Schale, welche mit folgender Lösung gefüllt ist:

2%ige Silbernitratlösung	10 ccm
Pyridin	III Tropfen
96%iger Alkohol	X bis XV Tropfen

Man erwärmt über dem Spiritusbrenner, bis die Schnitte braun werden, was nach fünf bis zehn Minuten eintritt.

4. Sorgfältig in destilliertem Wasser waschen (mehrmals wechseln).

5. Imprägnierung in Silbercarbonatlösung folgender Zusammensetzung:

In einen graduierten Meßzylinder bringt man 10 ccm einer 10%igen Silbernitratlösung und 30 ccm einer 10%igen wässerigen Lösung von Natriumcarbonat (chemisch rein, wichtig!). Es bildet sich ein weißer grobflockiger Niederschlag, den man mit tropfenweise zusammengesetztem Ammoniak, unter dauerndem Schütteln, auflöst. Auffüllen auf 100 ccm mit destilliertem Wasser. Man gießt die Silbercarbonatlösung in eine kleine Schale und gibt noch II bis III Tropfen Pyridin hinzu, um die Bildung eines Metallspiegels zu vermeiden.

Die Schnitte werden in der Lösung sorgfältig, wie oben, auf 50° C erhitzt (fünf bis 10 Minuten).

6. Reduktion in sehr stark verdünntem neutralem Formol (1 : 40). Hat man Formolmaterial bearbeitet, so muß man vor der Reduktion in destilliertem Wasser waschen und die Reduktion in Formol 1 : 4 vornehmen.

7. Vergolden und fixieren wie gewöhnlich. Waschen, entwässern, einschließen.

Anmerkung. Das Gelingen dieser Schnellmethode hängt von der genauen Herstellung der Silbercarbonatlösung ab.

Anhang.

Methoden zur Darstellung der Neurofibrillen in Paraffinschnitten. Im großen und ganzen ist eine Neurofibrillendarstellung in aufgeklebten Paraffinschnitten stets mit Schwierigkeiten verbunden; sie gelingt niemals sicher und ihre Ergebnisse sind bei weitem nicht so schön, wie diejenigen der Blockimprägnierung oder der Gefrierschnittechnik. Immerhin kann es vorkommen, daß man beim Vorliegen besonderer Verhältnisse die Neurofibrillen in aufgeklebten Paraffinschnitten darstellen will (besonders wenn nur spärliches Material vorliegt, das noch andersartig gefärbt werden muß). Man kann sich dabei folgender Methoden bedienen (vgl. auch die Methoden von ROGERS für periphere Nerven, S. 441).

Methode von FOOT.

1. *Fixierung* in CARNOYschem Gemisch (absoluter Alkohol sechs Teile; Chloroform drei Teile; Eisessig einen Teil) 24 Stunden, sodann absoluter Alkohol eine Stunde, Chloroform, Chloroform-Paraffin, Paraffin.

2. Die entparaffinierten Schnitte kommen aus dem Alkohol in eine Mischung von

Pyridin 2 Teile
Glyzerin 1 Teil auf eine bis zwölf Stunden.

3. Waschen in 95%igem Alkohol und sodann in destilliertem Wasser.

4. *Imprägnierung:* In 10%iger Silbernitratlösung bei 37° im Brutofen zwölf Stunden.

5. Waschen in zweimal gewechseltem destilliertem Wasser.

6. *Reduktion:* In 5%igem Neutralformol mit 0,5%igem Pyrogallolzusatz (frisch vorbereiten!) zwanzig Minuten; die Schnitte werden braungelb.

7. Waschen in fließendem Wasser.

8. Vergolden (Goldchlorid 1 : 500).

9. Eventuell verstärken in folgendem Gemisch fünf Minuten:

Formol 1 : 40 100 ccm
Oxalsäure 2 g

Darin werden die Schnitte violett. Sie werden sodann in fließendem Wasser gründlich gewaschen.

10. Fixieren in 5%iger Natriumthiosulfatlösung fünf Minuten.

11. Waschen, Entwässerung, aufhellen, Canadabalsam.

Methode von BODIAN *und von* BACSICH. Diese beiden Methoden sind für tierische Gewebe ausgearbeitet worden; wir besitzen keine Erfahrungen an menschlichem Material. Ausführung siehe ROMEIS' „Taschenbuch der mikroskopischen Technik", 14. Aufl., §§ 1816 bis 1819 (s. S. 456).

c) Methoden zur Darstellung der Markscheiden.

In der Histopathologie des Nervensystems spielt die Darstellung der Markscheiden und der Entartungszustände des Myelins eine sehr große Rolle; es sind die zu diesem Zweck ausgearbeiteten Methoden außerordentlich zahlreich. Grundsätzlich lassen sie sich in zwei Gruppen einteilen, je nachdem, ob man ältere Degenerationen oder frischere Entartungszustände darstellen will. Liegen ältere Degenerationen vor oder will man das Markscheidenbild im allgemeinen studieren, so wird man die Markscheidenfärbung nach WEIGERT, eine ihrer Modifikationen oder schneller arbeitende Verfahren, wie diejenigen von SPIELMEYER, NAGEOTTE, SCHRÖDER, LISON, LA MANNA u. a. verwenden.

Bei der Analyse gewisser Herderkrankungen, wobei es insbesondere auf einen Vergleich der Achsenzylinder- und Markscheidenbilder mit Glia- und Fettpräparaten ankommt, wird man im allgemeinen das Material am Gefrierschnitt untersuchen. Die Markscheidenfärbungen am Gefrierschnitt sind heute überall eingebürgert; da sie leicht und schnell zum gewünschten Ziel führen, stellen sie für den Pathologen die Methoden der Wahl dar. Für besondere Studien, namentlich zur exakten Untersuchung der Leitungsbahnen bei auf- und absteigender Degeneration, wird man auf eine der langsameren Methoden nach dem WEIGERTschen Prinzip zurückgreifen müssen.

Darstellung der Markscheiden im Gefrierschnitt.

1. Methode von SPIELMEYER. Dieses äußerst praktische Verfahren ist eine Modifikation einer von BENDA (1903) angegebenen Methode.

1. *Fixierung* in Formol mindestens drei Tage. Gewebsblöcke eine Stunde in fließendem Wasser waschen.

2. Herstellung von Gefrierschnitten 25 bis 35 μ dick (dünnere Schnitte zerreißen leicht). Zum Übertragen von der einen Flüssigkeit in die andere verwende man Glashäkchen!

3. Einlegen sechs bis acht Stunden (auch über Nacht) in eine 2,5%ige Lösung von Eisenammoniumalaun (schwefelsaures Eisenammoniumoxyd), die mit einwandfreien violetten Kristallen hergestellt worden ist.

4. Schnitte in destilliertem Wasser abspülen und in 70%igen Alkohol übertragen, wo man die Schnitte zehn Minuten stark hin und her bewegt.

5. Färben in einer alten, vor Gebrauch filtrierten Haematoxylinlösung folgender Zusammensetzung:

10%ige alkoholische Haematoxylinlösung (alte Lösung)	5 Teile
destilliertes Wasser	100 Teile

Je nach Alter der Haematoxylinlösung färbt man eine halbe bis zwölf Stunden. Das Gelingen der Färbung ist vom Alter der Haematoxylinlösung abhängig; am besten sind Lösungen, die schon oft für diese Färbung gebraucht worden sind; deshalb filtriert man die Lösung nach Gebrauch durch das gleiche Filter in die Flasche zurück. Ist die Färbekraft noch nicht groß genug, so muß man die Färbung nach dem Differenzierungsvorgang wiederholen.

6. Spülen mit destilliertem Wasser.

7. Differenzieren in 2,5%igem Eisenammoniumalaun (siehe oben). Je nach der untersuchten Stelle kann der Differenzierungsvorgang lange (bis mehrere

Stunden) dauern, so besonders für Schnitte aus dem Rückenmark oder dem Hirnstamm; die Hirnrinde entfärbt sich schneller (etwa 30 Minuten). Es empfiehlt sich, die Differenzierung durch Übertragen des Schnittes in destilliertes Wasser ein- oder zweimal zu unterbrechen, damit man den Grad der Entfärbung mikroskopisch (Aufziehen eines Schnittes in Wasser) kontrollieren kann. Man verwende auch nach jeder Unterbrechung neue Differenzierungsflüssigkeit, da der Grundton danach schöner wird.

8. Auswaschen in zweimal gewechseltem destilliertem Wasser.
9. Auswaschen in Leitungswasser (mehrmals wechseln) eine bis zwei Stunden.
10. Entwässern in aufsteigendem Alkohol, Carbolxylol, Balsam.

Ergebnis: Markscheiden schwarz, Grund blaßgrau bis leicht bräunlich.

Anmerkung: Dieses Verfahren arbeitet rasch und sicher; schon vier Tage nach der Sektion kann man damit hervorragende Markscheidenbilder erhalten und sie mit Neurofibrillen-, Fett-, Gliafärbungen vergleichen, die man von genau übereinstimmenden Teilen an Gefrierschnitten vornehmen kann.

2. Methode von Schröder. Auch mit dieser Methode, die wir in letzter Zeit fast ausschließlich im täglichen Gebrauch verwendet haben, läßt sich zuverlässig arbeiten. Sie dürfte heute wohl als Methode der Wahl gelten.

1. Fixierung in Formol; herausgeschnittenes Material wässern, Gefrierschnitte von 20 bis 30 μ Dicke.
2. Beizung bei 37° C im Brutofen in einem Gemisch von

Müllerscher Flüssigkeit	2 Teile
Markscheidenbeize nach Weigert	1 Teil

Müllersche *Flüssigkeit*		*Markscheidenbeize nach* Weigert	
Kaliumbichromat	2,5 g	Kaliumbichromat	5,0 g
Natriumsulfat	1,0 g	Fluorchrom	2,5 g
destilliertes Wasser	100 ccm	destilliertes Wasser	100 ccm

Man beizt einen Tag und trägt dafür Sorge, daß die Schnitte in der Lösung faltenlos ausgebreitet liegen.

3. Schnitte zweimal kurz in destilliertem Wasser spülen, nicht liegenlassen, sondern sofort
4. Färben in der Haematoxylinlösung bei 37° C für zwölf Stunden (eventuell länger): Man mischt 3 ccm einer beliebig alten 10%igen alkoholischen Haematoxylinlösung mit 100 ccm destilliertem Wasser und kocht fünf Minuten lang. Zur kalten Lösung werden 3 ccm einer gesättigten wässerigen Lithiumcarbonatlösung zugegeben; danach füllt man auf genau 100 ccm wieder auf.

Beim Färben muß die Farblösung mit den Schnitten während der ersten Viertelstunde bewegt werden, am besten über einer Lampe (Beleuchtung von unten), bis man keine Wolken mehr abgehen sieht. Auch soll man dafür sorgen, daß die Schnitte ganz untergetaucht bleiben.

5. Abspülen in destilliertem Wasser; die Schnitte können darin stundenlang (eventuell über Nacht!) ohne Schaden liegenbleiben.
6. Differenzierung in 0,25%iger wässeriger Lösung von Kaliumpermanganat etwa 30 Sekunden; sodann zweimal in destilliertem Wasser auswaschen und ungefähr auf eine Minute in ein frisch bereitetes Gemisch von gleichen Teilen einer

$1^0/_0$igen Oxalsäurelösung und einer $1^0/_0$igen Kaliumsulfitlösung übertragen. In dieser Flüssigkeit muß man die Schnitte leicht hin und her bewegen; nach einer viertel bis halben Minute überträgt man sie in frische Differenzierungsflüssigkeit.

7. Auswaschen in mehrmals gewechseltem destilliertem Wasser. Anschließend ist der Differenzierungsvorgang gegebenenfalls zu wiederholen, wobei man kürzere Zeiten einhalten muß, bis die graue Substanz ganz hell erscheint.

8. Übertragen für fünfzehn Minuten in

Leitungswasser	100 ccm
gesättigte Lithiumcarbonatlösung	1 ccm

9. Auswaschen in mehrmals gewechseltem Leitungswasser (lange, acht bis zehn Stunden!).

10. Entwässern in aufsteigendem Alkohol, Carbolxylol, Xylol (mehrmals), Balsam.

Ergebnis: Markscheiden schwarz.

3. Methode von Lison und Dagnelle. Dieses Verfahren ist nicht nur zur raschen Orientierung sehr zu empfehlen, sondern es eignet sich auch sehr gut für feinere Studien, da es ohne komplizierte Vorbehandlung und Differenzierung außerordentlich klare und vor allem konstante Färbungen ermöglicht.

1. Fixierung in Formol 1 : 9 oder 1 : 4 mindestens vier Tage (womöglich länger; auch sehr altes Formolmaterial kann ohne weiteres Verwendung finden).

2. Die herausgeschnittenen Gewebsteile werden gewaschen, zunächst in fließendem, dann in destilliertem Wasser.

3. Gefrierschnitte am besten 30 μ.

4. Einlegen für je eine Minute in $50^0/_0$igen, dann in $70^0/_0$igen Alkohol.

5. Färben fünfzehn Minuten bis einige Stunden in einer frisch filtrierten, gesättigten Lösung von *Sudanschwarz B* in $70^0/_0$igem Alkohol. Man färbt in gut verschlossener Schale (am besten Glasschliffdeckel!) und verwendet keine zu alte Lösung (nicht über sechs Monate).

6. Einige Minuten in $50^0/_0$igem Alkohol abspülen.

7. Auswaschen in destilliertem Wasser. Anschließend eventuell Kernfärbung mit Carmalaun oder Kernechtrot.

8. Eindecken in Glyzeringelatine oder in Gelatinebalsam nach Heringa und ten Berge (s. S. 112, 163).

Ergebnis: Markscheiden schwarzblau, Grund ungefärbt, zuweilen leicht grünlich. Die entmyelinisierten Bezirke sind ungefärbt; schwarz (sehr dunkel) erscheinen die degenerierten Markscheiden und die Fettkörnchenzellen.

Anmerkung: Diese rasche Methode ist absolut zuverlässig; sie gibt besonders am Rückenmark, verlängerten Mark, Brücke, Hirnschenkel, Kleinhirn und Hirnstamm stets ausgezeichnete Bilder. Etwas weniger geeignet ist die Großhirnrinde. Will man schnell eine Orientierung über etwaige Markscheidenausfälle erhalten, so wird insbesondere dieses Verfahren zu wählen sein. Unter Umständen kann man auch die metachromatische Markscheidenfärbung von Feyrter mit dem wässerigen Weinsteinsäure Thionin Gemisch anwenden (vgl. periphere Nerven, u. S. 202). Sie ist allerdings nur an Material brauchbar, das in Formol fixiert worden ist; die Präparate sind nicht haltbar.

4. Methode von WEIGERT. Durch WEIGERTS Entdeckung der Markscheidenfärbung mit dem Kupferlack des Haematoxylins wurde die genaue Erforschung der Strukturen vom Zentralnervensystem und der Leitungsbahnen eröffnet (1885). Es gibt wohl kaum in der histologischen Technik eine Färbemethode, die sich rühmen könnte, so erfolgreich wie die WEIGERTsche Methode gewesen zu sein! Sie wurde mit der Zeit, z. T. von WEIGERT selbst, des öftern modifiziert, teilweise auch erheblich verbessert. Grundsätzlich besteht sie aus vier Prozeduren: 1. Primäre Beizung. 2. Sekundäre Beizung. 3. Färbung und 4. Differenzierung. Da die Färbung an Celloidinschnitten vorgenommen wird, ist es notwendig, vor der Einbettung das Myelin so zu behandeln, daß es durch fettlösende Mittel nicht herausgelöst werden kann; dazu dient die Beizung, insbesondere die primäre Beizung mit Chromsalzen. Die sekundäre Beizung mit saurem Kupfersalz, welche WEIGERT mit einem Verstärker verglichen hat, ermöglicht dem Haematoxylin einen metallischen Lack zu bilden, welcher der Differenzierung Widerstand leisten kann.

Ursprünglich hat WEIGERT mit Lithium-Haematoxylin gearbeitet, später verwendete er die allein heute noch übliche Haematoxylin-Eisenlack-Methode.

α) WEIGERTS *Originalmethode mit Haematoxylin-Eisenlack.* 1. Fixieren am besten in Formol 1 : 9 (hat man in MÜLLER-Formol fixiert, so ist das Material für andere neurohistologische Zwecke als für Myelinstudien verloren).

2. Primäre Beizung: Gewebsstücke von nicht über 2 cm Dicke legt man für vier bis vierzehn Tage in die

WEIGERT*sche Markscheidenbeize:*

Kaliumbichromat	5,0 g	
Fluorchrom	2,5 g	
destilliertes Wasser	100 ccm	(aufkochen, erkalten lassen, filtrieren).

Nach dieser Beizung soll die weiße Substanz braun (nicht gelblich) aussehen.

3. Die Gewebsstücke werden *im Dunkeln* in 70%igem Alkohol gewaschen, bis sich der Alkohol nicht mehr gelb färbt.

4. Einbettung in Celloidin.

5. Sekundäre Beizung: Diese kann entweder am Celloidinblock oder am Schnitt vorgenommen werden. Man beizt bei 37° C im Brutofen 24 bis 48 Stunden in WEIGERT*s Neurogliabeize:*

Fluorchrom	2,5 g
destilliertes Wasser	100 ccm
Eisessig	5 g
neutrales Cuprum aceticum pulv.	5 g

Man löst zuerst das Fluorchrom in kochendem Wasser, löscht die Flamme, gibt zunächst den Eisessig und sodann unter Umrühren mit Glasstab das gepulverte Kupfersalz zu.

6. Abspülen in 70%igem Alkohol; hat man die Celloidinblöcke gebeizt, so muß man sie vor dem Schneiden einige Stunden in Alkohol liegenlassen.

7. Schneiden.

8. Färben mit *Eisenhaematoxylin* nach WEIGERT 12 bis 24 Stunden.

Lösung A:

10%ige alkohol. Haematoxylinlösung (möglichst reif)	10 ccm
96%iger Alkohol	90 ccm

Lösung B:

Liquor ferrisesquichlorati	4 ccm
destilliertes Wasser	96 ccm

Zur Färbung vermischt man gleiche Teile beider Lösungen; die dabei entstandene Farbe ist tiefschwarzes Eisenhaematoxylin.

9. Auswaschen der tiefschwarzen Schnitte in Leitungswasser.

10. Differenzieren in Borax-Ferricyankalium-Lösung:

Borax	2,0 g
Ferricyankalium	2,5 g
destilliertes Wasser	100 ccm

In der Differenzierungsflüssigkeit bleiben die Schnitte so lange, bis die graue Substanz gelblich erscheint; im allgemeinen dauert dies ungefähr 30 Minuten, manchmal auch etwas weniger. Will man langsam differenzieren, so verdünnt man die Differenzierungsflüssigkeit mit destilliertem Wasser (Spielmeyer empfiehlt es für die Hirnrinde).

11. Auswaschen in Leitungswasser 24 Stunden. Entwässern, Carbol-Xylol, Balsam.

Ergebnis: Markscheiden schwarz, Grund hellgelblich oder farblos. Ebenfalls schwarz gefärbt werden: Erythrozyten, Kerne, frisch zerfallenes Markscheidenmaterial, gelegentlich Fibrin und Membrana elastica interna der Arterien.

Diese Originalmethode ist vielfach modifiziert worden; Weigert hat beispielsweise ein Verfahren ohne Differenzierung und eine rasche Methode angegeben. Die von Pal (1886) eingeführte Abänderung hat den Vorteil einer völligen Entfärbung des Grundes; aber durch die sehr schnell erfolgende Differenzierung mit Kaliumpermanganat werden feine Markscheiden entfärbt. Von den brauchbarsten Modifikationen seien hier nur zwei erwähnt, die sich sehr bewährt haben:

β) Markscheidenfärbung nach Kultschitzky. Mit diesem Verfahren bekommt man so gut wie immer ausgezeichnete Färbungen, auch wenn an dem gleichen Material die Weigertsche Originalmethode unbefriedigende Resultate gibt (Spielmeyer). Voraussetzung ist für das Gelingen allerdings eine gute Chromierung (am besten in der Schnellbeize).

1. Fixierung in Formol 1 : 9.

2. Beizen in Weigerts Neurogliabeize (siehe oben) vier bis fünf Tage. (Stellt sich bei der Färbung heraus, daß die Chromierung ungenügend gewesen ist, so kann man nach Spielmeyer die Schnitte nachchromieren; am besten verwendet man Müllersche Flüssigkeit acht bis vierzehn Tage, sodann 1%ige Chromsäure 24 Stunden. Vor der Haematoxylinfärbung spült man in destilliertem Wasser und in Alkohol aus.)

3. Celloidineinbettung.

4. Färbung der Schnitte 12 bis 24 Stunden im Brutschrank in essigsaurem Haematoxylin:

10 %ige alkoholische Haematoxylinlösung (alte, gereifte Lösung) 10 ccm
destilliertes Wasser 90 ccm
Eisessig 1 bis 2 ccm

5. Ohne zu waschen bringt man die Schnitte in die Differenzierungsflüssigkeit:

gesättigte wässerige Lithiumcarbonatlösung 100 ccm
1 %ige Ferricyankaliumlösung 10 ccm

Die Differenzierung geht langsam vor sich; man rechnet ungefähr drei Stunden für die Hirnrinde, zehn Stunden für den Hirnstamm. Man wechsle *nach der ersten Stunde* die Differenzierungsflüssigkeit, welche beim direkten Übertragen der Schnitte aus der Farblösung einen blauschwarzen Farbton angenommen hat, ein- bis zweimal. Das Liegenbleiben der Schnitte für eine Stunde in der „gefärbten Differenzierungsflüssigkeit" verleiht den Präparaten einen besonders schönen Farbton (SPIELMEYER).

6. Gründlich in Leitungswasser waschen.

7. Alkohol, Xylol, Balsam.

Ergebnis: Markscheiden tief schwarzblau, Grund gelblich bis hellbraun.

Anmerkung: Dieses Verfahren wird von vielen Kennern (SPIELMEYER, CREUTZFELD) als eine der besten Markscheidenfärbungen betrachtet, nicht nur weil sie sicher ist, sondern weil sie auch die feinen Markfasern der Rinde ausgezeichnet zur Darstellung bringt. Ferner ist zu berücksichtigen, daß die Schnitte nie brüchig werden, wie nach vorangehender Beizung. SPIELMEYER hält die KULTSCHITZKYsche Methode „für *praktisch zweckmäßiger als die* WEIGERT*sche Originalmethode*".

γ) *Markscheidenfärbung nach* WOLTERS. Bei dieser Methode werden die Schnitte unmittelbar nach der Haematoxylinfärbung in MÜLLERsche Flüssigkeit gebracht und mit Kaliumpermanganat, wie bei der Methode von PAL, differenziert. Man erreicht damit eine vollständige Entfärbung des Grundes, was unter Umständen erwünscht ist. Mit der Methode von KULTSCHITZKY ist die WOLTERSsche Markscheidenfärbung heute die Methode der Wahl zur Färbung von Celloidinschnitten.

Wir geben am besten die Anleitung SPIELMEYERS wieder:

1. Scheiben von formolfixiertem Material kommen ohne vorherige Wässerung in WEIGERTS Schnellbeize für zehn bis vierzehn Tage im *Dunkeln. Auch die weiteren Prozeduren bis Punkt 8 (Celloidineinbettung) müssen im Dunkeln erfolgen,* da bei Licht die Schnellbeize ausgezogen wird.

2. Wässern in fließendem Wasser eine halbe bis zwei Stunden.

3. Einlegen in 70 %igen Alkohol ein bis zwei Tage.

4. Einlegen in 90 %igen Alkohol, der einmal zu wechseln ist, drei bis sechs Tage.

5. Einlegen in absoluten Alkohol zwei Tage, einmal wechseln.

6. Äther-Alkohol aa ein bis zwei Tage.

7. Dünnes Celloidin ca. vierzehn Tage (länger bei größeren Blöcken).

8. Dickes Celloidin ca. acht bis vierzehn Tage.

9. Ausgießen der Blöcke, aufblocken, einen Tag in 70 %igem Alkohol härten (nicht mehr als zwei bis drei Tage!) und sofort schneiden.

10. Die 30 μ dicken Schnitte kommen aus dem 70 %igen Alkohol durch destilliertes Wasser in MÜLLERsche Flüssigkeit für ca. acht Tage (oder länger).

11. Abspülen in zwei Schalen destillierten Wassers und kurz in 70%igem Alkohol.

12. Färben in essigsaurem Haematoxylin nach KULTSCHITZKY (siehe oben) über Nacht im Brutschrank bei 37° C.

13. Auswaschen in zweimal gewechseltem destilliertem Wasser.

14. Einlegen für zwei Minuten in MÜLLERsche Flüssigkeit.

15. Auswaschen in Leitungswasser, welches zu wechseln ist, bis es klar bleibt, fünf Minuten oder mehr.

16. Einlegen zehn bis zwanzig Sekunden in 0,3%ige wässerige Kaliumpermanganatlösung (aufpassen, nicht länger, da sich sonst die feineren Myelinscheiden entfärben).

17. Kurz durch destilliertes Wasser ziehen.

18. Sofort darauf durch drei Schalen einer Mischung gleicher Teile von 1%iger Oxalsäure und 1%iger Lösung von Kaliumsulfurosum ca. fünf Minuten (wird die Lösung braun, muß sie erneuert werden) ziehen, sodann in Leitungswasser einlegen. Darauf wird die Differenzierungsprozedur, d. h. wenige Sekunden in Kaliumpermanganat, destilliertem Wasser, Oxalsäure und Kalium sulfurosum wiederholt, bis die Schnitte richtig ausdifferenziert sind.

19. Durch vier Schalen destilliertes Wasser bringen und über Nacht in destilliertem Wasser liegenlassen.

20. Eine Stunde in Leitungswasser auswaschen.

21. Aufsteigender Alkohol, Carbolxylol, Xylol, Balsam.

Ergebnis: Markscheiden tiefblauschwarz, Grund hell.

5. Markscheidenfärbung im Paraffinschnitt. Von verschiedenen Seiten sind Verfahren angegeben worden, mit welchen eine Darstellung der Markscheiden in Paraffinschnitten gelingen soll (in neuerer Zeit besonders von LA MANNA, VRAAJENSEN, POURSINES u. a.). Es sei von vorneherein gesagt, daß diese Methoden nie so zuverlässig sind, wie die soeben beschriebenen Verfahren, insbesondere wenn es gilt, pathologische Prozesse aufzudecken. Trotzdem kann es vorkommen, daß man sie zur Not anwenden muß, so besonders, wenn man nur sehr spärliches Material zur Untersuchung eingesandt bekommen hat. Am zuverlässigsten arbeitet man mit der

Methode von LA MANNA.

1. Fixieren in Formol 1 : 2 drei Tage.

2. *Beizung A:* Einlegen des fixierten Materials in gesättigte wässerige Kaliumbichromatlösung mit Zusatz von 4 bis 5 g Zinkchlorid auf 100 ccm Lösung 24 Stunden bei 56°.

3. Waschen der Objekte in Leitungswasser sechs Stunden.

4. Einbettung:

70%iger und 96%iger Alkohol	je 12 Stunden
absoluter Alkohol	6 ,,
Benzol	4 bis 5 ,,
weiches Paraffin	3 ,,
hartes Paraffin mit 10% Bienenwachs	4 ,,
Ausgießen.	

5. *Beizung B:* Die entparaffinierten Schnitte werden auf eine Stunde in Liqu ferrisesquichlorati officin. gebracht.

6. Man wäscht sie sodann in einer 5%igen Verdünnung von Liq. ferrisesquichlorati fünf bis zehn Sekunden aus.

7. *Färben* in 1%iger wässeriger Haematoxylinlösung (1 ccm einer 10%igen alkoholischen Stammlösung und 9 ccm destilliertes Wasser), welche auf 3 ccm I Tropfen der 5%igen Liq.-ferrisesquichlor.-Lösung enthält. Man färbt eine Stunde.

8. Waschen in Leitungswasser einige Stunden.

9. Differenzieren in der 5%igen Verdünnung von Liq. ferrisesquichlorati.

10. Waschen in Leitungswasser eine Stunde.

11. Entwässern, Xylol, Balsam.

Dieses Verfahren ist übrigens auch für Gefrier- oder Celloidinschnitte anwendbar. Gefrierschnitte werden nur 10 Minuten gebeizt.

6. Methoden zur Darstellung von degenerierenden Markscheiden und von Abbauprodukten. Zerfallsprodukte von Markscheiden erkennt man unter Umständen schon bei der Nissl-Färbung; regelmäßig treten sie deutlich in Erscheinung, wenn man die Markscheidenfärbung von Lison und Dagnelle anwendet. Auch die Markscheidenfärbung nach Spielmeyer bringt die Myelinstoffe in Körnchenzellen zur Darstellung. Es ist allerdings vorteilhaft, besondere Methoden anzuwenden, mit welchen man die Abbauprodukte des Myelins gewissermaßen elektiv färbt.

Es dürfte als bekannt vorausgesetzt werden, daß schon wenige Tage nach dem Unterbruch von Nervenfasern durch pathologische Prozesse der periphere Stumpf degeneriert und daß dabei das Myelin Veränderungen erleidet, wobei besondere, färberisch darstellbare Lipoidstoffe auftreten. Der Höhepunkt eines solchen Zerfalls wird nach zwei bis drei Wochen erreicht; am einfachsten stellt man diese Lipoidstoffe mit der Scharlachmethode von Herxheimer oder mit der modifizierten Sudan-Färbung von Romeis dar; auch erzielten wir mit der Fettfärbung mittels Blau BZL nach Lison und Dagnelle sehr befriedigende Resultate.

Frische Degenerationsstadien hingegen wird man nur mit der klassischen Methode von Marchi oder den beiden Methoden von Donaggio erkennen. Diese Methoden sind vor allem von Geübten anzuwenden, da ihre Interpretation auf Schwierigkeiten stoßen kann.

α) Scharlachfärbung von Herxheimer.

1. Fixierung in Formol; Gefrierschnitte.

2. Färben in folgender frisch bereiteter Farblösung:

absoluter Alkohol	10 ccm
10%ige Natronlauge	20 ccm
destilliertes Wasser	10 ccm
Scharlach R (Hollborn) im Überschuß.	

Man löst das Scharlach heiß auf und stellt die gut verschlossene Flasche mit der Farblösung für eine Stunde in den Brutschrank bei 37°. Nach Abkühlen unter fließendem Wasser ist die Lösung gebrauchsfertig (bereits nach 48 Stunden geht ein Teil ihrer Färbekraft verloren). Zur Färbung wird die notwendige Menge durch ein dreifaches Filter in eine große Färbeschale filtriert; die Schnitte werden rasch hineingelegt, worauf man die Schale mit einer gut schließenden Glasscheibe zudeckt. Sodann erwärmt man, bis sich die Glasscheibe beschlägt und läßt die Farbe noch zwanzig Minuten einwirken.

3. Abspülen in zwei Schalen mit destilliertem Wasser einige Sekunden.

4. Nachfärben in stark verdünntem Ehrlichschen Haematoxylin (X Tropfen auf 20 ccm destilliertes Wasser) zehn bis zwanzig Minuten oder in verdünntem Haemalaun (5 ccm auf 20 ccm destilliertes Wasser) über Nacht.

5. Abspülen in destilliertem Wasser, sodann zwanzig Minuten in Leitungswasser waschen.

6. Schnitte auf Objektträger aufziehen, eindecken in Glyzerin (umranden des Deckglases mit Lack) oder in Glyzerin-Gelatine.

Ergebnis: Lipoide Substanzen (degenerierendes Myelin) rot, Kerne blau.

Anmerkung: Im allgemeinen sind die Präparate nur begrenzte Zeit haltbar, da nach einigen Wochen feine körnige oder kristallinische Niederschläge ausfallen. Auch hängt das Gelingen der Färbung sehr stark von der Herkunft des Scharlach R ab.

β) Modifizierte Sudan-Färbung von B. Romeis. Man verwendet hierzu das im Abschnitt „Fettfärbung" angegebene Verfahren (S. 188), mit welchem man eigentlich immer zum Ziel kommt. Es ist besser, bei Zimmertemperatur zu färben, wobei man am besten als Färbeschale ein weithalsiges, mit Glasschliffstopfen versehenes Gefäß von etwa 100 ccm Inhalt benutzt. Die Schnitte müssen in der Farblösung gut ausgebreitet sein und nicht übereinanderliegen. Im allgemeinen färbt man 12 Stunden und überträgt sodann die Schnitte in destilliertes Wasser. Nachfärbung mit Haemalaun nach P. Mayer fünf bis zehn Minuten. Kurz in destilliertem Wasser waschen, 15 bis 30 Minuten in Brunnenwasser, Einschließen in Glyzerin oder Glyzerin-Gelatine.

γ) Blau-BZL-Methode von Lison *und* Dagnelle. Dieses in Deutschland noch wenig bekannte Verfahren ist im großen und ganzen praktischer als die Scharlach-R- oder Sudan-III-Färbung, weil die Abbauprodukte des Myelins wesentlich besser hervortreten. Mit Sudan III sind diese Stoffe oft blaß gefärbt und geben nur einen schwachen Kontrast zum gelblichen Unterton. Aus diesem Grund wurde von Lison und Dagnelle ein Verfahren ausgearbeitet, mit welchem deutlichere Bilder erreicht werden. Sie verwenden das Blau BZL der Ciba (Basel), welches nur eine sehr schwache Affinität zum intakten Myelin besitzt, die Abbauprodukte hingegen intensiv himmelblau färbt. Eine Überfärbung tritt nicht auf, Farbniederschläge sind selten.

1. Fixierung in Formol, mindestens drei Tage, womöglich länger. Auswaschen in destilliertem Wasser.

2. Gefrierschnitte (etwa 15 μ).

3. Dreimal eine Minute in 50%igem Alkohol waschen.

4. Färben zwei Stunden in einer gesättigten Lösung von Blau BZL in 40%igem Alkohol, die man vor Gebrauch filtriert. Die Färbung ist, wie die

Fettfärbungen im allgemeinen, in einer gut verschließbaren Schale mit Glasschliff vorzunehmen.

5. Auswaschen in destilliertem Wasser.

6. Gegenfärbung mit Kernechtrot oder Carmalaun (einen Teil Lösung und zwei Teile destilliertes Wasser).

7. Eindecken der aufgezogenen Schnitte in Glyzerin-Gelatine oder in Gelatinebalsam nach HERINGA und TEN BERGE (S. 112).

Ergebnis: Abbauprodukte der Markscheiden (im sogenannten „Scharlachstadium") intensiv himmelblau.

δ) *Methode von* MARCHI. Wie WEISSCHEDEL und JUNGE gezeigt haben, beruht die MARCHIsche Methode auf folgendem Prinzip: Durch die oxydierende Wirkung einer Kaliumbichromatbeizung (bzw. Kaliumchlorat oder Natriumjodat) werden die ungesättigten Verbindungen (gesundes Myelin) des Nervengewebes derart oxydiert, daß sie ihre reduzierende Wirkung gegenüber Osmiumtetroxyd verlieren. Die in Frage kommenden Beizen wirken hingegen nicht genügend oxydativ auf die Fettsäuren der degenerierenden Markscheiden, welche infolgedessen nicht abgesättigt werden; sie behalten also ihre reduzierenden Eigenschaften gegenüber Osmiumtetroxyd und werden schwarz (Umwandlung von OsO_4 zu OsO_2).

Zum Gelingen der MARCHIschen Methode ist eine entsprechende Vorbehandlung unerläßlich; bereits beim Zuschneiden und Einlegen der Gewebsstücke muß man sich entscheiden, ob man sie nach dieser Methode behandeln will. Auch ist es wichtig, daß man das Material so frisch wie möglich konserviert; es darf beim Herausschneiden weder gequetscht noch gezerrt werden, weil sonst die lädierten Stellen später geschwärzt werden und zu groben Täuschungen Anlaß geben können.

1. *Fixierung* und *Beizung:* Möglichst dünne Gewebsscheiben fixiert man mindestens acht Tage in MÜLLERscher Flüssigkeit, welche jeden zweiten Tag erneuert wird. (Material, das länger als sechs Wochen in MÜLLERscher Flüssigkeit gelegen hat, gibt keine guten Bilder mehr [SPIELMEYER].)

2. *Schwärzung:* Die Gewebsstücke werden, wenn nötig, zerkleinert und in das frisch bereitete MARCHI-Gemisch eingelegt, wo sie acht bis zwölf Tage bleiben:

MÜLLERsche Flüssigkeit	2 Teile
1%ige Osmiumtetroxydlösung	1 Teil

Man achte darauf, daß die Objekte die Gefäßwände nicht berühren und nicht übereinanderliegen; ist letzteres nicht zu vermeiden, so muß man zwischen jedes Stück mehrere Lagen von Fließpapier einlegen. Es ist gut, von Zeit zu Zeit das Gefäß sorgfältig umzuschütteln und nach drei bis vier Tagen einige Kubikzentimeter Osmiumlösung zum Ersatz des verbrauchten Os nachzugießen. Die Osmierung dauert im Durchschnitt für Rückenmark und periphere Nerven acht bis zwölf Tage, für Hirnrinde und Hirnstamm etwa drei bis sechs Wochen. Am Ende der Schwärzung sollen die Gewebsstücke beinahe schwarz aussehen.

3. Nach der Osmierung werden die Objekte zwölf bis vierzehn Stunden in fließendem Wasser, sodann zwei bis drei Stunden in destilliertem Wasser ausgewaschen.

4. Rasche Einbettung in Celloidin: Härten in Alkohol steigender Konzentration innerhalb 12 bis 24 Stunden oder besser in Aceton im Brutschrank bei 37° innerhalb zwei bis drei Stunden. Aether-Alkohol, eine halbe Stunde. Einbetten in Celloidin innerhalb 18 bis 24 Stunden.

5. Die Celloidinschnitte müssen sofort geschnitten werden, da beim längeren Liegen in Alkohol die osmierten Abbauprodukte aufgelöst werden.

6. Schnitte in 70%igem Alkohol auffangen, sodann in 96% absolutem Alkohol, Xylol, Balsam.

Ergebnis: Die Abbauprodukte des Myelins in den frischen Degenerationsherden als schwarze Schollen, Kugeln oder Klumpen deutlich erkennbar; die intakten Markscheiden erscheinen grünlich.

Anmerkungen: Die Methode von MARCHI ist kein Verfahren für Anfänger, da die Beurteilung der erhaltenen Bilder oft sehr schwierig ist. Schon erwähnt wurden die durch Quetschungen hervorgerufenen Kunstprodukte (Pseudo-Marchi-Reaktion); alle Neuropathologen weisen ferner auf Besonderheiten hin, die mit Abbauerscheinungen nichts zu tun haben, z. B. schwarze reihenförmig liegende Körner in der Wurzel der Hirnnerven. Hauptsächlich in Querschnitten ist es oft schwer zu beurteilen, ob die vorhandenen schwarzen Tropfen und Kugeln MARCHI-Produkte sind oder nicht; aus diesem Grunde rät SPIELMEYER Kontrolluntersuchungen an Längsschnitten vorzunehmen. Im allgemeinen sind die Degenerationskugeln verschieden groß (s. diesbezüglich auch C. und O. VOGT sowie I. BERTRAND).

ε) *Methoden von Donaggio.* Diese Methoden gestatten allerfrüheste Stadien der Myelindegeneration aufzudecken, welche nach MARCHI negativ sind. Das eine Verfahren beruht darauf, daß nach geeigneter Reifung eine Zinn-Haematoxylinfärbung in degenerierenden Gebieten eine Metachromasie hervorruft; bei der anderen Methode färbt man mit UNNAschem polychromem Methylenblau, wobei die degenerierenden Teile metachromatisch rot erscheinen.

1. Haematoxylinmethode.

1. Fixierung in MÜLLERscher Lösung mindestens drei Monate.

2. Celloidineinbettung. 15 μ dicke Schnitte, die zunächst einige Minuten in destilliertem Wasser ausgewaschen werden.

3. Haematoxylinfärbung. Man färbt zehn bis zwanzig Minuten in folgender Lösung:

In 90 ccm einer wässerigen Lösung von *Zinntetrachlorid* gibt man langsam 10 ccm einer 5%igen wässerigen Haematoxylinlösung (die Lösung wird warm vorgenommen und sodann kaltgestellt; erst dann mischen!).

4. Schnell in destilliertes Wasser bringen und nach PAL einige Sekunden in 0,3%iger Kaliumpermanganatlösung differenzieren; kurz in destilliertes Wasser bringen, sodann durch drei Schalen einer Mischung gleicher Teile von 1%iger Oxalsäure und 1%iger Lösung von Kalium sulfurosum, Leitungswasser, wieder in Kaliumpermanganat usw., bis die richtige Differenzierung erreicht ist.

5. Waschen in destilliertem Wasser.

6. Aufsteigende Alkoholreihe, Xylol, Damarharz-Xylol-Petrol-Äther-Gemisch.

(Damarharz 12 g, Xylol 10 ccm, Petroläther (D = 0,63 bis 0,66) 10 ccm. Harz in Xylol auflösen, Petroläther zusetzen; nicht filtrieren!)

Ergebnis: Gesunde Myelinscheiden sind fast ungefärbt, degenerierte Scheiden rotviolett.

2. Methode mit polychromem Methylenblau.

1. Fixierung mindestens drei Monate in MÜLLERscher Flüssigkeit.
2. Celloidineinbettung, 15 μ dicke Schnitte einige Minuten in destilliertem Wasser waschen.
3. Färben in polychromem Methylenblau nach UNNA (s. S. 140) oder in 0,5%iger wässeriger Toluidinblaulösung oder in 0,25%iger wässeriger Thioninlösung etwa eine Stunde.
4. Schnell in destilliertem Wasser waschen.
5. Einlegen für eine Minute in 4%ige wässerige Ammoniummolybdatlösung, die vor Gebrauch mit IV Tropfen HCl versetzt worden ist; es bildet sich ein Niederschlag, der durch Schütteln beseitigt wird.
6. Zwei Minuten in destilliertem Wasser waschen.
7. Differenzieren wie oben nach der Methode von PAL. Waschen.
8. Aufsteigende Alkoholreihe, Einschließen wie oben.

Ergebnis: Bei Betrachtung der Schnitte mit künstlichem Licht erscheinen die degenerierten Myelinscheiden metachromatisch rötlichlila.

d) Methoden zur Darstellung der Neuroglia.

Wie die Methoden zur Markscheidenfärbung sind die zur Darstellung der Neuroglia angegebenen Verfahren außerordentlich zahlreich; vielleicht hängt diese Fülle von Vorschriften mit dem Polymorphismus der Glia zusammen, möglicherweise ist sie aber auch darauf zurückzuführen, daß die erste brauchbare elektive Darstellungsmethode, nämlich diejenige von WEIGERT, nicht selten versagt. Sodann muß auch betont werden, daß die verschiedenen Elemente der Glia niemals mit einer einzigen Methode elektiv gefärbt werden können; entweder färbt man die faserigen Strukturen oder die verschiedenen zelligen Bestandteile mit ihren protoplasmatischen Ausläufern. Wie für die Markscheidenfärbungen muß hier eine Auswahl unter den Methoden getroffen werden, die man, ohne spezialisiert zu sein, brauchen kann, um einen Einblick in die pathologischen Gliaveränderungen zu erhalten.

Grundsätzlich kann man diese verschiedenen Methoden in zwei Hauptabschnitte einteilen:

1. *Darstellungsmethode für die faserigen Gliastrukturen:* Methode von WEIGERT und ihre Modifikationen, besonders diejenigen von HOLZER und von BENDA.
2. *Darstellungsmethode für die Gliazellen:* Als beste Färbemethode gilt hier das schon besprochene Verfahren nach NISSL für Ganglienzellen. Ferner kommen hauptsächlich Metallimprägnationsverfahren in Betracht:

für Astrozyten: Goldsublimatmethode von CAJAL und Modifikation derselben von GLOBUS. Silbercarbonatmethode von RIO HORTEGA, Modifikation von KANZLER;

für Oligodendroglia und Mikroglia: Silbercarbonatmethoden von RIO HORTEGA.

1. Methoden für die faserige Neuroglia.

α) Methode von WEIGERT *für die Faserglia.* Dieses Färbeverfahren ist der Ausgangspunkt für weitere Methoden, welche heute besonders Anwendung finden, wie die noch zu besprechende Methode von HOLZER. Man erzielt damit unter Umständen an menschlichem Material sehr schöne Bilder, aber es besitzt diese Methode den großen Nachteil, daß sie aus noch nicht abgeklärten Gründen nicht sicher ist, und zwar auch dann, wenn man die angegebenen Vorschriften genau befolgt hat.

Die Ausführung der WEIGERTschen Methode zerfällt in vier Teile: 1. Fixierung. 2. Beizung. 3. Reduktion. 4. Färbung.

1. *Fixierung:* Von möglichst frischem Material fixiert man höchstens 0,5 cm dicke Stücke in reichlich bemessenem Formol 1 : 9; am besten verwendet man große, flache Schalen, deren Boden mit einer Lage von Filterpapier bedeckt wird. Nach 24 Stunden wird die Formollösung erneuert; im ganzen fixiert man vier bis fünf Tage. Die Gewebsstücke können ohne Nachteil jahrelang im Formol aufbewahrt werden.

2. *Beizung:* Zur Beizung dient die WEIGERTsche Neurogliabeize:

Fluorchrom (besser als Chromalaun)	2,5 g
destilliertes Wasser	100 ccm
Eisessig	5 ccm
neutrales Kupfersulfat in Pulverform	5 g

Das Fluorchrom wird durch Kochen in Wasser aufgelöst; wenn die Lösung in vollem Kochen ist, dreht man die Flamme aus, setzt 5 ccm Eisessig zu und gibt unter stetem Umrühren das feingepulverte neutrale Kupferacetat hinein. Die Flüssigkeit bleibt klar und ist, im Dunkeln aufbewahrt, haltbar.

Die fixierten Gewebsstücke kommen auf vier bis fünf Tage in die Gliabeize bei 37° C oder auf etwa acht Tage bei Zimmertemperatur. Will man das zu bearbeitende Material nur mit WEIGERTs Gliamethode färben, so kann man auch Fixierung und Beizung gleichzeitig vornehmen: Man bringt die frisch herausgeschnittenen Objekte direkt in die Beize, der man 10% Formol zugegeben hat. Nach 48 Stunden ist die Flüssigkeit zu wechseln. Nach acht Tagen kann man weiterbehandeln.

3. Nach vollendeter Beizung spült man die Gewebsstücke kurz in Wasser aus, härtet sie in Alkohol steigender Konzentration und bettet sie in Paraffin ein.

4. *Reduktion:* Die entparaffinierten Schnitte werden zunächst aus dem Alkohol in eine $^1/_3$%ige Lösung von Kaliumpermanganat für zehn Minuten gebracht; man spült sie zweimal mit destilliertem Wasser aus und bringt sie für eine bis drei Stunden in die filtrierte Reduktionsflüssigkeit:

Chromogen (Höchster Farbwerke)	10 g
Ameisensäure (spez. Gew. 1,20)	10 ccm
destilliertes Wasser	200 ccm

Zu je 90 ccm dieses filtrierten Gemisches setzt man unmittelbar vor Gebrauch 10 ccm einer 10%igen Lösung von Natrium sulfurosum (Natriumsulfit) zu.

Nach einigen Minuten werden die durch das Kaliumpermanganat braun gefärbten Schnitte entfärbt, sie müssen aber eine bis zwei Stunden in der Reduktionsflüssigkeit bleiben.

5. Färbt man jetzt die Schnitte mit Methylviolett (siehe 6.), so färben sich nur die Gliafasern blau, während das Bindegewebe farblos bleibt. Da erfahrungsgemäß die Gliafärbung oft nicht sehr intensiv ausfällt, so ist es empfehlenswert, nach der Reduktion den Farbton zu verbessern; man erreicht dies durch eine zwischengeschaltete Kontrastfärbung, die das Bindegewebe leicht anfärbt, aber die Gliafasern schärfer zur Darstellung bringt. Zu diesem Zweck bringt man die Schnitte nach Abgießen der Reduktionsflüssigkeit und Abspülen mit destilliertem Wasser (zweimal wechseln) in eine 5%ige wässerige, sorgfältig filtrierte Chromogenlösung auf zehn bis zwölf Stunden. Danach wäscht man sie in Wasser aus.

6. *Färbung:* Zur Färbung verwendet man an Stelle der von WEIGERT angegebenen alkoholischen heißgesättigten Methylviolettlösung die von SPIELMEYER eingeführte Karbol-Methylviolett-Lösung:

Gesättigte Lösung von Methylviolett in 96%igem Alkohol	5 ccm
absoluter Alkohol	10 ccm
5%iges Karbolwasser	ad 100 ccm

In dieser Lösung werden die Schnitte etwa 30 Minuten im Brutofen bei 37° gefärbt.

(SPIELMEYER verwendet zwei Methylviolettlösungen, eine von Methyl 5 B an erster und eine von Methyl B an zweiter Stelle; in der ersten färbt er zwanzig Minuten, in der zweiten zehn Minuten.) Man muß wissen, daß die Färbekraft der Lösung nach drei bis vier Wochen abnimmt. Nach dem Färben läßt man die Farbe ablaufen, trocknet den Schnitt mit Fließpapier und überdeckt ihn mit Jodjodkaliumlösung, welche eine *gesättigte* Lösung von Jod in 5%iger Jodkaliumlösung sein muß. Man hüte sich vor schwächeren Jodlösungen! (SCHMORL.) Die Jodlösung wird sofort wieder abgegossen und der Schnitt mit Fließpapier abgetrocknet.

7. *Differenzierung:* Auf den Schnitt tropft man ein Gemisch von Anilinöl und Xylol zu gleichen Teilen (oder Anilin 1 Teil und Xylol 3 Teile, SEKI). Geht die Differenzierung zu rasch vor sich, so gießt man das Anilin-Xylol-Gemisch nach einigen Sekunden ab, taucht den Objektträger in eine große Xylolschale und differenziert weiter. Weitere Unterbrechungen sind möglich und gestatten die Kontrolle unter dem Mikroskop im Xyloltropfen. SPIELMEYER empfiehlt sehr dieses Verfahren, welches nach seinen Erfahrungen das Haften der Farbe begünstigt.

8. Sorgfältiges Auswaschen des Anilinöls mit aufgetropftem Xylol bei schräg gehaltenem Objektträger.

9. Einschließen in Canadabalsam.

Ergebnis: Gliafasern scharf blau, ebenso die Kerne. Bindegewebe blauviolett; Ganglienzellen, Ependymzellen, Achsenzylinder gelblich.

Anmerkungen: Es ist empfehlenswert, die Präparate einige Tage dem Tageslicht auszusetzen, da sie dadurch haltbarer werden, insbesondere tritt die Faserfärbung noch etwas klarer hervor (SPIELMEYER).

Hat man nach Punkt 5 keine Zeit, die Färbung am gleichen Tage vorzunehmen, so kann man die Schnitte ohne Schaden in folgender Lösung aufbewahren:

80%iger Alkohol 90 ccm
5%ige Oxalsäure 10 ccm

Wichtig für das Gelingen der an sich sehr haltbaren und schönen Färbung ist, daß man möglichst dünne Gewebsscheiben fixiert und daß das Material ganz frisch ist (frühzeitige Sektion!).

Auch ist es nötig, die gegossenen Paraffinblöcke sofort zu bearbeiten. Auffallend ist, daß bei Fällen von Infektionskrankheiten und septischen Prozessen die Färbung in der Regel versagt.

β) Methode von Holzer *für die Faserglia.* Dieses Verfahren ist für Formolmaterial menschlicher Gehirne besonders geeignet; es liefert mit einiger Sicherheit sehr schöne Faserfärbungen und dürfte besonders empfohlen werden. Man kann sie auch an Celloidinschnitten von Alkoholmaterial vornehmen.

1. *Fixierung:* Formol 1 : 10 mindestens fünf Tage, oder Formol-Alkohol (Formol 1 : 10 und Alkohol 96% aa) zwölf Tage; zwei bis drei Tage vor dem Schneiden in Formol 1 : 10 einlegen.

2. Gefrierschnitte werden in 50%igem Alkohol aufgefangen (man kann sie auch längere Zeit darin aufbewahren).

3. Aus dem Alkohol werden die Schnitte auf Objektträger aufgezogen und mit dicker Filterpapierlage abgetrocknet.

4. Die angetrockneten Schnitte werden dreimal mit alkoholischer Phosphormolybdänsäure übergossen (96%iger Alkohol 3 Teile + 0,5%ige Phosphormolybdänsäure 1 Teil).

5. Die Objektträger werden sorgfältig mit einem Läppchen um den Schnitt herum von der Flüssigkeit gesäubert (auch die Unterfläche falls nötig!).

6. Darauf tupft man den noch feuchten Schnitt sorgfältig zwei- bis dreimal mit Filterpapier, das mit Alkohol-Chloroform durchtränkt ist, ab (absoluter Alkohol 2 ccm, Chloroform 8 ccm); danach übergießt man den Schnitt mit Alkohol-Chloroform, bis die graue und die weiße Substanz in der Aufsicht gleichmäßig erscheinen. Ein Eintrocknen des Schnittes muß unbedingt vermieden werden!

7. Sofort nach dieser Behandlung wird die *Farblösung* aufgetropft und zwei bis fünf Sekunden auf dem Schnitt belassen:

Kristallviolett 1 g
absoluter Alkohol 2 ccm
Chloroform 8 ccm

Wichtig sind dabei folgende Punkte: Die Färbung dickt rasch ein, man muß also rasch arbeiten; auch ist es ratsam, nicht mehr Farblösung aufzutragen, als nötig ist, um den Schnitt eben zu bedecken.

8. Die Farblösung wird (nach zwei bis fünf Sekunden) mit 10%iger wässeriger Bromkaliumlösung abgespült. Der Objektträger wird dabei schief gehalten und die Bromkaliumlösung mit einer Pipette aufgegossen; man muß so lange Bromkaliumlösung zugießen, bis die beim Aufgießen entstandenen grünlichen Häutchen vollständig entfernt sind und der Schnitt gleichmäßig schwarzblau aussieht. Mit einem Läppchen entfernt man dann den überschüssigen Farbstoff.

9. Abtrocknen mit Fließpapier und *Differenzieren* mit Anilin-Chloroform-Gemisch:

Anilinöl	4 ccm
Chloroform	6 ccm
1 % wässerige Essigsäure	I Tropfen (oder besser IV Tropfen 5 %iger Natronlauge)

Diese Mischung wird schnell trüb, vor Gebrauch muß man sie filtrieren, am besten kurz vor Gebrauch bereiten. Der Farbstoff schwindet in dicken violetten Wolken; man differenziert so lange, bis eine dabei entstehende milchige Trübung verschwunden ist (einige Sekunden bis mehrere Minuten, ROMEIS). Sofort darauf wird der Schnitt mit Xylol begossen und mit Filterpapier abgetupft.

10. Mehrmals mit Xylol übergießen. Einschließen in Canadabalsam.

Ergebnis: Gliafasern erscheinen blauviolett, äußerst scharf dargestellt; Kerne blau, auch gelegentlich Protoplasma der Gliazellen.

Anmerkungen: Zur Herstellung der Farblösung soll „Kristallviolett kristallisiert chemisch rein für photographische Zwecke" verwendet werden; sie dickt sich sehr leicht ein und sollte nicht in eingedicktem Zustande benutzt werden, da sonst störende Niederschläge auftreten, die kaum zu entfernen sind. Man muß sie in diesem Fall mit etwas Alkohol-Chloroform verdünnen.

Hat man Celloidinschnitte zur Verfügung, so legt man sie einige Stunden (über Nacht) in Methylalkohol, um das Celloidin aufzulösen, zieht die Schnitte auf, trocknet ab, legt sie wieder in 50 %igen Alkohol, trocknet wieder und behandelt sie weiter wie oben bei 4. Der Grund ist, auch bei gelungener Färbung, weniger klar als bei Gefrierschnitten.

γ) *Methoden von* BENDA *für die Faserglia.* Von theoretischen Gesichtspunkten ausgehend, hat BENDA gewisse Punkte (Fixierung, Beizung, Färbung) der WEIGERTschen Methode abgeändert und hat somit ein ausgezeichnetes Verfahren ausgearbeitet, mit welchem bei Mensch und Tier die Gliafasern sehr schön gefärbt werden.

1. *Fixierung:* Möglichst frisches Material mindestens zwei Tage in 90- bis 93 %igem Alkohol (auch nach mehreren Jahren ist Alkoholmaterial noch verwendbar). Die Gewebsstücke werden auf Filterpapier oder Glaswolle in reichlich bemessenem Alkohol fixiert.

2. Aus den fixierten Objekten schneidet man 0,5 cm dicke Scheiben heraus, die man auf 24 Stunden in verdünnte Salpetersäure einlegt (1 Teil Salpetersäure und 1 Teil destilliertes Wasser); einmal wechseln.

3. *Beizung:* Erste Beizung 24 Stunden in 2 %iger wässeriger Kaliumbichromatlösung. Zweite Beizung 48 Stunden in 1 %iger wässeriger Chromsäurelösung.

4. 24 Stunden in fließendem Wasser auswaschen.

5. Aufsteigende Alkoholreihe.

6. *Einbettung* in Paraffin. Nach dem absoluten Alkohol:

a) in Creosot 24 Stunden;

b) in Benzin 24 Stunden;

c) in Benzin, das mit bei 42° C schmelzendem Paraffin gesättigt ist, mehrere Tage, und zwar zuerst in zugedecktem, dann in offenem Gefäß;

d) in dem gleichen Benzin bei 38° C 24 Stunden.

e) in Paraffin mit 42° C Schmelzpunkt zwei Stunden im Brutofen bei 45° C;

f) Objekte herausnehmen, mit Filterpapier abwischen und auf kurze Zeit in Paraffin 58° bringen. Block ausgießen.

7. *Färbung:* Die Paraffinschnitte werden nach Entparaffinierung 24 Stunden in 4%igem Eisenalaun gebeizt.

8. Abspülen in fließendem Wasser 15 bis 30 Sekunden.

9. Färben in verdünnter bernsteingelber Lösung von Alizarinrot (alizarinsulfosaures Natrium) 24 Stunden. Man stellt zunächst eine konzentrierte Lösung in 70%igem Alkohol her und verdünnt 1 ccm davon mit destilliertem Wasser (etwa 80 bis 100 ccm), bis die Farbe bernsteingelb aussieht.

10. Die braunroten Schnitte werden flüchtig in destilliertem Wasser gespült und mit Filterpapier abgetrocknet.

11. Färben auf der Färbebrücke mit 0,1%iger wässeriger Toluidinblaulösung, die bis zur Dampfbildung erhitzt wird; sodann läßt man noch 15 Minuten die erkaltende Farbe einwirken.

12. Abspülen in 1%iger Essigsäure oder in stark verdünnter Pikrinsäure.

13. Abtrocknen mit Filterpapier. Eintauchen in absoluten Alkohol.

14. Differenzieren in Creosot, etwa 10 Minuten unter mikroskopischer Kontrolle (dichte Gliamassen müssen als scharf blau gefärbte Fasern zu erkennen sein, Bindegewebe braunrot).

15. Abtrocknen mit Filterpapier. Auswaschen in Xylol, einschließen in Balsam.

Ergebnis: Gliafasern intensiv blau, desgleichen Gliazellkerne und Nissl-Schollen. Grund leicht violett; Bindegewebe und Achsenzylinder braunrot bis rot.

δ) *Haematoxylinmethoden für die Faserglia.* Zwei Verfahren sind unter den Haematoxylinmethoden zu erwähnen, die unter Umständen, besonders bei Fällen von Hirnödem oder von entzündlichen Veränderungen, oft sehr instruktive Bilder liefern.

aa) Methode von Mallory *mit Phosphorwolframsäure-Haematoxylin.* Diese Methode wurde oft modifiziert (Pollak, Spiegel, da Fano); wir folgen den Angaben von Masson, mit welchen man gute Bilder bekommt, wenn man die Vorschrift genau befolgt.

1. *Fixierung* in Zenkerschem oder Hellyschem Gemisch; man fixiert am besten 2 bis 4 mm dicke Gewebsscheiben 24 Stunden, wäscht sie danach 24 Stunden in fließendem Wasser aus und bettet in Paraffin ein.

2. Behandlung der entparaffinierten Schnitte 3 bis 24 Stunden mit Lugolscher Lösung.

3. Entjodieren mit 5%iger Natriumthiosulfatlösung, waschen in fließendem Wasser.

4. *Färben in Phosphorwolframsäure-Haematoxylin von* Mallory 24 Stunden bei Zimmertemperatur oder vier Stunden im Brutofen bei 54° C.

Bereitung der Farblösung: Man löst 1 g Haematoxylin in 800 ccm destilliertem Wasser, gibt 20 ccm einer 10%igen wässerigen Lösung von Phosphorwolframsäure und zuletzt 2 ccm Wasserstoffsuperoxyd zu. Nach einigen Tagen ist die Lösung gebrauchsfertig; sie ist einige Monate haltbar.

5. Waschen in destilliertem Wasser fünf Minuten.

6. Sofort danach in absoluten Alkohol, zweimal wiederholen, Toluol, in Cedernöl einschließen.

Ergebnis: Gliafasern blau, Bindegewebe purpurrot; Fibrin blau (Verwechslung mit Faserglia bei Entzündungen oder Blutungen möglich!). Kerne blauschwarz. Achsenzylinder rosa.

ββ) Methode von HELD *für die marginale Glia.* Dieses Verfahren gibt am menschlichen Material nicht immer befriedigende Ergebnisse; sie ist allerdings wertvoll, wenn man die Gefäßverbindungen des Gliafasernetzes sowie die Pia-Glia-Grenzscheiden untersuchen will.

1. *Fixierung:* Dünne Gewebsstücke von möglichst frischem Material werden in folgendem Gemisch fixiert:

MÜLLERsche Lösung	100 ccm
Sublimat	3 g

Unmittelbar vor Gebrauch gibt man dazu:

Eisessig	3 ccm
Formol	0,5 ccm

Die Fixierung erfolgt bei 37° C im Brutofen ein bis sechs Tage.

2. Celloidineinbettung; schneiden.

3. Man bringt zunächst die Schnitte auf fünf Minuten in folgende Lösung:

Natriumhydroxyd	1 g
80%iger Alkohol	100 ccm

wo sich das Celloidin auflöst.

4. Sorgfältig in destilliertem Wasser waschen.

5. Beizen einige Minuten in einer 5%igen Eisenalaunlösung (violette Kristalle).

6. Abspülen in destilliertem Wasser.

7. Färben in verdünnter Molybdänhaematoxylinlösung:

Haematoxylin	1 g
70%iger Alkohol	100 ccm

Reinste Molybdänsäure im Überschuß (Datum der Herstellung auf der Etikette nicht vergessen!). Diese Lösung muß öfters umgeschüttelt werden; sie ist zunächst blau und schwärzt sich allmählich. Erst nach zwei Wochen ist sie brauchbar! (HELD empfiehlt ein bis zwei Jahre alte Lösungen zu verwenden.)

Zum Gebrauch gibt man einen Tropfen der Stammlösung in eine Färbeschale mit destilliertem Wasser, so daß eine durchsichtige, dunkelviolette Farblösung entsteht. Darin färbt man die Schnitte bei 50° C im Brutschrank 12 bis 24 Stunden.

8. Langsame Differenzierung in 5%iger Eisenalaunlösung bis zur Entfärbung des Bindegewebes (Dauer schwankt bis zu mehreren Stunden); gut in destilliertem Wasser auswaschen.

9. Gegenfärbung mit VAN-GIESON-Gemisch (nach ROMEIS), besser Thizianrot-Pikrinsäure, fünfzehn Sekunden.

10. Alkohol 96%, absoluter Alkohol, Xylol, Balsam.

Ergebnis: Gliafasern, besonders das marginale Netz, schwarz, Kollagen rot.

Anmerkung: Diese Färbemethode wurde vor kurzem durch BAUER modifiziert.

Man kann dabei Formolmaterial verwenden und in Paraffin einbetten. Das weitere Verfahren gestaltet sich folgendermaßen:

1. Entparaffinierte Schnitte 20 Minuten bei 40° C im Brutofen in 5%igem Eisenalaun vorbeizen. Kurz in destilliertem Wasser auswaschen.

2. Färben in Molybdänhaematoxylin nach HELD (siehe oben, und zwar: 1 ccm Stammlösung auf 10 ccm destilliertes Wasser) zwölf Stunden bei Zimmertemperatur oder bei 40° C. Kurz in destilliertem Wasser auswaschen.

3. Wenige Minuten oder Sekunden in Ferricyankaliboraxlösung differenzieren (Borax 2 g, Ferricyankalium 2,5 g, destilliertes Wasser 100 ccm) oder in 5%iger Eisenalaunlösung, was aber wesentlich länger dauern kann (mehrere Stunden).

4. Längere Zeit in destilliertem Wasser auswaschen oder besser nachbeizen in 5%iger Natriumphosphatlösung (Na_2HPO_4); damit erzielt man eine bessere, schärfere Färbung der feinsten Protoplasmanetze.

5. Gegenfärbung und weiteres wie oben.

Hat man Celloidinmaterial zur Verfügung, so bringt man die Schnitte vor der ersten Beizung in alkalischen Alkohol zur Entcelloidinierung (XXX Tropfen n/10 NaOH auf 100 ccm 96%igen Alkohols).

2. Darstellung der Gliazellen durch Färbung.

a) Methode von NISSL. Wie für das Studium der Ganglienzellen und ihrer pathologischen Veränderungen kann man auch für die Gliazellen die NISSLsche Färbemethode nur mit Vorteil anwenden. Es sind hierbei die gleichen Vorsichtsmaßnahmen zu treffen (vgl. S. 389); nach SPIELMEYER färbt man am besten mit Thionin 1‰ wässerig nach Celloidineinbettung von Alkoholmaterial. Nach einiger Übung und insbesondere, wenn man die Präparate mit den vorzüglichen Bildern in SPIELMEYERS „Histopathologie des Nervensystems" vergleicht, wird man die verschiedenen Veränderungen der Gliazellen bald erkennen können: Vergrößerung des Zellkörpers bei progressiv veränderten Gliazellen, mit stärker anfärbbarem Cytoplasma. Die regressiv veränderten Gliazellen weisen eine intensivere Chromatinfärbung auf, ihre Fortsätze sind „scharf, spangenartig".

Selbstverständlich kann man zum Studium der Gliazellen auch andere allgemeine cytologische Färbemethoden anwenden (Haematoxylinfärbung, Trichromfärbungen und dergleichen), welche mitunter ganz brauchbare Bilder demonstrieren. Daneben wurden noch einzelne besondere Verfahren ausgearbeitet, die speziellen Zwecken dienen (z. B. ALZHEIMERsche Färbemethode mit Methylenblau-Eosin nach MANN). Man schlage sie in den einschlägigen Werken über die mikroskopische Untersuchung des Nervensystems nach (z. B. bei SPIELMEYER oder bei I. BERTRAND).

3. Methoden zur Darstellung von Gliastrukturen mittels Metallimprägnation. Ausgangspunkt aller „Glia-Methoden", die sich der Metallimprägnation bedienen, ist die CAJAL-Methode mit Gold-Sublimat. Nur mit diesem Imprägnationsverfahren ist es möglich, die komplexe Struktur der protoplasmatischen Glia auch bei pathologischen Prozessen zu studieren. Der Anwendungsbereich der Originalmethode von RAMON Y CAJAL wurde durch die wichtige Modifikation von GLOBUS stark erweitert; sodann verdankt man RIO HORTEGA ebenfalls eine

Anzahl sehr wertvoller Erkenntnisse, insbesondere die Verfahren zur Darstellung der Mikroglia („Hortega-Zellen").

α) Goldsublimatmethode von R. Y CAJAL. Mit diesem Verfahren kann man die Astrocyten mit ihren perivaskulären Insertionen sowie die Ausläufer der übrigen Makrogliazellen sehr schön darstellen. Im allgemeinen gelingt die Methode regelmäßig, wenn man sich genau an die Vorschrift hält, *reine* Chemikalien verwendet und frisches Material zur Verfügung hat.

1. *Fixierung:* Nicht über 0,5 cm dicke, frisch entnommene Gewebsstücke fixiert man zwei bis zehn Tage in Brom-Formol:

Formol (neutral) 40%	15 ccm
Ammoniumbromid	2 g
destilliertes Wasser	85 ccm

CAJAL empfiehlt, die weichen Hirnhäute an der Cortex zu belassen, da die Imprägnierung in der Molekularschicht und in der Zone der kleinen Pyramidenzellen sonst nur schwer gelingt. Optimum der Fixierung nach etwa drei Tagen für die protoplasmatische Glia.

2. Gefrierschnitte, 20 bis 25 μ dick, werden in Formolwasser oder in der Fixierungsflüssigkeit aufgefangen.

3. Einige Sekunden in destilliertem Wasser waschen.

4. *Imprägnierung:* Das Goldsublimatbad nach CAJAL wird folgendermaßen zusammengesetzt:

a) 1,0 g Goldchlorid wird in 100 ccm destilliertem Wasser aufgelöst. Es darf nur *braunes Goldchlorid* von Merck (Aurum chloratum fuscum cryst.) verwendet werden; mit dem üblichen gelben Goldchlorid, welches freie Salzsäure enthält, wird man nur Versager erleben. Diese 1%ige Lösung ist in brauner Flasche lange haltbar.

b) 0,5 g in Nadeln kristallisiertes Sublimat (nicht in Pulverform) werden heiß in 10 ccm destilliertem Wasser aufgelöst. Diese Lösung muß unmittelbar vor Gebrauch hergestellt werden.

Imprägnierungsgemisch: 10 ccm der Goldchloridlösung + 10 ccm der noch warmen Sublimatlösung + 40 ccm destilliertes Wasser (tritt dabei ein Niederschlag auf, so ist die Sublimatlösung nicht warm genug gewesen; man muß in diesem Falle die Lösung frisch herstellen).

Man soll zur Bereitung der Lösungen und zum Imprägnieren immer dieselben Glasgeräte verwenden, die man am besten mit einem Diamanten markiert. Peinliche Reinlichkeit, auch beim Waschen und Trocknen der Geräte, ist besonders am Platze!

Am besten verwendet man zum Imprägnieren Petrischalen oder Glasschalen mit Deckel; man gießt die Flüssigkeit in etwa 1 ccm hoher Schicht hinein und bringt pro Schale vier bis sechs Schnitte in 20 bis 25 ccm der Lösung. Die Schnitte sollen gut ausgebreitet sein und dürfen sich nicht überdecken. Schalen *dunkel stellen* und nicht bewegen. Die optimale Temperatur für eine gute Imprägnierung liegt bei 18° bis 20° C; diese ist nach 3½ Stunden beendet; die Schnitte sind intensiv purpurrot gefärbt. (Im Winter oder in unregelmäßig geheizten Laboratorien ist es oft notwendig, die Imprägnierung bei 24° bis 25° C im Brutofen vorzunehmen; ihre Dauer ist entsprechend kürzer!)

5. Auswaschen in reichlich bemessenem destilliertem Wasser.
6. Fixieren sechs bis zehn Minuten im Fixierbad:

Natriumthiosulfat	5 g
destilliertes Wasser	70 ccm
90%iger Alkohol	30 ccm
konzentrierte Lösung von Natriumbisulfit	5 ccm

7. Auswaschen in 50%igem Alkohol, Schnitte auf Objektträger aufziehen.
8. Abtrocknen mit Filterpapier, absoluter Alkohol, Origanumöl, Xylol, Balsam.

Ergebnis: Gliazellen und ihre Ausläufer purpurrot bis braunrot, Grund fast ungefärbt; Ganglienzellen schwach gefärbt. Von der Oligodendroglia und der Mikroglia sind nur die Kerne sichtbar.

β) Modifikation der Goldsublimatmethode nach GLOBUS. Eine der größten Schwierigkeiten in der soeben besprochenen Methode von CAJAL liegt meistens darin, daß man beim Sezieren eines Falles und Einlegen des Materials aus äußeren Gründen kein Brom-Formol zur Verfügung hat oder daß erst später im Verlauf der Untersuchung eine Imprägnation der Gliazellen notwendig wird. Aus diesen Gründen war die Modifikation von GLOBUS sehr willkommen, weil sie eine gute Imprägnierung auch an formolfixiertem Material (allerdings nicht über sechs Wochen alt) erlaubt.

1. Gefrierschnitte von Formolmaterial, etwa 20 μ dick, werden mehrmals kurz in destilliertem Wasser gewaschen.
2. Einlegen in 10%iges Ammoniakwasser auf 24 Stunden bei Zimmertemperatur (Schale zudecken).
3. Zweimal durch frisches destilliertes Wasser ziehen.
4. Beizen in wässeriger 10%iger Bromwasserstoffsäure (10%ige Lösung der 40%igen Säure) zwei Stunden (bis vier Stunden).
5. Zweimal durch frisches destilliertes Wasser ziehen.
6. Imprägnieren nach CAJAL (siehe oben, Punkt 4).

γ) Methoden von RIO HORTEGA *zur Darstellung der Gliaelemente.* RIO HORTEGA verwendet als Imprägnationsmittel eine Silbercarbonatlösung nach Fixierung in Brom-Formol; je nach der Anwendung können damit die Astrozyten, die Oligodendroglia oder die Mikrogliazellen dargestellt werden. Auch diese verschiedenen Methoden wurden modifiziert und für Formolmaterial ausgearbeitet (GLOBUS, PENFIELD, KANZLER).

Im allgemeinen muß man auch bei diesen Methoden gewisse Punkte beachten, die allen Metallimprägnationsverfahren eigen sind: peinlich sauberes Arbeiten, stets dieselben Geräte für eine bestimmte Lösung verwenden (Utensilien markieren!), reine Chemikalien usw. ROMEIS empfiehlt für diese Methode eine Anzahl kleiner Glasschälchen: 15 ccm für die Lösungen, 70 ccm zum Auswaschen; sie werden mit Uhrgläsern zugedeckt. Die Erwärmung der Silberlösung erfolgt über einem Mikrobrenner; dazu stellt man das Schälchen mit der Silberlösung auf einen mit Asbestplatte belegten entsprechend kleinen Dreifuß. Praktisch ist es auch die Reihe der am meisten gebrauchten Flüssigkeiten (Alkohol, Carbol-xylol-Kreosot oder Benzylbenzoat-Xylol, Xylol, Ammoniak, Eisessig, Pyridin z. B.) in Tropf- oder Stiftflaschen bereitzuhalten; diese werden in gleichbleibender Reihenfolge in einen passenden Holzblock gestellt.

Als Formol muß die Formaldehydlösung von Merck („blaue Marke") 40% verwendet werden, die man mit Calciumcarbonat aufschüttelt und absetzen läßt. Die Verdünnung des Formols wird, statt mit destilliertem Wasser, mit Leitungswasser vorgenommen. Zum Entwässern der Schnitte kann das Carbol-Xylol-Kreosot vorteilhaft durch Benzylbenzoat-Carbolxylol ersetzt werden (Romeis):

Carbolsäurekristalle	10 g
Xylol	80 ccm
Benzylbenzoat	10 ccm

αα) Methode von Rio Hortega *für Astrozyten.*

1. *Fixierung* etwa 0,5 cm dicker Gewebsblöcke in Bromformol (s. S. 387, 388), am besten zwei bis vier Tage (auch acht bis vierzehn Tage). Nach etwa drei Wochen gelingt nur noch eine Imprägnierung der Faserglia.

2. Gefrierschnitte von 20 bis 25 μ Dicke werden in destilliertem Wasser aufgefangen, welchem einige Tropfen Ammoniak zugesetzt worden sind.

3. Auswaschen in vier hintereinander stehenden Schalen mit destilliertem Wasser (Entfernung des Formols).

4. *Imprägnierung* mit *ammoniakalischer Silbercarbonatlösung:* 5 ccm einer 10%igen Silbernitratlösung werden mit 20 ccm einer gesättigten wässerigen Lösung von Lithiumcarbonat versetzt; es tritt ein reichlicher, gelbweißer, flockiger Niederschlag auf. Dieses wird mit Ammoniak aufgelöst, welches Tropfen für Tropfen, unter gleichmäßigem Schütteln des Präzipitates, zugesetzt werden muß. Man muß darauf achten, daß nur soviel Ammoniak zugegeben wird, als zur Lösung des Silbercarbonats eben notwendig ist. Auffüllen mit destilliertem Wasser auf 75 ccm, und in braune Flasche filtrieren. Diese Lösung ist im Kühlschrank einige Wochen haltbar. Die Schnitte kommen aus dem Wasser in die Lösung, die auf 45 bis 50° C über dem Mikrobrenner erwärmt wird; man läßt sie darin, bis sie braun erscheinen, etwa drei bis fünf Minuten. Es ist gut, die mit einem Uhrglas gedeckte Schale einige Male zu schwenken, damit sich die Lösung regelmäßig erwärmt. Wird die Silberlösung gleich braun, so sind die Schnitte nicht richtig mit destilliertem Wasser ausgewaschen worden. Am Ende der Imprägnierung ist die Silberlösung meist grau.

5. Kurz in destilliertem Wasser waschen, wobei man etwaige Falten beseitigen muß, aber nicht länger als einige Sekunden waschen, sonst wird die Imprägnierung zu blaß.

6. *Reduktion:* In 1%igem Formol (neutrales Formol 1 Teil und H_2O 99 Teile) eine Minute.

7. Auswaschen in destilliertem Wasser gründlich, mehrmals wechseln.

8. Vergolden mit 0,2%iger Goldchloridlösung einige Minuten, bis die Schnitte grau erscheinen und verstärken durch Erwärmen auf 45 bis 50° wie oben, bis sie dunkelpurpurviolett erscheinen.

9. Fixieren in 5%iger Natriumthiosulfatlösung eine halbe bis eine Minute.

10. Gründlich in destilliertem Wasser waschen. Aufziehen auf Objektträger, abtrocknen mit Filterpapier und entwässern, indem man auf den leicht schräg gehaltenen Objektträger mehrmals 96%igen Alkohol auftropft; Aufhellen mit Benzylbenzoat-Carbolxylol, Xylol, Balsam.

Ergebnis: Astrozyten mit ihren protoplasmatischen Fortsätzen erscheinen schwarz auf hellem Grund; auch sind besonders die großen Astrozyten, die bei pathologischen Prozessen auftreten können, außerordentlich schön dargestellt.

ββ) Methode von RIO HORTEGA *für die Oligodendroglia.*

1. *Fixierung* in Brom-Formol 12 bis 48 Stunden bei Zimmertemperatur. Gewebsstücke etwa 2 bis 3 mm dick.

2. Einlegen der Gewebsstücke in frisches Brom-Formol auf zehn Minuten bei 45 bis 50° C.

3. Gefrierschnitte 20 bis 25 μ dick in destilliertem Wasser auffangen.

4. Auswaschen in zweimal gewechseltem destilliertem Wasser mit Zusatz einiger Tropfen Ammoniak (etwa X Tropfen auf 60 bis 70 ccm).

5. *Imprägnieren* in sog. *„starker" Silbercarbonatlösung.* 5 ccm einer 10%igen Silbernitratlösung werden mit 20 ccm einer 5%igen Natriumcarbonatlösung versetzt (wasserfreies Natriumcarbonat pro analysi). Der leicht gelbliche Niederschlag wird vorsichtig mit tropfenweise zugegebenem Ammoniak aufgelöst; man muß nur kleine Ammoniaktropfen geben, nach jedem Tropfen schütteln und ein wenig warten, um den Lösungsvorgang des Niederschlages zu beobachten. Auffüllen mit destilliertem Wasser auf 45 ccm. Man imprägniert bei Zimmertemperatur zwischen einer bis fünf Minuten; es muß jeweils die günstigste Zeitdauer durch einige Proben festgestellt werden.

6. Spülen fünfzehn Sekunden in destilliertem Wasser, Schale dabei leicht bewegen.

7. *Reduktion* in 1%igem Formol (siehe oben), in welches die Schnitte eine Minute untergetaucht werden.

8. Auswaschen in reichlich bemessenem und gewechseltem destilliertem Wasser.

9. Vergolden in 0,2%iger Goldchloridlösung bis Schnitte eben grau.

10. Fixieren und Einschließen wie oben.

Ergebnis: Astrozyten nur schwach imprägniert; scharf dargestellt ist die Oligodendroglia, oft auch die Mikroglia.

γγ) Methode von RIO HORTEGA *für die Mikroglia.*

1. *Fixierung* in Brom-Formol zwei bis drei Tage bei Zimmertemperatur; Gewebsstücke etwa 2 bis 3 mm dick.

2. Einlegen der Stücke bei 45 bis 50° C in frisches Brom-Formol 10 Minuten. Dies geschieht am besten in einer kleinen Schale über einem Mikrobrenner. Man erwärmt mehrmals, bis Dämpfe aufsteigen und entfernt die Schale von der Flamme, sobald die Temperatur zu hoch steigt. Man zählt die zehn Minuten erst vom Beginn der Dampfbildung an.

3. Gefrierschnitte 20 bis 25 μ werden in destilliertem Wasser gesammelt.

4. Auswaschen in zwei bis drei großen Schalen mit destilliertem Wasser, dem vier bis fünf Tropfen Ammoniak auf 100 ccm zugesetzt werden (Formolentfernung).

5. *Imprägnierung* in *„schwacher Silbercarbonatlösung“* 20 Sekunden bis zwei Minuten. Die „schwache Silbercarbonatlösung“ wird in der gleichen Weise wie die „starke“ Lösung hergestellt; nur füllt man am Schluß auf 75 ccm mit destilliertem Wasser auf. Der wichtigste Punkt des Verfahrens ist die Zeitdauer der Imprägnierung; nach PENFIELD ist es zweckmäßig, einen Schnitt 20 Sekunden, einen zweiten 45 Sekunden und einen dritten zwei Minuten zu behandeln und sodann zu reduzieren.

6. Reduktion durch direktes Übertragen in 1%iges Formol (siehe oben) eine Minute, in welchem der Schnitt gut bewegt werden soll. HORTEGA empfiehlt unmittelbar nach Übertragen des Schnittes in die Lösung kräftig darauf zu blasen, um eine gleichmäßige Reduktion zu erhalten. Die Schnitte werden leicht grau; in zehn Minuten ist die Reduktion beendet. Man kontrolliert sie vorher (nach etwa fünf Minuten) mikroskopisch (Aufziehen eines Schnittes); dabei soll man die Mikrogliazellen schwarz dargestellt sehen. Eine gewisse Übung ist bei Imprägnierung und Reduktion notwendig; nur die guten Schnitte werden weiterbehandelt.

7. Waschen in destilliertem Wasser.

8. Vergolden in 0,2%iger Goldchloridlösung (man kann ohne Nachteil gelbes Goldchlorid verwenden!) bis die Schnitte grau erscheinen (etwa zehn Minuten).

9. Fixieren in 5%iger Lösung von Natriumthiosulfat.

10. Auswaschen und Einschließen wie oben.

Ergebnis: Mikrogliazellen erscheinen dunkelviolett bis schwarz; ihre spinnenfüßigen Verzweigungen sind deutlich; gelegentlich werden Astrozyten imprägniert, wenn man den Schnitt zu lange in der Silberlösung belassen hat.

δ) *Modifikationen der* HORTEGA-*Methoden.* Da man nicht immer Material zur Verfügung hat, das in Brom-Formol fixiert wurde, sind jene Modifikationen willkommen, die es gestatten, auch an Formolmaterial brauchbare Mikrogliabilder zu erhalten.

αα) *Modifikation von* PENFIELD *für Mikro- und Oligodendroglia.* Die gebräuchlichste Methode für Formolmaterial ist die sog. zweite Modifikation von PENFIELD (1928); auch nach sieben- bis achttägiger Fixierung in Formol fallen die Ergebnisse regelmäßig gut aus.

1. Fixierung in Brom-Formol oder Formol.

2. 20 μ dicke Gefrierschnitte werden in destilliertem Wasser oder in 1%igem Formol gesammelt.

3. Entfernung des Formols durch Einlegen in eine Schale mit 50 ccm destillierten Wassers und XV Tropfen Ammoniak; die Schale wird zugedeckt und über Nacht stehengelassen (besser ist es, die Schale zwei Tage im Brutschrank bei 37° zu belassen).

4. Übertragen der Schnitte direkt in die Bromierungslösung von GLOBUS:

Bromwasserstoffsäure (40%ig)	5 ccm
destilliertes Wasser	95 ccm

wo die Schnitte eine Stunde bei 37° C im Brutschrank bleiben.

5. Auswaschen in dreimal gewechseltem destilliertem Wasser.

6. Beizung in 5%iger Natriumcarbonatlösung vier bis sechs Stunden im Dunkeln.

7. Ohne auszuwaschen bringt man die Schnitte in die „starke“ Silbercarbonatlösung nach HORTEGA (PENFIELD empfiehlt die „schwache“ Lösung; nach den Erfahrungen im SPIELMEYERschen Laboratorium ist indessen die „starke“ Lösung vorzuziehen).

Im Silberbad bleiben die Schnitte bis sie mattgrau erscheinen, etwa fünf bis zehn Minuten; man färbt am besten in der Schublade, im Dunkeln.

8. Eintauchen in 1%ige Formollösung, die man mit destilliertem Wasser angesetzt hat; die Schnitte werden darin hin und her bewegt.

9. Waschen in destilliertem Wasser.

10. Tönen in gelber 0,2%iger Goldchloridlösung, bis die Schnitte blaugrau erscheinen.

11. Fixieren in 5%iger Natriumthiosulfatlösung.

12. Auswaschen in destilliertem Wasser, entwässern in aufsteigender Alkoholreihe, Carbolxylol, Xylol, Balsam.

Ergebnis: Oligo- und Mikrogliaelemente erscheinen deutlich; sie lassen sich durch ihre morphologischen Eigenschaften voneinander trennen.

ββ) *Modifikationen von* KANZLER.

KANZLER hat zwei ausgezeichnete Verfahren ausgearbeitet, mit welchen eine sichere Darstellung der Mikrogliazellen gelingt. Das eine dient dazu, Material, welches zu lange in Brom-Formol gelegen hat, wieder brauchbar zu machen; das andere ermöglicht die Darstellung am Formolmaterial selbst.

a) *Brom-Formol-Material:* Schon nach einigen Tagen gelingt die Mikrogliafärbung nicht mehr; man bringt die Gefrierschnitte für fünf bis sechs Sekunden in eine Antiformin-Alkohol-Mischung, in welcher man sie schwenken muß und wäscht sofort danach in zweimal gewechseltem destilliertem Wasser. Weiterbehandlung nach dem Originalverfahren von RIO HORTEGA.

Antiformin-Alkohol:	Antiformin	3 ccm
	96%iger Alkohol	8 ccm
	destilliertes Wasser	2 ccm

b) *Formolmaterial:* Das Material kann beliebig lange in Formol gelegen haben.

1. Gefrierschnitte von 20 μ Dicke bringt man zur Nachfixierung in eine Glasschale, die folgende Lösung enthält, und erhitzt bis Dämpfe aufsteigen:

Bromammonium (Ammoniumbromid)	15 g
Formol 40 %	100 ccm
destilliertes Wasser	400 ccm

2. Ohne abzuspülen überträgt man die Schnitte in die Antiformin-Alkohol-Mischung (siehe oben), wo man sie fünf bis acht Sekunden schwenkt.

3. Zweimal in destilliertem Wasser spülen.

4. Imprägnierung: Zu 5 ccm einer 10%igen Silbernitratlösung gibt man 15 ccm einer 10%igen Lösung von Natriumcarbonat. Der entstandene Niederschlag wird sorgfältig in üblicher Weise durch tropfenweise zugesetztes Ammoniak *eben* gelöst. Man gibt kein destilliertes Wasser hinzu!

In der Lösung bleiben die Schnitte acht bis zehn Sekunden; während dieser Zeit muß man sie hin und her bewegen.

5. Ohne abzuspülen, überträgt man sie in eine 2%ige Formollösung für wenige Sekunden (Reduktion).

6. Auswaschen in reichlichem destilliertem Wasser.

7. Vergolden in verdünnter Goldchloridlösung etwa zehn bis zwanzig Minuten:

1%ige Goldchloridlösung	1 bis 2 ccm
destilliertes Wasser	10 ccm

8. Fixieren etwa eine Minute in:

5%iger Natriumthiosulfatlösung	10 ccm
Natriumsulfit	1 g

9. Auswaschen in destilliertem Wasser.

10. Aufziehen der Schnitte auf Objektträger, abtupfen mit Filterpapier, mehrmals 96%igen Alkohol auftropfen, bis Schnitt wasserfrei.

11. Übergießen mit Buchenkreosot-Carbolxylol oder Benzylbenzoat-Carbolxylol (Carbolsäure crist. 10 g; Xylol 80 ccm; Benzylbenzoat 10 ccm). Zweimal mit Xylol überschichten; Abtrocknen, Canadabalsam.

γγ) Modifikation von McCarter *für Oligodendroglia und Mikroglia am Formolmaterial.* Mit dieser Abänderung der Penfieldschen Vorschrift kann man auch an älterem Formolmaterial sichere Imprägnationen erhalten.

1. Gefrierschnitte, 20 bis 25 μ, werden in destilliertem Wasser gesammelt, dem auf 100 ccm XX Tropfen Ammoniak zugesetzt worden sind. Hat man frisches Formolmaterial zur Verfügung, bleiben sie darin einige Minuten; handelt es sich um altes Formolmaterial, läßt man die Schnitte eine Nacht im ammoniakalischen Wasser liegen.

2. Ohne zu waschen, einlegen in Bromsäurelösung nach Globus (40%ige Bromsäure 10 ccm und 90 ccm destilliertes Wasser), eine Stunde bei 37° im Brutofen.

3. Zweimal in destilliertem Wasser waschen.

4. Einlegen in 5%ige Lösung von Natrium carbonicum; nachdem die Schnitte eingelegt worden sind, gießt man die gleiche Menge einer 5%igen Lösung von Ammoniumalaun hinzu (es entsteht ein weißer Niederschlag von Aluminiumhydroxyd). Die Schnitte läßt man darin eine Stunde liegen.

5. Ausgiebig zweimal in destilliertem Wasser waschen, wobei die Schnitte sorgfältig faltenlos auszubreiten sind.

6. Imprägnieren in Hortegascher Silbercarbonatlösung („starke" Lösung, s. S. 431), bis die Schnitte graubräunlich erscheinen, zwei bis fünf Minuten.

7. Direkt in 1%iges Formol zur Reduktion bringen (neutrales Formol 1 Teil und H_2O 99 Teile), hier die Schnitte hin und her bewegen, einige Sekunden.

8. Waschen in destilliertem Wasser.

9. Vergolden in 0,2%iger Goldchloridlösung.

10. Fixierung in Natriumthiosulfat, waschen, Schnitte aufziehen, trocknen mit Filterpapier, entwässern, aufhellen in Xylol, einschließen in Balsam.

Eine genaue Analyse der verschiedenen Methoden von RIO HORTEGA findet man in den Arbeiten von SEKI (vgl. hierzu ROMEIS' Taschenbuch der mikroskopischen Technik, 14. Aufl. 1943, S. 1872).

ε) *Darstellung der amöboiden Gliazellen nach Alzheimer.* Mit dieser Methode bekommt man einen guten Einblick in den Zustand der Glia; sie ist besonders empfehlenswert für Fälle, in denen reichliche Abbauvorgänge herrschen, wobei die Rolle der Glia beim Abtransport und die charakteristischen Umwandlungen der Gliazellen studiert werden sollen.

1. *Fixierung* dünner Gewebsblöcke in der WEIGERTschen Gliabeize mit 10%igem Formolzusatz (s. S. 421).
2. Gründliches Auswaschen in fließendem Wasser mehrere Stunden (acht bis zwölf Stunden).
3. Gefrierschnitte 10 bis 12 μ.
4. Kurz in destilliertem Wasser spülen.
5. Übertragen in destilliertes Wasser, dem I Tropfen Eisessig auf 10 ccm H_2O zugesetzt worden ist, auf zwei Minuten.
6. Ohne zu waschen, färben in stark verdünnter Lösung von Phosphormolybdänsäure-Haematoxylin nach MALLORY (alte, ausgereifte Lösung, mindestens sechs bis acht Wochen alt):

10%ige Phosphormolybdänsäure	10	ccm
Haematoxylin	1,75	g
Carbolsäure	5	g
destilliertes Wasser	200	ccm

Man bringt davon X Tropfen auf ca. 15 ccm destilliertes Wasser; die Lösung muß gerade undurchsichtig sein.

Man färbt höchstens zwei Minuten.

7. Abspülen in destilliertem Wasser.
8. Aufsteigende Alkoholreihe, Xylol, Balsam.

Ergebnis: Protoplasma der amöboiden Gliazellen und die zarten Ausläufer sind scharf dargestellt; Mitfärbung der Ganglienzellen, Achsenzylinder und Gefäße.

ζ) *Darstellung der senilen Drusen.*

Am besten wendet man zur Darstellung der senilen Plaques oder Drusen bei seniler Demenz oder bei ALZHEIMERscher Krankheit die schnell arbeitende Methode von v. BRAUNMÜHL an. Schon nach ein bis zwei Stunden wird man sehr schöne Bilder erhalten, was unter Umständen für die weitere Bearbeitung des Materials von Bedeutung sein kann.

1. *Fixierung* in Formol acht Tage (auch altes Material brauchbar); danach wässert man das Material fünf Minuten.
2. Gefrierschnitte, 20 μ dick, in destilliertem Wasser auffangen.
3. Auf fünf Minuten in frisches destilliertes Wasser übertragen.

4. *Imprägnation:* Einlegen in 20%ige Silbernitratlösung auf eine Stunde im Brutschrank bei 50 bis 60° C; die Schnitte müssen unbedingt gut untertauchen und dürfen nicht an der Oberfläche des Silberbades schwimmen.

5. Kurz mit Ammoniakwasser behandeln (destilliertes Wasser 80 ccm, Ammoniak XVI Tropfen); es müssen die Schnitte durch Ammoniak nur durchdrungen werden, und dazu genügen meist drei bis sieben Sekunden. Wenn sich ein wolkiger Niederschlag oder eine Trübung bildet, soll die Flüssigkeit erneuert werden.

6. Schnell durch destilliertes Wasser ziehen (zu unterlassen bei sehr altem Formolmaterial!).

7. Reduktion in Formol (neutrales Formol 20 ccm, Leitungswasser 80 ccm) nur sehr kurz: eine bis drei Sekunden.

8. Zurückbringen in Lösung 5 (Ammoniakwasser) für die gleiche Zeit, und ohne zu waschen direkt wieder ins Formol für fünf Minuten (eventuell Wiederholung!).

9. Auswaschen fünf Minuten in destilliertem Wasser.

10. Vergolden: XV Tropfen einer 1%igen Goldchloridlösung auf 10 ccm destilliertes Wasser, die Dauer richtet sich nach der Dicke des Schnittes.

11. Schnell in destilliertem Wasser waschen.

12. Fixieren 15 bis 30 Sekunden in 5%iger Lösung von Natriumthiosulfat.

13. Gründliches Auswaschen in Leitungswasser.

14. Entwässern, Xylol, Balsam.

Ergebnis: Das Filzwerk der Drusen erscheint sehr deutlich dargestellt; in den Ganglienzellen sind die Fibrillenveränderungen ebenfalls klar. Der Untergrund ist in gelungenen Präparaten hell.

Anmerkung: Die Methode gelingt sicher, wenn man den richtigen Zeitpunkt für die Herausnahme des Schnittes aus dem Ammoniakwasser (Punkt 5) gefunden hat. In der Silberlösung wird der Schnitt leicht bräunlich; im Ammoniakwasser blaßt er ab und färbt sich gelblich. In der Formollösung soll er hell schiefergrau werden; wird er nur gelb oder hellbraun, so hat man ihn zu lange im Ammoniakwasser belassen. Am besten wird man zunächst einen Schnitt imprägnieren und ihn aus dem destillierten Wasser (Punkt 9) aufziehen und mikroskopisch untersuchen. „Einige Übung lehrt das Richtige zu treffen" (SPIELMEYER), wie übrigens bei allen Metallimprägnationsmethoden.

Hat man die Schnitte nicht von vorneherein glatt, d. h. faltenlos auf den Glasstab gelegt und sie nicht faltenlos durch die verschiedenen Lösungen durchgezogen, so bekommt man unschöne, fleckige Präparate.

e) Methoden zur Darstellung des Bindegewebes und der Gefäße im Zentralnervensystem.

Die meisten allgemeinüblichen Methoden zur Darstellung des Bindegewebes sind auch für die Untersuchung des Zentralnervensystems anwendbar; so kann man mit der VAN-GIESON-Methode, mit den verschiedenen Trichromverfahren von P. MASSON sehr gute Bilder bei pathologischen Prozessen, insbesondere bei Geschwülsten, erzielen. Für feinere Untersuchungen sind, wie für das Bindegewebe in den übrigen Organen auch, verschiedene Silberimprägnationsmethoden anwendbar, mit welchen besonders klare Präparate gewonnen werden.

Neben der Methode von Bielschowsky-Maresch für Bindegewebsfibrillen (s. S. 293) und der Methode von Gomori (s. S. 295) kann man zwei Verfahren anwenden, welche besonders für das Nervensystem ausgearbeitet worden sind.

1. Methoden von Perdrau. α) *Für Formolmaterial:*

1. Auswaschen der Gewebsblöcke in fließendem Wasser 24 Stunden, danach 12 bis 24 Stunden in mehrmals zu wechselndem destilliertem Wasser.

2. Gefrierschnitte oder Celloidin-, Paraffinschnitte; 15 bis 20 μ dicke Schnitte.

3. Schnitte 24 Stunden in destilliertem Wasser waschen.

4. Einstellen in 0,25%ige Kaliumpermanganatlösung zehn bis zwanzig Minuten.

5. Abspülen in destilliertem Wasser und einstellen in

1%ige Lösung von Oxalsäure
1%ige Lösung von Natriumsulfit } zu gleichen Teilen,

bis die Schnitte weiß sind.

6. Gründliches Auswaschen in destilliertem Wasser (mehrere Stunden, bis 24 Stunden), das mehrmals gewechselt werden soll.

7. Übertragen in 2,5%ige Silbernitratlösung für 24 Stunden im Dunkeln.

8. Kurz in destilliertem Wasser spülen.

9. Einstellen in ammoniakalische Silberlösung. Diese Lösung entspricht, mit einigen kleinen Abweichungen, der Bielschowskyschen Lösung:

Zu 5 ccm einer 20%igen Silbernitratlösung gibt man II Tropfen 40%iger Natronlauge; sodann löst man den aufgetretenen Niederschlag mit tropfenweise zugesetztem Ammoniak auf, und zwar nur so weit, bis sich der Niederschlag eben aufgelöst hat. Auffüllen mit destilliertem Wasser auf 50 ccm.

In dieser Lösung bleiben die Schnitte 40 bis 60 Minuten.

10. Kurz in destilliertem Wasser spülen (fünf bis zwanzig Sekunden).

11. Reduzieren in Formol 1 : 4 (mit Brunnenwasser angesetzt) zehn bis zwanzig Minuten.

12. Auswaschen und vergolden mit Goldchlorid 0,2%.

13. Fixieren in 5%iger Natriumthiosulfatlösung wie üblich; waschen.

14. Entwässern, aufhellen, einschließen in Balsam.

Ergebnis: Kollagene Fasern purpur, Retikulinfäserchen schwarz, Grund hell.

β) *Für Alkoholmaterial:*

1. Celloidineinbettung, 15 bis 20 μ dicke Schnitte.

2. Auswaschen in destilliertem Wasser.

3. 1%ige Kaliumpermanganatlösung 20 bis 30 Minuten.

4. Rasch auswaschen, Behandlung in Oxalsäure-Natriumsulfit wie oben.

5. Drei bis vier Stunden in mehrmals zu wechselndem destilliertem Wasser auswaschen.

6. 2%ige Silbernitratlösung über Nacht.

7. Nach kurzem Waschen in destilliertem Wasser Imprägnierung in der ammoniakalischen Silberlösung, die wie oben bereitet wird, mit dem Unter-

schied, daß nur auf 40 ccm mit destilliertem Wasser aufgefüllt wird. Vor Gebrauch soll man filtrieren; man läßt die Schnitte darin, bis sie hell tabakbraun werden (40 bis 60 Minuten).

8. Rasch in destilliertem Wasser waschen.
9. Reduktion in Formol 1 : 4 zehn Minuten.
10. Goldchlorid 0,2% und fixieren in Natriumthiosulfat wie oben.
11. Eventuell Celloidinentfernung mittels Methylalkohol, entwässern, aufhellen, eindecken in Balsam.

2. Methode von Achucarro. Modifikation von Klarfeld. Dieses Verfahren gibt auch in den Händen von Anfängern fast konstante Resultate; es ist auch an sehr altem Formolmaterial anwendbar; Alkoholmaterial kann ebenfalls verwendet werden.

1. Celloidineinbettung; 10 bis 15 μ dicke Schnitte.
2. Einlegen auf 24 Stunden in Formol 1 : 8 (mit Leitungswasser angesetzt).
3. Abspülen in Wasser.
4. Einlegen in eine kaltgesättigte Tanninlösung (Acid. tanic. puriss. leviss. Merck) für drei Stunden im Brutofen bei 50° C. Die Schale muß zugedeckt werden.
5. Schale aus dem Brutofen herausnehmen, erkalten lassen und auswaschen in destilliertem Wasser, bis die Schnitte undurchsichtig geworden sind.
6. Imprägnierung in ammoniakalischer Silberlösung:

Zu 5 ccm einer 10%igen Silbernitratlösung gibt man tropfenweise Ammoniak, bis sich der gebildete Niederschlag wieder auflöst. Sodann gibt man einen Überschuß von V bis X Tropfen Ammoniak hinzu und füllt mit destilliertem Wasser auf 20 ccm auf. Von dieser Lösung vermischt man XV Tropfen zu 20 ccm destilliertes Wasser; die Schnitte werden darin hin und her bewegt, bis sie eine bräunliche Farbe angenommen haben. Es empfiehlt sich, zwei Schalen zu verwenden; sobald die Flüssigkeit der ersten Schale bräunlich wird, bringt man den Schnitt in die zweite Schale; man soll vermeiden, daß die Schnitte zu braun werden. (Eine Portion der Silberlösung (20 ccm) genügt für zwei Schnitte; will man mehrere Schnitte behandeln, so bereitet man eine frische Mischung der Silberlösung mit Wasser.) In ungefähr eineinhalb Minuten ist die Imprägnation beendet.

7. Reduzieren in Formol 1 : 9 (mit Leitungswasser); Schnitte direkt aus dem Silberbad ins Formol übertragen, wo sie dunkelbraun bis schwarz werden und fünf Minuten liegenbleiben. Es empfiehlt sich, gleich von Anfang an die Schale leicht zu schütteln, damit die Reduktion gleichmäßig erfolgen kann.
8. Auswaschen in Leitungswasser, sodann in destilliertem Wasser.
9. Differenzierung in folgender Mischung:

0,5%ige wässerige Ferrocyankaliumlösung	100 ccm
96%iger Alkohol	50 ccm

bis die Schnitte hellgelb und durchsichtig werden.

10. Auswaschen in destilliertem Wasser 30 Minuten.
11. Aufsteigender Alkohol, Carbolxylol, Balsam.

Ergebnis: Kollagene Faserbündel braun bis rotbraun, retikuläres Bindegewebe schwarz. Die Methode arbeitet sicher, sie ist leicht und für Anfänger sehr geeignet.

Zur *Darstellung der Gefäße* im Zentralnervensystem verwendet man mit Vorteil die soeben besprochenen Verfahren von PERDRAU oder von ACHUCARRO. Besonders zur Darstellung der Kapillaren in Hirngeschwülsten am Paraffinschnitt kann man nach PERDRAU sehr lehrreiche Bilder bekommen. Ferner gestattet die Methode von PICKWORTH, wie wir sie im Kapitel „Gefäße" (s. S. 341) besprochen haben, eine ausgezeichnete Darstellung der gefüllten Kapillaren; diese Präparate sind besonders aufschlußreich bei Entzündungsprozessen, bei Blutstauung oder Blutungen (vgl. hierzu DRETTLER).

Peripheres Nervensystem.

Bei der Herausnahme sollen die Nerven nicht gezerrt oder gequetscht werden; sie müssen sorgsam herauspräpariert werden. Am besten legt man sie danach in situ auf ein dünnes Kartonstück und schneidet sie erst dann durch. Man fixiert sie sodann mit Hilfe von Igelstacheln oder Glasnadeln auf einer Wachsplatte, damit sie sich nicht einrollen.

a) Allgemeine Methoden.

Zur Untersuchung kommen dieselben Methoden in Betracht wie für das zentrale Nervensystem (MARCHI, WEIGERT, SPIELMEYER und dergleichen). Aufschlußreich ist ferner die sehr schnell arbeitende *Einschlußfärbung* nach FEYRTER (s. S. 201) mit wässeriger Thionin-Weinsteinsäure-Lösung; die markhaltigen und die marklosen Nerven, die Tastkörperchen, Endo- und Perineurium werden rosa gefärbt, die Kerne sind blau. Voraussetzung zur guten Färbung ist die Fixierung in Formol; auch muß man zum Auswaschen nach der Fixierung destilliertes Wasser (nicht Leitungswasser) verwenden. Diese Präparate können zur Orientierung äußerst wertvoll sein; leider lassen sie sich nicht über einige Tage konservieren.

Auch die *Plasmalreaktion* kann zur Darstellung der Markscheiden herangezogen werden.

b) Darstellung der SCHWANNschen Scheiden.

Anwendbar ist eine Methode von DOINIKOW:

1. Fixierung im ORTHschen Gemisch (S. 44) 24 Stunden.
2. Chromieren in MÜLLERscher Lösung einige Tage.
3. Einlegen in das Gemisch von MARCHI für acht bis zehn Tage.
4. Einbettung in Celloidin.
5. Schnitte werden eine Stunde in gesättigter Phosphormolybdänsäure behandelt.
6. Waschen in destilliertem Wasser.
7. Färbung 24 Stunden in der MANNschen Flüssigkeit:

1%ige wässerige Eosinlösung	35 ccm
1%ige wässerige Methylblaulösung	35 ccm
destilliertes Wasser	100 ccm

8. Rasch in destilliertem Wasser, sodann in 96%igem und in absolutem Alkohol waschen.

9. Differenzieren in absolutem Alkohol, zu dem einige Tropfen Kalilauge zugesetzt worden sind, bis die blauen Schnitte deutlich rot werden.

10. Auswaschen in absolutem Alkohol.

11. Einlegen in Essigsäure-Alkohol (absoluter Alkohol und einige Tropfen Eisessig), bis die Schnitte wieder blau werden.

12. Nochmals in absolutem Alkohol waschen; rasch durch Carbol-Xylol in Xylol bringen. Eindecken in Paraffinöl, Umrandung des Deckgläschens mit Lack.

Ergebnis: Protoplasma der Schwannschen Zellen rot, Wabenwerk der Markscheiden rötlich, Mark hellrot, Degenerationsprodukte grau, bräunlich bis schwarzbraun; kollagenes Bindegewebe blau.

c) Darstellung der Achsenzylinder.

α) Ausgezeichnete Darstellungen der Achsenzylinder peripherer Nerven bekommt man mit dem Imprägnationsverfahren von J. A. WEBER im Block. Es dürfte sich hierbei, falls frisches Material zur Verfügung steht, um die beste Methode handeln, die es heute gibt (Ausführung s. S. 402).

β) *Methode von* BIELSCHOWSKY *für periphere Nerven.*

1. Fixierung in Formol (Neutralformol 1 : 9) mindestens vierzehn Tage. Auswaschen mehrere Stunden in fließendem Wasser.

2. Gefrierschnitte (10 μ) in Wasser auffangen und für zwei Tage in Pyridin einlegen.

3. Sorgfältig in oft zu wechselndem destilliertem Wasser auswaschen, bis der Pyridingeruch verschwunden ist.

4. Übertragen in 20%ige Silbernitratlösung 24 Stunden.

5. Nur sehr rasch durch destilliertes Wasser ziehen (einige Sekunden).

6. Einlegen in die ammoniakalische Silberlösung nach BIELSCHOWSKY (Herstellung s. S. 398), wo sie zehn bis zwanzig Minuten bleiben; sie müssen dann dunkelbraun erscheinen.

7. Kurze Behandlung (eine bis fünf Minuten) mit stark verdünnter Essigsäure (I bis V Tropfen Eisessig auf 20 ccm destilliertes Wasser), die Schnitte werden gelb. Sobald dies eintritt,

8. reduzieren in Formol 1 : 10; die Schnitte bleiben darin, solange von ihnen noch weißliche Wolken abgehen.

9. Kurz waschen und vergolden in neutralem Goldbad (V Tropfen einer 1%igen Lösung von *braunem* Goldchlorid auf 10 ccm destilliertes Wasser) so lange, bis der Grund des Schnittes einen violettrötlichen Ton angenommen hat (etwa eine Stunde).

10. Fixieren in 5%iger Natriumthiosulfatlösung eine halbe Minute.

11. Auswaschen, entwässern in aufsteigendem Alkohol, Xylol, Balsam.

Ergebnis: Achsenzylinder schwarz, Bindegewebe, Elastica violett bis bräunlich.

Anmerkung: Lehrreich ist eine Nachfärbung mit Haematoxylin-Eosin oder nach VAN GIESON.

Ausgezeichnete Ergebnisse hatten wir stets mit der Methode von GROS-SCHULTZE, wie sie schon im Abschnitt über die Untersuchung des Zentralnervensystems (S. 401) beschrieben worden ist. An frischem Material zeichnen sich die Bilder durch ihre Klarheit aus; gelegentlich bekommt man auch noch an gewöhnlichem Sektionsmaterial gute Resultate.

γ) Stückimprägnierungen. Man kann sich hierbei verschiedener Methoden bedienen; besonders empfehlenswert ist das bereits erwähnte Verfahren nach J. A. WEBER (S. 402), vorausgesetzt, daß das Material frisch ist (nicht über sechs Stunden post mortem); mit ihr gelingt auch die Darstellung der Endapparate. Auch die BIELSCHOWSKY-Methode für Blöcke kann man anwenden (S. 399). Ferner sei die *Modifikation dieses Verfahrens nach* BOEKE empfohlen:

1. Fixierung in Formol 12 ccm + destilliertem Wasser 88 ccm (sog. 12%iges Formol).
2. Behandlung der Blöcke mit Pyridin drei Tage.
3. Auswaschen in destilliertem Wasser acht Stunden.
4. Imprägnierung in 3%iger Silbernitratlösung bei 30 bis 35° C fünf bis sechs Tage.
5. Rasch in destilliertem Wasser spülen.
6. Einlegen in die ammoniakalische Silberlösung nach BIELSCHOWSKY (S. 398) (zuletzt mit destilliertem Wasser auf 100 ccm auffüllen!) 24 Stunden bei Zimmertemperatur.
7. Auswaschen in destilliertem Wasser zwei Stunden.
8. Reduktion in neutralem Formol (Formol 20 ccm + Wasser 80 ccm) 12 bis 24 Stunden.
9. Auswaschen, rasche Einbettung in Paraffin, sofort schneiden.
10. Nach Entparaffinierung vergolden und fixieren wie üblich.
11. Entwässern, in Balsam eindecken.

δ) Methoden für aufgeklebte Paraffinschnitte. In der pathologischen Histologie kommt es häufig vor, daß man nur sehr kleine Gewebsbröckel zur Untersuchung eingesandt bekommt, die in Formol oder in BOUINscher Lösung fixiert und ganz in Paraffin eingebettet worden sind. Die Darstellung von Nervenfibrillen begegnet in einem derartigen Material erheblichen Schwierigkeiten. Man kann unter Umständen mit der *Methode von* ROGERS befriedigende Resultate bekommen:

1. Fixierung in Formol (1 : 4 oder 1 : 9), am besten Neutralformol, oder in BOUINscher Lösung (bis zu sieben Tagen).
2. Auswaschen: Formolmaterial in fließendem Wasser einen bis mehrere Tage; BOUIN-Material in 70%igem Alkohol (mehrmals wechseln, bis die Pikrinsäure entfernt ist).
3. Entwässerung: Je 24 Stunden in 80- bis 96%igem Alkohol, dem auf je 30 ccm 1 ccm Ammoniak zugegeben worden ist; absoluter Alkohol zwei bis vier Stunden, einmal wechseln.
4. Über Chloroform oder Cedernöl in Paraffin einbetten.

5. Schnitte (2 bis 40 μ) werden nach der Gelatinemethode von P. MASSON (S. 97) auf Objektträger aufgeklebt. Wie üblich entparaffinieren.

6. Einlegen für zwölf Stunden oder mehr in 96%igen ammoniakalischen Alkohol: auf 100 ccm Alkohol 2 ccm Ammoniak.

7. Waschen in 80%igem Alkohol.

8. Übertragen in 40%ige Silbernitratlösung für zwanzig Minuten (länger, sogar einige Tage, schadet nicht) im Dunkeln.

9. Rasch in destilliertem Wasser spülen.

10. Auftropfen von Formol (1 : 4) zwei bis fünf Minuten.

11. Formol abgießen, *weder waschen noch spülen* (wichtig!).

12. Der Objektträger wird mit ammoniakalischer Silberlösung übergossen: Zu 4 ccm 20%iger Silbernitratlösung gibt man einige Tropfen Ammoniak; der dabei aufgetretene Niederschlag wird unter dauerndem Umschütteln mittels tropfenweise zugesetztem Ammoniak wieder aufgelöst. Darauf gibt man auf je 2 ccm der ursprünglichen Menge von 20%iger $AgNO_3$-Lösung I Tropfen Ammoniak hinzu und zuletzt noch 4 ccm destilliertes Wasser.

Man läßt die Lösung auf die Schnitte einwirken, bis sie gelblich werden und die Nervenfasern bei mikroskopischer Kontrolle gefärbt erscheinen.

13. Auswaschen in destilliertem Wasser eine Minute. Bei zu starker Imprägnierung kann man in 1%iger Essigsäure differenzieren und auswaschen.

14. Vergolden in Goldchloridlösung 1 : 300, der X Tropfen Eisessig auf 50 ccm zugegeben worden sind; man läßt zehn bis fünfzehn Minuten einwirken.

15. Auswaschen in destilliertem Wasser. Sind die Schnitte zu hell, so verstärkt man durch Einstellen der Schnitte in 4%ige Oxalsäure.

16. Fixieren in 5%iger Lösung von Natriumthiosulfat ca. fünf Minuten.

17. Gut in fließendem Wasser auswaschen.

18. Entwässern, Xylol, Balsam.

Ergebnis: Achsenzylinder schwarz dargestellt.

Auch die *Methode von* N. C. FOOT (S. 408) ist anwendbar. Weitere Methoden wurden von DAVENPORT, VON PODHRADSZKY beschrieben. Endlich werden die Methoden von BODIAN und ihre Modifikation von BACSICH empfohlen (siehe ROMEIS' Taschenbuch der mikroskopischen Technik, 14. Aufl., 1816—1818).

Literatur.

AGDUHR E.: Über Stückfärbung mit Bielschowskys Silberimprägnationsmethode. Einige Modifikationen. Z. Mikrosk. **34** (1917), 1; ders.: Einige Beiträge zur Silbertechnik der Stückimprägnierung der Nerven. Anat. Anz. **69** (1930), 363. ACHUCARRO N.: Nuevo método para el estudio de la neuroglia y el tejido conjunctivo. Bol. Soc. Espan. Biol. Madrid **1** (1911), 139. ALZHEIMER: Beitrag zur Kenntnis der pathologischen Glia und ihre Beziehungen zu den Abbauprodukten im Nervengewebe. Histologie und histopathologische Arbeiten, herausgegeben von F. Nißl und Alzheimer, Bd. 3. BACSICH P.: A simple Weigert technic on paraffin sections of C. N. S. material. J. of Anat. **72** (1937), 163. BAUER K.: Beitrag zur Kenntnis des Grundnetzes der menschlichen Großhirnrinde. Arch. f. Psychiatr. **114** (1941), 71. BENDA C.: Erfahrungen über Neurogliafärbungen und eine neue Färbungsmethode. Neurol. Cblt. **19** (1900), 786; ders.: Markscheidenfärbung im Gefrierschnitt. Berliner Klin. Wschr. 1903. BERTHOUD E.: Développement des fibres nerveuses dans le pédicule optique chez l'embryon de poulet. Rev. Suisse zool. **50** (1943), 473. BERTRAND I.: Techniques histologiques de neuropathologie. Masson et Co. Paris 1930. BIEL-

SCHOWSKY M. und G. BRÜHL: Über die nervösen Endorgane im häutigen Labyrinth der Säugetiere. Arch. mikrosk. Anat. 71 (1907), 22. BIELSCHOWSKY M.: Färbung der Achsenzylinder. Neurol. Cblt. 21, 579 (1902); ders.: Die Silberimprägnation der Neurofibrillen. J. f. Psychol. u. Neurol. 3 (1904), 169; ders.: Die Darstellung der Achsenzylinder peripherischer Nervenfasern. J. f. Psychol. u. Neurol. 4 (1905), 227; ders.: Eine Modifikation meines Silberimprägnationsverfahrens zur Darstellung der Neurofibrillen. J. f. Psychol. u. Neurol. 12 (1909), 135; ders.: Neue Silberimprägnationsversuche zur Darstellung der Neuroglia und deren Ergebnisse. Z. Neurol. u. Psych. 135 (1931), 253. BODIAN D.: A new method for staining nerve fibers and nerve endings in mounted paraffin sections. Anat. Rec. 65 (1937), 89; ders.: The staining of paraffin sections of nervous tissues with activated protargol. The role of fixation. Anat. Rec. 69 (1937), 153. BRAUNMÜHL A. v.: Eine einfache Schnellmethode zur Darstellung der senilen Drusen. Z. Neurol. 122 (1929), 317. BUBENAITE J.: Über einige Erfahrungen mit der Golgi-Methode. Z. Mikrosk. 46 (1929), 359. CAJAL RAMON y S.: Une formule pour colorer dans les coupes des fibres amédullées et les terminaisons centrales et périphériques. Trav. labor. Recherches biol. Univ. Madrid 23 (1925) 237; ders.: Beitrag zur Kenntnis der Neuroglia des Groß- und Kleinhirns bei der progressiven Paralyse mit einigen technischen Bemerkungen zur Silberimprägnation des pathologischen Nervengewebes. Z. Neurol. u. Psych. 100 (1926), 738; ders.: Étude sur la neuroglie (macroglie). Trav. labor. Recherches biol. Univ. Madrid 27 (1932), 377; ders.: Elementos de técnica micrografia del sistema nerviosa. Madrid 1933; ders.: El proceder del oro-sublimado para la coloracion de la neuroglia. Trab. del Labor. Investig. biol. Madrid 1916; ders.: Quelques methodes simples pour la coloration de la névroglie. Schweiz. Arch. f. Neurol. u. Psych. 13 (1923), 187. COX W. H.: Imprägnation des zentralen Nervensystems mit Quecksilbersalzen. Arch. mikrosk. Anat. 37 (1891), 16. CREUTZFELD: Artikel „Nervenfaser, Markscheide" in Enzyklop. der mikrosk. Technik von R. Krause, 3. Aufl. 1926, Bd. III, S. 1622. DAHLÉN M.: Modifikation der Nißlfärbung an formolfixiertem Gehirn. Cblt. Path. 80 (1943), 248. DAVENPORT H. A.: Staining nerve fibers in mounted sections with alcoholic silver nitrate solution. Arch. of Neurol. and Psych. 24 (1930), 690. DENBER H. C. B.: Recherches sur l'innervation des capsules surrénales chez l'homme et chez quelques autres mammifères. Arch. Suisse neurol. et psych. 54 (1944), 361. DONAGGIO A.: Colorazione positiva delle fibre nervose e nella fase iniziale della degenerazione primaria o secondaria, sistematica o diffusa, del sistema neuro-centrale. Riv. speriment. di Freniatria 30 (1904); ders.: Intorno alla dimonstrazione delle degenerazioni delle fibre nervose e ad una modalita per la contemporanea indagine sulle modificazioni della fibre lese. Riv. di Patol. nerv. e ment. 27 (1922). DRETTLER J.: Über die Anwendbarkeit der Benzinmethoden bei den Untersuchungen des Zentralnervensystems. Z. Neurol. 168 (1940), 112. EINARSON L.: A method for progressive selective staining of Nißl- und nuclear substance in nerv cells. Amer. J. Path. 8 (1932), 295. EINARSON L. und K. BENTSEN: Bemerkungen zur progressiv-selektiven färberischen Darstellung der Nervenzellen in Paraffin- und Celloidinschnitten. Z. Mikrosk. 56 (1939), 265. FOOT N. C.: Two simple methods for the silver impregnation of the nerve fibres in paraffin sections of the central and peripheral nervous system. Amer. J. Pathol. 8 (1932), 769. GLOBUS J. H.: The Cajal and Hortega glia staining methods. A new step in the preparation of formaldehydfixed material. Arch. of Neurol. and Psych. 8 (1927), 263. HELD H.: Über die Neuroglia marginalis der menschlichen Großhirnrinde. Monatsschr. f. Psych. u. Neurol. 26, Erg. H. S. 360 (1909). HOLZER W.: Über eine neue Methode der Gliafaserfärbung. Z. f. ges. Neurol. u. Psych. 69 (1921), 354. HOPPE: Zur Technik der Weigertschen Gliafärbung. Neurol. Cblt. 25 (1906), 854. KANZLER: Eine Modifikation der Darstellung der Hortegaschen Gliazellen für Formolmaterial. Z. Neurol 122 (1929), 416. KLARFELD (s. SPIELMEYER): Technik der mikroskopischen Untersuchung des Nervensystems. 4. Aufl. 1930. KULTSCHITZKY N.: Über Färbung der markhaltigen Nervenfasern in den Schnitten des Zentralnervensystems mit Haematoxylin und Karmin. Anat. Anz. 5 (1890), 519. LARUELLE L. und M. REUMONT: Étude de l'anatomie microscopique de la moelle epinière par la methode des coupes longitudinales plurisegmentaires. Ann. anat. Pathol. 10 (1933), 1130.

LISON L. und J. DAGNELLE: Méthodes nouvelles de coloration de la myéline. Bull. histol. appl. 12 (1935), 85. LOBO F. B.: Sobre una nova técnica de impregnaçâo do sistemo nervoso. Patologia general 22 (1937), 4. MCCARTER J.: A silver carbonate staining method for oligodendrocytes and microglia for routine use. Amer. J. Pathol. 16 (1940), 233. MALLORY F. B.: A contribution to staining methods. J. of exper. Med. 5 (1900), 15. OSTERTAG B.: Über Imprägnieren und Abschwächen zur Erzielung gleichmäßiger Präparate bei der Silberimprägnation am Gewebeblock. Z. Mikrosk. 42 (1925), 182. PENFIELD W.: A method of staining oligo-dendroglia and microglia (combined method). Amer. J. Pathol. 4 (1928), 153. PERDRAU J. R.: The silver reduction method for the demonstration of connective tissue fibres. J. of Pathol. 24, (1921) 117. PODHRASZKY L. v.: Über die Darstellung der Nervenelemente in aufgeklebten Schnitten. Eine kritische Bearbeitung und modifizierte Anwendung des Davenportschen Verfahrens. Z. Mikrosk. 50 (1933), 285. RIO HORTEGA P. DEL: Noticia de un nuevo y facil metodo para la coloracion de la neuroglia y del tejido conjunctivo. Trab. Labor. Investig. biol. Madrid 15 (1917), 367; ders.: El tercer elemento de los centros nerviosos: histogenesis y evolucion normal; éxodo y distribucion regional de la microglia. Mem. R. Soc. Esp. Hist. Natr. 11 (1921), 213; ders.: Una sencilla tecnica para tenir rapidamente neurofibrillos y fibros nerviosos. Bol. Soc. Esp. Hist. Natur. Nov. 1921; ders.: La glia de escasas radiaciones (Oligodendroglia). Archives de Neurobiol. 2 (1921), 1; ders.: Innovaciones utiles en la técnica de coloracion de la microglia y otres elementos del sistema macrofagico. Bol. R. Soc. Esp. Hist. Natur. 27 (1927), 199. ROGERS W. M.: New silver methods for paraffin sections. Anat. Rec. 49 (1931), 81. ROMEIS B.: Zur Methode der Fettfärbung mit Sudan III. Virchows Arch. 264 (1927), 301; ders.: Weitere Untersuchungen zur Theorie und Technik der Sudanfärbung. Z. mikrosk. anat. Forschg. 16 (1929), 525; ders.: Neue Untersuchungen zur Fettfärbung mit Sudan. Cblt. Path. 66 (1936), 97. SEKI M.: Untersuchungen mit nichtwässerigen Flüssigkeiten. VIII. Darstellung der Neurogliafasern. Z. Zellforschg. 29 (1939), 553; ders.: Zur Theorie der histologischen Silberschwärzung. I. Gliazelldarstellung. II. Neurofibrillendarstellung. Z. Zellforschg. 30, 528 und 548 (1939). SCHROEDER K.: Eine weitere Verbesserung meiner Markscheidenfärbung am Gefrierschnitt. Z. Neurol. 166 (1939), 588. SPIELMEYER W.: Technik der mikroskopischen Untersuchung des Nervensystems. 4. Aufl. Julius Springer, Berlin (1930). SCHULTZE O.: Neues zur mikroskopischen Untersuchung des Zentralnervensystems. Sitzg. Berl. Physikal. Med. Ges. Würzberg 1918 (als Sonderdruck erschienen). STÖHR PH. JR.: O. Schultzes Natronlauge-Silbermethode zur Darstellung der Achsenzylinder und Nervenzellen. Anat. Anz. 54 (1921), 529. VOGT C. und O.: Die Grundlagen und Teildisziplinen der mikroskopischen Anatomie des Zentralnervensystems. Handb. d. mikrosk. Anat. Herausgegeben von W. v. MÖLLENDORFF, Bd. 3, Berlin 1928. WEBER J. A.: Nouvelles recherches sur l'imprégnation argentique des éléments nerveux. Bull. histol. appl. 1944, Nr. 3, 45. WEIGERT C.: Beiträge zur Kenntnis der normalen menschlichen Neuroglia. Festschr. 50jähr. Jubil. ärztl. Ver. Frankfurt a. M. 1895; ders.: Die Marchische Methode. Erg. Anat. u. Entw. 7 (1898), 3; ders.: Zur Markscheidenfärbung. Dt. med. Wschr. 1891. Nr. 42, 9; ders.: Die Markscheidenfärbung. Erg. Anat. u. Entw. 6 (1897). WOLTERS M.: Drei neue Methoden zur Mark- und Achsenzylinderfärbung mittels Haematoxylin. Z. Mikrosk. 7 (1890), 466.

K. Untersuchung der Sinnesorgane.

a) Auge.

Die Herausnahme des menschlichen Auges erfolgt von vorne nach der gleichen Technik, wie sie bei einer Enukleation ausgeübt wird (BONNETsches Verfahren). Darf nur die hintere Hälfte entfernt werden, so geschieht dies von hinten nach Abtragung des Orbitaldaches. Da man heute Prothesen relativ billig erhalten kann, ist es zweckmäßiger, stets den ganzen Augapfel herauszunehmen; im

Notfall kann man an Stelle einer Prothese auch eine entsprechend große Wachs- oder Paraffinkugel in der Orbitalhöhle anbringen.

Vor der Fixierung ist es zweckmäßig, am Stumpf des einen durchgeschnittenen Augenmuskels eine Orientierungsmarke anzubringen.

Fixierung: Vielfach wird empfohlen, zur besseren Fixierung des Bulbus eine kleine Kalotte abzutragen. Man soll aber wissen, daß jede Eröffnung des Glaskörperraumes ein Zusammensinken des Glaskörpergerüstes und an der entsprechenden Stelle eine Ablösung der Netzhaut nach sich zieht. Man kann sehr wohl ohne Dekalottierung eine gute Fixierung erhalten, falls nicht spezielle Untersuchungen der Netzhautbestandteile notwendig sind. In diesem Falle muß man den Bulbus durch einen äquatorialen Schnitt halbieren, man legt die eine Hälfte wie üblich ein und fixiert die andere je nach dem Untersuchungszweck (Susa, nach CAJAL in: $3^0/_0$ige Kaliumbichromatlösung 20 ccm, $1^0/_0$ige Osmiumtetroxydlösung 5 bis 6 ccm ein bis zwei Tage). Es ist indessen sehr ratsam, an drei bis vier Stellen 1 bis 2 mm messende Fenster in die Sklera zu schneiden, damit die Fixierungsflüssigkeit in das Innere gut eindringen kann. Für gewöhnliche Untersuchungen wendet man vor allem folgende Fixierungsflüssigkeiten an:

Formol 1 : 9 (24 bis 48 Stunden), ZENKERsches Gemisch (48 Stunden), Fixierungsgemisch von v. TELLYESNICZKY (Kaliumbichromat 3 g, Eisessig 5 ccm, Wasser 100 ccm 24 bis 48 Stunden), BOUINSCHE Lösung, VERHOEFFsche Lösung (Formol 10 ccm, $96^0/_0$iger Alkohol 48 ccm, Pikrinsäure 1 g, Wasser 36 ccm für 48 Stunden, danach direkt in $70^0/_0$igen Alkohol).

In der Fixierungsflüssigkeit muß der Bulbus aufgehängt werden (nicht am Sehnerv!) oder auf Watte liegen.

Nachbehandlung: Sie richtet sich zunächst nach der gewählten Fixierungsmethode. Die Einbettung nimmt man vorzugsweise in Celloidin vor. Nachdem der Bulbus 24 Stunden in $70^0/_0$igem Alkohol gelegen hat, kann man ihn, falls er nicht in toto bzw. auf Serienschnitten untersucht werden soll, durch einen glatten Schnitt (scharfes Messer!) durchschneiden; es ist dabei zweckmäßig, worauf besonders GREEF hingewiesen hat, die Schnitte so zu führen, daß seitliche, der Horizontal- oder Sagittalebene parallele Kalotten abgetragen werden, damit die wichtigen zentralen Teile ihren Zusammenhang behalten. Selbstverständlich muß sich die Schnittrichtung auch nach etwaigen zu erwartenden pathologischen Prozessen (Geschwulst, Netzhautablösungsbezirk, Blutungen usw.) richten. Die Einbettung in Celloidin erfolgt nach den üblichen Regeln. Unter Umständen, besonders für Augen kleiner Tiere, kann man auch ohne Nachteile in Paraffin einbetten.

Als besonders zur *Untersuchung des Glaskörpers*, aber auch zur Herstellung von Übersichtspräparaten geeignet, gilt die Methode von SZENT-GYÖRGYI:

1. Fixierung in unmittelbar vor Gebrauch herzustellendem Gemisch:

Aceton	125 ccm
Sublimat	4 g
Formol	40 ccm
Eisessig	5 ccm
destilliertes Wasser	100 ccm

(Menschliche Augen sechs bis sieben Tage, sodann auf je 100 ccm noch weitere 50 ccm Flüssigkeit zusetzen, Objekt noch ein bis vier Tage darin belassen.)

2. Ohne Auswässern, in Aceton für drei bis vier Tage aufhängen; es ist empfehlenswert, auf den Boden des Gefäßes eine dicke Schicht von Chlorcalcium zu bringen und den Bulbus nach zwei Tagen in neues Aceton mit frischem Chlorcalcium einzulegen.

3. Äther-Alkohol, wie üblich.

4. Mit scharfer Rasierklinge seitliche Kappen abschneiden (rasch arbeiten!).

5. Einlegen in 1—2%ige Celloidinlösung drei Tage, sodann in 3%ige Lösung vier bis sechs Tage.

6. Einbetten in mit 3%iger Celloidinlösung gefüllter Papierschachtel; sodann bringt man die Schachtel bis nahe an den Rand in Chloroform (dies ist vorteilhafter, als nur Chloroformdämpfe zu gebrauchen, weil weniger Schrumpfungen eintreten).

7. Block aus der Schachtel nach genügender Erhärtung herausnehmen, Celloidinschicht um den Bulbus entfernen und Hornhaut mit einem scharfen Rasiermesser glatt wegschneiden. Daraufhin entfernt man nach Einschnitt der Iris sorgfältig die Linse.

8. Kurz in Äther-Alkohol abspülen.

9. Einlegen in 8%ige Celloidinlösung und in Kartonschachtel einbetten (Härtung mit Chloroform). In diesem festen Rahmen läßt sich das Auge sehr gut schneiden, vorausgesetzt, daß das dicke Celloidin den durch die Entfernung der Linse entstandenen Hohlraum gut ausgefüllt hat.

Für besondere Zwecke (Fettfärbung, Oxydasereaktion z. B.) ist es empfehlenswert, nach unseren Erfahrungen den Bulbus (oder eine Kalotte davon) in Gelatine einzubetten und auf dem Gefriermikrotom zu schneiden.

Färbungen: Man bedient sich zur Herstellung von Übersichtspräparaten, die zur Diagnosestellung dienen sollen, der üblichen Doppelfärbungen (Haematoxylin-Eosin, VAN-GIESON-Methode, Carmalaun-Lichtgrün u. dgl.).

Angaben über spezielle Untersuchungsmethoden für die verschiedenen Bestandteile des Auges findet man in der Enzyklopädie der mikroskopischen Technik von R. KRAUSE, 3. Aufl., Bd. 1, S. 95 bis 128, sowie in ROMEIS' Taschenbuch, 14. Aufl., 2316 bis 2358, auf die hingewiesen wird.

b) Ohr.

Eine richtige Untersuchung des Gehörganges setzt eine zweckmäßige Herausnahme, Fixierung und Orientierung des Schläfenbeins vor der Schnittführung voraus. Der Pathologe kann meistens keine Fixierung mittels Durchspülung vornehmen, wie sie von den Anatomen empfohlen wird; legt er besonderen Wert auf eine gute Erhaltung der Zellen in den verschiedenen Strukturen von Innen- und Mittelohr, so kann er gleich nach Eintritt des Todes eine *Fixierung in situ* vornehmen: Einführen eines Tubenkatheters in die Tuba Eustachii und Einspritzung von Formol 1 : 4 oder 0,5%iger Osmiumtetroxydlösung. (Man wählt einen dünnen Katheter, damit die Luft neben ihm entweichen kann [KRAUSE].)

Ist das Schläfenbein bei der Sektion herausgenommen worden, so kann man es entweder gleich kleiner schneiden und fixieren oder zuerst fixieren, leicht entkalken und erst danach die unwichtigen Teile entfernen. Zur Verkleinerung des Schläfenbeins bedient man sich am besten der Methode von PANSE; sie bietet eine Reihe von Vorteilen, unter anderem gestattet sie eine ausreichende Fixierung und schließt jegliche Verletzung der wichtigsten Teile des Gehörganges aus. PANSES Beschreibung ist folgende:

„Das Schläfenbein wird zwischen Sulcus sigmoideus und Warzenfortsatz festgeschraubt und zuerst die Schuppe in einer dem Tegmen tympani gleichlaufenden Ebene abgesägt. Ein zweiter Sägeschnitt geht, nachdem die Dura und Nerven des inneren Gehörorgans nach hinten gedrückt sind, durch dessen Mitte senkrecht zur oberen Felsenbeinkante. Ein dritter Sägeschnitt läuft diesem parallel hinter dem Sacculus endolymphaticus. Nun wird das Präparat mit diesen beiden festen Sägeflächen an die Arme des Schraubstockes gelegt und festgeschraubt. Nachdem die vordere untere Wand des äußeren Gehörgangs bis nahe zum Trommelfell mit der Knochenschere abgezwickt ist, trennt ein vierter Sägeschnitt das Dach des äußeren Gehörgangs und die Schuppenwurzel ab parallel dem Trommelfell. Ein fünfter Sägeschnitt kann zur Verkleinerung des Präparates parallel dem Tegmen tympani unter dem Trommelfell, Paukenboden und Bulbus venae jugularis geführt werden. Zum Schluß wird der obere Bogengang mit einigen Meißelschlägen eröffnet und an der vorderen oberen Kante des Präparates am inneren Gehörgang ein Dreieck zur Eröffnung der Schnecke eingekerbt. Das so erhaltene, ungefähr würfelförmige Knochenstück enthält die Teile, deren Untersuchung für die meisten Fälle, z. B. Taubstummheit, genügt, um auch die Gehörknöchelchen in ihrer natürlichen Lage mit allen Verbindungen zu erfassen. Für die senkrecht zum Trommelfell gelegten Schnitte genügen die üblichen englischen Objektträger.

Natürlich können auch die übrigen Teile des Schläfenbeins, Tuba, Warzenfortsatz, Sinus, wo es nötig ist, noch untersucht werden, da sie nicht zertrümmert, sondern durch einen glatten Schnitt vom Hauptteil getrennt sind."

Nach den Erfahrungen der Baseler Schule möchten wir folgende Zerlegung empfehlen:

Das Felsenbein wird wie üblich samt Warzenfortsatz herausgenommen; zur besseren Fixierung injiziert man in die Tuba Eustachii einige Kubikzentimeter Formol 1 : 4 in die Paukenhöhle mittels dünnen Katheters und eröffnet mit einem Meißel den oberen Bogengang, um den Zutritt der Flüssigkeit ins innere Ohr zu ermöglichen. Es wird vermieden, die Schnecke zu eröffnen, wie PANSE es empfohlen hat. Sodann verkleinert man das herausgenommene Präparat durch einige Sägeschnitte:

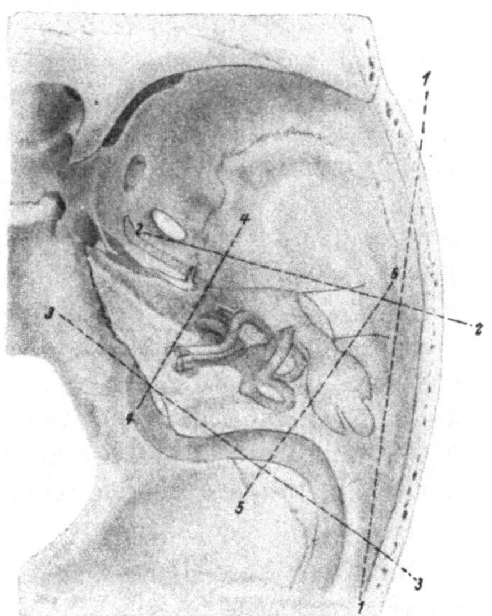

Abb. 20. Projektion des Gehörorgans in das Felsenbein mit Angabe der Schnittführung zur Herausnahme des Gewebsblocks, in dem alle notwendigen Teile enthalten sind (s. Text).

1. Schuppe horizontal abtragen (Abb. 20, Schnitt 1).

2. Durch einen lateralen, parallel zur Felsenbeinachse verlaufenden Schnitt werden die restlichen Teile der Schuppe entfernt; der Schnitt soll vor dem äußeren Gehörgang geführt werden, er kann aber die äußeren Teile desselben noch mitentfernen (Schnitt 2).

3. Ein medialer, fast parallel zum zweiten Schnitt geführter Sägeschnitt beginnt im Foramen jugulare und trennt die überflüssigen medialen Teile ab (Schnitt 3).

Es enthält der nun erhaltene Gewebsblock alle wichtigen Teile: Felsenbeinspitze, Innenohr und Warzenfortsatz. Das Präparat wird in diesem Zustand entkalkt, falls man auch die Verhältnisse der Felsenbeinspitze und des Warzenfortsatzes untersuchen will. Ist die Entkalkung genügend fortgeschritten, so wird man durch folgende Schnitte den Gewebsblock verkleinern. Man kann aber auch, falls die Untersuchung der Felsenbeinspitze und des Warzenfortsatzes unwichtig sind, diese Verkleinerung gleich nach dem dritten Schnitt anführen; man muß allerdings dabei in Kauf nehmen, daß Sägestaub in die Höhlen hineindringen kann. Es werden noch folgende Schnitte benötigt:

4. Der vierte Schnitt wird senkrecht zur Längsachse der Felsenbeinpyramide vor dem vorderen Schneckenpol geführt (Abb. 20, Schnitt 4); die abfallende Felsenbeinspitze wird aufgehoben, damit sie unter Umständen untersucht werden kann (Pneumatisation, Entzündungen, Metastasen von Geschwülsten und dergleichen).

5. Parallel zum vierten Schnitt trennt ein fünfter Schnitt hinter dem horizontalen Bogengang den Warzenfortsatz vom Hauptblock ab. Unter Umständen entnimmt man aus dem Warzenfortsatz eine mittlere Scheibe.

Ist das Präparat entkalkt worden, so wird der mediale würfelförmige Gewebsblock in Celloidin eingebettet und senkrecht zur Felsenbeinachse in Serien geschnitten.

Im allgemeinen fixiert man in Formol 1 : 4, unter Umständen auch in Susa-Gemisch und entkalkt in 5- bis 10%iger Salpetersäure (Schaffer) oder in 5%iger Trichloressigsäure.

Die Formolfixierung hat den Vorteil, daß man an aufeinanderfolgenden Schnitten die verschiedensten Färbungen, unter anderem Silberimprägnationen, vornehmen kann, was bekanntlich nicht ohne weiteres gelingt, wenn man die bei den Otologen so beliebte Fixierung in Chromsalzgemischen nach Wittmaack vorgenommen hat. Zahlreiche Autoren haben Modifikationen der Kaliumbichromat-Formol-Eisessig-Mischung („Kaformacet") gegeben, die von Werner kritisch untersucht worden sind. Dieses Gemisch macht während der langen Fixierungszeit chemische Umsetzungen durch, die im wesentlichen in einer Reduktion des Bichromats zu Chromidverbindungen und in einer Oxydation des Formaldehyds zu Ameisensäure bestehen; das erkennt man an der Verfärbung des Fixierungsgemisches (ursprünglich orangegelb, später zusehends dunkelrotbraun bis grünlichbraun). Diese Veränderungen üben keinen geringen Einfluß auf die Qualität der Fixierung aus, was man bei Anwendung dieses Verfahrens wissen muß (vgl. hierzu die sorgfältigen Untersuchungen Werners).

Dieses in vielen Laboratorien verwendete Verfahren gestaltet sich wie folgt:

Nach Herausnahme des Schläfenbeins wird die Dura um den Meatus acusticus internus herumgeschnitten und vom Felsenbein abgezogen; den Knochen legt man sodann bei 37° für sechs bis acht Wochen in folgendes Gemisch: („*Wittmaacks Labor*", Werner):

5%ige Kaliumbichromatstammlösung	85 Teile
Formol 40 %	10 Teile
Eisessig	5 Teile
destilliertes Wasser	100 Teile

Die Flüssigkeit wird nicht gewechselt! Am Ende der achten Woche wäscht man den Knochen 24 Stunden in fließendem Wasser und verkleinert daraufhin das Stück nach dem oben angegebenen Verfahren. Es folgt eine Behandlung von drei bis vier Wochen (Nachfixierung) in:

Formol 40 %	10 ccm
Eisessig	3 bis 5 ccm
Wasser	ad 100 ccm

Sodann wird in 10%iger wässeriger Salpetersäure bei Zimmertemperatur fertig entkalkt; die Säure muß reichlich bemessen (etwa 500 ccm) und täglich erneuert werden; für gewöhnlich kann man damit rechnen, daß in zehn bis vierzehn Tagen die Entkalkung vollzogen ist. Man wäscht zwei Tage lang in fließendem Wasser, legt in 70%igen Alkohol ein und eröffnet erst dann Bogengang und Schneckenkapsel, damit das Celloidin eindringen kann.

Die Einbettung in Celloidin ist in der Regel für das Gehörorgan, wie ja für Knochen im allgemeinen, das Verfahren der Wahl. Sie kann unter Umständen vor der Entkalkung vorgenommen werden; die Entkalkung erfolgt in diesem Falle am Celloidinblock. Man muß dann nicht vergessen, vor der Celloidineinbettung Bogengang und Schneckenkapsel zu öffnen.

Unter Umständen kann zum Studium feinerer Strukturen des Labyrinths ein Verfahren von v. Fieandt und Saxén herangezogen werden:

1. Celloidineinbettung, Block in Serien geschnitten; nach je zehn Schnitten z. B. wird ein dickerer Schnitt, von ca. 30 μ, angefertigt, der zur Paraffineinbettung bestimmt ist.

2. Dieser Schnitt wird von der Serie getrennt und in 96%igen Alkohol auf ein exponiertes, entwickeltes Filmblatt übertragen (man wählt am besten überexponierte Röntgenfilme); die Einzelheiten des Schnittes heben sich vom schwarzen Untergrund gut auf.

3. Der Teil des Schnittes, der eingebettet werden soll, wird mittels einer Stanzvorrichtung ausgestanzt und auf eine Celloidinplatte aufgeklebt, die wie folgt vorzubereiten ist:

Celloidin-Nelkenölleim:

Trockene Celloidinspähne	0,8 g
Ol. caryophylli	20 ccm

im Thermostat stehenlassen, von Zeit zu Zeit schütteln. Eine dünne, plane Celloidinplatte wird mit diesem Leim bestrichen, das ausgestanzte Stück darauf befestigt; nachdem der Leim getrocknet hat, bettet man das Celloidinstück in Paraffin ein, wobei man Medien zu vermeiden hat, in denen sich Celloidin auflöst. Als beste Übergangsflüssigkeit dient die *Ölmischung nach* v. Apathy (Z. Mikroskop. *29*, 1912): Absoluter Alkohol 1, cryst. Karbolsäure 1, Ol. origani 2, Ol. credi 4, Chloroform 4 (in Gewichtsteilen!). Man überträgt: Apathy-Öl I ein bis zwei Stunden, Apathy-Öl II 12 bis 24 Stunden; Benzol I eine Stunde; Benzol II eine Stunde; Benzolparaffin eine Stunde; Paraffin I eineinhalb Stunden; Paraffin II eineinhalb Stunden. (Es wird Wachsparaffin empfohlen: Paraffin 54 bis 56° 95 g, Cera alba 5 g). Am besten gießt man die kleinen Blöcke in Glasringe nach v. Apathy.

Im allgemeinen werden Schnitte durch das Gehörorgan mit den gebräuchlichen Färbemethoden für Übersichtspräparate behandelt; Haematoxylin-(Haemalaun-) Eosin, van-Gieson-Methode und dergleichen. Besonders nach Fixierung iu Sublimatgemischen („Snsa" z. B.) werden bessere Bilder als nach Chromatfixierung erhalten. Unter Umständen wird man nach Entkalkung in Salpetersäure nur mit Eisen-Haematoxylin gute Bilder herstellen können; die Methoden von Heidenhain oder Regaud kommen hierbei vor allem in Betracht (s. S. 130). Sehr empfohlen zur Darstellung bindegewebiger Strukturen seien die Verfahren von Bielschowsky-Maresch (s. S. 293) und von Achucarro (s. S. 297) angegeben; gut gelingen sie allerdings nur nach Formolfixierung. Dasselbe gilt für die Darstellung der nervösen Elemente im Gehörgang. Die Technik ist kurz folgende:

1. Fixierung in Formol 1 : 4.
2. Entkalkung in $5^0/_0$iger Salpetersäure, bis das Material weich genug ist.
3. Einlegen in $4^0/_0$iges Lithiumsulfat 24 Stunden.
4. Sehr gründliches Auswaschen in fließendem Wasser.
5. Einlegen für einige Tage in Formol 1 : 4.
6. Auf eine Stunde ins Wasser bringen.
7. Schneiden auf dem Gefriermikrotom.
8. Behandlung nach Bielschowsky-Methode für die Achsenzylinder (s. S. 440) oder nach Saxén wie folgt:

Man schneidet 30 bis 50 μ dicke Schnitte, stanzt nach dem Verfahren von v. Fieandt (vgl. oben) eine Rondelle im Bereich der zu untersuchenden Stelle aus und bettet diese möglichst plan in Paraffin ein.

1. Die Paraffinserienschnitte bleiben zwei Tage auf destilliertem Wasser schwimmend liegen; nach den ersten 24 Stunden wird das Wasser erneuert. Die weitere Behandlung erfolgt am schwimmenden Paraffinschnitt.
2. Schnitte für drei Tage in neutrales Formol $10^0/_0$ im Thermostat bei 37°.
3. Behandlung 24 Stunden mit destilliertem Wasser, welches nach zwölf Stunden gewechselt werden muß.
4. Vorversilberung mit $3^0/_0$iger Silbernitratlösung bei 37° drei Tage.
5. Destilliertes Wasser bei Zimmertemperatur eine Minute.
6. Versilberung in ammoniakalischer Silberlösung, hergestellt nach der Vorschrift von Rio Hortega (S. 407) eine Stunde.
7. Übertragen auf verdünnte Essigsäurelösung für zehn Minuten (II Tropfen Eisessig auf 20 ccm destilliertes Wasser).
8. Reduzieren in neutralem Formol 1 : 10 (Formol neutral 1, Brunnenwasser 9) zehn Minuten.
9. Destilliertes Wasser fünfzehn Minuten, einmal wechseln.
10. Vergolden bei 37° im Thermostat: auf 30 ccm destilliertes Wasser XV Tropfen $1^0/_0$iger Goldchloridlösung; Schnitte zwei Stunden darauf schwimmen lassen.
11. Destilliertes Wasser zehn Minuten.
12. Fixieren in $5^0/_0$iger Natriumthiosulfatlösung zwei Minuten.
13. Destilliertes Wasser zwölf Stunden (nach der ersten halben Stunde erneuern!).

14. Aufkleben der Schnitte mit Eiweiß-Glyzerin, strecken, trocknen wie üblich.

15. Paraffinentfernung und zugleich Aufhellung in Xylol, eventuell Entwässerung in absolutem Alkohol, zurück ins Xylol und einschließen in Canadabalsam.

Literatur.

ALEXANDER G. und J. FISCHER: Präparationstechnik des Gehörganges. Urban u. Schwarzenberg, Berlin-Wien 1925. BIELSCHOWSKY M. u. G. BRÜHL: Über die nervösen Endorgane im häutigen Labyrinth der Säugetiere. Arch. mikrosk. Anat. **71** (1907), 22. ECKERT-MÖBIUS A.: Mikroskopische Untersuchungstechnik und Histologie des Gehörgangs in Hdb. d. Hals-, Nasen- u. Ohrenheilkd. von A. Denker u. J. Kahler, Bd. **6**, T. 1 (1926), 211. FIEANDT H. v. und A. SAXÉN: Ein Beitrag zur Technik der kombinierten Cellodin-Paraffineinbettung. Z. Mikrosk. **49** (1932), 69. GREEF R.: Anleitung zur mikroskopischen Untersuchung des Auges. Hirschwald, Berlin 1910. KOLMER W.: Histologische Studien am Labyrinth mit besonderer Berücksichtigung des Menschen, des Affen und der Halbaffen. Arch. mikrosk. Anat. **74** (1909), 259; ders.: Gehörorgan in Hdb. d. mikrosk. Anat. von W. v. Möllendorff **3**, 1. Teil (1927). PANSE R.: Pathologische Anatomie des Ohres. F. C. Vogel, Leipzig 1912. SAXÉN A.: Zwei Silberimprägnationsmethoden zur Darstellung der neurofibrillären Strukturen, bes. der marklosen Achsenzylinder der Sinnesendstellen im Innenohr. Z. Mikrosk. **54** (1937), 167. WERNER C. F.: Die histologische Fixation des Innenohres. Z. Hals-, Nasen- usw. Heilkunde **39**, (1935) 125 und **41** (1936), 15. WITTMAACK: Zur histopathologischen Untersuchung des Gehörganges usw. Z. Ohren- usw. Heilkunde **51** (1906), 148 und **54** (1907), 37.

L. Untersuchung der Drüsen mit innerer Sekretion.

a) Hypophyse (*Hypophysis cerebri*).

Vorderlappen. Gute histologische Bilder der menschlichen Hypophyse werden nur bei frisch fixiertem Material erhalten; man sollte daher die Drüse stets sofort nach Eröffnung des Schädels und Herausnahme des Gehirns entfernen und in die Fixierungsflüssigkeit einlegen. Nach mehr als sechs Stunden post mortem muß man bereits mit beträchtlichen postmortalen Veränderungen rechnen.

Am besten fixiert man im Susagemisch oder in Sublimat-Formol-Eisessig (STIEVE); unter Umständen gelingen einige Spezialfärbungen auch nach Formolfixierung (vgl. unten).

Schon gewöhnliche Übersichtsfärbungen, wie eine sorgfältig ausdifferenzierte Haematoxylin-Eosin-Färbung, die Trichrommethoden von P. MASSON oder die Azan-Färbung ermöglichen nach geeigneter Fixierung und an tadellosen dünnen Schnitten eine differenzierte Darstellung der verschiedenen Zelltypen. So werden in der Azanfärbung (S. 284) eosinophile Zellen leuchtend rot, basophile Zellen blau, chromophobe Zellen blaßviolett, ROMEIS' E-Zellen orangegelb. Ein ähnliches Ergebnis liefert eine gut differenzierte MASSON-Färbung mit Ponceau-Fuchsin-Anilinblau. Im Baseler Institut wurde von unserem Präparator E. SUTTER eine nicht veröffentlichte, z. T. in Verbindung mit J. WALLART entstandene Methode ausgearbeitet, die meist gute Bilder liefert:

1. Fixation in Susa, Paraffineinbettung, nicht über 5 μ dicke Schnitte.

2. Färbung in Ponceau de Xylidine 1% in Essigwasser nach MASSON und Säurefuchsin 1% in Essigwasser zu gleichen Teilen, verdünnt: Ein Drittel Farbmischung und zwei Drittel destilliertes Wasser. Färben zehn bis fünfzehn Minuten.

3. Auswaschen (kurz) in 1%iger Essigsäure.

4. Differenzieren in Phosphormolybdänsäure zwei bis drei Minuten.

5. Färben in Anilinblau: Die nach MASSONS Vorschrift hergestellte Lösung wird stark verdünnt, z. B. 1 Teil Farblösung und 9 Teile destilliertes Wasser. Man färbt eine viertel bis halbe Stunde.

6. Kurz in destilliertem Wasser auswaschen.

7. 96%iger Alkohol, absoluter Alkohol, Toluol, Salicylbalsam, Balsam.

N. B. Eine Kernfärbung wird nicht vorgenommen, da das Haematoxylin ein nachträgliches Haften der sauren Farben an den Zellgranula verhindert.

Ergebnis: Eosinophile Granula leuchtend rot, Erythrozyten rot, basophile Granula blau, Protoplasma hellblau (Hauptzellen).

Zahlreich sind die speziellen Färbeverfahren zur elektiven Darstellung der verschiedenen Vorderlappenbestandteile; sie sind nicht alle zuverlässig, besonders weil das Material in pathologischen Instituten zu stark postmortal verändert ist. Immerhin wird man unter Umständen mit der einen oder der anderen Methode zum Ziel kommen:

α) *Kresazanfärbung nach* ROMEIS:

1. Fixierung in Susa, Paraffineinbettung, dünne Schnitte.

2. Entparaffinierte Schnitte aus destilliertem Wasser über 80%igen Alkohol in Kresofuchsinlösung bis β-Zellen intensiv schwarzblau oder schwarzbraun erscheinen (Färbedauer wechselt je nach Material und Alter der Farbe; unter Umständen genügt eine Stunde, in anderen Fällen bleiben die Schnitte bis zu 24 Stunden in der Farbe!).

Herstellung der Lösung: 0,2 g Kresofuchsin in 100 ccm 80%igem Alkohol heiß lösen; nach Erkalten Zusatz von 2 ccm offizin. Salzsäure, filtrieren.

3. Differenzieren in drei Portionen 96%igem Alkohol bis die β-Zellen klar hervortreten; im letzten Alkoholgefäß bleiben die Schnitte fünfzehn Minuten stehen; der Untergrund muß sich entfärbt haben.

4. Einstellen in *Anilin-Alkohol* fünfzehn Minuten (Anilinöl 0,1 ccm und 96%iger Alkohol 100 ccm).

5. Färben in *Azokarmin* G: Dreiviertel bis eine Stunde bei 58° im Brutschrank (in einem geschlossenen Gefäß!), sodann eine halbe Stunde abkühlen lassen.

Herstellung der Lösung: 0,1%ige wässerige Aufschwemmung von Azokarmin G (Hollborn) aufkochen, erkalten lassen und filtrieren. 100 ccm Farblösung mit 1 ccm Eisessig versetzen.

6. Differenzieren in Anilin-Alkohol, bis die β-Zellen klar erscheinen und das Bindegewebe entfärbt ist.

7. Kurz in essigsaurem Alkohol auswaschen (Eisessig 1 ccm und 96%iger Alkohol 100 ccm) zur Entfernung des Anilins (eine halbe Minute).

8. Kurz in destilliertem Wasser spülen.

9. Einstellen in 5%ige Phosphormolybdänsäurelösung auf vier Minuten.
10. Abtrocknen mit glattem Filterpapier.
11. Färben in *Anilinblaulösung* (Berblinger-Burgdorf) 40 Minuten.

Herstellung:

Anilinblau (wasserlöslich)	0,5 g
destilliertes Wasser	100 ccm
Eisessig	8 ccm

Gemisch aufkochen, nach Erkalten filtrieren. Diese Stammlösung wird zum Färben mit zwei Teilen destillierten Wassers verdünnt.

12. Kurz in destilliertem Wasser spülen.
13. Differenzieren in 96%igem Alkohol bis keine groben Farbwolken mehr abgehen.
14. Absoluter Alkohol, Xylol, Balsam.

Ergebnis: Eosinophile Granula (α) leuchtend rot, basophile Granula (β) braunviolett bis blauviolett, γ-Zellen hellviolett, δ-Zellen kobaltblau, Kolloid blau und rot. Bindegewebe blaß.

Anmerkungen: In manchen Fällen, z. B. zur besonders klaren Darstellung der Schwangerschaftszellen, kann man zusätzlich eine Färbung mit Orangelösung einschalten:

Nach Punkt 8 stellt man die Objektträger für fünf Minuten in

8a.	Orange G	2 g
	Phosphormolybdänsäure	1 g
	destilliertes Wasser	100 ccm

8b. Kurz in destilliertem Wasser spülen.

9. Behandlung wie oben mit 5%iger Phosphormolybdänsäurelösung usw.

Es treten dabei in den Schwangerschaftszellen die feinen Granulationen in orangerotem Farbton hervor.

Wie Romeis selbst angibt, ist diese Färbung sehr launisch; wir erhielten damit zum Teil ausgezeichnete, zum Teil schlechte Resultate, ohne daß wir für die Versager einen Grund angeben können. Sehr wahrscheinlich spielen dabei Alter des Materials und Art der Fixierung eine große Rolle. Auch soll man auf eine einwandfreie Qualität der Phosphormolybdänsäure besonders achten.

β) *Färbung nach* Berblinger *und* Burgdorf. Fixierung in Formol oder Formol-Alkohol; Paraffin-Einbettung:

1. Entparaffinierte Schnitte kommen aus Wasser in alkoholische Kresofuchsinlösung (siehe unten, Anmerkung) für 2 bis 48 Stunden, abspülen in 96%igem Alkohol.
2. Einige Minuten in destilliertes Wasser bringen.
3. Kernfärbung mit Alaunkarmin drei Stunden.
4. Abspülen in destilliertem Wasser.
5. Kurzes Differenzieren in 5%iger Phosphormolybdänsäure und abspülen in destilliertem Wasser.

6. Färben fünf Minuten in:

Orange-G	2 g
Phosphormolybdänsäure	1 g
destilliertem Wasser	100 ccm

7. Kurz in destilliertem Wasser spülen und Schnitte mit Filterpapier trocknen.
8. Färben zehn bis zwanzig Minuten in verdünnter Anilinblaulösung:

Anilinblau (wasserlöslich)	0,5 g
destilliertes Wasser	100 ccm
Eisessig	8 ccm

Gemisch aufkochen und nach Erkalten filtrieren. Diese Stammlösung wird vor dem Färben mit zwei Teilen destillierten Wassers verdünnt.

9. Abspülen in destilliertem Wasser.
10. Differenzieren in 75%igem Alkohol bis keine blauen Farbwolken mehr abgehen.
11. Entwässerung: Alkoholreihe, Xylol, Balsam.

Ergebnis: Kerne rot, Granula der eosinophilen Zellen orangegelb, der basophilen Zellen rotblau oder dunkelblau, Hauptzellen schwach graublau, Bindegewebe blau. Schwangerschaftszellen bläulich mit orangegelben Körnchen.

Anmerkung: Die Kresofuchsinlösung stellt man nach den Angaben WEIGERTS her und verwendet statt Resorcin Diphenol oder Bikresol (SPIEGEL). Frisch bereitete Lösungen färben wesentlich schneller; eine bestimmte Färbedauer läßt sich nicht angeben; man muß daher so verfahren, daß man so lange färbt, bis in dem mehrfach in 96%igem Alkohol abgespülten Schnitt die Granula der basophilen Zellen unter dem Mikroskop dunkelrotblau erscheinen. Man wird bei einiger Übung die Färbezeit selbst herausbekommen.

γ) Färbung nach WALLRAFF (*Modifikation von* H. BECKERT) (*Tannineisen-Azokarmin-Toluidinblau*). Fixierung in BOUINschem Gemisch oder Susa. Paraffineinbettung; eventuell Entfernung der Sublimatniederschläge.

1. Entparaffinierte Schnitte werden aus destilliertem Wasser in die essigsaure *Tanninlösung* von SALAZAR gebracht und bleiben darin drei bis fünf Minuten.

Herstellung: In einer Mischung von 2 Teilen destilliertem Wasser und 1 Teil Eisessig soviel Tannin, bis die Lösung bernsteinbraun erscheint (Thymolzusatz, um die Pilzentwicklung zu vermeiden!).

2. Abspülen in destilliertem Wasser und einstellen in 3- bis 4%ige Eisenalaunlösung eine Minute.
3. Abspülen in destilliertem Wasser.
4. Differenzieren in HCl-Alkohol (0,5 ccm offizin. Salzsäure und 100 ccm 70%iger Alkohol) etwa zehn bis zwanzig Sekunden.
5. Auswaschen in 70%igem Alkohol und sodann in destilliertem Wasser.
6. Färben in *Azokarmin B* 30 bis 45 Minuten im Brutschrank bei 56 bis 60°, anschließend fünfzehn Minuten bei Zimmertemperatur abkühlen lassen.

Azokarmin-B-Lösung:

1%ige Azokarminlösung in Wasser	100 ccm
Eisessig	1 bis 2 ccm

7. Abspülen in destilliertem Wasser.

8. Differenzieren in Anilin-Alkohol (Anilinöl 1 ccm auf 1000 ccm 96%igen Alkohol) bis Kerne und eosinophile Zellen deutlich sichtbar sind.

9. Unterbrechung der Differenzierung in essigsaurem Alkohol (1 ccm Eisessig auf 100 ccm 96%igen Alkohol) eine halbe bis eine Minute.

10. Auswaschen der Essigsäure in 96%igem Alkohol, dann über 70%igen Alkohol in destilliertes Wasser.

11. Färben in 0,1- bis 0,2%iger wässeriger Toluidinblaulösung 45 bis 60 Sekunden.

12. Entwässerung in 96%igem und absolutem Alkohol, Xylol, Balsam.

Ergebnis: Eosinophile Granula leuchtend rot, basophile Granula und Kolloid dunkelblau bis blauschwarz; Kerne rot, Zellplasma graublau, Bindegewebe blauschwarz.

Bei allen diesen Verfahren ist große Übung notwendig; nach jedem Punkt der Färbung ist es ratsam, die Schnitte mikroskopisch zu betrachten, um sich vom Haften der in Betracht kommenden Farbe zu überzeugen. Versager hängen nicht selten davon ab, daß man sich stur an die Färbezeiten halten will, ohne an die Möglichkeit zu denken, daß unter Umständen die verwendeten Farben nicht ganz denjenigen entsprechen, die vom Beschreiber der Methode angegeben worden sind. Da heute die meisten Hollborn-Farben nicht mehr erhältlich sind, wird sich der Untersucher mit den ihm zur Verfügung stehenden Produkten behelfen können, wenn er einige Abweichungen an Farbkonzentration und Färbedauer selbst vornimmt.

Zur Darstellung der feinen Bindegewebsgerüste der Hypophyse verwendet man am besten die sehr genau arbeitende Methode von GOMORI (s. S. 295).

Hypophysenhinterlappen. Vorzügliche Angaben über die *Pituicyten* und die *Pituicytenfasern* verdankt man den schönen Untersuchungen von B. ROMEIS (1940). Es seien aus diesem Grund nur die von ihm vorgeschlagenen Verfahren berücksichtigt.

Zur Darstellung der *Pituicyten* und ihrer Fasern fixiert man nach RIO HORTEGA in Brom-Formol (s. S. 388) 12 bis 48 Stunden und bearbeitet das Material sofort. Man verfährt nach der auf S. 431 beschriebenen Originalmethode von RIO HORTEGA für die Oligodendroglia (Silbercarbonatmethode). Ist eine sofortige Bearbeitung nicht möglich, wendet man die zweite Modifikation von PENFIELD an (S. 432). In gut gelungenen Präparaten sollen kollagene und argyrophile Bindegewebsfasern nur blaß getönt oder ungefärbt bleiben. ROMEIS empfiehlt ausdrücklich das zur Reduktion verwandte Formol mit *Brunnenwasser* zu verdünnen; während der ganzen Reduktionsprozedur muß man die Schale bewegen. Oft sind die Strukturen nur durch die Vergoldung klar hervorzuheben. Die Goldchloridstammlösung (braunes Goldchlorid 1 g, destilliertes Wasser 100 ccm, Eisessig III Tropfen) wird verdünnt angewandt: 1 Teil Goldlösung und 4 Teile destilliertes Wasser; Dauer zirka 30 Minuten bei Zimmertemperatur.

Unterscheidung von Bindegewebsfasern und Pituicytenfasern. Fixierung in CARNOYscher Flüssigkeit (S. 43) oder BOUINscher Lösung (S. 45), Einbettung in Paraffin.

1. Entparaffinierte Schnitte in 0,25%ige Kaliumpermanganatlösung für drei Minuten.
2. Abspülen in destilliertem Wasser.
3. Einstellen in 1%ige Oxalsäure fünf Minuten.
4. Ausgiebiges Waschen (ein bis zwei Stunden) in mehrmals zu wechselndem destilliertem Wasser.
5. Silberimprägnation und Vergoldung nach der Methode von BIELSCHOWSKY (S. 398, Punkt 2 bis 10).
6. Färben fünf Minuten in:

Säurefuchsin	2 g
destilliertem Wasser	100 ccm
Eisessig	1 ccm

7. Abspülen in destilliertem Wasser.
8. Einstellen in 1%ige Phosphormolybdänsäurelösung fünf Minuten.
9. Abspülen in destilliertem Wasser.
10. Eintauchen in 1%ige Essigsäure.
11. Abtrocknen mit Filterpapier.
12. Absoluter Alkohol, Xylol, Caedax.

Ergebnis: Gitterfasern schwarz, Pituicytenfasern intensiv rot.

Unterscheidung von Pituicytenfasern und Nervenfasern. Fixierung in: Formol 5 ccm, Eisessig 5 ccm, 80%iger Alkohol 90 ccm. Paraffineinbettung.

Silberimprägnation der Nervenfasern nach BODIAN:

1. Entparaffinierte Schnitte aus destilliertem Wasser für 12 bis 48 Stunden bei 37° in eine 1%ige Protargollösung, in die auf 100 ccm 4 bis 6 g metallisches Kupfer eingelegt wird. (Diese Lösung kann nur einmal verwendet werden!).
2. Abspülen in destilliertem Wasser.
3. Reduzieren zehn Minuten in:

Hydrochinon	1 g
Natriumsulfit	5 g
(oder Formol)	5 ccm
destilliertes Wasser	100 ccm

4. Auswaschen in mindestens drei Portionen destilliertem Wasser.
5. Vergolden in 1%iger Goldchloridlösung, die auf 100 ccm mit III Tropfen Eisessig versetzt worden ist, bis Schnitte entfärbt (ca. zwei bis fünf Minuten).
6. Waschen in destilliertem Wasser.
7. Einstellen in 1- bis 2%ige Oxalsäure bis Schnitte schwach rötlich oder bläulich sind, meist zwei bis fünf Minuten.
8. Auswaschen der Säure in destilliertem Wasser.
9. Fixieren in 5%iger Natriumthiosulfatlösung fünf bis zehn Minuten.
10. Waschen in destilliertem Wasser.

Färbung der Pituicytenfasern wie oben in Säurefuchsin. Auch eine Azanfärbung auf versilbertem Präparat wird von ROMEIS empfohlen; die Pituicytenfasern erscheinen violett, die Nervenfasern schwarz, das Bindegewebe blau.

Literatur.

BECKERT H.: Systematische Untersuchungen an geraumer Zeit nach dem Tode fixierten Hypophysen über die Brauchbarkeit der Färbung nach Wallraff zur Darstellung der Drüsenelemente der Adenohypophyse. Beitr. path. Anat. **105** (1941), 310. BENOÎT W.: Über die histologischen Färbemethoden der Hypophyse. Hdb. d. biol. Arbeitsmeth. von E. Abderhalden. Abt. VIII, T. 1, H. 9, 1557 (1932). BERBLINGER W.: Pathologie und pathologische Morphologie der Hypophyse des Menschen. Leipzig 1932; ders. und BURGDORF: Neue Färbemethode zur Darstellung der Gewebsbestandteile der Hypophyse des Menschen. Endokrinol. **15** (1935), 381. BOMSKOV C.: Methodik der Hormonforschung. Leipzig 1939. CLEVELAND, RUCKER and WOLFE: A differencial stain for the anterior lobe of the hypophysis. Anat. Rec. **51** (1932), 409. KRAUS E. J.: Zur elektiven Darstellung der eosinophilen Zellen der Hypophyse. Frankf. Z. Path. **10** (1912), 161. ROMEIS B.: Hypophyse, in Hdb. d. mikrosk. Anat. von M. v. Möllendorff **6** (1940), 79. SALAZAR A. L.: La méthode tannoferrique. Anat. Rec. **26** (1923). SEVERINGHAUS A.: A cytological technic for the study of the anterior lobe for the hypophysis. Anat. Rec. **53** (1932), 1. TAVARES DE SOUSA A.: Sur la présence et la signification de cellules avec granulations tannophiles dans l'hypophyse cérébrale du boeuf. Fol. anat. Univ. Conimbr. **11** und **13** (1936 und 1938). WALLRAFF J.: Beitrag zur Morphologie und Morphogenese der Hypophysenzellen des erwachsenen Menschen. Z. mikr. anat. Forschg. **45** (1923), 631; ders.: Histochemische Untersuchungen an der Hypophyse des erwachsenen Menschen mit der Plasmalreaktion. Z. mikr. anat. Forschg. **50** (1941), 552.

b) Zirbeldrüse *(Corpus pineale)*.

Da in der Zirbeldrüse des Menschen sehr häufig Kalkkörnchen vorkommen, ist es ratsam, eine Fixierungsflüssigkeit zu wählen, die leicht entkalkend wirkt, beispielsweise das Susa-Gemisch oder das BOUINsche Gemisch. Derartiges Material genügt zur Herstellung von Übersichtsbildern mit den üblichen Färbemethoden, unter Umständen bekommt man sehr klare Bilder mit der Trichrommethode von MASSON (S. 150) oder mit der Azanfärbung nach HEIDENHAIN (S. 284). So können eventuell auch die Gliafasern dargestellt werden (roter Farbton).

Für das Studium der *Pinealzellen* wird eine Methode von RIO HORTEGA angegeben; sie gelingt nur am formolfixierten Material.

1. Fixierung zwei Tage oder länger in Formol 1 : 10.

2. Gefrierschnitte (so dünn wie möglich!) sorgfältig in öfters zu wechselndem Brunnenwasser vom Formol befreien.

3. Einlegen in großes Uhrglas oder Glasschale in 2%ige Silbernitratlösung, die mit Pyridin versetzt worden ist, und zwar III Tropfen Pyridin auf 10 ccm $AgNO_3$-Lösung. Die Schale mit den Schnitten wird auf einem Mikrobrenner fünf bis zehn Minuten auf 50° erwärmt und sodann einige Stunden im Brutschrank bei gleicher Temperatur stehengelassen (unter Umständen kann man sie auch 24 Stunden bei Zimmertemperatur belassen). Nach dieser Behandlung haben die Schnitte „eine dunkelockerbraune Tönung“ angenommen.

4. Auswaschen in Pyridinhaltigem destilliertem Wasser (auf 10 ccm H_2O II Tropfen Pyridin).

5. Einlegen in die „starke“ Silbercarbonatlösung (Herstellung S. 431), die ebenfalls mit Pyridin versetzt worden ist (auf 10 ccm Lösung III Tropfen Pyridin);

auch bei dieser Prozedur müssen die Schnitte auf 50° erwärmt werden, bis sie sepiabraun erscheinen.

6. Auswaschen in destilliertem Wasser.
7. Reduzieren in Formol 1 : 10.
8. Vergolden in 0,2%iger Goldchloridlösung unter gelinder Erwärmung, wobei violette Töne entstehen.
9. Einlegen in 5%ige Natriumthiosulfatlösung eine halbe bis eine Minute.
10. Gründlich in destilliertem Wasser auswaschen. Die auf Objektträger aufgezogenen Schnitte werden mit Filterpapier getrocknet, mehrmals mit Alkohol behandelt (auftropfen!), mit Carbolxylol und Xylol aufgehellt und in Balsam eingeschlossen.

Ergebnis: Pinealzellen und ihre Fortsätze dunkelviolett bis braunviolett.

Zur Darstellung der *marklosen Nervenfasern* hat Walter folgendes Verfahren angegeben, das von Pastori hinsichtlich seiner Brauchbarkeit besonders geprüft worden ist.

1. Formolfixierung, Paraffineinbettung.
2. 5 bis 10 μ dicke Schnitte (mit Eiweißglyzerin aufgeklebt) werden nach gründlichem Spülen in destilliertem Wasser für zwei bis drei Tage bei 37° (im Brutschrank) in eine 1,5- bis 2%ige Protargollösung gestellt.

Herstellung: Das Protargolpulver wird in kaltes destilliertes Wasser gebracht und bis zur völligen Lösung stehengelassen; die Lösung ist anfangs farblos und dunkelt nach.

3. Kurz in destilliertem Wasser abspülen.
4. Behandlung mindestens zehn Minuten in:

Formol	5 ccm
Hydrochinon	2 g
destilliertes Wasser	100 ccm

Die hierbei erfolgende Reduktion muß solange vorgenommen werden, bis die Schnitte eine intensive gelbe oder braungelbe Farbe angenommen haben.

5. Gut in destilliertem Wasser spülen.
6. Vergolden in 1%iger Goldchloridlösung eine halbe bis eine Stunde (in dunkler Schale).
7. Gut in destilliertem Wasser abspülen.
8 Schnitte mit einem Gemisch von: Eisessig 100 ccm + Glyzerin 10 ccm beträufeln, wobei die Differenzierung erfolgt. Geht diese langsam vor sich, so stellt man die Schnitte in das Gemisch ein und kontrolliert sie ab und zu.
9. Abspülen in destilliertem Wasser.
10. Aufsteigende Alkoholreihe, Xylol, Balsam.

c) Schilddrüse *(Glandula thyreoidea)*.

Die Fixierung der pathologisch veränderten Schilddrüse richtet sich nach dem Zweck der Untersuchung, so besonders nach den Zellbestandteilen, die man in erster Linie darstellen will. Im allgemeinen wird eine Fixierung in Formol oder in Orthschem Gemisch genügen. Legt man besonderen Wert auf die Darstellung der Kerne, so ist eine Sublimatfixierung geeignet, z. B. Susa-Gemisch,

Zenkersches Gemisch; für die *Mitochondrien* wird nach den üblichen Methoden verfahren (s. S. 180 u. Folg. und Feyel und Varangot).

Oxydasekörnchen stellt man mit den von W. H. Schultze angegebenen Methoden dar (s. S. 249); sie färben sich dabei blau Da sie aber, wie Wegelin hervorhebt, nur die labile Form des Fermentes enthalten, muß man unfixiertes oder nur kurz in Formol fixiertes Material verwenden.

Nach allen Erfahrungen ist die Untersuchung der Schilddrüse und ihrer Adenome am Gefrierschnitt nach Formolfixierung der Paraffineinbettung vorzuziehen. Es lassen sich verhältnismäßig leicht dünne Schnitte herstellen, die man auf Objektträger aufziehen und danach wie Paraffinschnitte behandeln kann. Die Schrumpfungserscheinungen sind dabei auf ein Minimum reduziert.

Die *Sekretvakuolen* sind färberisch schwer darzustellen. Andersson, der sie wohl als erster genauer beschrieben hat, empfiehlt kleine Stücke in Flemmingscher Lösung zu fixieren. *Paraffineinbettung.*

1. Dünne Schnitte bringt man nach Entparaffinierung auf 24 bis 48 Stunden in Anilinwasser-Safranin:

Safranin	1 g
absoluter Alkohol	10 ccm
Anilinwasser	90 ccm (Herstellung s. S. 142).

2. Kurz in Wasser spülen und nicht zu stark in salzsaurem Alkohol differenzieren.
3. Waschen in absolutem Alkohol.
4. Färben drei bis fünf Minuten in Gentianaviolettlösung:

konzentr. alkoholische Gentianaviolettlösung	11 ccm
Anilinwasser	100 ccm

5. Einbringen in Jodjodkaliumlösung (1 : 2 : 300) auf ein bis drei Minuten, wo die Schnitte schwarz werden.
6. Differenzieren in 96%igem Alkohol, bis Schnitte violett sind mit bräunlichem Stich.
7. Absoluter Alkohol, Xylol, Balsam.

Das *Kolloid* der Schilddrüse erleidet während der Fixierung und der Einbettung eine Schrumpfung, die, je nach dem gewählten Fixierungsmittel, erheblich schwanken kann. Aus den diesbezüglich von O. Bucher unternommenen Untersuchungen ist zu entnehmen, daß Formol und Osmiumtetroxyd am wenigsten schrumpfend einwirken, Sublimat und Alkohol dagegen stärker; am stärksten (bis zu 25 %) ist die Schrumpfung in Pikrinsäure.

Man wird wohl bei der Untersuchung des Kolloids die besten Bilder nach Fixierung in Formol erhalten.

Bekanntlich färbt sich das Kolloid rot mit Eosin; es kommt aber in Haematoxylin-Eosin-Präparaten immer vor, daß einige Teile blauviolett erscheinen und man hat daher eine Unterscheidung zwischen „acidophilem" und „basophilem" Kolloid gemacht. Hat man Schilddrüsenschnitte nach der Azanmethode gefärbt, so findet man nicht selten eine leuchtend rot gefärbte, zentripetal gelegene Sichel von wechselnder Breite, die sich vom blaugefärbten Kolloid abhebt (Bucher); diese „rote Sichel" entspricht der „blauen Sichel" in Haematoxylin-

Eosin-Präparaten. Wie BUCHER zeigen konnte, handelt es sich bei diesen Unterschieden in der Farbreaktion um Konzentrationsunterschiede des Kolloids; demnach wäre man eigentlich nicht berechtigt, von einem „acidophilen" und von einem „basophilen" Kolloid zu sprechen.

Es wäre wahrscheinlich besser, das dünnflüssige und das eingedickte Kolloid auseinanderzuhalten; ersteres ist im Azanpräparat blau (rot mit Eosin), das eingedickte Kolloid erscheint rot im Azanpräparat (blauviolett mit Haematoxylin).

Das von KRAUS angegebene Färbeverfahren für das Kolloid wird unter Umständen noch gebraucht; es wird dabei sog. gerbsäurefestes, fuchsinophiles und fuchsinophobes Kolloid unterschieden, was indessen nichts über die chemische Konstitution oder über den Konzentrationszustand des Kolloids sagen will.

Fixierung in Formol 1 : 9 am besten bei 37°. Sorgfältige Paraffineinbettung.

1. 3 bis 5 μ dicke Schnitte werden sechs Minuten in polychromem Methylenblau gefärbt (s. S. 140).

2. Abspülen in destilliertem Wasser.

3. Differenzieren in 25%iger Tanninlösung, bis keine gröberen Farbwolken mehr abgehen.

4. Übergießen mit Säurefuchsin-Tannin-Lösung, bis die Kerne blau und das Bindegewebe rot erscheinen.

Herstellung: 0,5%ige wässerige Fuchsinlösung, 33%ige Tanninlösung, Glyzerinäthermischung nach UNNA — zu gleichen Teilen

5. Gutes Auswaschen in destilliertem Wasser.

6. Nachfärben in 2%iger wässeriger Säurefuchsinlösung ca. eine Minute.

7. Abspülen in destilliertem Wasser.

8. Einstellen in 1%ige Phosphormolybdänsäure eine halbe Minute.

9. Waschen in destilliertem Wasser, abtrocknen, rasch durch 96%igen und absoluten Alkohol in Toluol und Balsam.

Ergebnis: „Gerbsäurefestes" Kolloid blaßrötlichviolett, „fuchsinophiles" Kolloid rötlichgelb bis gelbrot, „fuchsinophobes" Kolloid lichtblau.

Anmerkung. Diese Färbemethode wurde von WAIL und von ABRIKOSOFF scharf kritisiert. Auch WEGELIN hat mit ihr dieselben Erfahrungen wie WAIL gemacht; er gibt an, daß sehr viel auf den Grad der Differenzierung ankommt, „indem nämlich bei stärkerer Einwirkung der Säurefuchsintanninlösung ein Teil des gerbsäurefesten Kolloids noch fuchsinophil werden kann".

Im Kolloid liegende kristallinische Ausscheidungen lassen sich, nach WEGELIN, folgendermaßen bestimmen:

Eiweißkristalle: Oktaedrische Form, dunkelblaue Färbung mit Nilblausulfat, schwarze Färbung mit der WEIGERTschen Markscheidenmethode (Lipoidgehalt!).

Calciumoxalatkristalle: Briefumschlagform.

Dicalciumphosphatkristalle: Prismatisch.

Cholesterinkristalle: Häufig in Strumen, besonders nach Blutungen, ergeben Cholesterinreaktionen (s. S. 196). Charakteristische Tafelform mit treppenförmigen Bruchstellen.

Sphaerolithen: Bestehen aus Calcium-Carbonat und Calciumphosphat (Reaktionen s. S. 227); doppelbrechend, besitzen eine organische Grundsubstanz, die sich mit Sudan III färbt. Man trifft sie nur in Adenomen.

Zum Studium des *Stromas* werden die üblichen Methoden angewandt: Azan-, Trichrom-Methoden, Silberimprägnation nach GOMORI usw.

d) Epithelkörperchen *(Glandulae parathyreoideae).*

Die Fixierung der herauspräparierten Epithelkörperchen richtet sich nach den jeweiligen Erfordernissen; ratsam ist jedenfalls, einen Teil des Materials in Formalin zu fixieren, damit eine Fettfärbung vorgenommen werden kann. Unter Umständen wird man auch vorteilhaft nach CARNOY fixieren (s. S. 43) mit Rücksicht auf die Glykogendarstellung. Im übrigen kann man alle Fixierungsgemische anwenden; zur Darstellung der Mitochondrien verfährt man nach den allgemeinen Vorschriften (S. 180 u. Folg.).

Vom eingebetteten Material werden am besten Serien- oder Stufenschnitte hergestellt, damit man die Möglichkeit hat, verschiedene Färbungen anzustellen. Zur Übersicht genügen gewöhnliche Haematoxylin-Eosin-Färbungen; wenn man das Eosin gut differenziert, wird man die oxyphilen Zellen sehr deutlich leuchtendrot darstellen; auch die Trichrommethoden (besonders die Variante mit Lichtgrün) von MASSON sind sehr zu empfehlen.

Literatur.

ABRIKOSOFF: Über die von Dr. Kraus angegebene Untersuchungsmethode des Schilddrüsenkolloids. Virchows Arch. **249** (1924), 243. ANDERSSON O. A.: Zur Kenntnis der Morphologie der Schilddrüse. Arch. f. Anat. 1894, 177. ARNDT H. J.: Untersuchungsmethoden der Epithelkörperchen. Hdb. d. biol. Arbeitsmethoden von E. Abderhalden, Abt. VIII, T. 1 und 2 (1935), 1659. BENOIT W.: Über die histologischen Färbemethoden der Zirbel. Hdb. d. biol. Arbeitsmethoden von E. Abderhalden, Abt. VIII, 1 (1932), 1575. BUCHER O.: Untersuchungen über den Einfluß verschiedener Fixierungsmittel auf das Verhalten des Schilddrüsenkolloids. Z. Zellforschg. **28** (1938), 359. FEYEL P. und J. VARANGOT: Recherches cytologiques sur la glande thyroïde normale et pathologique (Maladie de Basedow). Ann. d'anat. pathol. **15** (1938), 135. HERMANN R. G.: Prinzipielles zu Bau und Tätigkeit der Schilddrüse. Z. mikrosk. anat. Forschg. **33** (1933), 534. KRAUS E. J.: Das Kolloid der Schilddrüse und Hypophyse des Menschen. Virchows Arch. **240** (1923), 290. RIO HORTEGA P. DEL: Constitution histologique de la glande pinéale. I. Cellules parenchymateuses. Trab. Labor. Investig. Biol. Univ. Madrid **21** (1923), 95. WEGELIN C.: Die morphologischen Methoden zur Untersuchung der Schilddrüse. Hdb. d. biol. Arbeitsmeth. von E. Abderhalden, Abt. VIII, 1. Teil, 2. Hälfte, 1289 (1935).

e) Bauchspeicheldrüse (Pankreas) mit besonderer Berücksichtigung des innersekretorischen Anteils.

Noch mehr als bei anderen Drüsen ist es bei der Bauchspeicheldrüse von großer Bedeutung, daß man das Material so kurz wie möglich nach dem Tode fixiert, gehört doch das Pankreas zu denjenigen Organen, die am allerschnellsten durch Selbstverdauung verändert werden.

Es ist ratsam, jeweils verschiedene Gewebsstücke aus Kopf, Mitte und Schwanz der Bauchspeicheldrüse zu fixieren, damit ein Urteil über die Verteilung der LANGERHANSschen Inseln möglich ist.

Zur *Fixierung* kommt man mit den gewöhnlichen Mitteln aus; mit dem Formolmaterial wird man zur Darstellung von Übersichtspräparaten in der Haematoxylin-Eosin-Färbung auskommen und zudem auch eine Versilberung nach dem Verfahren von FERNER (s. S. 463) anstellen können. Beabsichtigt man aber eine feinere histologische Untersuchung der verschiedenen Elemente des Inselgewebes, sind Spezialfixationen heranzuziehen: Alkoholfixierung, wenn eine Methylgrün-Pyronin-Färbung vorgesehen ist; HELLYsche Flüssigkeit (ZENKER-Stammlösung 100 ccm: 5 ccm Formol 40 %) oder nach BLOOM: ZENKER-Stammlösung 9 Teile und neutrales Formol 1 Teil, Dauer sechs bis acht Stunden. Ferner hat LANE zwei verschiedene Fixierungsgemische angegeben, die anläßlich der Spezialfärbung nach LANE-BENSLEY (S. 465) erwähnt werden. Die Fixierung in Sublimat-Formol nach STIEVE ist unter Umständen heranzuziehen, wenn man eine Panchromfärbung nach ROMANOWSKY-GIEMSA beabsichtigt.

Die Darstellung der LANGERHANSschen Zellinseln mittels *Färbung* gelingt schon in gut differenzierten Haemalaun-Eosin-Präparaten. Besser jedoch heben sich die Inseln nach *Methylgrün-Pyronin-Färbung* vom zymogenen Gewebe ab (KOCH, SEYFARTH): Inseln rötlichgraublau bis grünlichblau, Tubuli leuchtend rot. Unter Umständen (frisches Material) kann diese Färbung auch an Formolmaterial gelingen. Besonders gute Ergebnisse erzielten wir, in Übereinstimmung mit H. J. ARNDT und UKAI, mit der panchromatischen Färbung von ROMANOWSKY-GIEMSA nach Fixierung in Sublimat-Formol: Inselzellen rosa bis bläulichrosa. Endlich bekommt man ebenfalls sehr hübsche Bilder am gleichen Material mit der Azanfärbung nach HEIDENHAIN, mit welcher an dünnen Schnitten das faserige Stroma und die Kapillargrundhäutchen klar hervortreten. Es treten aber dabei auch die verschiedenen Zellarten (allerdings nur bei einwandfreier Fixierung und Färbung) deutlich hervor:

A-Zellen: ovaler chromatischer Kern (rot), verhältnismäßig große goldgelbe Granula.

B-Zellen: Viel reichlicher; runder, mäßig chromatinreicher Kern; Protoplasma blaßgelblich, mit ganz feiner grauer Granulierung (an der Grenze der Sichtbarkeit).

D-Zellen: Sehr spärlich; Protoplasma blau, homogen mit blauen Granulis angefüllt.

(Die C-Zellen, die von BENSLEY im Meerschweinchenpankreas beschrieben worden sind, kommen beim Menschen nicht vor.) In Fällen von Inselsklerosierung ist die Azanfärbung unentbehrlich, wenn man sich eine Vorstellung vom Grad der Veränderung machen will.

Zur *Darstellung der verschiedenen Zellarten* in den Inseln stehen ferner verschiedene Methoden zur Verfügung:

1. Methode von BLOOM. Fixierung in ZENKER-Stammlösung 9 Teile, neutrales Formol 1 Teil, sechs bis acht Stunden. Celloidineinbettung, aufkleben und entcelloidinieren nach der russischen Methode (s. S. 105).

Färbung mit Azan nach HEIDENHAIN (S. 284).

Ergebnis: Sog. A-Zellen: Liegen vereinzelt, enthalten leuchtend rote Granula. Sog. B-Zellen: Gelblich orange, enthalten grauorange gefärbte Granula. Sog. D-Zellen: Blau gefärbt.

2. Methode von FERNER. Diese sehr einfache Methode wird neuerdings besonders für die Untersuchung des Pankreas in Fällen von Diabetes mellitus empfohlen (FERNER, v. MEYENBURG). Voraussetzung für gute Ergebnisse ist eine Fixierung von möglichst frischem Material in Formol. Man stellt Gefrierschnitte her, die nach dem Verfahren von GROS-SCHULTZE versilbert werden (s. S. 401). In gut gelungenen Präparaten heben sich in den Inseln schwarz gekörnte, argentophile Zellen deutlich vom braunen oder hellgelben Grund ab; sie entsprechen den unreifen A-Zellen (α-Zellen) und erscheinen in Fällen von Diabetes mellitus stets vermehrt.

Wir haben dieses Verfahren seit über zwei Jahren systematisch ausprobiert und können FERNERS Ergebnisse durchaus bestätigen; die Methode ist zuverlässig und gestattet insbesondere mit einiger Sicherheit die Diabetesdiagnose an der Leiche: In den meisten Fällen von Diabetes mellitus sind die A-Zellen sehr stark vermehrt, besonders wenn die Inseln vergrößert angetroffen werden (weitere Einzelheiten siehe FERNER und Dissertation von HESS unter v. MEYENBURG).

Die Methode gestaltet sich folgendermaßen:

1. Fixierung in Formol, am besten einige Tage.

2. Auswaschen in fließendem Wasser zwei bis drei Stunden, dann in destilliertem Wasser mehrere Stunden.

3. Gefrierschnitte werden in destilliertem Wasser aufgefangen.

4. Imprägnierung in 20%iger Silbernitratlösung mindestens eine Stunde im Dunkeln.

5. Reduktion in Formol (Formol 1 Teil und Brunnenwasser 4 Teile); Schnitte einzeln aus dem Silberbad in die Formolschale übertragen und diese stets bewegen; sobald sich weiße Wolken entwickeln, überträgt man den Schnitt in eine zweite Formolschale und so fort, bis sich keine Wolken mehr bilden. Die ganze Reduktionsprozedur dauert etwa vier bis sieben Minuten.

6. Übertragen in ammoniakalische Silberlösung:

Herstellung: Zu 10 ccm einer 20%igen $AgNO_3$Lösung gibt man unter stetem Schütteln tropfenweise Ammoniak (25%ig, spez. Gew. 0,910), bis sich der braune Niederschlag eben wieder aufgelöst hat. Von dieser Lösung gibt man 4 bis 5 ccm in ein Schälchen und fügt auf je 1 ccm I Tropfen Ammoniak zu. Der Schnitt kommt vom Formolbad direkt in dieses Schälchen; man muß ihn mit schwacher Vergrößerung betrachten, um zu wissen, ob der Ammoniakgehalt der Silberlösung erhöht werden soll oder nicht; falls sich das Bindegewebe noch färbt, muß man etwas mehr Ammoniak zugeben, beispielsweise III Tropfen auf 2 ccm; man bringt nun einen weiteren Schnitt in die ammoniakalische Silberlösung, bis die A-Zellen und die Achsenzylinder in etwaigen Nerven deutlich schwarz auf farblosom Grund erscheinen.

7. Sofort in ammoniakalisches Wasser bringen (Wasser 16 ccm und Ammoniak 4 ccm) auf eine Minute.

8. Waschen in destilliertem Wasser.

9. Vergolden mit Goldchloridbad (Goldchlorid 1 : 500), fixieren mit Natriumthiosulfat 5 %, waschen, entwässern, einschließen.

Ergebnis: Die A-Zellen sind isoliert dargestellt; in ihrem Protoplasma liegen sehr dicht zahllose schwarze Körnchen. Übrige Zellen grau bis gelblich. Bei zu lange durchgeführter Versilberung werden sukzessiv die Kerne, das Bindegewebe und schließlich der ganze Schnitt geschwärzt. Diese Methode ist wie jede andere Versilberungsmethode etwas launenhaft; arbeitet man indessen mit sauberem Geschirr und guten Reagenzien, sind die Resultate stets ausgezeichnet, Als weitere Methode sei noch diejenige von BLOOM und von GOMORI angegeben, mit der eine kontrastreiche Darstellung von A- und B-Zellen gelingt.

3. Methode von GOMORI. Fixierung von höchstens 2 mm dicken Gewebsscheiben nach BOUIN, ZENKER, HELLY, STIEVE; empfohlen wird besonders ein modifiziertes Gemisch von BOUIN:

Formol 1 Teil, gesättigte Pikrinsäurelösung 4—5 Teile; dazu gibt man 2,5 % Eisessig und 2,5 % Sulfosalicylsäure. Paraffineinbettung.

1. *Oxydierung:* Entparaffinierte Schnitte auf eine Minute in 0,3%ige Lösung von Kaliumpermanganat und 0,3%ige Schwefelsäure zu gleichen Teilen. Waschen in Wasser, überführen in 1- bis 5%ige Lösung von Kaliummetabisulfit zur Entfärbung. Sorgfältig in Wasser auswaschen. Dieser Punkt ist zu beachten, denn ohne Oxydierung färben sich die B- (β-) Zellen nicht.

2. *Färbung:* Man färbt in gut gereifter Chromhaematoxylinlösung (Herstellung siehe unten) fünfzehn Minuten bis eine Stunde und kontrolliert hin und wieder unter dem Mikroskop; die B-Granulationen sollen dunkelblau erscheinen, das Cytoplasma der A-Zellen bleibt ungefärbt.

Herstellung: Man mischt gleiche Teile von

1%iger wässeriger Haematoxylinlösung
5%iger Chromalaunlösung.

Die bräunliche Lösung wird durch Zusatz von 3,5 ccm 5%iger Kaliumbichromatlösung und von einigen Tropfen Schwefelsäure auf 100 ccm Farblösung zum Reifen gebracht. Man läßt sie sodann ein bis zwei Tage stehen, wobei sie dunkelblau wird. Vor Gebrauch muß man filtrieren. Nach der Färbung: Waschen in Wasser, sodann in Alkohol, der 1 % Schwefelsäure enthält, worin die Schnitte heller werden. Danach wird nochmals gewaschen.

3. Gegenfärbung mit Eosin, Erythrosin oder Orange. Sehr gut ist auch Ponceau de Xylidine (0,5%ig in 1%iger Essigsäure). Waschen in Wasser.

4. Differenzieren in 5%iger Phosphormolybdänsäure bis die rote Farbe aus dem Bindegewebe entfernt ist.

5. Alkohol, Xylol, Balsam.

Ergebnis: A- (α-) Granula rot (oder orange), B- (β-) Granula blau, Erythrozyten rot (oder orange), Eosinophile leuchtend rot, Kerne blauschwarz.

Die Methode eignet sich auch vorzüglich für die *Hypophyse,* bei welcher die basophilen Epithelien dunkelblau, die oxyphilen leuchtend rot oder orange dargestellt werden.

3. Methoden von Lane-Bensley. Die Unterscheidung von A- und B-Zellen wird mittels verschiedenartiger Fixierung ermöglicht, die Färbung erfolgt mit einem Gentianaviolett-Orange-Gemisch nach Bensley.

Fixierung für A-Zellen:

Kleine Stücke werden für zwei bis vier Stunden in gesättigte alkoholische Sublimatlösung und 2,5%ige Kaliumbichromatlösung zu gleichen Teilen fixiert. Anschließend in 50%igem Alkohol auswaschen, aufsteigende Alkoholreihe, Paraffineinbettung. Schnittdicke 3 μ.

Fixierung für B-Zellen:

Kleine Stücke läßt man 24 Stunden in folgendem Gemisch:

Kaliumbichromat	2,5 g
Sublimat	5,0 g
destilliertes Wasser	100,0 ccm

Anschließend: Auswaschen in Wasser, Einbettung in Paraffin.

Färbung:

1. Schnitte aus destilliertem Wasser für 24 Stunden in Gentianaviolett-Orange-Lösung.

Herstellung: Gleiche Teile (z. B. 50 ccm) von gesättigter wässeriger Gentianaviolett- (oder Kristallviolett-) Lösung und von gesättigter wässeriger Orange-G-Lösung werden vermischt und etwas geschüttelt. Der dabei auftretende Farbniederschlag (Neutralfarbstoff) wird auf einem Filter gesammelt, mit destilliertem Wasser gewaschen, getrocknet und mit 50 ccm absolutem Alkohol gelöst. Zur Färbung gibt man davon soviel Tropfen in 20%igen Alkohol, bis die Lösung „die Farbe eines guten Haemalauns" angenommen hat. Die richtige Konzentration dieser „Neutralgentianaviolettlösung" ist ein sehr wichtiger Punkt der Färbung: Es ist zweckmäßig, verschiedene Proben anzusetzen und die Ergebnisse zu vergleichen, weil der Begriff „Farbe eines guten Haemalauns" individuell wechseln kann. Auch ist die Ausfällung des Farbstoffes aus der Mischung Gentianaviolett und Orange-G weitgehend von der Qualität der Farben abhängig.

2. Abtrocknen mit Filterpapier.
3. Entwässerung in Aceton, aufhellen in Toluol.
4. Differenzieren in einem Gemisch von absolutem Alkohol 1 Teil und Nelkenöl 3 Teile, „bis sich die Zymogengranula in den exokrinen Zellen purpurviolett gegen den bräunlichen Untergrund abheben" (Romeis) (fünf bis zehn Sekunden).
5. Auswaschen in Toluol, einschließen in Balsam.

Ergebnis: Bei Fixierung für A-Zellen: A-Zellen enthalten intensiv violette feine Körnchen, B-Zellen blaßorange gefärbt.

Bei Fixierung der B-Zellen: B-Zellen enthalten feine violette Körnchen, A-Zellen orange gefärbt.

(Nach Bensley sind Zellen, in denen nach beiden Fixierungsarten keine Granula enthalten sind, C-Zellen [γ-Zellen]; sie fehlen beim Menschen.)

Zur *Auszählung der* LANGERHANS*schen Inseln* verfährt man nach den Angaben von HEIBERG: Es ist dabei zweckmäßig, die Anzahl der Inseln festzustellen, die in einem 50 mm² umfassenden Schnittareal gefunden werden; damit ist eine gemeinsame Vergleichsgrundlage gegeben. Vom einzelnen Untersucher wird die Auszählung selbstverständlich immer mit genau derselben optischen Ausrüstung ausgeführt. Man bestimmt zunächst mit einem Objektivmikrometer den Durchmesser des Gesichtsfeldes, womit sich der Radius des Gesichtsfeldes ergibt und es ist dann leicht, nach der Formel πr^2 die Fläche des Gesichtsfeldes festzustellen. HEIBERG gibt folgendes Beispiel an: Hat man als Gesichtsfeldfläche eine Zahl von 1,02 mm² erhalten, so ist es nun nötig, zu erfahren, wieviel Gesichtsfelder für im ganzen 50 mm² bei der dem Untersucher zur Verfügung stehenden Optik auszuzählen sind. Diese Gesichtsfelderzahl ist aus der Gleichung $\frac{x}{1} = \frac{50}{y}$ zu errechnen. Im gewählten Beispiel also: $\frac{1{,}02}{1} = \frac{50}{y}$; $y = 49$.

Es muß ferner bei der Zählung berücksichtigt werden, daß im gesunden Pankreas nur Gesichtsfelder mit Drüsengewebe in Frage kommen; solche mit Fettgewebe, Bindegewebe müssen außer acht gelassen werden. Selbstverständlich müssen Zählungen in den verschiedenen Teilen der Drüse vorgenommen werden, also Kopf-, Körper- und Schwanzteil. Im pathologisch veränderten Pankreas wird ähnlich vorgegangen, wobei allerdings auch sklerosierte Teile, in denen verhältnismäßig reichliche Inseln vorkommen können, zu berücksichtigen sind.

Über die Bestimmung der Gesamtmenge des Inselgewebes verfährt man am ehesten nach der „Ausschneidemethode", wie sie von HAMMAR und HELLMANN ausgearbeitet worden ist (siehe hierzu ARNDT).

Literatur.

ARNDT H. J. und H. O. NEUMANN: Untersuchungsmethoden der Bauchspeicheldrüse, in Hdb. d. biol. Arbeitsmeth. von E. Abderhalden, Abt. VIII, 1. Teil, 2. Hälfte, 1781 (1935). BENSLEY R. R.: Studies on the pancreas of the guinea pig. Amer. J. Anat. **12** (1912), 297; ders.: Structures and relationship of the islets of Langerhans. The Harveys Lectures p. X., 1914/15, Anat. Rec. **58** (1933/34), 1. BLOOM W.: A new type of granular cell in the islets of Langerhans of man. Anat. Rec. **49** (1931), 369. FERNER H.: Beiträge zur Histobiologie der Langerhansschen Inseln des Menschen mit besonderer Berücksichtigung der Silberzellen in ihrer Beziehung zum Pankreasdiabetes. Virchows Arch. **309** (1942), 87 (ausführliche Literatur); ders.: Entwicklung der Langerhansschen Inseln nach der Geburt und die Bedeutung der versilberbaren Zellen im Pankreas des Menschen. Z. mikrosk. anat. Forsch. **44** (1938), 451. FEYRTER F.: Über diffuse endokrine epitheliale Organe. Leipzig 1938. GOMORI G.: A differential stain for cell types in the pancreatic islets. Amer. J. Path. **15** (1939), 497. HAMMAR F. A. und T. Z. HELLMANN: Ein Fall von Thyreoaplasie unter Berücksichtigung gewisser innersekretorischer und lymphoider Organe. Z. angew. Anat. u. Konst. Lehre **5** (1920), 218. HEIBERG K.: Die Krankheiten des Pankreas. Wiesbaden 1914. KOCH K.: Über die Bedeutung der Langerhansschen Inseln im menschlichen Pankreas. Virchows Arch. **211** (1913), 321. LANE M. A.: The cytological characters of the areas of Langerhans. Amer. J. Anat. **7** (1907), 409. MEYENBURG H. v.: Zur histologischen Diagnose des Diabetes mellitus. Schweiz. Zt. f. Path. **8** (1945), 282. THOMAS TH. B.: Cellular components of mammalian islets of Langerhans. Amer. J. Anat. **62** (1937), 31.

f) Nebennieren (Corpus suprarenale) und chromaffines Zellensystem.

Wie in der Bauchspeicheldrüse treten in den Nebennieren schon sehr früh nach dem Tod Veränderungen ein, welche das Zellbild verwischen; die Fixierung muß auch hier so rasch wie möglich vorgenommen werden. Wie ROMEIS es sehr richtig hervorgehoben hat — und das sollten besonders die Anfänger sich merken —, ist das Nebennierengewebe gegen Zerrungen und Druck äußerst empfindlich. Es wird oft aus diesem Grunde das histologische Bild der Marksubstanz unklar. Will man sich überflüssige Versager ersparen, sind hier eine einwandfreie Sektionstechnik und eine entsprechend rasch erfolgende Fixierung vonnöten!

Die besonderen Strukturverhältnisse der Nebenniere bringen es mit sich, daß für die histologische Untersuchung verschiedene Verfahren, je nach dem beabsichtigten Ziel, anzuwenden sind.

1. Rindensubstanz. In Anbetracht des Lipoidreichtums der Nebennierenrinde empfiehlt es sich vor allem, Fixierungsmittel zu wählen, welche die Fettstoffe nicht auflösen; am besten arbeitet man mit Formol oder mit ORTHschem Gemisch. In vielen Fällen wird man aber daneben auch einige Gewebsscheiben in Susa oder Sublimat-Formol-Eisessig fixieren, so besonders, wenn Blutungen vorliegen oder wenn man feine Strukturverhältnisse der Zellen studieren will.

Zur Darstellung der Fettsubstanzen dienen alle Methoden, die im allgemeinen Teil besprochen worden sind (S. 188 u. Folg.); unter Umständen ist eine Gelatineeinbettung angezeigt.

Will man neben den Lipoiden auch das Glykogen färberisch darstellen — was besonders bei Rindengeschwülsten und bei hypernephroiden Gewächsen der Niere der Fall ist —, so wendet man die Methode von ARNDT an:

1. Fixierung in Formol 1 : 9, das mit Dextrose gesättigt ist, 24 Stunden.
2. Gefrierschnitte in mit Dextrose gesättigtem Wasser (oder in 70%igem Alkohol) auffangen.
3. Färbung mit BESTschem Carmin dreiviertel bis eine Stunde.
4. Differenzierung mit der BESTschen Differenzierungsflüssigkeit.
5. Kernfärbung mit einer Haematoxylinlösung, die mit Dextrose gesättigt ist.
6. Gründlich in mit Dextrose gesättigtem Brunnenwasser waschen.
7. 70%iger Alkohol eine Minute.
8. Färbung in Chlorophyllösung (gesättigte Lösung in 70%igem Alkohol + Aceton zu gleichen Teilen) fünfzehn bis zwanzig Minuten. (Da die Chlorophyllpräparate nicht immer zuverlässig sind, kann man auch die Fettstoffe mit Sudanschwarz färben, s. S. 190.)
9. Abspülen in 70%igem Alkohol eine Minute.
10. Abspülen in mit Dextrose gesättigtem destilliertem Wasser höchstens eine Minute.
11. Einschluß in Laevulosesirup.

Ergebnis: Glykogen rot, Fettsubstanzen grün (bzw. schwarz), Kerne blau.

2. Marksubstanz (chromaffines Gewebe). Im allgemeinen Teil wurde auf die Theorie der sog. chromaffinen Reaktion eingegangen (S. 233) und ausgeführt, daß die Gelbfärbung bestimmter Zellarten mittels Chromverbindungen auf die

Anwesenheit reduzierender Stoffe in diesen Zellen und nicht auf eine Chromaffinität zurückzuführen sei (GÉRARD, CORDIER und LISON). Es wurde dort auch bereits das Darstellungsverfahren von WIESEL erläutert. Außer dieser Methode kann man nach PFEIFFER und JARISCH folgendermaßen vorgehen:

Fixation 24 Stunden in

3,5%iger Kaliumbichromatlösung	9 Teile
Formol 40%	1 Teil

Danach überträgt man das Gewebe für drei Tage in reine 3,5%ige Kaliumbichromatlösung, wäscht 24 Stunden in Wasser aus, bettet in Paraffin ein (auch Gefrierschnitte!) und färbt nach WIESEL oder, wie SCHMORL angibt, mit verdünnter Giemsa-Lösung (X Tropfen auf 10 ccm destilliertes Wasser) 12 bis 24 Stunden. Die chromaffinen Zellen erscheinen grün. Eine sehr schöne Darstellungsmethode für die Markzellen hat SCHMORL angegeben:

1. Fixierung im ORTHschen Gemisch, Gefrierschnitte.
2. Färbung eine bis 24 Stunden (zwölf Stunden im allgemeinen ausreichend) in verdünnter Giemsalösung (I Tropfen auf 1 ccm destilliertes Wasser).
3. Auffangen auf Objektträger, vorsichtig mit Fließpapier abtupfen.
4. Übergießen mit reinem Aceton.
5. Aufhellen in Toluol oder Xylol, einschließen in Neutralbalsam oder Cedernöl.

Ergebnis: Markzellen leuchtend violett, Rindenzellen blau-blauviolett.

Anmerkung: Dieselben Ergebnisse erzielten wir an Paraffinschnitten von Susa- oder Sublimat-Formol-Eisessig-Material. Es ist vorteilhaft, wie SCHMORL angab, das zur Entwässerung dienende Aceton mit konzentrierter Kaliumaceticum-Lösung durchzuschütteln und es auf die Schnitte einwirken zu lassen, nachdem sich das Kalium aceticum abgesetzt hat. Die rotvioletten Töne der Markzellen sind nach diesem Vorgehen besonders prägnant.

Das *Bindegewebe* von Rinde und Mark wird mit der Azanfärbung vorzüglich dargestellt; auch kann man mit den Versilberungsverfahren von GOMORI (S. 295) an Formolmaterial sehr lehrreiche Bilder erhalten. Nervenfasern stellt man nach den Methoden von GROS-SCHULTZE (s. S. 401) oder BIELSCHOWSKY (S. 440) dar.

Der von vielen Forschern im Nebennierenmark durchgeführte *Adrenalinnachweis* ist keineswegs charakteristisch, weil das Adrenalin, als Orthodiphenol, alle für diese Körper beschriebenen Reaktionen geben wird, z. B. die Eisenchloridreaktion nach VULPIAN: Aufträufeln von verdünnter Eisenchloridlösung auf Schnitte von ganz frischem, unfixiertem Material, wobei die adrenalinhaltigen Zellen eine Grünfärbung aufweisen, die bei Zusatz von Alkali ins Violette bis Burgunderrot umschlägt. CLARA hat eine von QUASTEL angegebene Methode mit Ammoniummolybdat in essigsaurer Lösung empfohlen, welche spezifisch sein soll. Alle diese Reaktionen, wie auch die Silberschwärzung (BAGINSKI, KUTSCHERA-AICHBERGEN), sind unsicher, weil das Adrenalin im Gewebe sehr rasch zerstört wird oder diffundiert, so daß keine histotopographischen Schlüsse gezogen werden können.

Literatur.

ARNDT H. J.: Zur kombinierten Darstellung von Glykogen und Lipoiden. Cblt. Path. 35 (1925), 545. LISON L.: Histochimie animale. Gauthier-Villars, Paris 1936. OGATA T. und A. OGATA: Die Henlesche Chromreaktion und der mikrochemische Nachweis des Adrenalins. Beitr. path. Anat. 17 (1923), 376. PFEIFFER H. und A. JARISCH: Über Veränderungen des Nebennierenorgans nach nervösen und toxischen Schädigungen. Z. exper. Med. 10 (1920), 1. SIEGMUND H.: Die morphologischen Methoden zur Untersuchung der Nebenniere und des chromaffinen Systems (Paraganglien). Hdb. d. biol. Arbeitsmeth. von E. Abderhalden, Abt. VIII, 1. Teil, 2. Hälfte, 1711 (1935). SCHMORL G.: Die pathologisch-histologischen Untersuchungsmethoden. 16. Aufl. 1934, S. 322. WIESEL J.: Beiträge zur Anatomie und Entwicklung der menschlichen Nebennieren. Anat. Hefte 19 (1902), 481.

M. Untersuchung des Harnapparates.

a) Niere.

Zur *Fixierung der Niere* eignen sich vor allem Formol, Sublimatgemische, wie die Flüssigkeiten von ZENKER, HELLY oder das Susa-Gemisch. Will man Glykogen nachweisen, ist eine Fixierung dünner Scheiben in absolutem Alkohol unerläßlich. Es ist auch für dieses Organ ratsam, verschiedene Fixierungsarten nebeneinander anzuwenden, weil unter Umständen besondere Färbeverfahren gebraucht werden. Die Untersuchung der pathologisch veränderten Niere geschieht am besten zunächst an Gefrierschnitten von Formolmaterial; man gewinnt auf diese Weise gute Übersichtspräparate in der Sudan-Färbung und mit Haemalaun-Eosin. Will man aber Einzelheiten studieren, so ist die Einbettung, besonders in Paraffin, dringend zu empfehlen, vor allem in Fällen von Glomerulonephritis, maligner Nephrosklerose, bei Geschwülsten, Leukaemien usw.

Unter Umständen ist die Untersuchung ungefärbter Gefrierschnitte von Formolmaterial in Fällen von Degenerationen (albuminöse Degeneration) ratsam; auch kann man aus der Untersuchung frischer Zupfpräparate gewisse Zellveränderungen besser als im fixierten Zustande beobachten.

Als *Färbemethoden* kommen für Übersichtspräparate alle üblichen Doppelfärbungen in Betracht. Es sind für einzelne Bestandteile des Nierengewebes einige Spezialverfahren besonders empfohlen worden, so beispielsweise für die Darstellung der feineren Strukturen der *Epithelien* in den dicken Anteilen der HENLEschen Schleifen, in den Zwischenstücken und den Schaltstücken. Hierzu eignet sich nach LAUDA und REZEK die Silbermethode von DA FANO (cit. nach SCHMORL):

1. Fixierung dünner Gewebsscheiben in 96%igem Alkohol mit 0,25%igem Ammoniakgehalt 24 Stunden.
2. Auswaschen in destilliertem Wasser.
3. Einlegen für drei bis vier Tage in

Argentum nitricum	3 g
1‰ige wässerige Gelatinelösung	100 ccm

4. Auswaschen in destilliertem Wasser.
5. Reduzieren 24 Stunden in

Hydrochinon	2 g
1‰ wässerige Gelatinelösung	100 ccm

6. Auswaschen in destilliertem Wasser.
7. Entwässern in aufsteigender Alkoholreihe, Paraffineinbettung.

Es wird dabei das Protoplasma der dicken Anteile der HENLEschen Schleifen, der Zwischenstücke und der Schaltstücke mit Silber imprägniert; Hauptstückepithelien und dünne Teile der HENLEschen Schleifen bleiben ungefärbt.

Wie ROMEIS angibt, kann auch die *Kobaltnitratmethode* von DA FANO zu diesem Zwecke dienen; sie ist heute der Silbergelatinemethode vorzuziehen, da die Qualität der Gelatine nicht konstant ist:

1. Fixierung dünner Scheiben (nicht über 3 mm) 12 bis 24 Stunden in

Kobaltnitrat	1 g
destilliertem Wasser	100 ccm
Formol	15 ccm

2. Schnell in destilliertem Wasser auswaschen.
3. Einlegen in 1,5%ige Silbernitratlösung bei Zimmertemperatur im Dunkeln für 24 bis 48 Stunden.
4. Schnell in destilliertem Wasser auswaschen, zerschneiden auf 2 mm Dicke und
5. reduzieren in frisch bereiteter Lösung von

Hydrochinon 1 bis 2 g
Neutrales Formol 15 ccm
Wasser 100 ccm
Natriumsulfit 0,1 bis 0,5 g (d. h. soviel, bis die Flüssigkeit eine gelbliche Farbe annimmt).

Man läßt 8 bis 24 Stunden einwirken.

6. Kurz in destilliertem Wasser spülen.
7. Einbetten in Paraffin.

Entparaffinierte Schnitte kann man vergolden und mit Fixiernatron behandeln, um danach eine Kernfärbung (Thionin, Haematoxylin u. dgl.) anzuschließen. Diese Methode ergibt nur an frischem Material brauchbare Resultate.

Zur *Darstellung pathologischer Veränderungen am Glomerulum* und an den Arteriolen eignen sich verschiedene Methoden. Von der Sudanfärbung am Gefrierschnitt abgesehen, die man bei jeder Nierenuntersuchung benötigt, seien hier besonders die *Azanfärbung* von HEIDENHAIN und die MALLORY-Färbung empfohlen. Die erste fällt besonders gut an Susa-fixiertem Material aus; für die MALLORY-Färbung ist es notwendig, das Material nach der Originalvorschrift von ZENKER zu fixieren (S. 49). Die degenerierten Arteriolen- und Glomerulumabschnitte erscheinen leuchtend rot, zuweilen mit gelblichen Einschlüssen, sich scharf vom blauen Bindegewebe abhebend. Auch frische hyaline Thromben in den Glomerulumschlingen lassen sich mit diesen beiden Färbungen leicht und prägnant darstellen (s. diesbezüglich SCHÜRMANN und MACMAHON).

Als besonders für die bindegewebigen Bestandteile des Glomerulum gedachte Färbemethode kann man, wie zuletzt ZOLLINGER zeigte, die sog. „Membranfärbung" von KIMMELSTIEL und WILSON heranziehen (s. S. 302); man wird mit ihrer Hilfe die pathologischen Verhältnisse (Schwellung, Ödem, Hyalinisierung) sehr gut studieren können.

Zur Gefäßinjektion, die unter Umständen bei pathologischen Prozessen der Arterien aufschlußreich sein kann, verfährt man nach den auf S. 342 angegebenen Methoden.

Pathologische Veränderungen der Kanälchenepithelien lassen sich morphologisch nicht immer nachweisen; freilich kann man die hier unter verschiedenen Umständen auftretende Verfettung, unter Zuhilfenahme der gewöhnlichen der diesbezüglichen Methoden, feststellen. Schwieriger ist es, die Eiweißzersetzungserscheinungen zu deuten. Die Bildung sog. hyaliner Tropfen studiert man am besten, wie LAAS gezeigt hat, nach Eisenhaematoxylinfärbung (HEIDENHAIN, S. 130), oder nach GRAM-WEIGERT (S. 492). Auch die feinsten Tropfen (Tropfensaum) können hiermit dargestellt werden.

Bei Nephrosen im allgemeinen ist es unbedingt notwendig, Gefrierschnitte von Formolmaterial als auch Paraffinschnitte zu untersuchen; färbt man solche nach der Trichrommethode von MASSON oder mit Azan, so bekommt man eine sehr gute Darstellung der degenerierenden Epithelien, z. B. bei hyalinscholligem Zerfall. Auch in Frühfällen von Sublimatnephrosen hat sich diese Untersuchungsart sehr bewährt; die hyalintropfigen Schollen färben sich leuchtend rot.

Zum Nachweis von Haemoglobin oder Methaemoglobin in Zylindern verfährt man nach den auf S. 243 angegebenen Methoden:

Fixierung entweder nach LISON in Blei-Formol (neutrales Formol 10 ccm, Bleiacetat 2 g, H_2O 100 ccm) 24 Stunden; oder nach SLOMINSKI-LAPINSKI in: Ferricyankalium 2,5 g, Formol 10 bis 20 ccm, H_2O 100 ccm 15 bis 24 Stunden.

Will man die Harnsäure (Harnsäureinfarkt z. B.) und Urate darstellen, verfährt man am besten nach den von A. SCHULTZ und W. SCHMIDT ausgearbeiteten Methoden (s. S. 236). Die Fixierung muß in absolutem Alkohol vorgenommen werden, da die wässerigen Fixierungsmittel die Harnsäureablagerungen auflösen. Auch nach Alkoholfixierung muß das Material rasch in Paraffin oder Celloidin eingebettet werden.

Kalkablagerungen werden nach den üblichen Verfahren zum Kalknachweis studiert (s. S. 226); auch hierbei ist Fixierung am besten in absolutem Alkohol vorzunehmen. Allerdings werden die Kalkschollen (bei Sublimatnephrose) nach kurzer Formolfixierung nicht aufgelöst (12 bis 48 Stunden); man verwendet am besten neutrales Formol.

Sehr geeignet für die *Untersuchung des bindegewebigen Gerüstes* ist die Versilberungsmethode von GOMORI, eventuell mit angeschlossener Kernfärbung. Die Basalmembranen werden nach L. MÜLLER mit Verdauungsmethoden (S. 309) isoliert und nach MALLORY gefärbt.

b) Ableitende Harnwege.

Die histologische Untersuchung dieser Teile des Harnapparates erfolgt nach den üblichen Verfahren für Übersichtspräparate. Epitheliale Geschwülste der Harnblase, die infolge der Mazeration im Harn postmortal sehr leicht zerfallen, müssen rasch fixiert werden; dazu sind Sublimatgemische am ehesten zu empfehlen (Susa, ZENKERsche oder HELLYsche Flüssigkeit). Die Harnblase, die sich meist schwer in Paraffin schneiden läßt, wird zweckmäßig in Celloidin eingebettet.

Literatur.

Da Fano C.: On Golgis internal apparatus in different physiological conditions and the mammary gland. J. of Physiol. **56** (1922), 459. Koller F. und H. U. Zollinger: Gichtische Glomerulosklerose. Schweiz. med. Wschr. **1945**, 97. Kosugi: Beitrag zur Morphologie der Nierenfunktion. Beitr. path. Anat. **77** (1927), 1. Laas E.: Die hyalinen Tropfen in der Niere. Virchows Arch. **286** (1932), 426. Lauda E. und Ph. Rezek: Die färberische Darstellung bestimmter Anteile des Tubularapparates der Nieren. Verhandlg. Dt. Path. Ges. 23. Tagung 1928, S. 522; dieselben: Zur färberischen Darstellung bestimmter Kanälchenabschnitte in der Niere. Virchows Arch. **269** (1928), 218. Miller J. W.: Histologie der Niere bei Haemoglobinurie auf Grund elektiver Haemoglobinfärbung. Cblt. Path. **22** (1911), 1025. Rehsteiner K.: Eiweißkristalle in den Nieren. Cblt. Path. **33** (1922/23), 449. Schürmann P. und Mac Mahon: Die maligne Nephrosklerose, zugleich ein Beitrag zur Frage der Bedeutung der Blutgewebsschranke. Virchows. Arch. **291** (1933), 47. Spühler O. und H. U. Zollinger: Die diabetische Glomerulosklerose. Dt. Arch. klin. Med. **190** (1943), 321. Zollinger H. U.: Die spontane und experimentelle Glomerulosklerose. Helvetica med. Acta 12 (1945), 23.

N. Histologische Untersuchungsmethoden für die Geschlechtsorgane.

a) Männliche Geschlechtsorgane.

Bei der meistgeübten Sektionstechnik des *Hodens* (Entnahme des Hodens durch den Leistenkanal) wird ein starker Druck ausgeübt, durch welchen die gewebliche Zusammensetzung des Organs leidet; man sollte unbedingt diese Technik aufgeben und den Hoden mittels Scherenschnitt durch den Skrotalsack freipräparieren. Die *Fixierung* muß möglichst rasch nach der Entnahme geschehen; infolge des im Gewebsinnern herrschenden Druckes quellen die Samenkanälchen hervor, sobald die Albuginea durchschnitten wird, und trotzdem muß die Drüse angeschnitten werden, bevor man sie in die Fixierungsflüssigkeit hineinbringt. Der Pathologe verfügt meist nicht über genügend Zeit, um eine Fixierung mittels Gefäßinjektion vorzunehmen! Man wird gewisse Kunstprodukte mit in Kauf nehmen müssen und die Gewebsscheiben breit mit einem sehr scharfen Messer herausschneiden. Nach ein bis zwei Stunden können sie dann zerkleinert werden.

Die Wahl der Fixierungsflüssigkeit richtet sich nach dem Zweck der Untersuchung; im allgemeinen wird man mit Formalin 1 : 9, besser 1 : 4, Zenkerscher Lösung, Formol Sublimat-Eisessig nach Stieve oder Bouinscher Lösung auskommen. (Das Susa-Gemisch ist weniger zu empfehlen, weil es die Kanälchen stärker zur Schrumpfung bringt.) Die Formolfixierung gestattet eine Fettfärbung, die besonders zum Studium der Leidigschen Zwischenzellen zu empfehlen ist. Es ist für diesen Zweck vorteilhaft, eine Gelatineeinbettung vorzunehmen, wenn man es nicht vorzieht, das frische Gewebe mit der Messertiefkühlermethode (S. 76) zu bearbeiten. Die Färbung erfolgt nach den üblichen Verfahren für Fettstoffe (S. 188).

Für feinere Untersuchungen wird man das Material sehr sorgfältig in Paraffin einbetten.

Zur *Färbung* genügt oft eine Haemalaun-Eosin-Färbung; eine Azan-Färbung ist allerdings immer sehr nützlich, weil damit sowohl die Epithelien als auch das Bindegewebe schön und sauber dargestellt werden. Besonders bei pathologischen Veränderungen, wie beginnende Altersatrophie, Fibrosis oder Entzündungen wird man dieser Färbung oder der „jaune-solide"-Färbung nach WALLART-HOUETTE bzw. einer der Trichrommethoden von MASSON den Vorzug geben. In Fällen von Hodenatrophie wird man mit der kombinierten Elastica- (nach WEIGERT) VAN-GIESON-Färbung sehr lehrreiche Bilder erhalten (s. S. 146).

Mit besonderer Sorgfalt muß man mit Material umgehen, an welchem *spermiogenetische Untersuchungen* vorgenommen werden sollen. Man fixiert zu diesem Zweck kleine Stücke des Hodens in FLEMMINGscher oder HERMANNscher Lösung (s. S. 51) und färbt mit der Safranin-Gentianaviolett-Methode von HERMANN: Dünne Schnitte für 24 bis 48 Stunden in Anilinwasser-Safranin (Safranin 1 g, absoluter Alkohol 10 ccm, Anilinwasser 90 ccm); abspülen im Wasser, differenzieren in Salzsäurealkohol, waschen mit absolutem Alkohol. Färben drei bis fünf Minuten in Gentianaviolettlösung (11 ccm einer konzentrierten alkoholischen Lösung auf 100 ccm Anilinwasser), Behandlung ein bis drei Minuten in Lugol (Jod 1, Jodkali 2, Wasser 300), wo die Schnitte schwarz werden, Differenzierung in 96%igem Alkohol bis sie violett werden.

Ergebnis: Nukleolen in ruhendem Kern hellrot, Chromatinnetz blauviolett; in Teilung begriffene Kerne im Monaster und Diasterstadium rot; Cytoplasmastrukturen, Spindel leicht gelbbraun. Auch Köpfe, Mittelstücke und Schwänze der Spermatozoen sind klar dargestellt.

Freilich gelingt die Färbung nur an frisch fixiertem Material.

Die im Hoden nicht selten vorkommenden *Eiweißkristalle* (in Zwischenzellen, Spermatogonien, Sertolizellen) werden am besten in Alkoholmaterial konserviert, allerdings werden sie auch nicht selten im Formolmaterial gefunden. Man kann sie leicht färben und bedient sich hierzu der Eisenhaematoxylin methode von HEIDENHAIN oder der WEIGERTschen Fibrinfärbung, wobei sie schwarz bzw. blauviolett erscheinen. Mit Azokarmin färben sie sich rot (z. B. Azanfärbung an Formol-Alkohol-Material).

Für *Nebenhoden*, *Prostata* und *Samenblasen* kann man alle allgemeinen Methoden zur Fixierung und Färbung anwenden; es genügt meist eine Fixierung in Formol. Die Prostata läßt sich leicht und in übersichtlicher Weise mit der Gefriermethode untersuchen; zweckmäßig erscheint die VAN GIESONsche Färbung.

Die *Prostata-Konkremente* lassen sich schon bei den gewöhnlichen Färbungen gut darstellen; gegenüber den üblichen Amyloidreaktionen (Jod, Jodschwefelsäure, Methylviolett) zeigen sie ein verschiedenes Verhalten (siehe diesbezüglich PAULIZKY, SIEGERT, W. SCHMIDT).

b) Weibliche Geschlechtsorgane.

1. Eierstock. Im allgemeinen wird man fixierte Präparate untersuchen. Man legt am besten in HELLYsche Flüssigkeit, Formol-Sublimat-Eisessig nach STIEVE, in BOUINsche Lösung oder auch in Formol ein. Letzteres ist zu empfehlen, wenn Fettfärbungen angestellt werden sollen. Will man topographische Untersuchungen vornehmen (Studium des Hilus, des Parovars u. dgl.), empfiehlt es sich, die Ovarien mit der Tube und dem Ligamentum latum auf einer Wachsplatte aufzuspannen und so zu fixieren; nach der Fixierung schneidet man übersichtliche Scheiben heraus und bettet sie in Paraffin oder Celloidin ein. Die Schnittrichtung wird zweckmäßig senkrecht zur Längsachse gewählt.

Zur Orientierung wird man gut tun, Zeichnungen anzufertigen. Die Fixierung des gesamten Genitalapparates ist in Fällen von Fehlbildungen eine Selbstverständlichkeit; das ausgespannte Präparat wird in Formol eingelegt.

Am besten bettet man in Paraffin ein und wählt dazu die Methode von PETERFI mit Methylbenzoat-Celloidin, weil sonst das Material (besonders erwachsene Eierstöcke) sehr spröde wird und sich schwer schneiden läßt.

Zur Färbung werden alle Doppel- und Dreifachfärbungen herangezogen. Zur Übersicht genügt eine Haemalaun-Eosin-Färbung; sehr zu empfehlen sind die Trichrommethoden nach P. MASSON, die Azan-Färbung und die „Jaune-solide"-Methode von WALLART und HOUETTE (besonders gut nach Fixierung in BOUIN-, HELLY- oder Sublimat-Formol). Unter Umständen gibt eine Schleimfärbung wichtige Aufschlüsse. Zur Darstellung der Gefäße stellt man eine Elasticafärbung her, unter Umständen kann sie mit einer „Jaune-solide"-Färbung kombiniert werden (dünne Schnitte!).

Auch Fettfärbungen sind angezeigt; man verfärbt nach den allgemeinen Methoden (S. 188); will man das Verfahren von CIACCIO anwenden, so fixiert man kleine Stücke nach dessen Angaben in: 5%iger Kaliumbichromatlösung 80 ccm, Formol 40% 20 ccm, Eisessig 5 ccm zwei Tage und verfährt weiter nach S. 199. Eine kritische Auswertung der verschiedenen Fettfärbemethoden findet sich bei KAUFFMANN und LEHMANN, die besonders auch die Verhältnisse im Corpus luteum geprüft haben.

Das *Corpus luteum* wird zweckmäßig teils in Formol, teils in BOUIN oder in Formol-Sublimat-Eisessig oder Susa fixiert. Stets sollte man Fettfärbungen anstellen. Ferner ermöglichen die Azanfärbung, die Trichrommethoden von MASSON ein genaues Studium des Gerüstes und eine vorzügliche Darstellung der Zellen. Unter Umständen kann die von WALLART angegebene *Schnittverdauungsmethode* herangezogen werden:

Nicht zu dicke Scheiben in absolutem Alkohol fixieren, Paraffineinbettung, 6 bis 7 μ dicke Schnitte werden auf sorgfältig entfettete Objektträger aufgezogen, numeriert und für einige Stunden bei 37° in den Brutofen gestellt. Entparaffinierung, einstellen in absoluten Alkohol. Jeder zweite Schnitt wird zur üblichen Färbung weitergeführt, die anderen bringt man in gut verschlossenem Gefäß mit Benzin für 24 Stunden in den Brutofen zurück (Extrahierung der Fettstoffe). Absteigende Alkoholreihe: Einstellen in Wasser, das mehrmals gewechselt werden soll. Zur anschließenden Verdauung wird folgende Lösung verwendet: Zu 100 ccm einer 3%igen Lösung von Natrium carbonicum purum (in Wasser) gibt man eine Messerspitze von trockenem Pankreatin (Pancreatinum purum). Die Schnitte bleiben bei 37° (Brutofen) 20 bis 24 Stunden in dieser Lösung und werden sorgfältig in Wasser gewaschen. Nach Abtropfen des Wassers Färbung in der MALLORY-Lösung: 40%ige Phosphormolybdänsäure 1 ccm, Haematoxylin 1 g, Wasser 100 ccm. Chloralhydrat 6 bis 8 g; Dauer vier bis fünf Minuten, kurz auswaschen, aufsteigende Alkoholreihe usw.

Für *Eierstockgeschwülste* verfährt man nach den allgemeinen Methoden; es ist oft vorteilhaft, verschiedene Fixierungsflüssigkeiten anzuwenden (z. B. neben Formol, BOUINsche Lösung, Sublimat-Formol-Eisessig oder Susa, eventuell ZENKERsche oder HELLYsche Flüssigkeit).

2. Tuben, Uterus. Für die Tuben gibt es keine besonderen Methoden; es ist höchstens empfehlenswert, einige durch Querschnitte gewonnene dünne Scheiben in absolutem Alkohol zu fixieren zwecks Darstellung der Plasmazellen mit Methylgrün-Pyronin (S. 362). Will man gute Präparate von Hydro- oder Pyosalpinx erhalten, ist es vorteilhaft, etwas Fixierungsflüssigkeit mit dünner Kanüle in die Lichtung einzuspritzen und das Präparat in toto zu fixieren.

Der Uterus kann in Formol fixiert werden; da es allerdings stets wünschenswert ist, in der Schleimhaut den Glykogennachweis zu führen, sollte man bald nach der Operation oder nach dem Tode kleine Schleimhautstücke in absoluten Alkohol bringen. STIEVE hat zur Fixierung besonders sein Sublimat-Formol-Eisessig-Gemisch (gesättigte wässerige Sublimatlösung 76 ccm, Formol 20 ccm, Eisessig 4 ccm) oder eine Modifikation der ZENKERschen Flüssigkeit nach SPULER empfohlen (MÜLLERsche Lösung 700 ccm, konzentrierte Sublimatlösung 300 ccm, Eisessig 10 bis 30 ccm). Dank dieser Fixierung, welche vorzüglich ist, wird das Präparat nicht so spröde, wie nach Härtung in Sublimatlösung allein.

Nicht allzugroße Uterusstücke können in Paraffin eingebettet werden; auch hierfür können wir die Methode von PETERFI (Modifikation von ROMEIS) mit Methylbenzoät-Celloidin bestens empfehlen (S. 84). Große Übersichtsschnitte werden nach Celloidineinbettung erhalten.

Zur Färbung kommen die gewöhnlichen Kern- und Doppelfärbungen in Betracht; die VAN-GIESON-Färbung oder Trichromfärbungen an dünnen Schnitten sind wertvoll. Erstere ist besonders an Gefrierschnitten, z. B. bei der Untersuchung von Fibromyomen unentbehrlich.

Liegt eine *junge Schwangerschaft* vor, so eröffnet man die Gebärmutter durch einen Längsschnitt an der einen Kante und fixiert das ganze Präparat in HELLYscher oder ZENKERscher Flüssigkeit. Nach erfolgter Fixierung werden verschiedene Teile herausgeschnitten und eingebettet. In späteren Perioden verfährt man nach den Angaben von STIEVE:

Die schwangere Gebärmutter wird in die Fixierungsflüssigkeit gebracht (HELLYsche Flüssigkeit). Das Fruchtwasser wird mit einer Rekordspritze abgesaugt und durch die gleiche Menge Formol 1 : 4 ersetzt. Nach acht bis zwölf Stunden schneidet man in die Wand des Uterus, an der die Plazenta nicht sitzt (flache Wand), ein Fenster von etwa 2 cm Länge und fixiert weitere acht bis zwölf Stunden. Man muß die HELLYsche Flüssigkeit sehr reichlich bemessen.

Für die Plazenta ist die Fixierung im HELLYschen oder im ZENKERschen Gemisch vorteilhaft; Formolpräparate sind meist unschön. Instruktive Bilder ergibt auch hier die Azanfärbung; ferner empfehlen wir die Giemsa-Färbung (S. 360) oder die Eisenhaematoxylinfärbung nach HEIDENHAIN, welche die Zellgrenzen sehr deutlich zur Darstellung bringt.

Die durch Auskratzung gewonnenen Schleimhautteile sollten vor Fixierung von den gröberen Blutgerinnseln tunlichst getrennt werden. Man fixiert sie, wenn auf den Glykogennachweis verzichtet werden kann, kurz in Formol 1 : 9, härtet in absolutem Alkohol und bettet in Paraffin ein. Beim Ausgießen des Paraffinblockes muß man dafür Sorge tragen, daß die verschiedenen Bröckel möglichst eng nebeneinander zu liegen kommen; man kann sie bequem mit einer leicht erwärmten Präpariernadel im noch flüssigen Paraffin ordnen. Von einem solchen Paraffinblock müssen *unter allen Umständen Stufenschnitte* angefertigt werden. Die Bearbeitung des Auskratzungsmaterials im Schnelleinbettungsverfahren (S. 87 u. 91) stößt auf keine Schwierigkeiten, wenn die Entwässerungszeiten richtig befolgt werden. Mit der Haemalaun-Eosin-Färbung kommt man im allgemeinen aus.

Literatur.

HERMANN F.: Methoden zum Studium des Archiplasma und der Centrosomen tierischer und pflanzlicher Zellen. Erg. Anat. u. Entw. **2**, Abt. 2 (1893), 23, und Arch. mikrosk. Anat. **34** (1889), 429. KAUFFMANN C. und E. LEHMANN: Sind die in der histologischen Technik gebräuchlichen Fettdifferenzierungsmethoden spezifisch? Virchows Arch. **261** (1926), 623; dieselben: Kritische Untersuchungen über die Spezifitätsbreite histochemischer Fettdifferenzierungsmethoden. Cblt. Path. **37** (1926), 145; dieselben: Über den histochemischen Fettnachweis im Gewebe. Untersuchungen unter besonderer Berücksichtigung des von Ciaccio angegebenen Färbeverfahrens. Virchows Arch. **270** (1928), 361; dieselben: Der Wert des Ciaccio-Verfahrens zum histochemischen Nachweis von Lipoiden. Virchows Arch. **283** (1932), 190. MATZDORFF F.: Die histologischen Untersuchungsmethoden für die männlichen Geschlechtsorgane. Hdb. d. biol. Arbeitsmethoden von E. Abderhalden, Abt. VIII, 1. Teil, 2. Hälfte, (1935) 541. NEUMANN H. O.: Morphologische Untersuchungsmethoden der Eierstöcke. Hdb. d. biol. Arbeitsmethoden von E. Abderhalden. Abt. VIII, 1. Teil, 2. Hälfte (1935), 1743 (ausführliche Literatur). PAULITZKY: Über die Corpuscula amylacea in der Prostata. Virchows Arch. **16** (1859), 147. SIEGERT: Untersuchungen über die Corpora amylacea sive amyloidea. Virchows Arch. **129** (1892), 513. SCHMIDT W.: Die Farbreaktion der Corpora amylacea des Rückenmarkes, der Lungen und der Prostata und ihre Beeinflußbarkeit am Schnittpräparat. Virchows Arch. **260** (1926), 474. STIEVE H.: Die regelmäßige Veränderung der Muskulatur und des Bindegewebes der menschlichen Gebärmutter usw. Z. mikrosk. anat. Forschg. **6** (1926), 351; ders.: Der Halsteil der menschlichen Gebärmutter, seine Veränderungen während der Schwangerschaft, der Geburt und des Wochenbettes und ihre Bedeutung. Z. mikr. anat. Forschg. **11** (1927), 291; ders.: Muskulatur und Bindegewebe in der Wand der menschlichen Gebärmutter außerhalb und während der Schwangerschaft, während der Geburt und des Wochenbettes. Z. mikr. anat. Forschg. **17** (1929), 371. WALLART J.: Untersuchungen über das Corpus luteum und die interstitielle Eierstockdrüse während der Schwangerschaft. Z. Geb. u. Gyn. **63** (1908), 520.

O. Histologische Untersuchungsmethoden für die Haut.

Es ist nicht meine Absicht, hier alle Methoden anzuführen, die für die histologische Untersuchung der Haut angegeben worden sind, zumal diesbezüglich bereits bewährte Werke vorliegen (vgl. UNNA, HOEPKE). Es sollen lediglich die Verfahren erwähnt werden, mit denen der Pathologe meistens auskommt. Die *Fixierung* ist für die Haut, wie für andere Gewebe auch, vor allem von der beabsichtigten Untersuchung abhängig; gewisse Färbungen gelingen nur nach besonderen Fixierungen, die im einzelnen bei der Besprechung der Färbemethoden erwähnt werden. Im allgemeinen wird man neutrales Formol (1 : 4) und Sublimatgemische, wie HELLYsche Flüssigkeit oder Formol-Sublimat-Eisessig nach STIEVE, verwenden. Unter Umständen wird man gut tun, besonders bei pathologisch veränderter Haut, kleine Stücke in absolutem Alkohol zu fixieren.

Bei der Fixierung müssen einige Fehler vermieden werden; da sich die

Haut in den Fixierungsgemischen leicht einrollt, muß man sie auf einer Wachsplatte mit Nadeln oder Igelstacheln befestigen; man wird gut tun, die Wachsplatte zuerst mit einer Filterpapierschicht zu belegen, was die Fixierung der anliegenden Fläche begünstigt. Etwaige Haare werden mit der Schere (nicht Rasiermesser!) beseitigt.

Die Fixierung in sublimathaltigen Gemischen darf nicht zu lange dauern, man soll sich genau an die kürzeren für diese Gemische angegebenen Zeiten halten, da die Objekte sonst sehr hart werden. Desgleichen muß ein langer Aufenthalt in höherprozentigem Alkohol vermieden werden; wird nicht das ganze in Sublimat oder in Alkohol fixiert Material eingebettet, so bringt man es, nach dem Vorschlag von ROMEIS, durch die Alkoholreihe in ein geeignetes Öl, wie Methylbenzoat, Terpineol, Zedernholzöl; Formolmaterial wird in Formol 1 : 10 aufbewahrt.

In vielen Instituten wird die Haut lediglich am Gefrierschnitt oder nach Celloidineinbettung untersucht. Gefrierschnitte sind dann angebracht, wenn Untersuchungen vorgenommen werden, die eine Einbettung nicht gestatten; man wird z. B. mit dem Messertiefkühlverfahren sogar unfixierte Haut bearbeiten, wenn eine histochemische Analyse mittels Schnittveraschung oder eine Fermentuntersuchung vorgesehen ist (s. S. 214 u. S. 256). Im allgemeinen jedoch kann die Haut genau gleich wie andere Gewebe in Paraffin eingebettet werden, wenn man einige Punkte beachtet:

1. Gute Entwässerung (Alkohol mehrmals wechseln).

2. Überführen in Methylbenzoat-Celloidin nach PETERFI (S. 84). Ist das Stück wirklich wasserfrei, so wird es ganz durchsichtig. In Methylbenzoat-Celloidin drei bis vier Tage liegenlassen.

3. Benzolbehandlung zweimal fünfzehn Minuten, eine Stunde in Benzol-Paraffin, 24 bis 48 Stunden bei 54°.

Bei Beachtung dieses von ROMEIS empfohlenen Vorgehens hat man keine Versager, auch nicht bei der Untersuchung tierischen Materials.

Neben den üblichen *Färbemethoden* für Übersichtspräparate, wie Haemalaun-Eosin, VAN GIESON, Trichrommethoden, Azan u. dgl., wird man zur Darstellung besonderer Strukturen, namentlich bei pathologischen Prozessen, einige Spezialfärbungen benötigen.

Die **Epithelfasern,** die in verschiedenen Wucherungen der Epidermis im Bereich der Stachelzellenschicht oft schon bei den üblichen Färbungen vermehrt zu sehen sind, kann man auch mit Hilfe vieler Methoden klar demonstrieren. Wir haben die älteren Verfahren von BENEKE, KROMEYER (Modifikation der WEIGERTschen Fibrinfärbung) zugunsten der Wasserblau-Orcein-Eosin-Methode von UNNA verlassen, weil gleichzeitig auch andere Strukturen dargestellt werden können.

Wasserblau-Orcein-Eosin-Färbung von UNNA. Fixierung in Formol, Alkohol, Sublimatgemischen, Bouin (nach unseren Erfahrungen gibt die HELLYsche Flüssigkeit die besten Resultate).

Man benötigt drei Farblösungen, die vorrätig gehalten werden können:

a) *Safraninlösung:* 1 g Safranin O wird in 30 ccm 96%igem Alkohol im Wasserbad erwärmt und gelöst; hierauf werden 70 ccm destilliertes Wasser hinzugesetzt. Filtrieren.

b) *Wasserblau-Orcein-Lösung:* 1 g Wasserblau in 100 ccm destilliertem Wasser lösen; anderseits 1 g Orcein in 50 ccm 96%igem Alkohol auflösen; nach völliger Lösung beide Teile zusammenschütten und 5 ccm Eisessig sowie 20 ccm Glyzerin hinzugeben.

c) *Eosinlösung:* 1 g Eosin (alkohollöslich) in 80 ccm absolutem Alkohol gelöst.

Zur Färbung werden 10 Teile der Lösung b mit 3 Teilen der Lösung c vermischt, oder, wie UNNA zuletzt angab, VI Tropfen der Lösung b und LIV Tropfen einer 1%igen Eosinlösung in absolutem Alkohol. Man färbt folgendermaßen:

1. Dünne Paraffinschnitte (5 μ) kommen nach Entparaffinierung aus dem Wasser in die Wasserblau-Orcein-Eosin-Lösung für zehn Minuten (Schale zudecken).
2. Kurz in destilliertem Wasser spülen.
3. Einstellen für zehn Minuten in die Safraninlösung.
4. Abspülen in destilliertem Wasser.
5. Eintauchen in 0,5%ige Kaliumbichromatlösung zehn bis fünfzehn Sekunden.
6. Abspülen in destilliertem Wasser.
7. Entwässern in absolutem Alkohol, Xylol, Canadabalsam.

Ergebnis: Epithelfibrillen rötlich bis violett (dunkler bei längerem Verweilen in Kaliumbichromat), Protoplasma bläulichviolett, Kerne rötlichviolett mit rotem Kernkörperchen, Bindegewebe blau, elastische Fasern braunrot.

Anmerkung: Die Färbung gelingt schön nur an tadellosen dünnen Schnitten.

Färbung nach HOEPKE. Fixierung in Formol, Alkohol oder in Sublimatgemischen. Paraffineinbettung.

1. Einlegen 12 bis 24 Stunden in gesättigte wässerige Kupfersulfatlösung.
2. Ganz kurz in destilliertem Wasser spülen.
3. Färben etwa eine Minute, bis Schnitt dunkelblau, in folgendem Gemisch:

Wasserblau-Orcein nach UNNA	5 ccm
Orange G	5 ccm
Glyzerin	5 ccm
Säurefuchsin	2 ccm

4. 70%iger Alkohol, absoluter Alkohol, Xylol, Balsam.

Ergebnis: Kerne blau, Nucleolen rot, Protoplasma violett, Epithelfasern blau.

Auch mit der Tannin-Silbermethode in der Modifikation 1 von RIO HORTEGA wird man an Gefrierschnitten schöne Bilder erhalten (s. S. 298).

Für **Keratohyalin** genügt eine Haematoxylin- bzw. Haemalaunfärbung, durch welche die Körnchen scharf tiefblau bis blauviolett dargestellt werden. UNNA empfiehlt mit Haemalaun zu überfärben und dann für zehn Sekunden in einer 0,05%igen wässerigen Kaliumpermanganatlösung zu differenzieren.

Mit der Methode von PASINI (s. S. 287) färbt sich das Keratohyalin rot, desgleichen in der Azanfärbung. Schöne Bilder gibt die Färbung mit *Cresylechtviolett* in konzentrierter Lösung, sie läßt die Keratohyalinkörner metachromatisch rot erscheinen; Keratin ist violett. Man färbt Schnitte von ZENKER- oder HELLY-Material drei bis vier Minuten (nach FICK), wäscht in destilliertem

Wasser aus und differenziert in 90%igem Alkohol, bis das Bindegewebe entfärbt ist. Rasch entwässern, Xylol, Balsam.

Man kann auch nach den Angaben auf S. 141 verfahren.

Von dem Keratohyalin ist das **Eleidin** zu trennen. Beide Stoffe färben sich mit Carmin (sie erscheinen z. B. beide rot in der Azanfärbung), Eleidin wird dagegen vom Haematoxylin nicht gefärbt. Zur Fixierung sind Sublimatgemische wenig zu empfehlen. Formol, Alkohol oder BOUINsches Gemisch sind besser geeignet.

Zur Färbung des Eleidins ist *Congorot* geeignet; dünne Schnitte färbt man drei bis zehn Minuten in einer schwachen Congorotlösung (II bis V Tropfen einer 1%igen wässerigen Lösung auf 10 ccm Wasser), spült in destilliertem Wasser ab und schließt eine Kernfärbung mit Haematoxylin an. Eine Differenzierung der Haematoxylinfärbung kann nicht vorgenommen werden, da sonst die Eleidinkörnchen einen blauen Farbton annehmen. Entwässerung und Weiterbehandlung wie üblich.

Ergebnis: Das Eleidin ist rot, Keratohyalin und Kerne blau.

Eine gute Färbung ist das von UNNA empfohlene *Pikro-Nigrosin:* Aus dem Wasser kommen die entparaffinierten Schnitte

1. in konzentrierte wässerige Pikrinsäurelösung fünf Minuten.
2. Abspülen in destilliertem Wasser.
3. Färben in 1%iger wässeriger Nigrosinlösung eine Minute.
4. Abspülen in destilliertem Wasser.
5. Aufsteigende Alkoholreihe, Xylol, Balsam.

Ergebnis: Eleidin blauschwarz, Hornsubstanz leuchtend gelb.

Histochemische Differenzierung von Keratohyalin und Eleidin.

	Eleidin	*Keratohyalin*
Wasser (kochend)	Auflösung	nicht beeinflußt
Ammoniak	„	„ „
Salzsäure	„ bei Überschuß	Quellung und Aufhellung in der Kälte
Salpetersäure	nicht beeinflußt	Auflösung in der Wärme
Essigsäure	Auflösung bei Überschuß	nicht beeinflußt
Schwefelsäure	unlöslich	löslich
Oxalsäure	„	wenig löslich
Pikrinsäure	„	unbeeinflußt
Trichloressigsäure	„	„
Pepsin	—	verdaut
Trypsin	—	„

(vgl. auch ROTHMANN und SCHAAF).

Die Färbung des **Keratins** kann mit *Congorot* vorgenommen werden:

1. Vorfärbung der Kerne mit Haemalaun. Waschen in Wasser.
2. Färben in konzentrierter wässeriger Congorotlösung fünf bis zehn Minuten.
3. Auswaschen in Wasser.
4. Differenzieren und zugleich entwässern in absolutem Alkohol.
5. Xylol, Balsam.

Ergebnis: Kerne und Keratohyalin blau, Keratin dunkelrot.

Ferner steht die GRAMsche Methode zur Verfügung, die von ERNST empfohlen wurde; sie ist praktisch, allerdings nicht restlos spezifisch. Man kann mit ihr allerdings sehr hübsche Präparate gewinnen, so beispielsweise zum Nachweis von Hornschüppchen in den Lungenalveolen bei Fruchtwasseraspiration.

GRAM-*Färbung im Schnitt.* 1. Kernfärbung mit Kernechtrot oder Lithionkarmin (S. 143 und S. 137).

2. Karbol-Gentianaviolett-Lösung drei bis fünf Minuten.

(*Herstellung:* Zu 10 ccm einer gesättigten alkoholischen Gentianaviolettlösung (Stammlösung) gibt man 100 ccm destilliertes Wasser, in welchem 1 ccm Acid. carbolic. liquefactum aufgelöst worden ist.)

3. Abspülen mit destilliertem Wasser, trocknen mit Fließpapier.

4. Lugolsche Lösung ein bis drei Minuten.

Jod	1 g
Jodkalium	2 g
destilliertes Wasser	300 ccm

Trocknen mit Fließpapier.

5. Kurz in Salzsäure-Alkohol differenzieren, sodann in absolutem Alkohol, bis keine Farbwolken mehr abgehen.

6. Entwässern mit sauberem absolutem Alkohol, Xylol, Balsam.

Ergebnis: Kerne rot, Hornsubstanzen tiefviolett.

Die Untersuchung der *Kutis* erfolgt nach den einschlägigen Methoden der Bindegewebsfärbung (s. S. 281); besonders empfehlenswert sind folgende: VAN GIESON (S. 146), Trichrommethoden nach MASSON (S. 150), „jaune-solide"-Färbung nach WALLART-HOUETTE (S. 150), PASINIsche Färbung, Azanfärbung (S. 287), Silberimprägnation nach GOMORI (S. 295) oder ACHUCARRO (S. 297).

Zur Darstellung der elastischen Fasern und Lamellen geht man nach den Angaben auf S. 303 vor.

Sehr wertvoll zur Darstellung *schleimartiger Degenerationsherde* ist die Cresylechtviolettfärbung (S. 212); zur *Amyloid*färbung benutzt man die gewöhnlichen Färbevorschriften (S. 269).

In vielen Fällen empfiehlt sich eine Giemsa-Färbung (besonders gut nach Fixierung in sublimathaltigen Flüssigkeiten), so in allen Fällen von Hautausschlägen bei Infektionskrankheiten (Fleckfieber, muriner Typhus, Meningokokken-Meningitis, Syphilis usw.); es werden dadurch die Veränderungen der Kapillaren sehr hübsch dargestellt. Endlich werden auch die von UNNA besonders ausgearbeiteten Färbungen mit Methylgrün-Pyronin (Alkoholmaterial) und mit polychromem Methylenblau unter Umständen gute Dienste leisten.

Das **Nervensystem der Haut** wird am zweckmäßigsten mit der Methode von GROS-SCHULTZE untersucht (S. 401); auch die anderen Methoden für periphere Nerven können herangezogen werden (S. 440).

Sehr interessant für die Haut, besonders in pathologisch-anatomischem Material, ist zum *Studium des Nervengewebes* die *Einschlußfärbung nach* FEYRTER (s. S. 201); sie gelingt nur an Gefrierschnitten von Formolmaterial, liefert sehr differenzierte, leider nicht haltbare Färbungen. Trotzdem sollte man sie in jedem Fall zur Orientierung anstellen. Die Metachromasie der Nervenfaserbündel tritt immer außerordentlich scharf hervor; schöne Präparate werden bei Pigmentnaevi, Hautneuromen u. dgl. erhalten.

Ausführliche Angaben über das Verhalten des Nervengewebes in der Haut, über den Glomus der Haut usw. findet man in der Schrift „Le systeme nerveux de la peau“, Réunion dermatologique de Strasbourg, 7. 7. 35, Masson et Cie., Paris 1935.

JAEGER hat in jüngster Zeit die Methoden von BIELSCHOWSKY und von GROS-SCHULTZE systematisch durchgeprüft und gibt folgende Zusammenstellung:

	Bielschowsky-Methode	*Gros-Schultze*
I. Fixierung	neutrales Formol 1 : 4 1 bis 2 Wochen	id.
Auswaschen in	Brunnenwasser, dann destilliertes Wasser mehrere Stunden	„
Schnitte	Gefrierschnitte 8 bis 15 St. in destilliertem Wasser	„
II. *Imprägnierung* und *Reduktion*	1. 2%ige $AgNO_3$-Lösung im Dunkeln 24 Stunden	1. 20%ige $AgNO_3$-Lösung im Dunkeln 1 bis 2 Stunden
	2. Auswaschen in destilliertem Wasser 2 bis 3 Sekunden	2. Neutrales Formol 1 : 4 (Brunnenwasser zur Verdünnung!) 3- bis 4mal wiederholen, im ganzen 3 bis 5 Minuten
	3. Ammoniakalische Silberlösung 5 Minuten	3. Ammoniakalische Silberlösung und NH_3, mikroskopische Kontrolle
	4. Rasch in destilliertes Wasser	4. Ammoniakalisches Wasser 1 bis 2 Minuten
	5. Essigwasser ½ bis 3 Minuten	5. Rasch in destilliertes Wasser
	6. Rasch in destilliertes Wasser	6. Rasch in Essigwasser
	7. Neutrales Formol 1 : 4 (Brunnenwasser zur Verdünnung!) 5 bis 10 Minuten	7. id.
	8. Destilliertes Wasser, einige Minuten	8. „
III. *Vergolden*	9. Goldchloridlösung ½ bis 1 Stunde	9. „
	10. Rasch in destilliertes Wasser	10. „
IV. *Fixieren*	11. Natr. thiosulfat 5% ½ Minute	
V.	12. Destilliertes Wasser 1 bis 2 Stunden, Entwässerung in aufsteigender Alkoholreihe, Carbolxylol, Xylol, Balsam	

Unter Umständen wird man zum Studium der LANGERHANS*schen Zellen in der Epidermis*, besonders bei Pigmentnaevi, folgende Methoden von SCHAAF verwenden; es eignet sich dazu nur frisch entnommene, unfixierte Haut (Operationsmaterial). Die mit der Cutis nach oben aufgespannte Haut (Glasnadeln!) wird vom subkutanen Gewebe befreit und mit der Schere in quadratische Stücke von 2 bis 2,5 mm Kantenlänge zerschnitten. Die fertigen Blöcke kommen unmittelbar in die Imprägnationslösung:

Man benutzt folgende fünf Lösungen:

a) *Imprägnationslösung:* 60 mg Kalium-Goldchlorid (Aurum kalium chloratum) bringt man in ein sauberes Reagensglas aus feuerfestem Glas, gibt 4,5 ccm Puffergemisch (Lösung b), 1,5 ccm destilliertes Wasser und 1,5 ccm 1%iger Ameisensäure (Lösung c) hinzu. Das Gemisch wird unter dauerndem Quirlen (mit passendem Glasstab) im siedenden Wasserbad genau drei Minuten erhitzt und sodann rasch unter fließendem Wasser abgekühlt. Die leicht trübe Lösung ist sofort zu verwenden.

b) *Puffergemisch:* Unmittelbar vor Gebrauch mischt man

0,2n-NH_4Cl (10,7 g in 1000 ccm destilliertem Wasser)	16 Teile
0,2n-NH_4OH titrimetrisch hergestellt)	1 Teil

pH des Puffers = 8,29.

c) *1%ige Ameisensäure:* Hergestellt aus Acid. formicicum purum cryst. (spez. Gew. 1,22 etwa 100%) durch Verdünnen mit destilliertem Wasser. Es ist empfehlenswert, diese Lösung jedesmal frisch herzustellen.

d) *Reifungslösung:* Vor Gebrauch herzustellen aus 39 ccm frisch filtrierter Glucoselösung (54 g Glucose in 1000 ccm destilliertem Wasser) und 1 ccm 1%iger Ameisensäure (c).

e) *Reduktionslösung:* Aus „Perhydrol", chemisch rein (ohne Stabilisator) = 30 Gew. % H_2O_2, stellt man sich durch Verdünnen mit 5,4%iger Glucoselösung eine Lösung von 0,8% H_2O_2-Gehalt unmittelbar vor Gebrauch her: 2 ccm Perhydrol und 5,5 Glucoselösung, sodann von dieser konzentrierten Lösung 5 ccm und 45 ccm Glucoselösung.

1. *Imprägnierung:* Sofort nach Abkühlen der Lösung gießt man sie in ein Schälchen und legt die Hautstücke hinein (die angegebene Menge reicht für sechs bis acht Blöcke aus), und zwar Epidermis nach oben, zweieinhalb Stunden bei 20 bis 25° ins Dunkel stellen.

2. Spülen in 5,4% Glucoselösung; dreimal hintereinander hineinbringen, die Schalen jeweils hin und her bewegen.

3. Reifung: Einlegen in eine Petrischale mit Lösung d im Dunkeln für 24 Stunden. Darin werden die bis dahin gelben Stücke dunkler bis violettstichig.

4. Reduktion: Acht Stunden in Lösung e im Dunkeln.

5. Objekte auf Filterpapier leicht abtupfen, über Nacht (zehn bis zwölf Stunden) in 50%igen Alkohol einlegen und nach üblicher Behandlung in Paraffin einbetten.

Es sind dabei alle Vorschriften genau zu beachten, die bei Imprägnierungsverfahren üblich sind (einwandfreie Reagenzien, saubere Glasgeräte, keine Metallinstrumente, Hornpinzetten usw.).

Literatur.

Ernst P.: Studium über Verhornung. Arch, mikr. Anat. 47 (1896), 669. Feyrter F.: Über die gewebliche Herkunft des Naevusgewebes. Verhandlg. Dt. Path. Ges. 30. Tagung 1937, 346; ders.: Über den Naevus. Virchows Arch. 301 (1938), 417; ders.: Blasige Umwandlung Meißnerscher Tastkörperchen der Zunge, zugleich ein Beitrag zur Naevusfrage. Virchows Arch. 301 (1938), 470; ders.: Über chromotrope Lipoide und Lipoproteide. Wien. klin. Wschr. 1942, Nr. 24, 461. Fick J.: Über metachromatische Färbung des Keratohyalins durch Cresylechtviolett. Cblt. Path. 13 (1902), 987. Gans O.: Zur Histotopochemie der gesunden und kranken Haut. Arch. Dermat. 167 (1930), 607. Hoepke H.: Histologische Technik der Haut. Hdb. d. Haut- u. Geschlechtskrankheiten, 1. Teil, 378 (1929). Jaeger H.: Recherches sur la structure microscopique et submicroscopique de la peau à l'aide du microscope polarisant. Dermatologica 88 (1943), 291; ders.: Les méthodes d'imprégnation métallique aux sels d'argent et d'or, en neurohistologie cutanée. Dermatologica 88 (1943), 334; ders.: Recherches histologiques sur les terminaisons nerveuses dans la peau normale des organes génitaux externes humains. Dermatologica 90 (1944), 49. Kromayer E.: Die Protoplasmafaserung der Epithelzelle. Arch. mikrosk. Anat. 39 (1892), 141. Ledermann R. und K. Benedix: Die mikroskopische Technik im Dienste der Dermatologie, ein Rückblick auf die Jahre 1912 und 1913. Cblt. Hautkrank. 1922, 417. Ledermann R. und Ratkowski: Die mikroskopische Technik im Dienste der Dermatologie (Zusammenstellung der Literatur). Arch. Dermatol. 27 (1894), 73. Ledermann R.: Artikel „Haut" in Enzyklop. d. mikrosk. Technik von R. Krause, 3. Aufl. 1010 (1926). Martinotti L.: Tecnica per lo studio del processo della cornificazione della cuta. Z. Mikrosk. 41 (1915), 202. Rothmann St. und F. Schaaf: Chemie der Haut. Hdb. d. Haut- u. Geschlechtskrankh. 1, 2. Teil (1929), 161; dieselben: Le systeme nerveux de la peau. Réunion dermatol. de Strasbourg. 7. 7. 1935. Masson et Co. Paris 1935. Schaaf F.: Eine Methode zur sicheren Darstellung der „Langerhansschen Zellen" in der Epidermis des Menschen, in Meerschweinchen- und Katzenpfoten. Arch. Dermat. 176 (1938), 535. Unna P. G.: Die Färbung der Epithelfasern. Monatsschr. prakt. Dermatol. 19 (1894), 1; ders.: Elastin und Elazin. Monatsschr. prakt. Dermatol. 19 (1894) 397; ders.: Artikel „Plasmazellen" in Enzyklop. d. mikrosk. Technik von R. Krause 3. Aufl. 1913 (1926); ders.: Artikel „Elazin und Collastin" in Enzyklop. d. mik. Technik von R. Krause, 3. Aufl, (1926), 480; ders.: Histochemie der Haut. Deuticke. Leipzig-Wien 1928. Unna P. G. und P. Unna: P. G. Unnas Färbemethoden in Handb. d. Haut u. Geschlechtskrankh. 1, 2. Teil (1929), 575.

XIX. Untersuchungsmethoden für Bakterien in der pathologischen Histologie.

A. Allgemeine Methoden.

Die in der heutigen Zeit immer schärfer gewordene Trennung zwischen pathologischer Anatomie und Bakteriologie als selbständige Disziplinen erlaubt es, dieses Kapitel kurz zu gestalten; die einschlägigen Nachweismethoden für Bakterien und Pilze sind in den meisten bakteriologischen Hand- und Lehrbüchern genau beschrieben und sind dort nachzulesen. Ich werde hier lediglich eine kurze Zusammenfassung der üblichen Färbe- und Nachweismethoden geben, wie sie der Pathologe am Sektions- und Untersuchungsmaterial täglich brauchen soll, um sich über Krankheitserreger im Ausstrich und im Schnitt wenigstens rasch orientieren zu können. In bezug auf Diagnose und Klassifizierung bleibt das letzte Wort beim Bakteriologen. Aus diesem Grunde soll der Obduzent es nie unterlassen, in Fällen, die eine bakteriologische Untersuchung erfordern, frisches

Material an das bakteriologische Laboratorium abzugeben. Er wird auch gut tun, stets sofort bei der Sektion Abstriche oder Tupfpräparate von den zu untersuchenden Stellen anzufertigen.

Zur sofortigen Untersuchung eines Gewebes auf etwaige Bakterien oder Pilze ist die *Ausstrichmethode* immer noch die beste: man entnimmt einige Tropfen aus dem Gewebesaft, z. B. mit der Kante eines sauberen, trockenen Objektträgers und streicht sie wie üblich in dünner Schicht auf einem frischen Objektträger aus. Auch sind manchmal Tupfpräparate empfehlenswert: man drückt einen sauberen (fettfreien!) Objektträger auf die mit scharfem Messer frisch angelegte Schnittfläche des zu untersuchenden Gewebes an, ohne auszustreichen.

Solche Präparate werden in der Regel durch Hitze fixiert: dreimal durch die Flamme eines Bunsenbrenners ziehen. Auch kann man mit Methylalkohol fixieren: Übergießen des Ausstriches mit Methylalkohol, trocknen lassen.

Zur *Färbung* verwendet man vor allem basische Farbstofflösungen. In der Praxis kommt man mit wenigen Anilinfarben aus, von welchen man sich Stammlösungen vorrätig halten kann:

Methylenblau: Gesättigte alkoholische Lösung in 96%igem Alkohol. In ein möglichst mit Glasstopfen verschließbares Gefäß wird Methylenblau mit soviel 96%igem Alkohol übergossen, daß ein Teil der Farbe ungelöst bleibt (ungefähr 10 g auf 100 ccm Alkohol); öfters umschütteln, absetzen lassen. Zum Gebrauch verwendet man die klare überstehende Farblösung.

Gentianaviolett: Gesättigte alkoholische Lösung in 96%igem Alkohol, wie oben.

Fuchsin: Gesättigte alkoholische Lösung in 96%igem Alkohol, wie oben.

Thionin: Gesättigte alkoholische Lösung in 96%igem Alkohol, wie oben.

Mit diesen Stammlösungen werden die eigentlichen Farblösungen hergestellt, die im allgemeinen etwas weniger haltbar sind. Die meistgebrauchten sind folgende:

Löfflers Methylenblau:

gesättigte alkoholische Methylenblaulösung	30 ccm
destilliertes Wasser	100 ccm
1%ige Kalilauge	1 ccm

Rasch und klar färbende Lösung; ein bis zwei Minuten genügen zur klaren Darstellung der meisten Bakterien; Überfärbung vermeiden. Unter Umständen entfärben in 96%igem Alkohol und wiederholen! Bei schwer zu färbenden Bakterien (z. B. Typhus-, Rotzbazillen) empfiehlt Schmorl die Kalilauge auf 0,1% herabzusetzen.

Carbol-Gentianaviolett:

Acid. carbolic. liquefact.	5 ccm	gut schütteln zur Auflösung der Carbolsäure
destilliertes Wasser	100 ccm	
gesättigte alkohol. Gentianaviolettlösung	10 ccm	

Diese Lösung dient zur Färbung nach Gram.

Carbol-Fuchsin nach Ziehl:

Acid. carbolic. liquefact.	5 ccm	gut schütteln zur Auflösung der Carbolsäure
destilliertes Wasser	100 ccm	
gesättigte alkohol. Fuchsinlösung	10 ccm	

Diese Lösung verwendet man zur Darstellung der säurefesten Bakterien und zur Nachfärbung bei der Gramschen Methode.

Carbol-Thionin:

Acid. carbolic. liquefact.	1 ccm
destilliertes Wasser	100 ccm
gesättigte alkohol. Thioninlösung	10 ccm

Die Farbe dient vor allem zur raschen Orientierung und färbt sehr kräftig (einige Sekunden).

Polychromes Methylenblau (s. S. 140).

Giemsa-Lösung (s. S. 353).

Methylgrün-Pyronin-Lösung (s. S. 362).

Ferner soll man stets vorrätig halten:

Lugolsche Lösung:

Jod	1 g
Jodkali	2 g
destilliertes Wasser	100 ccm

Zuerst wird das Jodkali im Wasser aufgelöst und erst dann das kristallinische Jod hinzugegeben. Dient als Beizmittel in der Gramschen Färbung.

Weitere Farblösungen zu speziellen Zwecken werden bei den Nachweismethoden für die einzelnen Bakterien noch angegeben.

Alle diese Lösungen werden am besten in Tropfflaschen aufbewahrt; man stellt jeweils nur soviel her, als die Tropfflasche gerade fassen kann.

B. Allgemeines über Färbungen von Ausstrichpräparaten.

Zur Erleichterung der Manipulationen beim Fixieren und Färben von Objektträger- oder Deckglasausstrichpräparaten verwendet man eine Cornetsche Pinzette, die sich nur auf Druck öffnet und die Präparate in vollständig horizontaler Lage hält. Im Notfall können auch Wäscheklammern den gleichen Dienst leisten.

Um die Farblösung vom Präparat abzuspülen, verwendet man destilliertes Wasser aus einer Spritzflasche; dieses Wasser soll rein sein, eventuell sogar bakterienfrei (filtriertes Wasser!). Objektträgerausstriche werden ohne Deckglas mit der Ölimmersion betrachtet; will man Dauerpräparate herstellen, so schließt man die gewünschte Stelle des Ausstriches in Cedernöl ein. Zur Markierung einer besonderen Ausstrichstelle verfährt man am besten nach den Angaben von Undritz (s. S. 357) für Blutausstriche.

Nach erfolgter Untersuchung darf man nicht vergessen, das Cedernöl von der Immersionslinse zu beseitigen; hierzu verwendet man Chloroform oder Benzin.

a) GRAM-*Färbung* (Ausstriche).

Nach Fixierung des Ausstrichpräparates:

1. Auftropfen von frisch filtrierter Carbol-Gentianaviolettlösung ein bis zwei Minuten.

2. Farbe abtropfen lassen, auftropfen von Lugolscher Lösung zwei Minuten.

3. Abtropfen und Differenzierung mit 96⁰/₀igem Alkohol, bis keine Farbwolken mehr abgehen (etwa eine Minute).

4. Gründlich mit Wasser spülen.

5. Nachfärben mit stark verdünnter Karbol-Fuchsin-Lösung (etwa ein Zehntel) eine Minute.

6. Abspülen und trocknen.

Ergebnis: Bakterien, welche die GRAM-Färbung annehmen (GRAM-positiv) sind violettschwarz, die anderen sind rot gefärbt (GRAM-negativ), Kerne der Zellen rot.

GRAM-*positive Bakterien:*	GRAM-*negative Bakterien:*
Staphylococcus pyogenes aureus	Gonococcus
Staphylococcus pyogenes albus	Meningococcus
Staphylococcus pyogenes citreus	Diplococcus catarrhalis
Streptococcus pyogenes	Bacillus pyocyaneus
Micrococcus tetragenes	Bacterium coli
Diplococcus pneumoniae	Typhusbacillus
Enterococcen	Para-Typhusbacillus
Diphtheriebacillus	Brucella abortus Bang
Milzbrandbacillus	Brucella melitensis
Tetanusbacillus	Influenzabacillus
Leprabacillus	Pneumoniebacillus Friedländer
Tuberkelbacillus	Rotzbacillus
Rhinosklerombacillus	Choleravibrio
Rauschbrandbacillus	Spirochäten
Bacillus des malignen Ödems	
Bacillus des Schweinerotlaufs	
Bacillus der Mäuseseptikaemie	
Gasbrandbacillus	
Mycel des Aktinomyces	
Soorpilz	
viele Fäulnisbakterien	

b) *Kapselfärbungen.*

Am besten arbeitet man mit dem Verfahren nach MUIR:

1. Fixierung des Ausstrichpräparates entweder mit der Hitze oder, was besser ist, in gesättigter wässeriger Sublimatlösung, dann auswaschen in Wasser und Methylalkohol.

2. Färbung mit unverdünnter Karbolfuchsinlösung unter Erwärmen zwei Minuten.

3. Abspülen in Wasser.

4. Beizen eine Minute in:

gesättigter wässeriger Sublimatlösung	2 Teile	fertige Lösung lange haltbar
20%iger Tanninlösung	2 Teile	
gesättigter Lösung von Kalialaun	5 Teile	

5. Gut in Wasser spülen, mindestens eine Minute.
6. Behandlung mit Methylalkohol, bis das Präparat blaßrosa erscheint.
7. Abspülen in Wasser.
8. Nachfärben mit Löfflers Methylenblau ein bis zwei Minuten.
9. Abspülen in Wasser, trocknen.

Ergebnis: Bakterien leuchtend rot, Kapseln grünblau; Kerne der Leukozyten rot, Plasma grünblau.

Auch kann man gute Bilder an dünnen Ausstrichen mit der GIEMSA-Lösung erhalten:

1. Der luftgetrocknete Ausstrich wird mit konzentrierter GIEMSA-Lösung eine halbe Minute fixiert und gefärbt.
2. Ohne die Farbe zu entfernen, gibt man die zehnfache Menge destillierten Wassers (säurefrei!) darauf und bewegt das Präparat hin und her; man färbt eine bis sieben Minuten.
3. Gründlich mit destilliertem Wasser spülen.
4. Trocknen.

Ergebnis: Bakterien tiefblau bis violett, Kapseln leuchtend rot.

Nach NICOLLE kann man oft mit dem *Carbol-Gentianaviolett* allein gute Ergebnisse erzielen. Es wird dabei eine Lösung verwendet, die man nach LANGERONS Angaben wie folgt zu bereiten hat:

Im Mörser werden verrieben: Gentianaviolett 1 g und 96%iger Alkohol 10 ccm. Sodann gibt man 2 g krist. Carbolsäure zu und rührt bis zur homogenen Mischung. Schließlich werden in kleinen Portionen 100 ccm destilliertes Wasser hinzugefügt; nach jeder Portion wird das Gelöste in eine Flasche gegossen, bis die ganze Farbe aufgelöst ist. Nach 24 Stunden wird filtriert; die vorschriftsgemäß hergestellte Lösung ist sehr lange haltbar.

Man färbt ein bis zwei Minuten und differenziert rasch in Aceton-Alkohol (zwei Drittel Alkohol absol. und ein Drittel Aceton).

Eine viel verwendete Methode ist die *Kapselfärbung nach* JOHNE:

1. Färben in 2%iger wässeriger Gentianaviolettlösung unter leichtem Erwärmen eine halbe Minute.
2. Kurz mit Wasser abspülen.
3. Eintauchen in 2%ige wässerige Essigsäure sechs bis zehn Sekunden.
4. Abspülen mit Wasser.
5. Untersuchen in Wasser, nicht in Canadabalsam, da bei letzterem infolge des hohen Lichtbrechungsvermögens die Kapseln schwer zu sehen sind.

Ergebnis: Bakterien dunkelblau, Kapseln blaßblau.

c) *Sporenfärbungen.*

Die verschiedenen Untersuchungen über Sporenfärbungen haben gezeigt, daß die Hauptbedingung darin besteht, die Umhüllung, d. h. die Bakterienmembran, zu erweichen bzw. in einen Zustand überzuführen, der das Eindringen der Farblösungen gestattet (vgl. hierzu LAGERBERG).

Zuverlässig und viel gebraucht ist die *Sporenfärbung nach* MÖLLER:

1. Fixierte Ausstriche mit $5^0/_0$iger wässeriger Chromsäurelösung fünf Sekunden bis zehn Minuten behandeln (Zeitdauer je nach Bakterienart verschieden: Milzbrand, Tetanus zwei Minuten).
2. Abspülen mit Wasser.
3. Färben mit Carbol-Fuchsin-Lösung eine Minute unter Aufkochen über Sparflamme des Bunsenbrenners.
4. Entfärben mit $5^0/_0$iger Schwefelsäure fünf Sekunden.
5. Abspülen mit Wasser.
6. Färben mit Löfflers Methylenblau 30 Sekunden.
7. Abspülen mit Wasser und trocknen.

Ergebnis: Sporen leuchtend rot, Bakterien blau.

In Frankreich wird die *Sporenfärbung nach* TRIBONDEAU viel angewandt:

1. Fixierte Ausstrichpräparate werden mit reichlicher Lugolscher Lösung übergossen und zwei- bis dreimal bis zur Dampfbildung erhitzt.
2. Waschen unter der Wasserleitung.
3. Färbung mit Carbol-Gentianaviolett-Lösung unter Erwärmen zwei- bis dreimal.
4. Auswaschen in Wasser.
5. Färben in Bismarckbraunlösung 1 : 500 ein bis zwei Minuten.
6. Abspülen mit Wasser, trocknen.

Ergebnis: Sporen dunkelviolett, Bakterien braungelb.

Die Sporen lassen sich im allgemeinen nur in Ausstrichpräparaten darstellen, nicht aber in Schnittpräparaten.

d) *Geißelfäden* kann man nur in Ausstrichen von Kulturen deutlich nachweisen; über die diesbezüglichen Nachweismethoden orientieren die meisten bakteriologischen Nachschlagwerke. SCHMORL empfiehlt aus eigener Erfahrung mit *Methode von* BUNGE. Da die Originalarbeit schwer erhältlich ist, sei diese Färbung hier kurz angeführt:

Zwei Hauptbedingungen sind zu beachten: Peinlich saubere (insbesondere fettfreie) Deckgläser, das Kulturmaterial soll möglichst wenig schleimige Substanzen enthalten (Verwendung von Verdünnungen der Kultur in destilliertem Wasser). Es werden zwei Flüssigkeiten benutzt:

Beize:	Konzentrierte wässerige Tanninlösung	30 ccm
	Liq. ferrisesquichlorati 1 : 2 mit dest. Wasser verdünnt	10 ccm
	konzentrierte wässerige Fuchsinlösung	4 ccm

Die Beize muß einige Tage an der Luft bei offener Flasche stehenbleiben, bis der blauviolette Farbton in ein schmutziges Rotbraun umgeschlagen ist. Soll die Beize früher gebraucht werden, „reift" man sie künstlich durch Zusatz von 0,5 ccm einer $3^0/_0$igen H_2O_2-Lösung zu 5 ccm Beize (Gemisch nur zwei bis drei Minuten wirksam!). Bei Gebrauch: Durch doppeltes Filter auf das Deckglaspräparat abtropfen lassen.

Farblösung: Carbol-Fuchsin- oder Carbol-Gentianaviolett-Lösung.

Zur Färbung verfährt man folgendermaßen:

1. Fixierung der Ausstrichpräparate durch *ein*maliges Hindurchziehen durch die Flamme.

2. Beizen ein bis zwei Minuten unter leichtem Erwärmen, bis Dämpfe eben aufsteigen.

3. Abspülen mit Wasser.

4. Färben mit filtrierter Farblösung fünf Minuten unter leichtem Erwärmen.

5. Abspülen in Wasser, trocknen, Balsam.

Mit Hilfe der *Untersuchung im Dunkelfeld* lassen sich die Geißelfäden sehr viel schöner und auch sicherer erkennen (vgl. hierzu PIJPER).

C. Färbung der Bakterien im Schnittpräparat.

Zur Darstellung von Bakterien in Schnittpräparaten soll das zu untersuchende Material möglichst frisch fixiert werden; man wählt zur Fixierung eine Flüssigkeit, die ein schnelles Abtöten der Mikroorganismen bewirkt. Am besten geeignet sind Sublimatgemische ohne Chromsalzzusatz (so z. B. das Susa-Gemisch), Formol oder Alkohol.

Es ist in solchen Fällen vorteilhaft, nach erfolgter Fixierung das Material sofort weiter zu bearbeiten. SCHMORL hat nachgewiesen, daß ein längerer Aufenthalt der Objekte in Alkohol die Färbbarkeit der Bakterien beeinträchtigt. Im allgemeinen wird man zweckmäßig eine Paraffineinbettung vornehmen; an dünnen Schnitten werden die Bilder viel klarer und es ist ferner möglich, von der gleichen Stelle noch weitere Färbungen mühelos anzufertigen. Die Celloidineinbettung bietet keine Vorteile, im Gegenteil, denn es färbt sich das Celloidin mit den zur Bakterienfärbung verwendeten Anilinfarben stark an. Im allgemeinen werden die Schnitte bei allen Färbungen, bei denen alkoholische Farblösungen gebraucht werden, aus Alkohol, bei Anwendung wässeriger Farblösungen aus destilliertem Wasser, in die Farblösung gebracht. Das destillierte Wasser sollte man stets von Zeit zu Zeit über einem Bakterienfilter filtrieren, damit keine Mikroorganismen, die sich darin befinden könnten, an den Präparaten haften bleiben.

Nach der Färbung müssen die entwässerten Präparate in Xylol oder Toluol aufgehellt werden; ätherische Öle und Carbolxylol bewirken nicht selten eine Entfärbung der Bakterien. Die Präparate müssen in Cedernöl, in „Caedax", oder in neutralem Canadabalsam eingeschlossen werden.

Zur Färbung kommen hauptsächlich folgende Verfahren in Betracht:

1. Färbung mit Methylenblau nach LÖFFLER. 1. Stehenlassen in LÖFFLERschem Methylenblau (s. S. 484) fünf Minuten bis eine halbe Stunde.

2. Abspülen in destilliertem Wasser.

3. Differenzieren in 0,5- bis 1%iger Essigsäurelösung zehn bis dreißig Sekunden.

4. Auswaschen der Essigsäure in 90%igem Alkohol zwei bis fünf Minuten.

5. Absoluter Alkohol, Xylol, Balsam.

Ergebnis: Bakterien dunkelblau, Chromatin blau.

Die Dauer der Färbung hat sich besonders nach der Dicke der Schnitte zu richten.

2. Färbung mit Gentianaviolett (oder Methylviolett). 1. Färben in 2%iger wässeriger Gentianaviolett- oder Methylviolettlösung zehn bis fünfzehn Minuten.

2. Abspülen in destilliertem Wasser.

3. Entfärben in 70%igem Alkohol, bis die Schnitte keine Farbwolken mehr abgeben.

4. Entwässern in absolutem Alkohol.

5. Aufhellen in Xylol, Balsam.

Ergebnis: Bakterien dunkelviolett.

Die Entfärbung in 70%igem Alkohol (3) ist der schwierigste Punkt der Färbung; man wird gut tun, von Zeit zu Zeit den Grad der Differenzierung unter dem Mikroskop zu kontrollieren.

3. Färbung mit Cresylechtviolett. Am besten eignet sich Susa-Material, doch kann man auch mit Formolmaterial auskommen.

1. Färben der Gefrierschnitte fünf Minuten in Cresylechtviolettlösung (S. 141), der Paraffinschnitte zehn bis zwanzig Minuten. (Konzentrierte wässerige Lösung, die zwei Tage nach ihrer Herstellung filtriert und mit der gleichen Menge 96%igen Alkohols verdünnt wird.)

2. Rasch in Wasser spülen.

3. Differenzieren in 70%igem Alkohol bis keine Farbwolken mehr abgehen. Bei starker Überfärbung differenziert man in Essigsäure 1 : 500 oder 1 : 1000 nach.

4. Mit absolutem Alkohol rasch entwässern.

5. Xylol, Balsam.

Ergebnis: Bakterien tiefviolett, exakte Kernfärbung, Fibrin grünlich.

4. Färbung mit Carbol-Thionin nach Nicolle. Als Farblösung verwendet man:

gesättigte Lösung von Thionin in 50%igem Alkohol	10 ccm
crist. Carbolsäure	1 g
destilliertes Wasser	100 ccm

1. Schnitte aus 50%igem Alkohol in Carbol-Thionin zwei bis fünf Minuten färben.

2. Abspülen in destilliertem Wasser.

3. Entwässern in absolutem Alkohol, Xylol, Balsam.

Ergebnis: Kerne hellblau, Bakterien blauviolett.

Nicolle hat eine weitere Färbung angegeben, die ebenfalls sehr brauchbare Resultate gibt:

1. Färben mit Methylenblau nach Löffler fünf Minuten (eventuell länger).

2. Abspülen mit destilliertem Wasser.

3. Kurz mit 10%iger Tanninlösung behandeln (einige Sekunden).

4. Absoluter Alkohol. Toluol, Balsam.

Ergebnis: Bakterien blau.

Färbung besonders für Typhusbacillen, Bacillen der Pseudotuberkulose, der Hühnercholera geeignet.

5. Färbung mit Methylgrün-Pyronin. Hat man keine fertige Lösung des Gemisches zur Hand, kann man es selbst herstellen. Masson gibt folgende Zusammensetzung an:

a) Methylgrün	4 g
crist. Carbolsäure	5 g
destilliertes Wasser	100 ccm
b) Pyronin	4 g
crist. Carbolsäure	5 g
destilliertes Wasser	100 ccm

Vor Gebrauch werden gleiche Teile der beiden Lösungen vermischt.

1. Färben der Schnitte bei 50° im Brutofen fünfzehn Minuten.
2. Waschen in destilliertem Wasser.
3. Entwässern in absolutem Alkohol.
4. Toluol, in Cedernholzöl einschließen.

Ergebnis: Bakterien leuchtend rot, Chromatin graugrünlich, Protoplasma rosa. Die Färbung ist nicht lange haltbar.

6. Färbung mit polychromem Methylenblau nach Zieler. 1. Fixierung am besten in Müller-Formol (Orth); Sublimatfixierung jedoch auch anwendbar (s. unten). Paraffinschnitte.

2. Färben in schwacher Orceinlösung nach Pranter 8 bis 24 Stunden:

Orcein D	0,1 g
offizin. Salpetersäure	2 ccm
70%iger Alkohol	100 ccm

3. Abspülen der überschüssigen Orceinlösung kurz in 70%igem Alkohol.
4. Abspülen in destilliertem Wasser.
5. Färben in polychromem Methylenblau (s. S. 140) zehn Minuten bis eine Stunde (bei Sublimatfixierung nicht länger als 45 Minuten bis eine Stunde).
6. Abspülen in destilliertem Wasser.
7. Differenzieren in Glyzerinäthergemisch nach Unna, bis der Schnitt hellblau erscheint.
8. Abspülen in destilliertem Wasser.
9. 70%iger Alkohol, absoluter Alkohol, Xylol, Balsam.

Ergebnis: Bakterien dunkelblau, Chromatin blau, Protoplasma hellgraublau, elastische Fasern rotbraun, Untergrund farblos (bräunlich bei Verwendung älterer Orceinlösung).

Diese Färbung eignet sich besonders für die Haut und für schwer darstellbare Bakterien, wie Rotzbacillen, Streptobacillen, Typhusbacillen, Gonokokken (Schmorl). Auch die einfache Färbung mit polychromem Methylenblau gibt unter Umständen gute Resultate.

7. Färbung mit der Giemsa-Lösung. Man verfährt nach den Angaben auf S. 360 (verdünnte Giemsa-Lösung), die Kombinierung mit der May-Grünwaldschen Färbung (panchromatische Färbung von Pappenheim) gibt auch gute Resultate, aber es genügt die einfache Färbung vollkommen. Die Bakterien erscheinen tiefblau.

Alle die bisher angegebenen Färbemethoden sind für den größten Teil der Bakterien geeignet; es lassen sich damit sowohl die Gram-positiven als auch die Gram-negativen Keime darstellen. Will man nur die Gram-positive Flora färben, so verwendet man eine Gram-Färbung im Schnitt.

8. Färbung nach Gram für Schnittpräparate. Am weitesten verbreitet ist die Modifikation von Weigert.

1. Vorfärbung der Kerne mit Lithiumcarmin (S. 137) oder mit Kernechtrot (S. 143) fünf Minuten.
2. Auswaschen in Wasser.
3. Färben mit Carbol-Gentianaviolett-Lösung fünf Minuten.
4. Rasch in destilliertem Wasser waschen.
5. Abtrocknen mit Filterpapier.
6. Behandlung mit Lugolscher Lösung drei bis fünf Minuten.
7. Rasch auswaschen mit destilliertem Wasser.
8. Abtrocknen mit Filterpapier (sorgfältig!).
9. Differenzieren und entwässern mit Anilinöl bis Schnitte gelblichgrau, oder bei Kernvorfärbung wieder rötlich erscheinen.
10. Auswaschen in zweimal gewechseltem Xylol.
11. Einschließen in Balsam.

Ergebnis: Grampositive Bakterien blauschwarz, Kerne rot.

D. Spezielle Methoden zur Darstellung pathogener Bakterien.

Es sollen hier kurze Angaben folgen, die für die einzelnen menschenpathogenen Keime von Bedeutung sein können; ich verwende absichtlich im allgemeinen die Einteilung und die Vorschriften, wie Schmorl sie seinerzeit in vortrefflicher Weise gegeben hat und füge einige moderne Methoden bei.

1. *Bacillus anthracis* (*Milzbrandbacillen*)*:* grampositiv.

Ausstrichpräparate: Gram-Färbung, Sporen s. S. 488.

Schnittpräparate: a) Weigertsche Modifikation der Gram-Färbung gibt ausgezeichnete Resultate; allerdings sind die Stäbchen in Schnitten etwas geschrumpft, besonders an ihren Enden.

b) Nach Sublimatfixierung (z. B. Susa, Sublimat-Formol-Eisessig) kann man die Kapseln sehr schön metachromatisch rot, die Bacillen blau färben, wenn man das Carbol-Thionin von Nicolle (s. S. 490) anwendet. Die Färbung ist allerdings nicht lange haltbar.

2. *Bacillus diphtheriae* (*Corynebact. diphtheriae*)*:* grampositiv.

Ausstrichpräparate: Die Gram-Färbung ist positiv, die Stäbchen allerdings nicht sehr alkoholfest, im Gegensatz zu den Pseudodiphtheriebacillen.

Darstellung der Polkörperchen nach Neisser (Modifikation von Gins). Herzustellen sind folgende vier Lösungen:

A. Methylenblau 1 g
absoluter Alkohol 20 ccm
destilliertes Wasser 100 ccm
Eisessig 50 ccm

B. Kristallviolett 1 g
absoluter Alkohol 10 ccm
destilliertes Wasser 300 ccm

C. *„Neißerfarbe 2“:*
Bismarkbraun 2 g
destilliertes Wasser (kochend) 300 ccm

D. Ginssche *Lösung:*
Milchsäure 1 g
Lugolsche Lösung 100 ccm

Vor Gebrauch mischt man zwei Teile der Lösung A mit einem Teil der Lösung B (im folgenden mit „Neißerfarbe 1" bezeichnet).

Färbevorschrift:

1. Färben in „Neißerfarbe 1" 20 bis 30 Sekunden.
2. Abspülen mit Wasser.
3. Überschichten mit GINSscher Lösung zwei Sekunden.
4. Abspülen mit Wasser.
5. Färben mit „Neißerfarbe 2" zwei bis vier Sekunden.
6. Abspülen mit Wasser, trocknen.

Ergebnis: Bacillenleib gelbbraun, Polkörperchen blau.

Schnittpräparate: GRAM-Färbung oder Färbung mit LÖFFLERS Methylenblau.

3. *Bacillus leprae* (*Mycobacterium leprae, Leprabacillen*): grampositiv.

Ausstrichpräparate: GRAM-Färbung, ZIEHL-Färbung wie für Tuberkelbacillen (s. S. 495), allerdings weniger säurefest; deshalb läßt man die Säurelösung nicht mehr als ein bis zwei Minuten einwirken.

Schnittpräparate: a) ZIEHL-Färbung, wie Tuberkelbacillen (S. 497), oder b) nach v. BAUMGARTEN:

1. Färben in verdünnter alkoholischer Fuchsinlösung.
2. Entfärben eine viertel bis halbe Minute in 96%igem Alkohol 10 ccm + Salpetersäure 1 ccm.
3. Abspülen in Wasser.
4. Nachfärben in verdünnter wässeriger Methylenblaulösung (oder Toluidinblau) zehn bis fünfzehn Minuten.
5. Abspülen in Wasser.
6. Entwässern in absolutem Alkohol, Xylol, Balsam.

Ergebnis: Bacillen und Globi rot, Kerne blau, Grund hellbläulich.

c) In Markscheidenpräparaten (WEIGERTsche Methode) erscheinen die Leprabacillen schwarz gefärbt (ASKANAZY).

d) Mit Nachtblau nach HALLBERG, wie Tuberkelbacillen (S. 498).

4. *Bacillus mallei* (Rotzbacillen): gramnegativ.

Ausstrichpräparate: Färbung nach LÖFFLER:

1. Färben in LÖFFLERS Methylenblau unter leichtem Erwärmen fünf Minuten.
2. Abspülen in Wasser.
3. Eintauchen in 1%ige Essigsäure, die durch Tropäolin 00 (wässerige Lösung) schwach gelblich gefärbt ist, eine Sekunde.
4. Abspülen in destilliertem Wasser.
5. Trocknen.

Ergebnis: Bacillus blau.

Schnittpräparate: a) Färbung nach LÖFFLER: 1. Färben in LÖFFLERS Methylenblau fünf bis zehn Minuten.

2. Entfärben in einem Gemisch von

destilliertem Wasser	10 ccm
konzentrierter wässeriger Lösung von schwefliger Säure	II Tropfen
5%iger wässeriger Oxalsäurelösung	I Tropfen

etwa drei bis fünf Sekunden, je nach Schnittdicke.

3. Auswaschen in destilliertem Wasser.
4. Absoluter Alkohol, Xylol, Balsam.

b) Färbung nach NICOLLE. 1. Färben in LÖFFLERS Methylenblau (oder Carbolmethylenblau) ein bis drei Minuten.

2. Spülen in Wasser, dem einige Tropfen Essigsäure zugesetzt sind.
3. Eintauchen in 10%ige Tanninlösung.
4. Spülen in Wasser.
5. Entwässern in absolutem Alkohol, Xylol, Balsam.

c) Färbung nach NONIEWICZ. 1. Färben in LÖFFLERS Methylenblau zwei bis fünf Minuten.

2. Abspülen in destilliertem Wasser.
3. Eintauchen in ein Gemisch von

0,5%iger Essigsäure	75 ccm
0,5%iger wässeriger Lösung von Tropäolin 00	25 ccm

je nach Dicke der Schnitte zwei bis fünf Sekunden.

4. Auswaschen in destilliertem Wasser.
5. Abtrocknen mit Filterpapier.
6. Aufhellen in Xylol, Balsam.

Die Bacillen erscheinen bei diesen Färbungen blau.

SCHMORL empfiehlt bei Untersuchungen von Paraffinschnitten auf Rotzbacillen die Färbungen an flottierenden Paraffinschnitten vorzunehmen; man färbt mit Methylenblau fünfzehn Minuten.

d) Färbung mit polychromem Methylenblau (S. 140).

5. *Bacillus oedematis maligni* und Verwandte (Clostridia, Gasbranderreger): grampositiv.

6. *Bacillus pertussis* (Haemophilus pertussis, Keuchhustenbakterien): gramnegativ.

Gleiche Vorschriften wie für Influenza-Bacillen (s. S. 501).

7. *Bacillus pestis* (Pasteurella pestis, *Pestbacillen*): gramnegativ.

Ausstrichpräparate: Bei Gewebeausstrichen empfiehlt es sich, nach der Fixierung auf die Präparate während 30 Sekunden 0,5%ige Essigsäurelösung einwirken zu lassen und sodann zu färben. Man verwendet verdünntes Karbol-Fuchsin, Gentianaviolett oder Methylenblau. Die so oft charakteristische Polfärbung ist dann besser dargestellt.

Schnittpräparate: Fixierung in Formol unzweckmäßig; empfehlenswert ist Sublimat oder Alkohol. Zur Färbung dienen:

a) LÖFFLERS Methylenblau oder polychromes Methylenblau.

b) Färbung nach KOSSEL: Es ist jedesmal frisch folgende Lösung vorzubereiten: Konzentrierte wässerige Methylenblaulösung wird mit der zehnfachen Menge destillierten Wassers verdünnt und auf jeden Kubikzentimeter der unverdünnten Stammlösung III Tropfen einer 5%igen wässerigen Lösung von crist. NaOH hinzugefügt. Unter dauerndem Umschütteln gibt man sodann tropfenweise eine 1%ige wässerige Lösung von Eosin A extra hinzu, und zwar auf jeden

Kubikzentimeter der Methylenblaustammlösung 0,1 bis 1 ccm Eosinlösung. Das Auftreten eines Niederschlages muß vermieden werden. Färbung: Schnitte von Alkoholmaterial werden für zwei Stunden in die Farbe gestellt, kräftig mit Wasser abgespült und ganz kurz in stark verdünnte Essigsäure eingetaucht (I Tropfen Eisessig auf ca. 20 ccm Wasser), bis der Schnitt eosinrosa erscheint; sofort in Wasser spülen, schnelles Entwässern, Xylol, Balsam.

8. *Bacillus tetani* (Clostridium tetani, Tetanusbacillen): grampositiv. Ausstrichpräparate und Schnittpräparate: Mit allen einschlägigen Methoden für grampositive Keime leicht zu färben.

9. *Bacillus tuberculosis* (Mycobacterium tuberculosis): grampositiv. Der Bacillus tuberculosis (Mycobacterium tuberculosis) ist der klassische Vertreter der säurefesten Bakterien. Er läßt sich auf Grund der bekannten Eigentümlichkeiten, die Anilinfarben auch nach Behandlung mit starken Mineralsäuren festzuhalten, relativ leicht färben.

Bei keiner anderen Bakterienart sind so zahlreiche Färbemethoden angegeben worden, wie für Tuberkelbacillen! Trotz allen Abänderungsversuchen hat sich bis heute die klassische Nachweismethode von ZIEHL-NEELSEN behauptet; sie ist sowohl an Ausstrich- wie an Schnittpräparaten leicht auszuführen und hat uns immer sehr zuverlässige Ergebnisse geliefert. Daneben kommt, ihr ebenbürtig, sogar etwas besser noch für die Darstellung im Schnitt, das Verfahren von HALLBERG mit Nachtblau in Betracht. Endlich wird heute sowohl für Schnitte als für Ausstriche die fluoreszenzmikroskopische Untersuchung sehr empfohlen. Im folgenden werden lediglich diese Methoden angeführt; alle anderen können in den ausführlichen Abhandlungen über bakteriologische Technik leicht gefunden werden.

Ausstrichpräparate:

a) **Färbung nach ZIEHL-NEELSEN.** 1. Färben in Carbol-Fuchsin-Lösung unter dreimaligem Erwärmen mit dem Bunsenbrenner bis Dämpfe aufsteigen (nicht kochen!) drei bis fünf Minuten.

2. Abspülen mit destilliertem Wasser.

3. Entfärben durch Eintauchen in Salzsäurealkohol (chemisch reine Salzsäure [25%] 3 ccm und 70%igen Alkohol 100 ccm).

4. Abspülen mit destilliertem Wasser.

5. Nachfärben mit verdünnter Methylenblaulösung (LÖFFLERS Methylenblau 1 Teil und 3 Teile Wasser) zwei bis drei Minuten.

6. Abspülen in Wasser, trocknen.

Ergebnis: Bacillen rot, Grund blau, andere Bakterien blau. Eine etwaige Differenzierung der Methylenblaulösung wird bei Überfärbung mit Hilfe von ¼- bis ½%iger Essigsäure leicht korrigiert, danach waschen in Wasser und trocknen.

Anmerkung: Als Entfärbungsflüssigkeit kann man auch eine 10%ige Natriumsulfitlösung (frisch vorbereiten!) verwenden (KONRICH) und mit Malachitgrünlösung nachfärben (5 ccm gesättigte wässerige Lösung + 100 ccm destilliertes Wasser).

b) Färbung nach HALLBERG. Es sind folgende zwei Lösungen notwendig:

A. Gesättigte Nachtblaulösung in 0,5%igem Alkohol (entspricht etwa 5 g Farbe auf 100 ccm Alkohol).

B. Phenolum liquefactum 2,5 ccm
10%ige Kalilauge 0,2 ccm
destilliertes Wasser 100 ccm

(Zuerst die Kalilauge dem Wasser beifügen und erst dann das Phenol zusetzen. Vgl. Anmerkung!)

Vor Gebrauch mischt man 10 ccm von A mit der Lösung B, oder 1 ccm Lösung A auf 10 ccm Lösung B.

C. Entfärbungsgemisch:

25%ige Salzsäure	3 ccm
70%iger Alkohol	100 ccm

D. Zur Gegenfärbung:

Bismarkbraun	2 g
destilliertes Wasser	100 ccm

oder (was wir vorziehen):

Pyronin	2 g
destilliertes Wasser	100 ccm

Anwendung:

1. Färbung des fixierten Ausstriches durch Übergießen der Farbmischung A (1 Teil) und B (10 Teile) und langsam bis zum Kochen erhitzen; sodann fünf Minuten stehen lassen.
2. Farbe abgießen.
3. Entfärben mit HCl-Alkohol (C) bis keine blauen Farbwolken mehr abgehen.
4. Waschen mit destilliertem Wasser.
5. Gegenfärbung mit Bismarkbraun- oder Pyroninlösung eine halbe bis eine Minute.
6. Waschen mit destilliertem Wasser, trocknen.

Ergebnis: Bacillen sattblau, etwas breiter als bei ZIEHL-NEELSEN-Färbung, auf braunem bzw. rosarot gefärbtem Grund, sehr leicht auffindbar.

Anmerkung: Die Schwierigkeit liegt bei der Färbung im Kalilaugezusatz zur Lösung B; ein Laugenüberschuß muß unbedingt vermieden werden, weil dadurch die Farbe zersetzt wird. Wir geben auf 10 ccm Farblösung einen Mikrotropfen Kalilauge aus einer Kapillarpipette.

c) Nachweis mit Hilfe der Fluoreszenzmikroskopie. Dieses äußerst praktische Verfahren setzt voraus, daß man über die entsprechende Einrichtung verfügt; Allgemeines über die Fluoreszenzmikroskopie s. S. 9. Alle Untersucher, die sich mit diesem von HAGEMANN in die bakteriologische Technik eingeführten Verfahren beschäftigt haben, stimmen darin überein, daß es bessere Ergebnisse als die üblichen Färbemethoden zeitigt; insbesondere geschieht der Nachweis in bacillenarmen Proben wesentlich einfacher und auch schneller.

Methode von HAGEMANN. 1. Möglichst dünne Ausstriche werden fünfzehn Minuten mit folgender Lösung übergossen:

Man löst 1 g *Auramin* durch Kochen in 950 ccm destilliertem Wasser und setzt nach Erkalten 50 ccm Phenol. liquefact. zu; die Lösung ist goldgelb und leicht trüb.

2. Kräftig mit destilliertem Wasser spülen.

3. Differenzieren in:

96%igem Alkohol	1000 ccm
konzentrierter reiner Salzsäure	4 ccm
Kochsalz (NaCl rein)	4 g

Man differenziert im ganzen drei Minuten; nach den ersten eineinhalb Minuten wird der Säurealkohol erneuert.

4. Kräftig in Wasser spülen, trocknen. Untersuchung im fluoreszenzfreien Cedernöl oder Paraffinöl.

Ergebnis: Die Bacillen leuchten schon bei schwacher Vergrößerung als gelbe Stäbchen auf.

In einer späteren Mitteilung hat HAGEMANN als Fluorchrom auch *Berberinsulfat* empfohlen; die Lösung wird wie die Auraminlösung zubereitet.

Schnittpräparate:

Im allgemeinen wird angenommen, daß die Fixierung des zu untersuchenden Gewebes in Alkohol vorzunehmen sei; Kontrolluntersuchungen haben uns gezeigt, daß die Fixierung in Formol ebenso sicher zum Ziel führt. Auch die Fixierung in Sublimatgemischen ist angängig.

a) Färbung nach SCHMORL. Diese sehr praktische Methode hat sich in unseren Händen, auch bei experimentellen Untersuchungen, immer bewährt:

1. Überfärben der Schnitte mit Haemalaun oder Haematoxylin (EHRLICHsches Haematoxylin S. 129), etwa 30 Minuten.
2. Gründlich in fließendem Wasser auswaschen.
3. Färben in Carbol-Fuchsin eine halbe bis eine Stunde bei 37° im Brutschrank.
4. Entfärben der Schnitte in Salzsäurealkohol (offizin. Salzsäure 1 ccm + 96%iger Alkohol 70 ccm + destilliertes Wasser 30 ccm) eine Minute.
5. Auswaschen in 70%igem Alkohol zwei bis drei Minuten.
6. Abspülen in Wasser.
7. Übertragen in verdünnte Lösung von Lithiumcarbonat (gesättigte wässerige Lithiumcarbonatlösung 1 Teil und destilliertes Wasser 10 Teile), bis die Schnitte blau erscheinen.
8. Abspülen in Wasser fünf bis zehn Minuten.
9. Entwässern in aufsteigender Alkoholreihe (ohne Carbolxylol!), Xylol, Balsam.

Ergebnis: Bacillen rot, Kerne klar blau gefärbt.

Für Lungenpräparate kann man mit Vorteil zur *gleichzeitigen Darstellung von Tuberkelbacillen und von elastischen Fasern* folgende Methode anwenden:

1. Färben mit Carbol-Fuchsin-Lösung bei 37° im Brutschrank eine Stunde.
2. Abspülen mit 70%igem Alkohol.
3. Elasticafärbung mit WEIGERTS Fuchselin (s. S. 304) 20 bis 30 Minuten, wobei die Tuberkelbacillenfärbung gleichzeitig differenziert wird (Salzsäuregehalt des Fuchselins!).

4. Differenzierung der Elasticafärbung in absolutem Alkohol 30 bis 60 Minuten.
5. Abspülen mit destilliertem Wasser.
6. Kernfärbung mit wässeriger Methylenblaulösung (LÖFFLERS Methylenblau 1 Teil, destilliertes Wasser 3 Teile) fünf bis zehn Minuten.
7. Abspülen in destilliertem Wasser (eventuelle Differenzierung mit schwacher Essigsäurelösung).
8. Entwässern, Xylol, Balsam.

Ergebnis: Bacillen rot, Kerne blau, elastische Gerüste schwarz.

b) Färbung nach HALLBERG. Gefrierschnitte werden mit Eiweißglyzerin aufgeklebt, Paraffinschnitte wie üblich behandelt (entparaffinieren, Alkoholreihe usw.).

1. Auf den waagrecht gehaltenen Objektträger wird so viel Nachtblaulösung (A + B, s. S. 496) aufgetropft, daß die ganze Oberfläche des Objektträgers bedeckt ist. Zweimal mit dem Bunsenbrenner erhitzen, bis Dämpfe aufsteigen; fünf Minuten stehenlassen.
2. Farbe abgießen.
3. Entfärben mit Salzsäurealkohol (s. S. 128) bis keine Farbwolken mehr abgehen.
4. Waschen mit destilliertem Wasser.
5. Färben mit Pyronin (s. S. 496) zwei bis fünf Minuten.
6. Differenzieren und entwässern in 95%igem und absolutem Alkohol
7. Trocknen mit Filterpapier, einschließen in Cedernöl.

Ergebnis: Tuberkelbacillen blau, Chromatin rot, Protoplasma rosa.

c) Methode von FULLER. Diese sehr zuverlässige Methode liefert sehr gute Kern- und Protoplasmabilder neben ausgezeichneter Bacillendarstellung Besonders für schwierige Objekte eignet sie sich vorzüglich.

Es werden folgende Lösungen verwendet:

A. 5%ige wässerige Eisenalaunlösung.

B. Haematoxylinlösung: 1 g Haematoxylin wird in 80 ccm destilliertem Wasser heiß gelöst; nach Abkühlen Zusatz von 10 ccm Glyzerin und von 10 ccm 96%igem Alkohol.

C. Pikrinsäurelösung: Gesättigte alkoholische Pikrinsäurelösung 2 Teile und 95%iger Alkohol 1 Teil.

D. Fuchsinlösung: Gesättigte alkoholische Fuchsinlösung 16 Teile und 95%iger Alkohol 1 Teil.

E. 3%iger Salpetersäurealkohol.

F. Ammoniakwasser (I Tropfen Ammoniak auf 100 ccm Wasser).

G. Hellgrün (Grübler) in 1%iger wässeriger Lösung.

Ausführen der Färbung:

1. Beizen in Eisenalaun (A) bei 45 bis 50° im Brutschrank fünf Minuten.
2. Abspülen unter der Wasserleitung.
3. Färben mit Haematoxylin (B) bei 45 bis 50° im Brutschrank fünf Minuten.
4. Differenzieren und färben in Pikrinsäurelösung (C) fünf Minuten.
5. Gründliches Auswässern in fließendem Wasser fünfzehn Minuten.

6. Färben in der Fuchsinlösung (D) unter Erhitzen bis zur Dampfbildung, abkühlen lassen drei Minuten. Einmal wiederholen.

7. Entfärbung in Salpetersäurealkohol (E) einige Sekunden.

8. Abspülen in fließendem Wasser bis Schnitte blaßrosa.

9. In Ammoniakwasser (F) einige Sekunden eintauchen und leicht bewegen.

10. Spülen in fließendem Wasser zehn Minuten.

11. Färben mit Hellgrünlösung (G) zehn Minuten.

12. Spülen in destilliertem Wasser, entwässern in aufsteigender Alkoholreihe, Xylol, Balsam.

Ergebnis: Bacillen leuchtend rot, Kerne bläulich bis dunkelgrün, Protoplasma hellgrün.

d) Darstellung der Tuberkelbacillen mit Hilfe der Fluoreszenzmikroskopie im Schnitt. Die HAGEMANNsche Technik wurde von einigen Forschern auch für histologische Schnitte ausgearbeitet. Eine zuverlässige Anwendung hat u. a. HOMPESCH angegeben:

α) Als Fluorchrom wird *Auramin* benutzt: Man löst durch Kochen 1 g Auramin in 950 ccm destilliertem Wasser auf und setzt nach Erkalten 50 ccm Phenol. liquefact. hinzu. Man erhält eine leicht trübe, goldgelbe Lösung.

Zur Färbung können aufgeklebte Gefrierschnitte oder Paraffinschnitte verwendet werden; bei letzteren muß man eine gründliche Entparaffinierung vornehmen, weil Paraffinspuren fluoreszieren und leicht Täuschungen veranlassen können.

1. Waagrecht gehaltene Objektträger werden mit der Auraminlösung fünfzehn Minuten behandelt.

2. Farbe mit destilliertem Wasser abspülen.

3. Behandlung mit 3%igem Salzsäurealkohol vier Minuten (nach den ersten zwei Minuten muß der Alkohol erneuert werden).

4. Abspülen mit destilliertem Wasser.

5. Abtrocknen mit Fließpapier, der Schnitt sieht wie ungefärbt aus.

6. Einschließen in doppelt destilliertem Glyzerin oder in fluoreszenzfreiem Paraffinöl (z. B. Paraffinum liquid. pro inject.).

Ergebnis: Bacillen als goldgelbe Stäbchen im Fluoreszenzmikroskop auf leicht grünlichem Grunde aufleuchtend, schon bei zwei- bis dreihundertfacher Vergrößerung erkennbar.

FINKE hat diese Methode insofern abgeändert, als er nach der Differenzierung und dem Waschen 30 Sekunden mit einer wässerigen Methylenblaulösung (1 : 10) nachfärbt, in Wasser auswäscht und trocknet.

SCHALLOCK benutzt nach der Differenzierung und dem Waschen eine 1‰ige Thiazolgelblösung zwei Sekunden, spült in 50%igem Alkohol und sodann in Wasser und untersucht in Glyzerin.

β) Methode von PASS. Gefrier- oder Paraffinschnitte.

1. Fluorchromieren in 1‰iger, kalt bereiteter Auraminlösung (ohne Phenolzusatz) zehn Minuten.

2. Kurz in destilliertem Wasser spülen.

3. Einbringen in 1‰ige wässerige Rivanollösung fünf Minuten.

4. Differenzieren nach HAGEMANN in

Salzsäure 4 ccm

Natriumchlorid 4 g

96%igem Alkohol 1000 cm drei Minuten (wechseln nach einer halben Minute).

5. Abspülen in destilliertem Wasser.

6. Gegenfluorchromieren in wässeriger Bromphenolblaulösung 1 : 10.000, bis die Schnitte schwach blau erscheinen.

7. Einbringen in 4%ige Formalinlösung (Formol 1 Teil, H_2O 9 Teile) zur Fixierung des Fluorchroms im Gewebe einige Sekunden.

8. Abspülen in Wasser, trocknen.

9. Einschließen wie oben [α) 6].

Ergebnis: Bacillen treten als hell leuchtende gelbe Stäbchen auf; Zellkerne und Protoplasma in grünlicher Fluoreszenz (durch Rivanol bedingt).

SCHALLOCK hat nachgewiesen, daß bereits mit Haematoxylin-Eosin oder nach VAN GIESON gefärbte Schnitte noch zur Fluorchromierung taugen. Er bringt sie nach Entfernung des Canadabalsams mittels Xylols für fünf bis zehn Minuten in Salzsäurealkohol, dem einige Kubikzentimeter 25%iger Schwefelsäure zugesetzt worden sind. Gründliches Auswaschen in Wasser, sodann Auraminfärbung.

Darstellung der sog. MUCHschen Granula. Ausstrichpräparate: Am schönsten gelingt der Nachweis der Granula nach der Methode von HATANO, welche eine Verbindung des ZIEHLschen und des MUCHschen Färbeverfahrens darstellt:

1. Färben mit Carbolfuchsin bis zur Dampfbildung fünf Minuten.
2. Abtropfen lassen und spülen mit destilliertem Wasser.
3. Entfärben in 25%iger Schwefelsäure 10 bis 30 Sekunden (oder Salzsäurealkohol 3%), bis Präparat farblos.
4. Behandlung mit 75%igem Alkohol kurz (fällt aus, wenn zur Entfärbung Salzsäurealkohol verwendet worden ist).
5. Auswaschen mit destilliertem Wasser.
6. Nachfärben mit Methylenblau (LÖFFLER) zwei Minuten.
7. Abspülen in destilliertem Wasser.
8. Färben in Carbol-Gentianaviolett-Lösung unter Erwärmen fünf bis zehn Minuten.
9. Abtropfen lassen, einlegen in Lugolsche Lösung auf drei bis zehn Minuten.
10. Entfärben in absolutem Alkohol, trocknen.

Ergebnis: Bacillen rot, MUCHsche Granula violett.

Anmerkung: Derartige Präparate sind mit der größten Vorsicht zu beurteilen, da sich auch grampositive Kokken, Chromatinteile und Bacillen färben, die keine Tuberkelbacillen sind. Für den Geübten wie für den Anfänger ist eine Entscheidung oft sehr schwer zu treffen, ob die dargestellten Gebilde wirkliche Tuberkelbacillenkörnchen sind.

Ausgezeichnete Untersuchungen über Granula findet man bei KNOLL (Fuchsin-Methylviolett-Resorcin).

Schnittpräparate: Eine zuverlässige Methode, die auch für den Tuberkelbacillennachweis im Schnitt verwendet wird, haben FARKAS und SCHMIDT angegeben:

Man benötigt zwei Farblösungen:

A.	Fuchsin	1 g
	5%ige wässerige Carbolsäurelösung	90 ccm
	absoluter Alkohol	10 ccm
B.	Gesättigte wässerige Methylviolettlösung	10 ccm
	2%ige wässerige Carbolsäurelösung	90 ccm

Vor Gebrauch mischt man 1 Teil der Lösung A mit 3 Teilen der Lösung B.

1. Färben im Gemisch A und B bei Zimmertemperatur 24 Stunden.
2. Waschen mit destilliertem Wasser.
3. Behandlung mit Lugolscher Lösung fünf Minuten.
4. Behandlung mit 5%iger Salpetersäure eine Minute.
5. Behandlung mit 3%iger Salzsäure zehn Sekunden.
6. Auswaschen der Säuren mit destilliertem Wasser.
7. Differenzieren in einer Mischung von Aceton und absolutem Alkohol zu gleichen Teilen, bis die Schnitte farblos erscheinen.
8. Kontrastfärbung mit Haemalaun.
9. Brunnenwasser, aufsteigende Alkoholreihe. Aufhellen in Xylol, Balsam.

Ergebnis: Bacillen lebhaft rot, MUCHsche Granula dunkelblau.

Über *Anreicherungsmethoden* orientieren die entsprechenden Abschnitte der bakteriologischen Hand- und Lehrbücher.

10. *Bacterium coli* (Escherichia coli, Colibacillen): gramnegativ.

Ausstrichpräparate: Alle wässerigen oben angegebenen Farblösungen, z. B. Methylenblau nach LÖFFLER, Carbolfuchsin (verdünnt).

Schnittpräparate: LÖFFLERS Methylenblau.

11. *Bacterium Ducreyi* (Haemophilus Ducreyi, Streptobacterium Ducreyi, Ducreyischer Bacillus des weichen Schankers): gramnegativ.

Ausstrichpräparate: Leicht mit LÖFFLERS Methylenblau darzustellen.

Schnittpräparate:

1. Färbung in LÖFFLERS Methylenblau fünfzehn Minuten.
2. Abspülen mit destilliertem Wasser.
3. Abtrocknen mit Fließpapier.
4. Kurz in absoluten Alkohol eintauchen.
5. Abtrocknen mit Fließpapier.
6. Aufhellen in Xylol, Balsam.

12. *Bacterium influenzae* (Influenzabacillen): gramnegativ.

Ausstrichpräparate: Verdünnte Carbol-Fuchsin-Lösung.

Schnittpräparate: Verdünnte Carbol-Fuchsin-Lösung (III Tropfen der konzentrierten Lösung auf 10 ccm Wasser) eine halbe bis eine Stunde. Differenzieren in schwach angesäuertem Alkohol (Eisessig 1 ccm + absol. Alkohol 1000 ccm). Sobald der ursprüngliche schwarzrote Farbton zu einem eigentümlich rotvioletten abgeblaßt ist, rasches Abspülen in absolutem Alkohol, Xylol, Balsam.

Empfehlenswert ist auch polychromes Methylenblau.

13. *Bacterium pneumoniae* (FRIEDLÄNDER): gramnegativ.

Ausstrichpräparate: Mit allen wässerigen Farblösungen. Kapselfärbung nach MUIR (s. S. 486) oder nach JOHNE (s. S. 487).

Schnittpräparate: a) mit LÖFFLERS Methylenblau;

b) nach FRIEDLÄNDER:

1. Färben 2 bis 24 Stunden in folgender Farblösung:

konzentrierte, alkoholische Gentianaviolettlösung	50 ccm
destilliertes Wasser	100 ccm
Eisessig	10 ccm

2. Differenzieren in 0,1%iger Essigsäure ein bis zwei Minuten (aufpassen!).
3. Entwässern in Alkohol, Nelkenöl, Balsam.

Ergebnis: Bei richtiger Differenzierung erscheint die Kapsel schwächer blau gefärbt als der Bacillus.

14. *Bacterium pyocyaneum:* gramnegativ.

Ausstrichpräparate: Mit allen wässerigen Farblösungen.

Schnittpräparate: LÖFFLERS Methylenblau.

15. *Bacterium rhinoscleromatis:* grampositiv.

Ausstrichpräparate: GRAM-Färbung.

Schnittpräparate: a) GRAM-Färbung;

b) nach UNNA: Formol- oder Alkoholfixierung.

1. Färben in folgender Mischung zwanzig Minuten:

Polychromes Methylenblau	70 ccm
1%ige wässerige Safraninlösung	30 ccm

2. Abspülen mit destilliertem Wasser.
3. Abtupfen mit Fließpapier.
4. Alkohol-Xylol-Gemisch zu gleichen Teilen zwei Minuten.
5. Xylol eine Minute, Balsam.

Ergebnis: Bacillen blau, Hüllen rot, desgleichen die hyalinen Massen des Granuloms. Bei der Untersuchung der Granulome vom Rhinosklerom wird man auch mit Vorteil eine gute differenzierte Haemalaun-Eosin-Färbung oder eine Trichromfärbung verwenden können.

16. *Bacterium typhi* (Bac. typhosus, Typhusbacillen): *Bacterium paratyphi* (Salmonella paratyphi, Paratyphusbacillen): gramnegativ.

Ausstrichpräparate: Verdünntes Carbol-Fuchsin, Methylenblaulösungen.

Schnittpräparate: a) polychromes Methylenblau nach ZIELER (S. 491);

b) einfacher kann man auch wie folgt färben (SCHMORL):

1. LÖFFLERS Methylenblau 10 bis 30 Minuten.
2. Abspülen in ½%iger wässeriger Essigsäure fünf Sekunden.
3. Differenzieren in 96%igem Alkohol zwei bis drei Minuten.
4. Entwässern in absolutem Alkohol, Xylol, Balsam.

Ergebnis: Bacillen, die oft sehr dicht liegen, schwarzblau, Kerne bei guter Differenzierung hellblau.

17. *Bacterium tularense:* gramnegativ.

Ausstrichpräparate: Gentianaviolettlösung.

Schnittpräparate: Färbung mit verdünnter GIEMSA-Lösung nach Fixierung in Sublimatgemischen.

18. *Brucella abortus Bang*, *Brucella melitensis* (Bangbakterien): gramnegativ.

Ausstrichpräparate: Verdünnte Carbol-Fuchsin-Lösung; verdünnte Carbol-Thionin-Lösung unter leichtem Erwärmen.

Schnittpräparate: LÖFFLERS Methylenblau; Carbol-Thionin-Lösung fünf bis zehn Minuten.

19. *Gonococcus* (Neisseria gonorrhoeae, *Gonokokken*): gramnegativ.

Ausstrichpräparate: a) verdünnte Lösung von LÖFFLERS Methylenblau (II bis IV Tropfen auf 10 ccm Wasser) drei bis vier Minuten. Abspülen mit destilliertem Wasser (NEISSER);

b) nach FRÄNKEL:

1. Färben in erwärmter konzentrierter alkoholischer Eosinlösung drei bis fünf Minuten.
2. Absaugen des Eosins mit Fließpapier.
3. Nachfärben mit konzentrierter alkoholischer Methylenblaulösung $^1/_4$ Minute.
4. Abspülen mit destilliertem Wasser, trocknen.

Ergebnis: Bakterien leuchtend rot, Kerne blaugrün bis lila.

Schnittpräparate: a) Methylgrün-Pyronin-Färbung nach MASSONS Angaben (s. S. 490).

b) Nach SCHMORL:

1. Färbung mit LÖFFLERS Methylenblau ein bis zwei Stunden.
2. Kurz in $1^0/_{00}$ige Essigsäure eintauchen.
3. Absoluter Alkohol zwei Minuten.
4. Xylol, Balsam.

c) Auch polychromes Methylenblau (S. 140), Cresylechtviolett (S. 490), die Färbung nach ZIELER (s. S. 491), können verwendet werden.

Im allgemeinen gelingt der Gonokokkennachweis im Schnittpräparat schwer.

20. *Meningococcus* (Neisseria intracellularis, Meningokokken): gramnegativ.

Ausstrichpräparate: In der GRAM-Färbung erscheinen die Kokken oft sehr undeutlich im Protoplasma der Leukozyten. Es ist deshalb zweckmäßig, auch Ausstriche mit LÖFFLERS Methylenblau zu färben. Doppelfärbungen sind mit Methylgrün-Pyronin möglich.

Schnittpräparate: Die besten Färbungen erhält man nach Fixierung in Sublimatgemischen, z. B. Susa oder Sublimat-Formol-Eisessig. Man färbt mit Cresylechtviolett (S. 490), GIEMSA-Lösung (S. 491). SCHMORL empfiehlt die Färbung mit polychromem Methylenblau am unentparaffinierten Schnitt.

21. *Micrococcus catarrhalis* (Neisseria catarrhalis): grampositiv.

Färbungsmethoden wie für Pneumococcus.

22. *Pneumococcus* (Diplococcus pneumoniae, *Pneumokokken*): grampositiv.

Ausstrichpräparate: Nach GRAM, Kapselfärbung nach JOHNE, MUIR usw. (s. S. 486).

Schnittpräparate: Die besten Ergebnisse gibt die GRAM-Färbung in der Modifikation von WEIGERT (s. S. 492). Auch kann die WEIGERTsche Fibrinfärbung herangezogen werden, mit der man besonders instruktive Bilder gewinnt.

23. *Staphylococcus aureus* (Staphylokokken): grampositiv.

24. *Streptococcus pyogenes* (Streptokokken): grampositiv.

Sowohl am Ausstrich- wie an Schnittpräparaten verwendet man am besten die GRAM-Färbung; für Schnitte ist eine Vorfärbung der Kerne mit Kernechtrot oder Lithiumcarmin empfehlenswert.

Literatur.

BEZANÇON F.: Précis de microbiologie clinique. Paris, Masson et Co. 1906. BUNGE: Über Geißelfärbung. Fortschr. Med. 1894. EBERBECK: Artikel „Rotz" in Enzyklop. d. mikrosk. Technik von R. Krause, 3. Aufl. 2030 (1927). FICKER U.: Methoden der Bakterienfärbung. Hdb. d. pathogenen Mikroorganismen von W. Kolle und A. v. Wassermann **9** (1929), 713. HAUDUROY P.: Technique bactériologique élémentaire. Roth, Lausanne 1941. JOHANNOVIC G.: Methoden der Färbung von Mikroorganismen im Schnitt. Hdb. d. pathogenen Mikroorganismen von W. Kolle und A. v. Wassermann **9** (1929), 897. KAHLFELD F.: Bakteriologische Nährbodentechnik. G. Thieme, Leipzig 1942. KLIMMER M.: Technik und Methodik der Bakteriologie und Serologie. J. Springer, Berlin 1923. LAGERBERG J.: Eine neue Methode zur Sporenfärbung. Cblt. Bact. I. Orig. **79** (1917), 191. MÜLLER R.: Medizinische Mikrobiologie. J. F. Lehmann, München-Berlin 1944. MUIR R.: Staining of bacterial capsules in films and sections. J. of Pathol. and Bacteriol. **20** (1916), 257. NERI F.: Beobachtungen über den Geißelapparat der Bakterien (mit einer neuen Färbemethode der Bakteriengeißeln). Cblt. Bact. I. Orig. **146** (1940), 166. OHARA H.: Über Identität von „Yato-Byo" (Oharas Disease) und „Tularaemie" sowie ihren Erreger. Cblt. Bact. I. Orig. **117** (1930), 440. PHILIBERT H. und GASTINEL: Précis de bactériologie médicale. Masson et Co., Paris 1942. PIJPER A.: Begeißelung von Typhus- und Proteusbacillen. Cblt. Bact. I. Orig. **118** (1930), 113 und **123** (1931), 195. RANDERATH E.: Die mikroskopischen Befunde in den Lymphknoten bei der Tularaemie mit bes. Berücksichtigung der Differentialdiagnose zwischen Tularaemie und Tuberkulose. Virchows Arch. **312** (1944), 165. RASKIN M.: Eine neue einzeitige Doppelfärbungsmethode für die Polkörperchen der Diphtheriebacillen. Dt. med. Wschr. **1912**, Nr. 51. TRIBONDEAU L.: Procédé de coloration des bactéries sporulées. C. r. Soc. Biol. Paris **79** (1917), 880. ZIELER K.: Zur Färbung schwer färbbarer Bakterien (Rotzbacillen, Typhusbacillen, Gonokokken usw.) in Schnitten der Haut und anderer Organe. Cblt. Path. **14** (1903), 561.

Tuberkulose.

ANDERSSON A.: On establishing the presence of tuberculosis bacilli by means of the fluorescence microscope. Acta med. Scand. (Stockholm) **115** (1943), 441. DISSMANN E.: Erfahrungen mit der Karbolnachtblaufärbung der Tuberkelbacillen nach Hallberg. Cblt. Bact. I. Orig. **150** (1943), 268. FARKAS K. und M. SCHMIDT: Färberisches Verhalten der Tuberkelbacillen in Schnittpräparaten. Verhandlg. Ungar. Pathol. Ges. 1941, 81. FINKE L.: Über den fluoreszenzmikroskopischen Nachweis von Tuberkelbacillen in Ausstrichen und Gewebsschnitten. Arch. Hyg. **123** (1940), 381. FULLER D. S.: J. Labor. and clin. Med. **23** (1938), 416. HAGEMANN P. K.:

Fluoreszenzfärbung von Tuberkelbakterien mit Auramin. Münch. med. Wschr. 1938, II, 1066; ders.: Fluoreszenzmikroskopische Untersuchungen über Virus und andere Bakterien. Cblt. Bact. I. Orig. **140** (1937), 184. HALLBERG V.: A new method for staining tubercle bacilli. Acta med. Scand. (Stockholm) **108** (1941), 12. HOMPESCH H.: Die fluoreszenzmikroskopische Darstellung von Tuberkelbacillen in Gewebsschnitten. Cblt. Path. **78** (1942), 337. ISHIWARA T.: Über neue Färbeverfahren zur Darstellung granulierter Tuberkelbacillen. Cblt. Bact. I. Orig. **68** (1913), 113. KNOLL W.: Morphologischer Beitrag zu den Beziehungen zwischen Organismus und Tuberkuloseerreger. Arch. klin. Med. **109** (1913), 31. PASS G.: Zur fluoreszenzmikroskopischen Darstellung von Tuberkelbacillen im Gewebe. Wien. klin. Wschr. 1942, 450. REENSTIERNA J.: The use of the Hallberg Method for staining leprosy bacilli. Acta med. Scand. (Stockholm) **108** (1941), 15. ROULET F.: Zur Nachtblaufärbung des Tuberkelbacillus nach V. Hallberg. Cblt. Path. **80** (1942), 52. SCHALLOCK G.: Vereinfachter Nachweis von Tuberkelbacillen in histologischen Schnitten durch die Fluoreszenzmethode nach Hagemann. Münch. med. Wschr. 1940, I, 102.

Aktinomykose.

Bei Untersuchung eines auf Aktinomykose verdächtigen Eiters sucht man zuerst nach den charakteristischen, weißgelb oder gelbbraunen Körnchen, die man auf einen Objektträger bringt und vorsichtig mit dem aufgelegten Deckglas zerquetscht. Zur stärkeren Aufhellung setzt man etwas Essigsäure oder Kalilauge zu. Schon bei schwacher Vergrößerung sind die charakteristischen Pilzdrusen zu erkennen. Schnittpräparate werden zwecks Orientierung mit Haemalaun-Eosin gefärbt; es ist indessen immer vorteilhaft, eine GRAM-Färbung anzustellen, am besten nach der Modifikation von WEIGERT. Nach GRAM färbt sich das Mycel sehr deutlich, im Haematoxylin-Eosin kommen die Kolben gut zur Darstellung.

a) Nach SCHMORL bekommt man ziemlich gleichmäßige Resultate mit folgender Methode, wenn man die Kolben und das Mycel in differenter Farbe darstellen will:

1. Färben nach GRAM-WEIGERT.
2. Übertragen aus dem Anilinöl in Alkohol für zwei bis drei Minuten.
3. Färben in einer hellroten Lösung von Säurefuchsin (III Tropfen einer konzentrierten wässerigen Lösung auf 15 ccm Wasser).
4. Abspülen in Wasser zwei Minuten.
5. Entwässern in Alkohol, Xylol, Balsam.

Ergebnis: Mycel dunkelblau, Kolben fuchsinrot, Kerne farblos. Will man die Kerne in differenter Farbe haben, so läßt man eine Färbung mit Bismarkbraun vorangehen.

b) Ebenfalls sehr befriedigende Resultate gibt die *Methode von* BIRCH-HIRSCHFELD.

1. Vorfärbung mit Haematoxylin oder Lithioncarmin.
2. Färben in mäßig erwärmter $2^0/_0$iger Kristallviolettlösung fünf Minuten.
3. Abspülen in $0{,}5^0/_0$iger alkoholischer Pikrinsäurelösung eine halbe bis eine Minute.
4. Auswaschen in absolutem Alkohol, bis Präparat bläulichgrün: bis 30 Minuten.
5. Differenzieren in mehrmals zu wechselndem Origanumöl.
6. Xylol, Balsam.

Ergebnis: Mycel blau, Randpartie des Kolbens gelb.

Sollen die Kolben different gefärbt werden, so bringt man die Schnitte vor der Kristallviolettfärbung für fünf Minuten in Carbol-Fuchsin-Lösung, spült in Alkohol ab und folgt von Punkt 3 an der oben angegebenen Vorschrift.

c) Die *Methode von* LIGNIÈRES wird von LANGERON besonders empfohlen:

1. Haemalaunfärbung, bläuen in Wasser wie üblich.
2. Färben in Carbolgentianaviolett (kalt) drei Minuten.
3. Rasch in Wasser spülen.
4. Lugolsche Lösung eine Minute.
5. Ohne zu waschen entfärben in

absolutem Alkohol	40 ccm
Aceton	10 ccm
Eisessig	1 ccm
gesättigter wässeriger Säurefuchsinlösung	VI Tropfen

bis der Schnitt einen grellroten Farbton annimmt und die Drusen allein violett gefärbt erscheinen (mikroskopische Kontrolle!).

6. Differenzieren in Wasser bis sich die Kolben grellrot auf hellrosa gefärbtem Grund abheben. Rasch in Essigwasser (0,5 bis 1 $^0/_0$) auswaschen, um die Differenzierung zu unterbrechen.
7. Alkohol, Carbolxylol, Xylol, Balsam.

Ergebnis: In gut gelungenen Präparaten sind die Kerne violett, Cytoplasma rosa, kollagenes Bindegewebe und Kolben grellrot, Mycel blauviolett (sehr dunkel). Leider können diese Präparate nicht lange aufbewahrt werden, da sie sich rasch entfärben.

Auch die Azan-Färbung (S. 284), die Färbung nach MANN (S. 154) mit Erythrosin-Orange-Toluidinblau geben nach Formolfixierung schöne Resultate; bei letzterer Färbung erscheinen die Kolben orangerot, das Mycel dunkelblau.

Die Pilze des *Madura-Fußes* werden hin und wieder mit der GRAM-Färbung dargestellt. Schönere Bilder gibt die MANNsche Färbung, unter Umständen (bei geeigneter Fixierung) auch die panoptische Färbung nach PAPPENHEIM.

Literatur.

BOSTROEM: Aktinomykose. Beitr. path. Anat. **9** (1890), 1. BRUMPT E.: Les mycétomes. Arch. d. Parasitologie **10** (1906), 489; ders.: Précis de parasitologie. Masson et Co., Paris 1936. CHAUSSÉ P.: Méthodes de coloration communes à l'actinobacillose, l'actinomycose et la botryomycose. Ann. Inst. Pasteur **23** (1909), 503. KLINGMÜLLER V.: Artikel „Aktinomycose" in Enzyklop. mikrosk. Technik von R. Krause, 3. Aufl. 15 (1926). LANGERON M.: Précis de microscopie. Masson et Co., Paris 1942; ders.: Les mycétomes. Nouveau traité de médecine. Masson et Co., Paris 1925.

E. Darstellungsmethoden für Spirochäten.

Der Nachweis der Spirochäten kann im allgemeinen in *Ausstrichpräparaten* mit einigen Färbungen geschehen, so beispielsweise mit der Färbung nach ROMANOWSKY wie für Blutausstriche (S. 353). Nach COLES kann man bei Untersuchung solcher Präparate im Dunkelfeld die Spirochäten als goldgelbe Gebilde aufleuchten sehen (Untersuchung mit Trockensystemen).

HOFFMANN hat eine allgemeine Methode angegeben, die sich für alle Spirochäten eignet:

1. Nicht fixierte Ausstriche werden mit folgendem Gemisch übergossen:

destilliertes Wasser	10 ccm
Kaliumcarbonat 1%ig	I bis II Tropfen
GIEMSA-Lösung	XX bis XXV Tropfen

Man erhitzt bis zur Dampfbildung, entfernt die Farbe und wiederholt mit frischer Farblösung vier- bis fünfmal.

2. Auswaschen mit destilliertem Wasser.
3. Differenzieren mit 25%iger Tanninlösung ein bis zwei Minuten.
4. Gründlich auswaschen, trocknen.

Ergebnis: Spirochäten rötlich auf hellem Grund.

Mit diesen Färbungen kommt man im allgemeinen aus (weitere siehe bei JULIUSBERG).

In der Praxis wird man aber vorteilhaft anwenden:

1. Die *Untersuchung im Dunkelfeld.* Ist das Material zu spärlich, so gibt man etwas physiologische Kochsalzlösung hinzu und deckt mit Deckglas. Bezüglich der optischen Ausrüstung s. S. 6. Die Spirochäten erscheinen deutlich hell-leuchtend auf schwarzem Grund.

2. *Das Tuscheverfahren nach* BURRI. Dieses einfache Verfahren läßt sich auch zur Darstellung anderer Bakterien verwenden (GINS z. B. empfiehlt es zur Darstellung der Geißel von Bact. typhi und zum Kapselnachweis). Man verreibt einen Tropfen der zu untersuchenden Flüssigkeit oder des Abstrichsaftes des zu untersuchenden Organs auf einem Objektträger mit einem Tropfen destillierten Wassers und mischt mit einem Tröpfchen flüssiger chinesischer Tusche. Dazu ist nur die Tusche zu verwenden, die speziell für bakteriologische Untersuchungen hergestellt wird (RAL in Frankreich, Pelikan-Tusche von Günther & Wagner z. B.). Es ist sehr wichtig, daß die Tusche steril bleibt, da sonst grobe Interpretationsfehler vorkommen können; ein Zusatz von einigen Tropfen Formol schützt vor Verunreinigungen.

Der so bereitete Tropfen wird nun mit dem Rande eines Deckglases in üblicher Weise ausgestrichen. Man läßt trocknen und untersucht mit der Ölimmersion.

Ergebnis: Spirochäten und andere Bakterien erscheinen hell auf dunklem Grund.

Ähnlich sind die Ergebnisse mit *Cyanochinlösung* (Mischung von Cyanosin und Chinablau) von Hollborn; sie wird wie Tusche verwendet; der Grund ist gleichmäßig blau und sehr klar (Cyanochin enthält: gesättigte wässerige Lösung von Chinablau 3 Teile, gesättigte wässerige Lösung von Cyanosin 1 Teil).

Für *Schnittpräparate* eignen sich besonders die Silberimprägnationsmethoden, wie man sie besonders für die Spirochaeta pallida verwendet (s. S. 508).

Spirochaeta pallida (Treponema pallidum).

Ausstrichpräparate: Tuscheverfahren nach BURRI und Dunkelfeldbeobachtung sind die Methoden der Wahl für einen raschen und sicheren Nachweis.

Zur Färbung hat man früher viel die verschiedenen von GIEMSA angegebenen Methoden verwendet, wie man sie in allen einschlägigen Büchern der bakteriologischen Technik angeführt findet. Wesentlich einfacher und m. E. auch sicherer ist die *Methode von* BECKER.

1. Fixierung des dünnen, luftgetrockneten Ausstriches in RUGEscher Lösung eine Minute.

Formol 40%	20 ccm
Eisessig	1 ccm
destilliertes Wasser	100 ccm

2. Abspülen in destilliertem Wasser zehn Sekunden.
3. Beizung in 10%iger Tanninlösung (der man 1% Carbolsäure zugesetzt hat) unter leichtem Erwärmen (nicht über 50°) eine halbe Minute.
4. Abspülen in destilliertem Wasser eine Minute.
5. Färben in Carbol-Fuchsin (ZIEHL) unter leichtem Erwärmen eine halbe bis dreiviertel Minuten.
6. Abspülen in destilliertem Wasser, trocknen.

Ergebnis: Spirochäten leuchtend rot.

Eine praktische Methode wurde auch von GRUMBACH ausprobiert: Er benutzt eine von Miss TILDEN ausgearbeitete Methode, bei der das Material in gepuffertem Formol fixiert wird, so daß sich die Spirochäten danach mit den gewöhnlichen Carbol-Gentianaviolett- oder Carbol-Fuchsin-Lösungen leicht färben lassen.

Gepuffertes Formol:

40% Formol	10 ccm
Phosphatpuffer	90 ccm

Phosphatpuffer: M/15 Na_2HPO_4 88 ccm (= 9,078 g auf 1000 ccm H_2O),
M/15 NaH_2PO_4 12 ccm (= 11,876 g auf 1000 ccm H_2O).

Das spirochätenhaltige Material wird auf einem Objektträger mit einem Tropfen Formolpuffer gemischt. Nach fünf Minuten (am besten in feuchter Kammer) dünn ausstreichen und trocknen lassen. Färben, wie gewöhnlich fixierte Ausstriche, mit Gentianaviolett oder Carbol-Fuchsin.

Wie SCHMORL, ZABEL, DUPÉRIÉ u. a. gezeigt haben, ist es oft vorteilhaft, Ausstrichpräparate von Organen herzustellen, die in Formalin fixiert worden sind. Wie besonders bei der angeborenen Syphilis festgestellt werden konnte, erhält man dabei häufig reichlichere Spirochäten als in nativen Ausstrichpräparaten. Man schneidet aus dem fixierten Organ ein bohnengroßes Stück heraus, läßt es eine viertel Stunde in destilliertem Wasser liegen und läßt auf Fließpapier abtropfen. Der Ausstrich wird von einer angefrischten Schnittfläche hergestellt.

Schnittpräparate: Zum Spirochätennachweis im Gewebsschnitt ist allen Färbungen das *Versilberungsverfahren* vorzuziehen. Verschiedene Methoden sind zu diesem Zweck angegeben worden, die sich mehr oder weniger alle auf die Angaben von LEVADITI stützen. Hat man es sehr eilig, wählt man die Methode von NAKANO (S. 511), mit welcher die Spirochäten in 24 bis 48 Stunden dargestellt werden können, oder die Methode von MANOUÉLIAN (S. 509, b), die noch schneller arbeitet.

a) Methode von LEVADITI.

1. Fixierung dünner Gewebsscheiben in Formol 1 : 4 24 Stunden (oder länger).

2. Übertragen in 90%igen Alkohol auf 24 Stunden.

3. Silberimprägnation im Block in einer 1,5- bis 3%igen wässerigen Silbernitratlösung bei 37° im Brutschrank drei bis sechs Tage.

4. Kurzes Auswaschen in destilliertem Wasser (von hier an tut man gut, unter Lichtabschluß zu arbeiten, z. B. mit Flaschen aus dunklem Glas).

5. Reduzieren in folgendem Gemisch 24 bis 48 Stunden (Zimmertemperatur):

Pyrogallussäure	4 g
Formol 40 %	5 ccm
destilliertes Wasser	100 ccm

6. Auswaschen in destilliertem Wasser.

7. Einbetten in Paraffin. Vom Paraffinblock sind die obersten Schichten nicht zu verwenden, da sie meist reichlich Silberniederschläge enthalten (etwa 1 mm dicke Schicht). Schnitte 5 bis 6 μ aufkleben wie gewöhnlich, entparaffinieren, mit Balsam einschließen.

Ergebnis: Auf braungelbem Grund treten die Spirochäten schwarz hervor. Die kollagenen Fasern und die Gitterfasern können sich auch imprägnieren, sie sind aber mehr oder weniger dunkelbraun. Zu Verwechslungen können in Präparaten vom Zentralnervensystem die Nervenfasern Anlaß geben, weil sie sich oft tiefschwarz färben; da sie auch fein gewunden sein können, ist manchmal eine sichere Unterscheidung nicht möglich (SCHMORL).

Unter Umständen kann man derartige Präparate auch einer Kernfärbung unterwerfen; geeignet sind z. B. die verdünnte GIEMSA-Lösung, Toluidinblau.

b) Methode von MANOUÉLIAN (rasche Methode):

1. Fixierung 1 mm dicker Gewebsscheiben in Formol 1 : 4 ein bis zwei Stunden.

2. Waschen in 90%igem Alkohol dreimal in Abständen von zehn Minuten.

3. Einlegen der Objekte in eine Flasche von 60 bis 100 ccm Inhalt, die zur Hälfte mit destilliertem Wasser gefüllt ist; sobald die Objekte auf den Boden der Flasche gesunken sind, erneuert man das Wasser.

4. Imprägnieren in 1%iger Silbernitratlösung bei 50° im Brutschrank 1 bis 24 Stunden.

5. Objekte mit der Hornpinzette herausnehmen und in die Reduktionslösung überführen:

2%ige Pyrogallussäurelösung	90 ccm	
Formol 40%	10 ccm	(30 Minuten bis 48 Stunden).

6. Auswaschen (kurz) in destilliertem Wasser.

7. Gefrierschnitte oder Paraffineinbettung.

Auch mit dem Reduktionsgemisch nach VAN ERMENGEN bekommt man, wie MANOUÉLIAN angibt, gute Resultate:

Gallussäure (acid. gallic.)	7 g
Tannin	3,5 g
Natriumacetat	14 g
destilliertes Wasser	350 cm

Reduktion in einer halben Stunde.

c) Methode von YAMAMOTO.

Mit dieser Vorschrift erhält man sehr saubere Präparate; nicht selten fallen sie schöner aus als mit dem Verfahren von LEVADITI und MANOUELIAN.

1. 5 mm dicke Gewebsscheiben von formolfixiertem Material werden 24 Stunden in fließendem Wasser ausgewaschen und sodann für eine Stunde in destilliertes Wasser gelegt.

2. Versilberung in 5%iger Silbernitratlösung (Flasche aus braunem Glas!) bei 37° 48 Stunden.

3. Reduktion in folgendem Gemisch:

Acid. tannic.	1 g
Acid. pyrogallic.	2 g
Aq. dest.	100 ccm

24 Stunden bei 37°. Nach der ersten Stunde wird die trüb gewordene Reduktionsflüssigkeit gewechselt.

4. Auswaschen in destilliertem Wasser eine Stunde.

5. Einbetten in Celloidin oder in Paraffin (bei letzterer Einbettungsart verliert die Darstellung etwas an Schärfe).

6. Nachfärbung der Schnitte mit Methylenblau wie üblich (LÖFFLER).

Während alle diese Nachweismethoden mit der Imprägnierung im Gewebsblock arbeiten, sind andere Verfahren ausgearbeitet worden, um die Spirochäten in einer beliebigen Schnittserie (Gefrier- oder Paraffinschnitte) nachzuweisen. Die verschiedenen Färbemethoden mit Anilinfarben sind unzuverlässig und geben selten schöne Bilder. Die Versilberung im Schnitt bereitete zunächst große Schwierigkeiten, bis LIESEGANG feststellte, daß sich das CAJALsche Verfahren auch für einzelne Schnitte anwenden läßt, wenn man in einem Gemisch von Silbernitrat und einem photographischen Entwickler, z. B. Hydrochinon, entwickelt, dem aber zur Verzögerung der Silberausfällung ein Schutzkolloid, beispielsweise Gummi arabicum, Mastixlösung u. dgl., zugegeben werden muß. Auf derartigen Erfahrungen beruhen die Verfahren von JAHNEL, WARTHIN, KRANTZ, STEINER, DIETERLE u. a. Außer der Methode von JAHNEL, die wir am Ende des Abschnittes besprechen werden (S. 512), empfiehlt sich die

d) Methode von KRANTZ für Gefrier- und Paraffinschnitte.

1. Gefrierschnitte von Formolmaterial in destilliertem Wasser auffangen.

2. Einlegen in 1‰ige Lösung von Silbernitrat bei 56° auf 4 bis 24 Stunden.

3. Abspülen in destilliertem Wasser.

4. Reduzieren in

Pyrogallol	0,2 g
destilliertem Wasser	15 ccm
Mucilago gummi arab.	5 ccm

Die Reduktion nimmt 30 bis 60 Minuten in Anspruch. Man kontrolliert sie am besten, indem man von Zeit zu Zeit einen Schnitt in destilliertes Wasser bringt, schnell auf Objektträger auffängt (Glasnadeln!) und am Mikroskop kontrolliert.

5. Gründlich in Leitungswasser spülen.

6. Alkohol, Xylol, Balsam.

Diese Methode kann auch für Paraffinschnitte nützlich sein. Man muß allerdings beachten, daß die verwendeten Glasgeräte frei von NaCl sein müssen und daß die Ergebnisse gut sind, nur wenn man die angegebene 1°/₀₀ige $AgNO_3$-Lösung gebraucht.

e) Schnellfärbemethode von NAKANO.

Mit diesem Verfahren kann der Spirochätennachweis innerhalb 24 bis 48 Stunden im Gewebsschnitt erbracht werden. Zu diagnostischen Zwecken stellt sie die Methode der Wahl dar:

1. Fixieren kleiner Gewebsstücke in Formol 1 : 4; wenn man Scheiben von etwa 3 bis 4 mm Dicke nimmt und sorgfältig im Wasserbad bei 60° fixiert, genügen 10 bis 20 bis 30 Minuten.

2. Ausschneiden von 1 bis 2 mm dicken Scheiben, die man auf drei bis fünf Stunden in 95%igen Alkohol einlegt.

3. Wässern in fließendem Wasser zehn Minuten.

4. Einlegen (in dunkle Flasche) in 1,5%ige Silbernitratlösung vier bis fünf Stunden bei 50° im Brutschrank.

5. Sofort reduzieren in folgender Lösung bei 50° im Brutschrank vier bis zehn Stunden (je nach Dicke der Objekte):

Pyrogallussäure	3 g
Formol 1 : 4	5 ccm
destilliertes Wasser	100 ccm

6. Entwässern in 96%igem Alkohol, mehrmals gewechselt, Schnelleinbettung in Paraffin.

Ergebnis: Spirochäten schwarz, Grund braungelb.

f) Methode von NIETO.

NIETO zeigte, daß man den Entwicklungsprozeß, außer durch Hinzufügen eines Schutzkolloids, wie Gummi arabicum u. dgl., auch dadurch verlangsamen kann, daß man vor der Herstellung des Gemisches aus $AgNO_3$ und Entwickler, der ersten Flüssigkeit eine geeignete organische Säure in genügender Konzentration zusetzt. Darauf beruht die folgende, sehr zuverlässige Methode:

1. Gefrierschnitte (Formolmaterial) 15 bis 20 μ oder Paraffinschnitte (nach Entparaffinierung) werden auf 10 Minuten in konzentriertes Pyridin übertragen.

2. Auswaschen in drei Portionen destillierten Wassers.

3. Einlegen in eine 1%ige wässerige Urannitratlösung bei 37° im Brutschrank für 15 Minuten.

4. Auswaschen in zwei Portionen destillierten Wassers.

5. Einlegen in 0,2%ige Silbernitratlösung, die über der Flamme vorsichtig erhitzt wird, bis sich in der Flüssigkeit Bläschenbildung zeigt, aber nicht stärker! (Dies dauert für eine Schale von 20 ccm Inhalt, in der ungefähr sechs Schnitte liegen, ca. vier Minuten.) Erkalten lassen zwei Minuten oder länger.

6. Einlegen in folgende Lösung:

1%ige Silbernitratlösung	10 ccm	
5%ige wässerige Weinsäurelösung	20 ccm	
gut durchmischen und		
1%ige Pyrogallussäurelösung	10 ccm	hinzufügen.

Das Schälchen mit der Reduktionslösung wird hin und her geschwenkt, damit die Entwicklung regelmäßig vor sich geht. Wenn die Schnitte gelblichbraun werden, unterbricht man durch Übertragen in destilliertes Wasser. Die Entwicklungszeit wechselt! NIETO gibt an, für Paralytikergehirn etwa fünf Minuten, kürzer für Leber von kongenitaler Syphilis.

7. Nach gutem Auswaschen in destilliertem Wasser entwässern und Alkohol, Xylol, Balsam.

g) Die Darstellung von Spirochäten im Gehirn und im Rückenmark erfordert die Anwendung besonderer Methoden, mit welchen eine Imprägnation der Gliafasern und der Nervenfasern verhindert werden kann. Seit den diesbezüglichen Untersuchungen von NOGUCHI hat sich insbesondere JAHNEL mit diesen Fragen beschäftigt und verschiedene Methoden angegeben, mit denen sich gut arbeiten läßt; sie sind heute die Methoden der Wahl für das Zentralnervensystem; für andere Gewebe leisten sie nicht mehr als das Verfahren von LEVADITI.

Methode I von JAHNEL:

1. Nicht allzu dicke Gewebsblöcke werden vierzehn Tage in Formol 1:4 fixiert (auch altes Formolmaterial ist brauchbar).
2. Stücke auf 2 bis 4 mm Dicke verkleinern. Einlegen in 1%ige wässerige Urannitratlösung bei 37° im Brutschrank für eine Stunde. Wird nach Beendigung der Imprägnation festgestellt, daß Gliafasern oder Nervenfibrillen doch imprägniert worden sind, erhöht man den Gehalt des Urannitrats auf 2%. (Lösung stets frisch herstellen.)
3. Waschen in destilliertem Wasser 24 Stunden.
4. Einlegen in 96%igen Alkohol drei bis acht Tage.
5. Auswaschen in destilliertem Wasser bis die Stücke untertauchen.
6. Imprägnieren mit 0,5%iger Silbernitratlösung fünf bis acht Tage bei 37° im Brutschrank in Flasche aus dunklem Glas. *Nur reinstes kristallisiertes $AgNO_3$ verwenden,* nicht Stangen!
7. Waschen in destilliertem Wasser (dunkles Glas!) einige Minuten.
8. Reduzieren in frisch bereiteter 4%iger Pyrogallussäurelösung, der man 5% Formol (40%) zugesetzt hat, bei Zimmertemperatur in dunklem Gefäß ein bis zwei Tage.

Auch kann der Entwickler nach LEVADITI-MANOUÉLIAN verwendet werden:

4%ige Pyrogallussäurelösung	90 ccm
Aceton	10 ccm

Davon werden 10 ccm abgegossen und durch 10 ccm reines Pyridin ersetzt. Reduktionszeit: 24 bis 48 Stunden.

9. Auswaschen in destilliertem Wasser.
10. Aufsteigende Alkoholreihe (Alkohol muß neutral sein!), Paraffineinbettung, 5 μ dicke Schnitte.

Ergebnis: Spirochäten schwarz auf hellem Grund.

Methode II von JAHNEL:

1. Formolmaterial, mindestens zwei Wochen alt.
2. Reines Pyridin ein bis drei Tage.

3. Auswaschen in destilliertem Wasser zwei bis drei Tage.
4. Einige Tage in Formol bis Pyridingeruch verschwunden ist.
5. Auswaschen in destilliertem Wasser.
6. Wie bei Methode I: Urannitratlösung usw.

Die Vorbehandlung mit Pyridin begünstigt die Silberimprägnation; es muß aber dieser Stoff vollständig aus dem Stückchen entfernt werden, bevor man zur Imprägnation schreitet.

h) Darstellung der Spirochäten im Knochengewebe. SCHMORL fixiert in Formol, härtet in Alkohol nach und entkalkt in wässeriger Salpetersäure. Nach gründlichem Auswaschen in Leitungswasser und zuletzt in destilliertem Wasser imprägniert man nach LEVADITI; Mißerfolge sind nicht selten.

Spirochaeta Obermeieri (europäisches Rückfallfieber) und *Spirochaeta Duttoni* (afrikanisches Zeckenfieber).

Der Pathologe ist nur selten in der Lage, frische Blutuntersuchungen bei Recurrensfieber vorzunehmen; immerhin kann dies vorkommen und überdies wird experimentell nicht so selten mit Recurrensspirochäten gearbeitet, so daß sich einige kurze Angaben über die Untersuchung an frischem Material rechtfertigen lassen.

Nativpräparate sind am eindrücklichsten, man sollte sie nach Möglichkeit stets herstellen. Entweder bedeckt man einen auf Objektträger aufgefangenen Blutstropfen mit einem Deckglas und untersucht sofort im Dunkelfeld, wo sich die Spirochäten deutlich vom Grund abheben, oder man kann das Verfahren von WELTMANN anwenden: Ein gut gereinigter und durch die Flamme gezogener Objektträger wird mit gesättigtem alkoholischem Methylenblau bestrichen und getrocknet. Auf die Farbschicht bringt man einen Tropfen Blut und legt ein Deckglas darauf. Die Spirochäten färben sich fast augenblicklich hellblau, sind eine Weile noch beweglich, was ihr Auffinden erleichtert.

Ausstrichpräparate: Am besten geeignet ist das Tuscheverfahren von BURRI; als Färbung kann man die BECKERsche Methode (S. 508) empfehlen. Auch mit der GIEMSA-Färbung für Blutausstriche (S. 353) erhält man schöne Bilder.

Schnittpräparate: Es lassen sich die Recurrensspirochäten mittels Anilinfarben nur schwer darstellen; man verwendet am besten die für die Spirochaeta pallida angegebenen Imprägnationsmethoden. Mit der gewöhnlichen Methode von LEVADITI hatten wir gute Erfolge.

Spirochaeta icterogenes (WEILsche Krankheit).

Man verwendet die gleichen Methoden wie für Recurrensspirochäten und für Spirochaeta pallida. Zur Darstellung im Schnitt leistet auch hier das Verfahren nach LEVADITI gute Dienste. Das gleiche gilt für die übrigen menschenpathogenen Spirochäten (*Spirochaeta pertenuis* bei Framboesie, Spirochäten bei PLAUT-VICENTscher Angina usw.).

Literatur.

BECKER E.: Eine empfehlenswerte Methode für Spirochätenfärbungen. Dt. med. Wschr. 1920, Nr. 10. JAHNEL: Einiges über die Prinzipien und neueren Methoden des Spirochätennachweises im Gewebe mit besonderer Berücksichtigung des Zentralnervensystems. Münch. med. Wschr. 1920, 932, 1263; ders. Studien über die progressive Paralyse. Arch. f. Psych. 57 (1917), 847; ders. Über die Lokalisation der Spirochäten im Gehirn bei der progressiven Paralyse. Neurolog. Cblt. 36 (1917), 402. LEVADITI C. und Y. MANOUÉLIAN: Nouvelle méthode rapide pour la coloration des spirochètes. C. r. Soc. Biol. 58 (1906), 134. MANOUÉLIAN Y.: Technique rapide pour l'imprégnation des organismes spiralés dans les coupes. C. r. Soc. Biol. 81 (1918). 759. NAKANO H.: Eine Schnellfärbungsmethode der Spirochaeta pallida. Dt. med, Wschr. 1912, I, Nr. 9, 416. PROWAZEK: Technik der Spirochätenuntersuchungen. Z. Mikrosk. 23 (1906), 1. SCHNEEMANN: Vergleichende Untersuchungen über neuere Spirochätenfärbungen. Cblt. Bacter. I. Orig. 86 (1921), 84. WELTMANN O.: Die Vitalfärbung zum raschen Nachweis der Spirochaeta Obermeieri. Wien. klin. Wschr. 1915, 1257. ZABEL A.: Spirochaeta pallida in Ausstrichen formolfixierter Organe. Med. Klin. 1907, Nr. 20, 580. ZUELZER M.: „Spirochäten" in Hdb. d. pathogenen Protozoen von Prowazek u. Nöller, Leipzig 1925.

F. Viruskrankheiten.

Die Aufgabe der pathologischen Histologie der Viruskrankheiten liegt vor allem im Nachweis der mehr oder weniger pathognomischen Gewebsveränderungen für die in Frage kommenden Leiden. Wie für die durch Bakterien hervorgerufenen Krankheiten ist eine Zusammenarbeit mit dem Bakteriologen unbedingt erforderlich, denn es kann die histologische Untersuchung von Organteilen allein niemals zur sicheren Diagnose führen. Wohl wird der Geübte eine Vermutung aussprechen können, die endgültige Aufklärung aber liegt in den Händen des Bakteriologen. Ich verweise deshalb auch diesbezüglich auf das Handbuch von DOERR und auf das Buch von LEVADITI und LÉPINE, in denen alles Wissenswerte zu finden ist. Hier sollen lediglich orientierende Verfahren angeführt werden, die unter Umständen sehr praktisch sein können und in gewissen Fällen angewandt werden müssen.

a) Darstellung der Elementarkörperchen.

Zum Nachweis der *Elementarkörperchen* dienen hauptsächlich *Ausstrichpräparate* sowie *Tupf-* oder *Klatschpräparate* von frischen Organschnittflächen. Man stellt sie nach den üblichen Methoden her; die Objektträger müssen sorgfältigst gereinigt und abgeflammt werden, bevor man Ausstriche oder Tupfpräparate herstellt.

1. Elementarkörperchen können vor allem mit der *fluoreszenzmikroskopischen Methode* sauber dargestellt werden (v. GERLACH, HAGEMANN). Die Ausstriche müssen möglichst dünn sein; man fixiert entweder in $96^0/_0$igem Aethylalkohol fünf bis zehn Minuten oder in 1- bis $4^0/_0$igem Formalin fünf bis zehn Minuten. Als Fluorchrom hat HAGEMANN besonders Primulin empfohlen:

1 g Primulin wird in 1000 ccm destilliertem Wasser gelöst, sodann werden 20 ccm Phenol. liquefact. zugesetzt.

Man übergießt den Ausstrich mit der Primulinlösung, läßt fünfzehn Sekunden in Kontakt, spült mit destilliertem Wasser ab und untersucht wie üblich.

Ergebnis: Die Elementarkörperchen leuchten als weiße bis weißlichblaue Pünktchen auf fast dunklem Grund auf. Eine Differentialdiagnose ist nicht möglich.

2. Darstellung der Elementarkörperchen mit Viktoriablau nach Herzberg.

Viktoriablau 4 R	9 g
destilliertes Wasser	300 ccm

werden eine halbe Stunde im Wasserbad bei 60° aufgelöst. Die Lösung gießt man in eine Flasche aus dunklem Glas; sie muß vierzehn Tage stehenbleiben, bevor sie benutzt wird. Vor Gebrauch filtrieren. Die Ausstriche müssen vor der Fixierung während 24 Stunden an der Luft getrocknet werden (staubfrei!). Sodann:

1. Fixieren durch dreimaliges Durchziehen durch die Flamme.

2. Aufgießen der Farblösung; die Färbezeiten sind verschieden: Herzberg gibt an für Kanarienvogelvirus 1 bis 3 Minuten,

für Vakzinevirus	3 bis 5 Minuten
für Ektromelievirus	10 Minuten
für Varicellen	20 Minuten

3. Farbe abgießen.

4. Objektträger in einer Schale mit destilliertem Wasser schwenken, 30 Sekunden.

5. Klarspülen in einer zweiten Schale mit sauberem destilliertem Wasser.

Als ein allgemeines wichtiges Merkmal dieser Färbung hat sich herausgestellt, daß sie bei Anwendung einer einfachen 3%igen Lösung jede Elementarkörperchenart färbt; man verwendet *Viktoriablau 4 R hochkonzentriert* (wurde von Hollborn geliefert).

Etwas bessere Bilder erhält man, wenn man die fixierten Ausstriche vor der Färbung in eine auf 60° erwärmte gesättigte Weinsäurelösung oder in 1%ige Kaliumpermanganatlösung während zehn Minuten einstellt, sodann zweimal 30 Sekunden in destilliertem Wasser spült. Die Färbung wird daraufhin mit Viktoriablau in zitronensaurer Lösung vorgenommen:

gesättigte wässerige Zitronensäurelösung	0,25 ccm	(frisch vorbereiten).
filtrierte Viktoriablaulösung	5 ccm	

Man färbt bei 37° während zehn Minuten, gießt die Farbe ab und spült je fünfzehn Sekunden in zwei Gläsern mit destilliertem Wasser.

Ergebnis: Kerne metachromatisch rotblau, Plasma zartblau. Einschlußkörperchen in bläulichen Zwischenfarben, hell bis dunkelblau bei Ektromelia, schwarzblau bei Variola-Vaccine.

3. Darstellung der Elementarkörperchen nach Nicolau. 1. Ausstriche mit der Flamme oder mit Methylalkohol fixieren.

2. Färben unter Erwärmen bis zur Dampfbildung in folgender Lösung zehn Minuten:

Isaminblau	1 g
Phenol. crist.	3 g
96%iger Alkohol	10 ccm
destilliertes Wasser	100 ccm

Man löst zuerst Isaminblau in Alkohol und gibt allmählich das in Wasser gut aufgelöste Phenol hinzu.

3. Rasch in destilliertem Wasser waschen, trocknen.

4. Darstellung der Elementarkörperchen mit Giemsa-Lösung. Kaiser rühmt besonders diese Art der Darstellung.

1. Sehr dünne Ausstriche werden an der Luft getrocknet; sodann fixiert man sie mit absolutem Alkohol 30 Minuten
oder Ätheralkohol aa 30 Minuten
oder Methylalkohol (rein) 5 bis 10 Minuten.

2. Vorsichtig abtupfen und auf die Färbebank stellen.

3. Färben in verdünnter Giemsa-Lösung 40 bis 45 Minuten.

Die Farblösung muß frisch vorbereitet werden:

Giemsa-Lösung	X Tropfen
aufgekochtes und abgekühltes destilliertes Wasser	10 ccm

4. Mit kräftigem Wasserstrahl abspritzen, vorsichtig trocknen.

Ergebnis: Elementarkörperchen blauviolett.

Diese Verfahren ersetzen die älteren Darstellungsmethoden wie diejenigen von Paschen, Morosow.

Elementarkörperchen lassen sich in *Schnittpräparaten* nur unsicher darstellen. Eine Methode wurde von Nicolau und Kopciowska angegeben, die sich wie folgt gestaltet:

1. Fixierung mit Pikrinsäuregemisch nach Duboscq-Brazil (s. S. 46).
2. Paraffineinbettung.
3. Entparaffinierte Schnitte werden eine halbe bis eine Stunde in folgender Lösung gefärbt:

Methylenblau	1,5 g
Methylalkohol	35 ccm
destilliertes Wasser	65 ccm
Glyzerin	5 ccm
3%ige wässerige Oxalsäurelösung	5 ccm

4. Auswaschen in destilliertem Wasser, sodann in absolutem Alkohol.
5. Färben durch Übergießen folgender Lösung zehn bis zwanzig Minuten:

Säurefuchsin	1,5 g
3%ige wässerige Oxalsäurelösung	2 ccm
destilliertes Wasser	100 ccm

6. Auswaschen in absolutem Alkohol zweimal, Toluol, Balsam.

Ergebnis: Elementarkörperchen erscheinen als körnige, kokken- oder bacillenähnliche Massen blau, violett oder rot, je nach der Färbezeit in der einen oder der anderen Farblösung.

b) Darstellung der Einschlußkörper.

Die Einschlußkörper bei Viruskrankheiten (sog. Chlamyodozoen), wie Negrische Körperchen, Guarnerische Körperchen, Kerneinschlüsse usw., lassen sich, ganz allgemein, mit verschiedenen Verfahren darstellen; ausführliche Angaben hierüber findet man bei da Rocha-Lima, Reis und Silberschmidt sowie bei Hyde. Alle hier unten erwähnten Färbungen sind an Paraffinschnitten herzustellen.

1. Färbung nach MANN. Man färbt nach den Angaben auf S. 154. Es ist zu beachten, daß die Fixierung der Gewebe in sublimathaltigen Gemischen vorgenommen werden soll, nur dann sind die Ergebnisse sicher. Dieses Verfahren ist nicht nur eine ausgezeichnete histologische Methode, die mit aller wünschbaren Klarheit das Chromatin und die Zellen darstellt, sondern sie gestattet ebenfalls eine deutliche Färbung der Einschlußkörper; diese erscheinen rot, in den NEGRIschen Körperchen kann auch eine bläuliche Körnelung wahrgenommen werden.

2. Färbung nach GIEMSA. Auch hier ist Sublimatmaterial vorteilhaft.

1. Schnitte aus destilliertem Wasser in verdünnte GIEMSA-Lösung zwölf Stunden (1 ccm Lösung und 50 ccm auf pH 7—7,2 gepuffertes destilliertes Wasser).
2. Waschen in destilliertem Wasser.
3. Entwässern in Aceton-Xylol-Gemischen:

Aceton 95 und Xylol 5
Aceton 70 und Xylol 30
Aceton 30 und Xylol 70

Ergebnis: Auch mit dieser Färbung werden die Einschlüsse rot gefärbt; Chromatin und Nukleolen blau.

3. Färbung nach WOLBACH. 1. Färben 24 Stunden in folgendem Gemisch:

GIEMSA-Lösung	LX Tropfen
0,5%ige Lösung von Na_2CO_3	II bis IV Tropfen
Methylalkohol (rein)	10 ccm
destilliertes Wasser	100 ccm

Nach den ersten drei Stunden ist die Farblösung zu erneuern.
2. Auswaschen in destilliertem Wasser.
3. Einbringen in Aceton, zweimal wechseln.
4. Aceton-Xylol-Gemisch wie oben. Einschließen in Balsam.

Ergebnis: Wie oben.

Auch mit der sogleich zu besprechenden Methode von LENTZ für die NEGRIschen Körperchen wird man meist Erfolg haben.

Am meisten bearbeitet wurden die *Darstellungsverfahren für die NEGRIschen Körperchen* bei der Tollwut. Es werden hierfür zahlreiche Methoden angegeben (ausführlich zitiert werden sie von LANGERON). Die Färbeverfahren nach MANN, WOLBACH, mit GIEMSA-Lösung, ermöglichen eine gute Darstellung. Aus der Fülle der anderen Angaben seien nur einige besonders hervorgehoben:

4. Darstellung der NEGRIschen Körperchen nach LENTZ. Die Methode ist nicht kompliziert und führt ohne Schwierigkeiten zum Ziel, vorausgesetzt, daß die Farbstoffe gut sind.

1. Fixierung in Alkohol oder in CARNOYschem Gemisch. Paraffineinbettung.
2. Schnitte werden in folgender Eosinlösung eine Minute gefärbt:

Eosin B extra (Höchst)	0,5 g
60%iger Alkohol	100 ccm

3. Abspülen in destilliertem Wasser.
4. Färben wiederum eine Minute in folgender alkalischer Methylenblaulösung:

gesättigte wässerige Lösung von Methylenblau B, Patent Höchst	30 ccm
0,01%ige Kalilauge	100 ccm

5. Abspülen in destilliertem Wasser.
6. Sorgfältig mit Filterpapier trocknen.
7. Differenzieren in alkalischem Alkohol:

absoluter Alkohol	30 ccm
1%ige NaOH-Lösung in absolutem Alkohol	V Tropfen

Man differenziert bis der Schnitt nur noch eine schwache Eosinfärbung aufweist.

8. Differenzieren in saurem Alkohol:

absoluter Alkohol	30 ccm
50%ige Essigsäure	I Tropfen

Man differenziert unter dem Mikroskop bis die Ganglienzellen noch eben als schwachblaue Gebilde erkennbar sind.

9. Rasch in absolutem Alkohol auswaschen, Xylol, Balsam.

Ergebnis: NEGRIsche Körperchen sind rot (karmoisinrot), nicht selten mit blaugefärbten Körnchen; Erythrozyten mehr zinnoberrot.

5. Darstellung der NEGRIschen Körperchen nach STUTZER. 1. Dünne Paraffinschnitte von beliebig fixiertem Material werden, je nach Dicke, fünf bis fünfzehn Minuten in stark verdünnter Methylenblaulösung nach LÖFFLER (S. 484) gefärbt. Man verdünnt die Farbe in einem Reagensglas mit destilliertem Wasser bis zur Durchsichtigkeit. Es ist besser, intensiver als zu schwach zu färben.

2. Kurz in destilliertem Wasser waschen.
3. Differenzieren in 1%iger Tanninlösung. Die Dauer der Behandlung hängt von der Intensität der Färbung und von der Schnittdicke ab: für 4 μ dicke Schnitte höchstens ein bis zwei Minuten, dickere Schnitte bis zu fünf Minuten. Am besten differenziert man unter dem Mikroskop: sobald die Kernumrisse klar erscheinen, entfernt man die Tanninlösung und spült mit destilliertem Wasser gut aus.
4. Trocknen mit Filterpapier.
5. Rasch durch absoluten Alkohol ins Xylol. Einschließen in Balsam.

Ergebnis: NEGRIsche Körperchen rötlichviolett, Nervenzellen blau. Mit diesen Methoden (LENTZ und STUTZER) lassen sich auch andere Einschlußkörper darstellen, z. B. die Körperchen von JOEST-DEGEN bei der epidemischen Pferdeencephalitis (BORNA).

6. Darstellung der NEGRIschen Körperchen nach LÉPINE. Dieses Verfahren liefert sehr klare, insbesondere gut ausdifferenzierte Bilder.

1. Entparaffinierte Schnitte von Material, das in BOUINscher Lösung oder nach DUBOSCQ-BRAZIL fixiert worden ist, färbt man zehn Minuten in folgendem Gemisch:

A. Fuchsin	1 g	B. Safranin	1 g
50%iger Alkohol	200 ccm	destilliertes Wasser	100 ccm

Zum Gebrauch mischt man gleiche Teile der beiden Lösungen.

2. Rasch mit Aceton-Alkohol, dann mit destilliertem Wasser spülen; die Schnitte erscheinen rot.

3. Differenzieren in unverdünntem „Permanganatblau" nach Stévenel 30 Sekunden.

Zusammensetzung:

Man bereitet gesondert zwei Lösungen:

Methylenblau (medicin.)	1,0 g	Kaliumpermanganat	1,5 g
destilliertes Wasser	75 ccm	destilliertes Wasser	75 ccm

Die beiden Lösungen werden in einen Kolben zusammengeschüttet, worauf sich ein großer Niederschlag bildet, die Lösung entfärbt sich. Man bringt den Kolben ins Wasserbad für mindestens 30 Minuten, worauf sich der Niederschlag auflöst und die Lösung zunächst blau, dann violettstichig wird. Nach Erkalten filtrieren.

Die Farbe wird abgeschüttet, der Schnitt erscheint dunkelviolett.

4. Differenzieren mit Aceton-Alkohol einige Sekunden, bis der Schnitt wieder blau wird.

5. Sofort in fließendes Wasser bringen und mit Aceton-Alkohol kurz nochmals behandeln.

6. Differenzierung in 95%igem Alkohol weitertreiben, wobei man den Objektträger hin und her schwenkt, bis der Schnitt rosalila erscheint.

7. Rasch in absolutem Alkohol entwässern, Xylol, Balsam.

Ergebnis: Gliazellkerne, Leukozyten violett, Ganglienzellen hellblau, Chromatin purpurrot, Kernkörperchen rot, Kerneinschlüsse intensiv rosa, Negrische Körperchen lilarosa.

7. Methode zur raschen Tollwutdiagnose nach Gallego. 1. Dünne Stücke aus dem mittleren Teil des Ammonshorns werden in Formol 1 : 4 fixiert; man kann in der Wärme fünf bis zehn Minuten fixieren.

2. Rasch auswaschen, auf dem Gefriermikrotom schneiden; 10 bis 20μ dicke Schnitte.

3. Beizen eine Minute in

destilliertem Wasser	10 ccm
Salpetersäure	I Tropfen
Liq. ferrisesquichlorat.	I Tropfen

4. *Ohne zu waschen* färben auf fünf Minuten in

destilliertem Wasser	10 ccm
Carbol-Fuchsin (Ziehl)	XV Tropfen
Eisessig	1 ccm

5. Waschen in destilliertem Wasser.

6. Schnitte auf fünf Minuten in folgende Lösung einlegen:

destilliertes Wasser	10 ccm
Formol 40%	II Tropfen
Salpetersäure	I Tropfen
Liq. ferrisesquichlorat.	I Tropfen

7. Waschen in destilliertem Wasser.

8. Färben eine Minute in

Indigocarmin 1% wässerig	1 Teil
Pikrinsäure (gesättigt, wässerig)	2 Teile

9. Waschen in Wasser.
10. Aufsteigende Alkoholreihe, Carbolxylol, Xylol, Balsam.

Ergebnis: Homogene Grundsubstanz der NEGRIschen Körperchen grün mit violetten und roten Einschlüssen; Protoplasma grünblau. Mit diesem Verfahren ist eine Diagnose innerhalb 30 Minuten möglich.

Literatur.

GALLEGO A.: Contribution al diagnostico histologico de la rabia. Bol. Soc. espan. Biol. **11** (1924). HAGEMANN P. K.: Virus-Fluoreszenzmikroskopie. Münch. med. Wschr. 1937, I, 761. HARTL: Artikel „Tollwut" in Enzyklop. d. mikrosk. Technik von R. Krause, 3. Aufl. 2168 (1927). HERZBERG K.: Viktoriablau zur Färbung filtrierbarer Vira. Klin. Wschr. 1934, I. 381 und Cblt. Bact. I. Orig. **131** (1934), 358; ders.: Über die färberische Darstellung einiger Virusarten. Klin. Wschr. 1936, II, 1385. KAISER W.: Die Färbungsmethoden der Viruselemente, in Hdb. d. Virusforschg. von R. Doerr und C. Hallauer, 1. Hälfte, 252 (1938). LANGERON M.: Précis de microscopie. Paris, Masson et Co. 1942. LENTZ O.: Ein Beitrag zur Färbung der Negrischen Körperchen. Cblt. Bact. I. Orig. **44** (1907), 374. LÉPINE P.: Méthode de coloration histologique du névraxe pour l'étude cytologique de la rage et les maladies à virus. C. r. Soc. Biol. Paris **119** (1935), 804. LEVADITI C. und P. LÉPINE: Les Ultravirus des maladies humains. Maloine, Paris 1938. LIPSCHÜTZ B.: Chlamydozoen-Strongyloplasmenbefunde bei Infektionen mit filtrierbaren Erregern. Hdb. d. pathogenen Mikroorganismen von W. Kolle und A. v. Wassermann, 3. Aufl. **8** (1930), 311. LUCKSCH F.: Die Virusformen. I. G. Calvesche Univ. Buchhandlg. Prag 1934. NICOLAU S. und L. KOPCIOWSKA: Données sur la coloration et la morphologie de quelques virus dans le tissu des animaux. C. r. Acad. Sci. Paris **204** (1937), 1276. NICOLAU S.: Méthode très simple pour la coloration de certains corpuscules élémentaires: psittacose, vaccine, rage, herpès, maladie d'Aujetzky, peste aviaire. C. r. Soc. Biol. Paris **130** (1939), 993. ROCHA-LIMA H. DA, J. REISS und K. SILBERSCHMIDT: Methoden der Virusforschung. Hdb. d. biol. Arbeitsmethoden von E. Abderhalden, Abt. XII, Teil 2 (1939). ROOYEN C. E. VAN: Virus diseases of man. Oxford medical public. London 1940. STÉVENEL: Cit. nach Langeron: Précis de microscopie, 4. Aufl. (1925), 497. ZOTTNER G.: Coloration simple, sûre et rapide des corpuscules de Negri dans les coupes. C. r. Soc. Biol. Paris **115** (1934), 593.

XX. Untersuchungsmethoden für einige menschenpathogene Protozoen.

Im Nachweis der pathogenen Protozoen spielt die *Untersuchung frischer Präparate* eine sehr große Rolle; oft ist eine Diagnose nur mit diesem einfachen Verfahren möglich. Durch die Fixierung werden die zarten Organismen oft stark verändert und nicht selten auch schwer auffindbar; man wird eine Fixierung dann vornehmen, wenn man Dauerpräparate herstellen oder besonders Einzelheiten studieren will. Freilich gibt es Ausnahmen; so wird zum Beispiel die Malariadiagnose heute überall an fixierten Blutausstrichen (bzw. im dicken Tropfen) gestellt. Bei der Untersuchung frischer Präparate wird man vor allem die Dunkelfeldmethode und das Phasenkontrastverfahren heranziehen, durch welche das Aufsuchen der Protozoen einerseits sehr vereinfacht wird und anderseits auch einzelne ihrer Bestandteile sehr hübsch zur Darstellung gebracht werden; das Phasenkontrastverfahren besonders wird in Zukunft sicher noch sehr interessante Beobachtungen gestatten.

Im großen und ganzen untersucht man in physiologischer Kochsalzlösung oder in Blutserum; unter Umständen wird ein heizbarer Objekttisch notwendig. Vitalfärbungen werden mit stark verdünnten Lösungen von Vitalfarbstoffen (z. B. Neutralrot 1 : 2000) vorgenommen (s. S. 28).

Für Dauerpräparate wird man Ausstriche herstellen, die entweder feucht, mit Methylalkohol fixiert, oder an der Luft getrocknet werden; die Art der Behandlung wechselt je nach der in Frage kommenden Protozoenart. Dieser Punkt wird in den entsprechenden Abschnitten noch behandelt.

Will man Gewebe, in denen Protozoen enthalten sind oder vermutet werden, nach den üblichen histologischen Methoden untersuchen, so müssen bei der *Fixierung* besondere Punkte beobachtet werden; da sich die Protozoen meist sehr rasch nach der Entnahme des Gewebes verändern, so ist eine sofortige Fixierung notwendig. Sektionsmaterial ist meist unbrauchbar, wenn mehr als eine halbe Stunde nach dem Tode verstrichen ist. (Dies gilt auch für die Untersuchung der Organe von Tieren, die experimentell infiziert worden sind.) Auch soll man immer rasch fixierende und nicht zu stark schrumpfende Fixierungsmittel verwenden. Am wenigsten schrumpfend wirkt Osmiumtetroxyd; das FLEMMINGsche, das HERMANNsche Gemisch (s. S. 51) können empfohlen werden. Im allgemeinen kommt man aber mit der HELLYschen Flüssigkeit oder mit Formol-Sublimat-Eisessig (s. S. 48), unter Umständen auch mit dem CARNOYschen Gemisch gut aus. Bei der Einbettung muß man ebenfalls sehr vorsichtig sein und große Konzentrationsschwankungen beim Übertragen von einer Flüssigkeit in die andere vermeiden, weil sonst starke Schrumpfungen eintreten und die Organismen bis zur Unkenntlichkeit verändert werden. Aus diesem Grunde muß man die Konzentration des Alkohols nur langsam steigern.

Als *Färbungen* kommen in Frage: Vor allem wird die Panchromfärbung nach PAPPENHEIM (MAY-GRÜNWALD-GIEMSA, S. 360) benutzt, ferner (besonders für Amoeben) die Eisenhaematoxylinfärbung von HEIDENHAIN; Thionin, Cresylechtviolett, unter Umständen auch gut ausdifferenzierte Haematoxylin-Eosin-Färbungen führen zum Ziel.

Da unter Umständen die Panchromfärbung an Formolmaterial vorgenommen werden soll (in den Tropen kann nicht immer mit dem üblichen Rüstzeug der Fixierung gearbeitet werden, so daß man mit dem überall leicht erhältlichen Formol auskommen muß), sind besondere Kniffe anzuwenden, um dennoch brauchbare Färbungen zu erzielen. Man kann sich dabei der einfachen, sehr wertvollen Methode von SCHMORL bedienen, mit der sehr schöne Bilder erhalten werden:

Gefrier- oder besser Paraffinschnitte von Formol- oder MÜLLER-Formol-Material werden drei bis zwölf Stunden in verdünnter GIEMSA-Lösung (I Tropfen Giemsa auf 1 ccm aufgekochtes destilliertes Wasser) gefärbt; sodann: Auswaschen in Leitungswasser fünf bis zehn Minuten, abtupfen mit Filterpapier und übergießen mit reinem Aceton, das mit einer konzentrierten Lösung von Kalium aceticum kräftig durchgeschüttelt worden ist. Nach dem Durchschütteln muß man das Kalium aceticum sich absetzen lassen, bevor man das Aceton benutzt. Beim Übergießen mit Aceton lösen sich schwachblaue Farbwolken ab. Man tupft wieder mit Filterpapier ab und gießt *rasch* — um das Austrocknen des Schnittes zu verhüten — reines Xylol auf. Dieses wird schließlich mit neutralem Balsam oder Caedax verdrängt. Mit diesem Verfahren werden die Protozoen auch in der üblichen ROMANOWSKY-Tönung dargestellt.

a) Entamoeba histolytica (dysenteriae).

Die schönsten Präparate werden erhalten, wenn man mit einer Platinöse eine Probe aus blutig-schleimigen Stuhlteilchen entnimmt und zwischen Objektträger und Deckglas ohne jeglichen Zusatz untersucht. Die Stuhlprobe muß ganz frisch sein, lebenswarm; ein heizbarer Objekttisch ist hier sehr nützlich. Die eigentümlichen Bewegungen dieser Protozoen lassen die Amoeben sofort erkennen. Dauerpräparate werden nach Fixierung dünner, noch feuchter Ausstriche in Osmiumtetroxyddämpfen oder in einer Fixierungsflüssigkeit hergestellt. Folgende Lösungen kommen in Frage:

Pikrinsäuregemisch nach DUBOSCQ-BRAZIL (s. S. 46).

SCHAUDINNsche Sublimatlösung:

konzentrierte wässerige Sublimatlösung	2 Teile
absoluter Alkohol	1 Teil

die man nach WENRICH und GEIMANN vorteilhaft zur Hälfte mit Wasser verdünnt und unmittelbar vor Gebrauch mit Eisessig versetzt (Endkonzentration 2% Essigsäure; also: SCHAUDINNsche Lösung 50 ccm, destilliertes Wasser 50 ccm, Eisessig 2 ccm).

Nach Sublimatfixierung ist es gut, die Präparate etwa 15 bis 30 Minuten mit Jod-Alkohol zu behandeln (Entfernung etwaiger Sublimatniederschläge).

Zur Färbung bedient man sich vor allem der Eisenhaematoxylinfärbung von HEIDENHAIN, Nachfärbung mit Eosin-Lichtgrün, Orange G. Auch mit der GIEMSA-Färbung werden sehr lehrreiche Bilder gewonnen.

Die Darstellung der Amoeben in *Schnittpräparaten* gelingt in befriedigender Weise nur dann, wenn man die Sektion sofort nach dem Tode vornehmen kann. Am besten fixiert man den Darm in Formol 1 : 9, in Sublimat-Formol-Eisessig (STIEVE, s. S. 48), nach HELLY (s. S. 49); auch mit der DUBOSCQ-BRAZILschen Lösung erhält man gute Resultate, wenn man kleine Stücke fixiert. Paraffinschnitte färbt man mit den üblichen Methoden; gut ausdifferenzierte Haematoxylin-Eosin-Schnitte genügen oft vollständig; schöne Bilder geben die Färbungen nach MANN, DOMINICI (s. S. 154) oder die Panchromfärbung (besonders nach Sublimatfixierungen; s. S. 360).

b) Malariaplasmodien.

Die Methode der Wahl zum Studium der Malariaparasiten ist die Färbung von Blutausstrichen nach MAY-GRÜNWALD-GIEMSA, wie sie im Kapitel „Blut“ beschrieben worden ist (s. S. 351). Alle Werke über klinische Untersuchungsmethoden behandeln die Frage des Plasmodiennachweises ausführlich, weshalb hier verzichtet werden kann, Näheres anzuführen. Es sei hier lediglich noch die *Methode von* WRIGHT angeführt, die in den angelsächsischen Ländern sehr viel gebraucht wird und mit der man sowohl für Malariaplasmodien als auch für alle Trypanosomen sehr gute Bilder gewinnt. Nach den Angaben von CRAIGH und

Faust stellt man sich den Farbstoff selber her: Man löst in einer 100-ccm-Flasche 0,5 g Natriumbicarbonat in destilliertem Wasser. Sodann gibt man langsam, unter dauerndem Schütteln, 1 g Methylenblau hinzu. Erhitzen im Dampftopf eine Stunde, erkalten lassen. Das Methylenblau löst sich meist nicht vollständig; der Bodensatz kann ohne Schaden in der Flasche bleiben. Daneben bereitet man eine 1%ige wässerige Lösung von Eosin gelblich. Unter stetem Rühren wird die Eosinlösung langsam mit der Methylenblaulösung vermischt, und zwar gibt man so viel Eosinlösung zu, bis sich ein gut geformter Niederschlag bildet und an der Oberfläche der Farbmischung ein grünliches, metallisch glänzendes Häutchen bildet. Daraufhin wird eine Probe hergestellt: Mit einem Glasstab entnimmt man I Tropfen der Lösung und läßt ihn auf ein Blatt Filterpapier fallen; ist genügend Eosin vorhanden, entwickelt sich um das kleine Präzipitatbröckel herum ein schöner roter Hof. Die Lösung wird fünfzehn Minuten stehengelassen und über einem kleinen Filter filtriert. Der Niederschlag wird getrocknet (am besten Heißluft bei 60°) und zur Herstellung der Farblösung verwendet.

Farblösung: 0,3 g des getrockneten Niederschlags in 100 ccm Methylalkohol (rein) aufgelöst. Filtrieren, auffüllen auf 100 ccm mit Methylalkohol.

Färbung: Ausstrichpräparate, die wie üblich an der Luft getrocknet worden sind, werden mit der Farbe übergossen drei bis fünf Minuten (Fixierung). Sodann gibt man auf die Farbe so viel destilliertes Wasser, bis sich an der Oberfläche der Flüssigkeit eine dünne metallisch glänzende Haut bildet, und läßt fünf bis zehn Minuten stehen. Abgießen der Farblösung. Kräftig mit destilliertem Wasser abspritzen (Spritzflasche!) und trocknen.

Um die *Parasiten im Schnittpräparat* nachzuweisen, ist die Fixierung in Sublimatgemischen dringend zu empfehlen; am besten verwendet man Formol-Sublimat-Eisessig nach Stieve, Hellysche Flüssigkeit (S. 48, 49). Zur Färbung verwendet man die May-Grünwald-Giemsa-Färbung (nach S. 360), verdünnte Giemsa-Lösung allein oder Löfflers Methylenblau (nach Schmorl fünf bis zehn Minuten; abwaschen mit Wasser, vorsichtiges Nachfärben in 1%iger Eosinlösung eine bis zwei Minuten, auswaschen in Wasser, rasch in absolutem Alkohol entwässern, Xylol, neutraler Balsam).

Folgende Methoden sind ferner angegeben worden:

Sternbergsche Vorschrift:

1. Fixierung in Alkohol, einbetten in Paraffin, dünne Schnitte.
2. Färben in verdünnter Giemsa-Lösung (X Tropfen Stammlösung auf 10 ccm aufgekochtes destilliertes Wasser) 20 bis 24 Stunden.
3. Abspülen in destilliertem Wasser.
4. Kurzes Differenzieren in 0,5%iger Essigsäure bis Schnitt rötlich.
5. Auswaschen in destilliertem Wasser, abtrocknen.
6. Kurz in absolutem Alkohol differenzieren bis Schnitt blaßblau.
7. Abtrocknen, Xylol, Balsam.

Ergebnis: Chromatin der Kerne dunkelrot, Erythrozyten rosa, Malariaplasmodien blaßblau, ihr Chromatin leuchtend rot.

Nach Schmorl kann man *unentparaffinierte Schnitte* in erwärmter, unverdünnter Giemsa-Lösung ein bis zwei Stunden färben; Nachbehandlung in erwärmtem Wasser eine halbe Stunde, eventuell Differenzierung, falls Schnitte zu blau, mit 0,5$^0/_0$iger Essigsäure, bis sie bläulichrot erscheinen (oder, falls sie zu rot erscheinen, mit 0,5$^0/_0$iger Ammoniaklösung), abspülen in warmem Wasser, aufziehen durch Kapillarattraktion, trocknen. Entparaffinierung, Xylol, neutraler Balsam.

Zum Studium der Parasitenkerne und ihrer Teilungsformen kann man vorteilhaft die FEULGENsche Nuklealfärbung verwenden; vorderhand wird diese Methode nur für Blutausstriche brauchbare Ergebnisse liefern (siehe K. SCHÄFFER).

c) Trypanosomen.

Die Untersuchung frischen Blutes mit der Dunkelfeldeinrichtung oder dem Phasenkontrastverfahren ist empfehlenswert, besonders wenn spärliche Trypanosomen im Blut vorkommen; man erkennt sie sofort an ihren Bewegungen, durch welche die Erythrozyten weggeschoben werden. Auch für die Untersuchung des Lymphknotenpunktates bei der Schlafkrankheit wird man leichter mit einer dieser Einrichtungen zum Ziel kommen.

Dauerpräparate werden wie üblich bei Blutparasiten an Blut- oder Gewebsausstrichen sehr leicht hergestellt. Man fixiert und färbt sie nach MAY-GRÜNWALD-GIEMSA (panoptische Färbung), was eine kontrastreiche Darstellung der einzelnen Bestandteile der Parasiten gewährt: Protoplasma blau, Blepharoblast (Nebenkern) intensiv rotviolett. Somakern hellrot, Geißel tief dunkelrot. Wie für alle Panchromfärbungen ist es ratsam, die Präparate nicht einzudecken und im Dunkeln trocken aufzubewahren (vgl. Blut S. 357). Auch die Färbung mit der GIEMSA-Lösung allein, nach Fixierung des frischen Ausstriches in Methylalkohol oder in Sublimatalkohol (konzentrierte wässerige Sublimatlösung 2 Teile, absoluter Alkohol 1 Teil) zehn bis fünfzehn Minuten, gibt gute Bilder. Man verwendet I Tropfen GIEMSA-Lösung auf 1 ccm destilliertes Wasser. Die Qualität des destillierten Wassers ist für das Gelingen der Färbung ausschlaggebend.

Die Prüfung, ob das Wasser geeignet ist, nimmt GIEMSA mit Haematoxylin vor; er löst einige Kristalle des Haematoxylins in einigen Kubikzentimetern absolutem Alkohol und setzt einige Tropfen zu etwa 10 ccm des zu prüfenden Wassers zu. Bleibt dieses nach zwei Minuten farblos, so ist es geeignet. Enthält es Säuren, so färbt es sich hellrosa, bei Vorhandensein von Alkalien dagegen rotviolett. Saures Wasser kann durch Zusatz einer 1$^0/_0$igen Kalium-carbonicum-Lösung (bzw. Natrium carbonicum), die man tropfenweise hinzufügt (schütteln, neue Probe vornehmen), so weit alkalisiert werden, bis es der Prüfungsvorschrift entspricht.

Mit der verdünnten GIEMSA-Lösung färbt man fünfzehn bis zwanzig Minuten. Nach LAVERAN wird die Färbung haltbarer, wenn man die gefärbten, mit Wasser abgespülten Präparate auf eine Minute in 5$^0/_0$ige wässerige Tanninlösung einlegt und danach kräftig in Wasser spült. Nach seinen Angaben wird das Chromatin dabei kräftiger gefärbt.

Auch mit dem LEISHMANNschen Farbstoff (Hollborn) erhält man gute Färbungen. Vom in Pulverform erhältlichen Farbstoff löst man 0,15 g in 100 ccm Methylalkohol (rein). Die Präparate werden mit der Farbe selbst fixiert. Zur Färbung gibt man II Tropfen der Farblösung auf den Ausstrich und fügt nach einer Minute tropfenweise so lange destilliertes Wasser zu, bis sich ein Niederschlag zu bilden beginnt. Man läßt fünf bis zehn Minuten einwirken, spült mit destilliertem Wasser ab, das zu gleicher Zeit differenziert (Kontrolle unter dem Mikroskop sehr ratsam) und läßt die Objektträger in senkrechter Stellung trocknen.

Eine sehr kräftige Chromatinfärbung gibt die ROMANOWSKY-Färbung nach CL. SCHILLING.

Es werden zwei Stammlösungen gebraucht:

1. Boraxmethylenblau nach MANSON:

Methylenblau med.	2 g
Borax	5 g
destilliertes Wasser	100 ccm

2. Eosin BA extra 1% in Wasser.

Von jeder Stammlösung verwendet man zur Färbung eine Verdünnung 1 : 50 (z. B. 2 ccm Farblösung und 98 ccm destilliertes Wasser). Gleiche Teile der beiden Verdünnungen werden kurz vor dem Gebrauch miteinander vermischt und sofort auf den Ausstrich gegossen. Die Färbedauer kann meist etwas kürzer bemessen werden als bei der Färbung nach GIEMSA; bei längerem Stehen bilden sich Niederschläge und man tut gut, die Farblösung zu wechseln, falls man länger färben will. Auch können die Präparate mit der Schichtseite nach unten gefärbt werden. Die Erythrozyten erscheinen mattblau, Protoplasma der Blutparasiten lebhaft blau.

Mit dieser Methode können auch *alte Ausstriche* nach nochmaliger Fixierung in Alkohol gefärbt werden: Überfärben der getrockneten Ausstriche ein bis zwei Stunden in mehrfach zu wechselnder SCHILLINGscher Farblösung (Verdünnungen wie oben), kräftig mit Wasser spülen. Das blau erscheinende Präparat wird mit der verdünnten Farblösung 2 (Eosin 0,02%) übergossen und beobachtet, bis es makroskopisch einen rötlichen Eosinton anzunehmen beginnt (einige Sekunden oder wenige Minuten). Man spült mit Wasser ab und trocknet.

Die *Untersuchung der Trypanosomen in Schnittpräparaten* begegnet den gleichen Schwierigkeiten wie sie für alle Protozoen gemeinsam sind: es ist nur ganz frisch fixiertes Material zu verwenden, das richtig fixiert worden ist. Bereits 30 Minuten nach dem Tode machen sich an den Trypanosomen Zerfallserscheinungen bemerkbar; sie sind oft bis zur Unkenntlichkeit verändert. Am besten fixiert man in Sublimatgemischen; wir hatten mit dem Formol-Sublimat-Eisessig nach STIEVE (s. S. 48) immer gute Resultate. Am vorteilhaftesten nimmt man eine Färbung nach GIEMSA vor (S. 360). Unter Umständen wird man auch in gut differenzierten Haemalaun- (bzw. Haematoxylin-) Eosin-Färbungen die Parasiten deutlich erkennen.

Zur Darstellung der *Leishmaniaparasiten (Kala Azar)* im Schnittpräparat hat NATTAN-LARRIER die Fixierung in Sublimat-Essigsäure (auch Formol-Sublimat-Essigsäure anwendbar) empfohlen. Er färbt Paraffinschnitte folgendermaßen:

1. Färbung in Carbol-Thionin 30 Minuten.
2. Auswaschen in destilliertem Wasser.
3. Rasch in absolutem Alkohol entwässern.
4. Differenzieren in Nelkenöl (lange), dann in absolutem Alkohol.
5. Aufhellen in Xylol, Balsam.

Ergebnis: Kerne der Leishmania-Parasiten dunkelblau, Protoplasma bläulich. Zur besseren Kontrastfärbung kann man vor der Thioninfärbung fünfzehn Minuten mit Kernschwarz oder zwei Stunden mit Alaunkarmin vorfärben, danach gründlich in destilliertem Wasser spülen und die Thioninfärbung anschließen.

Die Färbung mit Kernschwarz kann auch mit der GIEMSA-Färbung kombiniert werden; die Vorschrift ist folgende:

1. Schnitte mit Kernschwarz zwanzig Minuten.
2. Waschen in destilliertem Wasser.
3. Färben mit modifizierter GIEMSA-Lösung nach WOLBACH:

GIEMSA-Lösung	0,8 ccm
0,5%ige Natriumbicarbonatlösung (wässerig)	I Tropfen
Methylalkohol	1 ccm
destilliertes Wasser	33 ccm

4. Differenzierung in 90%igem Alkohol.
5. Absoluter Alkohol, Xylol, neutraler Balsam.

Literatur.

BACH: Leitfaden zur Untersuchung auf parasitäre Protozoen des menschlichen Darmkanals. G. Fischer, Jena 1929. BLACKLOCK D. B. and T. SOUTHWELL: A guide to human parasitology. H. K. Lewis, London 1944. BRUMPT E.: Précis de parasitologie. Masson et Co., Paris 1936. BRUMPT E. und M. NEVEU-LEMAIRE: Travaux pratiques de parasitologie. Masson et Co., Paris 1938. CRAIGH C. F. and E. G. FAUST: Clinical parasitology. Lea and Febiger, Philadelphia 1940. GIEMSA G.: Zur Praxis der Giemsa-Färbung. Cblt. Bact. I. Orig. **91** (1924), 343. MANSON-BAHR P. H.: Mansons tropical diseases. Carrel u. Co., London 1945. NATTAN-LARRIER L.: La coloration des trypanosomes dans les coupes histologiques. Rev. méd. et hyg. tropic. **23** (1931), 226. NEVEU-LEMAIRE M.: Traité de Protozoologie médicale et vétérinaire. Vigot frères, Paris 1943. PROWAZEK: Hdb. d. Protozoenkunde. Joh. Ambrosius Barth, Leipzig 1912. SCHÄFFER K.: Plasmodium vivax und die Feulgensche Nuklealfärbung. Acta Tropica **2** (1945), 17. SCHILLING C.: Anleitung zur Diagnose im dicken Bluttropfen. G. Fischer, Jena 1917. SICÉ A.: La trypanosomiase humaine en Afrique intertropicale. Vigot frères, Paris 1937. STERNBERG C.: Eine Schnittfärbung nach der Romanowskyschen Methode. Cblt. Path. **16** (1905), 293.

XXI. Kurze Angaben zur Untersuchung der parasitären Würmer.

Darmschmarotzer und ihre Eier werden am besten im frischen Präparat untersucht; man entnimmt kleine Kotproben, vermischt sie mit etwas physiologischer Kochsalzlösung und deckt mit einem Deckglas zu. Größere Kotproben zum Nachweis kleiner Würmer (Oxyuren, Trichocephalus und dergleichen) werden in einem Becherglas mit destilliertem Wasser verrieben; kleine Portionen schüttet man in eine große Petrischale, die auf ein Blatt schwarzes Papier gestellt wird. Die Verwendung einer Präparierlupe vereinfacht das Suchen.

Will man besonders die *Wurmeier* nachweisen, so müssen viele Proben untersucht werden und man verwendet eine der zahlreichen, zu diesem Zweck ausgearbeiteten Anreicherungsverfahren. Von diesen können wir zwei empfehlen:

Am einfachsten ist die **Methode von Willis** (für Helminthen); sie beruht einerseits darauf, daß die Helmintheneier in konzentrierten Salzlösungen an die Oberfläche der Flüssigkeit aufsteigen und sich dort ansammeln; anderseits benutzt sie die Eigenschaft dieser Eier am Glas zu haften. Man entnimmt mit einem beliebigen Instrument eine mindestens 1 g schwere Kotprobe (etwa Bohnengröße), bringt sie in ein Glasröhrchen von höchstens 2,5 cm Durchmesser und übergießt sie mit etwas wässeriger gesättigter Kochsalzlösung. Man rührt mit einem Glasstab bis man eine helle breiige Masse erhalten hat und füllt nun das ganze Gefäß bis zum Rand mit gesättigter Kochsalzlösung. Ein Objektträger wird nun auf die Flüssigkeit gebracht und fünf Minuten liegengelassen. Dabei sind Luftbläschen zu vermeiden. Die Eier steigen auf und setzen sich am Glas fest. Nach Ablauf der angegebenen Zeit (fünf Minuten) hebt man den Objektträger sorgfältig ab, ohne daß die daran haftende Flüssigkeit, worin die Eier liegen, abtropft und bedeckt mit einem Deckglas.

Methode von Telemann, modifiziert nach Rivas. Man entnimmt von fünf bis sechs Stellen erbsengroße Kotpartikel, bringt sie in ein großes Reagensglas (oder Zentrifugenglas) und gibt pro Gramm etwa 5 ccm 5%iger Essigsäure zu. Gut durchschütteln oder mit einem Glasstab verreiben, bis die Aufschwemmung homogen ist. Man läßt etwa eine Minute stehen, wobei sich die gröberen Partikelchen absetzen. Von der überstehenden Flüssigkeit gibt man 5 ccm in ein Zentrifugenglas und setzt die gleiche Menge Äther zu; gut schütteln. Das Gemisch wird in der Handzentrifuge zentrifugiert (50 Umdrehungen). Es bilden sich dabei vier Schichten: 1. Eine obere Ätherschicht mit den Fetten und den Kotfarbstoffen. 2. Dicke Schicht aus feinem Detritus. 3. Gefärbte, helle, saure Schicht. 4. Bodensatz mit den schwereren Bestandteilen, Zysten, Eiern. Das Zentrifugenglas wird rasch umgedreht, um die drei ersten Schichten zu entfernen; der Bodensatz wird wie üblich untersucht. Mit dieser Methode können alle Parasiteneier und Amoebenzysten nachgewiesen werden.

(Weitere Methoden siehe bei Langeron, Wildhaber (Lit. gute Bilder!).

Zur **Untersuchung der ausgewachsenen Würmer** werden von den Parasitologen viele Methoden angegeben; sie sind je nach dem verfolgten Zweck verschieden, Eine ausführliche Besprechung würde zu weit führen, so daß hier nur einige Richtlinien gegeben werden.

Für *Bandwürmer* empfiehlt es sich im allgemeinen, größere Stücke (falls man nicht den ganzen Wurm aufheben will) in Formol 1 : 9 zu fixieren, wobei man zu beachten hat, daß der Wurm flach aufliegt. Am bequemsten wickelt man ihn um eine Glasplatte oder auf ein Gestell aus Glasstäbchen auf. Zur Färbung ganzer Proglottiden verwendet man *Alauncarmin* (Grenacher) (s. S. 137), das mit Eisessig angesäuert wird (10%iger Essigsäuregehalt) oder mit einer alkoholischen Carminlösung. Auch kann man in verdünntem Haemalaun 24 Stunden färben und in Salzsäurealkohol differenzieren bis der Uterus klar hervortritt. (Ähnlich kann man den Kopfteil untersuchen und aufbewahren.) Entwässerung in aufsteigendem Alkohol und Aufhellung müssen langsam vorgenommen werden. Man schließt in Canadabalsam ein und sorgt dafür, daß das Präparat flach auf dem Objektträger liegt (Bleigewichte auf Deckgläser!). Präparate von Scolices, von Cysticerken werden ähnlich hergestellt, nachdem man die Bläschen mit feiner Schere aufgeschnitten hat. Frisch kann man sie in physiologische Kochsalzlösung bringen. Bei Cysticerken, die einzeln im Gewebe liegen, z. B. im Auge, erhält man schöne Präparate nach Celloidineinbettung mit der üblichen Haemalaun-Eosin-Färbung.

Nematoden sind schwer zu behandeln, weil sie eine sehr dichte Cuticula besitzen; sie bedürfen einer besonderen Behandlung. Zuerst müssen die Würmer sorgfältig mit physiologischer Kochsalzlösung gewaschen werden. Lebende Exemplare fixiert man nach Loos in warmem 70%igem Alkohol. Man erhitzt den Alkohol, bis sich am Boden des Gefäßes Bläschen bilden (50 bis 60° C), und bringt die Würmer hinein, worauf sie sich sofort strecken. Tote Tiere können ohne weiteres in Formol oder in Alkohol fixiert werden. Zur Färbung kann man das Carmingemisch von SEMICHON verwenden:

Eine Mischung von Eisessig und destilliertem Wasser zu gleichen Teilen wird im siedenden Wasserbad mit Carmin gesättigt (die Farblösung darf nicht sieden!). Sodann erkalten lassen und abhebern.

Man färbt darin zwei bis zwölf Stunden, je nach Größe, und differenziert fünf bis fünfzehn Minuten in 1%igem Salzsäurealkohol. Der Wurm wird sodann in absolutem Alkohol entwässert (fünf bis zehn Minuten), man zieht ihn auf einen Objektträger auf, orientiert ihn, entfernt mit Filterpapier den überschüssigen Alkohol und überschüttet das Präparat mit 5%iger Celloidinlösung. Sofort danach taucht man den Objektträger, Wurm nach unten gerichtet, in 95%igen Alkohol, in welchem das Celloidin in drei Minuten entwässert wird. Sodann wird das Präparat abgetropft und für zwanzig Minuten in Buchenholzkreosot eingetaucht. Man braucht dann nur noch in Canadabalsam einzuschließen. Man muß natürlichen dickflüssigen Balsam wählen, ohne Xylol- oder Toluolzusatz, weil diese Stoffe kontrahierend wirken (nach PERREIRA und VAZ).

CRAIGH und FAUST empfehlen zur Färbung der Würmer im allgemeinen das nach BULLARD hergestellte Haematoxylin:

Haematoxylin	8,1 g
50%iger Alkohol	144 ccm
Eisessig	16 ccm

Man löst in der Wärme und fügt nach Lösung

destilliertes Wasser	250 ccm
Ammoniakalaun	20 g hinzu.

Das Gemisch wird daraufhin zum Sieden erhitzt. Es werden nun sehr vorsichtig in kleinen Portionen 8 g rotes Quecksilberoxyd zugegeben. Rasch unter die Wasserleitung bringen und filtrieren. Schließlich wird die Farbe mit folgendem Gemisch vereinigt:

95%iger Alkohol	275 ccm
Glyzerin	330 ccm
Eisessig	18 ccm
Ammoniakalaun	40 g

Die Farblösung muß eine Woche reifen, bevor man sie verwenden kann; vor Gebrauch wird sie filtriert.

Filarien: Ausgewachsene Tiere soll man nach LANGERON für besondere Untersuchungen in warmem 70%igem Alkohol fixieren; die Fixierung in Formol gibt bessere Sammlungspräparate, sie ist aber für cytologische Untersuchungen ungeeignet.

Microfilarien des Blutes oder im subkutanen Bindegewebe werden am besten in Blut- bzw. Gewebsausstrichen mit der PAPPENHEIMschen Blutfärbung (MAY-GRÜNWALD-GIEMSA) gefärbt. Sehr schöne Präparate erhält man aber auch mit Eisenhaematoxylin oder mit dem REGAUDschen Haematoxylin nach Fixierung der Blutausstriche in Formoldämpfen oder in Osmiumdämpfen.

Bei *Onchocerca volvulus* fixiert man in BOUIN, DUBOSCQ-BRAZIL oder in Formol; in Übersichtspräparaten, die mit Haemalaun-Eosin gefärbt sind, sind alle Einzelheiten zu erkennen.

Ausführliche Angaben über die Untersuchung der Würmer findet man in folgenden Werken:

LANGERON M.: Précis de microscopie, Masson et Co., Paris 1942.

BRUMPT E.: Précis de parasitologie, Masson et Co., Paris 1936.

Artikel „Würmer" in Enzyklopädie der mikroskopischen Technik von R. KRAUSE, 3. Aufl., S. 2269 (1927).

Literatur.

CRAIGH C. F. und E. C. FAUST: Clinical parasitology. Lea and Febiger, Philadelphia 1940. FAUST E. C. und Mitarbeiter: A critical study of clinical laboratory technics or the diagnosis of Protozoan cysts and helmint eggs in feces. Amer. J. Trop. med. 18 (1938), 169. PEREIRA C. und Z. VAZ: Toto-montagen de nematoides; nova et simples tecnica para montagem em balsamo. Arch. biol. Sao Paolo 5 (1934), 77. RIVAS: Amer. J. of Tropic. med. 8 (1928), 62 und 12 (1932), 477. TELEMANN W.: Eine Methode zur Erleichterung der Auffindung von Parasiteneiern in den Faeces. Dt. med. Wschr. 1908, 1510. WILDHABER M.: Le diagnostic du parasitisme intestinal. Inaug. Diss. Neuchâtel 1941 (in Rev. Suisse Zool. 1941).

Anhang.

I. Verdünnungstabelle für Alkohol nach Gay-Lussac.

Wassermenge in Kubikzentimetern, die mit 100 ccm des zu verdünnenden Alkohols zu mischen ist.

Gewünschter Prozentgehalt	Prozentgehalt des zu verdünnenden Alkohols								
	100	99	98	97	96	95	94	93	92
95	6,50	5,15	3,83	2,53	1,25				
90	13,25	11,83	10,43	9,07	7,73	6,41	5,10	3,80	2,54
85	20,54	19,05	17,58	16,15	14,73	13,33	11,96	10,59	9,24
80	28,59	27,01	25,47	23,95	22,45	20,95	19,49	18,04	16,61
75	37,58	35,90	34,28	32,67	31,08	29,52	27,97	26,43	24,94
70	47,75	45,98	44,25	42,54	40,85	39,18	37,53	35,89	34,27
65	59,37	57,49	55,63	53,81	52,00	50,22	48,45	46,70	44,85
60	72,82	70,80	68,80	66,85	64,92	63,00	61,10	59,21	57,33
55	88,60	86,42	84,28	82,16	80,06	77,99	75,93	73,88	71,85
50	107,44	105,08	102,75	100,44	98,15	95,89	93,64	91,41	89,19
45	130,26	127,67	125,11	122,57	120,06	117,57	115,09	112,64	110,18
40	158,56	155,68	152,84	150,02	147,22	144,46	141,70	138,95	136,23
35	194,63	191,39	188,19	185,01	181,85	178,71	175,60	172,49	169,39
30	242,38	238,67	234,99	231,33	227,70	224,08	220,49	216,90	213,33
25	308,90	304,52	300,18	295,86	291,56	287,28	283,02	278,77	274,53
20	408,50	403,13	397,79	392,47	387,17	391,90	376,64	371,40	366,16

Gewünschter Prozentgehalt	Prozentgehalt des zu verdünnenden Alkohols								
	90	85	80	75	70	65	60	55	50
85	6,56								
80	13,79	6,83							
75	21,89	14,48	7,20						
70	31,05	23,14	15,35	7,64					
65	41,53	33,03	24,66	16,37	8,15				
60	53,65	44,48	35,44	26,47	17,58	8,76			
55	67,87	57,90	48,07	38,32	28,63	19,02	9,47		
50	84,71	73,90	63,04	52,43	41,73	31,25	20,47	10,35	
45	105,34	93,30	81,38	69,54	57,78	46,09	34,46	22,90	11,41
40	130,80	117,34	104,01	90,76	77,58	64,48	51,43	38,46	25,55
35	163,28	148,01	132,88	117,82	102,84	87,93	73,08	58,31	43,59
30	206,22	188,57	171,05	153,61	136,04	118,94	101,71	84,54	67,45
25	266,12	245,15	224,30	203,61	182,83	162,21	141,65	121,16	100,73
20	355,80	329,84	304,01	278,26	252,58	226,98	201,43	175,96	150,55

Alkohol und Wasser werden in gesonderten Gefäßen abgemessen und in einem dritten Gefäß unter Schütteln gemischt. Die Tabelle gibt die Wassermenge in Kubikzentimetern an, welche mit 100 ccm des zu verdünnenden Alkohols zu mischen ist.

II. Tropfenzahl pro Gramm einiger Reagenzien.

Die angegebenen Zahlen können unter Umständen praktisch sein; sie sind nach LANGERON angegeben, und zwar bei Verwendung einer Tropfpipette von 600 μ lichter Weite.

Reagenz	Tropfenzahl pro Gramm	Reagenz	Tropfenzahl pro Gramm
Eisessig	56	Salzsäure	21
absoluter Alkohol	68	Schwefelsäure	26
95%iger Alkohol	64	Salpetersäure	24
90%iger Alkohol	61	Chloroform	59
80%iger Alkohol	57	Äther	93
70%iger Alkohol	56	Liq. ferrisesquichlorati	19
60%iger Alkohol	53	Pyridin	41
Ammoniak	25	Jodtinktur	61
destilliertes Wasser	20		

III. Zusammensetzung der hauptsächlich gebrauchten Fixierungsgemische.

(In alphabetischer Reihenfolge.)

BOUIN:

konzentrierte wässerige Pikrinsäurelösung	150 ccm
Formol 40%	50 ccm
Eisessig	10 ccm

CARNOY:

absoluter Alkohol	60 ccm
Chloroform	30 ccm
Eisessig	10 ccm

DUBOSCQ-BRAZIL:

80%iger Alkohol	150 ccm	Vor Gebrauch zu mischen!
Formol 40%	60 ccm	
Eisessig	15 ccm	
Pikrinsäure	1 g	

FLEMMING:

1%ige Chromsäurelösung	150 ccm
2%ige Osmiumtetroxydlösung	40 ccm
Eisessig	10 ccm

HELLY:

MÜLLERsche Flüssigkeit	100 ccm	Formol erst vor Gebrauch zusetzen!
gesättigte wässerige Sublimatlösung	5 ccm	
Formol 40%	5 ccm	

MÜLLER:

Natriumsulfat	10 g
Kaliumbichromat	20 g
destilliertes Wasser	1000 ccm

ORTH (MÜLLER-Formol):

Formol 40%	10 ccm	Vor Gebrauch zu mischen!
MÜLLERsche Flüssigkeit	90 ccm	

STIEVE:

Formol 40%	20 ccm
Eisessig	4 ccm
gesättigte wässerige Sublimatlösung	76 ccm

SUSA (HEIDENHAIN, Modifikation nach ROMEIS):

gesättigte wässerige Sublimatlösung	250 ccm
5%ige Trichloressigsäure	200 ccm
Formol 40%	50 ccm

ZENKER:

MÜLLERSCHE Flüssigkeit	100 ccm	Eisessig erst vor Gebrauch zusetzen!
Sublimat	5 g	
Eisessig	5 ccm	

IV. Spezifisches Gewicht einiger Reagenzien.

	Grad Beaumé	*Spez. Gew. 15°*
Eisessig (Essigsäure 100%)	7,2 Bé	1,056
Salzsäure konz. 25%	16,3 Bé	1,127
Salzsäure verd. 10%	6,8 Bé	1,050
Salpetersäure rauchend 86%	46,8 Bé	1,479
Salpetersäure konz. 65%	41,1 Bé	1,404
Schwefelsäure konz. 95 bis 100%	66,0 Bé	1,840
Schwefelsäure verd. 10%	9,4 Bé	1,068
Ammoniak konz. 25%	24,0 Bé	0,910

	Grad Beaumé	*Spez. Gew. 15°*
Ammoniak verd. 10%	16,0 Bé	0,960
Kalilauge konz. 47%	49,0 Bé	1,488
Kalilauge 33%	36,0 Bé	1,329
Kalilauge 15%	17,0 Bé	1,138
Natronlauge konz. 33%	39,0 Bé	1,370
Natronlauge 15%	21,0 Bé	1,171

V. Einzelne praktische Winke.

Aufkleben von Etiketten auf große Flaschen und Metallbüchsen.

Große Etiketten, auch wenn sie gummiert sind, haften oft schlecht. Am besten klebt man sie mittels eines selbst bereiteten Klebemittels; praktisch sind folgende Mittel:

1. Eine Mischung von Stärke und Wasser wird unter dauerndem Rühren zum Sieden gebracht. Man erhält eine weiche, weißliche, stark haftende Klebemasse, die mit einem Pinsel leicht aufgetragen werden kann.

2. 100 g Gummi arabicum in 250 ccm Wasser lösen; sodann eine Lösung von 2 g Aluminiumsulfat in 20 ccm Wasser zufügen.

Bevor man die Etikette aufklebt, ist es gut, die Flasche mit warmem Wasser zu füllen und zu verschließen. Man legt die Flasche, bringt die Etikette an Ort und Stelle, deckt sie mit einem Filterpapier und drückt sie flach mit einem Handtuch an.

An der Oberfläche von Metallbüchsen springen die Etiketten sehr leicht ab; man kann es vermeiden, indem man die Stelle, an der die Etikette anzubringen ist, vorher mit einer ätherischen Benzoetinktur anstreicht (Benzoe 2 Teile in 10 Teilen Äther). Nach kurzer Zeit verdunstet der Äther; am Metall haftet eine dünne Benzoeschicht, an welcher die Etikette festhält.

In vielen Fällen ist es vorteilhaft, namentlich für Flaschen, die viel gebraucht werden, die Etiketten nach der Beschriftung mit einem Lack zu schützen. Die Beschriftung wird mit Tusche vorgenommen. Ist diese trocken, so streicht man mit einem Pinsel zweimal, mit einem Abstand von ca. fünfzehn Minuten, Collodium darüber. Ist das Collodium trocken, bestreicht man mit ganz dünnem Canadabalsam oder Dammarharz und läßt trocknen.

Entfernung von Farbflecken von Händen und Tüchern.

Es ist oft unvermeidlich, daß man sich beim Färben die Finger verschmiert oder daß Tücher befleckt werden.

Alle Flecken, die von *Anilinfarben, Haematoxylin,* Brasilin usw. herrühren, entfernt man leicht, indem man einige Kristalle von Kaliumpermanganat in die Hohlhand schüttet, sie unter der Wasserleitung auflöst und die Hände dabei reibt. Die Haut färbt sich dunkelbraun; wo größere Flecken liegen, muß man etwas reiben, um den Farbstoff möglichst vollständig zu oxydieren.

Sodann wäscht man mit Wasser, bringt etwas Natriummetabisulfit (Natrium sulfurosum) auf die Hände, löst das Pulver wie oben in der Hohlhand und reibt die Hände damit ein. Die braune Färbung und die Farbflecken verschwinden sofort. Auch kann man statt Natriumbisulfit Oxalsäure verwenden.

Tücher und Stoffe im allgemeinen kann man während einiger Stunden in einer $1^0/_0$igen Kaliumpermanganatlösung liegenlassen, gut in Wasser auswaschen und mit $1^0/_0$iger Oxalsäurelösung behandeln. Unter Umständen werden einige Anilinfarbstoffe besser mit Seifengeist entfernt (Olivenöl 100 Teile, Kalilauge (Kaliumhydroxydlösung) 45 Teile, Alkohol 465 Teile, Wasser 390 Teile), dies besonders für Carbolfuchsin-, Kresylechtviolett-, Methylenblauflecken.

Pikrinsäureflecken entfernt man durch Einlegen in eine Lösung von Natriumsulfid (Schwefelleber); sodann wäscht man mit Wasser und Seife. Flecken von *Silbernitrat* werden mit Jodtinktur betupft; man läßt trocknen und wäscht mit verdünntem Ammoniak und Wasser aus.

Pyrogallolflecken können von Tüchern nur entfernt werden, wenn sie nicht zu alt sind; nicht zu dichte Flecken kann man bleichen, indem man sie mit einer warmen Lösung von 5- bis $10^0/_0$igem Eisensulfat behandelt, bis sie blauschwarz werden. Sodann wäscht man in Wasser und betupft mit einer Lösung von oxalsaurem Kali (Kleesalz, sel d'oseille). Danach muß man gründlich auswaschen und eventuell von vorne beginnen.

Säureflecken auf Stoffen müssen sofort mit Ammoniak oder einer starken Natriumbicarbonatlösung behandelt werden; man wäscht danach ausgiebig mit Wasser.

Namenverzeichnis.

Sachverzeichnis.